生 药 学

主　编　赵华英
副主编　向　兰

山东大学出版社

生药学编写委员会

主　编　赵华英

副主编　向　兰

编　者　（以姓氏笔画为序）

向　兰　刘玉芹　许欣荣　陈永林　陈沪宁

李允尧　沈　涛　赵华英　赵　宇　徐维芬

温学森　霍德兰

前　言

本教材是自编第一版《生药学》教材经10年的使用之后，又重新整理、修改和补充的第二版《生药学》新教材。本教材与前版教材相比，有如下特色：

1. 品种多，内容新。本版教材各论中编写了304种生药，其中重点药材有93种。根据应用需要在品种上作了适当调整，同时每种药材增加了两项编写内容，即品质评价和开发利用，加强了质量控制标准。这是全国同类教材中少有的，有利于市场营销和行业应用，提高外贸出口药材的质量水平，更有利于学生对中药应有质量控制标准的正确认识。开发利用一项，介绍了中药近年来的新发展和新产品情况，同时也加强了生药性味归经和药理作用，满足了学生的学习要求。

2. 突出了中药真伪、优劣和相似品种的鉴别内容。目前中药市场上存在着较为严重的混乱现象，所以重点品种后面一般附有相似品种和伪劣品种，为生药的真伪鉴别提供了重要的鉴别依据。

3. 插图多、全面，鉴别特征明显。本教材重点品种，尤其是贵重药材都附有原植物和药材图、组织图和粉末图。大部分生药都有相似品种和真伪品种的插图，形态鉴别全面，而且所有的图都是专业教师对照药材标本亲自绘画的，鉴别特征突出，构图简单明确，共有插图266幅，很有利于教学。

尽管编委的老师们对本教材的编写很认真，但由于教研室工作较多，加之出书时间较仓促，本教材难免会有一些缺点和不足，请读者及时指正，以便再版时加以改正和补充，不断提高教材水平。

编者

2014年6月

编写说明

本书是根据药学专业教学大纲要求，吸收了历年来全国各地出版的专著和教材内容，并在总结了我们多年来教学经验的基础上编写而成的。适用于高等医学院校药学本科、专科、普通高等专科学校药学专业及各类药学成教如函大、夜大、自学考试等学生应用。

本教材分总论和各论两大部分。总论主要概述生药学的概念、任务、发展简史、生药资源和开发利用、商品流通、生药的化学成分、生药的采收加工和贮藏、生药的鉴定方法、生药质量标准的制定和控制等。各论主要对各类生药进行介绍，共收载304种生药，其中植物药251种，动物药32种，矿物药21种。为了突出重点，将各论生药又分为教学重点生药93种和一般自学品种211种。重点品种对其来源、基原鉴定、产地、采制、性状、显微特征、化学成分、理化鉴定、品质评价、药理作用、性味功效及开发利用等分项作了全面系统的介绍。在各重点品种后的附注中还简述了与正品有关的相似品种、易混淆品种和主要的伪品。重点品种都附有原动植物图、药材图、显微组织和粉末图。为结合市场鉴别的需要，又增加了大多入药部分的药材、药材类似品、伪品及代用品等图，有利于对比鉴别。一般品种生药仅简要介绍其来源、主要鉴别特征、主要成分、药理作用和功效，供自学时参考。

为适应各院校的传统教学习惯，各论中植物类生药按药用部分分类，各药用部分以进化顺序排列。为加强基础知识的教学，在各类生药鉴定前都增加了该类生药的基础知识。

本书突出的编写特点：①内容新颖，较全面地反映了近几年来有关生药研究的新成果，并增加了重点品种的品质评价和开发利用情况介绍。②思路清晰，主次分明，便于学生学习掌握。③93种重点生药中附图共266幅，均由任课教师亲自绘制，并力求简明、准确，具有重要的参考价值。④本书还配有实验指导和教学软件，以便多媒体教学。

根据编写大纲的要求，由编者分工写出初稿，经主编、副主编审查定稿，具体编写内容的分工为：

赵华英负责编写第一篇总论各章节，第二篇第二章动物类生药及图注索引。

陈永林负责编写第二篇第一章第一节根及根茎类重点生药，第二节茎木类和第三节皮类生药，第九节其他类基础知识。

李允尧负责编写第二篇第一章植物类各节的基础知识。

陈沪宁负责编写第五节的花类和第六节果实种子类生药。

向兰负责编写第七节全草类和第八节藻菌类生药。

温学森负责编写第九节其他类生药。

霍德兰负责编写第一节根及根茎类一般生药。

刘玉芹负责编写第三章矿物类生药。

徐维芬负责编写根及根茎类的一部分生药，第四节叶类生药和附图注字说明。

许欣荣负责绘制所有生药的插图。

赵宇和沈涛负责校对工作。

由于我们受水平限制，而且编写时间仓促，书中难免会出现错误，诚望各院校师生在使用过程中及时指出并提出宝贵意见，以利改正。

特此感谢！

山东大学药学院
赵华英
2014年6月

目　录

第一篇　总　论

第二篇 各 论

第一篇　总　论

第一章　绪　论

第一节　生药学的概念和任务

凡用于预防、治疗、诊断并规定有适应证、用法和用量的物质称为药物。药物自古来源于天然的植物、动物、矿物或其加工品，植物中尤其是草类占大多数，故称其为“本草”。随着化学工业、药物制剂和其他科学的发展，出现了人工合成的化学药物和生化药物，因此，如今的药物来源更为广泛。

一、生药学的概念

生药　简单地说是指取自生物界的药物。确切讲是指来源于天然的、未经加工或只经简单加工的植物、动物和矿物类药材，统称为生药。包括一切来源于天然的中药、草药、民族药和提制天然化学药物的原料药材，兼有生货原药之意。

在西方国家，生药不包括矿物药。生药与中药、草药等有什么不同？我们首先应该注意区别以下常见的概念：

中药　是指根据中医学的理论和临床经验应用于医疗保健的药物。其中包括中药材（个子、饮片、炮制品）和中成药（成方制剂）。中药又有传统中药和现代中药之分。

草药　一般是指局部地区民间用以治病或地区性口碑相传的药物。随着时间的推移，一些疗效较好的草药会逐渐被中医所应用或作药材收购。

民族药　指我国少数民族根据本民族自有的医疗理论或经验所使用的药物。如蒙古族蒙医使用的蒙药，藏族藏医使用的藏药等。

中草药　通常是中药、草药和民族药的统称。

生药学　(Pharmacognosy)是应用现代科学技术，来研究生药的名称、来源、鉴定、活性成分、生产、采制、品质评价及开发利用的科学。由于药学专业各门课程教学内容的分工有别，目前生药学的主要教学内容侧重在生药的品种鉴定（来源、性状、显微、理化鉴定）与整理，生药品质标准的建立与评价和资源开发等。

二、生药学的任务

1. 生药品种整理与鉴定　生药的种类繁多，来源十分复杂，加上我国幅员辽阔、地理条件复杂，各地用药历史、用药习惯的差异，造成同名异物、同物异名现象十分严重，如名为“贯众”的药材原植物有9科17属50种之多。一些名贵的生药，如冬虫夏草、天麻、人参、麝香、牛黄等，市场上常出现各种伪品。再如生药中有不少多来源品种，对它们进行鉴定需要有丰富的植物学和动物学知识及其野外实践经验。重点进行的工作为：通过本草考证、实地采集和调查、进行品种整理，解决名称来源，确定国际统用的拉丁学名，并为药材市场弄清楚正品、代用品及伪品问题，真正从源头上把好关。

2. 生药品质评价及质量标准的制定　利用植物学、植物化学等相关学科的研究方法，对生药进行性状、显微特征、理化鉴别，并测定生药的浸出物、有效成分或指标性成分的含量，以及对重金属、农药残留量、黄曲霉毒素等进行定量和限量检查，建立生药的品质评价方法。同时制定其质量标准，为国家药典、卫生部部颁标准或申报的新药研究资料等提供质量依据。

3. 生药资源的合理开发和利用　可从以下两方面考虑：

(1)通过动、植物类群之间的亲缘关系，寻找紧缺药材的代用品和新资源。

利用动、植物类群之间的亲缘关系，对进口或当前紧缺药材寻找代用品的新资源，因为亲缘关系越近的物种其体内所含的化学成分越近似。比如在50多年前，我国的研究人员通过对进口降血压植物蛇根木(*Rauwolfia serpentina*)的研究之后，在云南、广西、海南等地找到了完全能取代它的同属植物萝芙木(*R. verticillata*)。

(2)利用生物技术，扩大繁殖濒危物种、活性成分高含量的物种和转基因新物种。

在试管内通过组织或细胞培养，进行脱病毒和育种，繁殖试管苗和保存种质。或利用细胞工程使植物体培养物产生高含量的次生代谢产物，如利用长春花(*Catharanthus roseus*)培养细胞生产蛇根碱和利用毛花洋地黄(*Digitalis lanata*)培养细胞生产地高辛等。此外，利用DNA重组技术可以从生物体内分离出目的基因，将这些基因转移到药用植物体内，产生性状优良的转基因植物。

4. 生药生产规范化　我国中医药方面的对外开放，尤其在制药工业和国内外医药市场方面，要求中药及其原料的质量标准化。中药标准化包括药材标准化、饮片标准化和中成药标准化，其中中药材的标准化是基础，它是中药产品开发、研制和应用等一系列过程的源头。中药材要做到标准化，必须要使药材生产过程规范化与规模化，即要按照中药材生产质量管理规范(GAP，Good Agricultural Practice)的要求生产药材。要做到这些，还要掌握植物栽培与动物养殖管理、采收与加工等一系列相关知识和技能。总之学好生药学课程，为将来从事药学工作，推进中药现代化和国际化打下一定的专业基础。

第二节　生药的命名和分类

一、生药的命名

生药的名称大多具有某种含义，了解生药名称的由来便于学习和加深记忆。生药的命名规律，概括起来，大致有以下几种：

1. 以形态命名，如牛膝，其茎节膨大似牛的膝关节；白头翁，因根头处有白色茸毛，状似白头老翁；贝母，形似聚贝子；马兜铃，状如马项之铃；其他如银耳、乳香、狗脊、佛手、乌头、冬虫夏草等，均以形态特征命名。

2. 以颜色命名，这样的情况较多，如红色的红花、赤芍、丹参、朱砂；黄色者如黄芩、黄芪、黄精、黄连等；白色者如白术、白芍、白芷；青色者如青皮、青蒿、大青叶；绿色者如绿豆衣、绿矾、绿铜；紫色者如紫草、紫菀、紫檀等。

3. 以气味命名，有些生药具有特异的气味，以此来显示药物的某种特性，如鱼腥草有特殊的鱼腥气；败酱草有陈腐的败酱气；麝香因其香气浓郁并远射而得名；其他如木香、藿香、丁香、降香等。

4. 以产地命名，多含有“道地药材”之义，如主产于四川的川乌、川楝子、川贝母、川牛膝、川续断；主产于宁夏的宁夏枸杞；主产于河南怀庆府的怀牛膝、怀山药、怀地黄、怀菊花；主产于广东的广藿香；主产于浙江的浙贝母、杭白芍、杭白芷、杭菊花；主产于山东东阿县的阿胶；原产于少数民族地区的药材如羌活、胡黄连、番木鳖等。

5. 以生长特性命名，根据生长习性不同而命名，如夏枯草于夏至后即干枯；忍冬则经冬不凋；款冬花至冬开花；月季花逐月开放；半夏“五月半夏生，盖当夏之半也”。

6. 以入药部位命名，此种情况相当普遍，如以根入药的葛根、芦根、板蓝根、麻黄根；以茎入药的紫苏梗、桂枝、桑枝；以叶入药的大青叶、桑叶、竹叶；以皮入药的五加皮、秦皮、陈皮；以花入药的红花、菊花、金银花、款冬花；以果实种子入药的白果、青果、莱菔子、白芥子、杏仁、桃仁等。动物药以角入药的犀牛角、水牛角、羚羊角、鹿茸、鹿角；以皮入药的象皮、刺猬皮、蛇蜕、蝉蜕。还有熊胆、鸡内金、虎骨、海狗肾、龟板、鳖甲等均属入药部分命名。

7. 以功效命名，如防风为疗风要药；益母草为治妇科要药；续断能接续筋骨之断伤；骨碎补主治折伤；远志能益智强志；决明有明目之功；醉鱼草可使鱼醉而死等。

8. 以人名或传说命名，以纪念创用人或习用人或据古代传说而得名，如杜仲是因其人常服此药而得道；刘寄奴相传是宋高祖刘裕发现，遂以小名命之；徐长卿常以此物治邪病遂名之；使君子为郭使君治疗小儿疾病多用此物故名。

9. 以其他方式命名，如炮制后有炮姜、炒白术、酒大黄、法半夏、醋元胡；以贮藏时间命名，如陈皮，鲜荷叶；以采集时间命名，如春柴胡、霜桑叶；珍贵品有珍珠、狗宝、马宝等；有的采用综合几种命名方式而确定，如白蔹其根色白而长于敛疮。

综上可知，大多数生药的名称是有客观依据的，有助于初学者对该药的认识和应用。

二、生药的分类

各种生药学著作，为了应用上的方便，其收载的生药品种必须作适当的分类和编排。由于著作的性质、使用目的和习惯用法的不同，有各种分类编排方法。常见有以下五种：

1. 按字母编排，依生药的中文名笔画顺序编排，如中国药典（一部）、中药大词典等，此法简单，查阅方便，但各生药之间缺少联系，教材多不采用此法。

2. 按功效分类，根据生药的主要功能和药理作用进行分类，如分为解表药、活血化瘀药等。此法以中医临床应用比较方便，适用于中药学教材的分类，但与各种生药的来源、鉴别特征毫无关系，不利于生药的研究。

3. 按药用部位分类，首先将生药分为植物药、动物药和矿物药。植物药再以药用部位分为根类、根茎类、皮类、木类、叶类、花类、果实和种子类、全草类等。此法有利于生药外部形态和内部构造的比较鉴别，有利于初学者学习生药的性状和显微鉴别特征，本教材即选用了此种分类方法。

4. 按自然分类法分类，根据生药的原植（动）物在分类学上的位置和亲缘关系，按门、纲、目、科、属、种的分类方式进行排列。由于同科属生药在形态、性状、组织构造、化学成分和功效方面有相似之处，此法有利于学习和比较它们之间共同点和特异性，总结出其间的鉴别要点，也利于从同科属中寻找类似品，从而开发利用新的生药资源。

5. 按化学成分分类，根据生药所含的有效成分或活性成分的不同进行分类，分为生物碱类、苷类、挥发油类、树脂类等。此分类法有利于学习和研究生药的有效成分及与功效间的关系。但是目前有关成分的研究还不够全面和深入，生药内往往又有多种成分或相同成分，难以严格分类，同时与生药性状和结构关系较少，所以生药学教材很少用此法。

第三节　生药学的起源和发展简史

一、我国古代重要本草著作简介

我国历代本草著作所记载的内容，是先人在长期同疾病作斗争中积累起来的宝贵经验，也是世界医药学的宝贵遗产。现将我国历代主要本草著作列表简介如下：

表 1-1　我国历代主要本草简介

书　名	作　者	年　代	说　明
神农本草经	不详	东汉末年（公元前25～20年）	载药365种，分上、中、下三品：上品为120种，多服久服不伤人；中品120种，毒性与剂量有关；下品125种，多毒，不可久服。原书已失传，现流行本为后人根据古本草内容的辑本。为我国最早的本草著作
本草经集注	陶弘景（452～536）	南北朝（502～549）	以神农本草经为据，复增汉魏以后名医所用药物365种（共730种）。首叙药性之源，论病名之诊，次分玉石、草、木、虫兽、果菜、米食各一品，有名未用三品。“集注”是现存最早的本草（残卷）
唐本草（新修本草）	苏敬、李勋等十二人	唐显庆4年（659）	凡20卷，目录1卷，别为医图25卷，图经7卷，共53卷（一说另有图目1卷计54卷），又称唐新修本草，载药844种。现存有残卷（11卷半）及日本传抄本，为我国及世界第一部药典
本草拾遗	陈藏器	唐开元27年	新增药物692种，包括序列1卷，拾遗6卷，解纷3卷
开宝本草（开宝详定本草）	刘翰、马志等九人	宋开宝6～7年（973～974）	取唐蜀本草详校，取陈藏器拾遗相参，刊正别名，增药133种，新旧药合983种，并目录共21卷，宋开宝7年重加详定，称开宝重定本草
嘉祐本草	掌禹锡、林亿等	宋嘉祐2～6年（1057～1061）	以开宝本草为基础，新补82种，新定17种，通计1082条（种），共21卷
图经本草	苏颂等	宋嘉祐7年（1062）	凡21卷，考证详明，颇有发挥，但图与说异，或有图无说，或有物失图，或说是图非。书已失传，但后世本草中有引证

续表 1-1 我国历代主要本草简介

证类本草（经史证类备急本草）	唐慎微	宋徽宗大观2年前(1108前)	将《嘉祐补注本草》与《图经本草》合并，增药500多种，并收集了许多单方验方，补充了经史文献中得来的大量药物资料，使得此书内容更为充实，体例亦较完备，曾由政府派人修订三次，加上了“大观”、“政和”、“绍兴”的年号，作为官书刊行
救荒本草	朱橚	明初永乐4年(1406)	载救荒者414种(整旧138种，新增276种)，初为2卷，1559年再版分为4卷
本草纲目	李时珍(1518～1593)	明万历24年(1596)	分52卷，列为16部，部各分类，类凡62，标名为纲，列事为目，增药374种，增方8161。药物共1892种，方11096条。始于1552年，终于1578年，于1596年(作者死后三年)在金陵(今南京)首次刊行
本草纲目拾遗	赵学敏	清(1765)	对《本草纲目》作了一些正误和补充，共716种，附205种。凡纲目未载之重要药物如东洋参、西洋参、烟草、金鸡纳、鸦胆子、胖大海、西红花、冬虫夏草等皆收录之
晶珠本草	帝玛尔·丹增彭措	清(1735年写完，木刻版印刷本于1840年)	是收载藏药最多的一部大典，被誉为藏族的《本草纲目》，该书收载的药物中30%属藏医专用，涉及1200种原动物和植物等。
植物名实图考、植物名实图考长编	吴其浚	清道光28年(1848)	《图考》记载植物1714种，38卷；《图考长编》描述了植物838种，22卷。对于每种植物的形色性味、用途和产地叙述详细，并附有插图，尤其着重植物的药用价值与同名异物的考证，具有重要的参考价值

二、我国生药学的诞生、发展与展望

我国“生药”一词出现很早，回顾历史，宋代市场上不仅有“熟药铺”，也有“生药铺”；明代太医院设有院判一人，吏目一人，惠民药局、生药库大使各一人。实际上“生药”是相对“熟药”而来的，实质即指药材。生药学的出现是在19世纪初。1815德国人C. A. Seydler发表了*Analecta Pharmacognosia*一文，世界上首次出现了“Pharmacognosie”一词，作者因此被称为“生药学”之父。

“生药学”一词的拉丁文为Pharmacognosie，英文为pharmacognosy，是由希腊字“Pharmakon”(药物)和“gnosis”(知识)连合而成，意即“药物的知识”。汉文“生药学”一词，初见于1880年日本学者大井玄洞将Pharmacognosie译成《生药学》，书中称“凡宇宙直接采取之药物，具有其天然之形状或因机械的制法变换其形貌而贩卖者，皆谓之生药，而讲求此等科学者，谓之生药学”。

1934年我国学者赵燏黄与徐伯鋆合编了《现代本草学-生药学》上卷，谓：利用自然界生产物，截取其生产物之有效部分，备用于治疗方面者曰药材。研究药材各方面应用之学理，实验而成一种之独立科学，曰生药学。1937年叶三多编写了《生药学》下册，这两本书的出版并用作大学教材，标志着我国现代生药学的教学和研究的开始。

解放后，党和国家十分重视生药学的研究和人才的培养，各省市先后设立了中医学院中药系和中医药研究机构，药品检验所内成立了中药室，加强了中(生)药学的教学、研究和生药的质量检验工作。在各医(药)科大学药学专业普遍开设了《生药学》、《药材学》、《中草药学》、《中药鉴定学》等课程。并先后出版和使用了全国统编和卫生部规划教材，如李承祜(1952)、徐国钧和赵守训(1958)、徐国钧(1960)、楼之岑(1965)、任仁安(1984)、徐国钧(1987)、李家实(1996)、郑俊华(1999)、郑汉臣和蔡少青(2003)等教授主编的《生药学》、《药材学》、《中草药学》、《中药鉴定学》和《药用植物学与生药学》，它们为我国生药学的教学和人才培养作出了重大的贡献。

我国生药学科在科研方面主要体现在：①开展了三次(1958，1966，1983)全国中药资源调查及品种整理工作。尤其通过1983～1987年的第3次中药资源普查和专题研究，基本摸清了我国天然药物资源的种类、分布和应用情况。在调查研究工作中，各地相继发现了许多丰富的新药源，其中不少品种在过去是依靠进口的。②先后出版了一大批重要专著，如《中药鉴定参考资料》、《中药志》、《中国药用植物志》、《中药大辞典》、《全国中草药汇编》、《新华本草纲要》、《中国本草图录》、《原色中国本草图鉴》、《中国中药资源》、《中国中药资源志要》、《中国中药区划》、《中国常用中药材》、《中国药材地图集》、《常用中药品种整理和质量研究》、《中药资源学》、《中华本草》等；此外，还出版了不少药用植物分类、资源学专著和地区性药用植物志，如《中国药用真菌》、《中国药用地衣》、《中国药用孢子植物》、《中药资源学》、《中国民族药志》等。③出版了不少生药学研究论文的期刊，如：《中国中药杂志》、《中草药》、《中药材》、《中成药》、《时珍国医国药》、《GAP研究与实践》等。至今，我国每年刊登的生药研究论文数量已为世界之最。④在"七·五"、"八·五"期间(1986～1995年)，由国家科委、国家中医药管理局组织国内众多医药院校、科研机构对223类(专题)中药进行了系统的品种整理和质量研究，研究内容包括本草考证和文献查考、药源调查、分类学鉴定、生药鉴定、理化分析、化学成分、采收加工、药理和毒理等项研究。其中许多项目已达到国内外领先水平。在"九·五"期间，开展了中药材质量标准的规范化研究(1996～2000年)，最终建立80种常用中药材国际参照执行的标准，2000年1月又开始启动后期70种。至今已对250余种中草药进行了较详细的化学与药理学方面的研究，鉴定了600余种药理活性成分。从常用生药和民间药中分离到治疗老年痴呆、防治心血管疾病、抗肿瘤、抗HIV、抗肝炎、抗过敏、抗脂质过氧化、降血糖、止血、抗菌、消炎和免疫促进等活性成分。对500余种中药的传统炮制方法进行了整理和总结，编写出版了《中药炮制经验集成》和《历代中药炮制资料辑要》等专著。近来已将DNA分子标记技术应用于药用植物进化、分类、鉴定和中药质量研究中。此外，对民族药、海洋药物的研究开发也取得不少成绩。

2002年国家药品监督管理局颁布了《中药材生产质量管理规范(试行)》(GAP)，促进了中药种植与加工的规范化。近年来，开展中药材无公害栽培技术的研究，已在山楂、金银花等中药材方面取得了成功的经验。在中药制剂和质量控制方面推行化学成分指纹图谱等先进技术，使中药化学成分研究系统化与标准化，从而为保证中药质量的稳定，推进中药产业的现代化、标准化和国际化进程作出了重要的贡献。

第四节　生药学存在的问题和学习方法

历史证明，生药学是伴随着商品经济的发展而形成，经过近200年的实践，现已成为一门理论和技术都相对完善的应用学科，随着时代的进步和科技的发展，生药学的研究也达到了一定水平，但应看到，还有许多问题目前难以解决，例如：如何进行珍稀濒危药用资源的保护使之能持续开发利用，如何有效的克服生药的污染、控制其质量，以便使中药顺利地进军国际医药市场等。为了更好地利用和开发生药，发展生药学，希望寄托在年轻一代的身上！大家已经清楚，生药学是一门理论性和实践性很强的课程。学习时要十分重视实验操作，要多观察实物标本，比较各生药的形态特征，找出它们的异同点，再对照教材或其他参考书，以便加深理解和记忆所学内容。总之，多观察（包括微观和宏观特征）、多比较、多思考、多实践，就能将本课程学好。

第五节 我国生药资源的开发利用和保护

一、我国生药资源概况

我国幅员辽阔，自然条件优越，蕴藏着极为丰富的生药资源。自20世纪80年代起，我国对生药资源进行了全面系统的普查，发现我国的生药资源共有12807种，其中药用植物有11146种，约占全部种类的87%；药用动物1581种，占12%；药用矿物80种（原矿物），不足1%。在药用植物中，低等植物有459种，高等植物有10687种，其中种子植物有10188种。在药用动物中，陆栖动物有1306种，海洋动物275种；脊椎动物占药用动物总数的62%。

通过普查，基本上摸清了我国不同区域的30个省、市、自治区及所属市、县的生药资源种类，行政区划所属6大区的种类数量的排列顺序为：西南区→中南区→华东区→西北区→东北区→华北区。中药资源种类最多的5个省区为云南（5050种）、广西（4590种）、四川（4354种）、湖北（3970种）、陕西（3291种）。

在全国中药材贸易交流中，中药材种类一般在800～1000种，最高时达1200种。常用药材500多种，民族药有400多种，道地药材约200种。全国已建立中药材生产基地600多个，人工栽培的药用植物有250多种，种植面积已达600万亩。有近百种常用中药材已建立了GAP生产基地。

二、道地药材及主产地

道地药材主要指某些地区生产的优质药材，该产地称道地产区。“道”是古代行政区划名，如唐代将全国分为关南道，河东道等10余道。道地本指各地特产，后演变为“货真价实、质优可靠”的代名词。道地药材由于品质优良，在国内外具有很高的信誉，在经营中具有很强竞争力，因而形成了较大的商品规模，其生产数量和产值均占80%以上。一些药材常在药名前冠以道地产区，如川黄连、建泽泻，就是为了说明是优质品。

1. 道地药材产区　我国由于地域辽阔，不同地区环境条件变化大，经过长期的生产实践，各个地区都形成了一批适合本地条件的道地药材，介绍如下：

（1）关药　通常指东北地区所出产的道地药材。著名的关药有人参、鹿茸、防风、细辛、五味子、刺五加、黄柏、知母、龙胆、哈蟆油等。如所产人参占全国人参产量的99%，人参加工品边条红参体长、芦长、形体优美；辽细辛气味浓烈、辛香；北五味子肉厚，色鲜、质柔润；关龙胆根条粗长、色淡黄;梅花鹿茸粗大、肥、壮、嫩、茸形美、色泽好;哈蟆油野生蕴藏量占全国总量的99%。

(2)北药 通常指河北、山东、山西等省和内蒙古自治区中部和东部等地区所出产的道地药材。主要有北沙参、山楂、党参、金银花、板蓝根、连翘、酸枣仁、远志、黄芩、赤芍、知母、枸杞子、阿胶、全蝎、五灵脂等。如山西潞党参皮细嫩、紧密、质坚韧;河北酸枣仁粒大、饱满、油润、外皮色红棕;山东东阿产的阿胶驰名中外。

(3)怀药 泛指河南境内所产的道地药材。如著名的“四大怀药”:怀地黄、怀山药、怀牛膝、怀菊花,以及密银花、茯苓、红花、全蝎等。

(4)浙药 包括浙江及沿海大陆架生产的药材,狭义的浙药是指以“浙八味”为代表的浙江道地药材,如浙贝母、杭白芍、白术、玄参、延胡索、菊花、麦冬、温郁金,以及山茱萸、温厚朴等。

(5)江南药 包括湘、鄂、苏、皖、闽、赣等淮河以南各省区所产的道地药材。湘鄂地区出产的著名药材有安徽亳菊、滁州滁菊、歙县的贡菊、铜陵牡丹皮、霍山石斛、宣州木瓜,江苏的苏薄荷、茅苍术、石斛、蟾酥等,福建的建泽泻、建厚朴、闽西乌梅(建红梅)、蕲蛇、建曲,江西清江枳壳,宜春香薷,丰城鸡血藤、泰和乌鸡;湖北大别山茯苓,鄂北蜈蚣,江汉平原的龟甲、鳖甲,板桥党参,鄂西味连和紫油厚朴,湖南平江白术、沅江枳壳、湘乡木瓜、邵东湘玉竹、零陵薄荷、零陵香等。

(6)川药 指四川所产道地药材。四川是我国著名的药材产区,地形地貌复杂,生态环境和气候多样,药材资源丰富,所产药材近千种,居全国第一位。因此,自古就流传“天下有九福,药福数西蜀”。道地药材呈明显的区域性或地带性分布,如高原地带的冬虫夏草、川贝母、麝香;岷江流域的姜和郁金;江油的附子;绵阳的麦冬;灌县的川芎;石柱的黄连;遂宁的白芷;中江的白芍;合川的使君子、补骨脂;汉源的花椒、川牛膝等,都很著名。

(7)云、贵药 云药包括滇南和滇北所出产的道地药材。滇南为我国少有的静风区,出产诃子、槟榔、儿茶等;滇北出产茯苓、木香、冬虫夏草等;处于滇南、滇北之间的文山、思茅地区以盛产三七闻名于世。此外,尚有黄连、当归、龙胆、天麻等。云南的雅连、云连占全国产量的绝大部分;云苓体重坚实,个大圆滑、不破裂;天麻体重、质坚、色黄、半透明;半夏个圆、色白似珠,称“地珠半夏”。

贵药是以贵州为主产地的道地药材。贵药多生长在地形崎岖的高原、山岭、河谷、丘陵和盆地。著名的贵药有天麻、杜仲、天冬、茱萸、雄黄、朱砂等。

(8)广药 又称“南药”,系指广东、广西南部、海南、台湾等地出产的道地药材。槟榔、砂仁、巴戟天、益智仁是我国著名的“四大南药”。广东砂仁年产量占全国产量的80%;广藿香年产量占全国92%。广西的肉桂、三七和蛤蚧都是著名的道地药材。台湾的樟脑曾垄断国际市场。

(9)西药 西药是指“丝绸之路”的起点西安以西的广大地区包括陕、甘、宁、青、新及内蒙西部所产的道地药材。著名的秦艽和名贵的西牛黄等都产于这里。甘肃主产当归、大黄、党参;宁夏主产枸杞子、甘草;青海盛产麝香、马鹿茸、川贝母、冬虫夏草、肉苁蓉;新疆盛产甘草、紫草、阿魏、麻黄、大黄、肉苁蓉、马鹿茸等。陕西也是当归、党参的重要产地。内蒙古南部是黄芪商品药材基地,年收购量占全国80%以上;呼伦贝尔草原的防风密集,为草原优势种。

(10)藏药 指青藏高原所产道地药材。以野生资源为主,冬虫夏草、雪莲花、炉贝母、西红花习称“四大藏药”。还有川贝母、麝香、鹿茸、熊胆、牛黄、胡黄连、大黄、天麻、秦艽、羌活、雪上一枝蒿、甘松等。其中甘松野生蕴藏量占全国的96%，大黄、冬虫夏草野生蕴藏量占全国的80%，鹿茸资源占全国的60%。冬虫夏草以生长在海拔4500m以上那曲地区的为佳品。雪莲花为西藏东北部海拔3500～5000m雪域的天然纯净野生产品，品质优良。

2. 道地药材的集散地　在道地药材形成的同时也逐渐形成了各地区道地药材的集散地，并发展成各地区的药材交易市场，简称“药市”。传统集散地的形成与道地药材的产地、名医、便利的交通和集市庙会的群众基础有关。历史上传统的四大药市有河北安国、江西樟树、河南百泉和禹县，其后发展起来的有安徽亳州、湖南邵东、广州清平、广西玉林、成都荷花池、西安康复路等，形成了全国的十大药市。在传统药市的基础上，我国现已形成了一批有影响的中药专业市场，简介如下：

(1)亳州中药市场　安徽亳州中药市场，1994年建成，占地26.7hm^2，交易大厅3.2万m^2，有6000多个经营摊位。据统计，亳州有50万人从事中药材的种植、加工、经营及相关的第三产业，中药材日上市量高达6000吨，上市品种2600余种，日均客流量5～6万人，中药材年成交额约100亿元人民币。亳州中药材交易中心的形成，极大地带动和促进了亳州市农村种植结构的调整和中药材产业化的发展。

(2)荷花池中药市场　市场设在四川成都市北，荷花池加工贸易区内，占地30hm^2，中药材交易区占地近5.5hm^2，有营业房间、摊位3500余个。市场经营的中药材品种达1800种，其中川药1300余种，年成交量达20万吨左右，以经营川产道地药材为主。

(3)陇西文峰中药市场　1992年陇西县创建了文峰经济开发区，建成了占地13.3hm^2，累计建筑面积近10万m^{2}的文峰中药材综合交易市场，市场规模和设施雄居西北之首。中药材是陇西县骨干产业之一，全县有几万人从事中药材种植、加工、贩运和经营。现已发展成为集产地、销地和集散地为一体的综合性市场，被誉为党参、当归和西北地产药材最大的集散地。市场经营各类中药材达600种，药品吞吐量近10万吨。

(4)清平中药市场　是我国南方海内外药商云集之地和中药材进出口重地。在出口方面，为海外商客提供完善的采购、仓储、加工、包装、运输、报关等出口配套服务，业务遍及美国、马来西亚、澳洲、香港、台湾等国家和地区。

(5)安国中药市场　安国古称祁州，药业源于宋朝，兴于明朝，盛于清朝，素有“药都”之称。1993年，建成了一座现代化的中药材专业市场——东方药城。药城建筑面积60万m^2，占地33hm^2，上市中药商品2000多种、日吞吐量超300吨、年成交额约20亿元。

(6)禹州中药市场　自唐朝起，禹州始有药市，乾隆年间达到鼎盛时期，居民十之七八以药材经营为生，可谓无街不药行，处处闻药香。1990年10月1日“禹州中药材批发市场”建起并投入使用。目前，全市已有药商300余户，经营品种2600种，年均成交额达2～3亿元人民币。1999年底，禹州药市“中华药城”建成正式投入使用，它占地20hm^2，可容纳商户5000多家，是一个多功能现代化的中药大型专业市场。

(7)邵东中药市场　该市场坐落于湖南邵东县廉桥镇，1995年经国家一部三局首批验收合格，是全国十大药材市场之一，有“南国药都”之称。现拥有国有、集体、个体药材货栈1000多家，经营场地13340m^2，经营品种1000多种，集全国各地名优药材之大成，市场交易活跃。

(8)岳阳中药市场　市场位于湖南岳阳市岳阳区，于1992年8月创办，是国家首批验收颁证的全国八家中药材专业市场之一。市场占地 8.2hm²，经营户 480 多家，年成交额近 3 亿元。1998 年，市场进一步扩建和完善，扩建面积 8 万 m²，目前可容纳客户 1500 户。

(9)樟树中药市场　市场位于江西清江县樟树城区西侧。集市始于三国时代，药材炮制"遵肘后，辨道地"质量考究。2001 年建成为一个建筑面积 19 万 m²、经营店面 1200 个、综合服务大厅 9000m²，可同时容纳 1500 户中药材经营户入市经营的交易市场。樟树已成为大型的中药专业市场。

(10)鄄城、舜王城中药市场　该市场地处鲁西南大地，舜王城即为舜的出生地，市场因此而得名。1996 年通过国家验收，成为全国 17 家大型中药材市场之一和山东省惟一的中药专业市场。市场占地面积 6.6 万 m²，可同时容纳固定摊位 2000 多个。上市中药材 1000 多种，年成交额 3 亿多元。一些优质地产中药材如牡丹皮、白芍、白芷、板蓝根、红花、黄芪、半夏、生地、天花粉、桔梗等享誉海内外。

(11)玉林中药市场　广西玉林中药市场位于玉林市中秀路。市场占地 2hm²，建筑面积 17500m²，是全国十大中药材市场之一。目前市场内约有经营户 1000 多户。从业人员 3000 多人。经营品种达 900 多种，市场年成交额近 5 亿元。药材购销辐射全国。转口远销港澳并与东南亚地区药材市场连结购销网络。

(12)蕲州中药市场　湖北蕲州位于长江中游北岸，是蕲春县最大的工业基地和商品集散中心。蕲州始建于北周，为历代州、郡、府、县所在地，是我国明代伟大的医药学家李时珍的故乡。蕲州历史上四大蕲药：蕲龟、蕲竹、蕲蛇、蕲艾，名扬天下。

除上述中药专业市场外，还有重庆解放路、广东普宁、昆明菊花园、西安康复路、兰州黄河和哈尔滨三棵树等中药专业市场。

三、生药资源开发利用

生药资源开发利用主要是以开发药物为主，并扩展到如保健食品、化妆品、香料、色素、矫味剂、解酒剂、保健香烟、兽药、农药等多方面。开发的过程往往是多层次、多途径的。开发的层次通常有：以发展药材和原料为主的初开发、中药制剂和其他天然副产品为主的二级开发、天然化学药品为主的深开发、利用废弃物开发出其他有用药物和产品的综合开发等。开发的途径有：

1. 利用生物的亲缘关系寻找新资源　亲缘关系相近的动植物类群往往具有相似的化学成分和药理活性。因此，在近缘植物中寻找相同或含量较高的活性成分的天然药物资源常是行之有效的，其成功的实例举不胜举。如从薯蓣属(*Dioscorea*)植物中寻找薯蓣皂素资源；从萝芙木属(*Rauwolfia*)植物中寻找利血平(reserpine)的国产资源；从小檗科的小檗属(*Berberis*)、十大功劳属(*Mahonia*)植物中寻找小檗碱(berberine)的原料等。利用动物类群之间的亲缘关系寻找与发掘某些紧缺动物性药材的资源，如利用水牛角代替犀牛角，黄羊角和山羊角代替羚羊角，将珍珠层粉用作珍珠的代用品等。国产安息香代进口安息香，国产马钱子代进口马钱子，国产金合欢属植物的树胶代进口阿拉伯胶等等。

2. 从古代本草记载中发掘新药源和开发新药　现代许多中成药均是根据古代本草记载，经现代研究开发出来的。如用传统活血化瘀丹参和开窍药冰片等药材，开发出治疗冠心病和脑血栓的复方丹参片、复方丹参滴丸、丹参酮ⅡA 磺酸钠注射液等。老药新用方面，如大黄用治胰腺炎、胆囊炎、肠梗阻;山楂用于治冠心病、高血压、高脂血症、脑血管病;白芷用于胃病、银屑病;青蒿用于治疗各型疟疾、红斑狼疮,甚至有人试验用于治疗白血病;贯众用于治疗乙型肝炎;山豆根用于治疗癌症等。

3. 从民族药、民间药中开发新药资源　我国有55个少数民族,各民族群众在用药实践中积累了许多可贵经验。中国药典中收载的土木香、总状土木香、小叶莲(鬼臼)、毛诃子、余甘子、广枣、冬葵果、草乌叶、沙棘、菊苣、毛菊苣、黑种草、亚乎奴等原均为民族药。许多重要的"西药"如阿托品、麻黄碱、地高辛、吗啡、奎宁、士的宁等也都是从民间植物药中开发出来的。至今,我国已从民族、民间药中开发出药品60多种。如由草珊瑚(*Sarcandra glabra*)开发出"肿节风针剂"和"复方草珊瑚含片";以满山红(*Rhododendron dauricum*)为原料制备的"消咳喘"等。可以说民族药、民间药有着巨大的开发潜力。

4. 提取生药有效成分、有效部位开发新药　目前从生药中直接提取有效成分、有效部位作为制药原料,在这方面取得成功的实例很多,如从蒿属植物中提取的抗疟药物青蒿素;从小檗属植物中提取消炎药物黄连素(小檗碱);从人参茎叶中提取人参皂苷等。此外,如山莨菪碱、齐墩果酸、天麻素、靛玉红、川芎嗪、大蒜新素、天花粉蛋白,以及从动物中提取的斑螯素等,均已投入了工业化生产。提取物具有开发投入较少、技术含量高、产品附加值大、国际市场广泛等优点,是目前中药进入国际市场的一种重要方式。

5. 扩大药用部位　如人参的茎、叶、须根均含人参皂苷,均可用作提取人参皂苷的原料或开发各种人参制剂。杜仲叶与树皮的成分相似,可供药用;钩藤茎枝可代钩藤入药。

6. 改造其化学结构开发出高效、低毒的新药物　如云南产的草药三分三含莨菪碱达1%,经药物化学方法处理,可转化为使用极为广泛的药物阿托品;从黄藤茎木中提取巴马汀,经氢化后可得到延胡索乙素,比从延胡索中提取延胡索乙素更经济实用。还有甲基斑螯素、羟基斑螯素、石蒜碱钠盐、亚硫酸穿心莲内酯、鱼腥草异烟腙、甲基青蒿素(青蒿醚)及青蒿酯钠等。

7. 利用生物技术开发新药和活性物质　利用细胞工程可快速繁殖药用植物,保存珍稀濒危种质资源,培养多倍体及新品种,可获得无病毒植株,节省育种土地,不受季节和环境条件的影响和限制,从而实现大规模工厂化育苗。至今我国已成功地对百余种药用植物进行了组织培养研究和快速繁殖实验。利用细胞工程生产次生代谢产物,如通过紫草细胞培养产生紫草素,黄连组织培养产生小檗碱等。目前又在长春花、烟草、紫草、人参、曼陀罗、颠茄、丹参、黄芪和青蒿等50多种植物材料中建立了毛状根培养系统,获得高产、稳产的有效成分,开辟中药生产新途径。

四、我国生药资源保护

生药资源开发与资源保护是矛盾的,如何处理好这一矛盾,是关系到资源可持续利用的大问题。如自然生长几十年的野生生物资源,经几年甚至几个月的采挖就消耗殆尽。一旦灭绝,不仅再也无法利用它们,还会破坏生物链,导致数十种相关物种的灭绝,造成生态环境恶化,给自然生态带来灾难性后果,因此生药资源特别是大宗名贵中药材野生资源的保护,对中药行业的可持续发展起着重要的作用。

改革开放以来,党和政府及业内有关专家对资源的保护十分重视,先后成立了国务院环境保护领导小组和国家濒危动植物管理办公室,编写、颁发了《中国植物红皮书》第一册、《珍稀濒危保护植物名录》、《国家重点保护野生植物名录(第一批)》、《野生药材资源保护管理条例》、《国家重点保护野生动物名录》、《中华人民共和国自然保护区条例》、《国务院关于禁止犀牛角和虎骨贸易的通知》等资源保护管理文件。这些举措对我国野生药材资源的保护起到了重要的作用。但部分药农和不法分子由于利益驱使,滥采、滥伐、滥猎现象仍非常严重,国家有关部门屡禁不止,目前大量名贵中药材野生资源仍以惊人的速度消失。因此,野生中药材资源保护形势仍非常严峻。

1. 有关生物资源保护的国际公约、政策和法规

(1)国际公约　与生药资源保护有关的主要国际公约有:《生物多样性公约》(1992,巴西里约热内卢)、《濒危野生动植物种国际贸易公约》(CITES)、《保护野生动物中迁徙物种公约》(1979,德国波恩)等。

其中由 152 个主权国家加入的《濒危野生动植物种国际贸易公约》(Convention on Tread of Endangered Species of Wild Fauna and Flora,简称 CITES,又称华盛顿公约),是当今惟一对全球野生动植物贸易实施控制的国际公约。该公约的宗旨是对其附录所列的濒危物种的商业性国际贸易进行严格的控制和监督,防止因过度的国际贸易和开发利用而危及物种在自然界的生存,避免其灭绝。它要求每一个缔约国都要设立科学机构和管理机构,通过发放许可证和证明书等一系列制度来保证公约的有效执行。

为了履行《生物多样性公约》,中国提出了实施生物多样性保护和可持续利用的国家战略,制定了一系列与生物多样性保护有关的法律法规,初步形成了生物多样性保护的法律法规体系。中国宪法的第 9 条和第 26 条分别规定,国家保障自然资源的合理利用,保护珍贵动植物。禁止任何组织和个人利用任何手段侵占或破坏自然资源。在刑法中,增加了破坏环境资源罪。

(2)我国颁布的与生药资源保护有关的主要法规和通知　《中华人民共和国森林法》(1984 年 9 月第六届全国人民代表大会常务委员会第七次会议通过,1998 年 4 月第九届全国人民代表大会常务委员会第二次会议修正)。该法规定森林资源属国家所有,由法律规定属于集体的除外。任何盗伐、滥伐森林或者其他林木,构成犯罪的,依法追究刑事责任。并于 2000 年 1 月 29 日颁布实施《中华人民共和国森林法实施条例》。

《中华人民共和国野生动物保护法》及《国家重点保护野生动物名录》(1988 年)从 1988 年 3 月 1 日起实行。国家重点保护野生动物名录共 257 种(类),其中属一级保护的有 96 种(类),属二级保护的有 161 种(类)。据不完全统计,它们中有药用记载或具有药用价值的动物共 161 种(类),其中属一级保护的重要药用动物有虎、豹、赛加羚羊、亚洲象、梅花鹿、白唇鹿等 67 种。属二级保护的有穿山甲、棕熊、麝(类)、大壁虎(蛤蚧)、玳瑁等 96 种。

《中国珍稀濒危保护植物名录》(第一册)(1984 年 10 月 9 日公布,1987 年国家环保局、中科院植物所修订)共列入 354 种,一级重点保护的有 8 种,二级 143 种,三级保护 203 种。其中的药用植物或具有药用价值的植物有 160 余种。

《国家重点保护野生植物名录(第一批)》,国家林业局、农业部于 1999 年 9 月 9 日发布并实施。其中一级为 52 种,二级为 203 种,一共 255 种。一级的如红豆杉(所有种)、水杉、莼菜等,二级如榧属(所有种)、金钱松、羊角槭、樟树(香樟)、舟山新木姜子、野大豆、鹅掌楸、黄檗(黄菠椤)、川黄檗(黄皮树)、野菱、榉树等。

《野生药材资源保护管理条例》(1987 年 10 月 30 日)制定出第一批国家重点保护野生药

材物种名录，共 76 种，其中植物 58 种，动物 18 种。在植物物种中，属二级保护的有甘草、胀果甘草、杜仲、黄皮树、厚朴、人参等 13 种，三级保护的有猪苓、北细辛、连翘、胡黄连、紫草、五味子、山茱萸等 45 种，以它们为基源的中药共 29 种(二级保护的 7 种，三级保护的 22 种)，在动物物种中，属一级保护的有虎、豹、赛加羚羊、梅花鹿 4 种，属二级保护的有马鹿、林麝、原麝、黑熊、乌梢蛇、银环蛇、五步蛇等 14 种。规定对于列为一级保护的物种严禁采猎；对于列为二、三级保护的物种，必须经县以上医药管理部门会同同级野生动植物管理部门提出计划，报上一级医药管理部门批准，并取得采药证后才能进行采猎。

《国务院关于禁止犀牛角和虎骨贸易的通知》(1993 年 5 月 29 日颁布并实施)，通知规定取消犀牛角和虎骨药用标准，今后不得再用犀牛角和虎骨制药。对已生产的含犀牛角和虎骨成份的中药成方制剂，必须自本通知发布之日起半年内查封，禁止出售。

《中华人民共和国海洋环境保护法》(1982 年 8 月 23 日第五届全国人民代表大会常务委员会第二次会议通过，1999 年 12 月 25 日第九届全国人民代表大会常务委员会第十三次修订)，为了保护和改善海洋环境，保护海洋资源，防治污染损害，维护生态平衡，保障人体健康，促进经济和社会的可持续发展，制定本法。

《中华人民共和国自然保护区条例》(1994 年 10 月 9 日颁布，1994 年 12 月 1 日实施)，自然保护区是指对有代表性的自然生态系统、珍稀濒危野生动植物物种的天然集中分布区、有特殊意义的自然遗迹等保护对象所在的陆地、陆地水体或者海域，依法划出一定面积予以特殊保护和管理的区域。

此外，我国卫生部还印发了《卫生部关于限制以野生动植物及其产品为原料生产保健食品的通知》(卫法监发〔2001〕160 号)、《卫生部关于限制以甘草、麻黄草、苁蓉和雪莲及其产品为原料生产保健食品的通知》(卫法监发〔2001〕188 号)、《卫生部关于不再审批以熊胆粉和肌酸为原料生产的保健食品的通告》(卫法监发〔2001〕267 号)等文件执行。

2001 年 6 月国家卫生部发出的《禁止使用国家一级和二级保护野生动植物及其产品作为保健品成份》通知中指出：禁止使用人工驯养繁殖或人工栽培的国家一级保护野生动植物及其产品作为保健品成份。使用人工驯养繁殖或人工栽培的国家二级保护野生动植物及其产品作为保健品成份的，要提供省级以上农业(渔业)、林业行政主管部门的批准文件。同样，对于进口保健食品中使用《濒危野生动植物种国际贸易公约》名录中动植物及其产品的，应提供国务院农业(渔业)、林业行政主管部门批准文件、进出口许可证及海关的证明文件。《卫生部关于限制以甘草、麻黄草、苁蓉和雪莲及其产品为原料生产保健食品的通知》指出：禁止使用野生甘草、麻黄草、苁蓉和雪莲及其产品作为保健食品成份；使用人工栽培的甘草、麻黄草、苁蓉和雪莲及其产品作为保健食品成分的，应提供原料来源、购销合同以及原料供应商出具的收购许可证复印件。

2. 生药资源保护的方法与措施

(1)对重点区域、重点品种确立保护等级，进行分级保护　首先要确定当前亟待保护的稀有、濒危药用植物种类。药用植物稀有、濒危按程度不同可分为濒危种、稀有种和渐危种三类。

濒危种：指有灭绝危险的药用植物。这些种类仅生存在特殊或脆弱的生态环境或有限的地方。其生境和环境的自然或人为改变，都会直接影响种群的大小、存亡、并使一些适应能力差的种类数量骤减或消亡。

稀有种：指那些并不是立即有灭绝危险的、稀有的、特有的单型科、单种属和少数种属的代表种类。

渐危种：目前虽还有一定数量的野生资源，但因森林砍伐和植被破坏、过度开发利用使生态恶化，造成分布范围和居群植株数量减少，如不及时加以保护，控制采伐，很有可能成为濒危或稀有种。

(2)建立自然保护区、国家公园进行原地保存　原地保存是在植物原来的生态环境下就地保存与繁殖野生植物。世界上第一处自然保护区"黄石国家公园"是美国在 1872 年建立的。此后的一个多世纪里，世界各地纷纷开辟自然保护区与自然公园，目前全世界的自然保护区总数已达上万个，国家公园 1300 多个。美国现有 400 多个自然保护区和 300 多个自然公园，总面积占国土面积的 10%。澳大利亚有自然保护区 1200 多个及国家公园 600 多个，总面积占全国面积的 2.2%。自然保护区建设较多的还有英国和日本等，总面积都占国土面积的 10% 以上。自然保护区的数量和面积已作为国家发达程度的重要标志之一。我国的自然保护区从 20 世纪 50 年代起步。1956 年在广东鼎湖山建立了我国第一个自然保护区，以保护南亚热带季雨林。至 2000 年，我国自然保护区已超过 1000 个，总面积已占国土面积的 10% 以上。另外我国还将建立或完善国家重点珍稀濒危生物保存繁育中心 21 处。

(3)迁地保存　即在植物原产地以外的地方保存和繁育植物种质材料。迁地保存包括两类保存方法：一类是以保存野生植物为主的植物园、树木园或种质圃；另一类是保存栽培物种资源的种子库。我国的种质资源长期保存工作 20 世纪 80 年代初才开始。1983 年建成国家种子 1 号库，1986 落成并投入使用 2 号库，还在青海省建了一个复份库。继国家种子库以后，各省、市、区也开始建立种子库。位于浙江杭州市的浙江中药研究所内建有中药资源种质保存库。

(4)变野生为家养　随着现代农、药业的规模化、专业化生产的发展，人工养殖业也有了大发展，家养获得成功的有 400 多种，如麝、鹿、熊、猴等的养殖发展，极大地保护了野生资源。

(5)加强对资源保护的研究、宣传和执法力度　应积极鼓励和开展生药资源保护的科学研究活动，扩大建立资源保护、试验的研究基地，建立全国中药监测系统(重点中药资源数据库、决策系统中药资源数据库及决策系统等软件系统)和国家中药种质资源保护体系等以保护现有中药主要物种。同时可利用卫星遥感、计算机等现代技术展开新一轮的重点中药资源调查。

国家应在制定相应法规政策的同时，加强执法和宣传力度，做到有法必依，执法必严，违法必究。

第二章 生药的化学成分简介

第一节 糖 类

糖类是指具有多羟基醛或多羟基酮结构的一大类化合物。糖类又称为碳水化合物(carbohydrates),是植物在光合作用中产生的初生代谢产物。在生物体内分布很广。如地黄、黄精、大枣等具有滋补作用的生药均含有大量的糖类。许多糖类还可和非糖物质结合生成苷,具有重要的生理活性。

1. 分类 按其结合的糖基个数,将糖类分为单糖、低聚糖和多聚糖三类。

(1)单糖类(monosaccharides) 是糖类中最小的单位。具有 $Cn(H_2O)n$ 分子结构,n 为 3~8。天然发现的单糖类有 200 多种,中药中以五碳糖 $(CH_2O)_5$ 和六碳糖 $(CH_2O)_6$ 最为多见。多数单糖在生物体内以结合状态存在,仅葡萄糖(glucose)、果糖(fructose)等少数单糖呈游离状态存在。

单糖多为结晶性,有甜味,易溶于水,可溶于稀醇,难溶于高浓度乙醇,不溶于醚和其他有机溶剂;具有旋光性和还原性。

(2)低聚糖类(oligosaccharide) 由 2~9 个单糖分子聚合而成。性质与单糖类似,只是有的具有还原性如麦芽糖,有的无还原性如蔗糖。常见的低聚糖见表 2-1。

表 2-1 常见低聚糖的组成和分布

类型	名称	单糖组成	主要分布
双糖	蔗糖(sucrose)	葡萄糖,果糖	甜菜、甘蔗
	麦芽糖(maltose)	2 分子葡萄糖	淀粉经酶水解
	乳糖(lactose)	葡萄糖,半乳糖	哺乳动物乳汁
	海藻糖(trehalose)	2 分子葡萄糖	麦角、酵母等真菌
三糖	龙胆三糖(gentianose)	果糖,2 分子葡萄糖	龙胆属某些植物
	棉子糖(raffinose)	半乳糖,葡萄糖、果糖	棉籽
	甘露三糖(manneotriose)	葡萄糖,2 分子半乳糖	地黄、女贞
	鼠李三糖(rhamninose)	乳糖,2 分子鼠李糖	鼠李属某些植物
四糖	水苏糖(stachyose)	果糖,葡萄糖,2 分子半乳糖	水苏属某些植物

(3)多聚糖类(polysaccharides)　简称多糖。由10个以上单糖分子缩合而成。通常由几百到几千个单糖基组成。由一种单糖基组成的多糖为均多糖(homosaccharide);两种以上单糖组成的多糖为杂多糖(heterosaccharide)。有些生药中的多糖具有很强的生物活性,如香菇多糖(lentinan)具有抑制肿瘤生长作用,人参多糖、灵芝多糖、刺五加多糖、黄芪多糖等具有免疫增强作用。常见的植物多糖主要有淀粉、纤维素、菊淀粉、黏液质、树胶等。

1)淀粉(starch)　淀粉按多糖链的构造分直链的糖淀粉(amylose)和支链的胶淀粉(amylopectin)两类。糖淀粉溶于热水呈澄明溶液,遇碘液显深蓝色。胶淀粉溶于热水呈黏胶状,遇碘液显紫色或红紫色。淀粉主要以淀粉粒的形式存在于植物的根和茎中。多用作制造葡萄糖的原料。

2)菊淀粉(inulin)　又称菊糖,由约35个D-果糖分子聚合而成,糖链末端接D-葡萄糖基,故末端具有一个蔗糖结构。菊糖遇乙醇形成球状结晶,加碘液不显色。广泛分布于菊科、桔梗科植物中。是生药显微鉴定的特征之一。

3)树胶(gum)　树胶是一种具有分支结构的杂多糖,多为植物茎枝受到伤害分泌而出,多为无定形固体,干后多呈半透明状。主要分布于豆科、蔷薇科、芸香科等植物中,如阿拉伯胶(acacia)、西黄芪胶(tragacanth)等。树胶在水中可膨胀形成胶体溶液,不溶于有机溶剂,与醋酸铅试剂产生沉淀。

4)黏液质(mucilage)　化学组成与树胶相似,多为无定形固体,在热水中溶解成胶状液,冷后成冻状,不溶于有机溶剂,与醋酸铅试剂产生沉淀。

5)动物多糖(animal saccharides)　存在于动物器官组织中,常见如

①肝素(heparin)　肝素是分子量约5000～15000的高度硫酸酯化的右旋酸性黏多糖。具有很强的抗凝血作用,临床用于抗血栓。

②硫酸软骨素(chondroitin sulfate)　硫酸软骨素是保持动物组织水分和弹性的一类酸性黏多糖,是鱼类和哺乳动物软骨的主要成分。一般在生物体内与蛋白质结合成黏多糖-蛋白复合体而存在。临床上用于治疗神经痛、风湿痛,并具有降低血脂、改善动脉粥样硬化症状的作用。

③甲壳素(chitin)　甲壳素主要存在于昆虫、甲壳类动物的外壳和大多数真菌的细胞壁中。由N-乙酰葡萄糖胺以1β→4反向连接而成的直链结构多糖。

④透明质酸(hyaluronic acid)　为一类存在于动物结合组织、眼球和皮肤的酸性黏多糖,具有润滑剂和防止微生物侵害作用。现作为化妆品的基质使用。

2. 鉴别

(1)Fehling试验　生药水提液加Fehling试液(碱性酒石酸铜试液,甲、乙二液临用时等量混合),沸水浴加热数分钟,产生砖红色氧化亚铜沉淀示有还原糖。非还原性低聚糖、多糖则需水解后才显阳性反应。

(2)Molish试验　生药水提液加α-萘酚试液数滴,摇匀后沿管壁滴加浓硫酸,二液层交界处出现紫红色环。所有糖类均呈阳性反应。

(3)成脎试验　生药水提液与盐酸苯肼液共热,生成黄色糖脎结晶。镜检结晶形态可鉴别糖的种类。

(4)色谱法　生药水提液(多糖类需水解)与糖类对照品同时进行色谱分析,常用纸色谱和

薄层色谱法，正丁醇-醋酸-水(4∶1∶5上层)作展开剂，以新配制的氨化硝酸银为显色剂，还原糖呈黑色斑点。

(5)GC和GC-MS分析　糖类化合物可以制成甲醚、乙酰化或三甲基硅烷化衍生物，采用GC或GC-MS色谱分析方法进行定性、定量鉴别。

第二节　苷　类

苷是由糖或糖的衍生物(如氨基糖、糖醛酸等)通过苷键与非糖化合物即苷元(aglycone)连接而成。根据苷键原子不同分为O-苷、S-苷、N-苷和C-苷，天然界中O-苷最为常见。组成苷类的糖最常见的是葡萄糖和鼠李糖，强心苷中还有α-去氧糖。苷元部分结构类型很多，可分为氰苷、酚苷、醇苷、蒽苷、黄酮苷、皂苷、强心苷、香豆素苷、环烯醚萜苷等。下面简要介绍几种苷。

1. 氰苷　主要指α-羟腈类苷，易被稀酸或酶水解生成氢氰酸。主要分布于蔷薇科、毛茛科、忍冬科、豆科、亚麻科、大戟科、景天科等植物中。如苦杏仁中所含的苦杏仁苷就是最常见的一种氰苷(结构式见苦杏仁项)。

检查　苦味酸钠试验：取生药粉末0.5g放入试管中，加数滴水润湿，加塞密闭，管口内悬挂一条用碳酸钠溶液润湿的苦味酸试纸条，将试管置于40℃～50℃水浴进行酶解，试纸由黄色变成砖红色。

2. 蒽苷　苷元为蒽的衍生物，如蒽醌、蒽酮、蒽酚等。天然蒽醌衍生物均有羟基取代，所以蒽苷大多数是羟基蒽醌与糖结合而成。苷元多为结晶体，具有显著的生物活性。多分布在蓼科、豆科、茜草科、百合科等植物中，如大黄、何首乌、决明子、番泻叶、茜草等。

检查：

(1)微量升华　游离蒽醌具有升华性，常压下加热即能升华，升华物为针状、棱针状或羽毛状。

(2)碱性试验　取生药粉末少许，加1%NaOH溶液1滴，显红色、橙红色、紫红色。加1%HCl酸化后恢复原色，再加1%NaOH又显红色。如大黄粉末(结构式见大黄项)。

(3)醋酸镁反应　取生药粉末0.1g于试管内，加乙醇2～3mL，温浸片刻，过滤，滤液滴于滤纸上，干后喷0.5%醋酸镁甲醇试液，加热片刻即显红色或紫红色。

3. 黄酮苷　黄酮类是指具有两个苯环通过中央三碳链成C_6-C_3-C_6连接的一系列化合物，与糖结合成苷称黄酮苷。多分布在豆科、芸香科、菊科等植物中，如黄芩、陈皮、葛根、银杏叶等。黄酮类多为结晶性固体，一般难溶于水，易溶于稀碱液。黄酮苷一般易溶于热水，能溶于水、甲醇、乙醇、醋酸乙酯等溶剂。

检查：

(1)盐酸-镁粉反应：取生药粉末0.2g，加乙醇5mL，温浸数分钟，过滤，滤液加入少数镁粉振摇后滴加浓盐酸数滴，显红色(黄酮醇、二氢黄酮、二氢黄酮醇)；黄酮类显橙色，异黄酮类、查耳酮类、花色素类及部分橙酮不显色。

(2)金属盐类络合反应：黄酮类成分和铅盐、铝盐、镁盐、锆盐等试剂反应生成有色络合物，常用的试剂为三氯化铝、醋酸铅、醋酸镁、二氯氧锆等。

4. 皂苷　因其水溶液经振摇后产生持久性肥皂样的泡沫而得名。根据皂苷元的结构不同分为三萜皂苷(triterpenoidal saponins)和甾体皂苷(steroidal saponins)两大类。

(1)三萜皂苷　三萜皂苷是由三萜皂苷元和糖组成的,三萜皂苷元的结构可分为五环三萜和四环三萜两类。

1)五环三萜皂苷　主要分布在豆科、五加科、毛茛科、伞形科、葫芦科、鼠李科、报春花科等植物中,海洋生物中亦含有大量的皂苷类化合物。

五环三萜皂苷元又分为:齐墩果烷型(oleanane),又称 β-香树脂型(β-amyrian),如连翘、女贞子等生药中含有的齐墩果酸(oleanolic acid),甘草皂苷元、柴胡皂苷元等。乌苏烷型(ursane),又称 α-香树脂型(α-amyrian),如熊果酸(ursolic acid)广泛分布于栀子、车前草、连钱草、夏枯草、地榆等植物中。

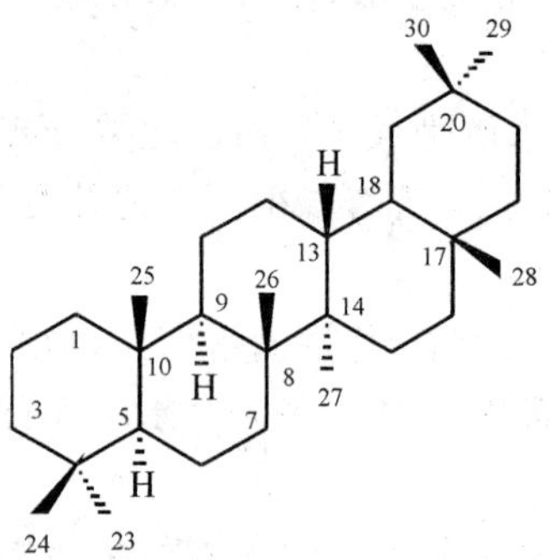

齐墩果烷

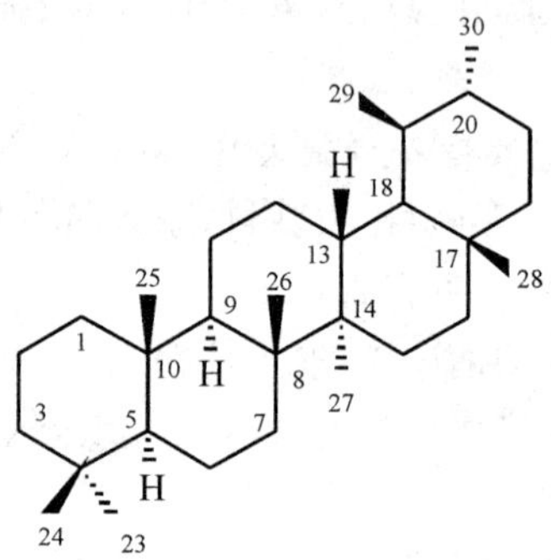

乌苏烷

2)四环三萜皂苷　四环三萜皂苷元主要有达玛烷(dammarane)、羊毛脂烷(lanostane)、甘遂烷(tirucallane)等三萜类化合物。

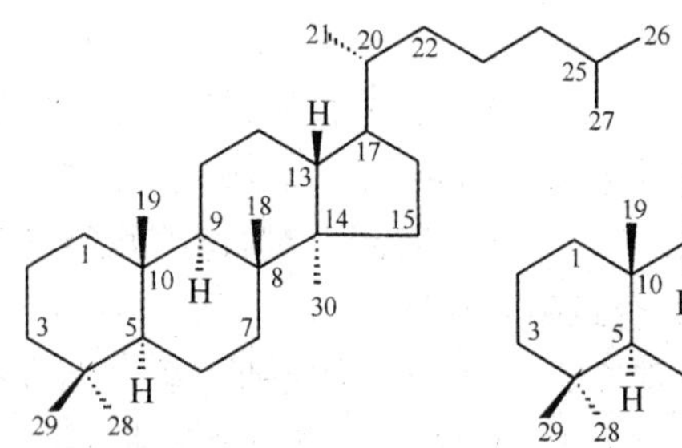

达玛烷

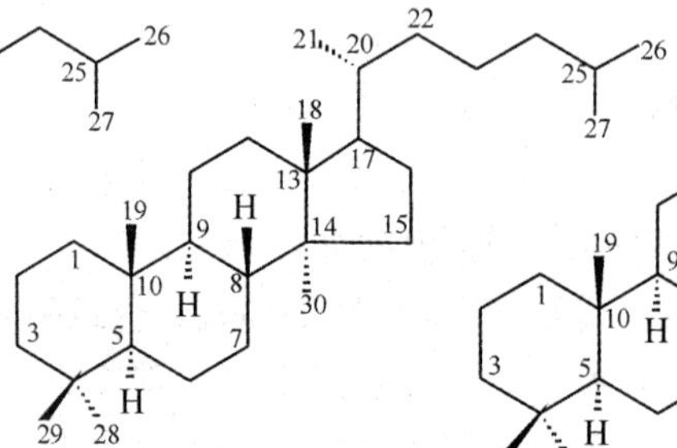

羊毛脂烷

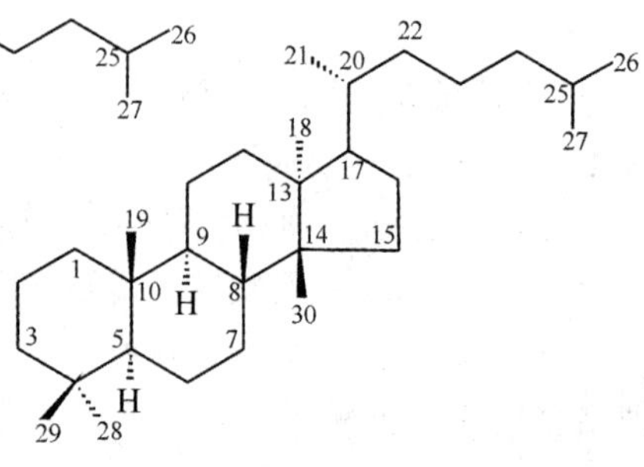

甘遂烷

生药人参含有大量达玛烷型人参皂苷,是人参的主要活性成分。灵芝含有多种羊毛脂烷型皂苷类化合物,为滋补强壮,延年益寿的名贵生药。

(2)甾体皂苷　是一类以螺甾烷(spirostane)为苷元的皂苷类化合物,主要分布于薯蓣科、百合科、玄参科和龙舌兰科等植物中。依照螺甾烷结构中的 C_{25} 的构型和环的环合状态分为四种类型:螺甾烷醇类(spirostanols)、异螺甾烷醇类(isospirostanols)、呋甾烷醇类(furostanols)和变形螺甾烷醇类(pseudo-spirostanols)。

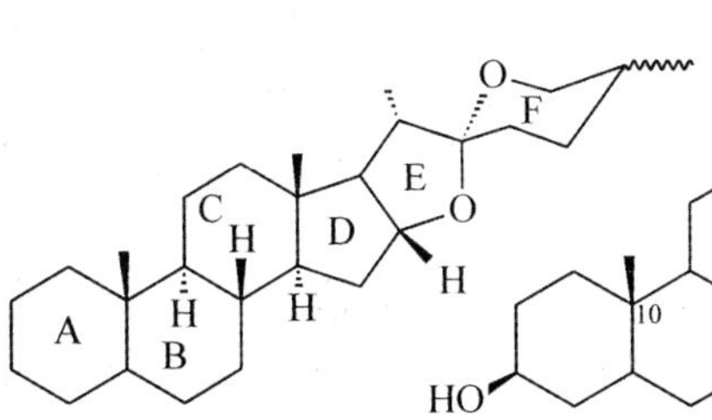 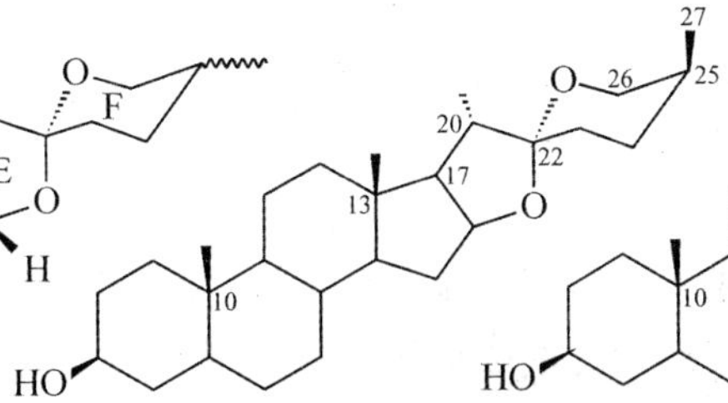 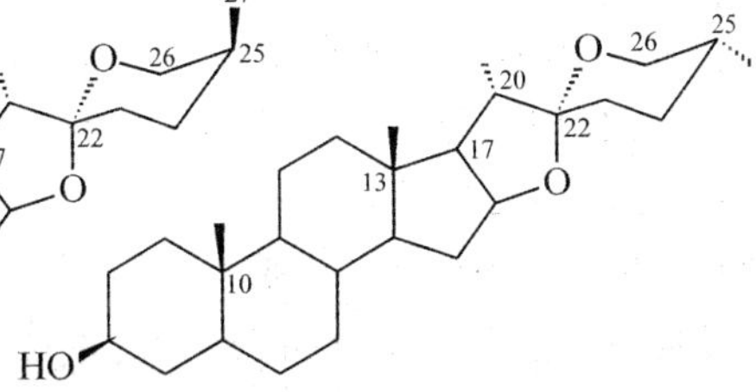

螺旋甾烷　　　　螺甾烷醇　　　　异螺甾烷醇

检查：

(1)皂苷在无水条件下与强酸作用产生颜色变化或荧光，如下列颜色反应可用于生药中皂苷类化合物的检测。加浓硫酸-醋酐(1∶20)，三萜皂苷产生黄→红→紫→蓝等颜色变化，而甾体皂苷最后出现绿色。

(2)三氯醋酸反应(Rosen-Heimer 反应)将样品溶液滴于滤纸上，喷 25％三氯醋酸乙醇溶液，三萜皂苷加热至 100℃变成红色渐变成紫色，甾体皂苷加热至 60℃即发生颜色变化。

5. 强心苷类　是生药中具有强心作用的甾体苷类化合物。地高辛、西地兰、毛地黄毒苷等化合物的制剂已广泛应用于临床，可用于治疗充血型心力衰竭及节律障碍等心脏疾病。该类化合物主要分布于夹竹桃科、玄参科、百合科、十字花科、毛茛科、萝摩科、卫矛科等植物中。苷元 C_{17} 位侧链为五元不饱和内酯环的为甲型强心苷元，C_{17} 位侧链为六元不饱和内酯环的称为乙型强心苷元。

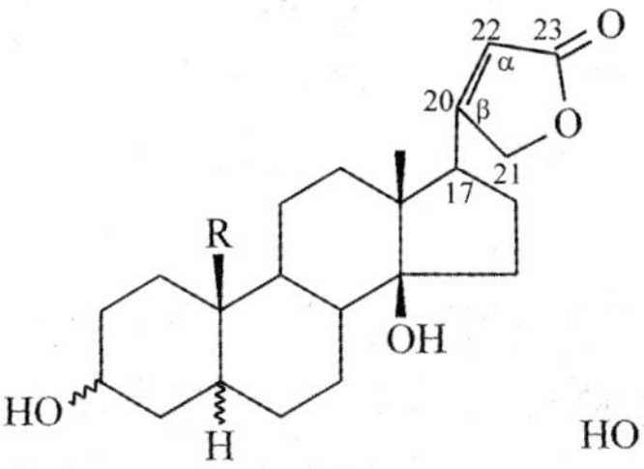 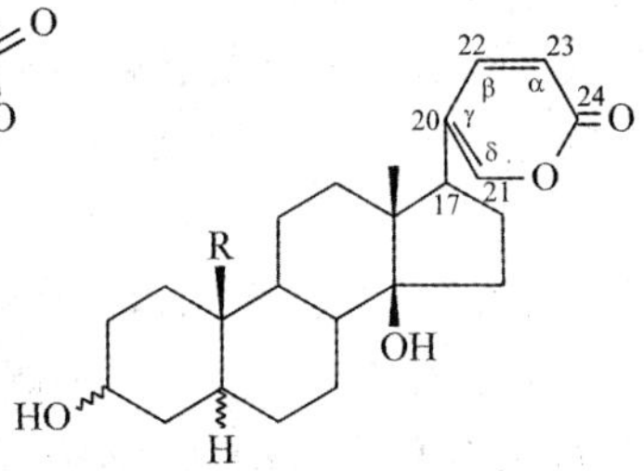

甲型　　　　乙型

C_3-OH 与糖结合成苷键，如仅存在于强心苷中的 2,6-二去氧糖，2,6-二去氧糖甲醚，其他糖类有六碳醛糖、6-去氧糖、6-去氧糖甲醚。

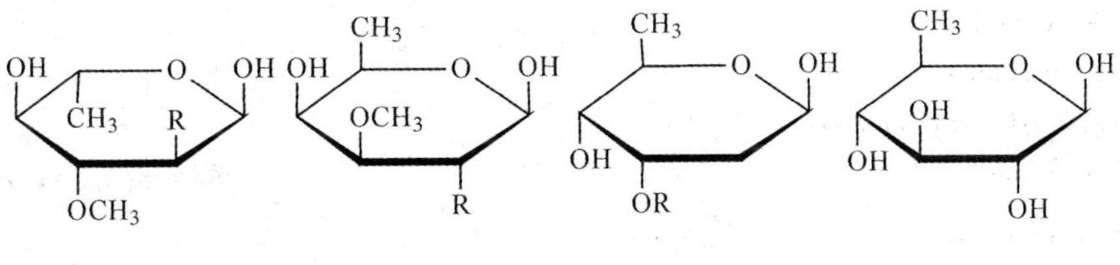

L-夹竹桃糖 R＝H　　D-地支糖 R＝H　　D-毛地黄毒糖　R＝H　　D-鸡纳糖

L-黄花夹竹桃糖 R＝OH　D-毛地黄糖 R＝OH　D-加拿大麻糖 R＝CH_3

检查：

(1)Kedde 反应　甲型强心苷由于 C_{17} 侧链含有五元不饱和内酯环，在碱性条件下，双键转位形成活性次甲基，与 3,5-二硝基苯甲酸反应呈红色。乙型强心苷在碱性条件下不能产生活性次甲基，因而不能显色。

(2)Keller-Kiliani 反应　强心苷溶于含 $FeCl_3$ 的冰醋酸，沿试管壁滴加浓硫酸，观察界面和醋酸颜色变化。如有 2-去氧糖存在，醋酸层渐呈蓝色或绿色。由于浓硫酸对苷元所起的作用逐渐扩散向下层，其颜色随苷元而异呈不同颜色。如毛地黄毒苷呈草绿色，羟基毛地黄毒苷呈洋红色，异羟基毛地黄毒苷呈黄棕色。

第三节　生物碱

生物碱是一类存在于生物体中含氮原子的碱性有机化合物。广泛分布于植物中，如粗榧科、毛茛科、小檗科、防己科、罂粟科、豆科、马钱科、夹竹桃科、茄科、菊科、百合科和石蒜科。生物碱是生药中一类重要的生物活性成分，已有 80 余种用于临床，如麻黄中的麻黄碱(ephedrine)具有松弛支气管平滑肌，收缩血管，兴奋中枢神经作用，临床用于治疗哮喘。小檗碱(berberine)分布于黄连、黄柏、十大功劳及三棵针等植物中，具有抗菌、消炎作用，用于治疗肠道感染、菌痢、结膜炎、化脓性中耳炎等。丽江山慈菇中的秋水仙碱(colchicine)临床用于抗肿瘤、抗痛风。夹竹桃科植物长春花的长春碱(vinblastine)、长春新碱(vincristine)具有抗肿瘤作用。芸香科植物毛果芸香中的毛果芸香碱(pilocapine)具有兴奋胆碱能神经系统、缩瞳、收缩平滑肌作用，用于青光眼的治疗。

1. 通性　多为结晶性固体、味苦，一般无色，多数具有旋光性(左旋)，大多数呈碱性，一般与有机酸(草酸、柠檬酸、苹果酸、枸橼酸、酒石酸等)结合成盐，有的结合成苷。在生物体内，除以酰胺形式存在的生物碱外，仅少数碱性极弱的生物碱以游离状态存在，如秋水仙碱、咖啡碱和那可丁(narcotine)。

生物碱大多不溶或难溶于水，溶于乙醇、甲醇、氯仿、乙醚、苯等有机溶剂。生物碱盐则易溶于水和乙醇、甲醇，难溶于有机溶剂。但小檗碱可溶于水，其盐类在冷水中反而难溶。

2. 分类　采用生源结合化学分类法，该法可反映生物碱的生源和化学本质及其相互关系。迄今已从自然界分离出 10000 多种生物碱，主要有以下类型见表 2-2。

表 2-2　常见生物碱类型

类型	生物碱
来源于氨基酸(1～18)	
1. 吡咯类(pyrrolidines)	千里光碱、红古豆碱
2. 吡咯里西啶类(pyrrolizidines)	野百合碱
3. 托品类(tropanes)	莨菪碱、山莨菪碱、东莨菪碱
4. 哌啶类(piperidines)	胡椒碱
5. 吲哚里西啶类(indolizidines)	一叶荻碱
6. 喹诺里西啶类(quinolizidines)	苦参碱、石松碱、金雀花碱

续表 2-2　常见生物碱类型

类型	代表化合物
7. 喹啉类(quinolines)	奎宁、喜树碱
8. 吖啶酮类(acridone)	冉特可林酮
9. 苯丙胺类(phenylalkylamines)	麻黄碱、伪麻黄碱
10. 四氢异喹啉类(tetrahydroisoquinolines)	哌劳亭
11. 苄基四氢异喹啉类(benzyltetrahydroisoquinolines)	去甲乌药碱、罂粟碱、小檗碱
12. 苯乙基四氢异喹啉类 phenethyltetrahydroisoquinolines)	秋水仙碱、三尖杉酯碱
13. 苄基苯乙胺类(benzylphenethylamines)	石蒜碱
14. 吐根碱类(emetines)	l-吐根碱
15. 简单吲哚类(simple indoles)	蟾酥碱、5-羟色胺
16. 简单 β-咔波啉类(simple β-carbolines)	harmanine
17. 半萜吲哚碱类(semiterpenoid indoles)	麦角新碱、麦角胺
18. 单萜吲哚碱类(monotepenoid indoles)	士的宁、长春新碱、利血平
来源于萜类	
19. 单萜生物碱(monoterpenoid alkaloids)	秦艽碱甲、猕猴桃碱
20. 倍半萜生物碱(sesquiterpenoid alkaloids)	石斛碱、萍蓬定
21. 二萜生物碱(diterpenoid alkaloids)	乌头碱、粗茎乌甲碱
22. 三萜生物碱(triterpenoid alkaloids)	交让木碱
来源于甾体	
23. 孕甾烷(C_{21})生物碱(alkaloids with the C_{21}-carbon skeleton of pregnane)	康斯生
24. 环孕甾烷(C_{24})生物碱(alkaloids with cyclopregnane skeleton)	环氧黄杨木己碱
25. 胆甾烷(C_{27})生物碱(alkaloids with the C_{27}-carbon skeleton of cholestane)	茄定碱、浙贝甲素

3. 检查

主要利用生物碱的沉淀反应和显色反应进行。有改良碘化铋钾试剂、碘化汞钾试剂(Mayer reagent)等。薄层色谱最常用的显色剂是改良的碘化铋钾试剂。

(1)沉淀反应　是生物碱在酸性条件下与沉淀试剂生成弱酸不溶性盐或络合物沉淀。常用的沉淀试剂如下：

1)碘化铋钾试剂(Dragendorff 试剂)　在酸性溶液中与生物碱反应生成棕红色沉淀[A1k · HI · (BiI_3)n]，为一种络盐，A1k 表示生物碱。此反应很灵敏。

2)碘-碘化钾试剂(Wangner 试剂)　在酸性溶液中与生物碱反应生成棕红色沉淀(A1k · HI · In)。

3)碘化汞钾试剂(Mayer 试剂)　在酸性溶液中与生物碱反应生成白色或黄白色沉淀[A1k · HI · (HgI_2)n]。

4)硅钨酸试剂(Bertrand 试剂) 在酸性溶液中与生物碱反应生成灰白色沉淀。

5)磷钼酸试剂(Sconnenschein 试剂) 在中性或酸性溶液中与生物碱反应生成鲜黄或棕黄色沉淀。

6)苦味酸试剂(Hager 试剂) 在中性溶液中与生物碱生成淡黄色沉淀。

7)氯化金试剂 在酸性溶液中与生物碱反应生成黄色晶形沉淀。

(2)显色反应 生物碱能与某些试剂生成特殊的颜色,可供识别。常用的显色剂如下:

1)1%矾酸铵-浓硫酸溶液(Mandelin 试剂) 该试剂能与多数生物碱反应,呈现不同的颜色,如与阿托品、东莨菪碱显红色,与马钱子碱显血红色,与士的宁显紫色,与奎宁显淡橙色,与吗啡显棕色,与可待因显蓝色。

2)1%钼酸铵(钠)-浓硫酸溶液(Fröbde 试剂) 该试剂能与可待因显黄色,与小檗碱显棕绿色,与乌头碱显黄棕色,与阿托品及士的宁不显色。在使用时应注意,该试剂与蛋白质也能显色。

3)甲醛-浓硫酸试剂(Marquis 试剂) 为 30%甲醛溶液 0.2mL 与浓硫酸 10mL 的混合液,该试剂能与可待因显蓝色,与吗啡显紫红色,与咖啡碱不显色。

4)浓硫酸 该试剂能与乌头碱显紫色,与小檗碱显绿色,与阿托品不显色。

5)浓硝酸 该试剂能与小檗碱显棕红色,与秋水仙碱显蓝色,与乌头碱显红棕色,与咖啡碱不显色。

第四节 香豆素类

香豆素类化合物是邻羟基桂皮酸的内酯,具有芳香气味。该类化合物的母核结构有简单香豆素类、呋喃香豆素类、吡喃香豆素类三种类型,是生药中的一类重要的活性成分,主要分布在伞形科、豆科、菊科、芸香科、茄科、瑞香科、兰科等植物中。如补骨脂内酯(psolalen)具有光敏活性作用,用于治疗白斑病。奥斯脑(osthole)是来源于蛇床子和毛当归的一种香豆素类活性成分,具有抑制乙型肝炎表面抗原(HBsAg)的药理活性。海棠果内酯(calophylloide)具有很强的抗凝血作用。滨蒿内酯(scoparon)是生药茵陈蒿平肝利胆、松弛平滑肌的主要活性成分。

检查:

(1)香豆素有升华性,在日光下或紫外光下显荧光,以此可用于检查含此类成分的药材。取生药的乙醇提取液(0.2g+5 mL),置于紫外灯下观察(365nm),溶液呈蓝~蓝紫色荧光。

(2)异羟肟酸铁反应:取生药粉末的甲醇提取液加 7%盐酸羟胺的甲醇溶液与 10%氢氧化钠的甲醇溶液各数滴,水浴微热,冷后加稀盐酸调 pH 至 3~4,加 1%三氯化铁试液,溶液显红色或紫色。

第五节 萜类和挥发油

1. 萜类(terpenoids)

萜类化合物是以异戊二烯(isoprene)为基本单位的聚合体及其衍生物。通式为$(C_5H_8)n$的衍生物均称为萜类,种类繁多,自然界已经发现约 22000 种。根据分子结构中异戊二烯单位的数目可分为下列种类,见表 2-3。

表 2-3　萜类化合物的分类及分布

分类	碳原子数	通式$(C_5H_8)n$	分布
半萜	5	n=1	植物叶
单萜	10	n=2	挥发油
倍半萜	15	n=3	挥发油
二萜	20	n=4	树脂、苦味质、植物醇
二倍半萜	25	n=5	海绵、植物病毒、昆虫代谢物
三萜	30	n=6	皂苷、树脂、植物乳汁
四萜	40	n=8	植物胡萝卜素

(1)单萜类(monoterpenes)　单萜类化合物有直链型、单环型、双环型三种类型。广泛分布于高等植物的腺体、油室和树脂道等分泌组织中。单萜类的含氧衍生物(醇类、醛类、酮类)具有较强的香气和生物活性，是医药、食品和化妆品工业的重要原料，常用作芳香剂、防腐剂、矫味剂、消毒剂及皮肤刺激剂。如樟脑有局部刺激作用和防腐作用，斑蝥素可作为皮肤发赤、发泡剂，其半合成产物 N-羟基斑蝥胺(N-hydroxycantharidimide)具有抗癌活性。

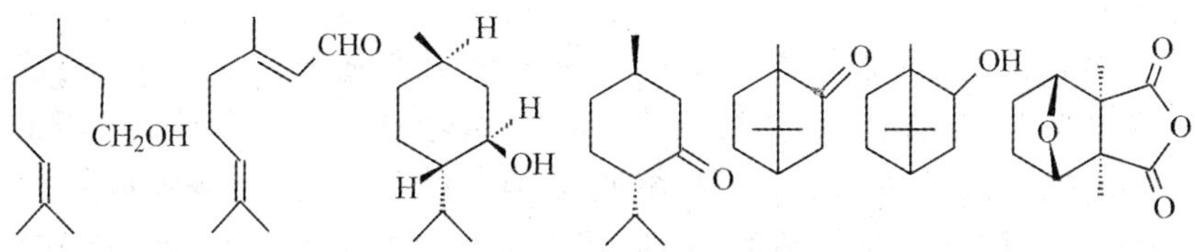

香茅醇　香叶醛　1-薄荷醇　薄荷酮　樟脑　1-龙脑　斑蝥素

(2)倍半萜类(sesquiterpenes)　倍半萜类化合物分为直链型、单环型、二环型、三环型和四环型等，具有挥发性，其含氧衍生物具有较强的香气和生物活性。在植物中多以醇、酮、内酯、苷类和生物碱形式存在。近年来在海洋生物中的海藻、海绵、腔肠和软体动物中发现了大量的倍半萜类化合物。倍半萜内酯具有抗炎、解痉、抑菌、强心、降血脂和抗肿瘤等药理活性。从黄花蒿(*Artemisia annua* L.)中分离到的青蒿素具有很强的抗疟原虫的生物活性，临床上用于治疗恶性疟疾。其经结构改造的半合成衍生物双氢青蒿素(dihydroqinghaosu)、蒿甲醚(artemether)、青蒿琥珀酸单酯(artesunate)等具有抗疟效价高、原虫转阴快、速效、低毒等特点，现已制成多种制剂应用于临床。从菊科植物茴蒿(*Artemisia cina* Berg.)分离到的 α-山道年(α-santonin)具有强力驱蛔虫作用，但服用过量可产生毒性，已被临床淘汰。

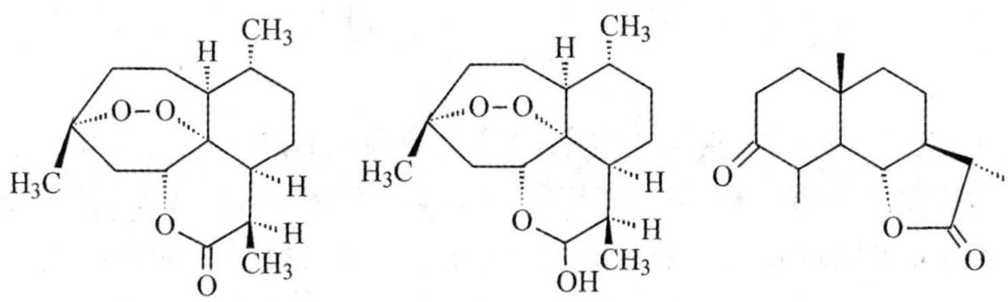

青蒿素　双氢青蒿素　α-山道年

(3)二萜类(diterpenoids) 化合物几乎都呈环状。广泛分布于植物分泌的乳汁、树脂中，松柏科植物多含有二萜类化合物，另外，海洋生物、菌类代谢产物中也分离到许多二萜类化合物。二萜的含氧衍生物具有多方面的生物活性，如维生素 A(vitamin A)与眼睛的视网膜内的蛋白质结合生成光敏感色素，是保持夜间正常视力的必须物质。紫杉醇(taxol)是从红豆杉等植物中分离到的抗肿瘤化合物，临床上用于治疗卵巢癌、乳腺癌和肺癌。银杏内酯类化合物具有抑制血小板活化因子的药理作用。

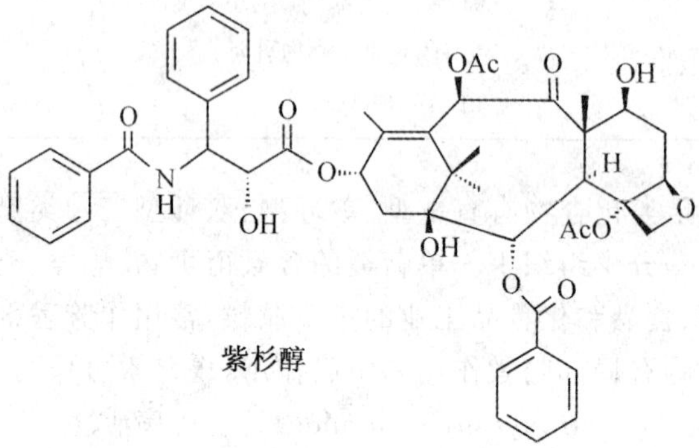

紫杉醇

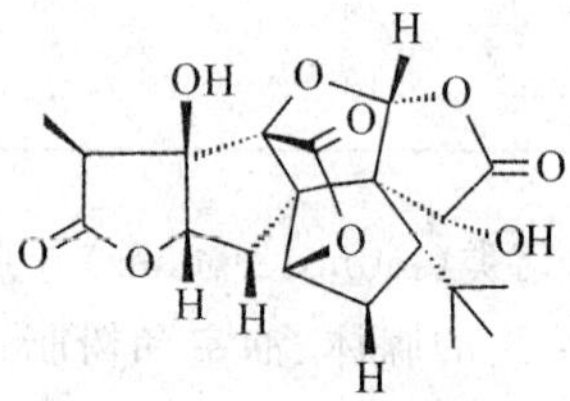

银杏内酯 A

2. 挥发油类(volatile oils)

挥发油又称精油，存在于植物体内的腺毛、油细胞、油室或油管中。是一类常温下具有挥发性、可随水蒸气蒸馏、与水不相混溶的油状液体。大多数具有芳香气味。挥发油主要分布于松科、柏科、木兰科、樟科、芸香科、蔷薇科、伞形科、唇形科、菊科、姜科等植物中。

挥发油所含成分复杂，主要由萜类(单萜、倍半萜)、芳香族化合物、脂肪族化合物等组成。多为无色或淡黄色油状液体，多具特殊的香气或辛辣味。比重在 0.850～1.180 之间，易溶于无水乙醇、醚、氯仿、二硫化碳和脂肪油中，难溶于水。挥发油具有一定的旋光性和折光率，折光率是鉴定挥发油品质的重要依据。放置过久易氧化聚合，使颜色加深或成树脂状，应注意密闭、低温和避光保存。

挥发油遇香草醛硫酸试剂显各种颜色，可用于定性鉴别。含量测定一般采用薄层层析、气相色谱或气相色谱-质谱联用法。

挥发油具有发散解表、芳香开窍、理气止痛、驱风除湿、活血化瘀、温里祛寒、清热解毒、抗菌消炎、止咳祛痰等作用。如薄荷油清凉、驱风、消炎；柴胡油解热；当归油镇痛；丁香油局部麻醉、止痛；茉莉花油有兴奋作用。

第六节 鞣 质

鞣质又称鞣酸或单宁。是一类结构复杂的多元酚类化合物。它可与蛋白质结合形成不溶于水的沉淀，能与兽皮中的蛋白质结合形成致密、柔韧、不易腐败的皮革，故称鞣质。

1. 结构 根据分子结构及水解的难易，鞣质分为可水解鞣质和缩合鞣质二类。

(1)可水解鞣质 由酚酸(多为没食子酸 gallic acid)和葡萄糖或多元醇通过酯键或苷键结合而成。正因为结构中有酯键或苷键，可被稀酸、碱或酶水解而失去鞣质的特性。含此类成分的生药如五倍子、没食子、诃子、石榴皮等。

(2)缩合鞣质　由儿茶素或其衍生物以碳-碳键聚合而成。由于结构中无酯键或苷键，故不能被稀酸和碱水解，但遇酸、碱加热或久置可进一步聚合成不溶于水的高分子化合物称鞣红。缩合鞣质和空气接触，特别在酶的影响下，容易被氧化、脱水、缩合为红棕色的鞣红沉淀，如切开的苹果、梨、桃子等。

2. 性质　大多数为无定形固体，易潮解，较难提纯，味涩。大多数能溶于水、乙醇和甲醇，成为胶体溶液。可溶于醋酸乙酯、丙酮，不溶于氯仿、苯、无水乙醚及石油醚。有强还原性，在空气中，尤其在碱性条件下，易被氧化而颜色变深。

3. 检查　鞣质的水溶液遇以下试剂反应不但出现沉淀，根据沉淀的颜色和现象不同还能区别两类鞣质，见表 2-4。

表 2-4　鞣质的鉴别反应

试剂	可水解鞣质	缩合鞣质
三氯化铁试剂	蓝→蓝黑色，有时沉淀	绿→绿黑色，有时沉淀
饱和溴水	/	黄棕色沉淀
醋酸铅试剂	沉淀，但不溶于稀醋酸	沉淀，溶于稀醋酸
石灰水	青灰色沉淀	红棕色沉淀
甲醛、盐酸加热	无沉淀	全部沉淀
5%硫酸，加热	水解，产生没食子酸、葡萄糖	不水解，生成鞣红

第七节　其　他

除了以上介绍的主要活性成分外，生药中还有一些其他类成分，如木脂素类、有机酸类、蛋白质、氨基酸、肽类和一些无机微量成分等。必要时请参阅有关天然药物化学的专业书籍。

第三章　生药的采收、加工和贮藏

第一节　生药的采收

生药品质的优劣，与其有效成分的含量相关，有效成分含量的高低与产地、采收时间、采收方法等密切相关。选择适当合理的采收期，对保证生药的质量很关键。对于大多数药材主要靠传统经验进行，一般的采收原则如下：

1. 根及根茎类　通常在秋、冬季，植物地上部分将枯萎时或春初发芽前期采收。因此时根或根茎中贮藏的营养物质较为丰富，有效成分含量一般较高。

2. 茎木类　通常在秋、冬两季采收。如果带叶使用，则在生长最旺盛时采收。有些木类药材，可全年采收。

3. 叶类和全草类　通常在植物生长最旺盛时、花蕾期或果实成熟前采收。也有例外，如桑叶须经霜后采收，枇杷叶须落地后收集。

4. 皮类　通常在春末夏初采收，此时树皮液汁较多，形成层细胞分裂较快，皮部和木部容易剥离，植株伤口较易愈合。有些干皮的采收可结合林木采伐进行。根皮多在秋季采收。

5. 花类　通常在含苞待放时采收，如槐米、金银花、辛夷、丁香等。有的在花初开时采收，如红花、洋金花等；或在花盛开时采收，如菊花、番红花等。对花期较长、花朵陆续开放的植物，应分批采摘，以保证质量。

6. 果实和种子类　通常果实在自然成熟或将成熟时采收。有的采收幼果，如枳实。种子类药材需在果实成熟时采收。

7. 藻、菌类　采收情况不一，如马勃宜在子实体刚成熟时采收，过迟孢子散失；茯苓立秋后采收质量较好；麦角在寄主（黑麦等）收割前采收，生物碱含量较高。

8. 动物类　根据不同入药部位的发育情况确定，以成虫入药者，应在活动期捕捉；以卵鞘入药的，如桑螵蛸，则在三月前收集，过时虫卵孵化成虫影响药效。鹿茸须在清明后45天左右适时采收，过时则骨化。

生药采收中要注意保护野生资源，合理采挖。如地下部分入药的注意采大留小，采密留稀，合理轮采；地上部分入药的采时要留根。动物药如以锯茸代砍茸，活麝取香，野生药用动物如虎、麝、羚羊、穿山甲等严禁滥捕。

第二节　生药的产地加工

生药采收后，为保证用药质量，便于包装、贮藏、运输等目的，要对中药材进行产地加工，即简单初加工。常用的加工方法有：

1. 拣洗　将采收的新鲜药材除去泥沙杂质和非药用部分，用清水洗净，迅速干燥。有的要先刮去外皮，使色泽洁白，如桔梗、山药等。注意洗后易变质的药材可刷净干燥。

2. 切片　对形体较大、较坚硬及肉质的药材，应趁鲜切成片或块，以利干燥。如大黄、鸡血藤、木瓜。

3. 蒸、煮、烫　对含黏液质、淀粉或糖分较多的药材，须经蒸、煮或烫等加热处理后，才容易干燥。加热时间的长短视药材的性质而定，如白芍煮至透心，太子参置沸水中略烫即可。

4. 发汗　将生药堆积放置，使其发热，让内部水分向外挥散，促使药材变软及变色，增强其气味或减小刺激性，有利于干燥，这种方法称为"发汗"，如玄参、续断等。

5. 干燥　生药经上述方法处理后，均应及时干燥。干燥的目的是除去新鲜药材中的大量水分，避免其发霉、变色、虫蛀以及有效成分的分解和破坏，保证药材质量，利于贮藏。干燥的方法通常有晒干、烘干、阴干等。《中华人民共和国药典》2000 版一部对干燥方法规定为：凡烘干、晒干、阴干均可的，用"干燥"表示；不宜用较高温度烘干的，则用"晒干"或"低温干燥"表示（一般不超过 60℃）；烘干、晒干均不适宜的，用"阴干"或"晾干"表示；少数药材需短时间干燥，则用"爆晒"或"及时干燥"表示。

第三节　生药的贮藏与保管

生药的贮藏保管很重要，如果贮藏保管不当，就会产生不同程度的变质现象，其品质将受到直接的影响。中药贮藏保管中常见的变质现象有：

1. 虫蛀　指害虫侵入药材组织内部所引起的受损现象。生药被虫蛀后，其外观及质量会受到极大影响。常见的害虫有：药材甲虫、日本蛛甲、大谷盗、谷蛾、米象及螨等，应注意防治。防治的措施可分为物理和化学两类。物理的方法包括太阳曝晒、烘烤；低温冷藏；密闭法等。化学防治的方法是，在室内密闭下，探索试用低毒高效的杀虫剂。

2. 生霉　指霉菌在生药表面或内部滋生的现象。大气中存在的霉菌孢子，散落在生药表面，在适当的温度（25℃左右）、湿度（空气中相对湿度在 85％以上或药材含水量超过 15％）下，即萌发为菌丝，分泌酵素，使药材的内部组织腐败、变质，失去药效。

3. 变色　指生药失去其正常固有色泽的现象。各种药材都有一定的颜色，如果贮藏不当，自身含有的一些化学成分，经过氧化、分解、聚合等作用，产生有色物质，使原有色泽加深或改变，甚至导致变质。

4. 走油（泛油）　指药材所含的油质、糖质、黏液质等外溢于药材表面的现象。含油等物质的药材，在贮藏不当时会出现此现象，如柏子仁。或药材因受潮、变色、变质后表面呈现油样物质变化的现象，也称为"走油"，如枸杞、麦冬等。

5. 酸败　油脂或含脂药材由于化学变化而产生特殊臭味的现象。

6. 其他　有些药材在贮藏过程中所含有效成分会自然分解或起化学变化而降低疗效，如樟脑、冰片、绵马贯众等，这类药材不能久贮。

由于贮藏与保管同药材的质量关系密切，因此贮藏仓库应有严格的日常管理制度，进行经常性的清洁检查，保证库房干燥、清洁、通风。容易吸湿霉变的药材应注意翻晒或烘烤。含淀粉、蛋白质、糖类等成分容易虫蛀的药材，应贮存于密闭容器内。牡丹皮与泽泻一起存放，牡丹皮不易变色，泽泻不易虫蛀。樟脑、花椒、大蒜、细辛、毕澄茄均可与有腥气的动物药同放以防虫。白酒的蒸气能使害虫不易生存，可喷洒于药材上。有些易吸湿药材可存放于盛有石灰的容器中，能避免受潮。可利用低温方法贮藏药材，害虫一般在环境温度低于－4℃时不能存活。也可采用化学药剂处理，但用于药材杀虫的药剂必须对人体无毒性、对害虫作用迅速和具有强渗透性与挥发性，能渗入包装内，在短时间内杀灭害虫及虫卵，且杀虫后能很快挥散而不沾附在药材上，对药材的质量不产生不良影响。较常用的杀虫剂有：氯化苦（化学名为三氯硝基甲烷）、磷化铝及二氧化硫等。近年来国内采用充氮或二氧化碳以降低库房内氧气，使害虫缺氧而死的气调贮藏（气调养护）和钴辐射灭菌等，可根据条件选择使用。

第四章　生药的炮制

第一节　生药炮制的历史

炮制古称“炮炙”。炮与炙两个字都离不开火，故又有炮炙起源于火的说法。炮炙所用的辅料如油，盐，酒，醋，姜，蜜等，它们也是烹调必不可少的佐料，故又有炮炙起源于饮食之说。历代医药书籍对炮炙的论述颇多，最早的医方书《五十二病方》，记载炮，炙，燔，细切，熬，酒渍等炮制方法；《神农本草经》提出了中药炮制的原则：药有毒无毒，阴干曝干，采造时月，并各有法……若有毒宜制，可用相畏相杀，不尔勿合用也。东汉末年张仲景所著的《伤寒》，《金匮要略》两书中收载的药物有 183 种，其中 73 种注明了炮制的方法，同时提出了部分药物的炮制质量要求，目的和方法；《雷公炮炙论》一书被认为是我国的第一部炮制专著，有些至今仍有参考价值。唐代科学发达，医药昌盛，炮制由过去的“随方脚注”发展到了专著论述。宋代政府所颁行的《太平惠民和剂局方》提出，对药物要“依法炮制”，“修制合度”，炮制被列为法定的制药技术；明代陈嘉谟著《本草蒙筌》一书突出的贡献是发展了炮制理论，他提出制药的原则：凡药制造，贵在适中，不及则功效难求，太过则气味反失。他指出辅料的作用原理：酒制升提，姜制发散，如盐走肾仍仗软坚，用醋注肝且资住痛等等；明代李时珍在《本草纲目》中，专列了“修制”一项，收载了各家之法，保存了大量的文献资料。解放后，政府十分重视中药事业的发展，从 1963 年版《中国药典》起，正式列出了炮制一项，使炮制在生产，科研，教学诸方面都取得了巨大成绩。

第二节　中药炮制的目的和方法

一、中药炮制的目的

中药炮制的目的是去除杂质和非药用部位；改变药性，适应临床需要；缓和或提高疗效，减弱或消除刺激性，降低其毒副作用，保证临床用药的安全和有效；炮制还有利于药材的贮藏，保存药效；有利于调剂制剂和有效成分煎出；炮制可以矫臭矫味，利于服用。

二、炮制的方法

1. 一般修制　包括拣或挑、筛、簸等方法除去杂物和非药用部位。用磨、捣或击，将药材粉碎用。用刷、刮、火燎去毛。

2. 水制　利用洗、淘、漂、泡等操作洗净或溶去部分有毒成分。用水飞(多用于矿药)使药材研成细粉。

3. 火制

(1)烘　是将药材置于近火处或利用烘房或烘箱，使所含的水分徐徐蒸发，以便于粉碎和贮藏。

(2)焙　是用文火烘干，不需经常翻动。

(3)炒　种类很多，一般是将药材放在铁锅中翻动加热。

①清炒(净炒)：将药材直接放在锅中翻炒。分炒黄，炒焦，炒炭 3 种。炒炭有时亦称“炮”，用猛火炒到药材外面焦黑色，内部焦黄色。

②麸炒：是利用蜜炙过的麸皮来拌炒药材，并利用麸皮冒烟将药材熏黄。

③盐炒：食盐拌炒药材，可谓“烫”的一种。

④米炒：通常炒到米粒与药材皆显黄色。米炒是为了减低药材的燥性。

⑤土炒：用灶心土(伏龙肝)拌炒。由于灶心土具有碱性，可以中和胃酸。

(4)烫　烫的温度较高，一般 200℃～300℃。先将洁净的砂或其他辅料炒热，加入药材，烫至泡酥。如穿山甲，龟板，烫后所含成分容易煎出。

(5)煅　药材经过高温(一般 700℃以上)处理，使其在结构上或成分上有所改变。有铁锅煅、坩锅煅、直接火煅、灰火焖煅及炉火焖煅等。如煅石决明、煅牡蛎、煅石膏等。

(6)淬　是将药材由高温移入低温的液体中，使其温度骤然降低，如在炭火中煅烧到红时取出投入醋中，就可使质地疏松，易于磨粉。

(7)炙　可以说是炒的一种，不同之处是将药材用其他的液体辅料来拌炒。

①蜜炙：将药材以蜜拌炒。一般润肺，镇咳的药材多数是蜜炙的，主要是增加滋润作用，蜜炙还有矫味的作用。

②醋制：用米醋来炒药材。将药材加醋拌匀闷透炒至干时为度。醋炙可以解毒。

③酒炙：其方法同醋炙，大多用黄酒。酒炙有发散与除去药材寒性的作用，并可增加某些成分的溶解。

④姜汁炙：用鲜姜捣烂，加水适量榨汁，与药材拌匀，然后炒干；也有采用边炒边洒姜汁或用姜和药材共煮，姜炙可增加辛热并可矫臭味。

⑤盐水炙：将药材与盐水拌匀或喷洒均匀，炒到微带焦斑或焦炒(如杜仲)为度。盐水炙是依据“咸味能入肾软坚”的见解，一般“下行”药常用盐水炒，例如车前子，泽泻等。

(8)煨：是指药材埋在另一种物质中加热的方法。如面浆或纸浆包煨，药材用面粉糊或纸浆糊包裹，埋在残灰中，利用余烬来加热，或放锅中用中等火力炒，使外面裹着物干后变焦开裂，就可取出，例如煨肉豆蔻，木香等。

4. 水火共制

(1)煮：是将药材与水或其他液体或敷料共煮。有清水煮、酒煮(先将酒为药材吸收，然后入锅煮,以煮干为度)、醋制。此外有用豆腐同制,如乌头,甘遂;珍珠与豆腐同制可以去污,称“灸珍珠”。

(2)蒸:用水蒸气直接加热,多用于滋补类生药,经过蒸后,其色加深或变黑,甜味增加,药性也有些改变。方法有清蒸、酒蒸(酒蒸可增加药材的温补作用,缓和药性,如熟大黄可减低泻下作用而增加清热滋润作用)、醋蒸(用醋将药材拌匀吸入后蒸,如五味子)。

(3)焯:种子类药材用热水浸泡或稍煮以去皮的操作方法,称为焯(杏仁)。

5. 其他

(1)复制法:将净选后的药物加入一种或数种辅料,按规定程序,反复炮制的方法称为复制。如复制半夏、天南星。

(2)发酵:利用酶的作用,在适当的温度下,发酵成曲,如神曲。

(3)制霜:霜是指药物体轻成粉而色白如霜。制霜方法有去油成霜(巴豆),渗汁制霜(西瓜霜);有的为副产物,如鹿角霜是鹿角熬制提胶后的残渣。

(4)发芽法:将成熟的果实种子,在一定的温度和湿度条件下,促使其萌发幼芽的方法称为发芽法。如麦芽,谷芽等。

第五章 生药的鉴定

第一节 生药鉴定的意义

生药鉴定就是依据国家药典和有关资料规定，对生药进行真伪优劣的鉴定，为生药品种的确定和质量标准的制定提供科学依据。此项工作对保证生药品种的真实性和用药的安全有效，以及发掘利用新药源等方面，具有重要意义。

前面提到，生药的同名异物、同物异名现象普遍存在，所以品种鉴定是一项必须进行的基础工作。例如曾有报道，生药“白头翁”有20多种不同的植物来源；金银花的植物来源有20种；沙参有36种；石斛有48种植物来源等等。在同名异物的生药中，以植物亲缘关系来看，有的是同科属植物，功效相似；有的是同科不同属或者不同科，药理作用和临床疗效也不尽一致，有的甚至没有疗效，例如商品白头翁，按《唐本草》所记述的形态，正品应为毛茛科植物白头翁 *Pulsatilla chinensis*(Bunge)Regel 的根，而宋《图经本草》所说白头翁状如白薇，叶如杏叶、根如蔓青，则不是毛茛科植物；正品白头翁根含皂苷，有抑制阿米巴原虫生长的作用，临床用于治疗阿米巴痢疾，而属于石竹科、菊科、蔷薇科的一些同名异物均无抑制阿米巴原虫的作用。生药同物异名的现象也很常见，如大血藤科植物大血藤的茎，有的地方称“红藤”，有的称“鸡血藤”，而豆科植物鸡血藤在某些地区又称“大血藤”。因此，有必要对同名异物和同物异名的生药进行正确鉴定，保证生药的真实性、疗效和用药安全。

在生药商品流通中，特别是一些贵重生药，时常发现以次充好、以假充真的现象，如冬虫夏草、麝香、血竭、熊胆、羚羊角、番红花等，严重影响疗效。因此开展生药的品质评价，制定中药的鉴别依据和质量标准十分重要。

第二节 生药鉴定的一般程序

生药鉴定的一般工作程序(步骤)包括以下几个方面：

一、检品登记

内容一般包括送检单位、日期、送检目的、样品数量及包装形式。

二、取　样

具体方法参照中国药典附录ⅡA进行。绝不能随便取样，因为取样的代表性直接影响到鉴定结果的正确性。

三、杂质检查

杂质包括有机杂质和无机杂质，前者指来源与规定相同，但其性状与规定不符及来源与规定不同的物质；后者主要是指泥土、沙石等。检查的目的是确定杂质的种类和含量，保证药材的纯净。

四、品种鉴定

运用生药鉴定的各种方法，鉴定药材的真实性。在有条件时应与标准生药作对照。根据需要，几种鉴定方法可配合应用，但必须有基源鉴定。如遇到不能确定样品的原植物和动物的来源时，还必须通过商品的流通渠道深入到产地作进一步的调查确定。

五、品质鉴定

主要通过含量测定来鉴定品种的质量。《中国药典》一般都规定了含量测定方法和品质标准。常用的方法如水分测定、灰分测定、浸出物的测定、挥发油的测定和有效成分的测定。

六、写出鉴定报告

根据实验结果对检品的真伪优劣作出“合格或不合格”、“符合或不符合”药典规定以及“能否供药用”的结论。要注意保存各项检查记录，以备审核。经部门主管审核后签发报告书，药品检验机构签发的报告书具有法律效力。

第三节　生药鉴定的方法和步骤

一、原植(动)物鉴定

生药的原植(动)物鉴定，又称分类学鉴定、基源鉴定，是应用植(动)物分类学知识，对生药的来源进行鉴定，确定学名和药用部位，以保证应用品种的准确无误。这是生药鉴定工作的基础，也是生药生产、资源开发及新药研究工作的基础。鉴于生药中植物药为多，故以讨论植物药为主。

1. 实地调查和采集标本　深入原产地进行调查研究，收集第一手资料，采集、压制原植物标本，5～10份。

2. 观察植物形态　对具有较完整植物形态的标本，应注意对其根、茎、叶、花、果实等器官的观察，对繁殖器官(花、果、孢子囊、子实体等)应特别仔细，可借助放大镜或解剖显微镜。同时注意对药用部位进行观察。

3. 核对文献　根据已观察到的形态特征，去查阅文献，根据有关中草药书籍和图鉴的描述,加以分析对照。在核对文献时,首先应考虑植物分类专著,如《中国植物志》、《中国高等植物图鉴》等;其次再查阅有关中药鉴定方面的著作,如《中药志》、《中药大辞典》、《中国药材学》、《常用中药材品种整理和质量研究》、《全国中草药汇编》、《中药鉴定学》等。以便正确鉴定,确定其学名。

4. 核对标本　核对文献后,为进一步证实文献核对的正确性,还须到有关植物标本馆核对已定学名的该科属标本,得到正确的鉴定。在核对标本时,要注意同种植物在不同生长期的形态差异,需要参考更多的标本和文献资料,才能使鉴定的学名准确。

生药原植物标本经过鉴定学名后,必须将采集的药用部分标本再标明相同的学名,作为标准样品保存,供研究工作及鉴定商品时对比之用。

二、性状鉴定

性状鉴定就是通过眼观、手摸、鼻闻、口尝、水试、火试等十分简便的鉴定方法,以生药的性状,包括形态、大小、色泽、表面、质地、断面、气味等特征为依据而进行鉴别的方法,是我国专业人员长期的经验鉴别积累,故又称传统经验鉴别。该方法简单、易行、迅速,是行之有效的重要鉴定方法之一。包括:

1. 形状　药材的形状与药用部位有关,一般比较固定。如根类药材有圆柱形、圆锥形、纺锤形等;皮类药材有卷筒状、板片状等;种子类药材有圆球形、扁圆形等。老药工们常以简单、生动的语言加以概括,易懂易记。如防风的根茎部分称"蚯蚓头";山参的主要特征被形象地描述为"芦长碗密枣核艼,紧皮细纹珍珠须";海马的外形为"马头蛇尾瓦楞身"。在观察外形时,对皱缩的商品药材如叶和花类,鉴定时可先用热水浸泡,展平后观察;在观察某些果实种子类药材时,亦可用热水浸软,以便剥去果皮或种皮,观察内部特征。

2. 大小　一般指长短、粗细、厚薄。可用 cm 或 mm 表示。有些很小的种子如葶苈子、车前子、菟丝子等,可在放大镜下测量。

3. 色泽　各种生药的颜色是不相同的,色泽变化与药材质量有关,如玄参要黑、丹参要紫、茜草要红、黄连要黄。但大多数生药色泽是复合的,如黄棕色、红棕色、应以后一色为主,即以棕色为主。

4. 表面特征　表面的特征不尽相同,如光滑、粗糙、皱纹、皮孔或毛茸等。有的根顶部带有根茎;蕨类植物的根茎常带有叶柄残基和鳞片。有的表面有皮孔样瘢痕。

5. 质地　可分软硬、坚韧、疏松、致密、黏性或粉性等。各味药因加工方法不同,质地也不一样,如盐附子易吸潮变软,黑顺片则质硬而脆。用于形容药材质地的术语很多,如质轻而松、断面多裂隙,谓之"松泡",如南沙参;药材富含淀粉,折断时有"粉性",如山药;质地"油润",如当归;质地坚硬,断面半透明状谓之"角质",如郁金等。

6. 断面　一是指生药自然折断面,二是指用刀横切成的断面。自然折断的断面应注意是否平坦,或显纤维性、颗粒性或裂片状,断面有无胶丝,是否可以层层剥离等。杜仲折断时有胶丝相连;黄柏折断面显纤维性;苦楝皮的折断面裂片状分层;厚朴折断面可见小亮星。

药材横切断面特征非常重要,可通过观察皮部与木部的比例、维管束的排列方式、射线的分布、油点的多少等特征区别易混品药材。对于横切面特征的描述,经验鉴别也有很多术语,如黄芪有"菊花心";粉防已有"车轮纹";茅苍术有"朱砂点";大黄根茎可见"星点";何首乌有

“云锦纹”;商陆的断面有“罗盘纹”等。

7. 气 有些药材有特殊的香气或臭气,是由于药材中含有挥发性物质的缘故,为鉴别该药材的依据之一,如檀香、阿魏、麝香、肉桂、牡丹皮等。对气味不明显的药材,可切碎后或用热水浸泡后再闻。

8. 味 一般指口尝的实际滋味。四气五味的味与实际口尝的味道不一定相符。如葛根味辛,是从其能发散风热而反推其辛味的,实际上用口尝不出葛根的辛味。生药的味与其含有的成分有关,味感也是衡量药材品质的标准之一,如乌梅、山楂以味酸为佳;黄连、黄柏越苦越好;甘草、党参以味甜为好等等。口尝时要特别小心,存毒性药材,取样要少,尝后应立即吐出漱口,洗手,以免中毒,如草乌、雪上一支蒿、生半夏、白附子、蟾酥等。对专门管理的剧毒药材如信石、砒霜不能用口尝法。

9. 水试 水试法是利用生药在水中或遇水发生沉浮、溶解、颜色变化、透明度、膨胀性、旋转性、黏性、酸碱变化等特殊现象进行鉴别药材的一种方法。如西红花加水浸泡后,水液被染成金黄色;秦皮水浸液在日光下显碧蓝色荧光;葶苈子、车前子等加水浸泡,则种子变黏滑,且体积膨胀;熊胆粉末投入清水杯中,即在水面旋转并呈黄色线状下沉而不扩散。

10. 火试 有些药材用火烧之,能产生特殊的气味、颜色、烟雾、闪光和响声等现象,作为鉴别手段之一。如麝香少许用火烧时有轻微爆鸣声,随即融化,起油点似珠,香气四溢,灰为白色;海金沙易点燃而产生爆鸣声及闪光,而松花粉及蒲黄无此现象,可资鉴别。

以上所述,在描述中药的性状或制定质量标准时,都要全面而仔细地观察鉴定。

三、显微鉴定

显微鉴定是利用显微镜来观察生药的组织构造、细胞形状以及内含物,描述显微特征,制定显微鉴别依据,用以鉴定生药的一种方法。由于生药的内部构造较稳定,多具有种的特异性,易于帮助正确鉴别。该法使用于外形相似不易区别,或破碎和呈粉末状的生药,以及用粉末制成的丸、散、片、胶囊等中成药。鉴定步骤为:

1. 制片 首先要根据观察的对象和目的,选择具有代表性的生药,制作不同的显微片。一般用徒手、滑走或石蜡切片法作横切片观察,必要时做纵切片、表面装片,粉末制片进行观察。有时为了观察某些细胞如纤维、石细胞、导管等,可制解离组织片。一般用蒸馏水或醋酸甘油试液装片观察淀粉粒,还可利用偏振光显微镜观察未糊化淀粉粒的偏光现象;为了使药材组织切片或粉末的细胞、组织观察更清楚,须用水合氯醛液装片透化,方法为取切片或粉末少许,置载玻片上,滴加水合氯醛液,在小火焰上微微加热透化,加热时须续加水合氯醛液,至透化清晰为度。为避免放冷后析出水合氯醛结晶,可在透化后滴加甘油少许,再加盖玻片。

2. 观察和记录 观察细胞和后含物时,常需要测量其直径、长短[以微米(μm)计],作为鉴定依据之一,测量可用目镜测微尺进行。

观察时应注意鉴别要点:

(1)根类药材 根类生药的组织构造,多数双子叶植物根为次生构造,表层为木栓组织;皮层狭窄;韧皮部较发达;形成层环多明显;木质部由导管、木纤维、木薄壁细胞组成;中央大多无髓。

有些根有异常的三生构造,如何首乌根的形成层环外方有数个异常复合维管束;牛膝根有数轮同心排列的维管束；商陆根有数轮形成层环。单子叶植物根一般无木栓组织，其表皮细胞外壁有时增厚，皮层宽广，占根的大部分，内皮层凯氏点通常明显；中柱小，木质部束及韧皮部束数目多，相间排列成一圈。中央有髓。根类生药韧皮部常有分泌组织，如乳管、树脂道、油室或油管、油细胞等。常有各种草酸钙结晶，如簇晶、方晶、砂晶、针晶。此外，纤维、石细胞、淀粉粒、菊糖的有无及形状亦应注意。

(2)根茎类药材　皮层中有时可见根迹维管束；中柱维管束无限外韧型；中心有髓。少数种类有三生构造，髓部有异常复合维管束。单子叶植物根茎的最外层多为表皮；皮层中有叶迹维管束；内皮层大多明显；中柱中散有多数有限外韧维管束，也有周木维管束(如菖蒲)。有的生药含草酸钙针晶束，针晶束大多存在于黏液细胞中。

(3)茎藤类生药　以双子叶植物茎为多。草质茎大多有表皮；皮层为初生皮层，其外侧常分化为厚角组织，有的可见内皮层；中柱鞘常分化为纤维或夹杂有石细胞；束中形成层明显；次生韧皮部大多成束状或板状，少数呈筒状；髓射线较宽；髓较大。木质茎最外为木栓组织；皮层多为次生皮层；中柱鞘厚壁组织多连续成环或断续；形成层环明显；次生韧皮部及次生木质部呈筒状结构；射线较窄，细胞壁常木化；髓较小。粉末观察除了无叶肉组织外，其他组织一般都可能存在。

(4)皮类生药　通常包括木栓组织、皮层及韧皮部。注意木栓细胞的颜色、细胞壁的增厚程度；韧皮部及皮层往往有厚壁组织存在，要注意纤维和石细胞的形状、大小、壁的厚度等。还应注意有无树脂道、油细胞、乳管等分泌组织以及草酸钙结晶等。

(5)叶类药材　通常作横切片观察表皮、叶肉及叶脉的组织构造，要注意上、下表皮细胞的形状、大小、外壁、气孔、角质层厚度，以及有无内含物，特别是毛茸的类型及其特征。叶肉部分注意栅栏组织细胞的形状、大小、层次及所占叶肉的比例和分布，主脉部位观察维管组织的形状、类型以及周围或韧皮部外侧有无纤维层。

叶的表面制片主要注意上、下表皮细胞的形状，垂周壁及有无纹孔，角质层纹理，气孔的类型及副卫细胞数。粉末中还应注意有无晶体。

(6)花类药材　粉末的观察更重要，主要观察花粉粒、花粉囊内壁细胞、毛茸，并注意草酸钙结晶、分泌组织及色素细胞等。主要注意花粉粒的形状、大小、萌发孔形态、外壁构造及纹饰等特征。

(7)果实类药材　一般观察果皮的组织特征。外果皮为1列表皮细胞，注意点同叶；中果皮为多列薄壁细胞，有细小维管束散布；内果皮的变异较大，有的为1列薄壁细胞，有的散在石细胞，有的为结晶细胞层，也有分化为纤维层。果实类粉末注意外果皮细胞的形状、垂周壁的增厚状况、角质层纹理以及非腺毛、腺毛的有无及中果皮、内果皮的细胞形态等特征。对含有种子的果实类药材，还应注意种皮、胚乳组织等特征。

(8)种子类药材　着重观察种皮的构造，有的种皮只有1列细胞，较多的种皮由数种不同的细胞组织构成。种子的外胚乳、内胚乳或子叶细胞的形状、细胞壁增厚状况，以及所含脂肪油、糊粉粒或淀粉粒等。粉末注意种皮的表面观及断面观形态特征。其次应注意种皮支持细胞、油细胞、色素细胞的有无和形态；有无毛茸、草酸钙结晶、淀粉粒、分泌组织碎片等。

(9)菌类药材　大多以子实体或菌核的形式入药，观察时应注意菌丝的形状、有无分枝、颜色、大小；孢子的形态；结晶的有无及形态、大小与类型。

(10)动物类药材　因药用部位不同,全体应注意皮肤碎片细胞的形状与色素颗粒的颜色;刚毛的形态、大小及颜色;体壁碎片颜色、形态、表面纹理及菌丝体;骨碎片颜色、形状、骨陷窝形态与排列方式,骨小管形状、是否明显等。带有鳞片的动物体还应注意鳞片角质增厚特征。贝壳类药材应注意珍珠层的片层结构是否紧密,顶面观的形状、表面特征等。分泌物和病理产物应注意团块的颜色及其包埋物的性质特征,表皮脱落组织,毛茸及其他细胞的形状、大小、颜色等特征,如麝香、牛黄等。

角、甲类药材应注意碎块的形状、颜色、横断面和纵断面观的形态特征及色素颗粒颜色,如羚羊角等。

(11)矿物类药材　主要应注意晶体的大小、直径或长径;晶形的棱角,锐角或钝角;色泽、透明度、表面纹理及方向、光洁度;偏光显微镜下的特征等。

(12)中成药显微鉴别要点　对于用粉末药材制成的中成药,可根据其细胞组织、后含物的特征,用显微镜加以识别。

首先熟悉处方中组成药物的显微特征是中成药鉴别的基础。因为中成药一般多由二味以上中药材采用多种方法制备而成。制备方法的不同对显微鉴别会产生一定的影响,而且组成药物及各种辅料的显微特征还会出现相互影响和干扰。在对中成药鉴别前,首先要尽可能地了解该药的剂型和制法,分析可能检出的药物有多少。一般根据处方,对各组成药材粉末特征作分析比较,排除某些类似的细胞组织或后含物等的影响,选取各药具专属性的显微特征,作为鉴别依据。例如,二陈丸,由陈皮 250g,半夏(制)250g,茯苓 150g,甘草 75g 四味药组成,每味药都有数个显微特征,大部分特征又有横向类别的交叉。我们应选取其代表特征,如①陈皮:草酸钙方晶存在于薄壁组织中。②半夏:草酸钙针晶存在于黏液细胞中。③茯苓:无色不规则的菌丝状团块。④甘草:晶纤维等特征均可以区别(见图 5-1)。

3. 绘图或显微照相　绘图时一定注意形状、大小和放大倍数。

4. 偏光显微镜、扫描电镜的应用

(1)偏振光显微镜,简称偏光显微镜　在偏光显微镜下,药材的鉴别要素在色彩上表现出一定的变化,可作为显微鉴别依据之一。如淀粉粒在偏光显微镜下呈现黑十字现象,不同类型的淀粉粒其黑十字形象不同;草酸钙结晶类型多样,在偏光显微镜下呈不同的多彩颜色;石细胞其细胞壁在偏光显微镜下呈亮黄色或亮橙黄色;纤维、导管在偏光显微镜下则呈强弱不同的色彩;动物的骨碎片、肌纤维、结晶状物、毛茸等也呈现出不同的偏光特性;矿物类物质多具有偏光特性。

(2)扫描电子显微镜,简称扫描电镜　扫描电镜分辨率高,放大倍率可达 10 万倍,能使物质的图像呈现显著的表面立体结构(三维空间)的特征,观察的样品制备操作又较简易,所以在药材鉴定,特别在同科属种间的表面结构的鉴别比较上,已成为一种新的手段。如扫描电子显微镜用于研究花粉粒、种皮和果皮的表面纹饰的结构已有很多报道。

四、理化鉴定

生药的理化鉴定,是利用某些物理的、化学的或仪器分析方法,对生药及其制剂中所含有效成分或主要成分进行定性和定量分析,以鉴定生药的一种方法。理化鉴定的实验方法,一般是用少量的药材粗粉、切片、浸出液或经初步提取分离后进行分析。当今,中药的理化鉴定发展很快，新的分析手段和方法不断出现，已成为确定中药的真伪优劣、中药和中成药质量标准的制定等不可缺少的重要手段。常用的理化鉴定方法有：

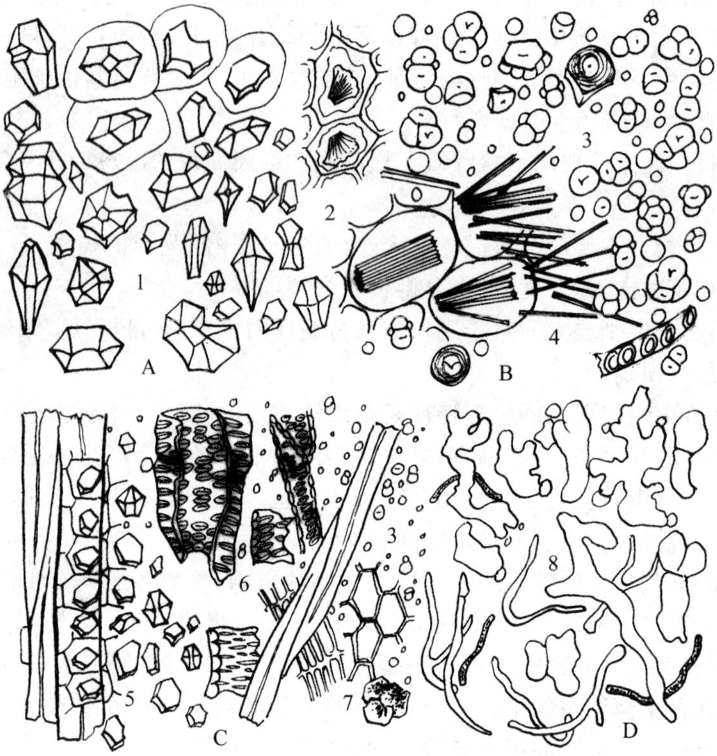

图 5-1　二陈丸粉末图

A. 陈皮　B. 半夏　C. 甘草　D. 茯苓

1. 草酸钙方晶(棱晶)　2. 橙皮苷结晶　3. 淀粉粒

4. 草酸钙针晶束和针晶　5. 晶鞘纤维　6. 导管　7. 木栓细胞　8. 菌丝

1. 物理常数　物理常数包括相对密度、旋光度、折光率、硬度、黏稠度、沸点、凝固点、熔点等。这对挥发油、油脂类、树脂类、液体类药(如蜂蜜等)和加工品类(如阿胶等)药材的真实性和纯度的鉴定，具有特别重要的意义。

2. 一般理化鉴别

(1)显微化学反应　将生药的粉末、切片或浸出液少量，置于载玻片上，滴加某些化学试液，使产生沉淀或结晶，在显微镜下观察反应结果；或观察其所产生的特殊颜色。如黄连粉末滴加稀盐酸，可见针簇状小檗碱盐酸盐结晶析出；或滴加 30％硝酸，可见针状小檗碱硝酸盐结晶析出。

(2)微量升华　是利用中药中所含的某些化学成分，在一定温度下能升华的性质，获得升华物，在显微镜下观察其结晶形状、颜色及化学反应作为鉴别特征。如大黄粉末升华物有黄色针状(低温时)、枝状和羽状(高温时)结晶，在结晶上加碱液则呈红色，可进一步确证其为蒽醌类成分。

(3)荧光分析　利用生药中所含的某些化学成分，在紫外光或自然光下能产生一定颜色的荧光性质进行鉴别。可直接取生药饮片、粉末或浸出物在紫外光灯下进行观察。

紫外光可由荧光分析仪(或荧光灯)产生,通常可直接取生药饮片、粉末或其浸出液,置暗处,用荧光仪照射进行观察。例如黄连饮片显金黄色荧光;元胡显亮黄色荧光;浙贝母粉末显亮淡绿色荧光;秦皮的水浸液显天蓝色荧光(常光下亦明显);香加皮的水或乙醇浸出液显紫色荧光。

有些生药本身不产生荧光,但用酸、碱或其他化学方法处理后,可使某些成分在紫外光灯下产生荧光。例如芦荟水溶液与硼砂共热,所含芦荟素即起反应显黄绿色荧光。枳壳乙醇浸出液滴在滤纸上,干后喷0.5%醋酸镁甲醇溶液,烘干显淡蓝色荧光。矿物药所含锌、硼、铅等元素和某些有机试剂作用能产生荧光现象。

(4)沉淀反应　利用药材的某些化学成分能与某些试剂产生特殊的沉淀反应来鉴别。如山豆根70%的乙醇提取液,蒸干,残渣用1%盐酸溶解,滤液加碘化汞钾,生成明显的淡黄色沉淀。赤芍用水提取,滤液加三氯化铁,生成蓝黑色沉淀。芦荟水提液,加等量饱和溴水,生成黄色沉淀。

3. 色谱法

色谱法又称层析法,是利用物质在流动相与固定相中的分配系数差异,当两相相对运动时,样品中的各组分在两相中多次分配,按分配系数的大小产生差速迁移而达到分离的目的。生药鉴定中常用的三种色谱法为:

(1)薄层色谱法(TLC)　是将适当的吸附剂或载体涂布于玻璃板上,使成一均匀薄层,待点样、展开后,与适宜的对照物按同法在同板上所得的色谱图作对比,用以进行中药的鉴别。薄层板制板时,在吸附剂中加入一定量的黏合剂,一般加0.3%～0.5%羧甲基纤维素钠水溶液适量,调成糊状,均匀涂布于玻璃板上,置水平台上,在空气中晾干,通常于110℃烘0.5～1小时后使用。薄层厚度一般为0.2～0.3mm。在薄层色谱鉴别中,一般选用已知主成分的对照品或对照药材的相同提取物相对比,经薄层展开后,用一定方法显色,样品色谱应与对照物色谱在相应的位置上,有相同颜色的斑点或主斑点。稳定的薄层色谱可作为中药的鉴别特征。目前薄层色谱法已经成为中药鉴别最常用的方法之一。

薄层扫描法是用一定波长的光照射在展开后的薄层色谱板上,测定其对光的吸收或所发出的荧光进行定量分析的方法。将扫描得到的图谱及积分数据用于生药的鉴别、杂质检查或含量测定。常用的仪器为薄层扫描仪。由于不必经洗脱等操作,因而方便、快速、灵敏度高。对中成药,根据检测的需要,选择适当的吸附剂和展开剂,经展开获得斑点清晰、Rf值稳定的色谱图,然后进行薄层扫描,加以鉴别。

(2)气相色谱法　此法的流动相为气体,通常多为氮气。其固定相有两种,一种为固体吸附剂,另一种为涂在化学惰性载体表面的液膜,常用的为后者。样品注入进样口被加热气化,在色谱柱内,样品中各组分在气、液两相中进行反复分配,因分配系数的不同而达到分离,先后由柱出口进入检测器,产生讯号,由记录仪记录色谱图。根据组分的量与检测响应值或峰高成正比,以进行定性和定量分析。中药及中成药中常含挥发油及其他挥发性组分,最适用于气相色谱法进行分析,迅速方便,精确度高,分离效果好。

(3)高效液相色谱法　此法的流动相是具有不同极性的单一溶剂或不同配比的混合溶剂、缓冲液等。用泵将流动相高压输送到装有填充剂的色谱柱,注入供试品,经流动相带入柱内,在填充剂上分离后，各成分先后进入检测器，用记录仪记录色谱图。此法只要求样品能制成溶液而不需要气化，因此不受样品挥发性的约束。对挥发性低，热稳定性差，分子量大的高分子化合物以及离子型化合物最有利。如氨基酸、蛋白质、生物碱、核酸、甾体、类脂、维生素以及无机盐类等都可利用高效液相色谱法进行分离和分析。

4. 分光光度法　分光光度法是通过被测物质在特定波长处或一定波长范围内的光吸收度，对该物质进行定性和定量分析的方法。常用的有下列几种方法：

(1)紫外分光光度法　对主成分或有效成分在 200～400nm 处有最大吸收波长的中药，常可选用此法。测定样品时，要先检查所用溶剂在所测定波长附近应无吸收，不得有干扰吸收峰。测定时一般应以配制样品的同批溶剂为空白。所配样品溶液的吸收度读数以在 0.3～0.7 之间的误差较小。此法具有灵敏、简便、准确，既可作定性分析又可作含量测定等优点。

(2)可见分光光度法　是比较溶液颜色深度以确定物质含量的方法。在可见光区 400～760nm，有些物质对光有吸收，有些物质本身并没有吸收，但在一定条件下加入显色试剂或经过处理使其显色后，可用此法测定。显色时由于影响呈色深浅的因素较多，所以测定时需用标准品或对照品同时比较。常使用的仪器为可见分光光度计或比色计。比色法多用于中药的定量分析及物理常数的测定。

(3)红外分光光度法　红外光谱又称振转光谱，其特征性很强，特别是在 7～15μm 红外光区(称为指纹区)，吸收峰很多，而且尖锐，主要用于物质的鉴别和分析结构。对中药成分的定性鉴别可得到较准确的结论，由于光谱的专属性强，几乎没有两种单体的红外光谱完全一致。但红外光谱鉴别，需要标准品或标准图谱进行对照，而且对聚合物、混合物、无机物通常仅有较少的光谱带，由于各种单体红外光谱严重重叠，所以不纯的中药提取物作红外光谱测定较难分析。但对药材提取物的主峰波仍有一定鉴别意义。因不同药材提取物的主峰波和波长有一定区别。

(4)原子吸收分光光度法　本法的特点为专属性强，检测灵敏度高，测定快速，是目前用于测定中药和中药制剂中微量元素的最常用方法之一。目前测定中药中微量元素的方法，还有原子发射光谱、中子活化分析、离子发射光谱、等离子体吸收、X 射线荧光光谱、X 射线能量色散分析、荧光光谱、X 射线衍射等方法。

五、DNA 分子标记鉴定

DNA 分子遗传标记技术是直接分析生物的基因型，与传统的方法比较，具有下列特点：①物种遗传的稳定性：DNA 分子作为遗传信息的直接载体，不受外界因素和生物体发育阶段及器官组织差异的影响，每一个体的任一体细胞均含有相同的遗传信息。因此，用 DNA 分子特征作为遗传标记进行物种鉴别更为准确可靠。②遗传多样性：确定了不同品种各有特异性。DNA 分子是由 G、A、C、T 四种碱基构成，为双螺旋结构的长链状分子，生物体特定的遗传信息便包含在特定的碱基排列顺序中，不同物种遗传上的差异表现在这 4 种碱基排列顺序的变化，这就是生物的遗传多样性。比较物种间 DNA 分子的遗传多样性的差异来鉴别物种就是 DNA 分子遗传标记鉴别。选择适当的 DNA 分子遗传标记，在属、种、亚种、居群或个体水平上进行准确地鉴别。③化学稳定性：DNA 分子作为遗传信息的载体，除具有较高的遗传稳定性外，在诸多的生物大分子中，比蛋白质、同功酶等具有较高的化学稳定性。用陈旧标本中所保存下来的DNA仍能够进行DNA分子遗传标记的研究。DNA分子遗传标记技术在生药鉴定中的应用有以下几方面：

1. 在植物进化、分类鉴定中的应用　主要依据形态学特征建立的植物系统学具有一定的局限性，应用分子遗传标记技术来研究种间、属间的DNA变异情况，从而揭示物种的亲缘关系，为物种鉴定特别是新种的确立提供可靠依据。

2. 在中药材鉴别中的应用　通常PCR扩增的模板DNA都用新鲜的动植物组织化材料。目前已能从干的或陈旧的药材样品中提得药材本身的DNA，用于PCR扩增，并将DNA分子遗传标记方法用于生药鉴别中，这方面已有成功的报道。

3. 在道地药材鉴定中的应用　讲究道地药材是我国历代医家保证药材质量的成功经验。道地药材和非道地药材其原植物是一个种，种内多样性是道地药材品质形成的生物学基础。道地药材与非道地药材的本质区别是有效成分的差异，其形成主要受遗传因子和环境因子的影响，一般来说，遗传因子是内因(控制着有效成分的合成)，环境因子是外因，其只能对遗传基因的表现起修饰作用。因而应用DNA遗传标记技术，比较道地药材与非道地药材的基因差异，将有助于阐明道地药材的成因。利用DNA分子遗传标记技术，可达到准确区分道地药材与非道地药材的目的。

DNA分子遗传标记技术的原理和具体方法可参照相关专著进行深入学习。

第六章　生药质量标准的制定与控制

第一节　影响生药品质的因素

影响生药品质的因素很多，下面分自然因素和人为因素介绍。

一、自然因素

自然因素很多，如生药的品种、植物的生长发育、植物的遗传与变异、植物的环境因素等，经常是多种因素在综合地起作用。

1. 生药品种对品质的影响　生药品种很复杂，其同名异物以及掺伪现象直接影响生药品质，加之生药品种的历史演变、地区用药习惯的差异、新品种和代用品的出现对生药的品质也有着重要的影响。如金银花原名忍冬，以往只收载忍冬 *Lonicera japonica* Thunb. 为正品，可是各地使用的金银花不只此一种，我国可供药用的品种达 47 种。有效成分绿原酸的含量品种间差别甚大，例如在中南地区灰毡毛忍冬 *L. macranthoides* Hand.-Mazz.、红腺忍冬 *L. hypoglauca* Miq. 的花蕾含量最高，分别为 12% 和 10% 左右，而忍冬的花蕾只有 5.6%。故《中国药典》已将同属的 3 种：红腺忍冬、山银花 *L. confusa* DC. 和毛花柱忍冬 *L. dasystyla* Rehd. 的花蕾与传统正品忍冬同等入药。

2. 植物生长发育对生药品质的影响　植物在不同的生长阶段，其活性成分变化较大，因而对生药的质量也有影响。如茵陈过去都是春季采收高 6～10cm 的幼苗，俗话说，“正月茵陈，二月蒿，三月茵陈当柴烧”，说明采收期的重要性。后来通过研究，提出茵陈的三个主要利胆活性成分蒿属香豆精(scoparone)、对羟基苯乙酮和茵陈香豆酸 A、B(capillartemisin A、B)以秋季的花前期至花果期含量高。为此中国药典从 1990 年版改为两个采收期，春季幼苗高 6～10cm 时或秋季花蕾长成时，前者称“绵茵陈”，后者称“茵陈蒿”。植物活性成分随不同生长时期的改变，反映了植物个体生长发育对体内各种活性成分积累的影响。从黄花蒿 *Artemisia annua* L. 分离出的抗疟有效成分青蒿素，其含量随植株和叶的生长发育程度而改变。同一时间采集几株青蒿，按上、中、下分成三段，取其叶分别测定青蒿素的含量，结果上部为 0.6%，中部为 0.55%，下部为 0.26%，尖部(1/4 部)可达 0.96%。

3. 植物的遗传与变异因素对生药品质的影响　如薄荷(*Mentha haplocalyx* Briq.)在我国广布于南北各省。由于薄荷属植物分布广，生态适应幅度大，自然杂交现象普遍，以及有性和无性繁殖并存，造成薄荷属植物种内在形态和化学上都产生很多变异。采用气-质联用的方法，对 22 个国产野生薄荷居群样品的挥发油成分进行了分析，结果归为 6 个化学型：①薄荷酮-胡薄荷酮型(menthone-pulegonetype)；②胡椒酮型(piperitonetype)；③氧化胡椒酮-氧化胡椒烯酮型(piperitoneoxide-piperitenoneoxidetype)；④芳樟醇-氧化胡椒酮型(linalool-piperitoneoxidetype)；⑤香芹酮型(carvonetype)；⑥薄荷醇-乙酸薄荷酯型(menthol-menthylacetatetype)。引起植物化学成分种内变异的原因，较普遍认为是环境因素的作用，如环境温度的骤变，天然雷电射线以及土壤中微量元素引起的突变，种间掺入杂交也是一个重要因素。

4. 环境因素对生药品质的影响　环境因素影响生药品质是不可忽视的原因。同一种植物在不同的生态环境下生长，如光照、温度、降水量、土壤、海拔高度等等，对生药品质一定有明显的影响，各地形成的道地药材就是一个明显事实。

总上所述，影响生药品质的自然因素众多，对野生品种来说，同种植物在不同地理条件下产生的各种遗传上的变异以及环境因素都是重要原因；对栽培品种来说，创造最适宜的生态环境是培植优良品种的主要因素之一。

二、人为因素对生药品质的影响

人为因素例如生药的采收、加工炮制、贮藏、运输等环节，对生药的品质也会产生较大的影响，这方面在生药的采收、加工炮制、贮藏各节中已有介绍。

第二节　生药质量控制的标准

目前我国生药质量控制的标准分三级，即一级为国家药典标准；二级为部(局)颁标准；三级为地方标准。

一、国家药典

《中华人民共和国药典》(简称《中国药典》)是我们国家监督管理药品质量的法定技术标准。收载使用较广、疗效较好、化学成分研究较清楚的药品。是我国药品生产和经营的一级标准。

《中国药典》自 1953 年版起至 2000 年版止，目前共出版 7 次。①《中国药典》1953 年版由卫生部编印发行。共收载药品 531 种，其中化学药 215 种，植物药与油脂类 65 种，动物药 13 种，抗生素 2 种，生物制品 25 种，各类制剂 211 种。1957 年又出版了本药典的增补本。②1963 年版于 1965 年由卫生部公布施行。本版药典共收载药品 1310 种，分一、二两部，各有凡例和有关的附录。一部收载中药材 446 种、中药成方制剂 197 种，共 643 种。③1977 年版自 1980 年 1 月 1 日起执行。一部收载中药材、中草药提取物、植物油脂以及一些单味药材制剂等 882 种，成方制剂 270 种，共 1152 种。④1985 年版自 1986 年 4 月 1 日起执行。一部收载中药材、植物油脂及单味制剂 506 种，中药成方 207 种，共 713 种。⑤1990 年版自 1991 年 7 月 1 日起执行。一部收载 784 种，其中中药材、植物油脂等 509 种，中药成方及单味制剂 275 种。1990 年版英文版于 1993 年 7 月出版发行。1990 年版第一、第二增补本于 1992 年、1993 年先后编制出版。⑥1995 年版自 1996 年 4 月 1 日起执行。一部收载 920 种，其中中药材、植物油脂等 522 种,中药成方及单味制剂 398 种。⑦2000 年版由原国家药品监督管理局批准颁布,自 2000 年 7 月 1 日起正式执行。一部收载中药材、中药成方制剂共 992 种,其中新增品种 76 种,修订品种 248 种。本版药典的附录作了较大幅度的改进和提高,一部新增附录 10 个,修订 31 个。现代分析技术在本版药典中得到进一步扩大应用。

2000 年版药典一部每种药材项下内容为:中文名、汉语拼音、拉丁名、来源、性状、鉴别、检查、含量测定、炮制、性味与归经、功能与主治、用法与用量、贮藏等。

二、部(局)颁标准

1998 年以前药典委员会隶属卫生部,卫生部颁发的药品标准简称部颁标准。如《药品标准暂时规定(1951～1957)》、《中华人民共和国卫生部药品标准 1963》、《中华人民共和国卫生部抗生素标准》、《中华人民共和国卫生部进口药材标准(1986)》等。国家食品药品监督管理局颁发的药品标准,简称局颁标准。除《中国药典》收载的品种外,对部分来源清楚,疗效确切,较多地区经营使用的中药材,本着"一名一物"原则,分期分批由药典委员会编写、收入局颁标准,国家食品药品监督管理局批准执行,作为药典的补充标准。

部(局)颁标准也具有药典性质和法律约束力,也作为药品生产、供应、使用和检验部门检查和监督药品质量的依据。

三、地方标准

各省、直辖市、自治区卫生厅(局)审批的药品标准简称地方标准。此标准系收载中国药典及局颁标准中未收载的、本地区经营使用的药品,或虽有收载但规格有所不同的本地区生产的药品。它具有本地区性的约束力。

现行的《中华人民共和国药品管理法》取消了中成药的地方标准,规定:药品必须符合国家药品标准。由于中药材、中药饮片品种较多,规格不一,各地方用药习惯、炮制方法不统一,全部纳入规范化、标准化管理有较大困难,故中药材的地方标准目前仍然存在,但药品管理法原则规定:实施批准文号管理的中药材、中药饮片品种目录由国务院药品监督管理部门会同国务院中医药管理部门制定。

上述三个标准,以药典为准,部(局)颁标准为补充。凡是在全国经销的药材或生产中成药所用的药材,必须符合药典和部(局)颁标准。凡不符合以上两个标准或使用其他地方标准的药材,可鉴定为伪品。地方标准只能在本地区使用。市场上经销的药材也必须经各省、市、县药检所鉴定方可有效。

第三节 生药质量控制的主要内容和方法

内容包括:生药质量的限量检查和定量测定等。

一、限量检查

根据生药的具体情况确定对质量有影响的常规检查项目，如杂质检查、水分测定、灰分测定、膨胀度、有害物质的限量等。

1. 杂质检查　生药混入的杂质包括来源与规定相同，但性状与部位与规定不符，来源与规定不同的物质；无机杂质如砂石、泥块和尘土等。将杂质挑选出来分别称重，计算其在供试品中的含量(%)。如药典规定桃仁杂质不过1%。

2. 水分测定　一般对容易吸湿发霉变质、酸败的生药应规定水分检查。水分的测定，是为了保证生药不因超过限度而发霉变质。常用的测定方法主要有烘干法、甲苯法、减压干燥法。测定用的供试品一般先破碎成直径不超过3mm的颗粒或薄片。直径在3mm以下的花类、种子类和果实类药材，可不破碎。减压干燥法需先经二号筛。具体方法参照药典附录IX H进行。如炙甘草水分不得过10.0%。

3. 灰分测定　生药的灰分测定分为总灰分测定及酸不溶性灰分测定。所谓总灰分，是生药本身经过灰化后遗留的不挥发性的无机成分以及生药表面附着的不挥发性无机成分的总和；酸不溶性灰分是指总灰分中加10%盐酸处理，得到不溶于10%盐酸的灰分。同一种生药，在无外来掺杂物时，一般都有一定的总灰分范围。规定生药的总灰分限度，对保证生药的品质和纯净程度，有一定的意义。生药本身所含的无机盐(包括钙盐，如草酸钙)多数可溶于稀盐酸中，而来自泥沙等的外来杂质大部分是硅酸盐类，在酸中不溶解，因此测定不溶灰分能较准确地表明生药中外来杂质。对易夹杂泥沙生药或难以加工处理和炮制时也不易除去泥沙的生药，应规定总灰分。实际应用时可根据生药的具体情况，规定其中一项或二项。如药典规定甘草总灰分不得过7.0%，酸不溶性灰分不得过2.0%。

4. 浸出物的测定　某些生药有效成分尚不明确或尚无精确定量方法，无法进行含量测定，而浸出物的指标能明显区别生药质量优劣的，可结合用药习惯和已知化学成分类别等，选定适宜的溶剂，测定其浸出物量，但须具有针对性和控制质量的意义。选择溶剂时可与“鉴别”项相结合，即采用鉴别中提取成分的溶剂。一般要用不同溶剂测试，例如某生药含水溶性及脂溶性有效成分，可用水、甲醇或乙醚作溶剂以测浸出物量，经试验比较，然后确定较为适宜的浸出物。供测定的生药样品须粉碎，通过二号筛，并混合均匀。具体操作见药典附录XA。

5. 挥发油测定　适用于含挥发油的生药。测定用的供试品，一般须粉碎使通过二号至三号筛，并混合均匀，在特制的挥发油测定器中进行测定，测定方法分为甲法与乙法。甲法适用于测定相对密度在1.0以下的挥发油，乙法适用于测定相对密度在1.0以上的挥发油。具体操作见药典附录XD。

6. 有害物质的控制　主要是指农药残留过量和重金属含量超标。生药中有害物质的来源和环节主要有：生态环境的污染(土壤、地质背景、水源、大气等)；栽培和仓储过程中施用农药或驱虫剂；加工炮制过程中辅料的污染；包装材料有害物质污染。

(1)农药残留量测定　农药的使用对于中药材的稳产、高产起重大作用，但长期广泛使用农药也会带来生药的农药残留问题，以前我国使用最多的农药主要为有机氯、有机磷类，尤其是以六六六(BHC)、滴滴涕(DDT)为代表的有机氯农药是我国最早大规模使用的农药，虽然在1983年已禁止使用，但因其有累积性，不易降解，目前在许多药材中仍可检出。长期服用有机氯超标的生药易造成蓄积中毒，故农药残留量测定主要是对 BHC、DDT、五氯硝基苯残留量进行测定。

2000 年版药典选用气相色谱法测定有机氯类农药残留量。如药典规定，甘草、黄芪含有机氯农药残留量六六六(总 BHC)不得过百万分之零点二，滴滴涕(总 DDT)不得过百万分之零点二；五硝基苯(PCNB)不得过百万分之零点一。

(2)重金属　重金属系指在实验条件下能与硫代乙酰胺或硫化钠作用显色的金属杂质，包括铅、汞、镉等。由于生药生产中遇到铅的机会较多，且铅易积蓄中毒，故检查时以铅为代表。重金属测定时以铅计算为 20μg(相当于标准铅溶液 2mL)时，加入硫代乙酰胺或硫化钠试液后，所呈现的浅黄褐色适用于目视法观察比较，小于 10μg 或大于 3mg 时，显色太浅或太深，均不利于区别。生药本身的颜色或其他原因对测定有干扰的，要经有机破坏，可按药典附录重金属项下操作。对样品需作有机破坏与不经有机破坏的试验对比，以确定何种处理对检查重金属更为正确。重金属限度一般不得超过百万分之二十。

(3)砷盐检查　砷盐的检查药典用古蔡氏法或二乙基硫代氨基甲酸银法两种方法。两法中取标准砷溶液 2mL(相当于 2μg 的 As)所产生的色为最适宜。若要求得供试品含砷的限量，需改变供试品的取用量，来与标准砷溶液所产生的色比较，否则影响比色的正确性。砷盐限度一般不得过百万分之十。

(4)其他有害物质的检查　许多生药在贮藏过程中易霉变而产生黄曲霉素，现代科学研究结果证实有 14 种霉菌素有致癌作用，而黄曲霉素致癌作用强度位居前列。因而有必要对生药中的黄曲霉素进行限量控制，以确保用药的安全。

二、生药质量的定量控制

生药含有多种化学成分，通过现代科学研究，选择具有生理活性的成分作为有效或指标性成分，建立含量测定项目，评价药物的内在质量，是非常必要的。常用的含量测定方法有经典分析方法(容量法、重量法)、分光光度法、气相色谱法、高效液相色谱法、薄层-分光光度法、薄层扫描法、其他理化检测方法以及生物测定法等。

含量限度的制定　可根据传统鉴别经验，将生药样品依质量优劣顺序排列，如所测成分含量高低与之相应，则把含量较低但仍可药用者取为下限。如无传统鉴别经验或测得值与经验鉴定不相关，则可根据样品检测实际情况规定，留有余地，做为暂行限度，至少测得 10 批样品数据。应注意限度的制定应以足够的，具代表性的样品数据为基础。如 2000 年版药典规定马钱子中含士的宁为 1.20%～2.20%。在保证药物成分对临床安全和疗效稳定的情况下，含量测定也可用限度表示，如药典规定黄连中含生物碱以盐酸小檗碱计不得少于 7.0%。

化学成分含量测定有困难时可建立相应图谱测定或生物测定等其他方法。

三、生药化学成分的指纹图谱

众所周知，生药中的化学成分种类复杂，当前大多数生药的活性成分尚未完全阐明，以任何一种或几种化学成分作为指标都难以全面评价生药的内在品质。因此，应用现代色谱、波谱分析手段建立生药化学成分指纹图谱(fingerprint)，是实现质量控制的有效方法。

生药化学成分指纹图谱系指生药经适当处理后，采用一定的分析手段，得到能够标定该生药特性的共有化学成分峰的图谱。指纹图谱全面反映了生药所含化学成分的种类与数量，有效地体现了生药成分的复杂性，从而能更好地评价生药的内在质量。

指纹图谱的检测方法　根据供试品的特点和所含化学成分的理化性质选择相应的检测方法。对于所含成分类型较多的生药，如一种检测方法或一张图谱不能反映该生药的固有特性，可以考虑采用多种检测方法或一种检测方法的多种测定条件，建立多张指纹图谱。建立指纹图谱所采用的色谱柱、薄层板等必须固定厂家和型号、规格，试剂、测定条件等也必须相应固定。采用光谱法建立指纹图谱，其相应的检测条件也必须固定。

稳定性试验：主要考察供试品的稳定性。取同一供试品，分别在不同时间检测，考察色谱峰的相对保留时间、峰面积比值的一致性，确定检测时间。采用光谱法检测的供试品，参照色谱法进行相应考察。

精密度试验：主要考察仪器的精密度。取同一供试品，连续进样 5 次以上，考察色谱峰的相对保留时间、峰面积比值的一致性。采用高效液相色谱和气相色谱制定指纹图谱，在指纹图谱中规定共有峰面积比值的各色谱峰，其峰面积比值的相对标准偏差 RSD 不得大于 3%，其他方法不得大于 5%。采用光谱法检测的供试品，参照色谱法进行相应考察，相对标准偏差 RSD 不得大于 3%。

重现性试验：主要考察实验方法的重现性。取同一批号的供试品 5 份以上，按照供试品的制备和检测方法制备供试品并进行检测，考察方法同精密度试验。

指纹图谱及技术参数：根据供试品的检测结果，建立指纹图谱。采用高效液相色谱法和气相色谱法制定指纹图谱，其指纹图谱的记录时间一般为 1 小时；采用薄层扫描法制定指纹图谱，必须提供从原点至溶剂前沿的图谱；采用光谱方法制定指纹图谱，必须按各种光谱的相应规定提供全谱。对于化学成分类型复杂的品种，必要时可建立多张指纹图谱。指纹图谱的建立即根据 10 批次以上供试品的检测结果所给出的相关参数来制定。具体操作可参考药典及专业著作进行。

第四节　生药质量标准的制定

生药质量标准由质量标准草案及起草说明组成，质量标准草案包括名称、汉语拼音、药材拉丁名、来源、性状、鉴别、检查、浸出物、含量测定、炮制、性味与归经、功能与主治、用法与用量、注意及贮藏等项。起草说明是说明制定质量标准中各个项目的理由，规定各项目指标的依据、技术条件和注意事项等，既要有理论解释，又要有实践工作的总结及试验数据。质量标准有关项目内容的技术要求如下：

1. 名称　包括中文名、汉语拼音、药材拉丁名，按中药命名原则要求制定。

2. 来源　来源包括原植(动)物的科名、中文名、拉丁学名、药用部位、采收季节和产地加工等，矿物药包括矿物的类、族、矿石名、主要成分及产地加工。

起草说明提供药材鉴定详细资料，以及原植(动)物的形态描述、生态环境、生长特性、产地和分布。引种或野生变家养的植、动物药材，应有与原种对比的资料。

3. 性状　系指对药材形态、大小、色泽、表面特征、质地、断面、气味等的描述。要注意抓主要特征，描述要确切，术语应用要规范。

4. 鉴别　方法包括经验鉴别、显微鉴别、理化鉴别、色谱和光谱等

5. 检查　包括杂质、水分、灰分、酸不溶性灰分、重金属、砷盐、农药残留量、毒性成分等。

6. 浸出物的测定、含量测定和炮制按药典规定进行。

7. 性味与归经、功能与主治、注意及贮藏等项应根据药材研究结果制定。

第五节　中药材生产质量管理规范(GAP)

生药中中药是主体，在中药产业体系中，中药材生产是中药研究、开发、生产应用的基础和源头，中药材生产规范化及质量标准化是中药产业的基础和关键。为保证中药材的优质安全无公害，并且具有可控性，必须实施中药材生产质量管理规范(Good Agricultural Practice, GAP)，对包括种子、栽培、采收、加工、炮制、贮藏、流通等方面进行控制。国家已将中药材规范化种植及实施 GAP 基地建设作为中药现代化的一项重要任务。2002 年颁布实施的《中药材生产质量管理规范》(GAP)主要内容如下：

一、总　则

为规范中药材生产，保证中药材质量，促进中药标准化、现代化，制定本规范。本规范是中药材生产和质量管理的基本准则，适用于中药材生产基地企业(以下简称生产基地)中药材生产的全过程。生产企业应运用规范化管理和质量监控手段，保护野生药材资源和生态环境，坚持“最大持续产量”原则，实现资源的可持续利用。

二、产地生态环境

生产基地应按中药材产地适宜性优化原则，因地制宜，合理布局。其环境应符合国家相应标准：空气应符合大气环境质量二级标准；土壤应符合土壤质量二级标准；灌溉水应符合农田灌溉水质量标准；药用动物饮用水应符合生活饮用水质量标准。药用动物养殖基地应满足动物种群对生态因子的需求及与生活、繁殖等相适应的条件。

三、种质和繁殖材料

对养殖、栽培或野生采集的药用动植物，应准确鉴定其物种，包括亚种、变种或品种，记录其中文名及学名。种子、菌种和繁殖材料在生产、储运过程中应实行检验和检疫制度，以保证质量和防止病虫害及杂草的传播；防止伪劣种质交易与传播。

应按动物习性进行药用动物的引种及驯化。捕捉和运输时应避免动物机体和精神损伤。引种动物必须严格检疫，并进行一定时间的隔离、观察。加强中药材良种选育、配种工作，建立良种繁育基地，保护药用动植物种质资源。

四、栽培与养殖管理

根据药用植物生长发育要求，确定栽培适宜区域，并制定相应的种植规程。根据其营养特点确定施肥种类、时间和数量，施用肥料的种类以有机肥为主。允许施用经充分腐熟达到无害化卫生标准的农家肥。禁止施用城市生活垃圾、工业垃圾及医院垃圾和粪便。合理灌溉和排

水，保持土壤的良好通气条件。加强田间管理，及时采取打顶、摘蕾、整枝修剪、覆盖遮荫等栽培措施，调控植株生长发育，提高药材的产量，保持稳定的品质。

有限度地使用化学肥料。如必须施用时，应按照国家农药管理条例的规定，采用最小有效剂量并选用高效、低毒、低残留农药，以降低农药残留和重金属污染，保护生态环境。

根据药用动物生存环境、食性、行为特点及对环境的适应能力等，确定相应的养殖方式和方法，制定相应的养殖规程和管理制度。科学配制饲料，定时定量投喂。适时适量地补充精料、维生素、矿物质及其他必要的添加剂，不得添加激素、类激素等添加剂。饲料及添加剂应无污染。草食动物应尽可能通过多食青绿多汁的饲料补充水分。养殖环境应保持清洁卫生，建立消毒制度，并选用适当消毒剂对动物的生活场所、设备等进行定期消毒。加强对进入养殖场所人员的管理。

动物的疫病防治应以预防为主，定期接种疫苗。发现患病动物，应及时隔离。患传染病动物应处死、火化或深埋。禁止将中毒、感染疫病的药用动物加工成中药材。

五、采收与初加工

野生或半野生药用动植物的采集应坚持"最大持续产量"原则，应有计划地进行野生抚育、轮采与封育，以利生物的繁衍与资源的更新。参考传统采收经验、季节变换等因素确定适宜采收期。采收机械、器具应保持清洁、无污染，存放在无虫、鼠害和禽畜的干燥场所。药用部分采收后，经过拣选、清洗，切制或修整等适宜的加工，采用适宜的方法和技术迅速干燥，并控制温度和湿度，使中药材不受污染，有效成分不被破坏。鲜用药材可采用冷藏、砂藏、罐贮、生物保鲜等适宜的保鲜方法，尽可能不使用保鲜剂和防腐剂，如必须使用时，应符合国家对食品添加剂的有关规定。道地药材应按传统方法进行加工，如有改动，应提供充分试验数据，不得影响药材质量。

加工场地应清洁、通风，并具有遮阳、防雨和防鼠、虫及禽畜的设施。

六、包装、运输与贮藏

包装前应再次检查并清除劣质品及异物。包装应按标准规程操作，并有批包装记录，其内容应包括品名、规格、产地、批号、重量、工号、日期等。所使用的包装材料应是无污染、清洁、干燥、无破损，并符合药材质量要求。在每件药材包装上，应注明品名、产地、日期、生产单位，并附有质量合格标志。易破碎的药材应装在坚固的箱盒内；毒性、麻醉性、贵细药材应使用特殊包装，并应贴上相应的标记。

药材批量运输时，不应与其他有毒、有害、易串味物质混装。运载容器应具有较好的通气性，以保持干燥，并应有防潮措施。

药材仓库应通风、干燥、避光，必要时安装空调及除湿设备，并具有防鼠、虫、禽畜的设施。地面应整洁、无缝隙、易清洁。药材应存放在货架上，与墙壁保持足够距离，防止虫蛀、霉变、腐烂、泛油等现象发生，并定期检查。在应用传统贮藏方法的同时，应注意选用现代贮藏保管新技术、新设备。

七、质量管理

生产基地应设有质量管理部门，负责生产全过程的监督管理和质量监控，并应配备与药材生产规模、品种检验要求相适应的人员、场所、仪器和设备。

质量管理部门的主要职责：①负责环境监测、卫生管理。②负责生产资料、包装材料及药材的检验，并出具检验报告。③负责制定培训计划，并监督实施。④负责制定和管理质量文件，并对生产、包装、检验等各种原始记录进行管理。

药材包装前，质量检验部门应对每批药材，按中药材国家标准或经审核批准的中药材标准进行检验。检验项目应至少包括药材性状与鉴别、杂质、水分、灰分与酸不溶性灰分、浸出物、指标性成分或有效成分含量。农药残留量、重金属及微生物限度均应符合国家标准和有关规定。

检验报告应由检验人员、质量检验部门负责人签章并存档。不合格的中药材不得出厂和销售。

八、人员和设备

药材生产基地的技术负责人应有药学等相关专业的大专以上学历，并有药材生产实践经验。质量管理部门负责人应有大专以上学历，并有药材质量管理经验。

从事中药材生产的人员都应具有基本的中药学、农学或畜牧学常识，并经生产技术、安全及卫生学知识培训。从事田间工作的人员应懂得培植技术，特别是农药的施用及防护技术；从事养殖的人员应懂得养殖技术。从事加工、包装、检验人员应定期进行健康检查，患有传染病、皮肤病或外伤性疾病等，不得从事直接接触药材的工作。药材生产基地应配备专人负责环境卫生及个人卫生检查。对从事中药材生产的有关人员，应按本规范要求，定期培训与考核。

药材生产基地应设有可冲洗的厕所或盥洗室。生产和检验用的仪器、仪表、量具、衡器等，其适用范围和精密度应符合生产和检验的要求，有明显的状态标志，并定期校验。

九、文件管理

生产基地应有生产管理、质量管理等标准操作规程。每种中药材的生产全过程均应详细记录，必要时可附照片或图象。记录应包括：①材料的来源。②生产技术与过程（药用植物播种的时间、量及面积；育苗、移栽以及肥料的种类、施用时间、施用量、施用方法；农药中包括杀虫剂、杀菌剂及除莠剂的种类、施用量、施用时间和方法等。药用动物养殖日志、周转计划、选配种记录、产仔或产卵记录、病例病志、死亡报告书、死亡登记表、检免疫统计表、饲料配合表、饲料消耗记录等）。③药用部分的采收时间、采收量、鲜重和加工、干燥、干燥减重、运输、贮藏等。④气象资料记录等。⑤药材的品质评价记录。

所有原始记录、生产计划及执行情况、合同及协议书等均应存档，至少保存 5 年。档案资料应有专人保管。

第二篇　各　论

第七章　植物类生药

第一节　根及根茎类

一、根及根茎类生药的基础知识

在商品药材中，通常不分根类药材和根茎类药材，因为根类药材也常和根茎类一起药用。如白前、白薇、当归等；根茎类药材也常和根一起应用，如铁灵仙等。也有的是根和根茎均供药用，如大黄、甘草等。还有一些生药，虽然药用部分是根茎，但药材名称叫根，如白茅根、芦根等。因此，将二者放在一起叙述，这样既符合药材生产、经营习惯，又比较方便。但是，根和根茎在植物学上是两个不同的器官，具有不同的外部形状和内部构造，对中药材鉴别具有重要价值。因此，在讲授具体生药之前，首先介绍一下根和根茎的外部形态和内部构造是非常重要的。

（一）根类生药的外部特征

根类生药的药用部分多为植物的贮藏根，一般为圆柱形（如牛膝、党参等）或为圆锥形（如白芷、乌头等）；一般多平直、弯曲或扭转（如秦艽）；也有的根两端细而中间膨大，这种类型称为块根。块根有的为纺锤形（如麦冬、郁金等）；也有的为不规则形（如何首乌）或念珠状（如甘遂）。有的根由多数粗细、长短大致相等的根组成，称为须根（如白薇、徐长卿等）。根的外部主要特征是没有节和节间，不生叶、芽和花，因此没有叶痕和芽痕。

在鉴别根类药材时，除了要认真观察根的表面特征（包括形状、大小、粗细、颜色、平滑或粗糙、有无裂纹、槽纹或纵、横皱纹等）外，还要观察其断面特征和内部构造。从断面特征和内部构造上，可以分辨出双子叶植物根和单子叶植物根。

（二）根的内部构造

在一般植物学教科书中，根的内部构造分为双子叶植物根的初生构造、次生构造和三生构造（异型构造）及单子叶植物根的构造。结合我们的专业特点，我们仅介绍双子叶植物根的次生构造、三生构造及单子叶植物根的构造。

1. 双子叶植物根的次生构造　双子叶植物（包括裸子植物）的根，在完成初生生长后，初生木质部和初生韧皮部之间的薄壁细胞及初生木质部顶端的中柱鞘细胞恢复分生能力，形成了维管形成层（简称形成层），形成层向外分生分化次生韧皮部，加在初生韧皮部之内，向内分生分化次生木质部，加在初生木质部之外，这样就形成了次生维管组织。此时，中柱鞘细胞也开始恢复分生能力，转化为木拴形成层。木栓形成层向外分生分化木栓层，向内分生分化栓内层，木栓层、木栓形成层和栓内层合称为周皮。因此，双子叶植物及裸子植物根的次生构造由外到内可分为周皮、初生韧皮部、次生韧皮部、形成层、次生木质部、初生木质部和射线。

(1)周皮由木栓层、木栓形成层和栓内层三部分组成。木栓层一般由几至十几层木栓细胞组成；细胞横切面多为长方形，呈整齐的径向排列；细胞壁木栓化，不透气、不透水，隔绝了与外界的物质交换；因此，木栓细胞为失去正常生理功能的死细胞。仅对植物体起保护作用。木栓形成层为具有分生能力的薄壁细胞，细胞质较浓，细胞核明显，能不断进行切向分裂，产生木栓层和栓内层。栓内层为几层至十几层大形薄壁细胞，细胞排列疏松，具有一定的储藏功能。在形成周皮的过程中，一些部位的木栓形成层细胞向外分生出一些排列疏松的细胞，叫充填组织，撑破表皮，形成皮孔。皮孔的形状、排列方式等常随植物种类而异，在根类生药的性状鉴别上具有重要意义。

(2)初生韧皮部　初生韧皮部为初生构造保留下来的结构，多被次生韧皮部压挤成颓废细胞或转化成纤维束等机械组织。

(3)次生韧皮部　次生韧皮部主要包括筛管、伴胞、韧皮纤维和韧皮薄壁细胞。细胞体积较小，排列紧密。次生韧皮部所占半径的比例，与植物种类有关，是鉴别根类生药的重要依据之一。

(4)形成层　形成层细胞体积小，切向延长，排列紧密，具有很强的分生能力，除能进行切向分裂，使根不断增粗外，还能进行径向分裂，不断扩大周长。形成层向外分生分化产生次生韧皮部，向内分生分化产生次生木质部。

(5)次生木质部　次生木质部主要包括导管或管胞，木纤维和木薄壁细胞。导管或管胞是植物体运输水分和无机盐的主要通道。导管和管胞的次生壁加厚方式不同，就形成了不同类型的导管或管胞。主要有环纹导管(管胞)、螺纹导管(管胞)、网纹导管(管胞)、具缘纹孔导管(管胞)，简称孔纹导管(管胞)和梯纹导管(管胞)。木薄壁细胞也有不同程度的次生壁加厚，有的有明显的纹孔和孔沟。

(6)初生木质部　初生木质部为初生构造保留下来的结构，主要为导管，导管口径较小，并且由外到内逐渐增大。初生木质部的束数常随植物的种类不同而不同，但多为2～7束。

(7)射线　在根的内部构造中，其射线主要为次生射线，一般由1～几列薄壁细胞组成，细胞径向延长；位于木质部的称为木射线，位于韧皮部的称为韧皮射线。

2. 双子叶植物根的三生构造　一般双子叶植物根和裸子植物的根，终生保持次生构造，如人参、白芷等。但也有一些植物的根在次生生长形成后或在次生生长的同时，皮层或栓内层部位的一些薄壁细胞再恢复分生能力，产生新的形成层，这些形成层所形成的构造就称为三生构造。根的三生构造类型多种多样，常见的有同心圆型和非同心圆型两类。

(1)同心圆型三生构造　在次生生长形成之后，次生韧皮部外方的薄壁组织恢复分生能力，围绕着次生维管束形成新的形成层环，向内分生分化木质部，加在次生韧皮部的外方，向外分生分化韧皮部，这样依次类推，就可使根的构造成为多环木质部与韧皮部间隔排列的三生构造，也叫异型构造，如商陆、牛膝等。

(2)非同心圆型三生构造　在次生构造形成后或同时，在皮层或栓内层位置的薄壁细胞恢复分生能力，形成形成层。这种形成层各自成环，相对次生维管束而言为非同心圆型。形成层向环内分生分化木质部，向环外分生分化韧皮部，使各自的维管束不断增粗。由于各个维管束生长速度不一致，而且各个维管束之间又不连续，这样生长的结果，使根的表面凹凸不平而形成不规则形块根，如何首乌等。由于这种三生构造的形成层环本身为不规则形，看上去像云朵一样，在生药鉴别术语中特称为“云纹”。

3. 单子叶植物根的构造　单子叶植物根的构造由外到内可分为表皮、皮层和维管柱（也称中柱）三部分组成。

（1）表皮　单子叶植物根一般不形成周皮，终生保持表皮结构。表皮由一层排列紧密的细胞组成，暴露在空气中的部分，表皮细胞有很厚的角质层或轻度木栓化；在土壤中的部分，表皮细胞向外突起，形成根毛。

（2）皮层　单子叶植物根的皮层比较发达，占根的横切面的绝大部分。皮层又可分为外皮层、皮层基本组织和内皮层三部分。外皮层由一列排列紧密的薄壁细胞组成，当表皮细胞受到损伤后，能代替表皮起保护作用。皮层基本组织为皮层的主要部分，由十几列到几十列薄壁细胞组成。细胞体积较大，排列疏松，有明显的细胞间隙，储存大量的营养物质或其他细胞后含物。内皮层由一列特化的细胞组成。细胞的径向壁、上下横壁及内切向壁加厚，整个细胞呈向外开口的杯状，其横切面观呈“U”字形；也有一些单子叶植物根的内皮层细胞仅在径向壁和上下壁带状加厚，这种加厚的部分称凯氏带，其横切面观仅能看到径向壁上加厚的部分呈点状，因此又称作凯氏点。凯氏点和凯氏带也是双子叶植物根的初生构造的特点之一。

（3）维管柱　内皮层以内的部分统称维管柱。维管柱由维管柱鞘、韧皮部、木质部及髓组成。维管柱鞘一般由1～2列薄壁细胞组成，细胞体积小，排列紧密。韧皮部与木质部相间排列成一圈，一般为7至多束，最多的在100束以上。这是单子叶植物根的显著特点之一。木质部的导管口径由外到内逐渐增大，这说明根的木质部分化方式为外始式。在维管柱中心有一部分未分化成导管的薄壁细胞，称髓，这是单子叶植物根的特点之一。但也有一些单子叶植物的根中间没有髓，而有一个特别大的导管。

4. 鉴别根类生药时应注意的问题

（1）外观性状鉴别　根类药材在外观形状上有许多相似之处，因此，在鉴别根类生药时要注意观察根的类型（圆柱根、圆锥根或块根）、大小、粗细、颜色、质地、表面特征、断面特征以及气味等。

（2）显微鉴别　对根类生药做显微鉴别时，要对组织构造（即横切面）和粉末（或解离）分别进行观察。

①在对根做横切面（即内部构造）观察时，应注意观察保护组织的类型（表皮还是周皮）、细胞的形状、细胞壁的特性（加厚、特化、纹孔等）、三生维管束的有无和类型、导管的口径和类型、薄壁细胞的特点、是否有髓、细胞后含物等内容。除此之外，还要观察分泌组织的有无和类型等。

②在作粉末（或解离）片观察时，要注意木栓细胞的顶面观形状，垂周壁的特征和加厚方式等；细胞后含物的类型与大小；导管的类型及长短，相邻两个导管分子连接处横壁的变化情况；机械组织的类型、长短及壁孔、胞腔的变化等；各种分泌组织的碎片的有无和类型、分泌物的颜色等。

在鉴别根类生药时，只有通过外形特征和内部构造的综合分析，才能正确鉴定根类生药的种类。

(三)根茎类生药的外形特征

根茎类生药是植物的一类变态茎，是地下变态茎的总称。各种地下茎与根都有类似的外形特征，故又称根茎。根茎类生药主要包括根状茎(如黄连、黄精等)、球茎(如荸荠)、块茎(如天麻、半夏等)、鳞茎(如百合、贝母等)。根茎的外形与根有着明显的区别，与地上茎有许多相同之处，例如有节和节间，有顶芽和侧芽，有叶或退化成鳞叶或为叶和鳞叶脱落时留下的叶(或鳞叶)痕。根茎的侧面或下面生有许多不定根或不定根脱落留下的根痕。蕨类植物的根茎有残留的叶柄或为密生的鳞片状毛茸所覆盖。

根茎类生药的外形各式各样，根状茎一般为圆柱形；球茎一般呈球形或扁球形；块茎一般呈长椭圆形或纺锤形；鳞茎大多呈圆球形而顶端略尖，分离的鳞叶多呈肉质片状，内面凹陷而外面凸起。

(四)根茎的内部构造

根茎的横切面结构，是根茎类生药鉴别的重要依据之一。因此，在学习根茎类生药之前，除了掌握根茎的外形特征，还要掌握根茎的内部构造。下面分别叙述蕨类、双子叶植物、单子叶植物根茎的内部构造特点。

1. 蕨类植物根茎的内部构造　由外到内可分为表皮、皮层和维管柱三部分。表皮通常由厚壁细胞组成，内方有数列厚壁的下皮细胞。皮层主要由薄壁细胞组成。蕨类植物的维管柱多为网状，由周韧维管束呈环状排列而成，每一个维管束类似一个原生中柱，在韧皮部外方有中柱鞘和内皮层环。也有的为双韧维管束；木质部的主要成分为管胞。

2. 双子叶植物根茎的内部构造　双子叶植物根茎的内部构造和根的内部构造有许多相似之处。其主要区别为皮层较为发达；在皮层中可见到根迹或叶迹维管束斜向通过，如黄连。一般没有明显的内皮层环；中柱鞘部位多为厚壁组织(纤维或石细胞)；无限外韧或双韧维管束环状排列，中心部位有明显而发达的髓部，射线宽窄不一。

3. 双子叶植物根茎的三生构造(异型构造)　双子叶植物根茎在次生生长形成后或在次生生长的同时，也发生三生生长，形成三生构造(异型构造)。根茎的三生构造多发生在髓部。髓部的薄壁细胞恢复分生能力，形成一个个小的形成层环，向外分生分化产生木质部，但导管量很少；向内分生分化形成韧皮部；有明显而宽广的射线。如大黄的射线细胞含有深棕色物质，象光芒四射的星星，俗称"星点"。

4. 单子叶植物根茎的内部构造　单子叶植物根茎的内部构造与双子叶植物根茎的内部构造有着明显的区别。由外到内可分为表皮、皮层和维管柱三部分。单子叶植物根茎没有次生生长，不产生木栓形成层，因而没有周皮。一般由表皮细胞木栓化或皮层的外部细胞木栓化而形成很薄的木栓组织(如生姜)，或全部皮层细胞木栓化而形成稍厚的木栓组织以代替表皮行使保护功能。单子叶植物根茎的皮层比较明显，在皮层中往往有稀疏散在的叶迹或根迹维管束(如石菖蒲)；内皮层明显(如石菖蒲)或不明显(如半夏)。单子叶植物根茎的维管柱为周木维管束或有限外韧维管束散生在基本组织中；靠近外方的维管束一般小而紧密，靠近内方的维管束大而疏松；无明显的髓部。禾本科植物的根茎常中空，特称为髓腔。鳞茎的药用部分主要是肉质鳞叶，其内部构造大体与叶的内部构造相似，但薄壁组织极为发达，常含有淀粉粒，黏液细胞内多含有针晶束；表皮常有气孔而无毛茸；叶脉（维管束）多纤细。

5. 鉴别根茎类生药应注意的问题　在鉴别根茎类生药时，与鉴别根类生药一样。首先要观察生药的形状、颜色、表面特征和类型（根状茎、块茎、球茎和鳞茎）、质地、大小、断面特征等。通过断面特征可分辨出蕨类植物、双子叶植物或单子叶植物的根茎。其次是观察它们的内部构造。在观察其内部构造时，要注意分泌组织的有无和类型（分泌腔、分泌道、乳管和分泌细胞等）；细胞后含物的特征和类型（淀粉粒、菊糖、草酸钙结晶等）；机械组织的类型和分布；导管或管胞的分布和类型；观察鳞叶时还应注意气孔的类型和分布、毛茸的有无和类型等。

二、重点生药

大　黄　Radix et Rhizoma Rhei
（英）Rhubarb

本品为常用中药。始载于《神农本草经》，列为下品。陶弘景释其名曰：大黄其色也。将军之号，当取其骏快也。《本草纲目》将其列入毒草类，曰：苏颂说即老羊蹄根也。因其似大黄，故谓之羊蹄大黄，实非一类。又一种酸模，乃山大黄也。状似羊蹄，而生山上，所谓土大黄或指此，非羊蹄也。可见在唐代即发现河北所产大黄与正品不同。在应用过程中，易与土大黄和羊蹄等混淆，应注意它们之间的鉴别。

【来源】 本品为蓼科植物掌叶大黄 *Rheum palmatum* L.、唐古特大黄 *R. tanguticum* Maxim. et Balf. 或药用大黄 *R. officinale* Baill. 的干燥根及根茎。

【植物形态】

掌叶大黄　多年生草本，茎高约 2 米。叶片宽卵形或近圆形，3～7 掌状中裂；基生叶互生，较小，具浅褐色膜质托叶鞘。圆锥花序；花小，花被片 6，红紫色或带红紫色。瘦果三棱状，具翅。花期 6～7 月，果期 7～8 月。

唐古特大黄　与掌叶大黄的主要区别为叶掌状深裂，裂片披针形；花序分枝紧密，常向上紧贴于茎。

药用大黄　与掌叶大黄的主要区别为叶掌状浅裂，一般仅达叶片的 1/4 处，裂片宽三角形；花较大，淡黄绿色，果枝开展（图 7-1①）。

【采制】 选择生长 3 年以上者，秋末或次春发芽前采挖，除去须根，刮去外皮，切瓣或段，绳穿成串干燥或直接干燥。

【产地】 掌叶大黄主产于甘肃、青海、四川，产量占大黄的大部分；唐古特大黄主产于青海；药用大黄主产于四川、贵州和云南等地，商品中少见。

【性状】 类圆柱形、圆锥形或不规则块片状。除尽外皮者表面黄棕色至红棕色，有的可见类白色网状纹理，残留的外皮棕褐色。质坚实，断面淡红棕色或黄棕色，颗粒性。根茎髓部宽广，有星点（异型维管束）环列或散在；根形成层明显，木部发达，具放射状纹理，无星点。气清香，味苦微涩，嚼之黏牙，有沙粒感，唾液染成黄色（图 7-1①）。

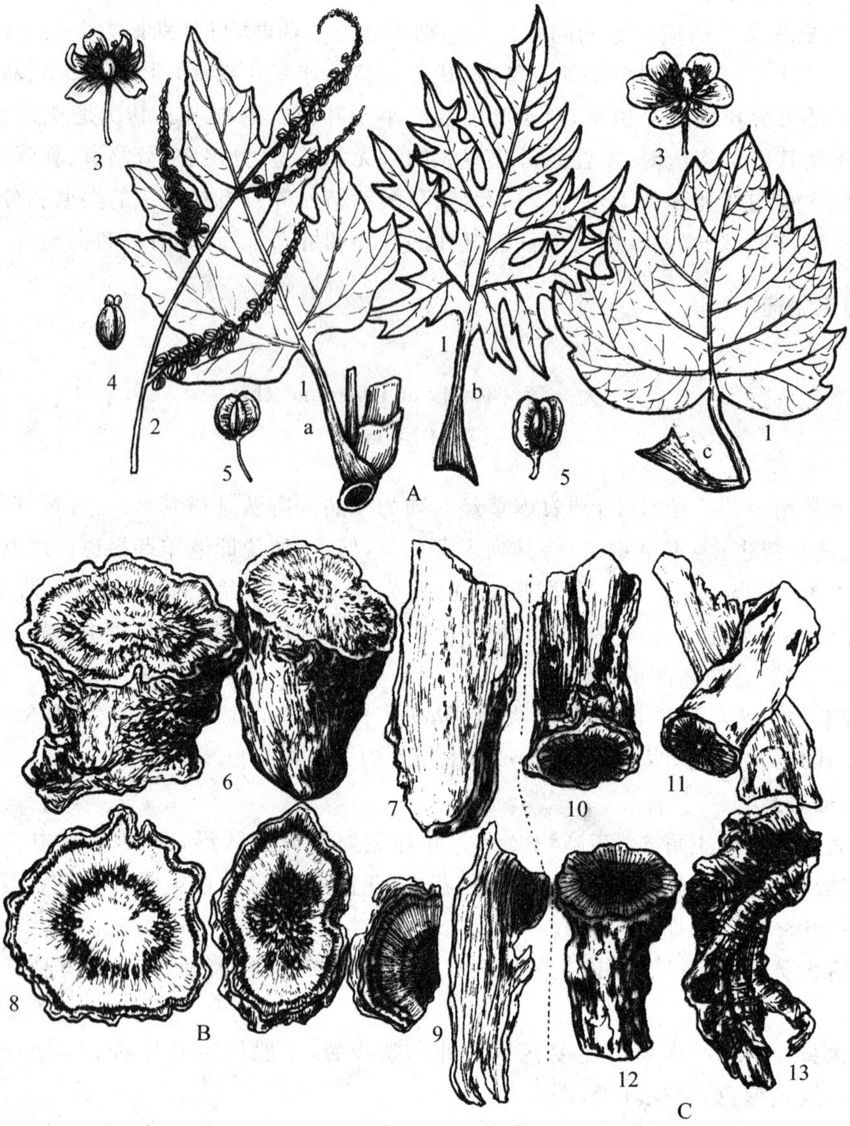

图 7-1① 大黄原植物和药材图(附伪品)

A. 原植物图 B. 药材图 C. 伪品图 a. 掌叶大黄 b. 唐古特大黄 c. 药用大黄

1. 叶 2. 果枝 3. 花 4. 雌蕊 5. 果实 6. 大黄个子横切段(左:腰鼓形,右:马蹄形)

7. 大黄个子纵切段 8. 大黄横切饮片(左:星点环状排列,右:星点散在)

9. 根(左:横切片,右:纵切片) 10. 藏边大黄 11. 华北大黄 12. 河套大黄 13. 天山大黄

【显微特征】

根横切面 木栓层、皮层多已除去。韧皮部筛管群明显。形成层成环。木质部发达,射线致密,宽 2～4 列细胞,内含棕色物;导管常 1 至数个相聚,稀疏排列。薄壁细胞含草酸钙簇晶和淀粉粒。

根茎横切面 髓部宽广,周木式异型维管束散在或成环,形成层成环,射线呈星状射出。

粉末 黄棕色。①草酸钙簇晶众多,直径 20～160μm,有的可达 190μm。②具缘纹孔、网纹导管较大，也有螺纹或环纹导管，非木化。③淀粉粒甚多，单粒类球形或多角形，直径 3～45μm，脐点星状；复粒由 2～8 分粒组成(图 7-1②)。

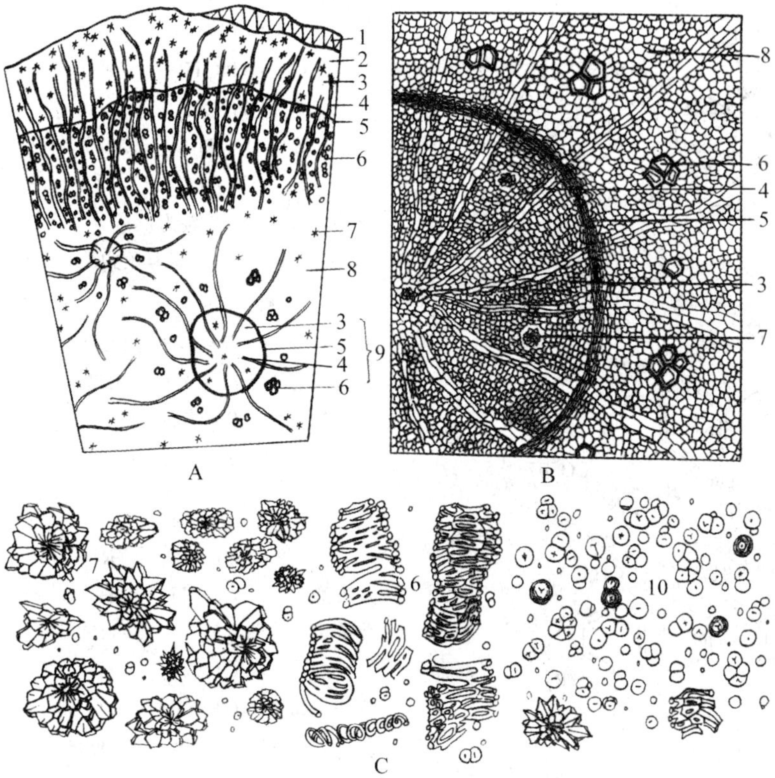

图 7-1②　大黄组织和粉末图

A. 大黄根茎横切面简图　B. 星点详图　C. 粉末图

1. 木栓层　2. 皮层　3. 韧皮部　4. 韧皮射线　5. 形成层　6. 导管

7. 草酸钙簇晶　8. 髓　9. 异型维管束(星点)　10. 淀粉粒

【化学成分】　含蒽醌类衍生物约 2%～5.2%，其中游离蒽类衍生物占总蒽醌的 10%～20%，主要有大黄酸(rhein)、大黄素(emodin)、大黄酚(chrysophanol)、芦荟大黄素及大黄素甲醚，为大黄的抗菌成分；蒽苷有大黄酸、大黄素、芦荟大黄素、大黄酚、大黄素甲醚的单糖苷，大黄酸、芦荟大黄素、大黄酚的双糖苷，及番泻苷 A、B、C、D、E、F 等双蒽酮苷。蒽苷为泻下的主要成分，此外尚含鞣质等。

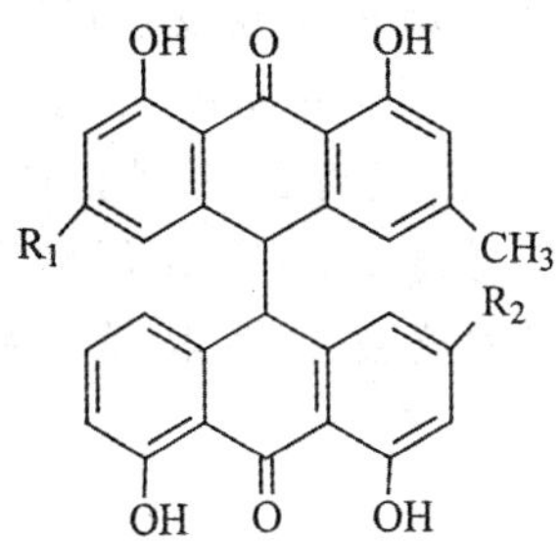

	R_1	R_2
大黄二蒽酮A	OH	COOH
B	H	COOH
C	OCH_3	COOH
掌叶二蒽酮A	OH	CH_2OH
B	H	CH_2OH
C	OH	CH_3

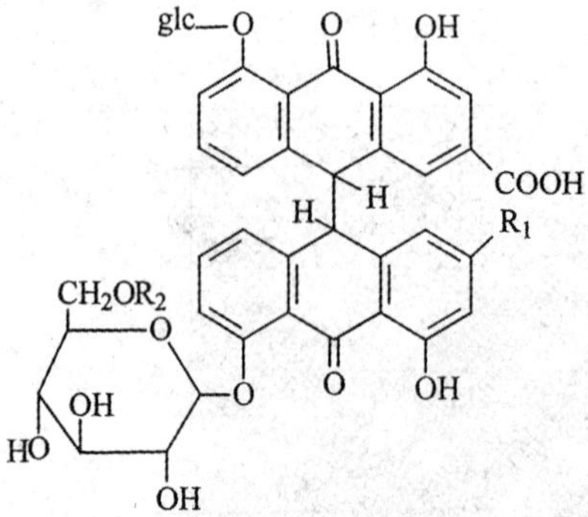

	R_1	R_2
番泻苷A	COOH	H(t)
B	COOH	H(m)
C	CH_2OH	H(t)
D	CH_2OH	H(m)
E	COOH	OCCOOH(t)
F	COOH	OCCOOH(m)

(t表示10,10'-二氢为反式)

(m表示10,10'-二氢为顺式)

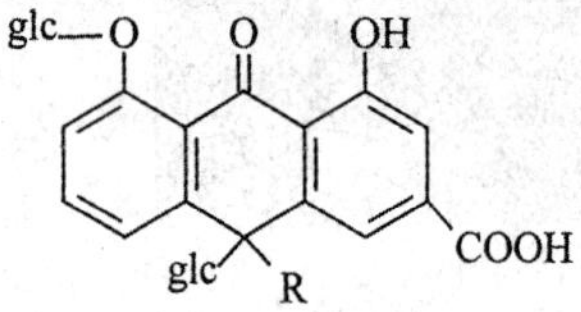

大黄酸苷A R=OH(α-OH)

大黄酸苷B R=OH(β-OH)

大黄酸苷C R=H(α-H)

大黄酸苷D R=H(β-H)

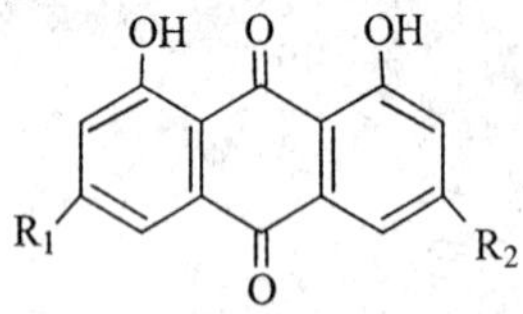

	R_1	R_2
大黄酸	COOH	H
大黄素	CH_3	OH
大黄酚	CH_3	H
芦荟大黄素	CH_2OH	H
大黄素甲醚	CH_3	OCH_3

【理化鉴定】

1. 颜色反应

(1)本品粉末进行微量升华,可见菱针状或羽毛状结晶,加碱液溶解并显红色(羟基蒽醌类反应)。

(2)生药断面或粉末,或本品稀乙醇浸液点于滤纸上,在紫外光灯下显浓棕色荧光,不得显亮蓝色荧光(检查土大黄苷)。

(3)取本品粉末约0.2g,加入10%硫酸与氯仿液各10mL,回流15分钟,放冷,分取氯仿层,加氢氧化钠试液5mL,振摇,碱液层显红色(羟基蒽醌类反应)。

2. 薄层色谱 样品为甲醇提取物。薄层板:硅胶H-CMCNa薄层板。展开剂:石油醚(30℃~60℃)-甲酸乙酯-甲酸(15∶5∶1)。显色:紫外光灯(365nm)下检视,与对照药材在相应的位置上,显相同的5个橙黄色荧光斑点,与对照品大黄素显相同的荧光斑点。

【品质评价】 传统认为:以外皮黄棕色,质坚实,锦纹明显,气清香,味苦而微涩者为佳。2010年版药典规定:本品干燥失重不得过15.0%,总灰分不得过10.0%,水浸出物(热浸法)不得少于25%,照高效液相色谱法测定,本品含芦荟大黄素、大黄酸、大黄素、大黄酚和大黄素甲醚的总量不得少于1.5%。

【药理作用】

1. 大黄素作用　大黄素能抑制多种细菌的生长，抑制艾氏腹水癌细胞、黑色素瘤细胞、肺癌 A-549 细胞的分裂和 DNA 的合成，对淋巴细胞外钙内流有明显的促进作用，可抑制正常动脉、硬化动脉及球囊损伤动脉壁血管平滑肌细胞的增殖。

2. 大黄酸作用　大黄酸能抑制多种细菌的生长，对小鼠黑色素瘤的抑制率为 76%，有一定的利尿作用。大黄酚能抑制多种细菌的生长，有明显的止咳作用，口服或皮下注射，有较明显缩短血液凝固时间的作用。芦荟大黄素除抑制多种细菌外，还是一种强的平滑肌细胞抑制剂。大黄素甲醚抗菌作用显著，为细胞色素 P-450 抑制剂，影响肝脏药物氧化代谢功能。

3. 泻下作用　有效成分为结合性蒽醌衍生物，特别是番泻苷 A、B、C、E 等作用较强。

4. 抗菌、抗病毒作用　主要成分为游离的蒽醌类衍生物，以芦荟大黄素、大黄素和大黄酸作用最好，主要抑制多数革兰染色阳性菌、某些革兰染色阴性菌和某些真菌。

5. 保肝利胆作用　大黄对急性黄疸性肝炎有明显的退黄作用，能降低血清谷丙转氨酶，减轻肝脏损害。大黄酸、大黄素能促进胆汁分泌，松弛胆道括约肌。

6. 大黄鞣质的作用　大黄鞣质能降低大鼠的血清尿素氮，改善肾功能；没食子酸和 d-儿茶素有明显抑制胰蛋白酶和止血作用。

7. 其他　大黄素有降血脂、抗肿瘤、抗阿米巴、抗炎、利尿等作用。

【性味功效】 性寒，味苦。归脾、胃、大肠、肝、心包经。属于泻下药。能泻热通肠，凉血解毒，逐瘀通经。用于实热便秘，积滞腹痛，湿热黄疸，瘀血经闭，急性阑尾炎，痈肿疔疮，外治水火烫伤等。酒大黄善清上焦血分热毒，用于目赤咽肿，齿龈肿痛。熟大黄善泻火解毒，用于火毒疮疡。大黄炭能凉血化瘀止血，用于血瘀出血症。用量 3～30g，用于泻下不宜久煎，外用适量。

【开发应用】 近十多年来，对大黄的研究无论从基础、药理还是临床方面，都取得了大量可喜的成果。有报道应用大黄治疗胰腺炎、胆囊炎、胃出血、黄疸、氮质血症、肥胖症等多种病症均获较好疗效，并认为大黄是一种安全有效、具有多靶点、多功能的良药。在基础研究方面，大量实验结果阐明了大黄的致泻与止泻、止血与补血等双向调节作用，以及解毒、抗衰老、诱杀柯萨奇病毒 B_3、免疫双向调节、降脂减肥、抗动脉硬化等机制。

【附注】

(一)混淆品(图 7-1①)

1. 藏边大黄　为蓼科植物藏边大黄 *Rheum emodi* Wall. 的根茎。呈类圆锥形或圆柱形，长 4～20cm，直径 1～5cm。表面多红棕色或灰褐色，多有纵皱纹。横断面浅棕灰色或浅紫灰色，形成层环明显，有半径放射状棕红色射线，无星点。香气弱，味苦而微涩。新断面在荧光灯下显蓝紫色荧光。

2. 河套大黄　为蓼科植物河套大黄 *Rheum hotaoense* C. Y. Cheng et Kao 的干燥根及根茎。呈圆柱形、圆锥形或纵切成块状，长 3～15cm，直径 2～7cm。具灰褐色栓皮，除去栓皮多为土黄色或黄褐色，表面有纵沟及皱纹。横断面淡黄红色，无星点。味涩而微苦。新鲜断面在荧光灯下观察呈蓝紫色荧光。

3. 华北大黄　为蓼科植物华北大黄 *Rheum franzenbachii* Münt 的根及根茎。呈圆柱形或类圆柱形，多一端较粗，另一端稍细，长 5～11cm，直径 1～5cm。栓皮多刮去。表面黄棕色或黄褐色，无横纹。质坚而轻，断面无星点，有细密而直的红棕色射线。气浊，味涩而苦。其中祁黄(多栽培)体形较大，籽黄、峪黄多呈条状。新断面在荧光灯下显蓝紫色荧光。紫外光谱鉴别，在 322±2nm 处有最大吸收峰。

4. 天山大黄 为蓼科植物天山大黄 *Rheum wittrockii* Lundstr. 的根及根茎。呈类圆柱形，长 4～21cm，直径 1～5cm。表面棕褐色或灰褐色。断面黄色，有明显形成层环及放射状棕红色射线。并有同心环，无星点。香气弱，味苦而涩。新断面在荧光灯下观察呈紫色荧光。本品含土大黄苷，泻下作用差。

5. 土大黄 为蓼科植物红丝酸模 *Rumex chalepensis* Mill. 及钝叶酸模 *Rumex obtusifolius* L. 的干燥根及根茎。①红丝酸模：根及根茎呈圆锥形。根茎顶端有茎基残痕及须毛状纤维，表面棕红色至棕灰色，并有多数纵皱纹或散在皮孔样瘢痕。质硬，断面黄色，有棕色形成层环及放射状纹理。气微，味稍苦。②钝叶酸模：主根圆锥形或圆柱形，较粗状。表面棕黄色或黄褐色，多有分枝。质坚硬，难折断。断面呈黄色，具表面凹入的深沟条纹。味苦。

6. 羊蹄 为蓼科植物羊蹄 *Rumex japonicus* Houtt. 及尼泊尔羊蹄 *Rumex nepalensis* Spreng 的根。①羊蹄根：呈圆锥形或类圆锥形，较粗。表面为暗棕色，有横长皮孔瘢痕及皱纹。断面黄棕色，偶见腐朽样空洞。具特殊香气，味微苦涩。②尼泊尔羊蹄根：呈类圆锥形，多有分枝及须状毛，有多数密集横纹。表面黄灰色，具横长皮孔样瘢痕。质硬易折断，断面淡棕色，气微，味苦涩。

(二)炮制研究

大黄酒炖、醋煮、制炭的制品其泻下成分番泻苷及大黄酸苷含量明显减少。加热对鞣质影响较小，因此泻下作用减弱，而收敛作用相对增强。大黄各炮制品均有一定抑菌作用，其中酒炖大黄、炒大黄的抑菌作用与生品相近。近创热压法酒制熟大黄新工艺，经实验研究和临床验证，认为该法制品既能缓和生大黄副作用(峻泻、恶心、呕吐、腹痛)，又保持了较好的解热、抑菌、消炎的疗效。

何首乌 Radix Polygoni Multiflori
(英)Fleeceflower Root

本品为常用中药。始载于《开宝本草》。唐代李翱著有《何首乌传》。据传汉武帝时有人常服此药能乌发，故名。亦相传有何姓叟因服此而白首转乌而得名。古谓首乌“有赤白二种”，其赤者即指本品。目前已将何首乌与白首乌分列。

【来源】 本品为蓼科植物何首乌 *Polygonum multiflorum* Thunb. 的干燥块根。

【植物形态】 多年生缠绕性草本。根末端肥大成不规则块状。茎基部略呈木质，上部多分枝，草质。叶片心脏形，全缘，光滑无毛；托叶鞘膜质。圆锥花序顶生或腋生，花多数，细小，花被 5 深裂，白色。瘦果椭圆形，有三棱，包于宿存的翅状花被内。花期 8～10 月，果期 9～11 月(图 7-2①)。

【采制】 秋、冬二季叶枯萎时采挖，削去两端，洗净，个大者切成块状，晒干。或用黑豆汁拌匀，蒸至内外均呈棕褐色，或晒至半干，切片，干燥，成制何首乌。

【产地】 主产于河南、湖北、广西、广东、贵州、四川及江苏等地。一般认为广东产者为道地药材。

【性状】 块根为团块状或不规则纺锤形，长 6～15cm，直径 4～12cm。表面红棕色或红褐色，皱缩不平，有浅沟和横长皮孔。横断面淡红棕色或淡黄棕色，粉性，皮部有 4～11 个类圆形异型维管束环列，形成云锦状花纹，中央木部较大，有的呈木心。气微，味微苦而甘涩（图 7-2②）。

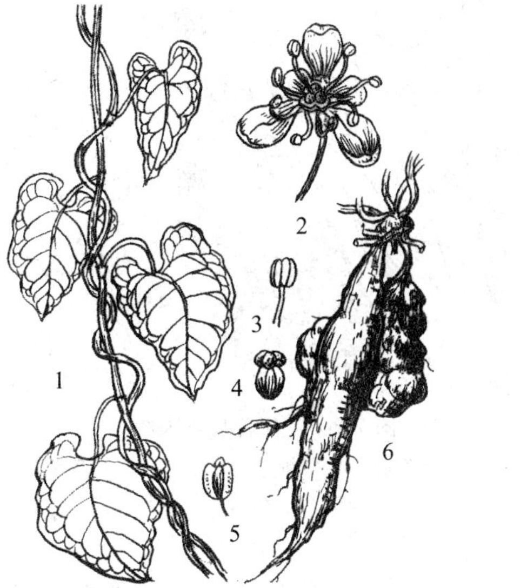

图 7-2①　何首乌原植物图

1. 植株　2. 花　3. 雄蕊　4. 雌蕊　5. 果实　6. 根

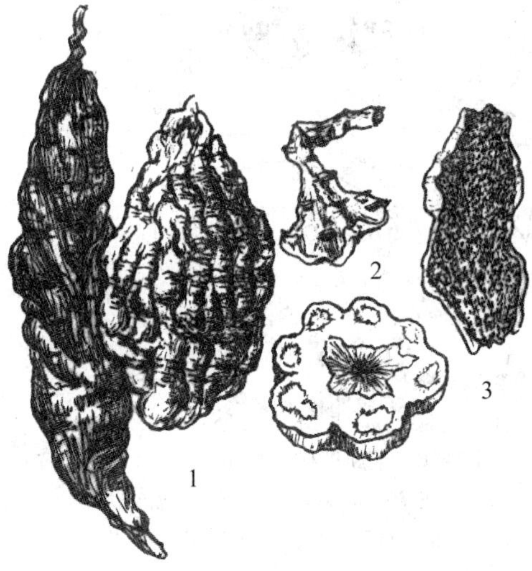

图 7-2②　何首乌药材图

1. 药材个子　2. 饮片　3. 制首乌片

制首乌　不规则皱缩状的块片，厚约 1cm，表面黑褐色或棕褐色，凹凸不平，质坚硬，断面角质状，棕褐色或黑色。气微，味微甘而苦涩（药典已另列）。

【显微特征】

根横切面　木栓层数列，充满红棕色物。韧皮部宽广，散有 4～11 个类圆形异型维管束，外韧型，导管稀少。中柱形成层成环，木质部导管较小，根的中心导管较多。薄壁细胞含草酸钙簇晶和淀粉粒（图 7-2③）。

粉末　棕色。①簇晶较多，直径 20～160μm，有的簇晶与方晶合生。②淀粉粒众多，单粒类球形，直径 4～50μm，脐点星状、点状或三叉状，复粒由 2～9 分粒组成。③木纤维多成束。④多为具缘纹孔导管。尚有木栓细胞、棕色块状物和草酸钙方晶等（图 7-2④）。

【化学成分】 含有卵磷脂（lecithin）约 3.7%；蒽醌类衍生物约 1.1%，主要为大黄酚、大黄素、大黄酸和大黄素甲醚。含芪类化合物 2，3，5，4′-四羟基对苯乙烯-2-O-β-D-葡萄糖苷约 1.2%，被认为是何首乌的主要成分。尚含儿茶精、表儿茶精等。

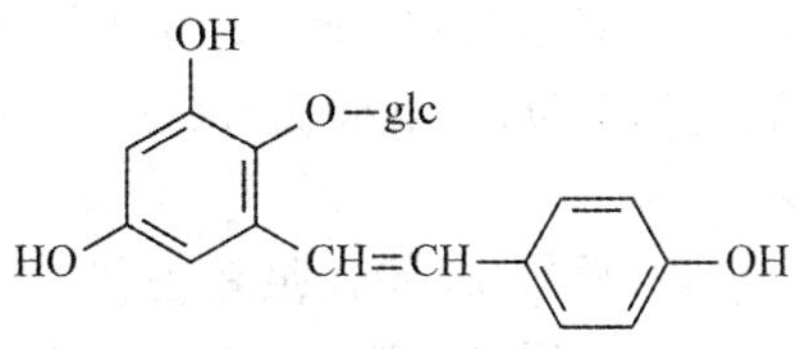

2，3，5，4′-四羟基对苯乙烯-2-O-β-D-葡萄糖苷

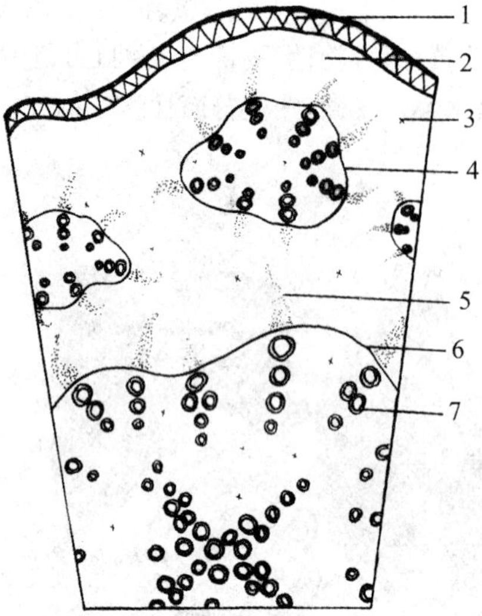

图 7-2③　何首乌横切面简图

1. 木栓层　2. 皮部　3. 簇晶　4. 异型维管束　5. 韧皮部　6. 形成层　7. 木质部

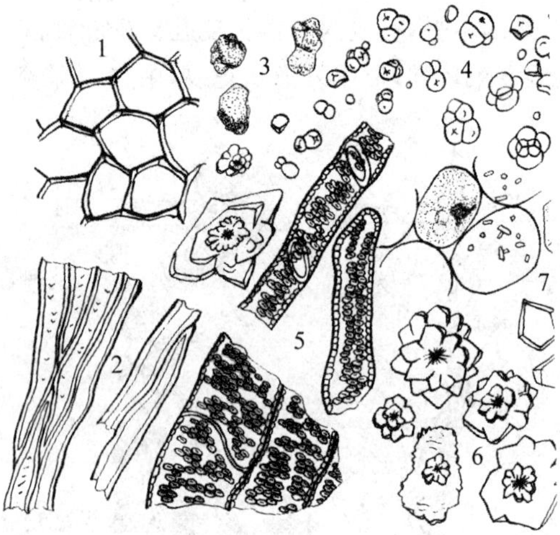

图 7-2④　何首乌粉末图

1. 木栓细胞　2. 纤维　3. 色素块　4. 淀粉粒　5. 导管　6. 簇晶　7. 方晶

【理化鉴定】

1. 微量升华　粉末微量升华得黄色柱状或针簇状结晶，遇碱液显红色。

2. 荧光反应　取样品粗粉 1g，加甲醇 15mL，冷浸 24 小时，过滤，滤液浓缩至 2mL，于紫外光灯(365nm)下观察，显亮蓝色荧光。

3. 颜色反应

(1)取粉末约 0.1g，加 10%氢氧化钠溶液 10mL，煮沸 3 分钟，冷后过滤。滤液加盐酸使成酸性，再加等量乙醚振摇，醚层显黄色。分取醚液 4mL，加氨试液 2mL，振摇，氨液层显红色(检查蒽醌类衍生物)。

(2)取粉末约 0.2g，加乙醇 5mL，温浸 3 分钟趁热滤过，放冷。取滤液 2 滴，置蒸发皿中蒸干，趁热加三氯化锑的氯仿饱和溶液 1 滴显紫红色(甾醇类反应)。

4. 薄层色谱　取生何首乌粉末 0.25g，用 95%乙醇 50mL 回流提取 1 小时，滤液浓缩至 3mL，作为供试品溶液。另取何首乌对照药材 0.25g，同法制成对照药材溶液。吸取上述溶液各 2μL，分别点于同一以羧甲基纤维素钠为黏合剂的硅胶 H 薄层板上，使呈条状，以苯-乙醇(2∶1)为展开剂展开，展开约 3.5cm，取出晾干，再以苯-乙醇(4∶1)为展开剂展开约 7cm，取出，晾干，置紫外灯(365nm)下检视，供试品色谱中，在与对照药材色谱相应的位置上，显相同颜色的荧光条斑；再喷以磷钼酸硫酸溶液(磷钼酸 2g，加水 20mL 使溶解，再缓缓加入硫酸 30mL，摇匀)，稍加热，立即置紫外灯(365nm)下检视，供试品色谱中，在与对照药材色谱相应的位置上，显相同颜色条斑。

【品质评价】　传统认为：以体重、质坚实、粉性足者为佳。2010 年版药典规定：何首乌水分不得过 10.0%，总灰分不得过 5.0%，用高效液相色谱法测定，本品含 2,3,5,4′-四羟基二苯乙烯-2-O-β-D-葡萄糖苷不得少于 1.0%，含结合蒽醌以大黄素和大黄素甲醚的总量计，不得少于 0.10%。

【药理作用】

1. 对心血管系统的作用 对离体蛙心有兴奋作用，对疲劳心脏有强心作用，能阻止胆固醇在肝内沉积，降低血清胆固醇，防止动脉粥样硬化的形成和发展。

2. 护肝作用 所含芪类化合物能显著对抗实验性脂肪肝和肝功能损害，抑制肝脏脂质过氧化。

3. 通便作用 所含结合性蒽醌类衍生物具通便作用。

4. 抗衰老作用 具保护超氧化物歧化酶(SOD)、胸腺的作用，抑制B型单胺氧化酶(MAO)的活性，提高细胞免疫功能，降低心肌细胞脂褐素，对中枢衰老钟的运行有一定的调节作用，因而具有明显的抗衰老作用。

5. 抑菌作用 对结核杆菌、金黄色葡萄球菌、白色葡萄球菌、乙型溶血性链球菌等有抑制作用。

【性味功效】 性温，味甘、苦、涩。归肝、心、肾经。生首乌能解毒消痈，润肠通便。用于肠燥便秘，疮痈，高血脂症，淋巴结核等。制首乌属于补血药，能补肝肾，益精血，乌须发，强筋骨，用于眩晕耳鸣，须发早白，腰膝酸软，肢体麻木，久病体虚，神经衰弱，高血脂症等。用量6～12g。

【开发应用】 目前有单用何首乌或以何首乌为主制成的多种药物，如单用何首乌制成的首乌片治疗高血脂症，单用何首乌制成的何首乌糖浆治疗肾精亏虚，筋骨无力，神经衰弱等，以何首乌为主，配伍山楂、决明子等制成的片剂、丸剂等多种剂型用于降血脂、降血压等，配伍熟地、当归、女贞子、枸杞子等治疗白发等，均取得了一定的效果。

【附注】

1. 首乌藤(夜交藤) 为何首乌的干燥藤茎。秋、冬二季落叶后采收。长圆柱形，稍扭曲，具分枝，直径4～7cm。表面紫红至紫褐色，具扭曲的纵皱，节部略膨大。外皮菲薄，可剥离。质脆易断，断面皮部紫褐色，木部黄白色或淡棕色，导管孔明显。粉末中有纤维束、石细胞及草酸钙簇晶。性平，味甘。能养血安神、祛风通络。

2. 白首乌 为萝摩科植物戟叶牛皮消 *Cynanchum bungei* Decne、耳叶牛皮消 *C. auriculatum* Royle ex Wight 或隔山牛皮消 *C. wilfordii*(Maxim.)Hemsl. 的块根。纺锤形或不规则团块状。表面土黄色、灰褐色或类白色，多皱缩，并有横向皮孔样突起。质硬，断面类白色。气微，味微甘苦。含磷脂类成分，主要有磷脂酰胆碱、磷脂酰乙醇胺和磷脂酰肌醇。尚含较多的C21甾苷。有补肝肾、益精血、止心痛及健脾益气的功能。

3. 混伪品

(1)蓼科植物毛脉蓼(朱砂七)*Polygonum cillinerve*(Nakai)Ohwi 的块根，药材称红药子。不规则块状或圆柱形。表面棕黄色，根头部有多数茎基呈疙瘩状。质硬，难断，剖面深黄色，有多数纵横交错的纤维束。在中央髓部有少数异型维管束。气微，味苦。

(2)蓼科植物翼蓼 *Pteroxygonum giraidii* Drammer et Diels 的块根，药材称红药子。略呈圆柱形，表面棕红色至棕色，光滑或皱缩。断面粉红色，可见纵横走向的维管束及纤维。气微，味苦。

(3)薯蓣科植物薯莨 *Dioscorea cirrhosa* Lour. 的块茎。长圆形、类圆形或结节块状。表面深褐色，粗糙，有瘤状突起和凹纹，有时具点状须根痕。质坚硬，断面颗粒状，有明显的或隐约可见红黄相间的花纹。气微，味苦涩。

(4)萝摩科植物青羊参 *Cynanchum otophyllum* Schneid 的干燥根。主产于云南等地。根单一或数条，圆锥形，肥大。外皮黄褐色，具有规则和深浅不一的纵纹和横纹。质坚硬，断面白色粉质，周围有散生的黄色筋脉小点。气微香，味甘而微苦。

牛 膝 Badix Achyranthis Bidentatae
(英)Achyranthes Root

本品为常用中药。始载于《神农本草经》,列为上品。陶弘景谓:其茎有节似牛膝,故以为名也。因主产于河南旧怀庆府(今泌阳、焦作、武涉等地),故亦习称为“怀牛膝”,早在800年前河南就已栽种牛膝。川牛膝为同科另种植物,其性味功效与牛膝有别,药典已将这两种生药分列。各地尚有多种不同牛膝,应注意鉴别。

【来源】 本品为苋科植物牛膝 *Achyranthes bidentata* Bl. 的干燥根。

【植物形态】 多年生草本。茎节略膨大。叶对生,叶片椭圆形或倒卵形,全缘。穗状花序腋生和顶生,花下折,苞片1,膜质;小苞片2,芒刺状;花被5,绿色,披针形,长4~5mm,雄蕊5,花丝下部与子房合生,与退化雄蕊联成杯状;子房长椭圆形。胞果长圆形,包于宿萼内。花期8~9月,果期9~10月(图7-3①)。

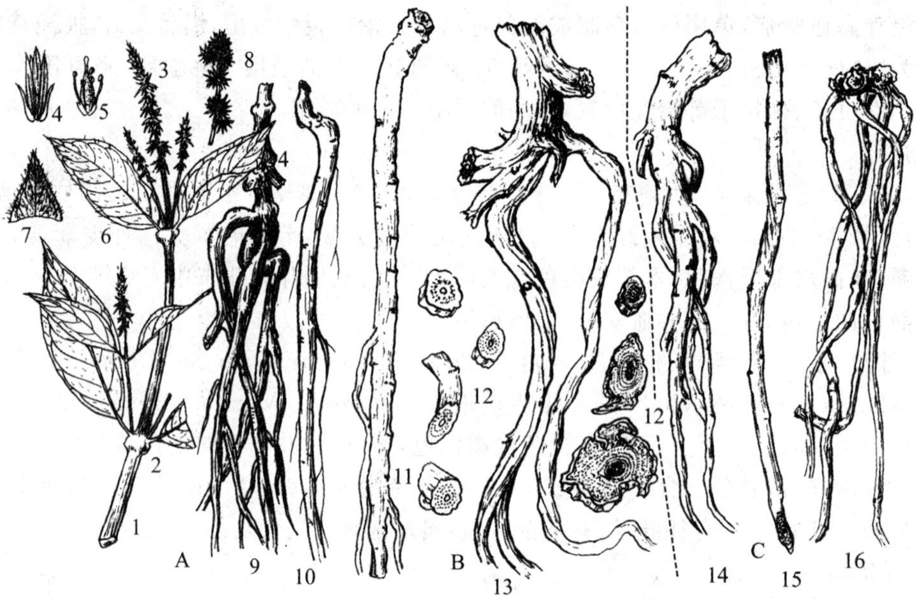

图7-3① 牛膝原植物和药材图(附伪品)

A. 原植物 B. 药材 C. 伪品

1. 植株 2. 茎节膨大 3. 花序 4. 花 5. 去花被的花 6. 叶 7. 川牛膝的叶 8. 川牛膝花序 9. 牛膝的根 10. 川牛膝的根 11. 怀牛膝 12. 饮片 13. 川牛膝 14. 麻牛膝 15. 土牛膝 16. 白牛膝(14~16为易混品、伪品)

【采制】 冬季茎叶枯萎时采挖,除去须根及泥沙,捆成小把,晒至干皱后,将顶端切齐,晒干。

【产地】 主产于河南,被奉为道地药材“怀牛膝”。河北、山西、山东、江苏等地也有栽培。

【性状】 根呈细长圆柱形,直而长,有的稍弯曲,长15~70cm,直径0.4~1cm。表面土黄色或淡棕色,有微扭曲的细纵皱纹、排列稀疏的侧根痕和横长皮孔。质硬脆,易折断,受潮后变软。断面平坦,淡棕色,略呈角质样而油润,中心维管束木质部较大,黄白色,其外周散有多数黄白色点状维管束,断续排列成2~4轮。气微,味微甜,涩,嚼之略黏牙(图7-3①)。

【显微特征】

根横切面　木栓层为5～6列扁平细胞，切向延伸。皮层较窄，约为十数列切向延伸的薄壁细胞。外韧型维管束断续排列成2～4轮，最外轮的维管束较小，有的仅1至数个导管，束间形成层几连接成环，向内维管束较大；木质部主要由导管及小的木纤维组成，根中心木质部集成2～3群。薄壁细胞含有草酸钙砂晶（图7-3②）。

粉末　土黄色。①薄壁细胞中有草酸钙砂晶分布。②导管多为网纹、单纹孔或具缘纹孔导管。③木纤维较长，胞腔大，壁上有时可见细斜纹孔及十字型纹孔。④木栓细胞类长方形，淡黄色（图7-3③）。

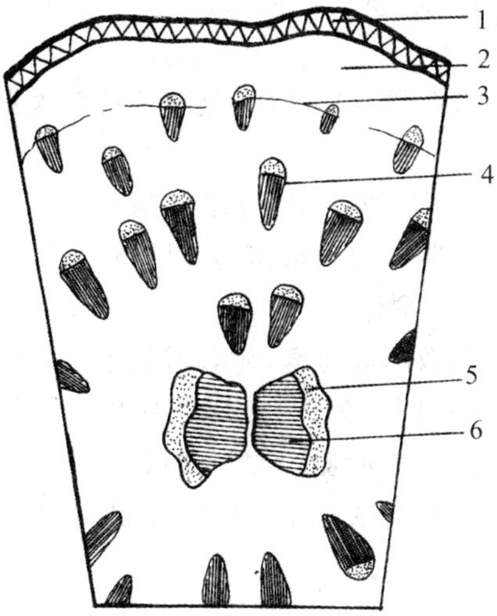

图7-3②　牛膝组织简图

1. 木栓层　2. 皮层　3. 形成层
4. 异型维管束　5. 韧皮部　6. 木质部

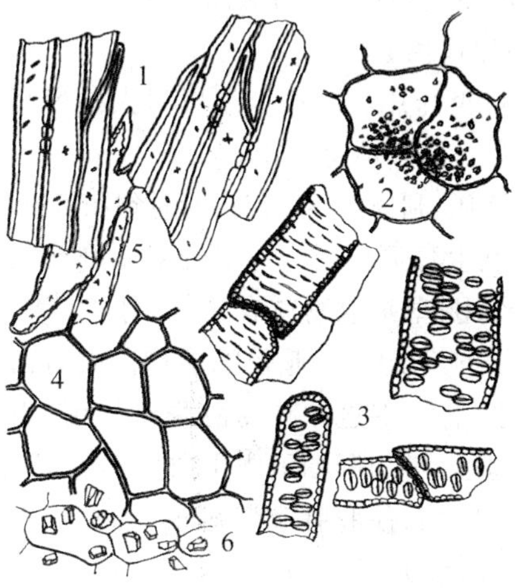

图7-3③　牛膝粉末图

1. 木纤维　2. 砂晶　3. 导管
4. 木栓细胞　5. 川牛膝木纤维
6. 川牛膝方晶

【化学成分】　含皂苷，苷元为齐墩果酸。并含脱皮甾酮（ecdysterone）、牛膝甾酮（inokosterone）、谷甾醇、豆甾烯醇、红花甾酮（rubrosterone）及黏液质等。

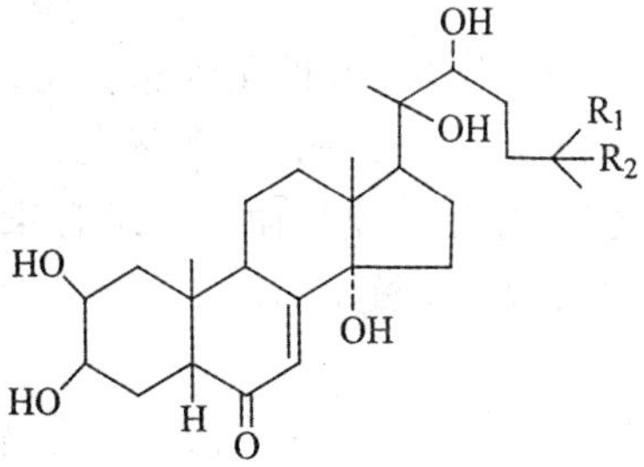

脱皮甾酮　$R_1=CH_3$　$R_2=OH$
牛膝甾酮　$R_1=CH_2OH$　$R_2=H$

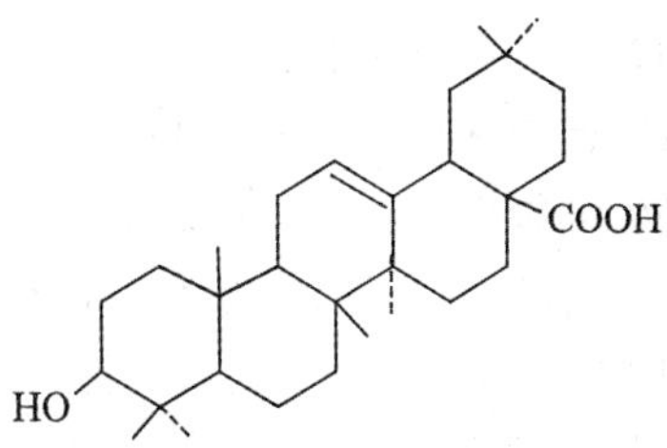

齐墩果酸

【理化鉴定】

1. 荧光反应　本品横切面在紫外灯下显黄白色荧光。滴加1%氢氧化铵，显淡黄绿色荧光。

2. 光谱鉴定　取粉末 0.4g，加乙醇 20mL，放置 12 小时，滤液供测试用。测试条件：扫描范围 400～200nm，吸收量程 0～2A，狭缝宽度 2nm，波长标尺放大 40nm/cm。样品在 279±2nm 波长处有最大吸收。

3. 薄层色谱　取粉末 2g，加乙醇 20mL，加热回流 40 分钟，静置。取上清液 10mL，加盐酸 1mL，加热回流 1 小时后浓缩至 5mL，加水 10mL，用石油醚（60℃～90℃）20mL 提取，提取液蒸干，残渣加乙醇 2mL 溶解，作为供试品溶液。另取齐墩果酸，用乙醇制成每 lmL 含 1mg 的溶液作为对照品溶液。吸取供试品溶液 10～20μL，对照品溶液 10μL，分别点于同一硅胶 H-CMC 薄层板上，以氯仿-甲醇（40：1）展开，取出晾干，喷以磷钼酸试液，在 110℃烘约 10 分钟。供试品色谱中，在与对照品色谱相应的位置上，显相同的颜色斑点。

【药理作用】

1. 抗炎作用　醇浸剂灌胃对大鼠甲醛性关节炎有明显抑制作用，皂苷灌胃对大鼠蛋清关节炎有促进炎肿消退作用。

2. 降压、利尿作用　流浸膏对狗和兔有短暂的降压、利尿作用，并能抑制心脏及肠管的收缩。

3. 抗生育等作用　总皂苷对未孕或已孕子宫均有明显的兴奋作用；对妊娠小鼠有显著的抗生育作用；苯提取物亦有显著的抗生育、抗着床及抗早孕作用。

4. 其他作用　牛膝甾酮能抑制大鼠由高血糖素所致的高血糖，显著增加小鼠肝脏中氨基酸合成蛋白质，促进龙虾的前脱皮作用，小鼠腹腔注射，LD_{50} 为 7.8g/kg。脱皮甾酮能降低血糖和胆固醇，增加肝细胞中蛋白质的合成，促进肝细胞核和细胞膜 RNA 的合成。能明显促进幼鼠体重增加，使肝脏和肾脏的蛋白质保持在较高水平。雄性小鼠腹腔注射，LD_{50} 为 6.4g/kg，灌服 LD_{50} 大于 9g/kg。

【品质评价】　传统认为：以身干、皮细、条长、色黄白、味甜者为佳。2010 年版药典规定：本品水分不得过 15.0%总灰分不得过 9.0%。以水饱和正丁醇为溶剂，照醇溶性浸出物测定法项下的热浸法测定，浸出物不得低于 6.5%，照高效液相色谱法测定，含 β-蜕皮甾酮不得少于 0.03%。

【性味功效】　性平，味苦、酸。归肝、肾经。属于活血化瘀药。能补肝肾，强筋骨，逐瘀通经，引血下行。用于腰膝酸痛，筋骨无力，经闭症瘕，肝阳眩晕，跌打损伤等。用量 4.5～9g。

【附注】

1. 川牛膝　为苋科植物川牛膝 *Cyathula officinalis* Kuan 的干燥根。主产于四川、云南、贵州等地。近圆柱形，长 30～60cm，直径 0.5～3cm，表面黄棕色或灰褐色。质韧，断面浅黄色或棕黄色，维管束点状，排列成数轮同心环。气微，味甜。横切面三生维管束断续排列成 4～11 轮。薄壁细胞中有砂晶、方晶。含羟基促蜕皮甾酮、红甾酮、杯苋甾酮等。性平，味甘、微苦。能逐瘀通经，通利关节，利尿通淋（图 7-3①）。

2. 混伪品（图 7-3①）

（1）麻牛膝　苋科头花杯苋 *Cyathula capitata*（Wall）Moq. 的根。主产于四川、云南等地。外形似牛膝，但根条短粗，扭曲度不大，外皮灰褐色或棕红色。质脆，易断，断面灰褐色，略呈角质状，纤维性较强。味甜后苦，刺舌。

（2）红牛膝　苋科柳叶牛膝 *Achyrantbes longifolia* Makino 的根。主产于四川、云南、贵州等地。圆柱形，弯曲，上端有切去芦头的痕迹。外皮土黄色，有细纵皱纹和须根痕。质柔软，肉质，易折断。断面黄白色至淡棕红色，微带纤维性；味甜。

(3)土牛膝　苋科粗毛牛膝 *Achyranthes aspera* L. 的根。主产于广东、广西等地。细长圆柱形，直径 0.3～0.6cm。表面灰黄色，全体有细顺纹及侧根痕。质韧，不易折断。断面纤维性，维管束排列成数层环状。气微，味甜而涩。

(4)味牛膝　爵床科腺毛马蓝 *Strobilanthes forrestii* Diels 的根茎及根。主产于四川、湖北等地。根茎粗大，多分枝，盘曲结节。须根丛生，细长圆柱形，表面暗灰色，平滑，皮部质脆，带粉性，常有环形断节裂隙。木心质地坚韧，皮部灰白色，木部暗灰色，味淡。

(5)白牛膝　石竹科狗筋蔓 *Cucubalus baccifer* L. 的干燥根。主产于东北、四川等地。细长圆柱形，稍扭曲，长短不等，直径 3～6mm。表面灰黄色，有纵皱纹及少数须根痕。质脆，易折断，断面皮部灰白色，木部淡黄色。气无，味甜微苦。

川　乌　Radix Aconiti
(英)Aconite Root

川乌为常用中药。《神农本草经》载有附子、乌头、天雄，列为下品。陶宏景谓乌头与附子同根，附子八月采，乌头四月采，春时茎叶初生有脑头，如乌鸟之头，故谓之乌头。李时珍谓乌头有两种，出彰明者及附子之母，今人谓之川乌头是也。春末生子，故曰春采为乌头，冬则生子已成，故曰冬采为附子，其天雄、乌喙、侧子皆是生子多者，因象命名……其产江左山南等处者，乃本经所列乌头，今人谓之草乌头是也。乌头类生药毒性较大，一般炮制后使用，应注意按照规定进行加工炮制。

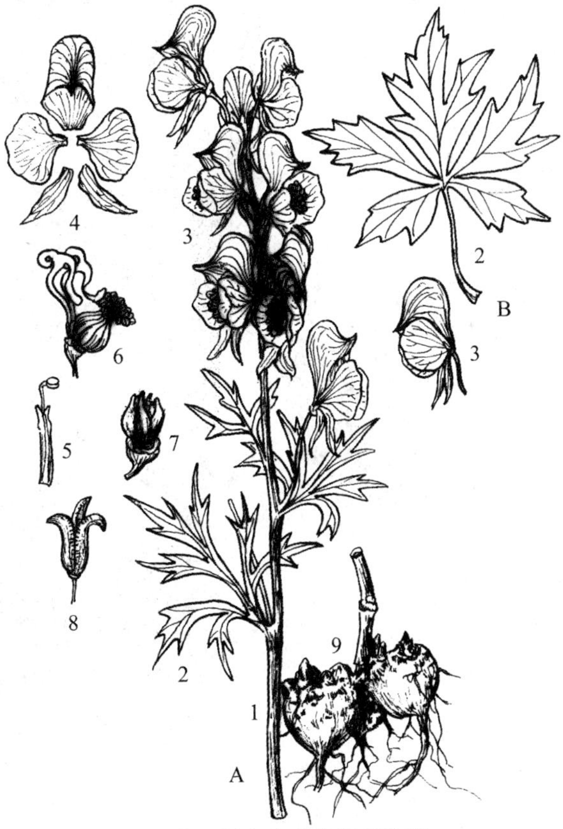

图 7-4①　川乌和草乌原植物图

A. 川乌　B. 草乌

1. 植株　2. 叶　3. 花　4. 花展开　5. 雄蕊　6. 雄蕊群　7. 雌蕊　8. 果实　9. 根

【来源】　本品为毛茛科植物乌头 *Aconitum carmichaeli* Debx. 的干燥主根(母根)。

【植物形态】　多年生草本，高 60～120cm。地下块根常 4～5 个连生一起，栽培品常留 2 个，母根瘦长圆形，侧生子根肥短圆锥形。叶掌状三深裂，两侧裂片再 2 裂。总状花序顶生，花蓝紫色，上萼片高盔状。蓇葖果 3～5 个。花期 6～7 月，果期 7～8 月(图 7-4①)。

【采制】　6 月下旬至 8 月上旬采挖，母根和子根分开，母根及较小的子根晒干后为川乌。取净川乌，大小个分开，用水浸泡至内无干心，取出，加水煮沸 4～6 小时(或蒸 6～8 小时)，至切开内无白心，口尝微有麻舌感时，取出，晾至六成干，切片干燥即为制川乌(药典已另列)。

【产地】 主产于四川、陕西等地。以四川产者为道地药材。

【性状】

生川乌 不规则圆锥形，顶端常有茎痕，中部多向一侧膨大，长 2～7.5cm，直径 1.2～2.5cm，表面棕褐色或灰棕色，皱缩，有小瘤状侧根及子根脱落后的痕迹。质坚实，断面类白色，形成层环纹多角形。气微，味辛辣，麻舌。

制川乌 为不规则或三角形的片，表面黑褐色和黄褐色，有灰棕色形成层环纹，质坚脆，断面有光泽，无臭，微有麻舌感(图 7-4②)。

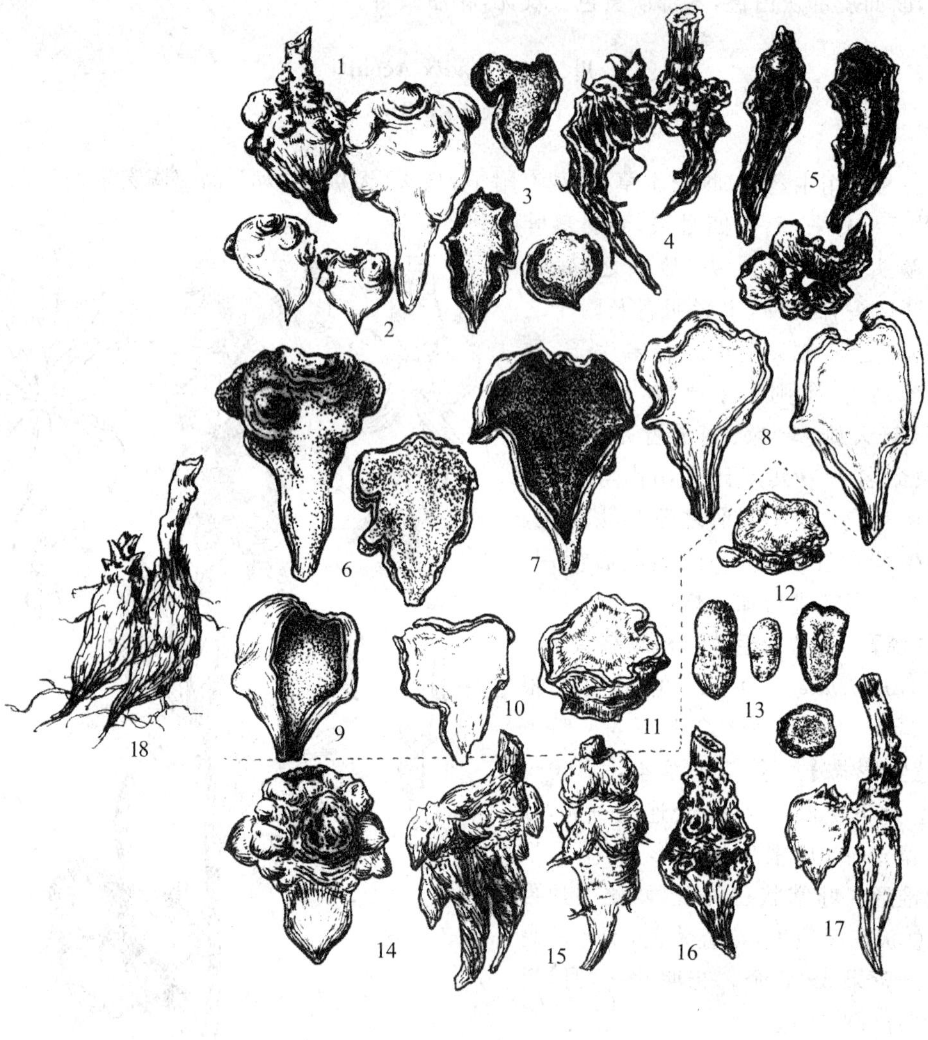

图 7-4② 川乌和草乌药材图(附类似品和伪品)

1. 川乌 2. 附子 3. 制川乌 4. 草乌 5. 制草乌 6. 盐附子 7. 黑顺片 8. 白附片 9. 卦附片 10. 刨附片 11. 熟附片 12. 黄附片 13. 禹白附 14. 关白附 15. 多根乌头 16. 瓜叶乌头 17. 松潘乌头 18. 草乌根

【显微特征】

川乌横切面　后生皮层为棕色木栓化细胞，皮层偶见石细胞，内侧偶见纤维束。形成层类多角形，其内外偶有 1 至数个异型维管束。木质部导管多列，呈径向或略呈"V"形排列，髓明显。薄壁细胞充满淀粉粒（图 7-4③）。

川乌粉末　灰黄色。①淀粉粒类球形，直径 3～22μm，复粒由 2～15 分粒组成。②石细胞类方形或多角形或一边斜尖，直径 49～117μm，长 113～280μm。③后生皮层细胞棕色，有的壁呈瘤状增厚突入细胞腔。④主为具缘纹孔导管（图 7-4④）。

【化学成分】　主含双酯型二萜类生物碱，如乌头碱、中乌头碱、下乌头碱、杰斯乌头碱、异翠雀碱、北乌碱等，此类成分是乌头的主要有毒成分；单酯型乌头碱，如苯甲酰乌头胺、苯甲酰中乌头胺、苯甲酰下乌头胺，此类成分的毒性仅为双酯型乌头碱的 1/100～1/1000；若进一步水解，则成为相应的乌头胺、中乌头胺和下乌头胺，它们几无毒性。尚含强心成分去甲乌药碱、去甲猪毛菜碱和棍掌碱等。

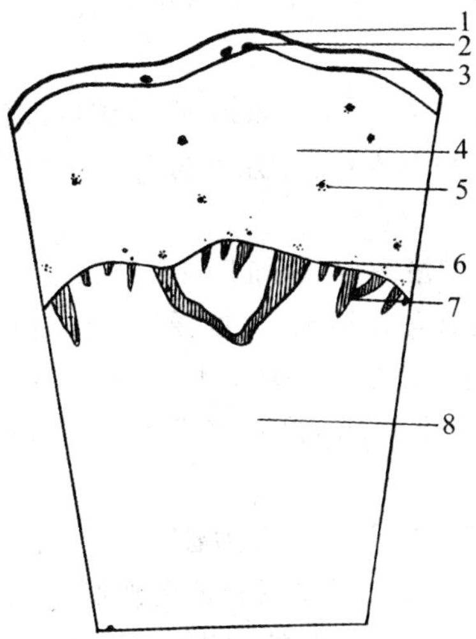

图 7-4③　川乌横切面组织简图

1. 后生皮层　2. 石细胞　3. 内皮层　4. 韧皮部　5. 筛管群　6. 形成层　7. 木质部　8. 髓

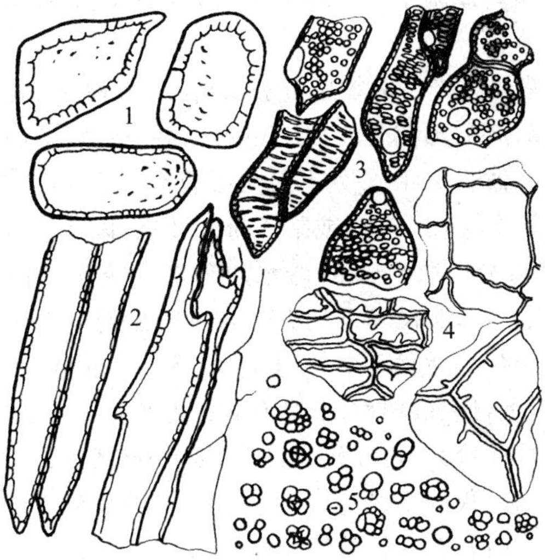

图 7-4④　川乌粉末图

1. 石细胞　2. 纤维　3. 导管　4. 厚生皮层细胞　5. 淀粉粒

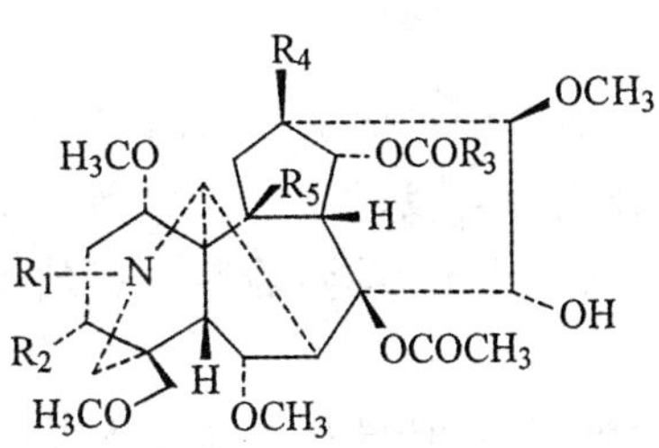

	R_1	R_2	R_3	R_4	R_5
乌头碱	C_2H_5	OH	C_6H_5	OH	H
中乌头碱	CH_3	OH	C_6H_5	OH	H
下乌头碱	CH_3	H	C_6H_5	OH	H
杰斯乌头碱	C_2H_5	OH	$C_6H_4OCH_3$	OH	H
异翠雀碱	CH_3	H	C_6H_5	H	H
北乌碱	CH_3	OH	C_6H_5	OH	OH

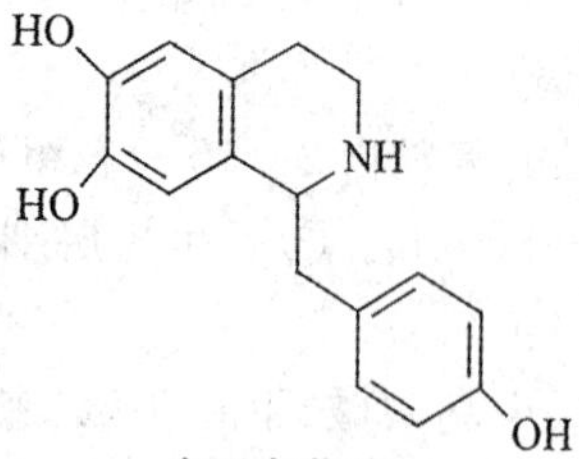

去甲乌药碱

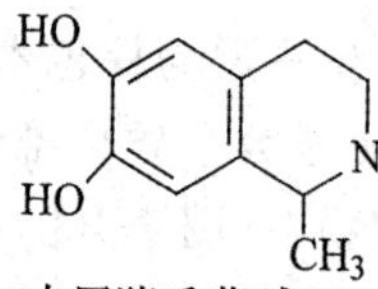

去甲猪毛菜碱

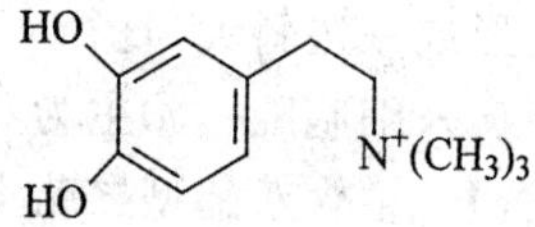

棍掌碱

【理化鉴定】

1. 颜色反应

(1)川乌或附子粉末,加亚铁氰化钾颗粒少许,再加甲酸 1 滴,显绿色。

(2)川乌或附子的乙醇浸出液,加香草醛和 0.5N 硫酸溶液少量,在沸水浴上加热 20 分钟,显红紫色。

2. 紫外分光　取本品粉末 0.5g,加乙醚 10mL 与氨试液 0.5mL,振摇 10 分钟,滤过,滤液置分液漏斗中,加硫酸液(0.25mol/L)20mL,振摇提取,分取酸液适量用水稀释后以分光光度法测定,在波长 231nm 处有最大吸收。

3. 薄层色谱　乌头或附子粉末 2 克,以 10%的碳酸钠溶液湿润,加苯冷浸过夜,滤取苯液并用 2%盐酸提取生物碱;酸水加浓氨水碱化,用乙醚提取总生物碱,供点样用。取样品溶液与乌头碱、中乌头碱和下乌头碱的对照品的混合液,分别点样于同一块碱性氧化铝 G 薄层板(120℃～140℃活化 1 小时)上,用乙醚-石油醚(10∶1)展开 16cm,碘蒸汽显色。在薄层相对应的位置上,供试品与对照品有相同颜色的斑点。

【品质评价】　传统认为:川乌以身干,个均匀,肥满坚实,无空心者为佳。2010 年版药典规定:川乌总灰分不得过 9.0%,酸不溶性灰分不得过 2.0%;照高效液相色谱法测定,含乌头碱、次乌头碱和新乌头碱的总量应为 0.050%～0.17%;制川乌含双酯型生物碱以乌头碱、次乌头碱和新乌头碱的总量计,不得过 0.040%,含苯甲酰乌头原碱、苯甲酰次乌头原碱及苯甲酰新乌头原碱的总量应为 0.070%～0.15%。

【药理作用】

1. 去甲乌药碱作用　去甲乌药碱能使心室血压上升,心输出量增加,降低冠状动脉、脑和外周动脉及全血管阻力,能显著增加离体蛙心、在位兔心和豚鼠衰竭心脏的心肌收缩力。棍掌碱有明显的升压作用。

2. 乌头碱作用　乌头碱有镇痛、镇静、局麻作用,对心肌有明显的毒性,腹腔给药对小鼠胃癌和肉瘤 S180 有一定的抑制作用,并能抑制 Lewis 肺癌的自发转移。小鼠灌胃 LD_{50} 为 1.8mg/kg,皮下注射 LD_{50} 为 0.27mg/kg,腹腔注射 LD_{50} 为 0.38mg/kg,静脉注射的 LD_{50} 为 0.12mg/kg。

3. 次乌头碱作用　次乌头碱镇痛与镇静作用与乌头碱相同,有很好的抗炎作用,其毒性大为降低,小鼠灌胃 LD_{50} 为 5.5mg/kg,皮下注射 LD_{50} 为 1.19mg/kg,腹腔注射 LD_{50} 为 1.1mg/kg,静脉注射的 LD_{50} 为 0.47mg/kg。

4. 中毒症状　川乌和附子急性中毒时，呼吸兴奋，流涎，运动麻痹，末梢痉挛，呕吐样开口运动，称为乌头碱症状。

【性味功效】 生川乌　性热，味辛，苦，有大毒。归心、肝、肾、脾经。属于祛风湿药。一般用制川乌。能祛风除湿，温经止痛。用于风寒湿痹，关节疼痛，心腹冷痛，寒疝作痛，麻醉止痛等。用量 1.5～3g。宜久煎。不宜与半夏、瓜蒌、贝母、白及、白蔹、天花粉同用。

【附注】

1. 草乌　来源于北乌头 *Aconitum kusnezoffii* Reichb. 干燥块根，全国大部分地区均有分布。秋季地上部分枯萎时采挖。呈不规则长圆锥形，顶端常有残茎或不定根残基，有的顶端有一枯萎的芽。表面灰褐色或黑棕褐色，皱缩明显，有纵皱纹，点状须根痕和数个瘤状侧根。断面灰白色或暗灰色，有裂隙，髓部较大或中空。其成分、功效与川乌类同，一般炮制后用(图 7-4②)。

2. 草乌叶　为毛茛科植物北乌头 *Aconitum kusnezoffii* Reichb. 的干燥叶，多皱缩、破碎，完整叶片卵圆形，3 全裂，中间裂片菱形，近羽状深裂，侧裂片 2 深裂，小裂片披针形或卵状披针形。质脆，气微，味辛辣。含乌头碱。性平，味辛、涩，有小毒，能清热，解毒，止痛。主要用于热病发热，泄泻腹痛，头痛、牙痛等，用量 1～1.2g，多入丸散(图 7-4①)。

3. 雪上一支蒿　为雪上一支蒿 *Aconitum bullatifolium* Levl. var. *homotrichum* W. T. Wang、短柄乌头 *A. brachypodum* Diels、铁棒槌 *A. pendulum* Busch 或宣威乌头 *A. subrosulatum* Hand.-Mazz. 的块根。主产于云南、四川、甘肃等地。含乌头碱、下乌头碱、一枝蒿素 A～E 等生物碱成分。性温，味苦、辛，有大毒。能消炎止痛，祛风除湿。用于风湿疼痛，跌打损伤等症。一般外用，内服慎用，常用量一次 25～50mg，最大量一次 70mg。

4. 炮制研究　川乌炮制方法繁多，可分为浸泡等水处理，烘、焙、煨、炮等干热处理和蒸、煮等湿热处理三种类型。三类方法均可使双酯型的乌头碱类成分发生水解而达到去毒目的。但水处理生物碱随水流失较多，药效受到影响；烘等干热处理总生物碱含量影响不大，对药效影响较小；蒸煮特别是热压蒸制处理，总生物碱含量高，双酯型毒性生物碱含量低，去毒效果好，生产周期短。

附　子　Radix Aconiti Lateralis Preparata
(英)Prepared Daughter Root of Common Monkshood

本品为常用中药。始载于《神农本草经》，列为下品。因其系乌头子根，如子附母，故名。

【来源】 本品为乌头 *Aconitum carmichaeli* Debx. 侧根(子根)的加工品。

【植物形态】 见川乌。

【采制】 较大的子根，称为泥附子，进行下列加工：

1. 取泥附子，洗净，浸入食用胆巴的水溶液中，过夜，再加食盐，继续浸泡，每日取出晒晾，并逐渐延长晒晾时间，直至附子表面出现大量结晶盐霜，体质变硬为止，习称“盐附子”。

2. 取泥附子，按大小分别洗净，浸入食用胆巴的水溶液中数日，连同浸液煮至透心，捞出，水漂，纵切成 5mm 的厚片，再用水浸漂，用调色液使附片染成浓茶色，取出，蒸至出现油面、光泽后，烘至半干，再晒干或继续烘干。习称“黑顺片”。

3. 取大小均匀的泥附子，洗净，浸入食用胆巴的水溶液中数日，连同浸液煮至透心，捞出，剥去外皮，纵切成约 3mm 的厚片，用水浸漂，取出蒸透，晒至半干，用硫磺熏后晒干。习称“白附片”。

【性状】

盐附子 呈圆锥形，长 4～7cm，直径 3～5cm。表面灰黑色，被盐霜，顶端有凹陷的芽痕，周围有瘤状突起的支根或支根痕。体重。横切面灰褐色，可见充满盐霜的小空隙及多角形形成层环纹，环纹内侧导管排列不整齐。气微，味咸而麻、刺舌。

黑顺片 为纵切片，上宽下窄，长 1.7～5cm，宽 0.9～3cm，厚 0.2～0.5cm。外皮黑褐色，切面暗黄色，油润具光泽，半透明状，并有纵向导管束。质硬而脆，断面角质样。

白附片 无外皮，黄白色，半透明，厚约 0.3cm(图 7-4②)。

【品质评价】 传统认为：盐附子以个大，体重，色灰黑，表面起盐霜者为佳；黑顺片以身干，片大均匀，皮灰褐色，切面油润有光泽者为佳；白附片以片大均匀，色黄白，油润，半透明者为佳。

【化学成分】【理化鉴定】和**【药理作用】**见川乌。

【性味功效】 附子性大热，味辛、甘，有毒。归心、肾、脾经。属于温里药。能回阳救逆，补火助阳，逐风寒湿邪。用于亡阳虚脱，肢冷脉微，阳痿，宫冷，心腹冷痛，虚寒吐泻，阴寒水肿，阳虚外感，寒湿痹痛等。用量 3～15g。孕妇禁用。不宜与半夏、瓜蒌、天花粉、贝母、白蔹、白及同用。

【附注】

1. 关白附 为毛茛科植物黄花乌头 *Aconitum coreanum*(Levl.)Raipaics 的块根。母根长圆锥形，长 5～10cm，直径 0.6～1.3cm，表面灰棕色，有纵皱纹、沟纹及横长突起的根痕，顶端有茎基。子根呈卵形或椭圆形，长 1.5～3.5cm，直径 0.6～2cm，表面棕黄色，有细纵纹，顶端有芽痕。质坚硬，断面类白色，粉性，中柱部分导管呈星点状。气微，味辛辣麻舌。含下乌头碱(hypaconitine)、关附素 A～H(guan-fubase A～H)等。性温，味辛、甘；有毒。能祛寒湿，止痛(图 7-4②)。

2. 白附子 为天南星科植物独角莲 *Typhonium giganteum* Engl. 的块茎。主产于河南禹县，也称"禹白附"。块茎呈卵圆形或椭圆形，长 2～5cm，直径 1～3cm，顶端残留茎痕或芽痕。表面白色或淡黄色，略平滑，有环纹及点状根痕。质坚硬，断面白色粉质。无臭，味淡，麻辣刺舌。含β-谷甾醇及β-谷甾醇-D-葡萄糖苷、dl-肌醇、蔗糖等。性大温，味辛、甘，有毒。有祛风痰、镇痉、止痛功能。用于中风口眼歪斜、面神经麻痹、偏头痛、破伤风、淋巴结结核、痈肿，一般炮制后用，用量 3～4.5g(图 7-4②)。

白 芍 Radix Paeoniae Alba

(英)Paeony Root

本品为常用中药。以"芍药"之名始载于《神农本草经》，列为中品，因本品花美似绰约而得名。自陶弘景的《神农本草经集注》开始，芍药即有赤、白之分，白芍之名见于贾所学的《药品化义》。白芍、赤芍来源有别，加工不同，功效各异，药典已将二者分列。

【来源】 本品为毛茛科植物芍药 *Paeonia lactiflora* Pall. 的干燥根。

【植物形态】 多年生草本。根肥大。叶互生，下部叶为二回三出复叶，枝端为单叶；小叶狭卵形、披针形或椭圆形，先端尖，基部楔形，全缘，叶缘具骨质细乳突。花大，单生于茎枝顶端；萼片 3～4，叶状；花瓣 10 片或更多，白色、粉红色或紫红色；雄蕊多数，心皮 3～5，分离。蓇蓇果 3～5 个，卵形，先端外弯成钩状，密被柔毛。花期 5～7 月，果期 6～7 月（图 7-5①）。

【采制】 夏、秋二季采挖，洗净，除去头、尾及细根，置沸水中煮后除去外皮或去皮后再煮，晒干或整理搓圆后晒干。

【产地】 主产于浙江、四川、安徽、贵州、山东等地。根据产地不同，药材上有杭白芍、川白芍及亳白芍等规格，均为栽培品。以安徽亳白芍产量大，杭白芍质量佳。

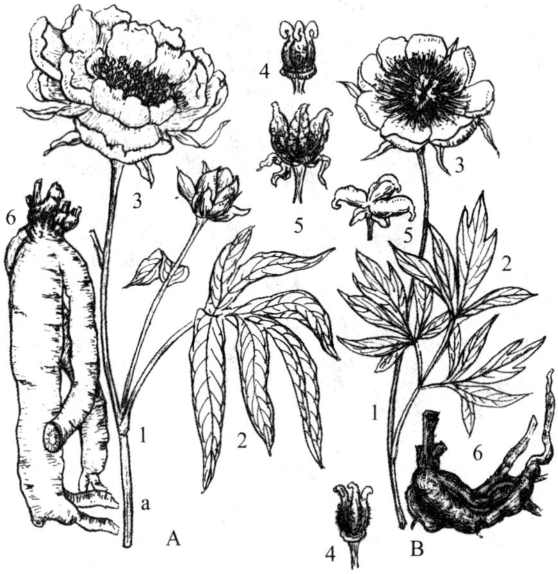

图 7-5① 白芍原植物图

A. 芍药 B. 川芍药

1. 花枝 2. 叶 3. 花 4. 雌蕊 5. 果实 6. 根

【性状】

白芍 根圆柱形，平直或稍弯曲，两端平截。表面类白色或淡红棕色，光洁或有纵皱纹及细根痕，隐约可见横长皮孔痕，偶有残存的棕褐色外皮。质坚实，不易折断，断面较平坦，类白色或微带红棕色，形成层环明显，其内方有 1～2 条断续环纹（为切向相接的导管束所形成），射线放射状。气微，味微苦而酸。

杭白芍 表面棕色或浅棕色，较粗糙，断面灰白色，似油润。

川白芍 表面粉红色，光亮无沟纹，断面粉红色，细腻，角质样。

亳白芍 表面色白，皮较粗糙亦不光润，有纵向刀削痕，断面白色或灰白色，细腻，粉性大（图 7-5②）。

【显微特征】

根横切面 木栓层偶有残存。栓内层为切向延长的薄壁细胞，常被刮去而残缺。韧皮部主由薄壁细胞组成。形成层环微波状弯曲。木射线宽 10 余列细胞；木质部束窄，导管径向成 1～3 行；并有多数导管间断地相聚成群，初生木质部不明显。薄壁细胞中含草酸钙簇晶和糊化的淀粉粒团块（图 7-5③）。

粉末 黄白色。①草酸钙簇晶直径 11～35μm，存在于薄壁细胞中，常成行，或一个细胞中含数个簇晶。②具缘纹孔及网纹导管直径 20～65μm。③木纤维主为纤维管胞，长梭形，直径 15～40μm，壁厚，微木化，具大的圆形纹孔。④糊化淀粉粒团块甚多（图 7-5④）。

【化学成分】 主含芍药苷（paeoniflorin），尚含少量羟基芍药苷、苯甲酰芍药苷、苯甲酰羟基芍药苷、白芍药苷、芍药内酯苷（albiflorin）、丹皮酚苷（paeonoside）、苯甲酸、挥发油、鞣质等。

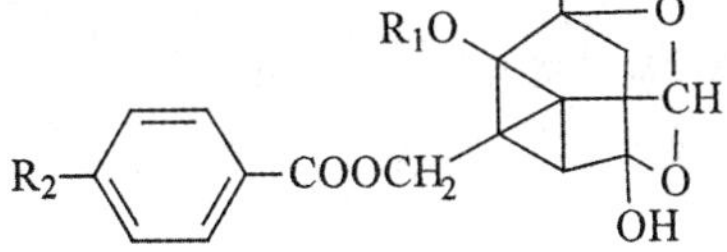

	R_1	R_2
芍药苷	葡萄糖	H
羟基芍药苷	葡萄糖	OH
苯甲酰芍药苷	苯甲酰葡萄糖	H
苯甲酰羟基芍药苷	苯甲酰葡萄糖	OH

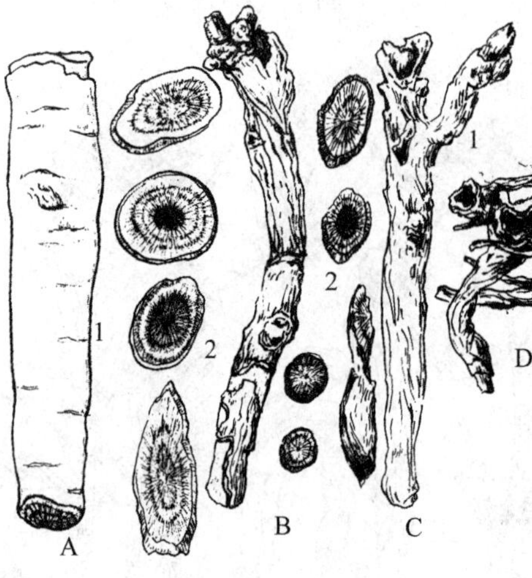

图 7-5②　白芍药材图(附赤芍)

A. 白芍　B. 赤芍　C. 川芍药　D. 草芍药

1. 药材个子　2. 药材饮片

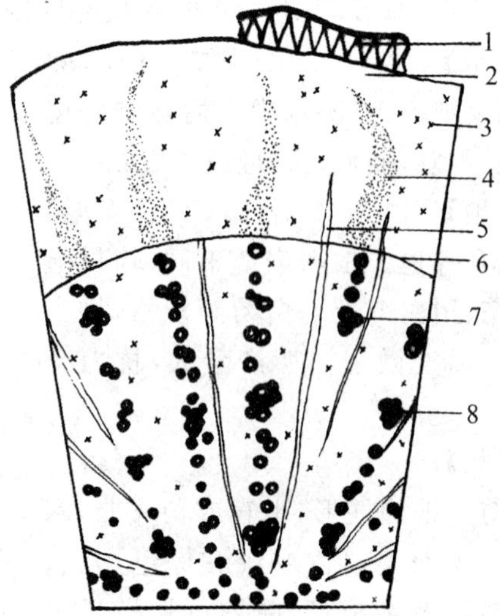

图 7-5③　白芍组织简图

1. 木栓层　2. 皮层　3. 草酸钙簇晶　4. 韧皮部　5. 射线　6. 形成层　7. 木质部　8. 木纤维

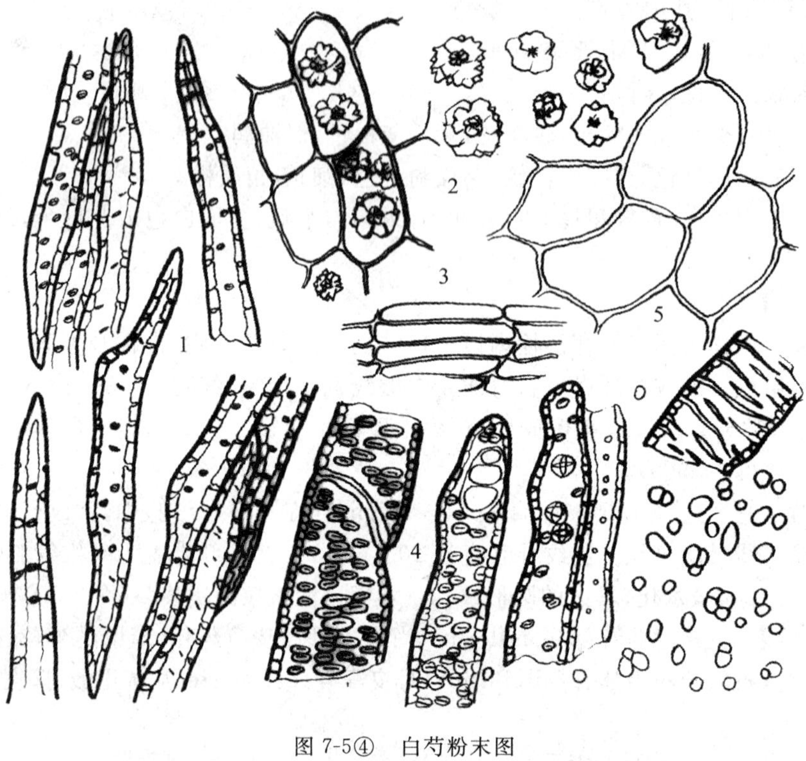

图 7-5④　白芍粉末图

1. 木纤维　2. 草酸钙簇晶　3. 木栓细胞　4. 导管　5. 薄壁细胞　6. 淀粉粒

【理化鉴定】

1. 颜色反应

(1)本品横切面加三氯化铁试液显蓝色,尤其在形成层及薄壁细胞部分较为显著。

(2)取本品粉末5g,加乙醚50mL,加热回流10分钟,滤过。取滤液10mL,置水浴上蒸干,加醋酐1mL与硫酸4～5滴,先显黄色,渐变成红色、紫色,最后呈绿色。

2. 薄层色谱 取粉末0.5g,加乙醇10mL,振摇5分钟,滤液蒸干,残渣加乙醇1mL使溶解,作为供试品溶液。另取芍药苷对照品,加乙醇制成每1mL含1mg的溶液,作为对照品溶液。吸取上述两种溶液各10μL,分别点于同一硅胶G薄层板上,以氯仿-醋酸乙酯-甲醇-甲酸(40∶5∶10∶0.2)为展开剂展开,取出晾干,喷以5%香草醛硫酸溶液,热风吹至斑点显色清晰。供试品色谱中,在与对照品色谱相应的位置上,显相同的蓝紫色斑点。

【品质评价】 传统认为:以根粗长、质坚实、粉性足、无白心或裂隙者为佳。2010年版药典规定:水分不得过14.0%,总灰分不得过4.0%,水溶性浸出物(热浸法)不得少于22.0%;用高效液相色谱法测定,白芍含芍药苷不得少于1.6%。

【药理作用】

1. 解痉作用 能抑制副交感神经的兴奋性而有解痉作用。

2. 芍药苷作用 芍药苷能抑制平滑肌,延长戊巴比妥钠的睡眠时间,扩张冠状血管,抑制小鼠肝损伤血清谷丙转氨酶(GPT)的升高及血浆乳酸脱氢酶(LDH)活性的增高,抑制大鼠的胃液分泌,预防大鼠应激性溃疡,并对肝脏病理性组织改变也有一定的保护作用。并有镇静、镇痛、解热、抗惊厥、降血糖作用。静脉注射和腹腔注射小鼠的LD_{50}分别为3.53g/kg和9.53g/kg。

3. 抑菌作用 白芍煎剂对痢疾杆菌、伤寒杆菌、金黄色葡萄球菌、溶血性链球菌、肺炎杆菌等多种细菌有抑制作用。

4. 其他作用 白芍有抗炎、抗溃疡、保肝、解毒、抗肿瘤作用,对免疫功能有双向调节作用,白芍水提取液可使胰蛋白酶的效价降低90%,水浸出物的乙醚可溶部分有显著的肌肉松弛作用。

【性味功效】 性微寒,味苦、酸。归肝、脾经。属于补血药。能平肝止痛,养血调经,敛阴止汗。用于头痛眩晕,胁痛腹痛,四肢挛痛,血虚萎黄,月经不调,自汗盗汗等。用量6～15g。不宜与藜芦同用。

【附注】

赤芍 为毛茛科植物芍药 *Paeonia lactiflora* Pall. 或川赤芍 *Paeonia veitchii* Lynch 的干燥根。多系野生。圆柱形,稍弯曲,表面棕褐色,粗糙,有纵沟及皱纹,并有须根痕及横向突起的皮孔,有的外皮易脱落。质硬而脆,易折断,断面粉白色或粉红色,皮部窄,木部放射状纹理明显,有的现裂隙。气微香,味微苦、酸、涩。主含芍药苷、白芍药苷、苯甲酸等。药典规定赤芍含芍药苷不得少于2%,饮片含芍药苷不得少于1.8%。药理实验表明,赤芍具扩张血管、增加冠状动脉流量、提高机体的耐氧能力以及抗血小板聚集和血栓形成的作用。本品性微寒,味苦。能清热凉血,散淤止痛。用于温毒发斑,吐血衄血,目赤肿痛,肝郁胁痛,经闭痛经,症瘕腹痛,跌扑损伤,痈肿疮疡等。用量6～12g。不宜与藜芦同用(图7-5①,7-5②)。

防 己 Radix Stephaniae Tetrandrae

(英) Fourstamen Stephania Root

本品为常用中药。始载于《神农本草经》。据考证我国最早使用的防己为非防己科Cocculus属植物。但明代《品汇精要》谓防己以根大而有粉者为好。南北朝时,《雷公炮炙论》曰凡使，勿使木条……要心花文黄色者，有可能指防己科粉防己。2000 年版药典收录广防己（原植物为马兜铃科的广防己）和防己，来源不同，功效有别，应注意鉴别。

【来源】 本品为防己科植物粉防己 *Stephania tetrandra* S. Moore 的干燥根。

【植物形态】 多年生落叶缠绕藤本。根圆柱形或块状。叶互生，宽三角状卵形，先端钝，具小突尖，基部截形或略呈心形，两面均被短柔毛，掌状脉 5 条；叶柄盾状着生。花单性异株；核果球形，熟时红色。种子环形。花期 4～5 月，果期 5～6 月（图 7-6①）。

【采制】 秋季采挖，洗净，除去粗皮，晒至半干，切段，个大者再纵切，干燥。

【产地】 主产于浙江、安徽、江西、湖北、湖南等地。

【性状】 根呈不规则圆柱形，或剖切成半圆柱形或块状，常弯曲，弯曲处有深陷的横沟。表面淡灰黄色，具明显横向突起的皮孔，长可至 2.5cm，有时皮部脱落，露出弯曲导管束条纹，纵剖面黄白色，有导管束条纹。质坚实，断面平坦细腻，灰白色，富粉性。木部占大部分，导管束放射状排列。气微，味苦（图 7-6②）。

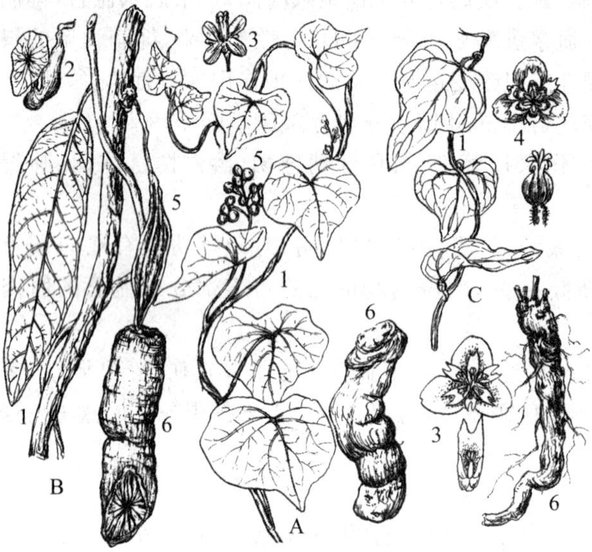

图 7-6①　防己原植物图

A. 粉防己（石蟾蜍）　B. 广防己　C. 木防己

1. 叶　2. 花（两性花）　3. 雄蕊　4. 雌蕊　5. 果实　6. 根

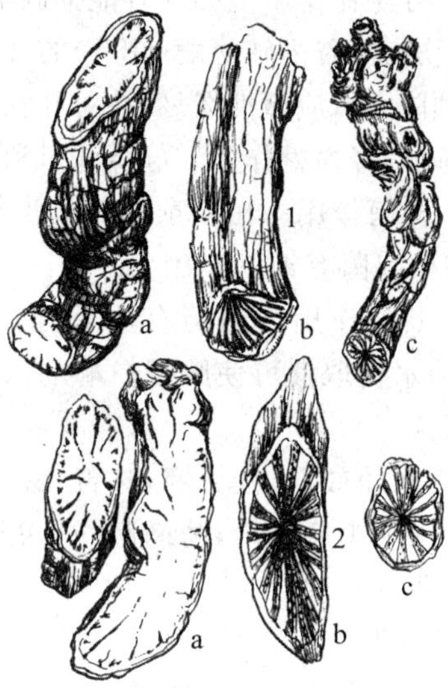

图 7-6②　防己药材图

a. 粉防己　b. 广防己　c. 木防己

1. 药材个子　2. 药材饮片

【显微特征】

根横切面　木栓细胞有时可见，黄棕色。皮层散有石细胞，呈类方形或多角形，壁稍厚，胞腔明显。韧皮部较宽，筛管群束状。形成层成环。木质部占大部分，导管少，排列成放射状；导管旁伴有木纤维，射线宽。薄壁细胞中充满淀粉粒，并含细小杆状草酸钙结晶（图 7-6③）。

粉末　白色或黄白色。①淀粉粒单粒类圆形，直径 5～26μm，脐点点状、裂缝状、三叉状，层纹不明显；复粒由 2～8 分粒组成。②石细胞类圆形、类方形或长椭圆形，长 26～103μm，直径 21～59μm，壁稍厚，纹孔及孔沟明显，有的可见层纹。③纤维细长梭形，长 340μm 以上，有单斜纹孔或交叉成十字型。④具缘纹孔及网导管直径 34～236μm。⑤木薄壁细胞长方形或长梭形，壁不均匀连珠状增厚，纹孔较大。另有少数草酸钙小结晶及木栓组织（图 7-6④）。

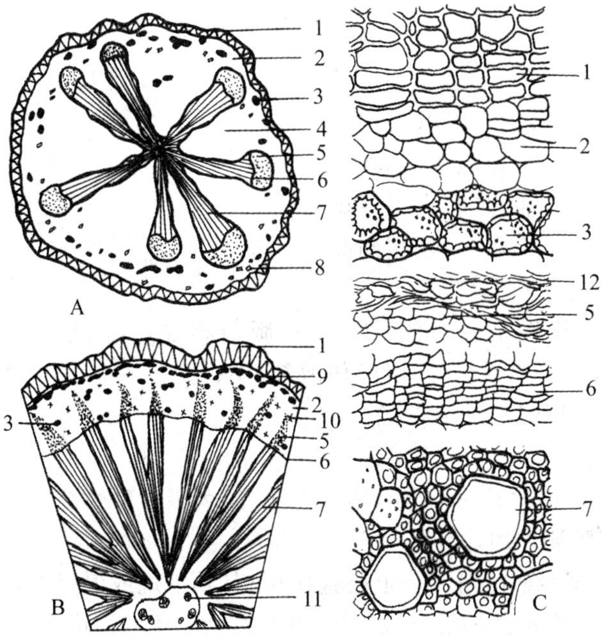

图 7-6③　防己根横切面组织图

A. 粉防己简图　B. 广防己简图　C. 粉防己祥图

1. 木栓层　2. 皮层　3. 石细胞　4. 射线　5. 韧皮部　6. 形成层　7. 木质部　8. 草酸钙方晶　9. 石细胞带　10. 草酸钙簇晶　11. 异型维管束　12. 颓废细胞

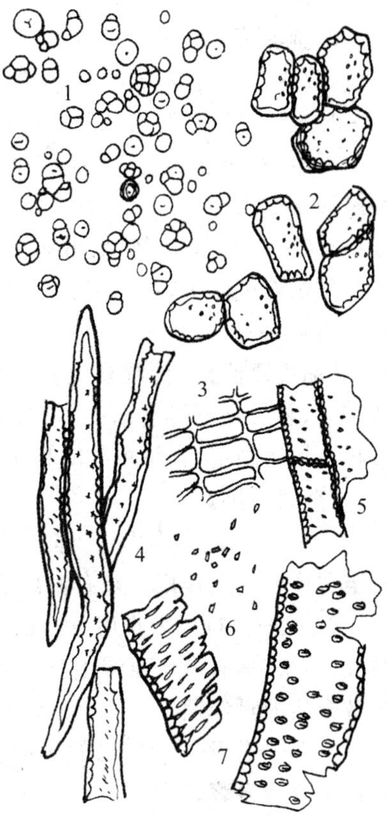

图 7-6④　粉防己粉末图

1. 淀粉粒　2. 石细胞　3. 木栓细胞　4. 纤维　5. 木薄壁细胞　6. 方晶　7. 导管

【化学成分】　本品含多种异喹啉类生物碱，总量达 2.3%。其中汉防己碱（汉防己甲素，d-tetradrine）达 0.4%～1.33%、防己诺林碱（汉防己乙素，fangchinoline）0.38%～0.45%、轮环藤酚碱约 0.2%，此外尚含小檗胺等。

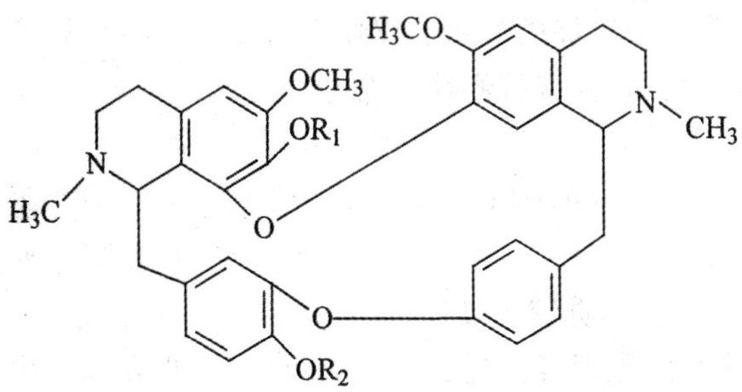

	R_1	R_2
汉防己碱	CH_3	CH_3
防己诺林碱	H	CH_3
小檗胺	CH_3	H

【理化鉴定】

1. 颜色反应　取本品粉末 2g，加 0.5mol/L 硫酸液 20mL，加热 10 分钟，滤过，滤液加氨试液调节 pH 至 9，移入分液漏斗中，加苯 25mL 振摇提取，分取苯液 5mL，置瓷蒸发皿中，蒸干。残渣加钼硫酸试液数滴，即显蓝紫色，渐变绿色至污绿色，放置，色渐加深。

2. 薄层色谱 取本品粉末 1g，加乙醇 15mL，加热回流 1 小时，放冷，滤过，滤液蒸干，残渣加乙醇 5mL 使溶解，作为供试品溶液。另取汉防己碱与防己诺林碱对照品，加氯仿制成每 1mL 中各含 1mg 的混合溶液，作为对照品溶液。吸取上述两种溶液各 5μL，分别点于同一硅胶 G 薄层板上，以氯仿-丙酮-甲醇(6∶1∶1)为展开剂，展开，取出，晾干，喷以稀碘化铋钾试液。供试液色谱中，在与对照品色谱相应的位置上，显相同颜色的斑点。

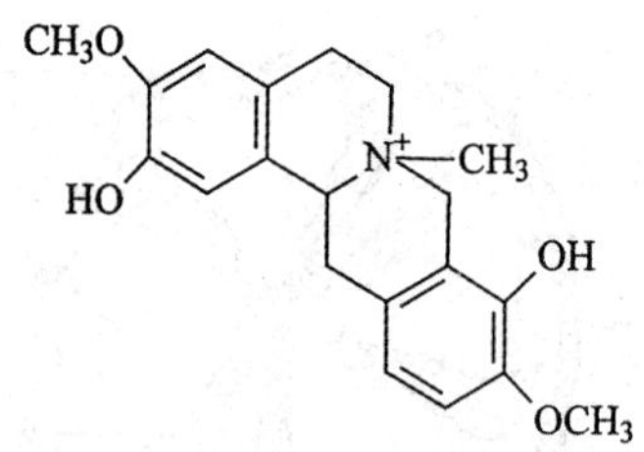

轮环藤酚碱

【品质评价】 传统认为：以质坚实，粉性足者为佳。2010 年版药典规定：水分不得过 12.0%，总灰分不得过 4.0%，醇溶性浸出物(热浸法，以甲醇作溶剂)不得少于 5.0%，以高效液相色谱法测定，含粉防己碱和防己诺林碱的总量不得少于 1.6%。

【药理作用】

1. 镇静及抗炎作用 汉防己碱及防己诺林碱对小鼠有镇静作用，对大鼠甲醛性关节炎有一定程度的抗炎作用。并有钙离子通道阻滞作用。

2. 肌松及抗过敏作用 防己总生物碱对横纹肌有一定松弛作用；其碘甲烷或溴甲烷衍生物“汉肌松”具肌肉松弛作用。汉防己碱具有广泛的抗过敏作用，既是过敏介质的拮抗剂，又是过敏介质的阻释剂。

3. 降压作用 粉防己的各种生物碱对多种动物均具有降低血压的作用。其中汉防己碱的作用尤为显著。

4. 抗癌作用 汉防己碱、防己诺林碱对 L7712 和 S180 癌细胞 DNA 合成有抑制作用，其 ID_{50}分别为 2.6、3.5、和 27.5、24.5mg/L，它们对 L7712 细胞 DNA 合成的抑制是由 DNA 复制模板受到损伤而引起的。并能诱导肿瘤细胞凋亡。

【性味功效】 性寒，味苦。归膀胱、肺经。属于祛风湿药。利水消肿，祛风止痛。用于水肿脚气，小便不利，风湿痹痛，湿疹疮毒，高血压等。用量 4.5～9g。

【开发应用】 目前对粉防己碱的研究比较深入，临床应用研究也比较广泛，如用粉防己碱各种制剂治疗心绞痛、心功能不全、心动过速、肝炎、慢性肝病纤维化、肝硬化门脉高压、矽肺病、支气管哮喘、神经性疼痛及癌症等方面均取得了较好的效果。汉防己甲素(粉防己碱)注射液能利尿降压，祛风止痛。用于高血压，缓解心绞痛，并有抗心律失常作用。

【附注】

1. 木防己 为防己科植物木防己 *Cocculus trilobus*(Thunb.)DC. 的干燥根。主产于河南、陕西、浙江等地。圆柱形，弯曲不直，长约 15cm，直径 1～1.5cm。表面黑褐色，有深陷而扭曲的沟纹，可见横长的皮孔状物及除去支根的痕迹。质较坚硬，不易折断。断面黄白色，无粉质，皮部极薄，木部几全部木化，可见放射状狭窄的导管群穿过。气无，味微苦。根含多种生物碱，如木兰碱、木防己碱(trilobine)、异木防己碱、高木防己碱、木防己胺碱(trilobamine)、去甲毛木防己碱及木防己新碱。性寒，味苦、辛。能祛风止痛，行水消肿，解毒，降血压(图 7-6①～②)。

2. 湘防己 为防己科植物中华称钩风 *Diploclisia chinensis* Merr. 的干燥根、根茎及老茎。呈不规则圆柱形或集结成为疙瘩状，长 10～30cm，直径 1.5～6cm。表面灰棕色至暗棕色，粗糙，有不规则的沟纹、裂隙和瘢痕，外皮脱落后呈黄白色，具明显纵沟，凹陷处可见多数纵向排列的小孔洞。断面有多数小孔及 2～7 层偏心性环纹。断面有髓。根（直径约 1cm）横切面：中柱维管组织为异型构造，中柱鞘与维管束交互排列成 2～7 轮同心环。中柱鞘为石细胞群排列成环，木化，有的石细胞含数个草酸钙方晶。韧皮部射线散有石细胞。形成层明显。木质部导管多单个散在，类圆形，直径 30～280μm；木纤维发达。

3. 广防己　为马兜铃科植物广防己 *Aristolochia fangchi* Y. C. Wu ex L. D. Chou et S. M. Hwang 的干燥根。圆柱形或半圆柱形，略弯曲，表面灰棕色，粗糙，有纵沟纹，除去粗皮的为淡黄色，有刀刮的痕迹。体重，质坚实，不易折断，断面粉性，有灰棕色或类白色连续相间排列的放射状纹理。粉末含石细胞、纤维束和草酸钙簇晶。含马兜铃酸 A、B、C，马兜铃内酰胺，木兰花碱，β-谷甾醇等。味苦、辛，性寒。能祛风止痛，清热利水。因含马兜铃酸，应用时需注意（图 7-6①，7-6②）。

4. 三叶木通根　为木通科植物三叶木通 *Akebia trifoliata*（Thunb.）Koidz. 的干燥根。呈圆柱形，弯曲不直，带分枝，长短粗细不一。根头部常膨大近圆球形。下面发出数条粗根。表面黄棕色，具细纵沟，弯折处常呈横向断裂，并可见横长凸出的皮孔状瘢痕和支根痕。质坚韧，不易折断。断面不平坦，皮部黄白色，常分离脱落，木部近白色，片层状。气微，味苦带涩。

5. 千金藤属植物是我国重要的药用植物资源，除防己外，尚有白药子、血散薯、地不容类等 10 余种。多数有大的肉质块根，其中均含多种双苄基异喹啉类生物碱，如血散薯 *Stephania dielsiana* Y. C. Wu、广西地不容 *S. kwagsiensis* H. S. Lo 为提取颅通定的原料；地不容 *S. epigaea* H. S. Lo 等所含千金藤素（cepharanthine），对抗癌药物及放射治疗引起的白细胞减少有预防作用，临床上能促进造血功能的恢复；l-箭毒碱（l-curine）碘甲烷化合物可作为肌肉松弛剂；轮环藤碱（cycleanine）对动物实验性硅沉着病有良好的防治作用，其碘甲烷衍生物亦有肌肉松弛作用。

黄　连　Rhizoma Coptidis
（英）Coptis Root, Chinese Goldthread

本品为常用中药。始载于《神农本草经》，列为上品。《新修本草》载："蜀道者粗大节平，味极浓苦，疗渴为最；江东者节如连珠，疗痢大善。"李时珍谓："其根连珠而色黄，故名。"黄连为多来源中药，药材上有多种商品规格，也曾发现相似品和伪品，应注意鉴别。

【来源】　为毛茛科植物黄连 *Coptis chinensis* Franch.、三角叶黄连 *C. deltoidea* C. Y. Cheng et Hsiao 或云连 *C. teeta* Wall. 的干燥根茎，药材分别称为味连、雅连和云连。

【植物形态】

黄连　多年生草本，根状茎分枝，黄色。叶基生，叶片卵状三角形，3 全裂，中央裂片卵状菱形，侧生裂片不等二深裂。聚伞花序顶生，萼片 5，窄卵形；花瓣黄绿色，线状或短线状披针形，长约为萼片的 1/2，中央有蜜槽；雄蕊多数，外轮雄蕊比花瓣略短；心皮 8～12，离生。蓇葖果具柄。花期 2～4 月，果期 3～6 月。

三角叶黄连　根状茎不分枝或少分枝，有长节间。叶中央裂片三角状卵形，2 回裂片彼此密接。雄蕊长约为花瓣之半。

云连　植株较小。根茎单枝，细小。叶片卵状三角形，裂片间彼此距离稀疏，相距最宽处可达1.5cm。中央裂片卵状菱形。花瓣匙形，中部以下多狭成细长的爪(图7-7①)。

【采集】 栽培4～6年，秋季采挖，除去地上部分和泥沙，干燥后撞去须根。

【产地】 味连主产于四川，大多为栽培品；雅连产于四川，均为栽培品；云连主产于云南，原为野生，现有栽培品。

【性状】

味连 多聚集成簇，形如鸡爪，习称"鸡爪连"。表面灰黄或黄褐色，粗糙，有不规则结节状隆起，有的节间平滑如茎杆(习称过桥)。上部多残留褐色鳞叶，顶端常有残余的茎或叶柄。质硬，断面不整齐，皮部暗棕色，木部鲜黄或橙黄色，髓部红棕色，有时中空。气微，味极苦。

雅连 多为单枝，略呈圆柱形而弯曲，似蚕状。过桥明显，顶端有少许残茎。

云连 多为单枝，细小，弯曲拘挛，如蝎尾状(图7-7②)。

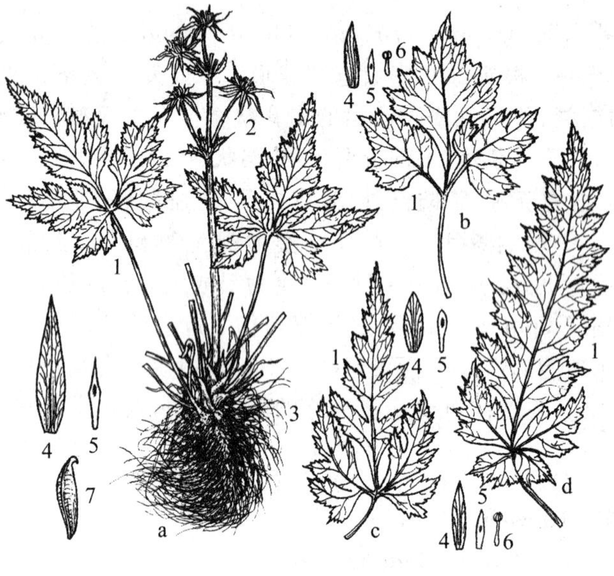

图7-7①　黄连原植物图

a. 黄连(味连、鸡爪黄连)　b. 三角叶黄连(雅连)　c. 云连　d. 峨嵋野连

1. 叶　2. 花　3. 根茎　4. 萼片　5. 花瓣　6. 雄蕊　7. 果实

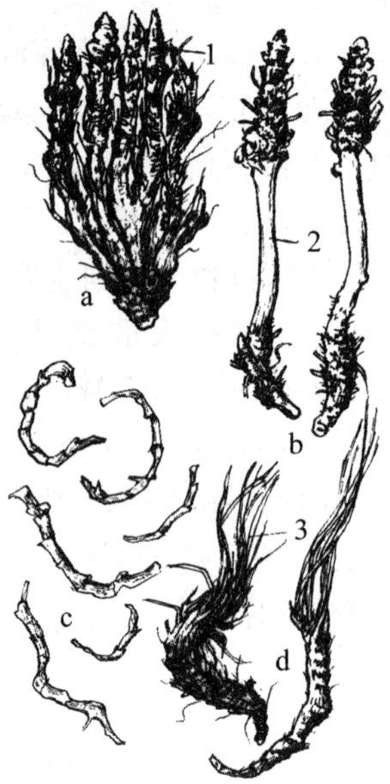

图7-7②　黄连药材图

a. 鸡爪黄连　b. 雅连

c. 云连　d. 峨嵋野连

1. 鳞叶　2. 过桥　3. 残留叶柄

【显微特征】

味连根茎横切面 木栓层数列。皮层较宽，石细胞单个或成群散在，可见根迹和叶迹维管束。中柱鞘纤维成束，或伴有少数石细胞。维管束外韧型，环列，束间形成层不明显，木质部黄色，细胞壁均木化，木纤维发达。髓部为薄壁细胞，无石细胞。

雅连根茎 基本结构与味连相似，但髓部有石细胞。

云连根茎 皮层、中柱鞘和髓部均无石细胞(图7-7③)。

味连粉末 黄棕色。①石细胞较多，黄色或黄棕色，类方形、类圆形或类多角形，壁厚，多数具层纹，孔沟及纹孔均明显。②韧皮纤维黄色，长梭形或纺锤形，多成束存在；木纤维鲜黄色，成束存在，壁较薄，可见点状纹孔。③鳞叶表皮细胞类长方形，壁微波状弯曲。④导管细小，主为孔纹、螺纹导管。尚有细小淀粉粒和细小草酸钙方晶(图7-7④)。

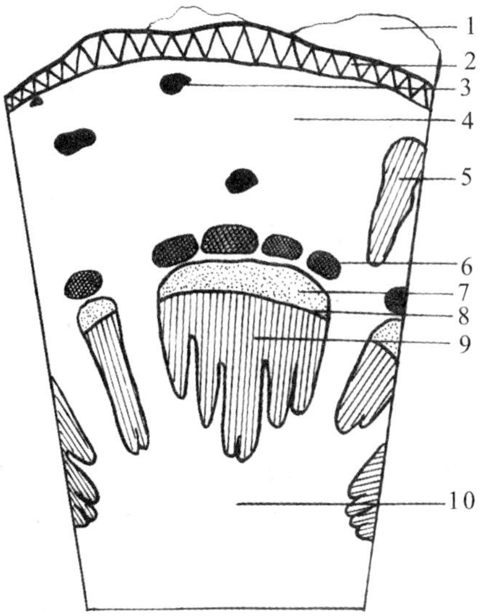

图 7-7③　黄连横切面组织简图

1. 磷叶组织　2. 木栓层　3. 石细胞　4. 皮层　5. 根迹维管束　6. 中柱鞘纤维　7. 韧皮部　8. 形成层　9. 木质部　10. 髓

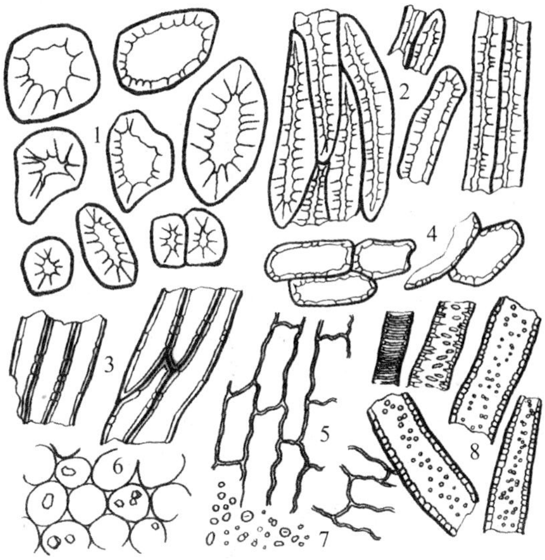

图 7-7④　黄连粉末图

1. 石细胞　2. 韧皮纤维　3. 木纤维　4. 木薄壁细胞　5. 鳞叶表皮细胞　6. 方晶　7. 淀粉粒　8. 导管

【化学成分】 主要含小檗碱(berberine),呈盐酸盐存在,含量 5.2%～7.69%,其次为黄连碱(coptisine)、甲基黄连碱(worenine)、巴马亭(palmatine)、药根碱(jatrorrhizine)、表小檗碱(epiberberine)及木兰化碱(magnoflorine)等;尚含酸性成分阿魏酸、氯原酸等。须根含小檗碱 0.8%～5.5%,叶含 1.5%～2.8%,可作为提取小檗碱的原料。

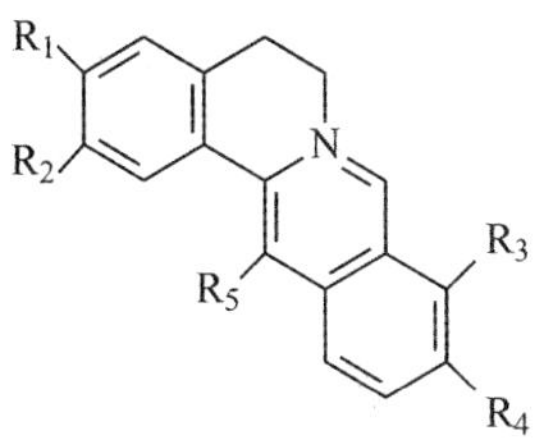

	R_1	R_2	R_3	R_4	R_5
小檗碱	O—CH_2—O		OCH_3	OCH_3	H
黄连碱	O—CH_2—O		O—CH_2—O		H
甲基黄连碱	O—CH_2—O		O—CH_2—O		CH_3
巴马亭	OCH_3	OCH_3	OCH_3	OCH_3	H
药根碱	OH	OCH_3	OCH_3	OCH_3	H

【理化鉴定】

1. 荧光　根茎折断面在紫外光灯下显金黄色荧光,木质部尤为显著。

2. 显微化学反应　取粉末少量置载玻片上,加 95%乙醇 1～2 滴,稍后加 30%硝酸或稀盐酸 1 滴,放置片刻后镜检,有黄色针状或针簇状结晶,加热结晶显红色并消失(小檗碱的硝酸盐或盐酸盐)。

3. 颜色反应　取本品粗粉约 1g,加乙醇 10mL,加热至沸,放冷,滤过,取滤液 5 滴,加稀盐酸与含氯石灰少量,即显樱红色;另取滤液 5 滴,加 5%没食子酸乙醇溶液 2～3 滴,蒸干,趁热加盐酸数滴,即显深绿色(小檗碱)。

4. 薄层色谱　取本品粉末 50mg,加甲醇 5mL,加热回流 15min,过滤,滤液补加甲醇至 5mL,作为供试品溶液。另取黄连对照药材,同法制成对照药材溶液。再取盐酸小檗碱对照品，精密称定，加甲醇配成每 1mL 含 0.5mg 的溶液，作为对照品溶液。吸取上述三种溶液各 1μL，分别点于同一硅胶 G 薄层板上，以甲苯-醋酸乙酯-甲醇-异丙醇-水（6∶3∶2∶1.5∶0.3）为展开剂加入双槽展开缸中，另一槽内加入等体积的浓氨水试液，预平衡 15min，展开 8cm，取出，晾干，置紫外光（365nm）灯下检视。供试品色谱中，在与对照药材相应的位置上，显相同的黄色荧光斑点；在与对照品相应的位置上，显相同的黄色荧光斑点。

【品质评价】 传统认为，味连以身干肥壮，连珠形，残留叶柄及须根少，质坚体重，断面红黄色者为佳。2010 年版药典规定，本品含水分不得过 14.0%，总灰分不得过 5.0%，醇溶性浸出物（热浸法，用稀乙醇作溶剂）不得少于 15.0%，照高效液相色谱法测定，以盐酸小檗碱计，含小檗碱不得少于 5.5%，表小檗碱不得少于 0.80%，黄连碱不得少于 1.6%，巴马汀不得少于 1.5%。

【药理作用】

1. 抗病原微生物作用　对革兰氏阳性、阴性细菌、原虫及流感病毒、真菌类均有抑制作用，作用强弱为黄连碱＞小檗碱＞药根碱＞巴马亭，其作用机制在于抑制微生物的 RNA 及蛋白质的合成。小檗碱静脉注射于大鼠，小鼠、豚鼠，兔，其 LD_{50} 在 27.5～250mg/kg 之间。

2. 具抗炎、抗溃疡、抗腹泻作用，并能提高白细胞的吞噬能力，增强网状内皮系统的吞噬功能。

3. 对实验动物有增加冠状动脉流量、降低血压、抗心律失常、降血糖等作用。

4. 有利胆、兴奋子宫平滑肌、抗癌、抗放射、抑制血小板凝集等作用。

【性味功效】 性寒，味苦。归心、脾、胃、肝、胆、大肠经。属清热燥湿药。清热燥湿，泻火解毒。用于细菌性及阿米巴性痢疾，急性胃肠炎，以及烦热神昏，心烦失眠，吐血衄血等。酒黄连善清上焦火热，治目赤口疮；姜黄连长于清胃，和胃止呕，治湿热中阻，痞满呕吐；萸黄连能舒肝和胃，用于肝胃不和，呕吐吞酸。用量 2～5g。

【开发应用】 从黄连中提取的小檗碱已广泛应用于临床，如口服或肌肉注射治疗渗出性胸膜炎，气管滴入结合片剂口服治疗肺脓肿，针剂大肠俞穴位注射治疗小儿秋季腹泻，口服片剂治疗消化道溃疡、室性心律失常、高血压、糖尿病、血小板凝集率增高等多种疾病，均取得一定的疗效。

【附注】

（一）毛茛科黄连属多种植物的根茎在部分地区也作黄连入药，主要有：

1. 峨眉野连 *Coptis omeiensis*（Chen）C. Y. Cheng 的根茎，药材称凤尾连。根茎多单枝，无过桥，节密集，弯曲似蚕状，顶端常带有叶柄和叶。皮层、韧皮部外侧和髓部均有石细胞（图 7-7①，7-7②）。

2. 古蔺野连 *Coptis gulinensis* T. Z. Wang et C. K. Hsieh 的根茎。无过桥，根茎之间常有细长的匍匐茎（跳杆）相连。无石细胞，有韧皮纤维。

3. 线萼黄连 *Coptis linearisepala* T. Z. Wang et C. K. Hsieh 的根茎。主产于四川，习称“草连”。根茎带细长的叶柄，多单枝，略呈连珠状圆柱形，无过桥。粉末特征与雅连相似，但石细胞较少。

4. 短萼黄连 *Coptis chinensis* Franch. var. *brevisepala* W. T. Wang et Hsiat 的根茎。野生于广西、广东、福建、江西等地，习称“土黄连”。根茎多单枝，弯曲，略呈连珠状圆柱形，无过桥。皮层和髓部均有石细胞。

（二）小檗碱的资源研究 除黄连属多种植物外，下列植物也含小檗碱：

1. 毛茛科唐松草属中某些根茎呈黄色或金黄色的植物如：金丝马尾连、高原唐松草、多叶唐松草、贝加尔唐松草、多枝唐松草和大唐松草等，它们均不同程度的含有小檗碱，在药材上称马尾黄连，有时代替黄连应用。

2. 小檗科中的小檗属和十大功劳属的多种植物均含不同量的小檗碱。

3. 防己科的某些植物如藤黄连也含有小檗碱。

4. 芸香科多种植物如黄柏、黄皮树类均含有小檗碱。

延胡索（元胡）Rhizoma Corydalis
（英）Corydalis Tuber

延胡索为常用中药。始载于唐《本草拾遗》，称："延胡索止心痛，酒服。"延胡索的名称因避讳经数次改动：唐至北宋均称延胡索，南宋至明，玄胡索和延胡索两名通用，清只称延胡索，一直沿用至今。2010 年版药典规定为延胡索的干燥块茎。除此之外，同属数种植物的块茎在不同地区也作延胡索应用。

【来源】 为罂粟科植物延胡索 *Corydalis yanhusuo* W. T. Wang 的干燥块茎。

【植物形态】 多年生草本，高 10～20cm。块茎类球形，常成串生长。地上茎纤细。茎生叶互生，二回羽状复叶，第二回呈深裂状，小裂片长椭圆形、长卵形或线形，先端钝或锐尖，全缘。总状花序顶生或与叶对生；萼片小，早落；花瓣 4，外轮 2 片稍大，边缘粉红色，中央青紫色，上部一片尾部延伸成距，距长约 1～1.2cm，内轮 2 片较狭小，上端青紫色，愈合，下部粉红色；雄蕊 6，二体；子房扁柱形，上位，1 室，花柱细短。蒴果线形。种子多数。花期 4 月，果期 5～6 月（图 7-8①）。

【采制】 夏季茎叶枯萎时采挖，除去须根，洗净，置沸水中煮至恰无白心时，取出晒干。临床上尚用醋延胡索。

【产地】 主产于浙江，并被奉为道地药材。湖南、湖北、江苏等地亦有栽培。

【性状】 本品呈不规则扁球形，直径 0.5～1.5cm。表面黄色或黄褐色，有不规则网状皱纹。顶端有略凹陷的茎痕，底部常有疙瘩状突起。质硬而脆，断面黄色，角质样，有蜡样光泽。气微，味苦（图 7-8②）。

【显微特征】

块茎横切面 表皮常脱落，偶有残存。下皮为 1～2 列厚壁细胞，纹孔较大。皮层细胞 10 余列。韧皮部宽广，筛管群散在，筛管呈类多角型，排列紧密。形成层不明显。木质部导管常单个或 2～4 个相聚，略径向排列。中央有较大的髓（图 7-8③）。

粉末 绿黄色。①糊化淀粉粒团块淡黄色或近无色。②下皮厚壁细胞绿黄色，细胞多角形、类方形或长条形，壁稍弯曲，木化，有的连珠状增厚，纹孔细密。③石细胞淡黄色，类圆形或长圆形，直径约 60μm，壁较厚，纹孔细密。④螺纹导管直径 16～32μm（图 7-8④）。

【化学成分】 含近 20 种生物碱，主要有延胡索甲素（d-紫堇碱，d-corydaline）0.12%，延胡索乙素（dl-四氢巴马亭，dl-tetrahydropalmatine）0.05%～0.07%，延胡索丙素（普托品，protopine），延胡索丁素（l-四氢黄连碱），延胡索戊素（dl-四氢黄连碱），延胡索己素（l-四氢非洲防己碱），延胡索癸素（d-紫堇鳞茎碱），黄连碱，去氢紫堇碱，d-海罂粟碱，非洲防己胺和元胡球茎碱等。

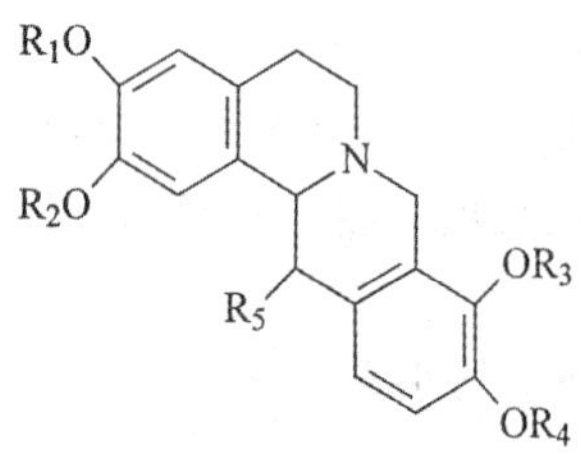

延胡索甲素　$R_1=R_2=R_3=R_4=R_5=CH_3$

延胡索乙素　$R_1=R_2=R_3=R_4=CH_3$，$R_5=H$

延胡索丁素　$R_1+R_2=R_3+R_4=-CH_2-$，$R_5=H$

延胡索已素　$R_1=R_3=R_4=CH_3$，$R_2=R_5=H$

延胡索庚素　$R_2=R_3=R_4=R_5=CH_3$　$R4_1=H$

紫堇单酚碱　$R_1=R_2=R_3=CH_3$　$R_4=R_5=H$

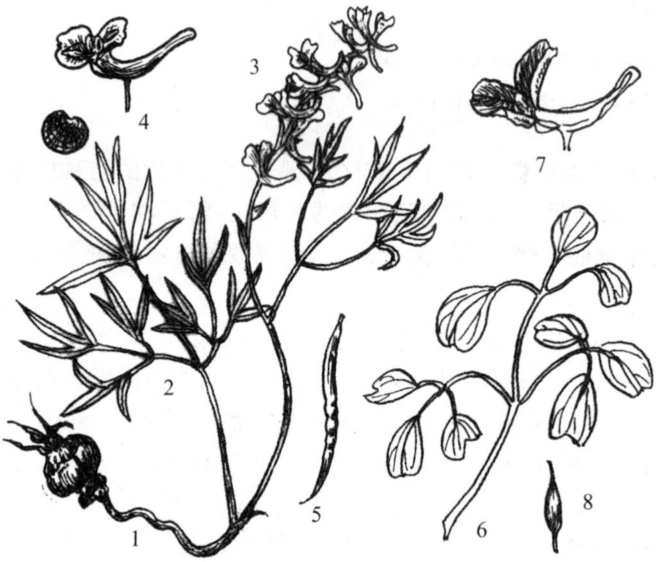

图 7-8①　延胡索原植物图

1. 植株　2. 叶　3. 花序　4. 花　5. 果实

6. 全叶延胡索叶　7. 全叶延胡索花　8. 全叶延胡索果实

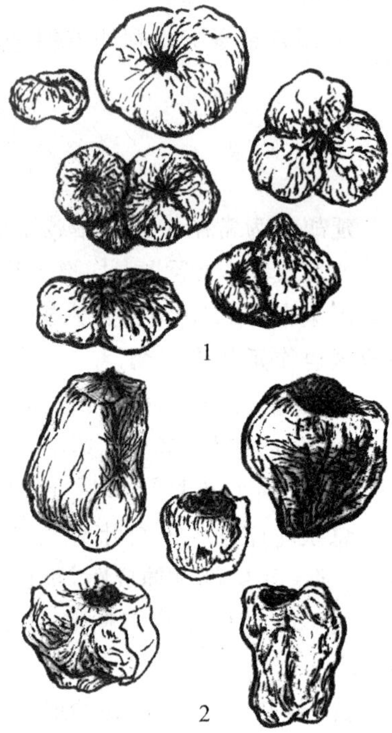

图 7-8②　延胡索药材图

1. 延胡索(元胡)　2. 全叶延胡索(土元胡)

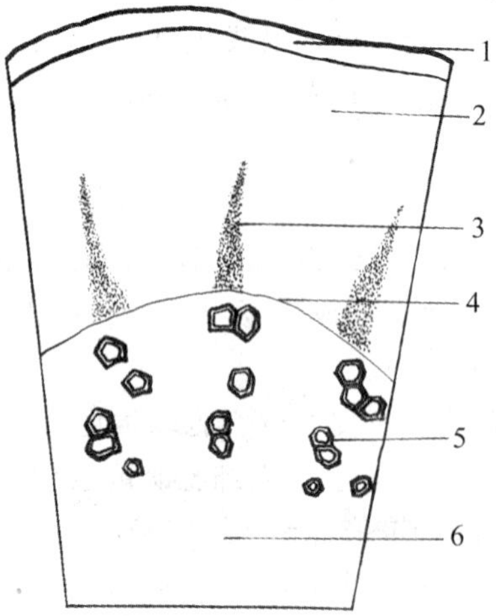

图 7-8③　延胡索块茎横切面组织简图

1. 下皮厚壁细胞　2. 皮层　3. 韧皮部

4. 形成层　5. 木质部　6. 髓

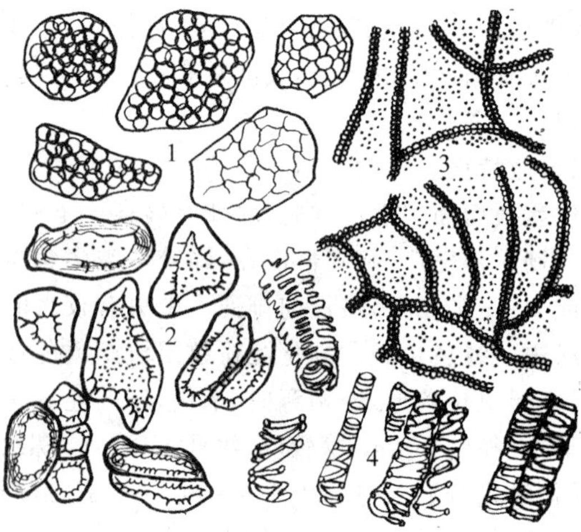

图 7-8④　延胡索粉末图

1. 含糊化淀粉粒的薄壁细胞　2. 石细胞

3. 下皮厚壁细胞　4. 导管

【理化鉴定】

1. 荧光反应 药材断面或粉末在紫外光灯下显亮黄色荧光。

2. 沉淀反应 取本品粉末 2g，加 0.25mol/L 硫酸溶液 20mL，振摇片刻，滤过。取滤液 2mL，加 1%铁氰化钾溶液 0.4mL 与 1%三氯化铁溶液 0.3mL 的混合液，即显深绿色，渐变深蓝色，放置后底部有较多的深蓝色沉淀。另取滤液 2mL，加重铬酸钾试液 1 滴，即生成黄色沉淀。

3. 薄层色谱 取本品粉末 1g，加甲醇 50mL，超声处理 30 分钟，滤过，滤液蒸干，残渣加水 10mL 使溶解，加浓氨试液调至碱性，用乙醚振摇提取 3 次，每次 10mL，合并乙醚液，蒸干，残渣加甲醇 1mL 使溶解，作为供试品溶液。另取延胡索对照药材 1g，同法制成对照药材溶液。再取延胡索乙素对照品，加甲醇制成每 1mL 含 0.5mg 的溶液，作为对照品溶液。吸取上述三种溶液各 2～3μL，分别点于同一用 1%氢氧化钠溶液制备的硅胶 G 薄层板上，以甲苯-丙酮(9∶2)为展开剂，展开，取出，晾干，置碘缸中约 3 分钟后取出，在空气中挥尽板上吸附的碘后，置紫外光灯(365nm)下检视。供试品色谱中，在与对照药材和对照品色谱相应的位置上，显相同颜色的荧光斑点。

【品质评价】 传统认为以个大、饱满、质坚实、断面色黄者为佳。2010 年版药典规定：总灰分不得过 4.0%，水分不得过 15.0%。醇溶性浸出物(热浸法，稀乙醇为溶剂)不得少于 13.0%。照高效液相色谱法测定，本品按干燥品计算，含延胡索乙素不得少于 0.050%。

【药理作用】

1. 镇痛作用 其止痛效价为阿片的 1/100。延胡索总碱、延胡索甲素、延胡索乙素、延胡索丙素均有止痛作用，以延胡索乙素作用最强。

2. 镇静、催眠作用 延胡索乙素具一定的镇静、安定作用，其左旋体为新型的中枢抑制剂。较大剂量时有明显的催眠作用。

3. 抗溃疡作用 去氢延胡索甲素有显著的抗大鼠实验性胃溃疡作用，延胡索丙素对幽门结扎性溃疡，乙素对饥饿引起的溃疡均有轻度抑制作用，上述成分对胃液分泌均有抑制作用。

4. 对内分泌功能的影响 延胡索乙素能促进大鼠垂体分泌促肾上腺皮质激素，连续注射能使甲状腺的重量明显增加。

【性味功效】 性温，味辛、苦。归肝、脾经。属于活血祛瘀药。活血，利气，止痛。用于胸胁，脘腹疼痛，经闭痛经，产后淤阻，跌扑肿痛。用量 3～9g，研末吞服，一次 1.5～3g。

【开发应用】 目前不仅有元胡的片剂、酊剂和注射液用于临床，而且对延胡索乙素的药理作用、临床应用和制剂研究颇多，如使用延胡索乙素针剂皮下注射对内脏疾病所致疼痛、月经痛有较好的缓解作用，对头痛及脑震荡头疼也有较好的效果，并无明显的耐药性和成瘾性。用于局麻也有较好疗效，口服延胡索乙素治疗早期高血压头痛、头晕效果较好。

【附注】

(一)下列几种延胡索在不同地区也应用：

1. 齿瓣延胡索 *Corydalis turtschaninovii* Ress. 的块茎。主产于东北、河北等地。呈不规则球形，直径 0.3～1.5cm。表面黄棕色，皱缩，表面脱落后显细皱纹，上端多数有凹陷茎痕，底部稍有突起。碎断面黄色或淡黄色，边缘角质样。气微，味极苦。本品的显微特征、药理作用均与延胡索相似。

2. 全叶延胡索 *Corydalis repens* Mandl. et Muchld. 的块茎。称为土元胡入药,主产于东北、河北、河南、山东等地。呈圆球形、长圆锥形或圆锥形,长 1～2.5cm,直径 0.5～1.8cm。表面灰棕色,皱缩,表皮脱落处呈棕黄色。上端中央有凹陷的茎痕,底部具有根痕。质坚硬,碎断面棕黄或浅黄白色,粉质。气微,味苦。横切面与延胡索相似,唯皮层中厚壁细胞的纹孔细小,较不明显。有报道称本品不含延胡索乙素。急性毒性和镇痛有效剂量与延胡索基本相似。口服给药,镇痛的持久性及镇静效力不如延胡索,而皮下注射给药的镇痛作用强,药效较高,安全幅度比延胡索稍小(图 7-8①,7-8②)。

3. 同属植物东北延胡索 *Corydalis ambigua* var. *amurensis* Maxim.、堇叶延胡索 *Corydalis turtschaninovii* Ress. f. *fumariaefolia* Chu f. nov. mass、灰叶延胡索 *Corydalis glaucescens* Rgl. 和长花延胡索 *Corydalis schanginii* (Pall.) B. Fedtsch. 等植物的块茎在某些地区也作元胡入药。

(二)混伪品

1. 夏天无 为罂粟科紫堇属植物伏生紫堇 *Corydalis decumbens* (Thunb.) Pers. 的块茎。入药作“夏天无”用,而不作“延胡索”使用。表面灰黄色、暗绿色或黑褐色,有瘤状突起和不明显的细皱纹,上端钝圆,可见茎痕,四周有淡黄色点状叶痕及须根痕。质硬,断面黄白色或黄色,颗粒状或角质状,有的略带粉性。气无,味苦。

2. 零余子 为薯蓣科植物山药 *Dioscorea opposita* Thunb. 叶腋间生长的球形珠芽。呈球形、类球形,表面灰白色或灰黄色,有不规则的网状皱纹,有疙瘩状突起,有芽痕。质坚硬,断面灰白色。味淡,嚼之微带黏性。草酸钙针晶束存在于黏液细胞中。

3. 水半夏 为天南星科植物鞭檐犁头尖 *Typhonium flagelliforme* (Lodd) Blume 的块茎。块茎略呈椭圆形、圆锥形或半圆形,顶端类圆形,有凸起的叶痕和芽痕,呈棕黄色。有的下端略尖。有的伪充者经机器打磨并染色,其外表虽染成黄色,但手搓之可被染黄,断面则类白色,粉质。味辛辣,麻舌而刺喉。粉末中有草酸钙针晶束及黏液细胞,无石细胞。

山豆根 Radix Sophorae Tonkinensis
(英)Subprostrate Sophora Root

本品为较常用中药,始载于《开宝本草》。习惯认为广西产品品质最佳,故又有“广豆根”之称。防己科蝙蝠葛的根茎以前也作为山豆根药用,为示区别,目前药典已以“北豆根”之名另列。

【来源】 本品为豆科植物越南槐 *Sophora tonkinensis* Gapnep 的干燥根及根茎。

【植物形态】 小灌木,高 1～2 米,奇数羽状复叶,互生,小叶 11～19,椭圆形或长圆状卵形。总状花序顶生,蝶形花,花冠白色。荚果长 2～5cm,密被长柔毛,种子间缢缩成念珠状,种子 3～5,黑色有光泽。花期 5～6 月,果期 7～8 月(图 7-9①)。

【采集】 秋季采挖,除去杂质,洗净,干燥即可。

【产地】 主产于广西、贵州。

【性状】 干燥根呈不规则的结节状,顶端常残留茎基或茎痕,其下着生数条根。根为长圆柱形,有时分枝,略弯曲,长 10～35cm,直径 0.3～1cm;表面棕色至黑棕色,有纵皱纹及横长略突起的皮孔。质硬,难折断,断面略平坦,浅棕色,并可见环状形成层,中心无髓。气微弱,有豆腥气，味极苦。以条粗、外色棕褐、质坚味苦者为佳(图7-9②)。

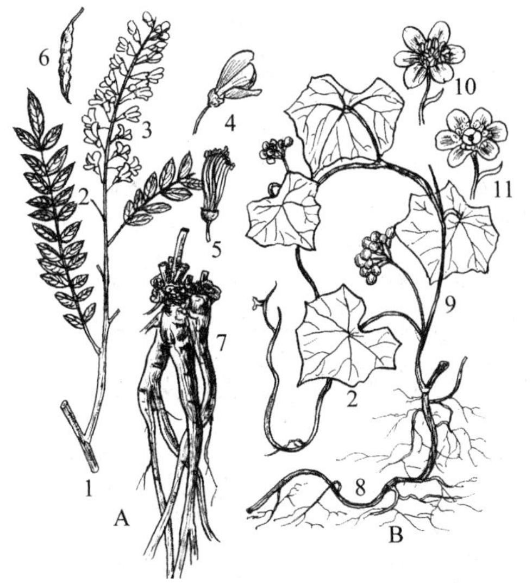

图7-9①　山豆根原植物图

A. 山豆根(越南槐)原植物　B. 北豆根(蝙蝠葛)原植物

1. 植株　2. 叶　3. 花序　4. 花　5. 雄蕊和雌蕊　6. 果实　7. 根　8. 根茎　9. 蝙蝠葛的雌性植株　10. 雄花　11. 雌花

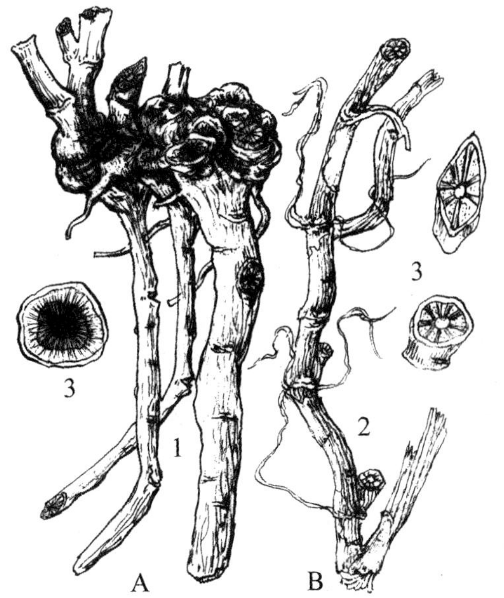

图7-9②　山豆根药材图

A. 山豆根　B. 北豆根

1. 药材个子(根)　2. 药材个子　3. 饮片

【显微特征】

根横切面　木栓层数列至10数列细胞。皮层外侧的1～2列细胞含草酸钙方晶，含晶细胞的壁木化加厚。皮层及韧皮部均散有纤维束。形成层成环。木质部发达，射线宽1～8列细胞；导管类圆形，多单个散在，有的含黄棕色物；木纤维成束存在。薄壁细胞含淀粉粒，少数含方晶(图7-9③)。

粉末　淡黄色或黄棕色。①纤维淡黄色或黄棕色，晶纤维成束或单个存在，细长，常扭曲，壁极厚。②石细胞较少，呈类圆形，或椭圆形，孔沟明显。③含晶厚壁细胞类圆形或类长方形，壁极厚，含方晶，有的细胞分隔，含2～3个结晶。④草酸钙结晶众多，呈双锥形，多面体形或不规则形。⑤导管主为网纹和具缘纹孔导管，有的含黄色物。⑥木栓细胞淡棕色，表面观多角形(图7-9④)。

【化学成分】　根含总生物碱约0.93%，其中苦参碱(matrine)0.52%，氧化苦参碱(oxymatrine)0.35%，以及微量的臭豆碱(anagyrine)、甲基金雀花碱(methylcytisne)、槐果碱(sophocarpine)等。

黄酮类化合物有紫檀素(pterocarpin)和l-三叶豆高丽槐苷，后者经酶水解得l-高丽槐素(l-maackiain)。并含广豆根素(Sophoranone)、环广豆根素(soporanochromene)、广豆根酮(Sophoradin)、环广豆根酮(sophoradochromene)、山豆根素(sophoranone)、山豆根查耳酮(sophoradin)、山豆根色烯素、山豆根色烯查耳酮等。

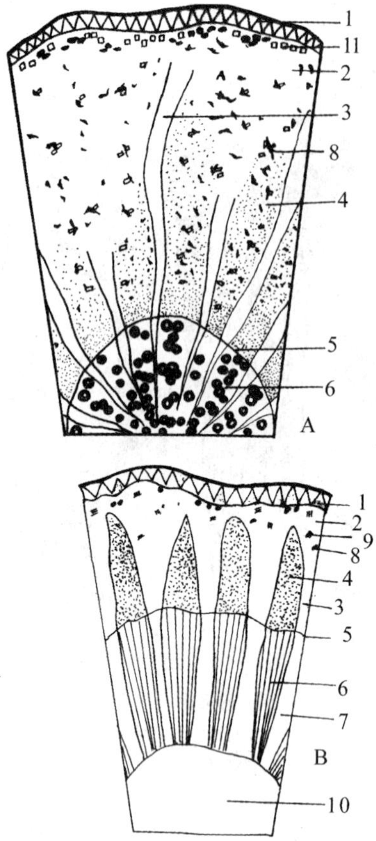

图 7-9③　山豆根横切面组织简图

A. 山豆根　B. 北豆根

1. 木栓层　2. 皮层　3. 韧皮部射线　4. 韧皮部　5. 形成层　6. 木质部　7. 木射线　8. 纤维　9. 草酸钙针晶　10. 髓　11. 草酸钙方晶

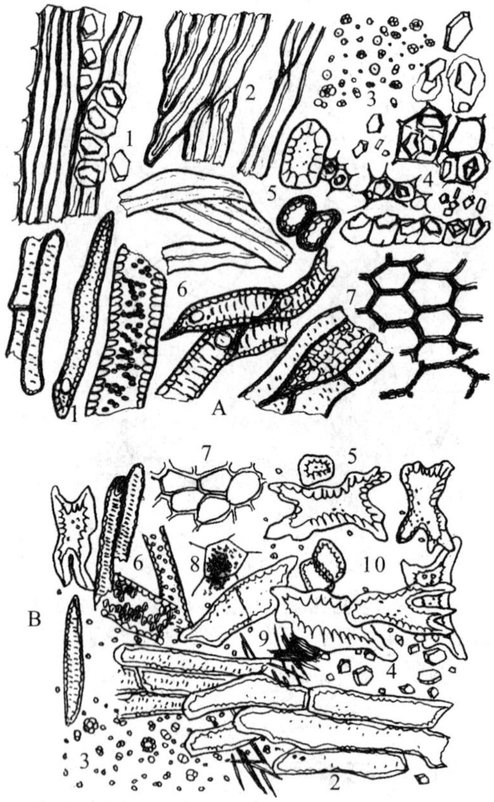

图 7-9④　山豆根粉末图

A. 山豆根　B. 北豆根　1. 晶纤维　2. 韧皮纤维　3. 淀粉粒　4. 草酸钙方晶　5. 石细胞　6. 导管　7. 木栓细胞　8. 砂晶　9. 针晶　10. 异型石细胞

【理化鉴定】

1. 取氢氧化钠试液滴于本品外皮，颜色由橙红色变为血红色，久置不褪。

2. 薄层色谱：取本品粗粉 0.5g，加氯仿 10mL，浓氨试液 0.2mL，振摇 15 分钟，滤过，滤液蒸干，残渣加氯仿 0.5mL 使溶解，作为供试品溶液。另取苦参碱和氧化苦参碱对照品，加氯仿制成每 1mL 各含 1mg 的混合溶液，作为对照品溶液。照薄层色谱法吸取供试品溶液 1～2μL，对照品溶液 4～6μL，分别点于同一羧甲基纤维素钠为黏合剂的硅胶 G 薄层板上，以氯仿-甲醇-浓氨试液（4∶1∶0.1）为展开剂，展开，取出，晾干，喷以稀碘化铋钾试液。供试品色谱中，在与对照品色谱相应的位置上，显相同的橙黄色斑点。

【药理作用】

1. 抗肿瘤作用　槐果碱体外对艾氏腹水癌细胞有直接杀伤作用，对小鼠 U14、S180 的抑制率为 30%～60%，临床每日口服 1.5～6mg/kg，可治疗绒毛膜上皮癌、子宫颈癌，恶性葡萄胎和气管炎，其中对恶性葡萄胎的总有效率为 86.6%。多种生物碱均有抗肿瘤作用。

2. 抗溃疡作用　有效成分为苦参碱、查尔酮及山豆根酮等。

3. 其他作用 槐果碱有显著的抗炎作用，并能对抗多种实验性心律失常，有镇静、镇痛及降低体温作用。小鼠灌胃 LD_{50} 为 241.5mg/kg，肌肉注射 LD_{50} 为 92.41mg/kg。

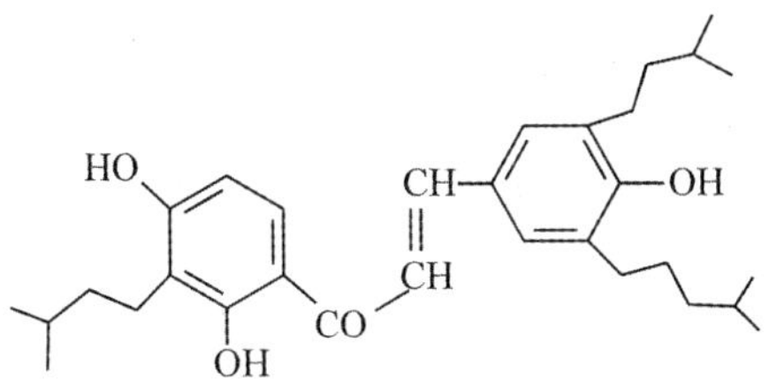

广豆根酮

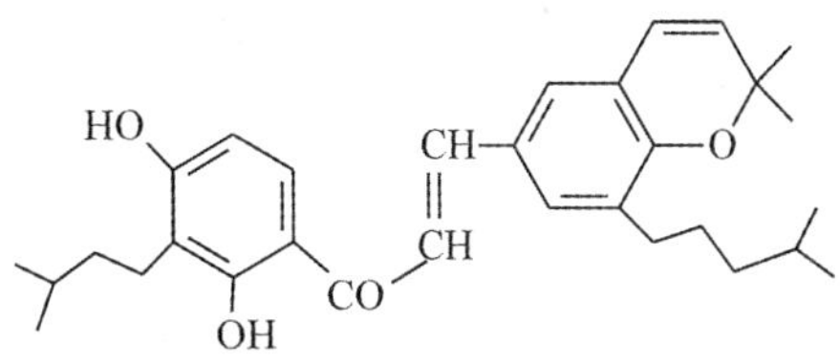

环广豆根酮

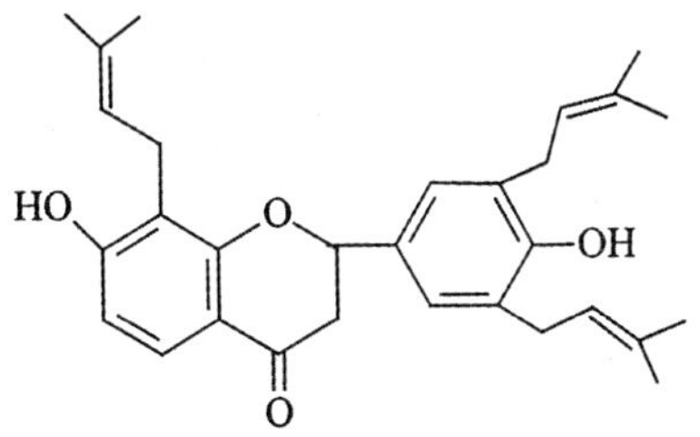

广豆根素

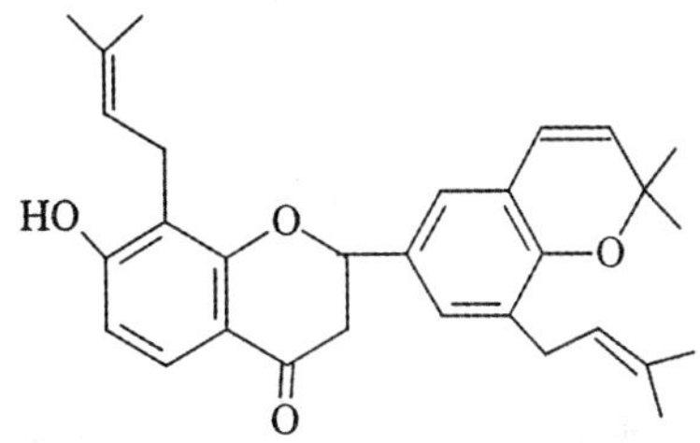

环广豆根素

【性味功效】 味苦、性寒，有毒。归肺、胃经。属清热解毒药。清热解毒，消肿利咽。用于火毒蕴结，咽喉肿痛，齿龈肿痛。用量 3～6g。

【附注】

1. 北豆根 为防己科植物蝙蝠葛 *Menispermum dauricum* DC. 的干燥根茎。春秋二季采挖，除去须根及泥沙，干燥即可。根茎呈细长圆柱形，常弯曲，有时可见分枝，长约 50cm，直径 3～8mm。表面黄棕色至暗棕色，有纵皱纹及稀疏的细根或凸起的细根痕，外皮易成片脱落；质韧，不易折断，折断面不整齐，纤维性，维管束呈放射状排列，木质部淡黄色，中心有类白色的髓。总生物碱含量为 1.7%～2.5%，主要含山豆根碱、去甲山豆根碱、异去甲山豆根碱、山豆根酚碱、木兰花碱、蝙蝠葛碱、青防己碱、青藤碱、蝙蝠葛苏林碱等。性寒、味苦。有小毒。归肺、胃、大肠经。能清热解毒，祛风止痛。用于咽喉肿痛，肠炎痢疾，风湿痹痛。用量 3～9g（图 7-9①～④）。

2. 豆科植物木兰属华东木蓝 *Indogofera fortunei* Craib、苏木篮 *Indigofera cariesii* Craib、陕甘木蓝 *Indigofera potaninii* Craib、多花木蓝 *Indigofera amblyantha* Craib、宜昌木蓝 *Indigofera ichangensis* Craib 及花木篮 *Indigofera kirilowii* Maximo 的根及根茎在部分地区作山豆根入药。此类药材根茎呈不规则块状，上部有残留茎痕及茎基，其下着生 3～5 条根。根圆柱形，常有分枝，略弯曲。长至 30cm，直径 0.7～1.5cm。表面灰黄色或灰褐色，有时栓皮呈鳞片状剥落。有纵皱纹及横向皮孔。质坚硬，难折断，断面黄白色，味苦。

3. 豆科植物胡枝子 *Lespedeza bicolor* Turez. 的根。江西部分地区曾作山豆根入药。圆柱形，直径 0.8～1.4cm。表面灰棕色。有支根痕、横向突起及纵皱纹。质坚硬，难折断，断面中央无髓，木部灰黄色，皮部棕褐色。气微，味微苦而涩。

甘 草 Radix Glycyrrizae

(英)Licorice

本品为常用中药。始载于《神农本草经》,列为上品。因其味甘甜而得名。陶宏景谓此草最为众药之王,经方少有不用者,是以能安和草石而解诸毒也。由于甘草的用量较大,目前的资源有所减少,应注意野生资源的保护及栽培的研究。

【来源】 本品为豆科植物甘草 *Glycyrrhiza uralensis* Fisch.、胀果甘草 *G. inflata* Rat. 或光果甘草 *G. glabra* L. 的干燥根及根茎。

【植物形态】

甘草 多年生草本,全株被白色短毛、腺鳞或腺毛。主根粗壮,外皮红褐色或暗褐色,味甜。羽状复叶互生,小叶 7～17,卵形或宽卵形,全缘。总状花序腋生,花密集;花冠蝶形,紫红色或蓝紫色。荚果镰刀状,表面密被褐色刺状腺毛。种子 2～8 粒,黑色,光滑。花期 6～7 月,果期 7～9 月。

胀果甘草 植物体局部密被淡黄褐色鳞片状腺体,无腺毛;羽状复叶小叶 3～7,边缘波状;总状花序一般与叶等长;荚果短小而直,膨胀,无腺毛,略有不明显的腺瘤。

光果甘草 植物体密被淡黄褐色腺点和鳞片状腺体,无腺毛,小叶 19,下面密被淡黄色腺点;荚果扁直,长圆形或微弯曲,光滑或有少许不明显的腺瘤(图 7-10①)。

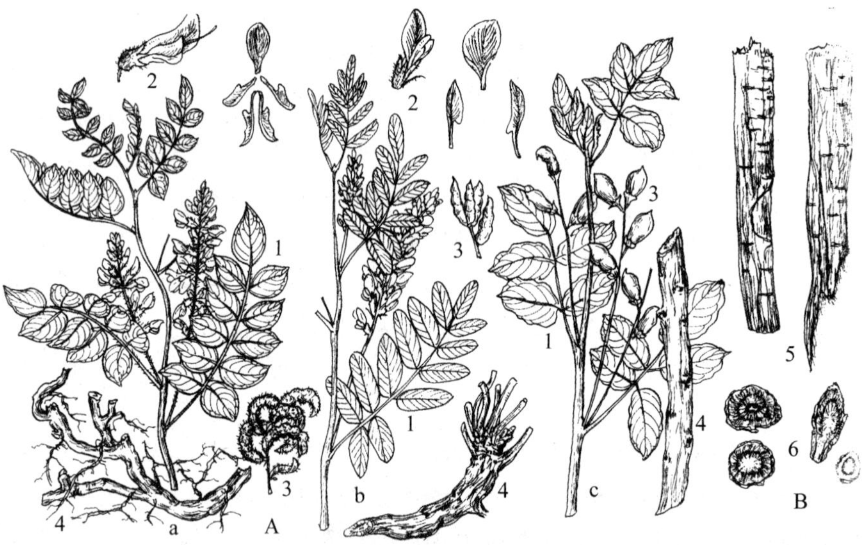

图 7-10① 甘草原植物和药材图

A. 原植物 B. 药材 a. 甘草 b. 光果甘草 c. 胀果甘草

1. 叶 2. 花 3. 果实 4. 根茎 5. 药材个子 6. 药材饮片

【采制】 春秋两季皆可采挖,以春季产者为佳,秋季次之,夏季最次。将挖取的根和根茎,按大小分别等级捆好,干后包装。亦有将外面栓皮削去者,称为粉甘草。生用或蜜炙用。

【产地】 甘草主产于内蒙、甘肃、新疆、东北等地;胀果甘草分布于新疆南部的塔里木盆地及东部哈密、吐鲁番为中心,东达甘肃的酒泉和金塔一线以西地区。光果甘草分布于新疆北部、青海、甘肃。

【性状】

甘草　根呈圆柱形，直径 0.6～3.5cm。表面红棕色或灰棕色，有纵皱、沟纹、横长皮孔及须根痕。有时外皮呈鳞片状剥裂而露出黄色内皮。质坚实，断面略显纤维性，黄白色，粉性，形成层环明显，射线放射状，有的有裂隙。根茎圆柱形，表面有芽痕，断面中部有髓。气微，味甜而特殊。

胀果甘草　根及根茎木质粗壮，有的分枝，外皮粗糙，多灰棕色或灰褐色。质坚硬，木纤维多，粉性小。根茎不定芽多而粗大。

光果甘草　根及根茎有的分枝，外皮灰棕色，不粗糙，皮孔细而不明显(图 7-10①)。

【显微特征】

甘草横切面　木栓层为数列棕色细胞。皮层狭窄，有的细胞含红棕色物。韧皮部射线宽广，多弯曲，常现裂隙，纤维多成束，周围薄壁细胞常含方晶；筛管群常因压缩而变形。束内形成层明显。木质部射线宽 3～5 列细胞；导管较大，常单个或 2～3 个成束；木纤维周围细胞也含方晶。根中心无髓，根茎中心有髓(图 7-10②)。

胀果甘草根横切面　韧皮部及木质部射线多皱缩而成裂隙，皮层无含棕色物的细胞。

光果甘草根横切面　韧皮射线平直，少裂隙。

甘草粉末　淡棕黄色。①纤维成束，壁厚，周围薄壁细胞含方晶，形成晶纤维。②方晶类双锥形、长方形或类方形，长至 24μm。③具缘纹孔导管较大，稀有网纹导管。④木栓细胞棕红色，壁薄，微木化。⑤淀粉粒众多，多为单粒，直径 3～10μm，脐点点状或短缝状(图 7-10③)。

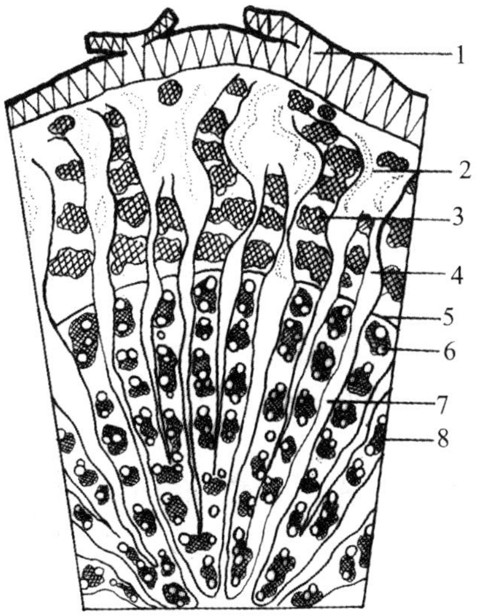

图 7-10②　甘草横切面组织简图

1. 木栓层　2. 裂隙　3. 韧皮纤维束　4. 韧皮射线
5. 形成层　6. 导管　7. 木射线　8. 木纤维束

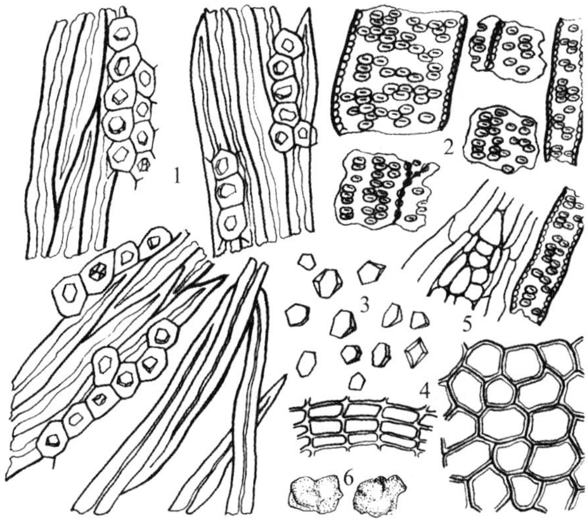

图 7-10③　甘草粉末图

1. 晶纤维和纤维　2. 导管　3. 方晶　4. 木栓细胞
5. 射线细胞　6. 色素块

【化学成分】

1. 皂苷类　三萜类皂苷 6%～14%，主为甘草甜素，为甘草的甜味成分，系甘草酸(glycyrrhizic acid)的钾、钙盐，甘草酸水解后得 2 分子葡萄糖醛酸和 1 分子甘草次酸。光果甘草的根和根茎尚含去氧甘草次酸Ⅰ(deoxyglycyrrhetic acid Ⅰ)、去氧甘草次酸Ⅱ(deoxyglycyrrhetic acidⅡ)、18α-羟基甘草次酸(18α-hydroxyglycyrrhetic acid)、异甘草次酸(liquiritic acid)、甘草萜醇(glycyrrhetol)、甘草内酯(glabrolide)等。

2. 黄酮类化合物　甘草苷(liquiritin)、异甘草苷(isoliquiritin)、新甘草苷(neoliquiritin)及苷元等。

3. 其他类　甘草香豆素、甘草酚、生物碱及多糖等。

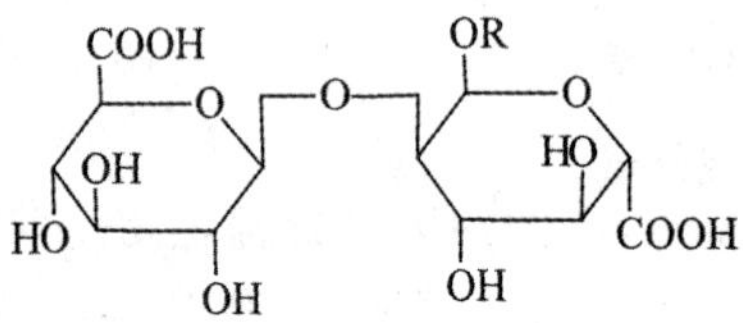

甘草酸　R=甘草次酸基

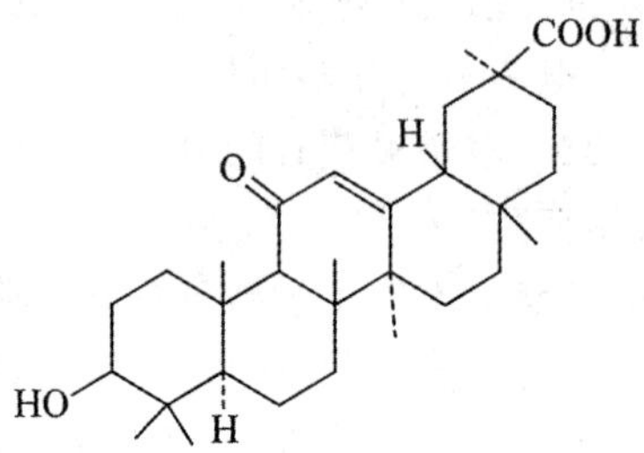

18β-甘草次酸

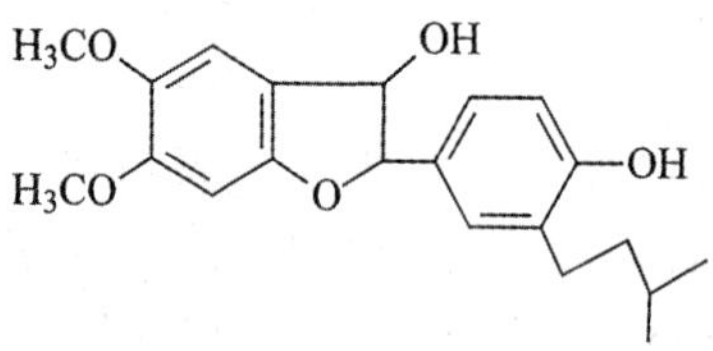

甘草苯并呋喃

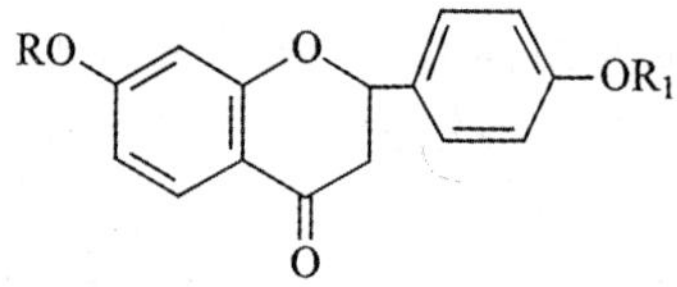

甘草苷元　R=R$_1$=H

甘草苷　R=H,R$_1$=glc

新甘草苷　R=glc,R$_1$=H

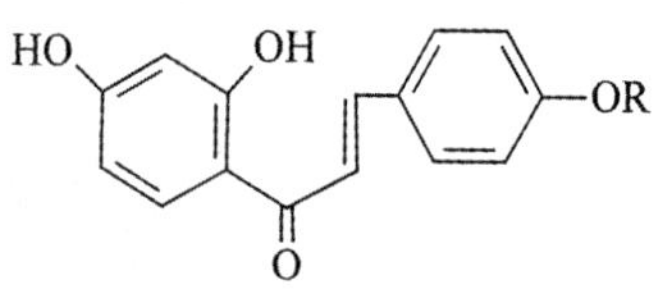

异甘草苷元　R=H　　异甘草苷　R=glc

【理化鉴定】

1. 颜色反应　取本品粉末置白瓷板上,加80%硫酸数滴,显黄色,渐变为橙黄色(甘草甜素反应)。

2. 薄层色谱　取本品粉末1g,加乙醚40mL,水浴加热回流1小时,滤过。药渣加甲醇30mL,水浴回流1小时,滤过,滤液蒸干,残渣加水40mL溶解,水溶液用正丁醇提取3次,每次20mL,合并正丁醇液,用水洗涤3次,置水浴上蒸干,残渣加甲醇5mL使溶解,作为供试品溶液。另取甘草对照药材,同法制成对照药材溶液。再取甘草酸铵对照品,加甲醇制成每1mL含2mg的溶液,作为对照品溶液。吸取上述三种溶液各1～2μL,分别点于同一用1%氢氧化钠溶液制备的硅胶G薄层板上,以醋酸乙酯-甲酸-冰醋酸-水(15∶1∶1∶2)为展开剂展开,取出,晾干,喷以10%硫酸乙醇溶液,在105℃烘至显色清晰,置紫外光灯(365nm)下检视。

供试品色谱中，在与对照药材色谱相应的位置上，显相同颜色的荧光斑点；在与对照品色谱相应的位置上，显相同的橙黄色荧光斑点。

【品质评价】 传统认为，以身干，皮细而紧，红棕色，质坚体重，粉性大者为佳。2010 年版药典规定：本品水分不得过 12.0%，总灰分不得过 7.0%，酸不溶性灰分不得过 2.0%，有机氯农药残留量：六六六和滴滴涕分别不得过千万分之二，五氯硝基苯不得过千万分之一，用高效液相色谱法测定，含甘草酸不得小于 2.0%，含甘草苷不得少于 0.50%。

【药理作用】

1. 甘草酸和甘草酸的作用　甘草酸可抑制 Na^+、Cl^- 的尿排泄，促进 K^+ 的排泄，抑制毛细血管的通透性，抑制胃酸分泌，促进溃疡愈合，对胃黏膜出血有保护作用，对艾氏腹水癌和肉瘤均有抑制作用。体外实验 0.5mg/mL 可使 98%HIV 增殖受到抑制，并有解热和镇痛作用。甘草次酸有去氧皮质酮样作用，其抗炎作用强度接近可的松，使结扎总输胆管的家兔和大鼠的血胆红素降低，尿胆红素排出增加，对大鼠的移植骨髓瘤有抑制作用，甘草次酸小鼠腹腔注射的 LD_{50} 为 308mg/kg。

2. 抗胃溃疡作用　甘草中的黄酮苷类对实验性溃疡有明显保护作用，主要有效成分是异黄酮类化合物，如甘草西定、甘草醇、异甘草醇、刺芒柄花素等。

3. 甘草甜素的解毒作用　作用机制为本身对毒物有吸附作用，水解产物葡萄糖醛酸能与毒物结合，以及甘草甜素有肾上腺皮质激素样作用，能增强肝脏的解毒能力等。

4. 镇咳、祛痰作用　甘草次酸及其衍生物有显著的中枢性镇咳作用，甘草皂苷尚能促进咽喉和支气管的分泌，使痰易于咳出而发挥镇咳祛痰作用。

5. 抗病毒作用　甘草甜素及甘草异黄酮类对 HIV 有抑制作用，甘草多糖对水疱性口炎病毒、腺病毒、牛痘病毒等也有明显的抑制作用。

6. 其他　具抗炎、抗过敏、抗肝损伤、抗促癌、降血脂、调节免疫功能、抗氧化及肾上腺皮质激素样作用。

【性味功效】 性平，味甘。归心、肺、脾、胃经。属于补气药。能补脾益气，清热解毒，祛痰止咳，缓急止痛，调和诸药。用于脾胃虚弱，倦怠乏力，心悸气短，咳嗽痰多，脘腹、四肢挛急疼痛，缓解药物的毒性和烈性。炙甘草药典已另列，能补脾和胃，益气复脉。用于脾胃虚弱，倦怠乏力，心动悸，脉结代。用量 1.5～9g。不宜与大戟、芫花、甘遂同用。

【开发利用】 目前在应用甘草酸治疗乙型肝炎、病毒性肝炎和角膜炎，用甘草次酸制成抗炎、抗过敏制剂用于治疗风湿性关节炎、气喘、过敏性及职业性皮炎、五官科的多种炎症及溃疡等均有一定的疗效。

【附注】

1. 豆科植物黄甘草 *Glycyrrhiza korshiskyi* G. Hrig 的根及根茎。在新疆、甘肃等地作甘草入药。根茎淡黄色，有鳞片。根外皮褐色，皮孔横生较规则，横断面黄色，粉性。味甜。所含皂苷及黄酮类成分均与正品相近，在毒性及抗炎作用方面也与甘草类似。在新疆曾作为甘草收购。

2. 豆科植物云南甘草 *Glycyrrhiza. yunnanensis* Cheng f. et L. K. Tai 的根及根茎。外表皮灰棕色至棕褐色，具明显纵皱纹及横纹，皮孔不规则。断面不平坦，浅黄色或内面淡红棕色，富纤维性，味极苦。组织中不含晶纤维。在云南省局部地区零星分布，一般用为民间药。

3. 粗毛甘草 *Glycyrrhiza aspera* Pall. 在新疆偶然亦当甘草收购。主要特点是植株小，根和根茎甚细，也略有甜味。

4．豆科植物刺果甘草 *Glycyrrhiza pallidiflora* Maxim. 的根。外皮色黄而较光滑，折断面呈纤维性。味苦。

5．豆科植物苦豆子 *Sophora alopecuroides* L. 的根。称为苦甘草。外表面棕黑色或黄棕色，具明显的纵沟纹及横向突起的皮孔，外皮松脆。质坚硬，不易折断，断面皮部灰棕色，木部棕黄色，可见无数导管小孔，粉性差。气微，味极苦。

黄　芪　Radix Astragali
（英）Milkvetch Root

本品为常用中药。原名黄耆，始载于《神农本草经》，列为上品。李时珍释其名曰：耆，长也，黄耆色黄，为补药之长，故名。经综合考证可知，古代黄芪入药品种各异，产地亦不固定，唐代以前以西北地区主产，特别是甘肃产者为道地，宋以后则以山西产者为良，至清代除山西产之外，又加上内蒙古黄芪为道地药材。

【来源】 为豆科植物蒙古黄芪 *Astragalus membranaceus*（Fisch.）Bge. var. *mongholicus*（Bge.）Hsiao 或膜荚黄芪 *Astragalus membranaceus*（Fisch.）Bge. 的干燥根。

【植物形态】

蒙古黄芪　多年生草本。奇数羽状复叶互生，小叶 12～18 对，小叶片广卵形或长圆形，下面被柔毛。总状花序腋生；花冠黄色至浅黄色，旗瓣长圆状倒卵形，翼瓣及龙骨瓣均有长爪；雄蕊 10，二体；子房有长柄。荚果膜质，膨胀成半卵圆形，直径 1.1～1.5cm，无毛。花期 6～7 月，果期 7～9 月。

膜荚黄芪　小叶 6～13 对，小叶片较大，花冠长约 1.6cm，子房被柔毛；荚果被黑色或黑白相间的短伏毛（图 7-11①）。

【采制】 春、秋二季采挖，栽培品于播种 4～5 年后采挖，除去须根及根头，晒干。蜜黄芪将黄芪润透，切成厚片，按常法用蜜水炒至黄色，放凉后不黏手为度。

【产地】 黄芪主产于山西、黑龙江以及内蒙古等地。此外，吉林、甘肃、河北、陕西、辽宁等亦产。质量以栽培的蒙古黄芪为好，销于全国并大量出口；野生的膜荚黄芪一般质量稍次，常自产自销。

【性状】 圆柱形，有的有分枝，上端较粗，长 30～90cm，直径 0.7～3.5cm。表面淡棕黄色或淡棕褐色，有纵皱及横长线形皮孔，栓皮易剥落露出黄白色皮层。质硬而韧，不易折断，断面纤维性强，并显粉性，皮部黄白色，木部淡黄色，有放射状纹理及裂隙，老根中心偶有枯朽状，黑褐色或空洞。气微，味微甜，嚼之微有豆腥味（图 7-11②）。

【显微特征】

根横切面　木栓细胞多列。栓内层为 3～5 列厚角细胞。韧皮部射线外侧常弯曲，有裂隙；韧皮纤维成束与筛管群交互排列；近栓内层处有时可见石细胞及管状木栓组织。形成层成环。木质部导管单个散在或 2～3 个相聚，导管周围有木纤维束；射线中有时可见单个或 2～4 成群的石细胞。薄壁细胞含淀粉粒（图 7-11③）。

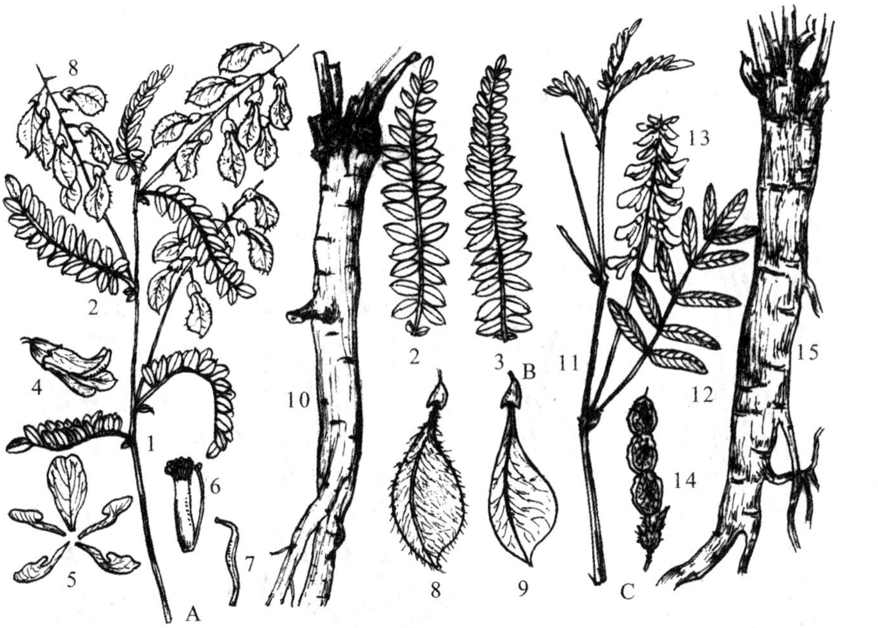

图 7-11① 黄芪原植物图(附红芪)

A. 膜荚黄芪 B. 蒙古黄芪 C. 多序岩黄芪(红芪)

1. 果枝 2. 叶 3. 蒙古黄芪叶 4. 花 5. 花展开 6. 雄蕊 7. 雌蕊 8. 膜荚黄芪果实 9. 蒙古黄芪果实 10. 黄芪根 11. 红芪花枝 12. 红芪叶 13. 红芪花 14. 红芪果实 15. 红芪根

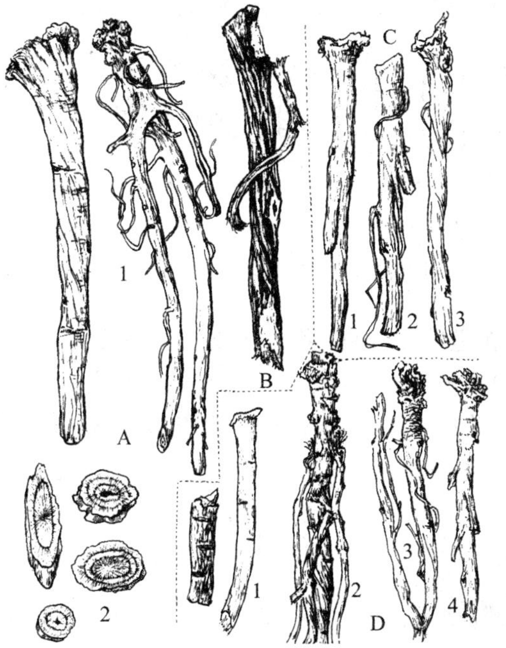

图 7-11② 黄芪药材图(附类似品和伪品)

A. 黄芪(1. 个子 2. 饮片) B. 红芪

C. 类似品(1. 多花黄芪 2. 金翼黄芪 3. 梭果黄芪)

D. 伪品(1. 锦鸡儿 2. 草木樨 3. 紫苜蓿 4. 欧蜀葵)

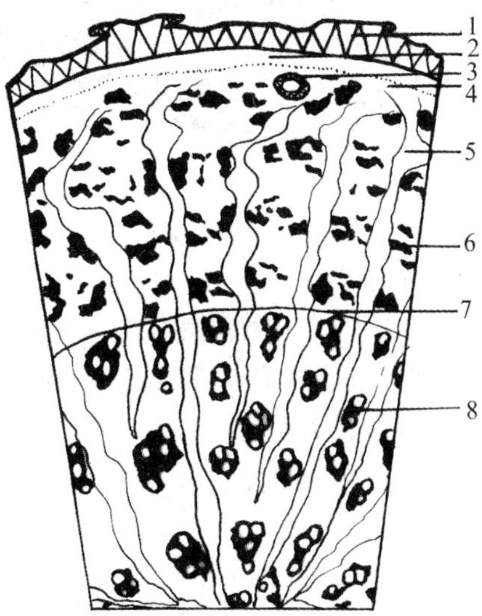

图 7-11③ 黄芪横切面组织简图

1. 木栓层 2. 厚角组织 3. 管状木栓组织

4. 栓内层 5. 射线 6. 韧皮纤维

7. 形成层 8. 导管及木纤维

粉末 黄白色。①纤维成束或散离，直径 8～30μm，壁厚，表面有纵裂纹，初生壁常与次生壁分离，两端常断裂成须状。②具缘纹孔导管无色或橙黄色，具缘纹孔排列紧密。③淀粉粒单粒类圆形、长圆形或形状不规则，直径 3～13μm。④石细胞类圆形，少见(图 7-11④)。

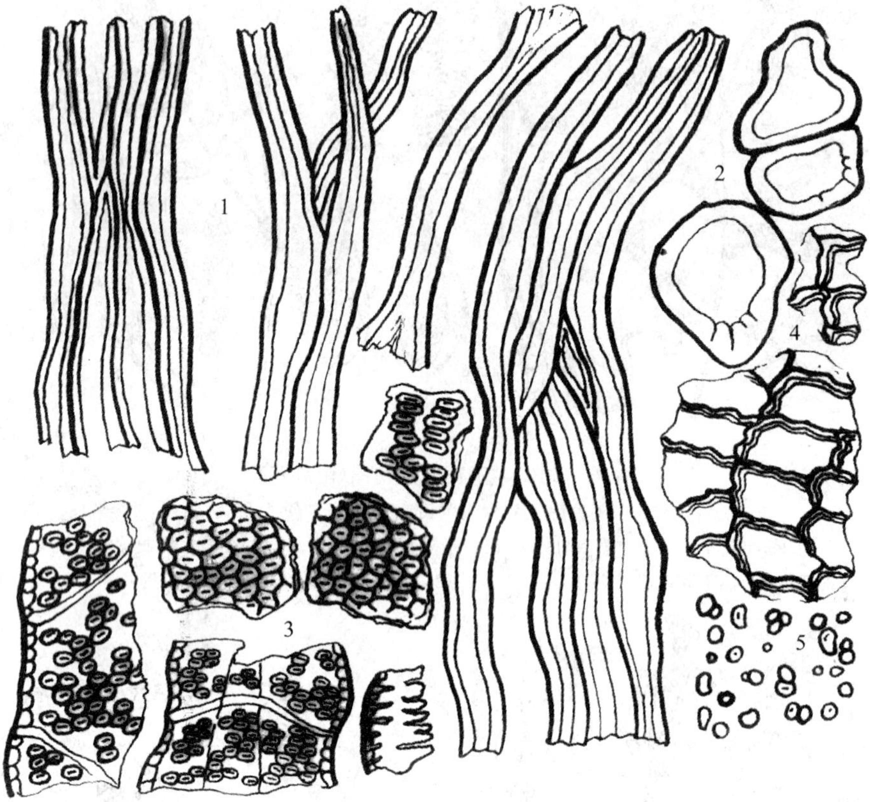

图 7-11④ 黄芪粉末图

1. 纤维 2. 石细胞 3. 导管 4. 木栓细胞 5. 淀粉粒

【化学成分】

1. 皂苷类成分 黄芪皂苷Ⅰ～Ⅷ，其中黄芪皂苷Ⅳ(即黄芪甲苷)为主要成分。

2. 黄酮类成分 芒柄花黄素(formononetin)、3′-羟基芒柄花黄素(毛蕊异黄酮，calycosin)等。

3. 多糖及其他成分 黄芪多糖Ⅰ、Ⅱ、Ⅲ，胡萝卜苷、γ-氨基丁酸、β-谷甾醇、胆碱、多种氨基酸，硒等多种微量元素。

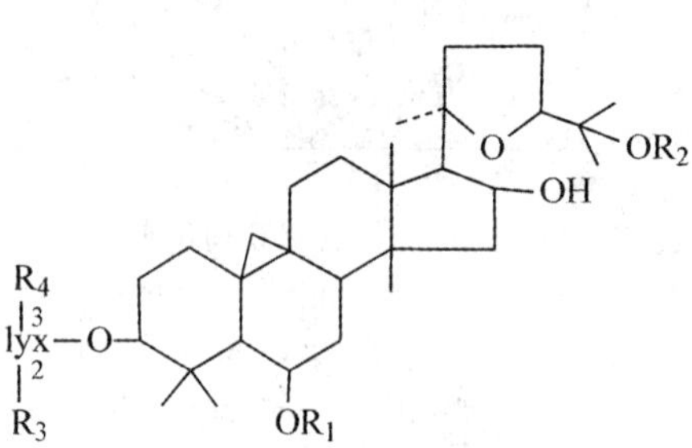

	R_1	R_2	R_3	R_4
黄芪皂苷Ⅰ	glc	H	Ac	Ac
黄芪皂苷Ⅱ	glc	H	Ac	H
黄芪皂苷Ⅲ	H	H	glc	H
黄芪皂苷Ⅳ	glc	H	H	H
黄芪皂苷Ⅴ	H	glc	glc	H
黄芪皂苷Ⅵ	glc	H	glc	H
黄芪皂苷Ⅶ	glc	glc	H	H

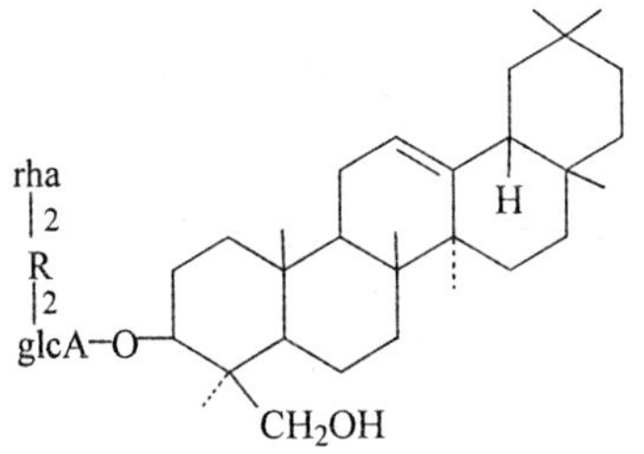

黄芪皂苷Ⅷ　R＝xyl
大豆皂苷Ⅰ　R＝gal
（xyl＝木糖　gal＝半乳糖　glcA＝葡萄糖醛酸　rha＝鼠李糖）

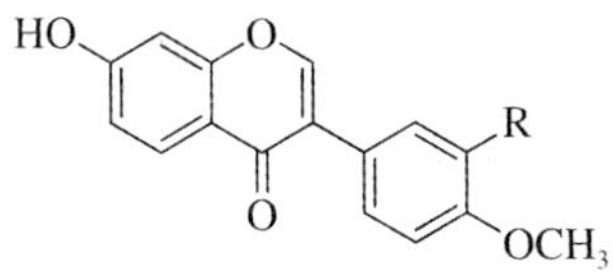

芒柄花黄素　R＝H
毛蕊异黄酮　R＝OH

【理化鉴定】

1. 颜色反应

(1)取本品粉末3g,加水30mL,浸渍过夜,滤过,取滤液1mL,加0.2%茚三酮溶液2滴,在沸水中加热5分钟,冷后显紫红色(检查氨基酸、多肽)。另取滤液1mL,于60℃水浴加热10分钟,加5%α-萘酚乙醇溶液5滴,摇匀,沿管壁缓缓加入浓硫酸0.5mL,两液交界处出现紫红色环(检查糖、多糖)。

(2)取粉末2g,加甲醇10mL,浸渍过夜,滤过,取滤液1mL蒸干,用少量冰醋酸溶解残渣,加醋酸酐-浓硫酸试剂(19∶1)0.5mL,溶液由黄色转变为红色→青色→污绿色(检查甾醇)。

2. 薄层色谱　取本品粉末3g,加甲醇20mL,加热回流1小时,滤过,滤液加于中性氧化铝柱(100～120目,5g,内径10～15mm)上,用40%甲醇100mL洗脱,收集洗脱液,蒸干,残渣加水30mL使溶解,用水饱和的正丁醇提取2次,每次20mL,合并正丁醇液;用水洗涤2次,每次20mL;弃去水液,正丁醇蒸干,残渣加甲醇0.5mL使溶解,作为供试品溶液。另取黄芪甲苷(黄芪皂苷Ⅳ)对照品,加甲醇制成每1mL含1mg的溶液,作为对照品溶液。吸取上述两种溶液各2μL,分别点于同一硅胶G薄层板上,以氯仿-甲醇-水(13∶7∶2)的下层溶液为展开剂,展开,取出,晾干,喷以10%硫酸乙醇溶液,在105℃加热至斑点显色清晰。供试品色谱中,在与对照品色谱相应的位置上,日光下显相同的棕褐色斑点;紫外灯(365nm)下显相同的橙黄色荧光斑点。

【品质评价】　传统认为:以身干,条粗长,皱纹少,粉性足,质坚实而绵,不易折断,味甜,无黑心及空心者质佳。2010年版药典规定:本品总灰分不得过5.0%,水分不得过10.0%,水溶性浸出物(冷浸法)不得少于17.0%,用高效液相色谱法测定,含黄芪甲苷不得少于0.040%,含毛蕊异黄酮葡萄糖苷不得少于0.020%。有机氯农药残留量:六六六不得过千万分之二,滴滴涕不得过千万分之二,五氯硝基苯不得过千万分之一。

【药理作用】

1. 黄芪多糖能显著增强小鼠巨噬细胞的吞噬功能,提高或调节免疫能力,延长小鼠游泳时间及抗寒时间,增加小鼠脾脏、肝脏DNA、RNA和蛋白质的含量,并且有抗肿瘤及降低小鼠血糖作用。

2. 黄芪皂苷有抗炎和降压作用,并可升高家兔血浆中cAMP量和促进小鼠再生肝的

DNA 合成。

3. 黄芪煎剂可增加小鼠网状内皮系统的吞噬功能，并可使实验动物或人体尿量增加，显示较强的利尿作用。

4. 有抗衰老、抗脂质过氧化、促进造血功能、减少心肌损害、抗心律失常、抗病毒、抗癌等作用。

5. 具有保护肝脏、抗乙型肝炎病毒、抗辐射、抑菌及消除尿蛋白等作用。

【性味功效】 性温，味甘。归肺、脾经。属于补气药。能补气固表，利尿托毒，排脓，生肌敛疮。用于气虚乏力，食少便溏，久泻脱肛，表虚自汗，气虚水肿，子宫脱垂，慢性肾炎蛋白尿，糖尿病，疮口久不愈合等。用量 9～30g。药典已把炙黄芪另列，能益气补中，用于气虚乏力，食少便溏。

【附注】

1. 黄芪属数种植物的根在不同地区也充黄芪药材使用。

(1)金翼黄芪 *Astragalus chrysopterus* Bge. 产于河北、青海、甘肃、山西等地，药材名“小黄芪”或“小白芪”。根呈圆柱形，长 20～30cm，直径 0.5～1cm，上部有细密环纹；表面灰黄棕色至浅棕褐色，有纵皱纹，断面纤维性强；气微，味甜，嚼之有豆腥味。

(2)多花黄芪 *Astragalus floridus* Benth.，主产于四川、西藏等地。根淡棕色或灰棕色，横切面皮部淡黄色，木部淡棕黄色，形成层呈棕色环。味淡，微涩。

(3)梭果黄芪 *Astragalus ernestii* Comb.，主产于四川。根呈圆柱形，少分枝，表面淡棕色或灰棕色。横切面皮部乳白色或淡黄白色，木部淡棕黄色。质硬而稍韧。味淡。

(4)塘谷耳黄芪 *Astrsgalus tongolensis* Ulbr.，产于甘肃、青海。药材名“白大芪”、“马芪”或“土黄芪”。根圆柱形，表面灰棕至灰褐色，有纵皱纹，常有栓皮剥落后留下的棕褐色瘢痕，折断面粗纤维状。横切面皮部和木部呈淡棕色，形成层处显棕色环。味甜。

(5)扁茎黄芪 *Astragalus complanatus* R. Br.。分布于河北、山西、内蒙古及陕西，种子入药为“沙苑子”。在辽宁西部和内蒙古哲盟用其根，称为黑皮芪、铁皮芪或生芪。根质地甚坚硬，外皮呈黑褐色，味稍带苦。

2. 红芪　为豆科植物多序岩黄芪 *Hedysarum polybotrys* Hand-Mazz. 的根，现药典已分列。主产于甘肃南部，主销甘肃、广东、福建，并有出口。根呈圆柱形，表面灰红棕色，有纵皱纹、横长皮孔及少数支根痕，外皮易脱落，剥落处淡黄色。质硬而韧，不易折断，断面纤维性，并显粉性，皮部黄白色，木部淡黄棕色，形成层环浅棕色。气微，味微甜。粉末中晶纤维众多，含晶细胞壁不均匀增厚，草酸钙方晶直径 7～14μm，长约至 22μm。含抗微生物活性成分(-)-3-羟基-9-甲氧基紫檀烷及 γ-氨基丁酸、D-β-天冬素、脯氨酸、精氨酸、苏氨酸等。醇溶性浸出物(45％乙醇，热浸法)不少于 30.0％。性味功效与黄芪类同(图 7-11①，7-11②)。

3. 已发现的多种伪品

(1)白香草木樨 *Melilotus albus* Desr. 的根。圆柱形，下端渐细，分枝多。根头部较大，常有 2 至多个地上茎的残基。表面黄棕色至红棕色，皮孔淡黄色，横向延长。质坚，折断面刺状，切面皮部灰白色至灰黄色，木部淡黄色或黄色。气微弱，味微甜。

(2)紫花苜蓿 *Medicago sativa* L. 的根。圆柱形，分枝较多。根头部较粗大，表面灰棕色至红棕色，皮孔少且不明显。质坚而脆，断面刺状。味微苦。粉末厚角组织中有草酸钙棱晶，导管主要为细螺纹及网纹导管。

(3)锦鸡儿 *Caragana sinica* (Buchoz)Rehd. 的根。呈圆柱形。栓皮多已除去。表面浅黄色,有纵皱纹及棕色横向皮孔。质脆,折断面纤维状。气微,味淡,嚼之有豆腥气。薄壁细胞均有明显壁孔。导管为网纹,亦有多数网纹管胞。淀粉粒类圆形,直径 2~25μm,脐点星状或裂隙状,层纹明显。

(4)刺果甘草 *Glycyrrhiza pallidiflora* Maxim. 的干燥根及根茎。根茎圆柱形,顶端有多数茎残基,表面灰棕色,有纵皱纹及横向皮孔,横断面皮部灰白色,木部浅黄色,占半径的 5/7,中心有小形的髓。质坚硬,气弱,味苦涩。根较细,横断面无髓。

(5)苦马豆 *Swainsonia salsula* Taubert 的根。断面黄白色,木部黄色。味微苦。

(6)草木犀 *Melilotus suaveolens* Ledeb. 的根。圆柱形,表面黄白色,有明显纵纹及皮孔。质韧不易折断,维管束较明显,木部白色,味苦而后微甜。

(7)锦葵科圆叶锦葵 *Malva rotundifolia* L. 的根。圆柱形,通常有 5~10 数个簇生的茎残基。表面淡棕黄色至淡棕褐色。有不整齐纵皱纹及多数横向皮孔。质硬而韧,断面纤维性强,略具粉质。皮部黄白色,木部淡黄色,有放射状纹理。气微。味甜,嚼之微具特异气及黏液。

(8)锦葵科欧蜀葵 *Althaea officinalis* L. 的干燥根。多为切制的饮片,厚薄不均。表面多纵皱纹,有细长的横向皮孔,横断面韧皮部灰白色,木质部淡黄色,平坦,形成层不太明显。气弱,味微甜,带有黏液性,无豆腥味。薄壁细胞含草酸钙簇晶。

葛 根 Radix Puerariae
(英)Pueraria Root

为常用中药。始载于《神农本草经》,列为中品。《本草图经》云:葛根生汶山川谷,今处处有之,江浙尤多。《本草纲目》载:葛有野生,有家种。2000 年版药典规定葛根为野葛和甘葛藤的干燥根。药材上分别称为野葛和粉葛。但 2010 版药典经修订,规定葛根为野葛的干燥根。目前对葛根的化学成分和药理作用进行了诸多的研究,在防治冠心病等方面开发了一些新的制剂,引起了广泛的重视。

【来源】 本品为豆科植物野葛 *Pueraria lobata* (Willd.)Ohwi 或甘葛藤 *P. thomsonii* Benth. 的干燥根。

【植物形态】

野葛 多年生落叶藤本。全株被黄褐色粗毛。三出复叶;顶生小叶柄较长,叶片菱状圆形,侧生小叶较小,斜卵形,两边不等。总状花序腋生或顶生,花冠蝶形,蓝紫色或紫色。荚果线形,长 6~9cm,宽 7~10mm,密被黄褐色长硬毛。种子卵圆形,赤褐色有光泽。花期 4~8 月,果期 8~10 月。

甘葛藤 藤本。根肥大。三出复叶,具长柄;托叶披针状长椭圆形,有毛;小叶片菱状卵形至宽卵形,有时 3 裂,基部圆形。总状花序腋生;小苞片卵形;花萼钟状;花冠紫色。荚果长椭圆形,扁平;长 10~12cm,宽 1~1.2cm,密被黄褐色长硬毛。种子肾形或圆形。花期 6~9 月,果期 8~10 月(图 7-12①)。

【采制】 春、秋季采挖,洗净,野葛多趁鲜切成厚片或小块,干燥。甘葛藤挖出根后,多除去外皮，切段或再纵切两半，干燥。

【产地】 野葛：除新疆、西藏外，全国均产，以湖南、河南、广东、浙江、四川等地为主。粉葛（甘葛藤）：多为栽培，主产于广西、广东。

【性状】

野葛 多为圆柱形，商品常为斜切、纵切、横切的片块，长 15～35cm，厚 0.5～1cm。表面淡棕色，具纵皱纹，可见横向皮孔。切面黄白色，纹理不明显。质韧，纤维性强。气微，味微甜。

粉葛 呈圆柱形、类纺锤形或半圆柱形，长 12～15cm，直径 4～8cm。有的为纵切或斜切厚片，大小不一，表面黄白色或淡棕色，横切面可见纤维形成的浅棕色同心性环纹，纵切面可见有纤维形成的数条纵纹。质重，纤维性较弱，有的呈绵毛状，富粉性（图 7-12②）。

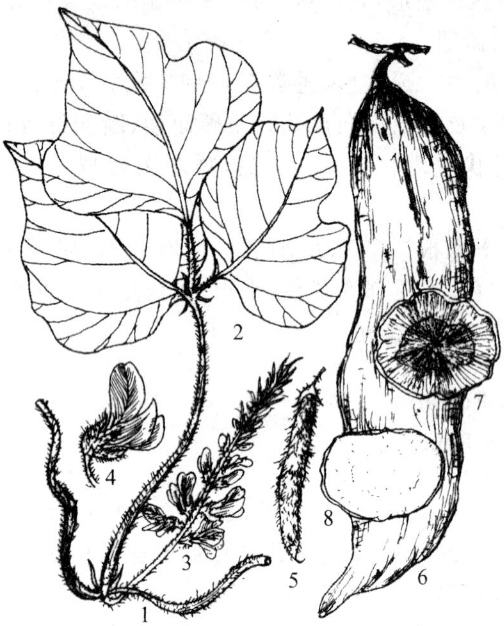

图 7-12①　葛根原植物图

1. 茎藤　2. 叶　3. 花序　4. 花　5. 果实　6. 块根　7. 野葛横切面　8. 粉葛横切面

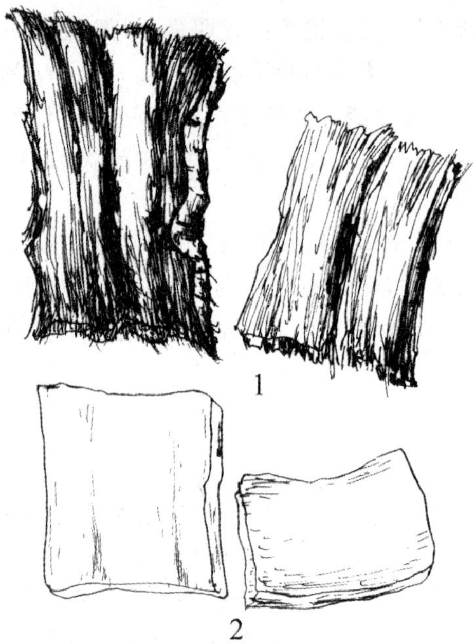

图 7-12②　葛根药材图

1. 葛根饮片　2. 粉葛根饮片

【显微特征】 根横切面

1. 野葛　木栓层为多列木栓细胞。栓内层为 4～5 列细胞，外侧细胞含有少量草酸钙方晶，内侧有石细胞，石细胞类方形、类椭圆形或不规则形，直径 32～66μm。异型维管束排列形成 1～3 个同心环。韧皮部具少数分泌细胞，内含红棕色块状物，形成切向不规则的条状，晶鞘纤维众多。木质部导管密集，径向辐射状排列，直径 38～115μm。薄壁细胞中充满淀粉粒（图 7-12③）。

2. 粉葛　主要特征为皮层内侧石细胞偶见，类长方形或类方形，直径 25～74μm，壁较薄，纹孔清晰。异型维管束排列成 3～5 个同心环。木质部大部分为薄壁细胞，导管及纤维束较少。

野葛粉末 类白色。①淀粉粒众多，球形、半球形或多角形，直径 3～37μm，脐点点状、裂缝状或星状，复粒由 2～10 分粒组成。②纤维多成束，多为晶鞘纤维。方晶多见。③具缘纹孔导管，纹孔六角形或椭圆形，排列紧密。④石细胞少见，类圆形或多角形（图 7-12④）。

【化学成分】 野葛根主含黄豆苷元（daidzein）、黄豆苷（daidzin）、葛根素（puerarin）、4′-甲氧基葛根素、染料木素、刺芒柄花素、葛根酚，葛根苷 A、B，刺芒柄花素-7-葡萄糖苷，羽扇烯酮。并含 β-谷甾醇、二十二烷酸、二十四烷酸、6，7-二甲氧基香豆精等。

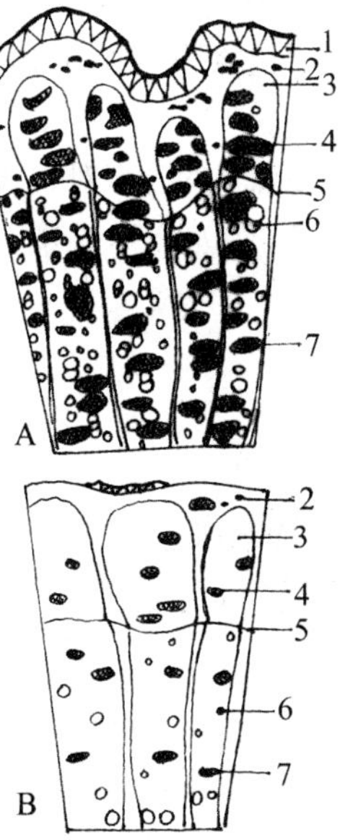

图 7-12③　葛根横切面组织简图

A. 葛根　B. 粉葛根

1. 木栓层　2. 石细胞　3. 韧皮部　4. 韧皮纤维　5. 形成层　6. 木质部导管　7. 木纤维束

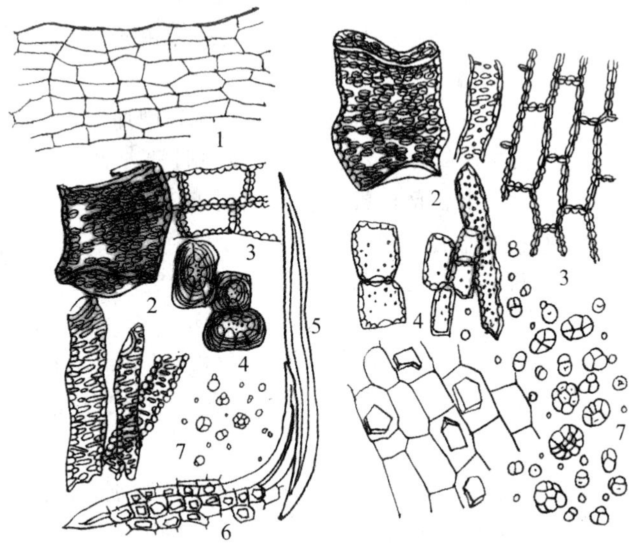

A　　B

图 7-12④　葛根粉末图

A. 葛根　B. 粉葛根

1. 木栓细胞　2. 导管　3. 木薄壁细胞　4. 石细胞　5. 纤维　6. 晶鞘纤维　7. 淀粉粒

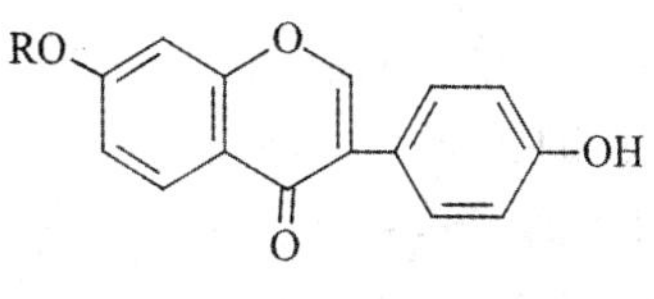

黄豆苷元　R＝H

黄豆苷　R＝吡喃葡萄糖

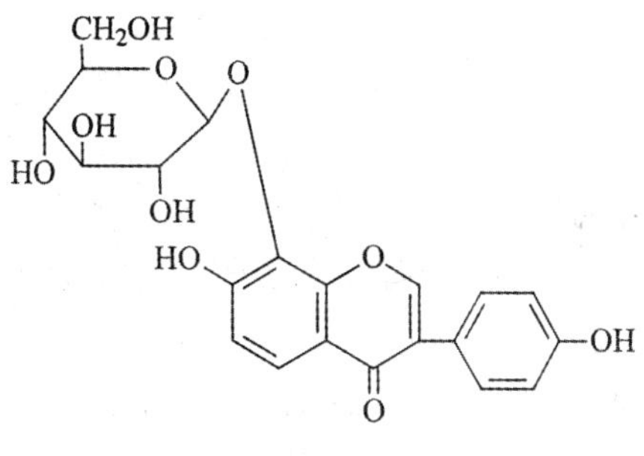

葛根素

【理化鉴定】

1. 荧光反应　取本品粉末 0.5～1g，加乙醇 25mL，80℃热浸半小时，放冷，滤过，滤液点于滤纸上，喷洒 1%三氯化铝乙醇液，干燥后在紫外光灯（254nm）下显蓝色荧光，用氨水熏后颜色更亮（检查异黄酮）。

2. 薄层色谱　本品粉末 0.8g，加甲醇 10mL，放置 2 小时，滤液蒸干，残渣加甲醇 0.5mL 使溶解，作为供试品溶液。另取葛根素制成每 1mL 含 1mg 的溶液作为对照品溶液。吸取上述两种溶液各 10μL,分别点于同一以 CMC-Na 为黏合剂的硅胶 H 薄层板上使成条状,以氯仿-甲醇-水(7∶2.5∶0.25)展开,取出,晾干,在紫外灯(365nm)下检视,供试品色谱中,在与对照品色谱相应的位置上,显相同颜色的荧光条斑。

【品质评价】 传统认为,以块大、质坚实、色白、粉性足、纤维少者为佳。但以化学成分葛根素(异黄酮)的含量比较,以纤维性强的含量高。2010 年版药典规定:葛根水分不得过 14.0%,总灰分不得过 7.0%;用高效液相色谱法测定,野葛含葛根素不得少于 2.4%。

【药理作用】

1. 葛根总黄酮和葛根素有减慢心率,增加心输出量,减少心肌耗氧量,对抗垂体后叶素引起的冠状动脉血管痉挛;改善实验性心肌梗死犬的心肌代谢。并有抗心律失常,扩张血管,改善微循环的作用。葛根素的静脉注射 LD_{50} 为 738mg/kg。
2. 有抗高血压和 β-受体阻断作用。
3. 有抗血小板凝集作用。
4. 有降血脂、解热、抗氧化、抗肿瘤、益智、解毒等作用。

【性味功效】 甘、辛,凉。归肺、胃经。属于辛凉解表药。能解肌退热,生津透疹,升阳止泻。用于外感发热头痛、项背强痛,口渴,消渴,麻疹不透,热痢泄泻,高血压颈项疼痛。用量 9～15g。

【开发应用】 目前葛根已开发出多种制剂,如用于高血压头晕,头痛,颈项疼痛,冠心病,心绞痛,神经性头痛,早期突发性耳聋等的愈风宁片即是用单味葛根加工而成的片剂。另外有用于治疗冠心病、心律失常及偏头痛的葛根注射液,有用于治疗偏头疼、高血压的葛根素片剂等。

【附注】

1. 葛花　为野葛的花蕾。味甘,性平,能解酒醒神,主用于饮酒过度,伤及胃气之呕吐、烦渴及头痛。
2. 食用葛根　为豆科食用葛根 *Pueraria edulis* Pamp. 的干燥根。分布于四川、云南、贵州。根呈白色或黄白色,长条板状,粉性特强,亦有粗壮的长纤维。味微甘而稍苦涩,入口有淀粉黏稠感。总黄酮含量在 1%以下。可供食用,亦供药用。
3. 三裂叶葛根　为豆科植物裂叶葛根 *Pueraria phaseoloides* Benth. 的干燥根。分布于浙江、福建、台湾、广东、广西。浙江部分地区作葛根入药。总黄酮量在 1%左右。
4. 峨嵋葛藤　*Pueraria omeiensis* Wang et Tang 的干燥根。分布于四川、贵州、云南。贵州称苦葛;四川称粉葛。贵州、四川部分地区作葛根入药。总黄酮含量在 0.5%以下。
5. 云南葛藤　*Pueraria peduncularis* Grah. 的干燥根。分布于四川、云南、西藏。常纵切长条状或短条状,大小不等。表面淡黄白色,粗糙,纤维性强。外皮脱落后显纤维状。横切面有数条紫色的环带。质硬,粉性差。有特异气,味苦,有毒。不能作葛根入药。

苦　参　Radix Sophorae Flavescentis

(英)Flavescent Sophora Root

本品为常用中药。始载于《神农本草经》,列为中品。《本草纲目》曰:七八月结角如萝卜子,角内有子二三粒,如小豆而竖。并谓:苦以味名,参以功名,槐以叶形名也,因形似参味苦而得名。

【来源】 为豆科植物苦参 *Sophora flavescens* Ait. 的干燥根。

【植物形态】 半灌木。奇数羽状复叶互生，小叶 15～29 枚，叶片披针形至线状披针形。总状花序顶生；花冠蝶形。荚果线形，先端具长喙，成熟时不开裂，长 5～8cm。种子间微缢缩，呈不明显的串珠状，疏生短柔毛。种子 3～7 颗，近球形，黑色。花期 5～7 月，果期 7～9 月(图 7-13①)。

【采制】 春、秋采挖，除去根头及小支根，洗去泥土、晒干。

【产地】 全国各地均产。多自产自销。

【性状】 本品呈长圆柱形，下部常有分枝，长 10～30cm，直径 1～2cm。表面灰棕色或棕黄色，具纵皱纹及横长皮孔，外皮薄，多破裂反卷，易剥落，剥落处显黄色，光滑。质硬，不易折断，断面纤维性；切面黄白色，具放射状纹理及裂隙，有的可见同心性环纹。皮部与木部常分离。气微，味极苦(图 7-13①)。

【显微特征】

横切面 木栓层 8～12 列细胞，有时栓皮脱落。韧皮部有多数纤维，常成束排列。束间形成层不明显。木质部自中央向外分叉为 2～4 束，木质部束导管 1～2 列，木纤维常切向排列。射线 5～15 列细胞，中央有少数小导管及纤维束。薄壁细胞中含众多淀粉粒及草酸钙方晶。

粉末 淡黄色。①纤维众多，成束，非木化，直径 11～27μm，纤维周围的细胞中含草酸钙方晶，形成晶纤维。②导管主为具缘纹孔导管，直径 27～126μm，具缘纹孔椭圆形，排列紧密，有的数个纹孔口连成线状。③木栓细胞表面观多角形，多层重叠，平周壁表面有不规则细裂纹。④有众多淀粉粒。⑤草酸钙方晶较多。⑥石细胞少见(图 7-13②)。

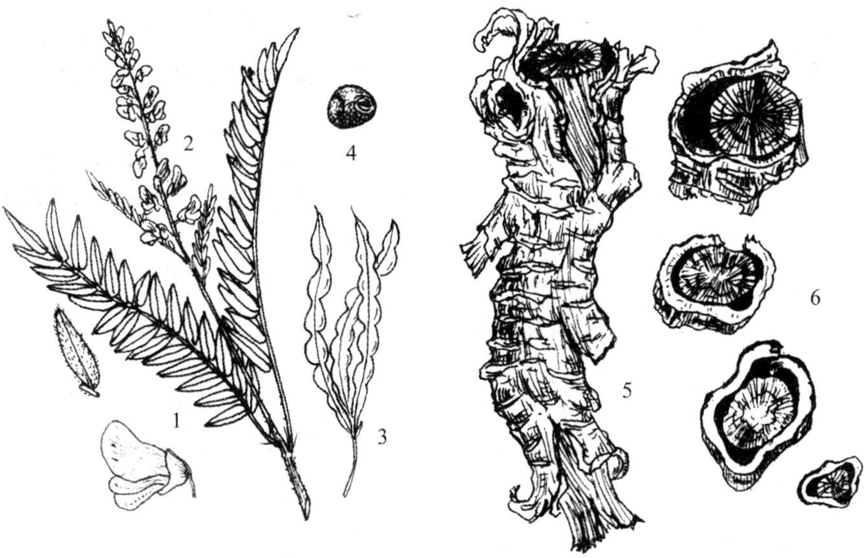

图 7-13①　苦参原植物和药材图

1. 叶　2. 花序　3. 果实　4. 种子　5. 药材个子　6. 药材饮片

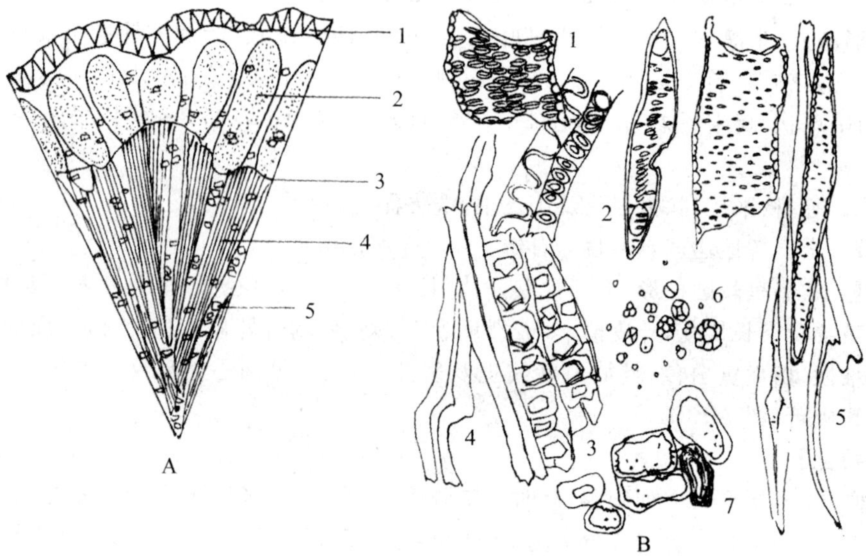

图 7-13②　苦参横切面组织简图和粉末图

A. 组织简图　1. 木栓层　2. 韧皮部　3. 形成层　4. 木质部　5. 方晶

B. 粉末图　1. 导管　2. 管胞　3. 晶鞘纤维　4. 纤维　5. 木纤维　6. 淀粉粒　7. 石细胞

【化学成分】

1. 生物碱类成分　生物碱含量 1%～25%，主要有苦参碱(matrine)、氧化苦参碱(oxymatrine)、N-氧化槐根碱(N-oxysophocarpine)、槐定碱，别苦参碱、异苦参碱、槐花醇 N-氧化槐花醇、槐根碱、槐胺碱、N-甲基金雀花碱、臭豆碱、赝靛叶碱等。

2. 黄酮类化合物　有苦参新醇(kushenol)A、B、C、D、E、F、G、H、I、J、K、L、M、N、O，苦参查耳酮、苦参查耳酮醇、苦参醇(kurarinol)、新苦参醇、降苦参醇、异苦参酮、刺芒柄花素等。

3. 三萜皂苷　有苦参皂苷Ⅰ、Ⅱ、Ⅲ、Ⅳ和大豆皂苷Ⅰ。

【理化鉴定】

1. 颜色反应　取横切片，加氢氧化钠试液数滴，栓皮即呈橙红色，渐变为血红色，久置不消失。木质部不呈现颜色反应。

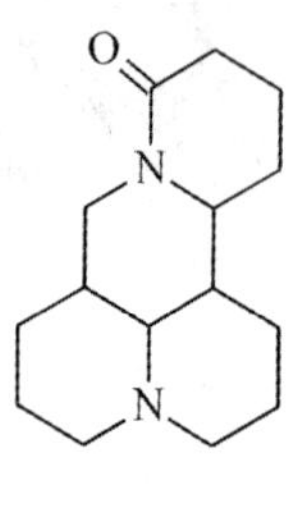

苦参碱

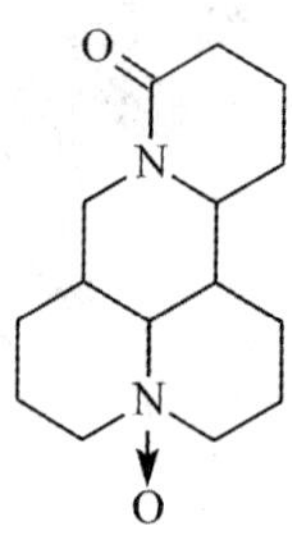

氧化苦参碱

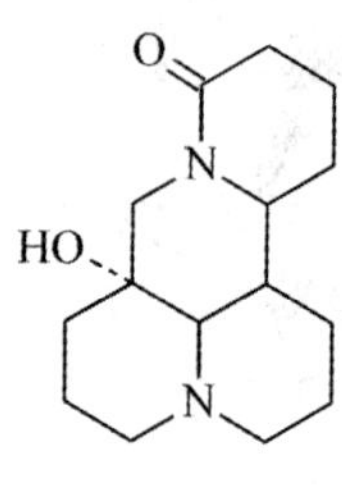

羟基苦参碱

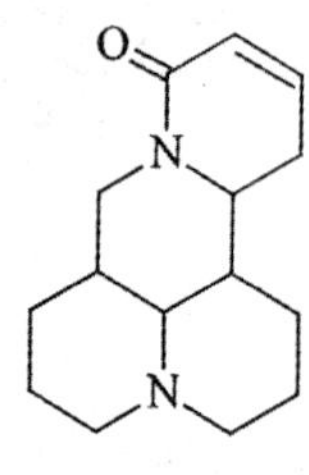

脱氢苦参碱

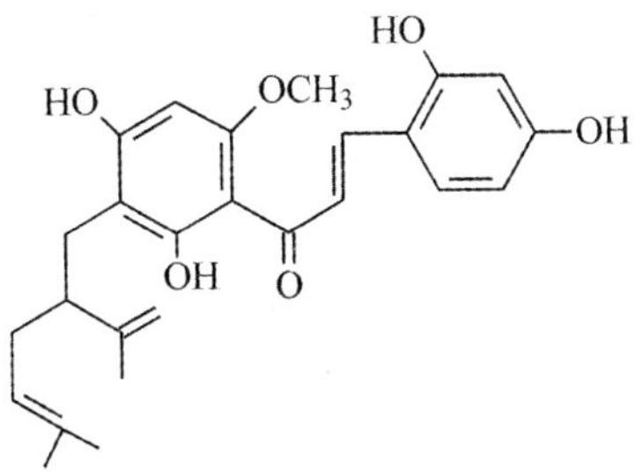

苦参啶

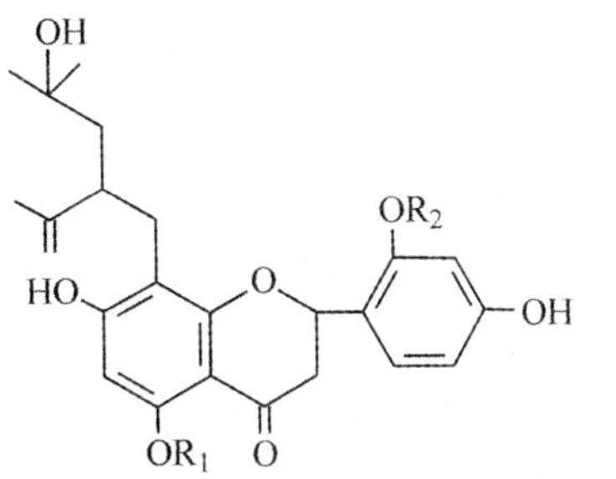

（苦参醇 $R_1=CH_3$ $R_2=H$ 新苦参醇 $R_1=R_2=CH_3$
去甲基苦参醇 $R_1=R_2=H$）

2. 沉淀反应 取本品粗粉1g，加含0.5%盐酸乙醇溶液20mL，加热回流1小时，滤过，滤液加氨试液使呈中性，蒸干，残渣加1%盐酸溶液10mL使溶解，滤过，取滤液分置三支试管中，一管中加碘化铋钾试液，生成红棕色沉淀；一管中加碘化汞钾试液，生成黄白色沉淀；另一管中加碘化钾碘试液，生成棕褐色沉淀。

3. 荧光反应 取粉末0.5g，加甲醇10mL，加热回流10分钟，滤过。取滤液1mL，置试管中，加镁粉少量与盐酸3～4滴，加热，显红色；另取滤液点于滤纸上，喷以5%三氯化铝乙醇溶液，晾干，置紫外光灯(254nm)下观察，显黄绿色荧光。

4. 薄层色谱 取本品粉末0.5g，加氯仿25mL、浓氨试液0.3mL，放置过夜，滤过，滤液蒸干，残渣加氯仿0.5mL使溶解，作为供试品溶液。另取氧化苦参碱和槐定碱对照品，加乙醇制成每1mL各含0.2mg的混合溶液，作为对照品溶液。吸取上述两种溶液各4μL，分别点于同一用2%氢氧化钠溶液制备的硅胶G薄层板上，以苯-丙酮-甲醇(8∶3∶0.5)为展开剂，展开，展距约8cm，取出，晾干。再以甲苯-醋酸乙酯-甲醇-水(2∶4∶2∶1)10℃以下放置后的上层溶液为展开剂，展开，展距同上，取出，晾干，依次喷以碘化铋钾试液和亚硝酸钠乙醇试液。供试品色谱中，在与对照品色谱相应的位置上，显相同的两个橙色斑点。

【品质评价】 传统认为，以条匀、断面黄白、味极苦者为佳。2010年版药典规定：总灰分不得过8.0%，水分不得过11.0%，水溶性浸出物(冷浸法)不得少于20.0%。照高效液相色谱法测定，本品按干燥品计算，含苦参碱和氧化苦参碱的总量不得少于1.2%。

【药理作用】

1. 对心血管系统的作用 苦参中所含的苦参碱、槐根碱、氧化苦参碱、槐定碱、槐胺碱等生物碱对离体豚鼠乳头肌标本均呈剂量依赖的正性肌力作用，其效能排列顺序为：氧化苦参碱＞槐定碱＞槐根碱＞槐胺碱＞苦参碱。苦参碱、氧化苦参碱、槐定碱、槐根碱和槐胺碱等苦参碱型生物碱有抗心律失常作用。苦参总碱有对抗垂体后叶素的作用，对犬、大鼠和离体兔心的冠状动脉血管收缩作用，可增加流量和保护心脏缺血。家兔血压试验和离体兔耳灌流试验均表明苦参有明显的扩张血管作用。

2. 平喘及抗过敏作用 苦参流浸膏0.25g/kg灌服，对组胺引起的豚鼠哮喘具有明显的对抗作用。苦参煎剂、苦参总碱和苦参结晶碱对实验性哮喘豚鼠有显著的平喘作用。酚红排泌法表明小鼠灌服苦参总黄酮0.8g/kg有明显的祛痰作用。

3. 对免疫系统的影响　苦参碱、氧化苦参碱和槐根碱等苦参碱型生物碱在 1/5 LD_{50} 剂量下对小鼠免疫功能都有抑制作用，即抑制巨噬细胞的吞噬功能，减少空斑形成细胞数和抗体几何平均滴度，但对溶菌酶含量无影响。其抑制强度顺序是槐定碱＞槐根碱＞苦参碱＞槐胺碱＞氧化苦参碱。

4. 抗肿瘤作用　苦参总碱、苦参碱、氧化苦参碱及槐根碱对小鼠肉瘤 S180 有明显的抑制作用，对小鼠子宫颈癌 U14、肉瘤 S37、腹水型肉瘤 S180A 和艾氏腹水癌(ECA)也有一定的抑制作用。氧化苦参碱可提高环磷酰胺的代谢激活，并使其剂量减少一半，而抑瘤作用仍相当于原剂量，与环磷酰胺合用对艾氏腹水癌有协同抑制作用，并可使环磷酰胺引起白细胞降低的不良反应明显减轻。

5. 对中枢神经系统的作用　苦参碱能明显抑制小鼠的自主活动。扭体法与热刺激法测痛试验显示苦参碱具有显著的镇痛作用。

6. 抗炎作用　苦参碱肌注能明显对抗巴豆油诱发小鼠和大鼠耳郭炎症，长期给药时其作用随剂量增加而增强。苦参碱的抗炎作用与垂体-肾上腺系统无关，其抗炎作用可能是通过直接作用方式。

7. 抗病原微生物作用　实验表明，1%苦参碱对痢疾杆菌、大肠杆菌、变形杆菌、乙型链球菌及金黄色葡萄球菌有较明显的抑制作用。醇浸膏在体外有抗滴虫作用。

【性味功效】 苦，寒。归心、肝、胃、大肠、膀胱经。属于清热燥湿药。清热燥湿，杀虫，利尿。用于热痢，便血，黄疸尿闭，赤白带下，阴肿阴痒，湿疹，湿疮，皮肤瘙痒，疥癣麻风；外治滴虫性阴道炎。用量 4.5～9g，外用适量。不宜与藜芦同用。

【开发应用】 目前利用苦参制成的煎剂、片剂、注射剂、胶囊等多种剂型在治疗细菌性痢疾、滴虫性肾盂肾炎、白细胞减少症、非淋巴细胞白血病、宫颈炎、心律失常、肺心病等方面均有一定的疗效，用苦参碱静滴治疗慢性乙型肝炎，胸腔内注射苦参碱治疗恶性腹水，用槐果碱治疗绒毛膜上皮癌、子宫颈癌、恶性葡萄胎和气管炎也有肯定的疗效。

【附注】 现已从苦参中分离出 20 余种生物碱，具有显著药理活性的是苦参碱、氧化苦参碱(苦参素)、槐果碱、槐胺碱及槐定碱。苦参素是含 98%以上的氧化苦参碱和少量的氧化槐果碱的混合碱，主要用于治疗病毒性肝炎、升高白细胞。苦参素和苦参碱的根本区别是苦参素在 N 位上存在一个氧离子，从而使分子极性增大，具有以下独特的作用机理和疗效：

①苦参素的分布更集中于肝脏，血药浓度比苦参碱高。②苦参素更具靶向性及保护肝细胞的作用。③苦参素具有良好的抗病毒作用。④苦参素较苦参碱更安全。⑤苦参素有明显升高白细胞的作用。苦参碱无此药理作用。⑥苦参素抗肿瘤作用较强。⑦苦参素是一种双向免疫调节剂。在低浓度时可刺激淋巴细胞增殖，高浓度时则抑制。苦参碱不明显。⑧苦参素注射剂更适于临床需要。苦参素注射液直接注入人体组织血管内，吸收快，作用迅速，临床上使用更简洁、更方便。

人　参　Radix Ginseng

(英)Ginseng

本品为常用中药。始载于《神农本草经》，列为上品。载人参补五脏，安精神，定魂魄，止惊悸，除邪气，明目开心益智，久服轻身延年。《名医别录》载如人形者有神。生上党及辽东。历代本草均有记载。有释其名曰人参年深，浸渐生长，根如人形，故名。人参有野山参和园参之分，其商品规格及类似品种较多，所以应重视人参的不同商品规格、正品与类似品及伪品的鉴别。

【来源】 为五加科植物人参 *Panax ginseng* C. A. Mey. 的干燥根。栽培者为园参，野生者为山参。将栽培 1～2 年的人参移植到山里，野生培植者为移山参。

【植物形态】 多年生草本。主根肥大，根茎短。茎单一。叶轮生茎顶，通常 1 年生者（播种后笠年）具一枚三出复叶（习称三花），2 年生者具一枚五出复叶（习称巴掌），3 年生者具 2 枚五出复叶（习称二甲子），4 年生者具 3 枚复叶，开始抽生花序（习称灯台），以后每年增一枚复叶，最多可至 6 枚复叶（习称六批叶）。伞形花序顶生，总花梗较叶长；花小，花瓣 5，淡绿色或淡绿黄色，雄蕊 5，子房下位，2 室，花柱二歧。浆果状核果扁圆形，成熟时鲜红色，内含半圆形种子 2 粒。花期 6～7 月，果期 7～9 月（图 7-14①）。

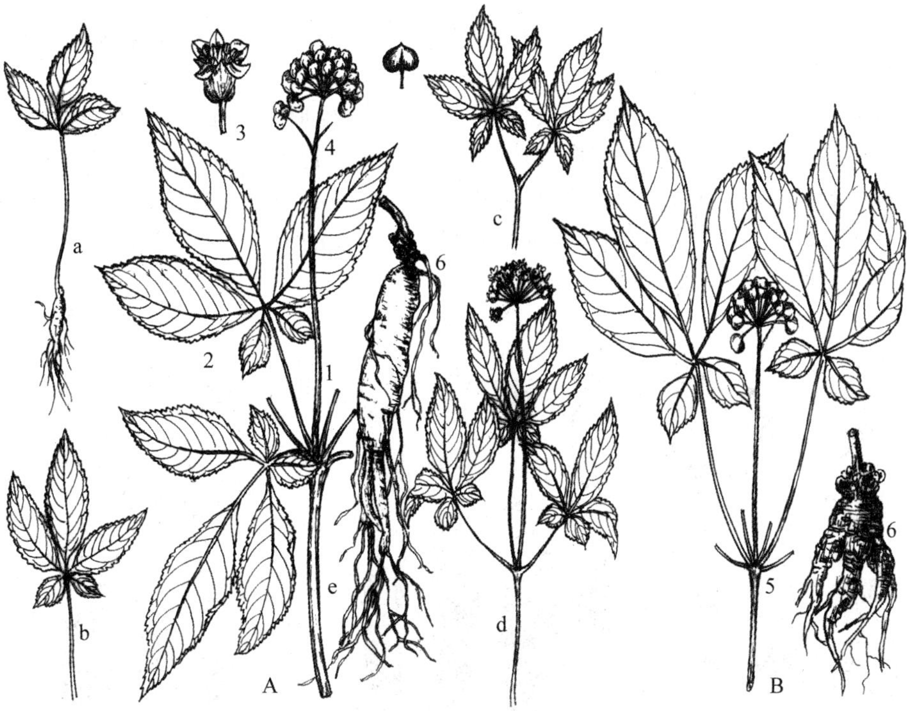

图 7-14①　人参和西洋参原植物图

A. 人参　B. 西洋参　a. 一年生人参植株（三花）　b. 二年生人参植株（巴掌）　c. 三年生人参植株（二甲子）　d. 四年生人参植株（灯台）　e. 七年生人参（习称六匹叶）　1. 人参果枝　2. 叶　3. 花　4. 果序　5. 西洋参果枝　6. 根

【采制】 秋季采挖，洗净。园参全根晒干或烘干称“全须生晒参”；剪去小支根，晒干者称“生晒参”；剪去小支根，蒸透后干燥者称“红参”；剪下的小支根和小细根，蒸后干燥者称“红参须”；园参鲜根用针扎孔，用糖水浸后干燥者称“糖参”或“白参”。山参一般全根晒干，称“生晒山参”。

【产地】 主产于东北，以吉林产者为道地药材。现山东、河北、山西、湖北、北京等地亦有栽培。

【性状】

生晒参 主根纺锤形或圆柱形，长 3～15cm，直径 1～2cm。表面淡黄白色或灰黄色，上部或全体有疏浅断续的横纹及明显的纵皱，下部有支根 2～3 条。根茎（习称芦头）长 1～4cm，直径 0.3～1.5cm，多拘挛而弯曲，上有茎痕（习称芦碗）数个，凹窝状，交互排列，有时有细长的不定根（习称艼）。全须生晒参着生多数须根，有的具细小不明显的疣状突起（习称珍珠疙瘩）。质坚硬，断面淡黄白色，形成层环棕黄色，皮部有黄棕色的点状树脂道及放射状裂隙。须根质脆易断。气特异，味微苦、甘。

红参 表面半透明，红棕色，偶有不透明的黄褐色斑块。有纵沟、皱纹及细根痕，上部有断续不明显的环纹，下部有 2～3 条扭曲的支根，具芦头，有的有不定根。质硬而脆，断面平坦，角质样，气微香而特异，味甘微苦（药典已另列）。

糖参 表面白色或淡黄白色，上端有较多断续环纹，全体可见针痕，外皮较松泡，纵纹不明显，表面常见糖样结晶。断面黄白色，疏松，有菊花纹。气微香，味较甜，微苦。

生晒山参 主根粗短，与根茎等长或较短，呈人字形、菱形或圆柱形，长 2～10cm。根茎细长，芦碗密生，下部无芦碗而光滑（习称圆芦、雁脖芦），有纺锤形下垂的不定根（习称枣核艼）。主根表面灰黄色，上端有细而深的螺旋纹（习称铁线纹），下部有 2～3 分枝，分枝一般靠上，且角度较大，似肩膀（习称铁肩膀），须根疏散，长须状，有明显的疣状突起。生晒山参的性状特征常以"芦长碗密枣核艼，紧皮细纹珍珠须"来概括（图 7-14②～③）。

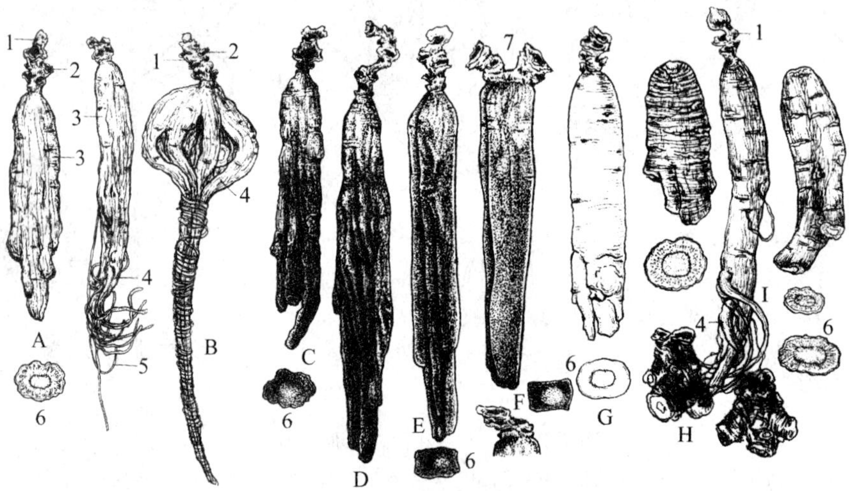

图 7-14② 人参药材图（附朝鲜参、西洋参）

A. 生晒参 B. 全须生晒参 C. 红参 D. 边条红参 E. 新开河红参 F. 朝鲜参 G. 糖参 H. 进口西洋参 I. 国产西洋参

1. 芦头 2. 芦碗 3. 主根 4. 侧根 5. 须根 6. 饮片 7. 双芦

【显微特征】

根横切面 木栓层为数列细胞。皮层窄。韧皮部外侧有裂隙，内侧薄壁细胞排列较紧密，有树脂道散在，内含黄色分泌物。形成层成环。木质部射线宽广，导管单个散在或数个相聚，断续排列成放射状，导管旁偶有非木化的纤维。薄壁细胞含草酸钙簇晶（图 7-14④）。

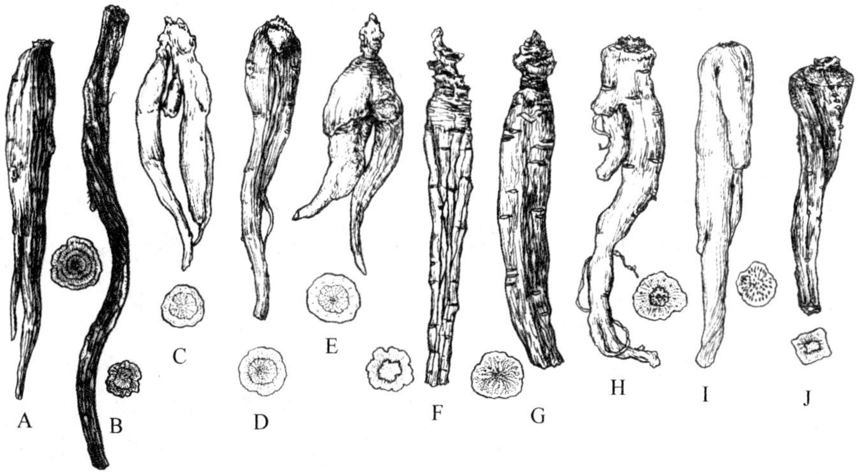

图 7-14③　人参伪品图

A. 商陆　B. 野豇豆　C. 土人参　D. 山莴苣　E. 华山参
F. 桔梗　G. 南沙参　H. 莨菪　I. 紫茉莉　J. 胡萝卜

生晒参粉末　白色。①树脂道碎片易见，含黄色块状分泌物。②草酸钙簇晶直径 20～68μm，棱角锐尖，个别棱角特长。③网纹及梯纹导管直径 10～56μm。④淀粉粒甚多，单粒类球形、半圆形或不规则多角形，直径 4～20μm，脐点点状或裂缝状，复粒由 2～6 分粒组成。⑤木栓细胞类方形或多角形，壁薄，细波状弯曲（图 7-14⑤）。

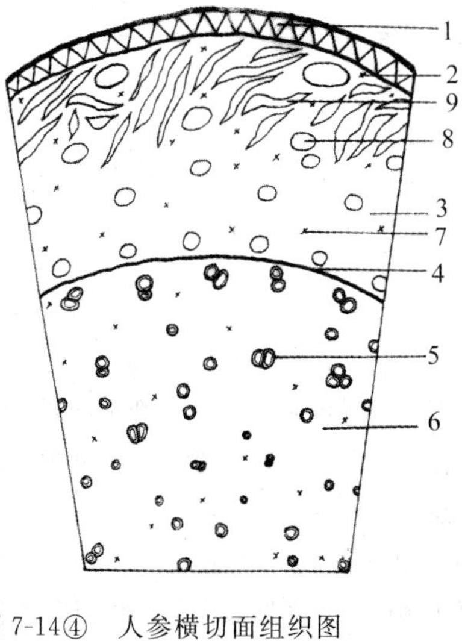

图 7-14④　人参横切面组织图

1. 木栓层　2. 皮层　3. 韧皮部　4. 形成层　5. 木质部导管
6. 射线　7. 草酸钙簇晶　8. 树脂道　9. 裂隙

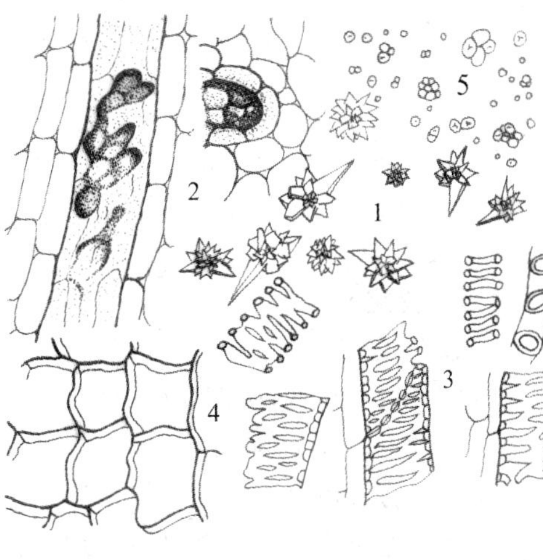

图 7-14⑤　人参粉末图

1. 草酸钙簇晶　2. 树脂道　3. 导管
4. 木栓细胞　5. 淀粉粒

【化学成分】　含人参皂苷。主要有 A 型皂苷，包括人参皂苷 Ra_1、Ra_2、Rb_1、Rb_2、Rb_3、Rc、Rd，水解后生成人参萜二醇（panaxadiol）；B 型皂苷，包括人参皂苷 Re、Rf、Rg_1、Rg_2、Rh_1，

水解后生成人参萜三醇(panaxatriol);C 型皂苷是人参皂苷 R_0,是齐墩果酸的衍生物。皂苷中有葡萄糖、鼠李糖、木糖、阿拉伯呋喃糖、阿拉伯吡喃糖等。近年来,我国学者又从人参中分离得到一些新化学成分,主要有 20(R)人参皂苷 Rh_2、人参皂苷 Rh_3、Rh_5、Rh_6、Rh_7、Rh_8、Rh_9,人参皂苷 F_4、人参皂苷Ⅰ、Ⅱ、Ⅲ等。

所含挥发油中主要成分为人参炔醇、人参氧炔醇、α、β、γ、δ-榄香烯等。尚含多种氨基酸、胆碱、维生素及多糖等。

红参另含特有的成分 20(s)-人参皂苷 Rg_3,20(R)-人参皂苷 Rg_2,20(R)-人参皂苷 Rh_1、20(R)-人参皂苷 Rh2 及挥发性成分人参炔三醇,这些成分的存在为人参加工成红参赋予新的意义。

人参地上部分含:黄酮类化合物人参黄苷,三叶苷,山萘醇,人参皂苷,β-谷甾醇及糖类。

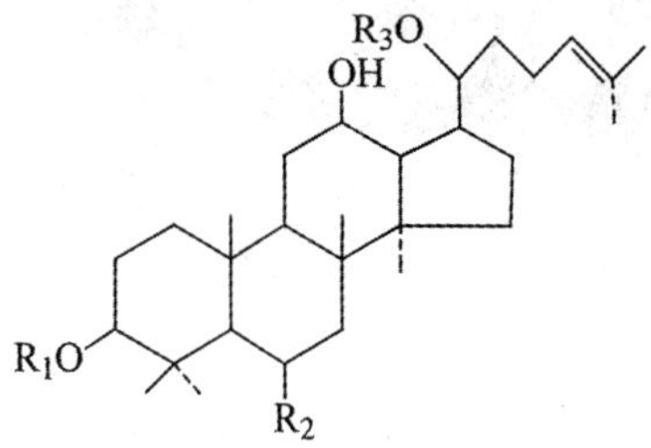

20(S)-原人参二醇　R_1、R_2、R_3=H

20(S)-原人参三醇　R_1、R_3=H　R_2=OH

A 型皂苷

	R_1	R_2	R_3
Ra_1	glc $\overset{2}{—}$ glc	H	xyl $\overset{4}{—}$ ara(p) $\overset{6}{—}$ glc
Ra_2	glc $\overset{2}{—}$ glc	H	xyl $\overset{2}{—}$ ara(f) $\overset{6}{—}$ glc
Rb_1	glc $\overset{2}{—}$ glc	H	glc $\overset{6}{—}$ glc
Rb_2	glc $\overset{2}{—}$ glc	H	ara(p) $\overset{6}{—}$ glc
Rb_3	glc $\overset{2}{—}$ glc	H	xyl $\overset{6}{—}$ glc
R_c	glc $\overset{2}{—}$ glc	H	ara(f)—glc
R_d	glc $\overset{2}{—}$ glc	H	glc
Rh_2	glc	H	H

B 型皂苷

	R_1	R_2	R_3
R_e	H	rha $\overset{2}{—}$ glc—O	glc
R_f	H	glc $\overset{2}{—}$ glc—O	H
Rg_1	H	glc—O	glc
Rg_2	H	rha $\overset{2}{—}$ glc—O	H
Rh_1	H	glc—O	H

【理化鉴定】

1. 颜色反应

(1)生晒参断面木质部显蓝色荧光,红参断面显蓝紫色荧光,白参断面显亮蓝色荧光。

(2)取粉末 0.5g,加乙醇 5mL,振摇 5 分钟,滤过。取滤液少量,置蒸发皿中蒸干,滴加三氯化锑饱和的氯仿溶液,再蒸干,显紫色(甾萜类反应)。

2. 薄层色谱　取本品粉末 1g,加氯仿 40mL,加热回流 1 小时,弃去氯仿液,药渣挥干溶剂,加水 0.5mL 搅拌湿润后,加水饱和的正丁醇 10mL,超声处理 30 分钟,吸取上清液加 3 倍量氨试液,摇匀,放置分层,取上层液蒸干,残渣加甲醇 1mL 使溶解,作为供试品溶液。另取人参对照药材 1g,同法制成对照药材溶液。再取人参皂苷 Rb_1、Re 及 Rg_1 对照品,加甲醇制成每 1mL 各含 2mg 的混合溶液,作为对照品溶液。吸取上述 3 种溶液各 1~2μL,分别点于同一硅胶 G 薄层板(厚 500μm)上,以氯仿-醋酸乙酯-甲醇-水(15∶40∶22∶10)10℃以下放置的下层溶液为展开剂，展开，取出，晾干，喷以 10％硫酸乙醇溶液，在 105℃加热至斑点显色清晰，分别置日光及紫外光灯(365nm)下检视。供试品色谱中，在与对照药材色谱相应位置上，分别显相同颜色的斑点或荧光斑点；在与对照品色谱相应位置上，日光下显相同的三个紫红色斑点，紫外光灯(365nm)下，显相同的一个黄色和两个橙色荧光斑点。

【品质评价】 传统认为，全须生晒参以表面灰黄色，体轻虚，皮老，纹深而细，长芦长须，有艼，无破痕者为佳。红参以体坚质实，条粗，无黄皮及破疤者为佳。糖参以条粗、完整、淡黄白色、体充实不返糖、无浮糖及破疤者为佳。野山参以生长年久，浆足芦长，碗密带圆芦，体丰满，纹细而成螺旋状，枣核艼，珍珠须，坚韧不易折断者为佳。

2010 年版药典规定：以高效液相色谱法测定，人参含人参皂苷 Rg_1 和 Re 的总量不得少于 0.30％，人参皂苷 Rb_1 不得少于 0.20％。

【药理作用】

1. 人参有适应原样作用，能增强机体对各种有害因素的非特异性抵抗力。对中枢神经系统有调节作用，能促进记忆，提高学习能力，有抗衰老等作用。

2. 人参皂苷 Rb_1 有明显的抗应激作用，可降低细胞内钙的含量，能明显抑制 HSV-1、HSV-2、HSV-3、VSV 四种病毒的复制，降低人宫颈癌细胞的增殖和代谢活性。

3. 人参皂苷 Re 对神经元有一定的保护作用，增强肿瘤病人自然杀伤细胞(NK)的活性，对心肌再灌注的损伤有保护作用，可促进骨髓细胞的增殖，对 D-半乳糖胺/脂多糖诱发的肝损伤有保护作用，降低人宫颈癌细胞的增殖和代谢活性。

4. 人参皂苷 Rg_1 能选择性增强老年大鼠脾淋巴细胞的增殖功能，提高淋巴细胞内 cAMP 和 cGMP 的水平，可增强细胞活性，抑制细胞凋亡，使正常小鼠精囊明显增重，对淋巴细胞表面抗体有明显刺激作用，显著增强淋巴因子激活的杀伤细胞(LAK)的活性，降低人宫颈癌细胞的增殖和代谢活性。

5. 人参总苷 Rb 类对中枢神经系统有镇静作用，Rg 类有兴奋作用。人参二醇、人参三醇和各种人参皂苷均有抗疲劳作用。人参皂苷、人参多糖均有增强免疫作用。人参果胶对小白鼠移植性肿瘤 S-180 有较好的抑制作用。

6. 小剂量人参可使麻醉动物血压轻度上升，大剂量则使血压下降。不同的人参制剂对心脏有增强作用，能改善心肌无力。

7. 人参提取物能促进大鼠肝、肾、骨髓、睾丸细胞的核酸及蛋白质的合成，能使血浆中的皮质酮增加。

8. 人参多糖有降血糖作用。

【性味功效】 性平，红参性温；味甘，微苦。归脾、肺、心经。属于补气药。大补元气，复脉固脱，补脾益肺，生津，安神。用于体虚欲脱，肢冷脉微，肺虚喘咳，惊悸失眠，神经衰弱，精神倦怠，心力衰竭，心源性休克等。用量 3～9g，另煎兑入汤剂服用，野山参若研粉吞服，一次 2g，一日 2 次。不宜与藜芦同用。

【开发应用】 随着对人参药理、药化研究的深入，人们认识到，人参茎、叶、花、果及加工副产品中所含的有效成分有的比参根还高，如人参茎叶中所含的二醇型及三醇型皂苷明显高于参根；花蕾中的人参皂苷含量高于叶和根中的含量；果实中含有多种单体人参皂苷，加工红参时所产生的蒸汽含人参挥发油成分等等。这些成分也有抗疲劳、防衰老、增强记忆、调理血压、抗肿瘤等滋补健身作用。目前已制成药品、食品、饮料及化妆品等系列产品。在制剂方面也从人参总皂苷制剂转向单体皂苷及其他成分专一疗效制剂的开发，近年来对人参皂苷 Rg3、Rb1、Rh3 的研究开发已取得了一定成果，如由人参皂苷 Rg_3 制成的中药一类新药“参一胶囊”已经在临床上应用。

【附注】

一、相关生药

1. 朝鲜人参　原植物与人参相同，系栽培品。商品有朝鲜红参(又称高丽参、别直参)：加工方法与中国红参相似，唯多压成方柱形。主要特征为：芦短粗，直径几与主体相同，常有双芦，习称“蝴蝶芦”；肩部横平，习称“平肩”或“将军肩”，与芦头紧密相接，呈环纹状。棕红色，半透明，上部常有黄色斑纹，习称“黄马褂”；味甜微苦。朝鲜白参：多呈圆锥形或圆柱形，全长约 10cm，粗细不一。芦略细，主体略粗短而有分枝。全体白色，有不规则纵皱，体质轻泡(图 7-14②)。

2. 日本人参　东洋参，原植物与人参相同。成品形色介于朝鲜红参和国产红参之间，但芦较朝鲜红参稍细，主体上部常有黄色粗皮，中下端比上端略粗大，分枝短。

3. 人参叶　叶常扎成小把。掌状复叶带有长柄，暗绿色，3～6 枚轮生。小叶常 5 枚，上表面叶脉生刚毛。纸质，易碎。气清香，味微苦而甘。含多种人参皂苷。药典规定：含人参皂苷 Rg1 和人参皂苷 Re 总量不得少于 2.25%。能补气，益肺，祛暑，生津。用于气虚咳嗽，暑热烦渴，津伤口渴，头目不清，四肢倦乏等。用量 3～9g。

4. 西洋参　为五加科植物西洋参 *Panax quinquefolium* L. 的干燥根，又名“花旗参”，“广东人参”，“洋参”。主产于美国北部及加拿大，我国有引种。植物形态与人参相似，其总花梗较叶短。药材多为主根，黄白色，圆柱形或长纺锤形，长 2～6cm，直径 0.5～1.5cm，无芦头、侧根与须根。表面淡棕黄色(原皮参)或类白色(粉光参)，表面有密集的细横纹。质结实，断面平坦，淡黄白色，形成层环明显，散有多数红棕色树脂道。气特异，味微苦而甜。国产西洋参有两种加工商品：一种与进口西洋参相似，不带芦头，但常保留较长的支根；另一种为全须西洋参，有芦头、支根和须根。国产西洋参与进口西洋参的主要区别为国产西洋参主根较细长，横纹少，纵皱纹多，横断面芝麻点(树脂道)少。西洋参含多种人参皂苷，并含假人参皂苷 F11 (pseudoginsenoside F11)和西洋参皂苷。药典规定：水分不得过 13.0%，用高效液相色谱法测定含人参皂苷 Rb1 不少于 1.0%。性凉，味甘、微苦。能益肺阴，清虚火，生津止渴。用于肺虚久咳，咽干口燥，虚热烦倦等症(图 7-14①，7-14②)。

二、混伪品(图 7-14③)

1. 野豇豆根　豆科植物野豇豆 *Vigna vexillata* (L.) Benth. 的根。无芦及芦碗。表面无横环纹，黄棕色，加工过的呈灰棕色。折断面纤维性强，味淡有豆腥气。组织中有分泌道，无晶体。

2. 栌兰根　马齿苋科植物栌兰 *Talinum paniculatum* (Jacq.) Gaerth 的根，又称“土人参根”。无芦头。主根圆柱形，直径 1～3cm，长短不等，有的微弯曲，分枝如人参状，并有少数须根残留。肉质坚实。表面稍光滑，棕红至棕褐色。断面平坦，有空腔，味淡稍有黏滑感。组织中无分泌组织，有簇晶。

3. 山莴苣根　菊科植物山莴苣 *Lactuca indica* L. 的干燥根。无芦头。表面灰黄至灰褐色，有纵皱纹，无横纹，有点状须根痕。经蒸煮后，呈半透明。组织中有乳管和菊糖。

4. 商陆根　商陆科植物商陆 *Phytolacca acinosa* Roxb. 的干燥根。无芦头。表面具密而横向凸起的皮孔，断面有数层淡棕色同心环纹。味淡稍麻舌，有毒。

5. 桔梗根　桔梗科植物桔梗 *Platycodon grandiflorum*（Jacq.）A. DC. 的干燥根。有芦头。芦碗半月形。表面牙白色，上有横纹，下有纵皱。组织中有乳汁管和菊糖。

6. 南沙参根　桔梗科植物轮叶沙参 *Adenophara tetraphylla*（Thunb.）Fisch. 及沙参 *Adenophora stricta* Miq. 或同属数种植物的干燥根。无芦头。有横向皮孔。上有横环纹，下有纵皱。断面有海绵状裂隙，质松泡。组织中有乳汁管和菊糖。

7. 紫茉莉根　紫茉莉科植物紫茉莉 *Mirabilis jalapal* L. 的干燥根。无芦头。顶端有茎痕，中下部有时可见洞状支根痕。味淡，久嚼麻舌。组织中无分泌组织，有针晶。

三　七　Radix Notoginseng

（英）Notoginseng

本品为常用中药。又名山漆、金不换，始载于《本草纲目》，曰：彼人言其叶左三右四，故名三七，盖恐不然。或云，本名山漆，谓其能合金疮，如漆黏物也，此说近之。金不换，贵重之称也。《纲目拾遗》引《识药辨微》云：人参三七，外皮青黄，内肉青黑色，名铜皮铁骨。此种坚重，味甘中带苦，出右江土司，最为上品。古代所用三七与现在的一致。但药材中以各种三七命名的较多，应注意正品三七与它们的区别。

【来源】 本品为五加科植物三七 *Panax notoginseng*（Burk.）F. H. Chen 的干燥根。

【植物形态】 多年生草本。茎直立。掌状复叶 3～6 枚轮生茎顶，叶柄长，小叶常 3～7，中间 1 枚较大，长椭圆形或长椭圆状倒卵形，长 5～15cm，宽 2～5cm，先端长渐尖，边缘有细密锯齿，齿端有小刚毛。伞形花序顶生。浆果状核果扁球形，成熟时红色。种子 1～3 粒，扁球形，白色。花期 6～8 月，果期 8～10 月（图 7-15①）。

【采制】 秋季开花前采挖，称春七，洗净，分开主根、支根及茎基，分别干燥。置麻袋中反复冲撞，使表面光滑，即为成品。支根习称“筋条”，茎基习称“剪口”。冬季结籽后采挖的称“冬七”，根较松泡，质次。

【产地】 主产于云南、广西，以云南文山产品为道地药材。四川、贵州、江西等地亦有栽培。

【性状】

主根　类圆锥形或圆锥形，长 1～6cm，直径 1～4cm。表面灰褐色或灰黄色，有断续的纵皱纹及支根痕，周围有瘤状突起。体重，质坚实，断面灰绿色、黄绿色或灰白色，木部微呈放射状排列。气微，味苦回甜。习称“铜皮铁骨狮子头”。

筋条　圆柱形，长 2～6cm，上端直径约 0.8cm，下端直径约 0.3cm。

剪口　不规则皱缩块状及条状，表面有明显的茎痕及环纹，断面中心灰白色，边缘灰色（图 7-15②）。

【显微特征】

根横切面　木栓细胞数列。韧皮部散有树脂道。形成层环常略弯曲。木射线宽广，木质部导管近形成层处稍多，作径向排列。薄壁细胞含淀粉粒和簇晶（图 7-15③）。

粉末　灰黄色。①淀粉粒甚多，单粒圆形、半圆形或圆多角形，直径 4～30μm，复粒由 2～10 余分粒组成。②树脂道碎片含黄色分泌物。③梯纹、网纹及螺纹导管直径 15～35μm。④

草酸钙簇晶少见，直径 50～80μm。⑤木栓细胞可见（图 7-15④）。

【化学成分】 含总皂苷约 12%，主要为人参皂苷 Rb_1、Rg_1、Rg_2，并含少量的 Rb_2、Rd、Re、Rc，不含人参皂苷 Ro。总皂苷水解后得到人参三醇和人参二醇。尚含三七皂苷（notoginsengoside）R_1、R_2、R_3、R_4、R_5，止血成分田七氨酸（dencichine）、三七黄酮、槲皮素、β-谷甾醇、挥发油等。

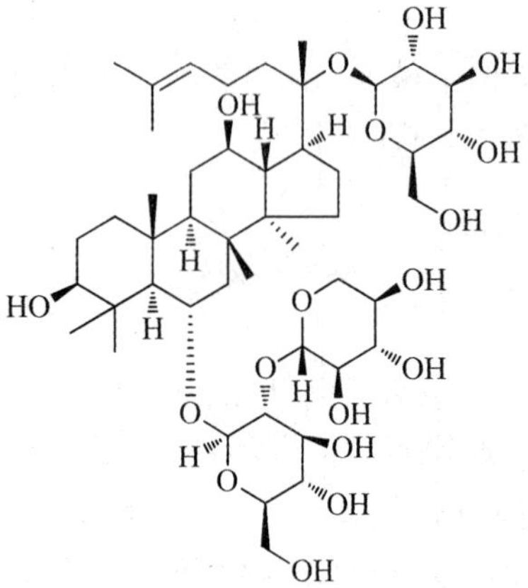

三七皂苷R_1

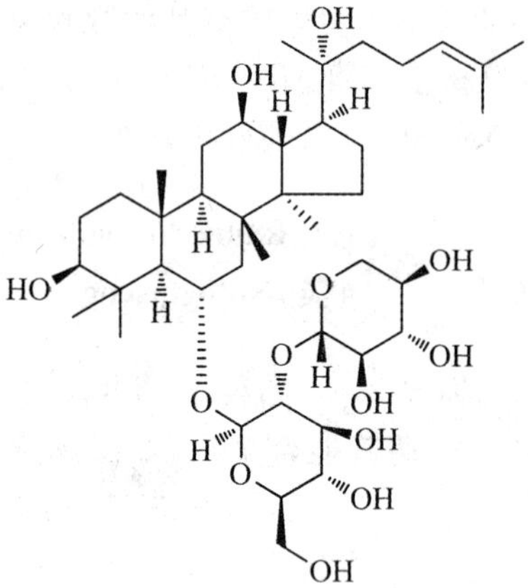

三七皂苷R_2

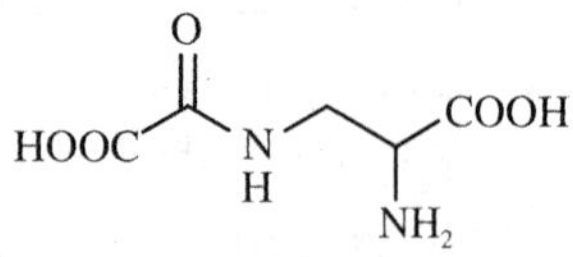

田七氨酸

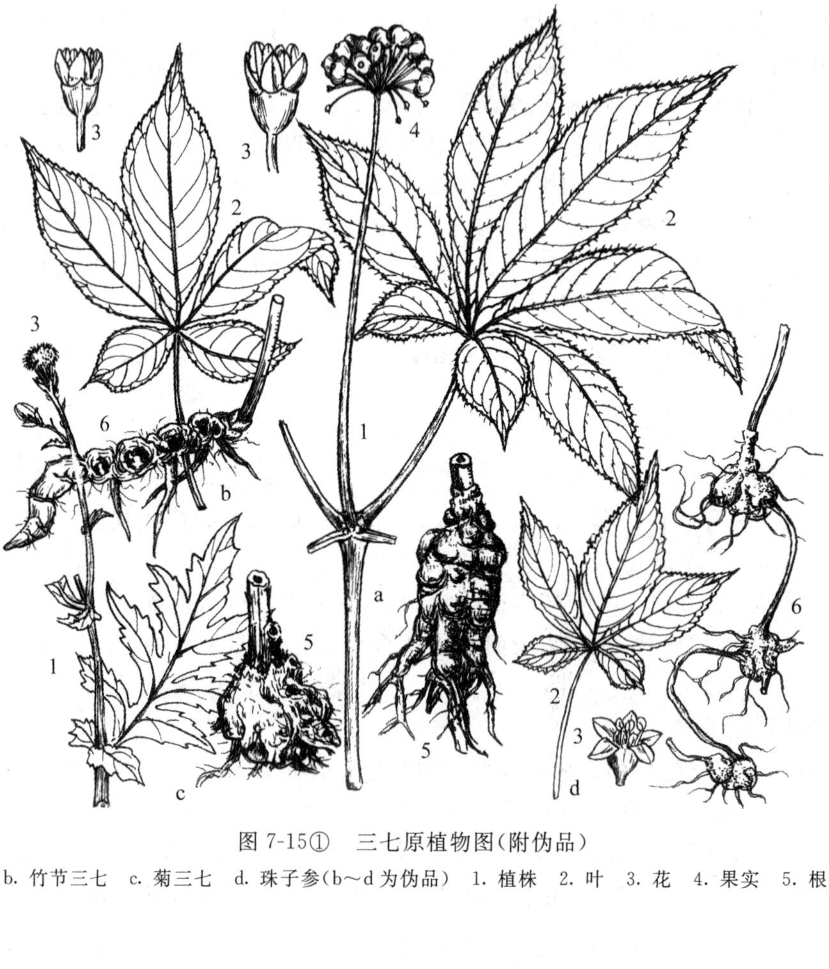

图 7-15① 三七原植物图（附伪品）

a. 三七 b. 竹节三七 c. 菊三七 d. 珠子参（b～d 为伪品） 1. 植株 2. 叶 3. 花 4. 果实 5. 根 6. 根茎

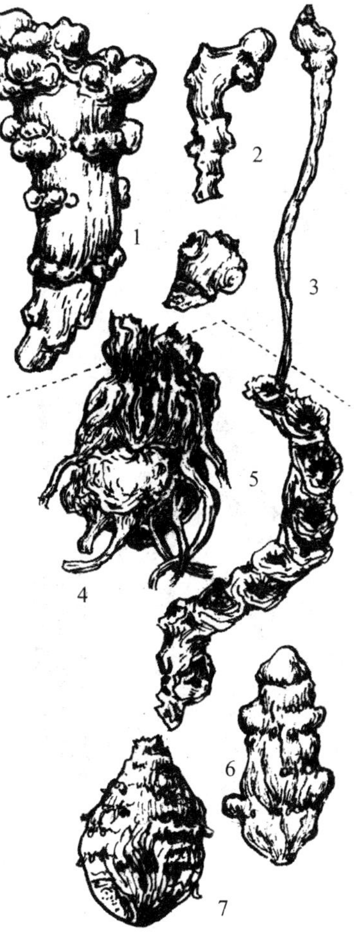

图 7-15② 三七药材图(附伪品)

1. 三七个子 2. 三七剪口 3. 三七筋条 4. 菊三七 5. 竹节三七 6. 藤三七 7. 莪术(4～7 伪品)

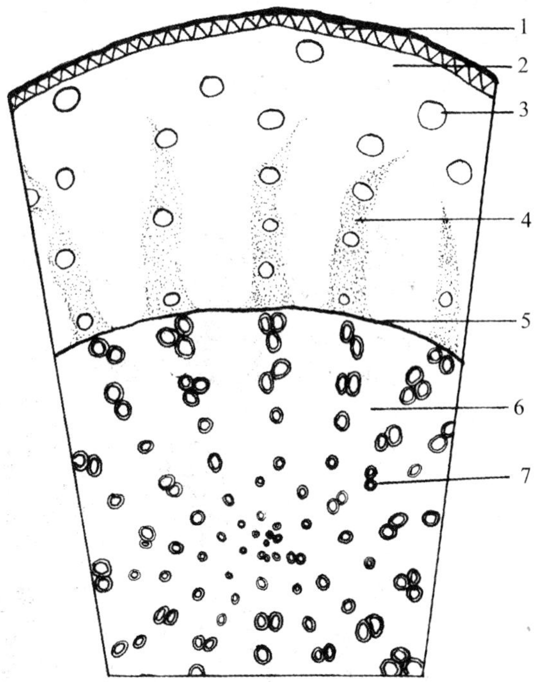

图 7-15③ 三七横切面组织简图

1. 木栓层 2. 皮层 3. 树脂道 4. 韧皮部 5. 形成层 6. 射线 7. 木质部

【理化鉴定】

1. 泡沫反应 取粉末 0.5g,加水 5mL,温浸 30 分钟(或冷浸振摇 1 小时),滤过。取滤液适量,置试管中,用力振摇 1 分钟,产生持久性泡沫。

2. 薄层色谱 取本品粉末 0.5g,加水约 5 滴,搅匀,再加以水饱和的正丁醇 5mL,密塞,振摇约 10 分钟,放置 2 小时,离心,取上清液,加以正丁醇饱和的水 3 倍量,摇匀,放置使分层(必要时离心)。取正丁醇层,置蒸发皿中,蒸干,残渣加甲醇 1mL 使溶解,作为供试品液。另取人参皂苷 Rb_1、Rg_1 及三七皂苷 R_1 对照品,加甲醇制成每 1mL 各含 2.5mg 的混合溶液,作为对照品溶液。吸取上述两种溶液各 1μL,分别点于同一硅胶 G 薄层板上,以氯仿-醋酸乙酯-甲醇-水(15∶40∶22∶10)10℃以下放置的下层溶液为展开剂展开,取出晾干,喷以 10%硫酸液,于 105℃烘约 10 分钟,供试品色谱中,在与对照品色谱相应的位置上,显相同颜色的斑点,紫外灯(365nm)下,显相同的荧光斑点。

【品质评价】 传统认为:以身干,个大,体重,质坚实,断面灰黑色,无裂隙者为佳。2010

年版药典规定：水分不得 14.0%，总灰分不得过 6.0%，酸不溶性灰分不得过 3.0%，醇溶性浸出物（热浸法，用甲醇作溶剂）不得少于 16.0%，照高效液相色谱法测定，本品含人参皂苷 Rg_1、人参皂苷 Rb_1 和三七皂苷 R_1 三者的总量不得少于 5.0%。

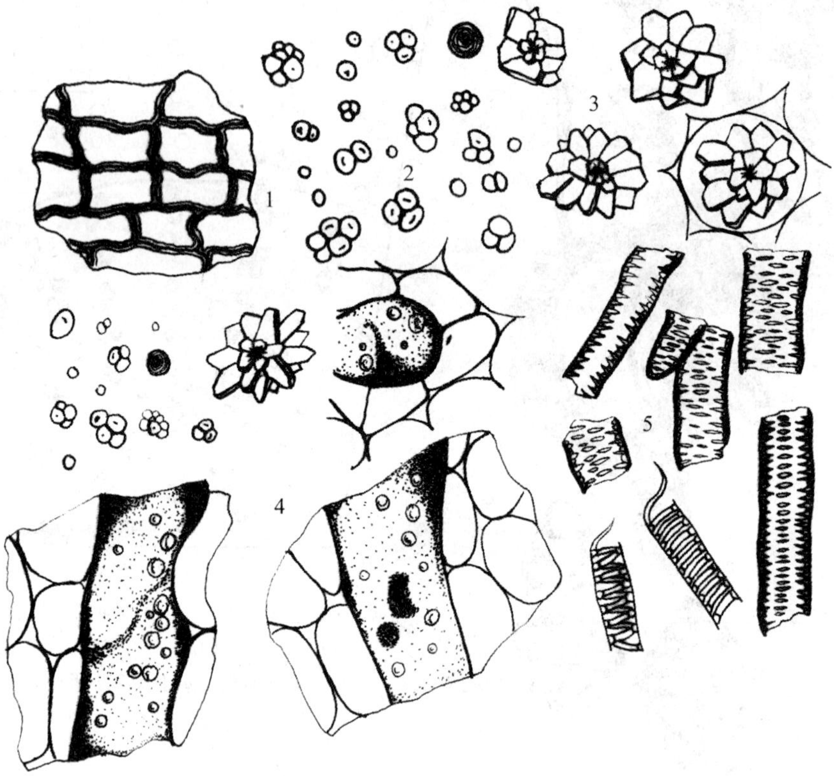

图 7-15④ 三七粉末图

1. 木栓细胞 2. 淀粉粒 3. 草酸钙簇晶 4. 树脂道 5. 导管

【药理作用】

1. 增加冠状动脉血流量 水煎醇提取物有增加冠状动脉流量，降低心肌耗氧量及动脉血压的作用，临床用于心绞痛疗效良好，总皂苷具有抗心律失常作用，总黄酮有增加冠状动脉血流量作用。

2. 止血作用 流浸膏能缩短凝血时间，总皂苷能抑制血小板凝集。田七氨酸有极强的止血作用，可使血小板数量增加，小鼠灌服的 LD_{50} 为 836±17 mg/kg。

3. 抗炎作用 根及总皂苷有明显的抗炎作用。

4. 其他 尚有免疫调节、降血脂、抗动脉粥样硬化、降血糖、镇静、抗惊厥、镇痛、抗肿瘤、降血糖、抗衰老、抗溃疡及促蛋白合成作用。

【性味功效】 性温，味甘、微苦。归肝、胃经。属于化淤止血药。能散淤止血，消肿定痛。用于咯血、吐血、便血、衄血、崩漏、外伤出血、胸腹刺痛、跌扑肿痛。用量 3～9g，研末吞服，每次 1～3g。外用适量。

【附注】

中药中以三七命名者甚多，常见的有下列数种，均不得作为三七药用。

1. 竹节三七(竹节参)为五加科大叶三七 *Panax japonicus* C. A. Mey. 的根茎。伪充剪口。竹鞭状，扁圆柱形，结节较密。表面淡黄白色或灰褐色，背面有圆形凹陷的茎痕，腹面有致密的纵皱，有数个维管束点状痕排列成环。微有香气。组织中有树脂道和簇晶(图 7-15①～②)。

2. 菊三七　为菊科菊三七 *Gynura segetum*(Lour.)Merr. 的块根，亦称土三七或水三七。不规则拳块状，表面灰棕色或棕黄色，全体有瘤状突起。质坚实，断面淡黄色，有菊花心。组织中有分泌道和菊糖。有报道菊三七碱可引起广泛性肝坏死，并有致癌作用(图 7-15①～②)。

3. 血三七　为姜科植物高良姜 *Alpinia officinarum* Hance 的干燥根茎，仿造三七的外形，用颜料酸性大红并掺了适量墨汁进行染色加工而成。表面血褐色或暗褐色。质坚韧，断面血褐色或暗褐色，纤维性。气微香。味辛辣。水浸之，溶液呈血褐色，水面散有细小的类黄色油滴；用力振摇，不能产生持久泡沫。

4. 藤三七　为落葵科植物藤三七 *Boussingaultia gracilis* Miers var. *pseudobaselloides* Bailey 的块茎。呈不规则纺锤形。全体有多数瘤状突起的芽和芽痕。气微甜，嚼之有黏滑感。粉末中淀粉粒甚多，有纤维。

5. 姜三七　为姜科植物姜三七 *Stahlianthus involucratus*(King.)Craib. 的干燥根茎。呈球形或不规则圆形，外表面棕褐色，有环纹，顶部通常具叶鞘残留物。气芳香而有辛辣味。

6. 景天三七　为景天科植物景天三七 *Sedum aizoon* L. 或费菜 *Sedum kamtschaticum* Fisch. 的根茎及根或全草，多鲜用。

7. 绵三七　为豆科植物绵三七 *Eriosema himalaicum* Ohashi 的干燥块根。近球形或短纺锤形。外表面褐色，有致密的纵皱纹和支根痕。气微，味苦涩。

川　芎 Rhizoma Chuanxiong
(英)Szechwan Lovage Rhizome

本品为常用中药。始载于《神农本草经》，列为上品，原名“芎藭”。川芎之名始见于《汤液本草》。《本草纲目》载蜀地少寒，人多栽莳……。因商品主要出自四川，故名。目前，在治疗心脑血管疾病方面得到了广泛的应用。

【来源】 本品为伞形科植物川芎 *Ligusticum chuanxiong* Hort. 的干燥根茎。

【植物形态】 多年生草本，高 40～70cm，全株有香气。根茎呈不规则团块状。茎丛生，直立，茎基节膨大成盘状。2～3 回羽状复叶互生，叶柄基部鞘状抱茎，小叶 3～5 对，卵状三角形，不整齐羽状全裂或深裂，裂片细小，末端裂片先端尖，脉上有柔毛。复伞形花序顶生，总苞片 3～6，伞幅 7～20，小总苞片线形，花梗 10～24，花白色。双悬果卵形。花期 7～8 月，果期 8～9 月(图 7-16①)。

【采制】 夏季当茎上的节盘显著突出，并略带紫色时采挖，除去泥沙，晒后炕干后，再去须根。

【产地】 主产于四川灌县、崇庆，产量大，质量优。

【性状】 本品为不规则结节状拳形团块，直径 2～7cm。表面黄褐色，粗糙皱缩，有多数平行隆起的轮节，顶端有凹陷的类圆形茎痕，下侧及轮节上有多数小瘤状根痕。质坚实，不易折断，断面黄白色或灰黄色，散有黄棕色的油室，形成层呈波状环纹。气芳香，味苦、辛，稍有麻舌感，微回甜(图 7-16②)。

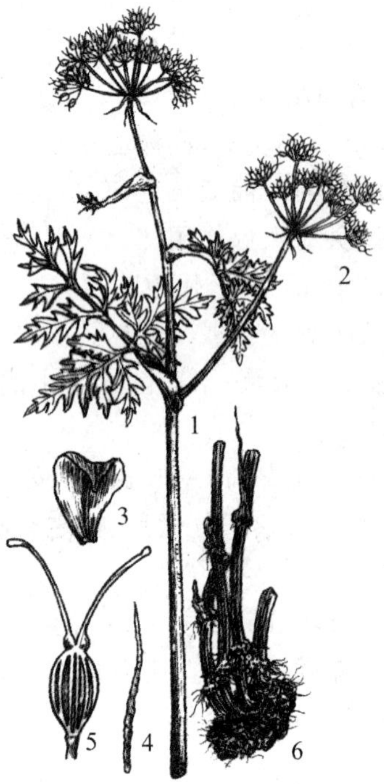

图 7-16①　川芎原植物图

1. 植株　2. 果序　3. 花瓣　4. 苞片　5. 果实　6. 根茎

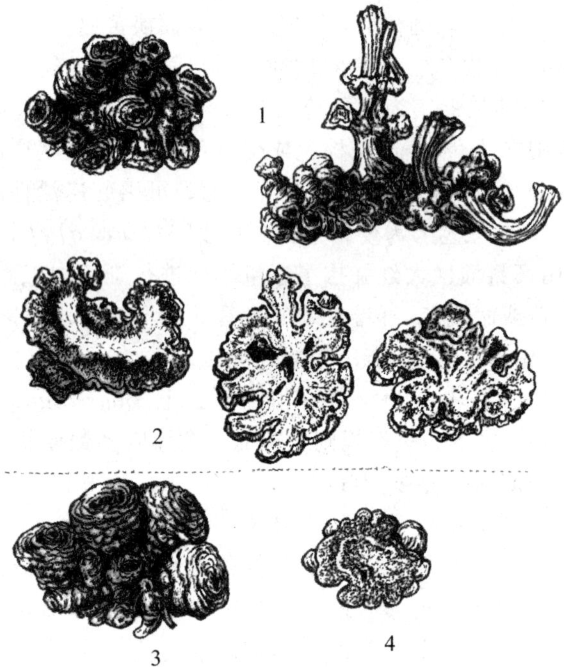

图 7-16②　川芎药材图(附伪品)

1. 川芎个子　2. 川芎饮片　3. 抚芎(伪品)个子　4. 抚芎(伪品)饮片

【显微特征】

横切面　木栓层为 10 余列细胞。皮层狭窄。韧皮部宽广。形成层环波状或不规则多角形。木质部导管大多单列或排成“V”形。髓部较大。薄壁组织中散有多数油室。薄壁细胞中富含淀粉粒，有的含团块状或类簇晶状草酸钙晶体(图 7-16③)。

粉末　淡黄棕色或灰棕色。①淀粉粒较多，单粒类圆形，直径 5～16μm，长约至 21μm，偶见复粒，由 2～4 分粒组成。②草酸钙晶体类圆形团块或类簇晶状，直径 10～25μm，常数个纵向排列。③木纤维呈长梭形，直径 16～44μm，壁厚薄不匀，纹孔及孔沟较密。④油室多已破碎。⑤主为螺纹导管，亦有网纹及梯纹导管(图 7-16④)。

【化学成分】　含挥发油约 1%，并含内酯类、生物碱和酚类化合物。其中内酯成分主为 4-羟基-3-丁基酞内酯(4-hydroxy-3-butylphthalide)、丁烯酞内酯、川芎酞内酯(senkyunolide)、藁本内酯(ligustilide)和新蛇床内酯(neocnidilide)。生物碱类有川芎嗪(四甲基吡嗪，tetramethylpyrazine)(6.24%)、佩洛里因及川芎Ⅲ号碱。酚类化合物有川芎酚(chuanxiongol)、阿魏酸(ferulic acid)(0.13%)、瑟丹酸(sedanic acid)和咖啡酸等。

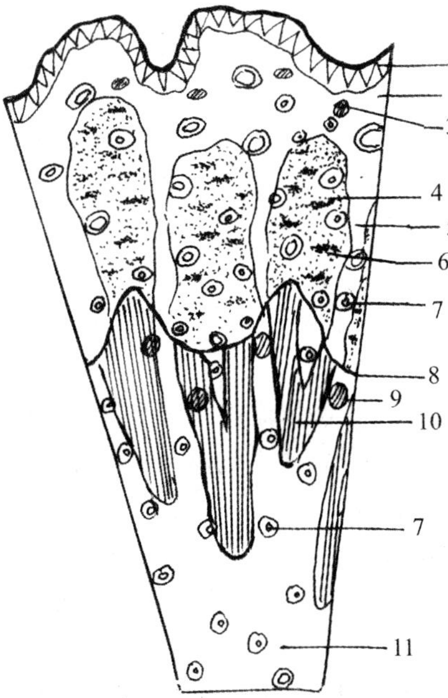

图 7-16③　川芎横切面组织简图

1. 木栓层　2. 皮层　3. 根迹维管束　4. 韧皮部　5. 射线　6. 木纤维　7. 油室　8. 形成层　9. 纤维束　10. 木质部　11. 髓

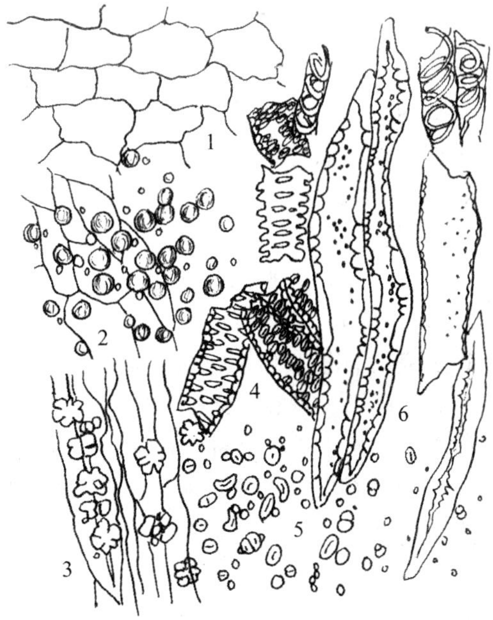

图 7-16④　川芎粉末图

1. 木栓细胞　2. 油室碎片　3. 草酸钙簇晶　4. 导管　5. 淀粉粒　6. 木纤维

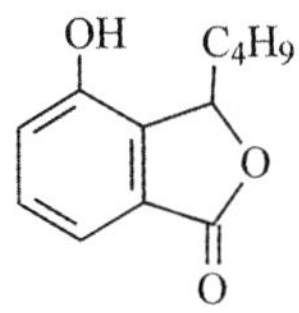

4-羟基-3-丁基酞内酯

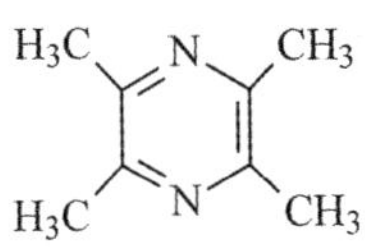

川芎嗪

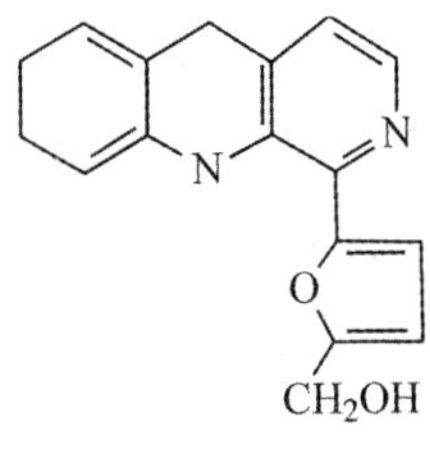

川芎Ⅲ号碱

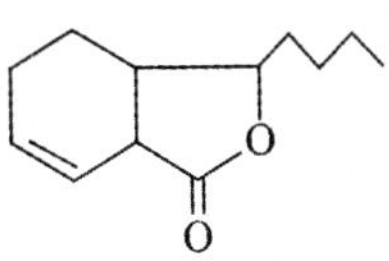

川芎内酯

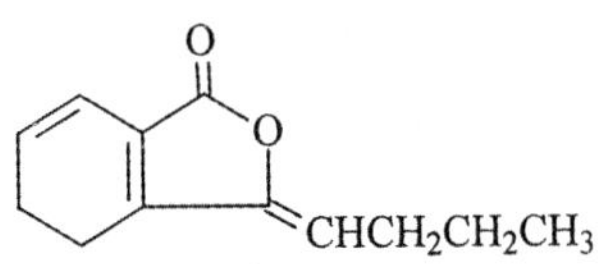

藁本内酯

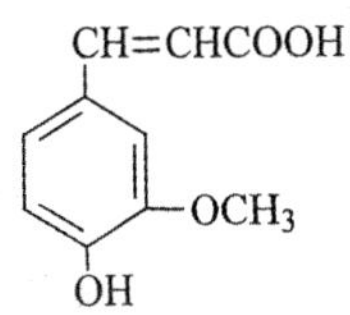

阿魏酸

【理化鉴定】

1. 荧光反应　本品横切片置紫外灯下显亮淡紫色荧光，外皮显暗棕色荧光。

2. 颜色反应　取粉末 0.5g，加乙醚适量，冷浸 1 小时，滤过，滤液浓缩至 1mL，加 7% 盐酸羟胺甲醇液 2～3 滴，20% 氢氧化钾乙醇液 3 滴，微热，冷却后加稀盐酸调至 pH3～4，再加 1% 三氯化铁乙醇液 1～2 滴，醚层界面处显紫红色（内酯反应）。

3. 薄层色谱 取本品粉末1g，加乙醚20mL，水浴上加热回流1小时，滤液挥干，残渣加醋酸乙酯2mL使溶解，作为供试品溶液。另取川芎对照药材，同法制成对照药材溶液。吸取上述两种溶液各1～2μL，分别点于同一硅胶G薄层板上，以正已烷-醋酸乙酯(9：1)为展开剂展开，取出晾干，置紫外光灯(365nm)下，供试品色谱中在与对照药材色谱相应的位置上，显相同颜色的荧光斑点。

【品质评价】 传统认为：以体干，个大，饱满，质坚，香气浓，油性大者为好。2010年版药典规定：总灰分不得过6.0%，酸不溶性灰分不得过2.0%，醇溶性浸出物(热浸法，用乙醇作溶剂)不得少于12.0%，照高效液相色谱法测定，本品含阿魏酸不得少于0.10%。

【药理作用】

1. 川芎嗪能明显增加冠状动脉的血流量，降低冠状动脉阻力，促进动脉微循环，对血小板凝集有解聚作用。对心肌缺血再灌注损伤有保护作用，抑制子宫收缩的频率和幅度，体外明显抑制纤维细胞的生长和增殖，小鼠静脉注射的LD_{50}为239mg/kg。

2. 川芎及川芎嗪能显著增加脑血流量，降低血管阻力，显著减轻脑缺氧及脑组织损伤，对慢性微循环障碍有明显的调理作用。川芎水提物及生物碱均有扩张冠状动脉、增加冠状动脉流量、改善心肌供氧及持久的降压作用。

3. 川芎浸膏能抑制小肠和妊娠动物子宫的收缩，川芎生物碱、阿魏酸、川芎内酯都有解痉作用。

4. 川芎挥发油、水煎剂有镇静作用，水煎剂能对抗咖啡因的兴奋作用，川芎Ⅲ号碱具有舒张冠状动脉、增加缺血区血流量、降低血压和心肌耗氧量作用。

5. 对大肠杆菌、宋氏痢疾杆菌、变形杆菌、绿脓杆菌、伤寒杆菌、副伤寒杆菌、霍乱弧菌及某些致病皮肤真菌有抑制作用。

【性味功效】 性温，味辛。归肝、胆、心包经。属于活血化瘀药。活血行气，祛风止痛。用于月经不调，闭经痛经，症瘕腹痛，胸胁刺痛，跌扑肿痛，头痛，风湿痹痛。用量3～9g。川芎及川芎嗪注射液治疗冠心病及脑血管疾病有显著疗效，川芎嗪盐酸盐滴眼剂可防治青少年近视。

【开发应用】 目前已将川芎的川芎嗪提纯，制成注射液广泛用于临床，在治疗缺血性脑血管病、良性阵发性眩晕、脑血管性头痛、外伤性头痛、重症肺心病、支气管哮喘和青少年近视眼等方面均取得较好的效果。用川芎做成的片剂、流浸膏等在治疗功能性子宫出血、冠心病心绞痛、脑动脉硬化，缺血性脑中风及脑血管后遗症等方面也有肯定的疗效。

【附注】

1. 茶芎 为伞形科植物抚芎 *Ligusticum chuanxiong* Hort. cv. Fuxiong 的干燥根茎，主要栽培于江西，民间将其与茶叶一起泡开水饮用。故名茶芎，又称抚芎。可治感冒头痛。根茎呈结节状团块，顶端有乳头状突起的茎痕。香气浓，味辛辣，微苦，麻舌(图7-16②)。

2. 东川芎 *Cnidium offcinale* Makino 的根茎，解放前自日本引种，栽培于吉林延边地区，系朝鲜族民族药。不规则团块状，长3～13cm，直径2～5cm，暗褐色，表面有皱缩的结节状轮环，断面淡褐色。有特异香气，味微苦。在日本作川芎入药。

此外，川芎为四川特产药材，各地虽多引种栽培，但因土质气候不同，形态多变，产品多枯瘦细小，质量低劣。

北沙参 Radix Glehniae
(英)Glehnia root

本品为常用中药。沙参，古无南、北之分，明代以前所用者为桔梗科沙参属植物的根，即现在的南沙参，到《本草汇言》才见北沙参之名，蒋仪之《药镜》首先将北沙参立条。因主产于山东莱阳，又称为莱阳沙参。《本经逢原》称沙参有南、北两种，北者质坚性寒，南者体虚力微。南沙参与北沙参比较，北沙参滋阴作用较强，南沙参祛痰作用较好。2000 年版药典把北沙参和南沙参分列。

【来源】 本品为伞形科植物珊瑚菜 *Glehnia littoralis* Fr. Schmidt ex Mip. 的干燥根。

【植物形态】 多年生草本。基生叶具长柄，基部宽鞘状；叶片革质，1～3 回三出全裂至深裂，裂片卵圆形；茎上部叶不裂。复伞形花序顶生，密生灰褐色绒毛，伞幅 10～20；小总苞片 8～12，披针形，花白色，每一小伞形花序有花 15～20，被绒毛。双悬果圆球形或椭圆形，果棱有木栓质翅，被棕色粗毛。花期 5～7 月，果期 6～8 月(图 7-17①)。

【采制】 夏、秋二季采挖，除去须根，洗净，稍晾，置沸水中烫后，除去外皮，干燥。或洗净直接干燥。

【产地】 主产于山东、江苏、河北等地，其中以山东产者奉为道地药材。

【性状】 细长圆柱形，长 15～45cm，直径 0.4～1.2cm。淡黄白色，略粗糙，偶有残留外皮，不去外皮的表面黄棕色。全体有细纵纹及纵沟，有棕黄色点状细根痕。顶端常留有黄棕色根茎残基，上端稍细，中部略粗，下部渐细。质脆，易折断，断面皮部浅黄白色，木部黄色。气特异，味微甘(图 7-17②)。

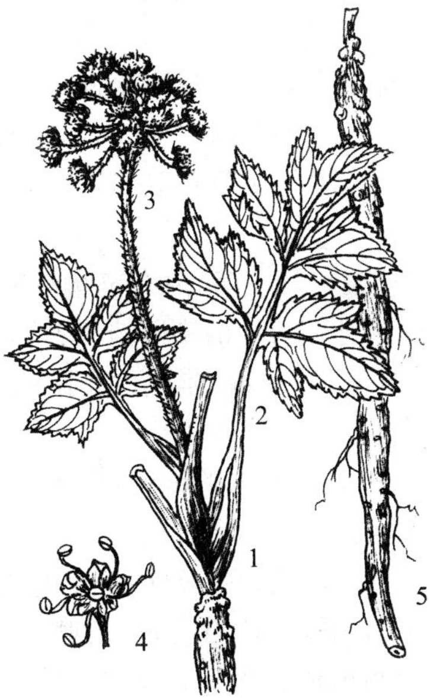

图 7-17① 北沙参原植物图

1. 植株 2. 叶 3. 花序 4. 花 5. 根

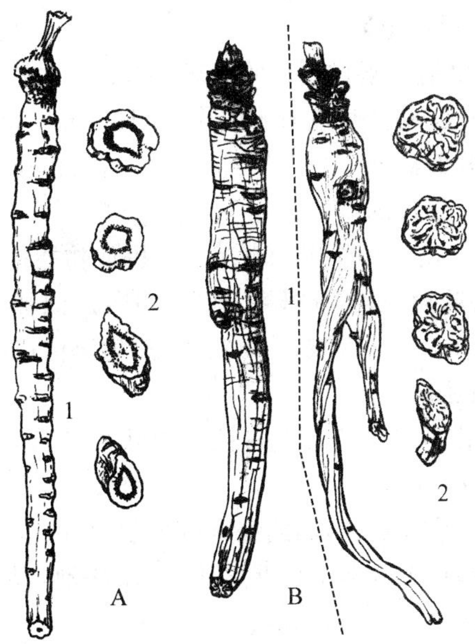

图 7-17② 北沙参药材图(附相似品)

A. 北沙参 B. 南沙参 1. 药材个子 2. 药材饮片

【显微特征】

根横切面　皮层为数列薄壁细胞，有分泌道散在。韧皮部宽广，射线明显，外侧筛管群颓废，分泌道散列，直径 20～65μm，内含黄棕色分泌物，周围分泌细胞 5～8 个。形成层成环。木质部射线宽 2～5 列细胞。导管大多呈"V"形排列。薄壁细胞含糊化淀粉粒(图 7-17③)。

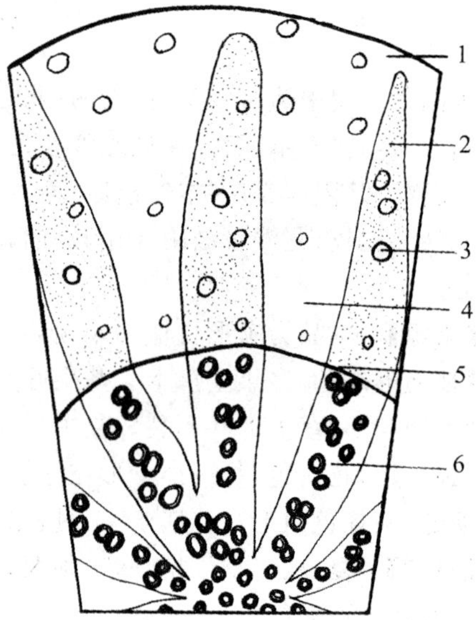

图 7-17③　北沙参横切面组织简图

1. 皮层　2. 韧皮部　3. 油室

4. 射线　5. 形成层　6. 木质部

【化学成分】　含欧前胡素(imperatorin)、佛手内酯(bergaten)、补骨脂内酯(psoralen)、花椒毒酚(xanthotoxol)及花椒毒内酯(xanthotoxin)等多种香豆素类化合物。并含生物碱、多糖等。

【理化鉴定】

1. 本品乙醇浸出液，点于滤纸上，置紫外灯下观察，呈橙黄色荧光。

2. 薄层色谱　取粉末 2g，加乙醚 6mL，冷浸 4 小时，滤液挥干，残渣用氯仿溶解至 lmL，作为供试品溶液，用欧前胡素为对照。点在氯化铝 CMC 板上，用石油醚(60℃～90℃)-乙酸乙酯(1∶1)展开，取出晾干，置紫外灯下观察，可见有相应的暗黄色斑点。

【品质评价】　传统认为：以枝条细长，圆柱形，均匀，质坚，味甘者为佳。

【药理作用】

1. 欧前胡素作用　欧前胡素有抗菌、抗炎作用，能抑制大鼠或小鼠实验性水肿，对组胺引起的豚鼠实验性哮喘有平喘作用，具有光敏活性，小鼠腹腔注射的 LD_{50} 为 373mg/kg。异欧前胡素可降低血压，对 Hela 细胞有细胞毒作用，有光敏活性，对兔回肠有解痉作用，经生物实验对小鸡有很强的生物毒性。

2. 解热镇痛作用　本品乙醇提取物能使正常家免体温轻度下降，并有镇痛作用。

【性味功效】　性微寒，味甘、微苦。归肺、胃经。属于补益药中的补阴药。养阴清肺，益胃生津。用于肺热燥咳，劳嗽痰血，热病津伤口渴。用量 4.5～9g。不宜与藜芦同用。

【附注】

1. 南沙参　为桔梗科植物轮叶沙参 *Adenophora tetraphylla* (Thunb.) Fisch. 或杏叶沙参 *Adenophora stricta* Miq. 的干燥根。圆锥形或圆柱形，长 7～27cm，直径 0.8～3cm。表面黄白色或淡棕黄色，凹陷处常有残留粗皮，上部有深陷横纹，呈断续的环状，下部有纵沟及纵皱纹。顶端具 1 或 2 个根茎。体轻，质松泡，易折断，断面不平坦，黄白色，多裂隙。无臭，味微甘。横切面中柱维管组织为异常构造，组织中含乳汁管和菊糖。含皂苷、植物甾醇、花椒毒素等。有养阴清肺、化痰、益气之功效(图 7-17②)。

2. 混伪品

(1)石竹科植物山女娄菜 *Melandrium tatarinowii* (Regel.) Tsui 的干燥根。细长圆柱形，

根茎顶端膨大,有数个茎基痕。表面类白色或淡黄白色,光洁细腻,有的有灰棕色栓皮残存,断面类白色或淡黄白色,皮部薄,有的与木部分离。气微,味淡。

(2)伞形科植物田黄蒿 *Carum buriaticum* Turez. 的根。圆柱形,单一,长10～40cm,直径0.2～1.5cm,顶端根头部宽大,有明显凹陷茎基痕。表面稍粗糙,有纵皱纹或沟纹。质坚脆,易折断,断面粗糙,皮层呈土黄色。

白 芷 Radix Angelicae Dahuricae

(英)Dahuricae Angelica Root, Taiwan Angelica Root

本品为常用中药,始载于《神农本草经》,列为中品。《本草图经》载:白芷,今所在有之,吴地尤多。根长尺余,白色,粗细不等。枝杆去地五寸以上。春生叶,相对婆娑,紫色,阔三指许。花白微黄,入伏后结子,立秋后苗枯。据考证认为,古代所用白芷与现代基本一致。

【来源】 本品为伞形科植物白芷 *Angelica dahurica*(Fisch. ex Hoffm.)Benth. et Hook. f 或杭白芷 *A. dahurica*(Fisch. Ex Hoffm.)Benth. et Hook. f. var. *formosana*(Boiss.)Shan et Yuan 的干燥根。

【植物形态】

白芷 多年生高大草本,根圆锥形,表面黄色或黄棕色,皮孔样横向突起散生。断面灰白色,粉性略差,油性较大。茎及叶鞘多为绿色,基生叶一回羽状分裂,茎上部叶二至三回羽状分裂,叶柄下部为囊状膨大的膜质叶鞘,末回裂片长圆形、卵形或线状披针形。复伞形花序,伞幅10～40,小苞片5～10枚,花白色。双悬果,果实长圆形,棱槽有油管1,合生面有油管2。花期7～8月,果期8～9月。

杭白芷 与白芷的主要区别是根长圆锥形,上部近方形,表面灰棕色,有多数较大的皮孔样横向突起,略排列成纵行,质硬,较重,断面白色,粉性大(图7-18①)。

【采制】 夏、秋间叶黄时采挖,除去须根及泥沙,晒干或低温干燥。

【产地】 白芷主产于河南、河北,杭白芷主产于浙江、四川。

【性状】 本品呈长圆锥形,长10～25cm,直径1.5～2.5cm。表面灰棕色或黄棕色,根头部钝四棱形或近圆形。具纵皱纹、支根痕及皮孔样的横向突起,有的排列成四纵行。顶端有凹陷的茎痕。质坚实,断面白色或灰白色,粉性。形成层环棕色,近方形或近圆形,皮部散有多数棕色油点。气芳香,味辛、微苦(图7-18②)。

【显微特征】

杭白芷根横切面 木栓层为10余列木栓细胞。皮层中有油管分布。韧皮部宽广,筛管群略呈径向排列,油管较多。形成层略呈方形。木质部占根的1/2,导管稀疏排列。薄壁细胞含淀粉粒,有的含草酸钙簇晶。

白芷根横切面 主要特征为形成层呈圆环状,木质部占根的1/3,导管呈放射状排列(图7-18③)。

粉末 浅灰白色①淀粉粒众多,类球形或多角形,直径3～6μm,复粒由10余分粒组成。②分泌道碎片易见,内含黄棕色分泌物。③主为网纹导管,直径13～80μm。④薄壁细胞中含簇状结晶,直径约18μm。⑤木栓细胞多角形,棕黄色(图7-18④)。

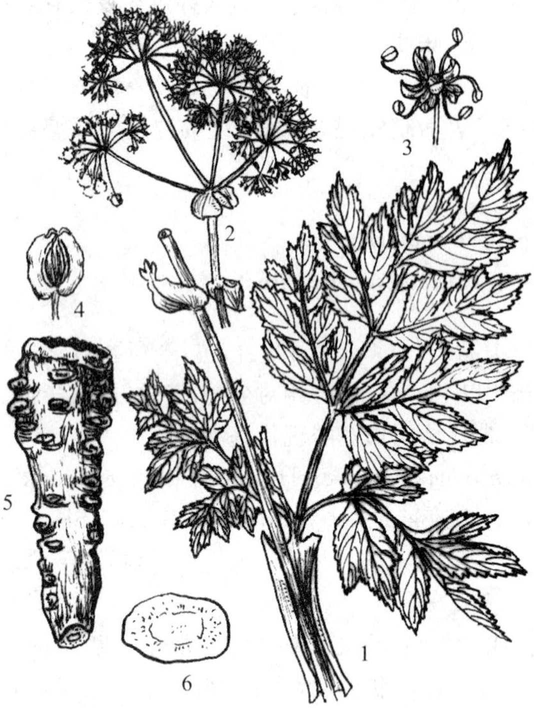

图 7-18① 白芷原植物图

1. 叶 2. 花序 3. 花 4. 果实 5. 根 6. 根横切面

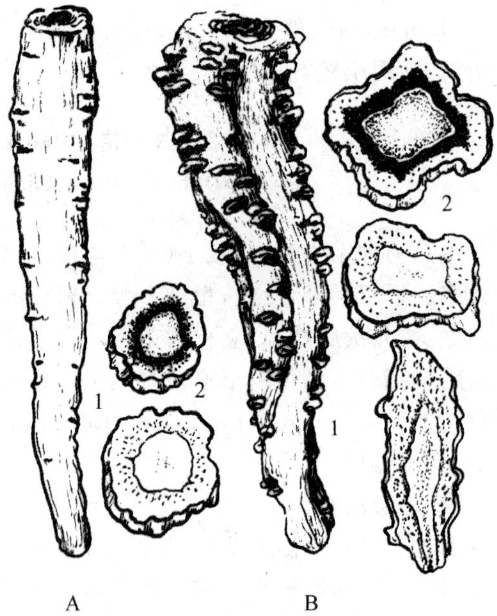

图 7-18② 白芷药材图

A. 白芷 B. 杭白芷 1. 药材个子 2. 药材饮片

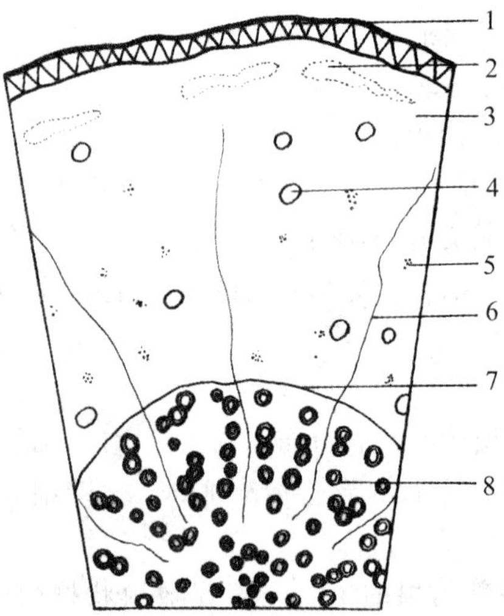

图 7-18③ 白芷横切面组织简图

1. 木栓层 2. 裂隙 3. 皮层 4. 分泌管
5. 筛管群 6. 射线 7. 形成层 8. 导管

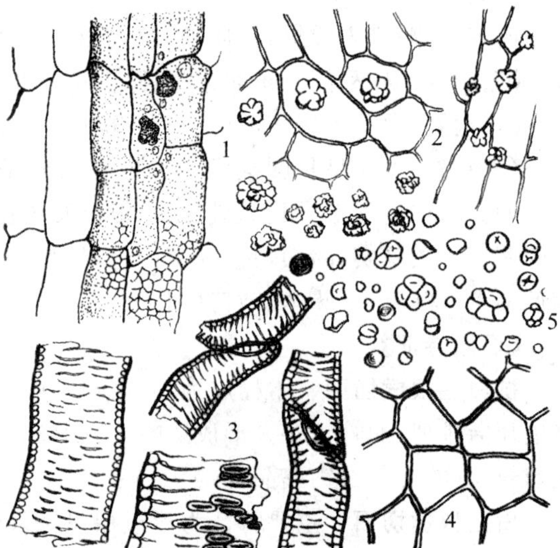

图 7-18④ 白芷粉末图

1. 分泌道 2. 草酸钙簇晶 3. 导管
4. 木栓细胞 5. 淀粉粒

【化学成分】 白芷含挥发油及多种香豆精类化合物，如比克白芷内酯（byakangelicin，又称白当归素、比克白芷素）、脱水比克白芷内酯（byakangelicol，又称白当归脑）、欧前胡素（imperatorin）、异欧前胡素、氧化前胡内酯（oxypeucedanin）等约10种香豆精类化合物。

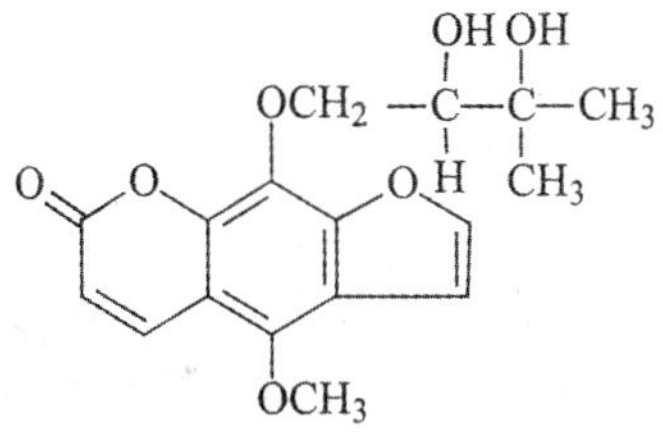

白当归素

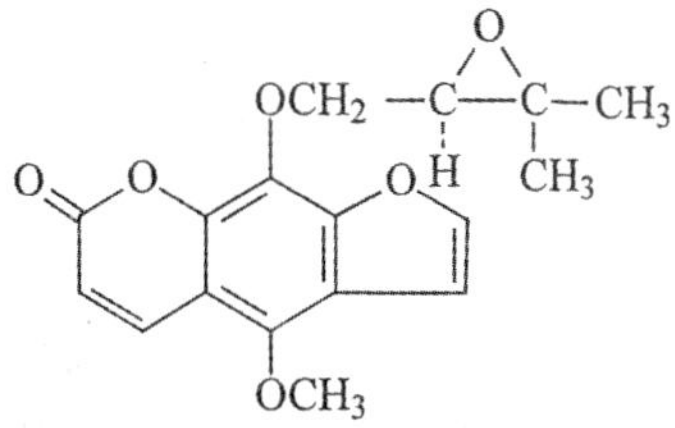

白当归脑

【理化鉴定】

1. 荧光　取本品粉末0.5g，加水3mL，振摇，滤过。取滤液2滴，点于滤纸上，置紫外光灯（365nm）下观察，显蓝色荧光（检查香豆素）。

2. 颜色反应　取本品粉末0.5g，加乙醚3mL，振摇5分钟后，静置20分钟，分取上清液1mL，加7%盐酸羟胺甲醇溶液与20%氢氧化钾甲醇溶液各2～3滴，摇匀，置水浴上微热，冷却后，加稀盐酸调节pH值至3～4，再加1%三氯化铁乙醇溶液1～2滴，显紫红色（检查香豆素）。

3. 薄层色谱　取本品粉末0.5g，加乙醚10mL，浸泡1小时，时时振摇，滤过，滤液挥干乙醚，残渣加醋酸乙酯1mL使溶解，作为供试品溶液。另取欧前胡素、异欧前胡素对照品，加醋酸乙酯制成每1mL各含1mg的混合溶液，作为对照品溶液。照薄层色谱法试验，吸取上述两种溶液各4μL，分别点于同一以羧甲基纤维素钠为黏合剂的硅胶G薄层板上，以石油醚（30℃～60℃）-乙醚（3∶2）为展开剂，在25℃以下展开，取出，晾干，置紫外光灯（365nm）下检视。供试品色谱中，在与对照品色谱相应的位置上，显相同颜色的荧光斑点。

【品质评价】 传统认为：以独枝、条粗壮、质硬、体重、粉性足、香气浓者为佳。2010年版药典规定：总灰分不得过6.0%，醇溶性浸出物（热浸法，用稀乙醇作溶剂）不得少于15.0%。以高效液相色谱法测定，本品按干燥品计算，含欧前胡素不得少于0.080%。

【药理作用】

1. 解热、镇痛和抗炎作用　白芷挥发油具有解热、镇痛和抗炎作用。

2. 光敏作用　白芷所含的呋喃香豆精类化合物有光敏作用，当其进入人体后，一旦受到日光或紫外光的照射，即可使受照射处的皮肤发生日光性皮炎，出现红肿、色素增加，皮肤增厚等。可用于光化学疗法治疗银屑病。

3. 抑菌作用　体外实验对多种杆菌、皮肤真菌有抑制作用。

4. 其他　白芷素能兴奋延脑呼吸中枢、血管运动中枢、迷走中枢及脊髓的作用，并可解蛇毒，能对抗蛇毒引起的中枢神经抑制，有明显的扩张冠状动脉作用，20～80mg/kg腹腔注射于大鼠有明显的镇静、弛缓、自发运动抑制和体温下降。腹腔注射于大鼠和小鼠的LD_{50}分别为165mg/kg和254mg/kg。比克白芷素有扩张冠状动脉作用。

【性味功效】 性温，味辛。归胃、大肠、肺经。属于辛温解表药。散风除湿，通窍止痛，消肿排脓。用于感冒头痛，眉棱骨痛，鼻塞，鼻渊，牙痛，白带，疮疡肿痛。用量3～9g。

【附注】

1. 粗糙牛尾独活 *Heracleum scabridum* Franch. 的根，主产于四川、云南，称为“滇白芷”、“香白芷”、“水白芷”。根呈长圆锥形，向下逐渐变细为牛尾状。外表灰黄色，有纵皱纹，具稀疏的小瘤状突起的皮孔或须根痕。

2. 野白芷 *Archangelica decurrens* Ledeb. 的根，新疆混称白芷。根较细，圆锥形，上部多横皱纹，具侧根断后的瘢痕。外表棕褐色，断面色黄，有类似芹菜的气味。

3. 白亮独活 *Heracleum candicans* Wall. ex DC. 的根茎及根。云南部分地区作白芷用。根茎部有密集的环状叶痕及横皱纹。根部扭曲，直径约3cm。表面灰棕色至深棕色，具有规则的纵沟及少数横皱纹。粗大者木部显朽蚀状。质坚硬，断面不平坦，带裂片性。切断面皮部有油点，近形成层显棕色。香气浓，味甚苦带涩。

当 归 Radix Angelicae Sinensis

(英)Chinese Angelica

本品为常用中药。始载于《神农本草经》，列为中品。陈承曰：当归治妊妇产后恶血上冲，仓卒取效，气血昏乱者服之即定，能使气血各有所归，恐当归之名必因此出也。李时珍谓：今陕、蜀、秦州、汶州诸处，人多载莳为货，以秦州头圆、尾多色紫、气香肥润者，名马尾当归，最胜他处，头大尾圆粗、色白坚枯者为铲头归，不宜入发散药尔。自古以来，当归一直用作妇产科要药。

【来源】 为伞形科植物当归 *Angelica sinensis*(Oliv.)Diels 的干燥根。

【植物形态】 多年生草本，全株有特异香气。茎直立，有明显纵槽纹。叶互生，二至三回奇数羽状复叶，叶柄基部膨大成鞘状抱茎，紫褐色；小叶3对，卵形或菱形，一至二回分裂，裂片边缘有尖齿，叶脉及叶缘有白色细毛。复伞形花序顶生。花白色。双悬果椭圆形，背腹扁平，长4～6mm，宽3～4mm，分果有果棱5条，侧棱成宽而薄的翅，翅缘淡紫色。花期7月，果期8～9月(图7-19①)。

【采制】 选生长二年以上者，秋末采挖，除去须根及泥沙，待水分稍蒸发后，捆成小把，上棚，用烟火慢慢熏干。临床尚用按酒炙法加工而成的酒当归。

【产地】 主要栽培于甘肃岷县、武都、漳县、成县、两当、舟曲、文县等地以及云南，销于全国并出口，四川、陕西、湖北亦产。

【性状】 本品略呈圆柱形，下部有支根3～5条或更多，长15～25cm。表面黄棕色至棕褐色，具纵皱纹及横长皮孔。根头(归头)直径1.5～4cm，具环纹，上端圆钝，有紫色或黄绿色的茎痕及叶鞘的残基，主根(归身)表面凹凸不平；支根(归尾)直径0.3～1cm，上粗下细，多扭曲，有少数须根痕。质柔韧，断面和饮片黄白色或淡黄棕色，皮部厚，有裂隙及多数棕色点状分泌腔，木部色较淡，形成层环黄棕色。香气浓郁特异，味甘、辛、微苦(图7-19②)。

【显微特征】

根横切面 木栓层为数列细胞。皮层窄，有少数油室。韧皮部宽广，多裂隙，有多数分泌腔(主为油室，也有油管)散在，直径25～160μm，外侧较大，向内渐小，周围分泌细胞6～10个。形成层成环。木质部射线宽3～5列细胞，导管单个散在或数个相聚，成放射状排列。薄壁细胞含淀粉粒(图 7-19③)。

粉末　淡黄棕色。①韧皮薄壁细胞纺锤形，壁略厚，表面有极微细的斜向交错纹理，有的具菲薄横隔。②油室及油管碎片时可察见。③梯纹及网纹导管多见，直径 13～80μm。此外尚有木栓细胞、淀粉粒等(图 7-19④)。

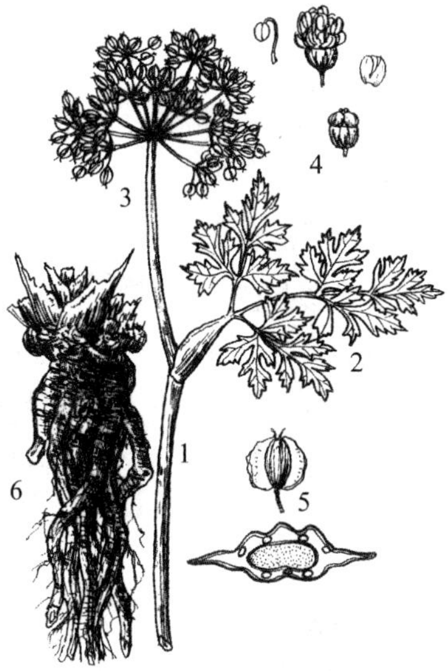

图 7-19①　当归原植物图

1. 植株　2. 叶　3. 果序

4. 花　5. 果实　6. 根

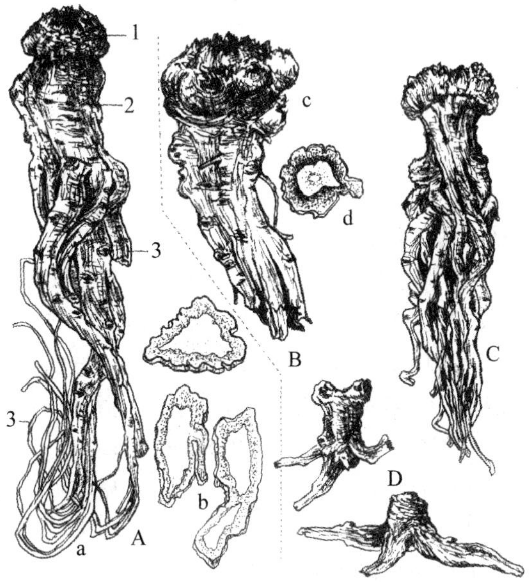

图 7-19②　当归药材图

A. 当归　B. 欧当归　C. 东当归　D. 云南当归

a. 药材个子全当归(1. 当归头　2. 当归身　3. 当归尾)

b. 当归饮片　c. 欧当归个子　d. 欧当归饮片

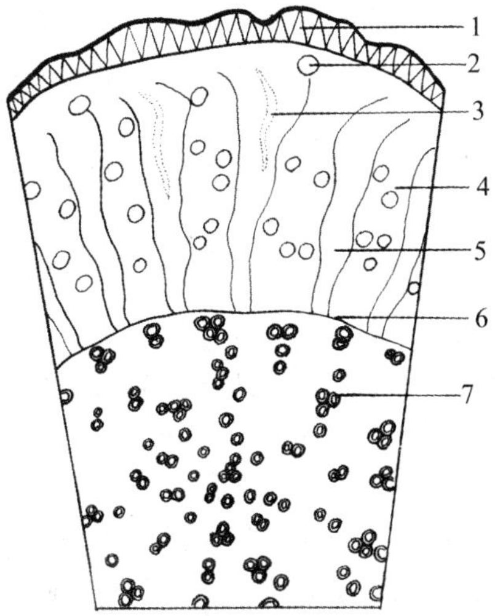

图 7-19③　当归横切面组织简图

1. 木栓层　2. 油室　3. 裂隙　4. 韧皮部

5. 韧皮射线　6. 形成层　7. 木质部导管

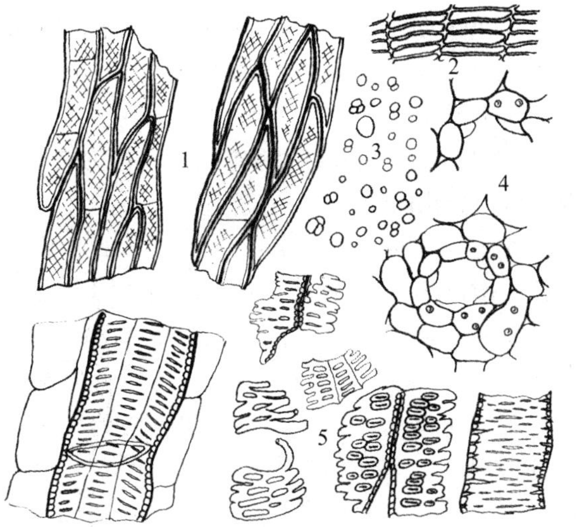

图 7-19④　当归粉末图

1. 韧皮薄壁细胞　2. 木栓细胞　3. 淀粉粒

4. 油室　5. 导管

【化学成分】 含挥发油 0.4%，油中含 29 种以上化合物，其中正丁烯酞内酯(n-butylide phthalide)有特殊香气，藁本内酯(liqustilide)在油中含量为 45%。尚含阿魏酸、烟酸、丁二酸、多种氨基酸、当归多糖及众多的微量元素。

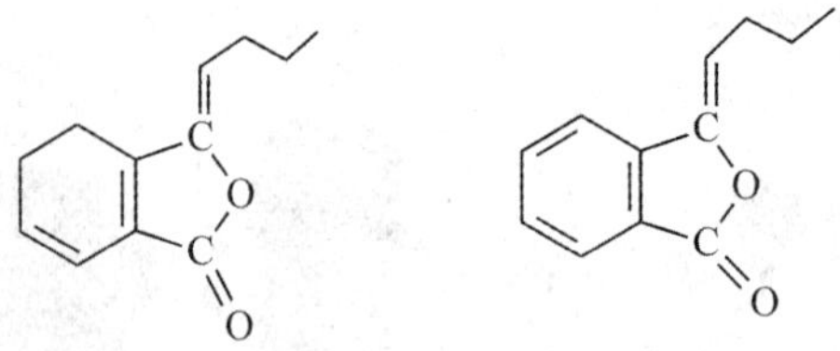

藁本内酯　　　　正丁烯酞内酯

【理化鉴定】

1. 本品横切面加碘试液 1～2 滴，皮部逐渐显出星星点点的蓝色。

2. 薄层色谱　取本品粉末 0.5g，加乙醚 20mL，超声处理 10 分钟，滤过，滤液蒸干，残渣加乙醇 1mL 使溶解，作为供试品溶液。另取当归对照药材 0.5g，同法制成对照药材溶液。照薄层色谱法(附录Ⅵ B)试验，吸取上述两种溶液各 10μL，分别点于同一硅胶 G 薄层板上，以正己烷-醋酸乙酯(8：2)为展开剂，展开，取出，晾干，置紫外光灯(365nm)下检视。供试品色谱中，在与对照药材色谱相应的位置上，显相同颜色的荧光斑点。

【品质评价】 传统认为：以身干、枝大、身长腿少、断面黄白色、气香浓郁、味甘者为佳。柴性大、干枯无油或断面呈绿褐色者不可供药用。2010 年版药典规定：本品的醇(70%乙醇)溶性浸出物不得少于 45.0%，总灰分不得过 7.0%，酸不溶性灰分不得过 2.0%，水分不得过 15.0%；含挥发油不得少于 0.40%(mL/g)；照高效液相色谱法测定，本品含阿魏酸不得少于 0.050%。

【药理作用】

1. 能增加心肌血液供给，降低心肌耗氧量，降低血管阻力，增加循环血流量，并能抗心律失常，抑制血小板聚集，其中阿魏酸有抑制血小板凝集作用。对外周血管有明显扩张作用，能用于血栓闭塞性脉管炎的治疗。

2. 促进血红蛋白及红细胞的生成，具抗贫血作用。当归多糖具有促进造血干细胞、造血祖细胞增殖分化的作用。

3. 多方面促进机体免疫功能，提高小鼠巨噬细胞吞噬功能，激活淋巴产生抗体，促进溶菌酶的产生；当归中含有的果胶多糖具有补体系统活化的作用。

4. 能多方面调节子宫平滑肌活动，高沸点挥发油可抑制子宫，水或醇溶性非挥发性物质可兴奋子宫。可抑制前列腺增重，具抗促性腺激素、抗辐射损伤、抗肿瘤作用。

5. 对维生素 E 所致的睾丸退化有防治效果。尚有抗炎镇痛、降血脂、抗氧化、清除自由基、保护肝脏及广谱抗菌作用。

6. 所含藁本内酯有抗胆碱作用，可抑制子宫收缩，降低小鼠体温，减少小鼠自发活动次数。临床用于治疗支气管哮喘有一定疗效。

【性味功效】 性温，味甘、辛。归肝、心、脾经。属于补血药。补血活血、调经止痛、润肠通便。用于血虚萎黄，眩晕心悸，月经不调，经闭痛经，虚寒腹痛，肠燥便秘，风湿痹痛，跌打损伤，痈疽疮疡。酒当归善于活血调经。用量6～12g。

【附注】

1. 欧当归　为伞形科植物欧当归*Levisticum officinale* Koch. 的根。圆柱形,下部略有分枝或无。表面灰棕色或棕色,有纵皱及横长皮孔。顶端钝圆,较粗大,常具两个以上簇生的茎基及叶鞘残基,其四周有数个似芽状的叶鞘包裹物。断面棕色环明显,木部黄色,有细密放射状纹理和裂隙,有的中心呈空腔。横切面加碘试液1～2滴,皮部立即显蓝色,木部可见蓝色放射状纹理(图7-19②)。

2. 东当归　为伞形科植物东当归*Ligusticum acutilobum* Sieb. et Zucc. 的根。主根粗短有细纹理,顶端有叶柄及茎基痕,中央凹陷。支根10余条或更多,直径0.2～1cm。表面土黄色、棕黄色或棕褐色。全体有细纵皱纹及横向突起的皮孔状瘢痕。干时质脆,受潮则变软,有韧性,断面整齐,皮部类白色,木部黄白色或黄棕色。气芳香,味甜而后稍苦(在日本列为当归的主要品种)(图7-19②)。

3. 云南野当归　为伞形科植物云南野当归*Angelica* sp. 的根。圆锥形,常有一或数个分枝,以二歧呈"人"字形张开的为常见。根头具横纹,顶端具茎痕,被深褐色鳞片,根外表棕色或黑褐色,具明显的抽沟或纵皱纹。质坚硬,较细者易折端,断面黄白色,可见棕色斑点。有类似当归的香气,味微苦而辛(图7-19②)。

4. 朝鲜当归　为伞形科植物朝鲜当归*Angelica gigans* Nakai的根。根头部短粗,长2～5cm,直径2～3cm。表面有横环纹,顶部有叶基痕,下面有数个支根。表面有纵皱纹及多数横向突起的皮孔状瘢痕,并可见渗出的棕褐色黏稠的树脂样物质。质脆,断面皮部灰白色,木部黄白色。气芳香,味微甜而后辛苦。

防　风　Radix Saposhnikoviae
(英)Divaricate Saposhniovia Root

本品为常用中药,始载于《神农本草经》,列为上品。李时珍谓:"防者御也,其功疗风最要,故名。"除正品防风外,尚有多种植物的根在不同地区作防风用,应注意鉴别。

【来源】　本品为伞形科植物防风*Saposhnikovia divaricata*(Turcz.)Schischk. 的干燥根。

【植物形态】　多年生草本。根粗壮,长圆柱形。根头部密生纤维状叶柄残基及明显的环纹。叶二至三回羽状分裂,末回裂片狭楔形。复伞形花序多数,生于茎或分枝顶端,伞幅5～7,无总苞片,小伞形花序有花4～10,小总苞片4～6,花冠倒卵形,白色。双悬果狭圆形或椭圆形,长4～5mm,宽2～3mm,每棱槽内有油管1,合生面有油管2。花期8～9月,果期9～10月(图7-20①)。

【采制】　春秋二季采挖未抽花茎植株的根,除去须根及泥沙,晒干。

【产地】　主产于黑龙江、吉林、辽宁。以黑龙江产量最大,此外,内蒙古、山西、河北等地也产。

【性状】　根呈圆柱形或长圆锥形,长15～30cm,直径0.5～2cm。表面灰棕色,有纵槽,并有多数横向皮孔及点状细根痕,根头部有密集的环节,习称"蚯蚓头",环节上残留毛状叶鞘维管束及纤维束,顶端有茎痕。质轻而松,断面皮部有裂隙及细小油点。气特异,味微甘(图7-20②)。

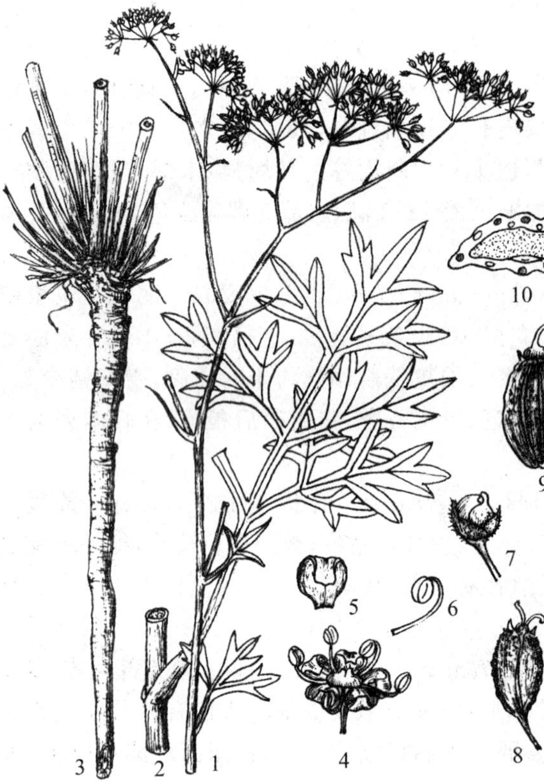

图 7-20① 防风原植物图

1. 植株　2. 叶　3. 根　4. 花　5. 花瓣　6. 雄蕊　7. 雌蕊　8. 9. 果实　10. 果实横切面

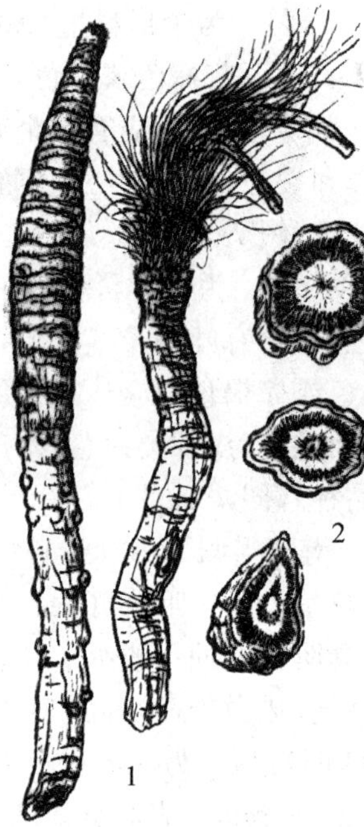

图 7-20② 防风药材图

1. 药材个子　2. 药材饮片

【显微特征】

根横切面　木栓层为 5～30 列细胞。皮层窄，有较大的椭圆形油管。韧皮部较宽，有多数类圆形油管，周围分泌细胞 4～8 个。管内可见金黄色分泌物；射线多弯曲，外侧常成裂隙。形成层明显。木质部导管甚多，呈放射状排列。根头处有髓，薄壁组织中偶见石细胞（图 7-20③）。

粉末　淡棕色。①油管直径 17～60μm，充满金黄色分泌物。②叶基维管束常伴有纤维束。③网纹导管直径 14～85μm。④石细胞少见，黄绿色，长圆形或类长方形，壁较厚（图 7-20④）。

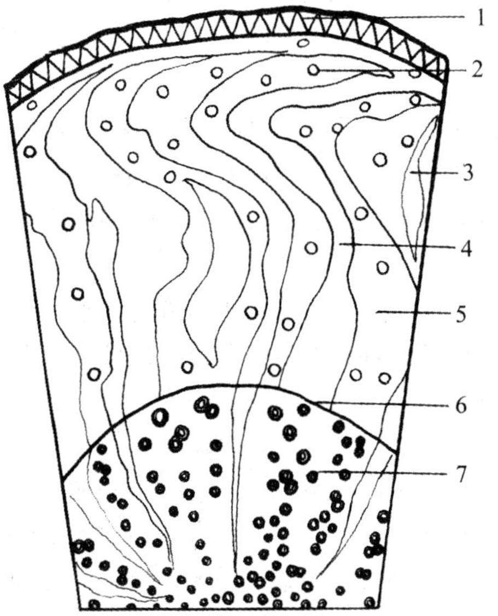

图 7-20③　防风横切面组织简图

1. 木栓层　2. 油管　3. 裂隙　4. 射线　5. 韧皮部　6. 形成层　7. 木质部

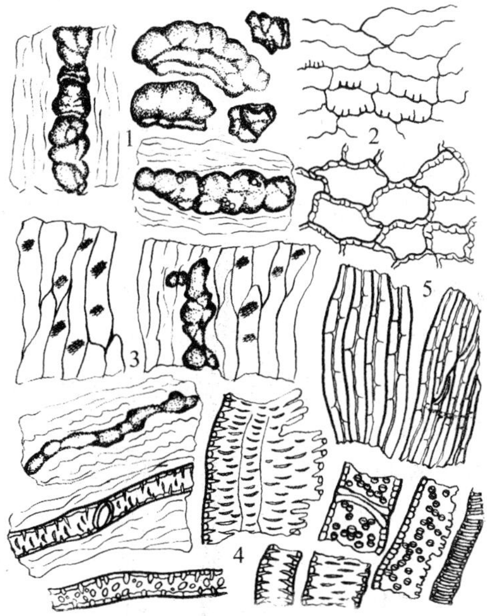

图 7-20④　防风粉末图

1. 油管碎片　2. 木栓细胞　3. 韧皮薄壁细胞　4. 导管　5. 叶基纤维

【化学成分】 含色酮类成分，主要为防风色酮醇（ledebouriellol）、升麻素（cimifugin）、升麻素苷；香豆精类成分主要有香柑内酯（bergapten）、补骨脂素（psoralen）、欧前胡内酯、珊瑚菜素；聚乙炔类成分主要有人参炔醇等。并含防风多糖和挥发油等。

【理化鉴定】 薄层色谱　取防风粉末 1.0g，加丙酮 20mL，超声处理 20 分钟，滤过。滤液置蒸发皿中蒸干。残渣加乙醇 1.0mL 溶解，作为供试品溶液。另取防风对照药材，同法制成对照药材溶液。再取防风色原酮 I 葡萄糖苷、防风色原酮 II 葡萄糖苷、防风色原酮 III 葡萄糖苷、防风色原酮 I 和防风色原酮 II 对照品，加乙醇制成每 1mL 各含 1mg 的混合溶液，作为对照品溶液。吸取上述三种溶液各 10μL 分别点于同一硅胶 GF_{254} 薄层板上，以氯仿-甲醇（4∶1）为展开剂展开，取出，晾干，置于紫外光灯（254nm）下检视。供试品色谱中，在与对照药材和对照品色谱相应的位置上，显示相同颜色的斑点。

【品质评价】 传统认为：以条粗壮、断面皮部色浅棕、木部色浅黄者为佳。

2010 年版药典规定，本品水分不得过 10.0%，总灰分不得过 6.5，酸不溶性灰分不得过 1.5%；醇溶性浸出物（热浸法，乙醇作溶剂）不得少于 13.0%。照高效液相色谱法测定，本品含升麻素苷和 5-O-甲基维斯阿米醇苷的总量不得少于 0.24%。

【药理作用】

1. 抗菌、抗病毒作用　本品新鲜汁对绿脓杆菌、金黄色葡萄球菌、痢痢杆菌、枯草杆菌等有一定的抑制作用，煎剂对溶血性链球菌亦有一定抗菌作用。

2. 解热作用　防风煎剂和浸剂 10mg/kg 分别给伤寒混合菌苗致热兔灌胃，半小时后有中等强度解热作用，煎剂作用更强，且可持续 2.5 小时以上。

3. 抗炎作用和对免疫功能的影响　本品煎剂与乙醇浸液 10g/kg 灌服一次，可一定程度地抑制大鼠蛋清性脚肿。水浸液(每毫升含生药 2g)能显著提高小鼠腹腔巨噬细胞的吞噬细胞百分率和吞噬指数,并能对抗氢化可的松对小鼠腹腔巨噬细胞吞噬功能的影响,使其恢复并超过正常水平,同时增加小鼠脾重量,明显提高免疫机能。

4. 抗惊厥作用 50%的防风液灌胃,对电刺激引起的小鼠惊厥有一定的对抗作用。防风水提物 4g/kg 腹腔注射可延长由戊四氮和硝酸士的宁引起的小鼠惊厥发生潜伏期。

5. 镇静、镇痛作用 防风水、醇制剂均有一定的镇痛作用,挥发油中的β-桉叶醇有一定的镇静作用。

【性味功效】 辛、甘,温。归膀胱、肝、脾经。属于辛温解表药。祛风解表,胜湿止痛,解痉。用于风寒感冒头痛,风湿性关节炎,偏头痛,皮肤搔痒,破伤风。特点为祛风之力较强,且能胜湿止痛,故常用于风寒湿痹,关节酸痛而风邪偏胜者。用量 4.5~9g。

【附注】

1. 川防风 为伞形科短片藁本 *Ligusticum brachylobum* Franch. 的根。产于四川万县、涪陵、宜宾、泸州地区。圆锥形,稍弯曲,长 8~12cm,直径 1~1.5cm,表面棕色,栓皮脱落处显黄棕色斑,具不规则的纵沟和较密的侧根痕,根头顶端有残茎,环纹不明显。断面致密。气微,味甘。

2. 云防风 为伞形科竹叶邪蒿 *Seseli mairei* Franch. 的根。产于云南地区。圆锥形或圆柱形,略弯曲,有时分枝,长 10~20cm,直径 0.5~1cm,根头部有明显的茎痕,四周有纤维束及细环纹,表面灰棕色或棕黄色。质坚实,气香,味微甘、涩。

3. 石防风 伞形科石防风 *Peucedanum terebinthaceum*(Fisch.)Fisch. 的根。圆柱形,根上部有环节状纹理及叶片基残。表面灰棕色或灰褐色有纵皱及略成环状的小疙瘩。质硬,不易折断,断面黄白色,纤维性强,纤维呈片状。根茎中空。气香,味淡。

4. 黄蒿根 伞形科黄蒿 *Carum carvi* L. 的根。圆柱形,根头部及上部有密集细环纹。顶端残留有灰黄色或浅棕色纤维状叶基。表面灰褐色,有的微显光泽。有细环纹及须根痕。质松,皮易分离,断面皮部和木部有较大空隙,中央有黄色菊花心。气香,味淡,微甜。

柴 胡 Radix Bupleuri
(英)Chinese Thorowax Root

本品为常用中药。原名茈胡,列入《神农本草经》上品。至《图经本草》始易其名为柴胡。李时珍谓:"北地所产者,亦如前胡而软,今人谓之北柴胡是也,入药亦良,南土所产者不似前胡,正如蒿根,强硬不堪使用,其苗有如韭叶者,竹叶者,以竹叶者为胜,其如邪蒿者最下也"。据考证,古代有多种柴胡药用,也有用其嫩苗者。2010 年版药典规定所用柴胡为柴胡和狭叶柴胡的根。

【来源】 本品为伞形科植物柴胡 *Bupleurum chinense* DC. 或狭叶柴胡 *B. scorzonerifolium* Willd. 的干燥根。前者习称"北柴胡"(硬柴胡),后者习称"南柴胡"(红柴胡)。

【植物形态】

柴胡 多年生草本,高 40~70cm。主根较粗,坚硬,有少数黑褐色侧根。茎丛生或单一,上部多分枝,略呈"之"字形弯曲。基生叶倒披针形或狭线状披针形,早枯;中部叶倒披针形或长圆状披针形,长 3~11cm,宽 0.6~1.6cm,有平行脉 7~9 条,下面具粉霜。复伞形花序多数,总花梗细长,水平伸出,总苞片无或 2~3,狭披针形,伞幅 3~8;小总苞片 5,花梗 4~10;花鲜黄色。双悬果长卵形至椭圆形，棱狭翅状。花期 7～9 月，果期 9～10 月。

狭叶柴胡　主根多单生，棕红色或红褐色；茎基部常被棕红色或黑褐色纤维状的叶柄残基。叶线形或线状披针形，长 7～17cm，宽 2～6mm，有 5～7 条平行脉；双悬果棱粗而钝（图 7-21①）。

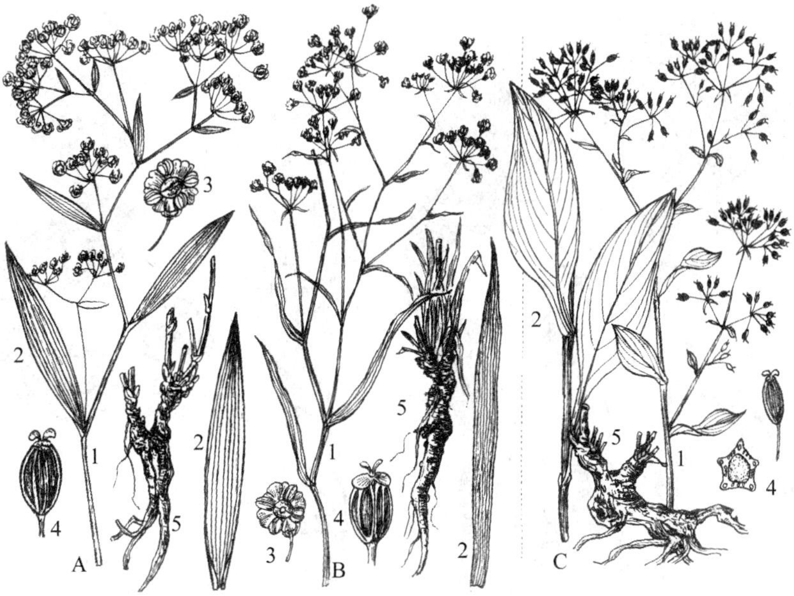

图 7-21①　柴胡原植物图（附伪品）

A. 柴胡　B. 狭叶柴胡　C. 大叶紫胡（伪品）　1. 花枝或果枝　2. 叶　3. 花　4. 果实　5. 根

【采制】　春、秋采挖根，晒干。

【产地】　北柴胡主产于河北、河南、辽宁、陕西；南柴胡主产于湖北、安徽、吉林、黑龙江等地。

【性状】

北柴胡　根圆锥形或长圆锥形，有分枝，长 6～15cm，直径 0.3～0.8cm。根头膨大，顶端残留 3～15 个茎基或短纤维状叶基。表面棕褐色或浅棕色，有纵皱纹、支根痕及皮孔。质硬而韧，不易折断，断面显片状纤维性。皮部浅棕色，木部黄白色。气微香，味微苦。栽培品多呈圆锥形，长 10～20cm，直径 0.5～1.5cm；表面浅褐色或黄褐色；断面略显纤维性。

南柴胡　根常弯曲，分枝少，长 4～10cm，直径 0.2～0.6cm。表面黄棕色或红棕色，有深皱纹，近根头处有横向疣状突起，根头稍膨大，残留众多纤维状叶基残余，有时带幼嫩地上部分。质较脆，易折断，断面木部黄白色，裂片状，具败油气，味淡（图 7-21②）。

【显微特征】

1. 北柴胡

根横切面　木栓细胞 7～8 列。皮层窄，有分泌道 7～11 个，类圆形，周围分泌细胞 6～8 个。韧皮部分泌道较小，直径约 27μm。形成层环状。木质部占大部分，大形导管切向排列，木纤维与木薄壁细胞聚积成群，排列成几个环状（图 7-21③）。

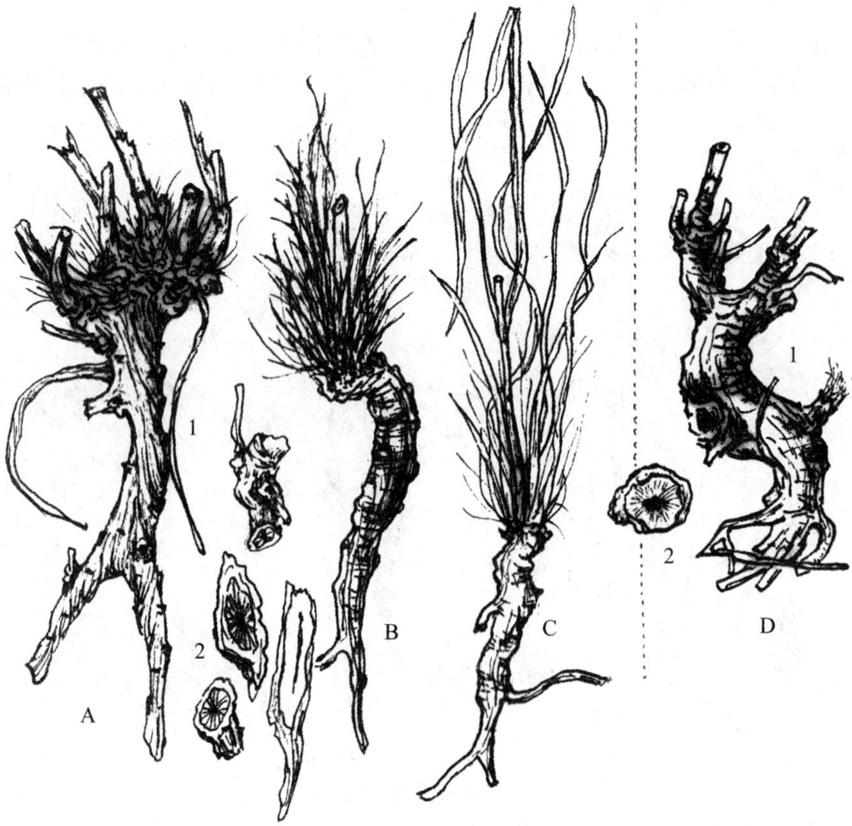

图 7-21②　柴胡药材图(附伪品)

A. 柴胡　B. 南柴胡　C. 春柴胡　D. 大叶柴胡(伪品)　1. 药材个子　2. 药材饮片

北柴胡粉末　灰棕色。①木纤维较多,成束或散在,长梭形,直径 8～17μm,壁厚 2～6μm。②油管多碎断,管道中含黄棕色或绿黄色条状分泌物。③主为网纹、双螺纹导管。④木栓细胞黄棕色,表面观呈类多角形(图 7-21④)。

2. 南柴胡

根横切面　木栓层 6～10 列细胞。皮层有分泌道 8～12 个,分散排列成环,周围分泌细胞 8～12 个。韧皮部分泌道多数,较小,切向约至 80μm。形成层环状。木质部导管小型,径向排列;射线宽 3～5 列细胞,木纤维少而散在,多位于木质部外侧。老根中木纤维及木薄壁细胞群有时连成圆环。

【化学成分】　根含三萜皂苷约 2%,主要有柴胡皂苷(saikosaponin)a、b、c、d;并含福寿草醇(adonitol)、豆甾醇(stigmasterol),α-菠菜甾醇,挥发油等。全草含黄酮类化合物:槲皮素、异槲皮素、异鼠李素、芸香苷等。

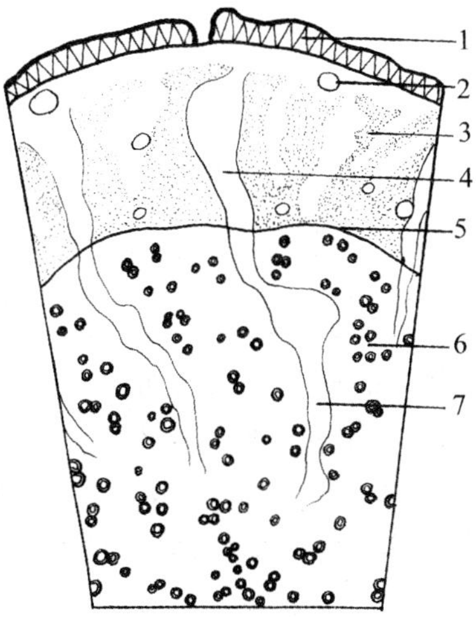

图 7-21③　柴胡横切面组织简图

1. 木栓层　2. 油管　3. 韧皮部　4. 韧皮射线　5. 形成层　6. 木质部　7. 木射线

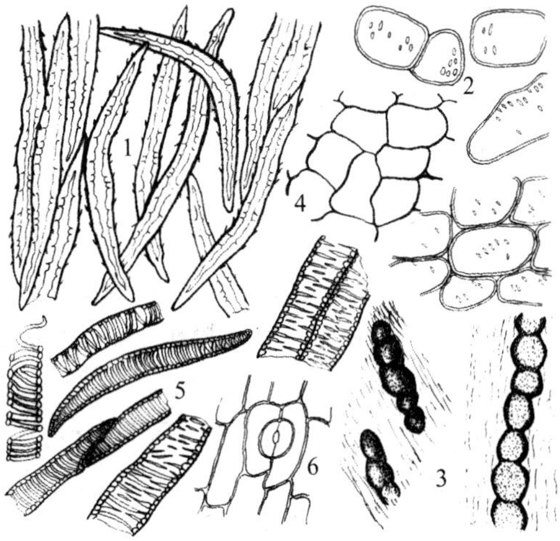

图 7-21④　柴胡粉末图

1. 木纤维　2. 薄壁细胞　3. 油管碎片　4. 木栓细胞　5. 导管　6. 茎表面细胞

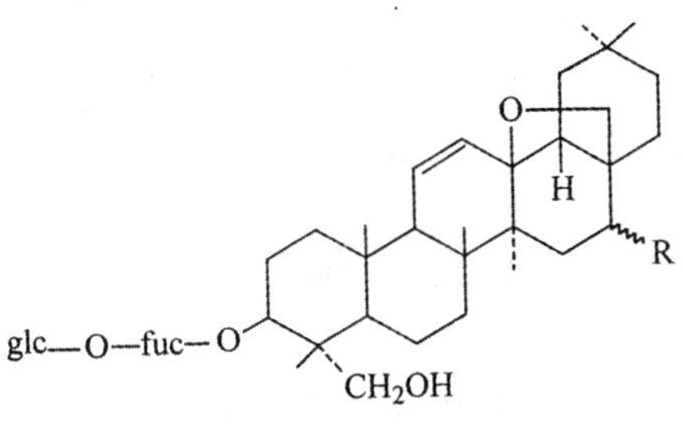

柴胡皂苷 a　R＝β－OH

柴胡皂苷 d　R＝α－OH

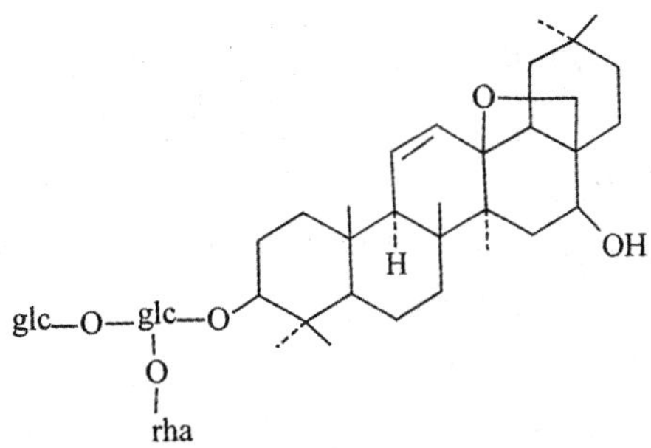

柴胡皂苷 c

【理化鉴定】

1. 泡沫反应　取本品粉末 0.5g，加水 10mL，用力振摇产生持久性泡沫。

2. 柴胡皂苷反应

取根的横切片，滴加无水乙醇和浓硫酸的等量混合液，置显微镜下观察，数分钟后产生黄绿色，渐变为绿色、蓝色，持续 1 小时以上(柴胡皂苷反应)。

取粉末 0.5g，加甲醇 10mL，用力振摇，放置 30 分钟，滤过，于滤液 0.5mL 中加二甲氨基苯甲醛的甲醇溶液(1∶30)0.5mL 及磷酸 2mL，混匀，水浴加热，溶液显淡红色至淡红紫色(柴胡皂苷)。

3. 薄层色谱　取本品粉末 0.5g，加甲醇 20mL，80℃水浴回流 1 小时，放冷，滤过，滤液浓缩至 5mL，滤过，滤液作为供试品溶液。取柴胡对照药材 0.5g，同法制成对照药材溶液。另取柴胡皂苷 a、d 对照品，加甲醇制成每 1mL 各含 0.5mg 的混合溶液，作为对照品溶液。吸取上述两种溶液各 5μL，分别点于同一硅胶 G 薄层板上，以醋酸乙酯-乙醇-水(8∶2∶1)展开，取出，晾干，喷以 2%对二甲氨基苯甲醛的 40%硫酸溶液，60℃加热至斑点显色清晰。日光下检视，供试品色谱中，在与对照品色谱相应的位置上，显相同颜色的斑点；在与对照药材色谱相应的位置上,显相同颜色的斑点。

【品质评价】 传统认为:以身干,条粗长,整齐,无残留茎叶及须根者为佳。2010年版药典规定:本品水分不得过10.0%,总灰分不得过8.0%,酸不溶性灰分不得过3.0%,醇溶性浸出物(热浸法,乙醇作溶剂)不得少于11.0%,照高效液相色谱法测定,本品含柴胡皂苷a和柴胡皂苷d的总量不得少于0.30%。

【药理作用】

1. 柴胡皂苷作用　柴胡皂苷a能降血脂,抑制流感病毒,对四氯化碳引起的肝损伤有保护作用,可使过氧化脂质含量降低,具有保护肝脏和促进肝脏中脂质代谢的作用,并能降低血胆固醇。柴胡皂苷d有显著的抗炎、降低血脂和对艾氏腹水癌有抑制作用。

2. 护肝作用　柴胡注射液(浓度1∶1)1mL/支,皮下注射,连续5天可显著降低四氯化碳引起的大鼠血清GPT升高,肝细胞变性及坏死也明显减轻,肝细胞内糖原及核糖核酸含量也接近正常。

3. 抗辐射作用　柴胡多糖具抗辐射损伤的作用,此作用是通过肾上腺皮质实现的,并能明显提高小鼠体液和细胞免疫功能。

4. 其他　柴胡煎剂有明显的解热作用,尚具有预防消化道溃疡、镇静、抗惊厥、镇痛、镇咳作用。

【性味功效】 性微寒,味苦。归肝、胆经。属于辛凉解表药。和解表里,舒肝,升阳。用于感冒发热,寒热往来,胸胁胀痛,月经不调,子宫脱垂,脱肛等。用量3~9g。

【附注】

1. 我国柴胡属植物约有30多个种。多种植物的根均含柴胡皂苷和挥发油,下列植物的根在不同地区作柴胡入药:

(1)膜缘柴胡 *Bupleurum marginatum* Wall. ex DC. 也称竹叶柴胡。主产于四川、湖北等地。根多呈纺锤形,表面淡红棕色,质坚,木化。有的地方以其全草入药,根韧皮部无分泌道。

(2)银州柴胡 *B. yinchowense* Shan et Y. Li. 分布于陕西、甘肃和宁夏等地。在陕西北部作红柴胡入药,在甘肃天水则又作北柴胡药用。根圆柱形,下端细长,根头分歧,残留茎基的外皮带紫晕。长10~18cm,直径0.3~0.5cm。外皮灰黄色或浅黄棕色,略带白霜,表面平滑,有细密的纵纹。质坚硬,折断面黄白色。

(3)锥叶柴胡 *B. bicaule* Helm. 分布于东北、西北、内蒙、河北等地。在陕西北部作红柴胡药用。根较挺直,末端不呈长尾状,通常不分枝,根头膨大,分歧,残留棕色纤维叶基。外皮黄棕或红棕色,皮孔大,有深的凹凸皱纹。折断面黄色,质较松,皮部易与木部分离。

(4)黑柴胡 *B. smithii* Walff. 和小叶黑柴胡 *B. smithii* var. *parvifolia* Shan et Y. Li,主产于甘肃、宁夏、山西、四川等地。根圆柱形,中部以上有多数支根,根头分歧,残留众多茎基和叶基。长5~7cm,直径5mm,外皮浅黑褐色,粗糙,有白色支根圆痕及横向皮孔。质松,折断时皮部和木部常分离。

(5)柴首 *B. chaishoui* Shan et Sheh 主产于四川阿坝藏族自治州,为四川习用柴胡商品。根粗大,弯曲,根头多分歧,残留很多丛生的木化茎基。长8~13cm,直径1~3cm,外皮棕褐色,粗糙,有不规则的凹凸皱缩。质硬,折断面黄白色。

其他尚有兴安柴胡 *B. sibiricum* De Vest、长白柴胡 *B. komarovianum* Linez.、多枝柴胡

B. polyclonum Y. Li et S. L. Pan、韭叶柴胡 *B. kunmingense* Y. Li et S. L. Pan 等多种柴胡的根在不同地区药用。

2. 混伪品

(1)大叶柴胡:为伞形科植物大叶柴胡 *Bupleurum longiradiatum* Turcz. 的根茎及根。主产于东北、河南、陕西、甘肃、安徽、江西、湖南等地。根茎呈长圆柱形略弯曲,长 5～8(10) cm,直径 0.3～0.8cm,顶端有残茎;外表面棕色至暗棕色,密生环节;质坚硬,断面黄色,中空;具芹菜气味。根呈圆锥形或圆柱形。质坚韧,横切面皮层淡黄色。气微,味微有麻辣感。有毒,不可当柴胡使用(图 7-21①～②)。

(2)瞿麦根:为石竹科植物 *Dianthus sp.* 的根。呈圆柱形,常弯曲,下部有分枝,长 7～12cm,直径 3～6mm。根头部膨大,残留有数个长短不等的茎基和卷曲的粗毛,茎基上有呈鞘状围抱于节的叶基。表面浅棕色或灰棕色,具有不规则的纵沟纹和点状皮孔。质坚硬,木化,难折断。断面不平坦,中空。味淡。

黄 芩 Radix Scutellariae
(英)Baicai Skullcap Root

本品为常用中药。始载于《神农本草经》,列为中品。陶宏景曰:圆者名子芩,破者名宿芩,其腹中皆烂,故名腐肠。李时珍曰:宿芩乃旧根,多中空,外黄内黑,即今所谓片芩。子芩乃新根,多内实,即今所谓条芩,或云西芩多中空而色黔,北芩多内实而深黄。目前,除正品外尚有数种同属植物的根在不同地区应用,应注意鉴别。

【来源】 为唇形科植物黄芩 *Scutellaria baicalensis* Georgi 的干燥根。

【植物形态】 多年生草本。主根粗大,圆锥形,老根中心常腐朽、中空。茎丛生,钝四棱形。叶对生,披针形至条状披针形,全缘。总状花序顶生,花偏生于花序的一侧;花萼二唇形,上唇背部有盾状物;花冠紫色、紫红色或蓝紫色;花冠筒细长,近基部明显膝曲;雄蕊 4;雌蕊花柱细长,先端锐尖,微裂,基部着生于子房底,花盘环状,前方稍增大,后方延伸成极短的子房柄,子房 4 裂。小坚果卵球形,具瘤。花期 7～8 月,果期 8～9 月(图 7-22①)。

【采制】 春、秋二季采挖,除去须根及泥沙,忌用水洗,晒后撞去粗皮,晒干。商品将新根色鲜黄、内部充实者称“子芩”(又称条芩或枝芩);老根内部暗棕色、中心枯朽者称“枯芩”。以子芩质佳、枯芩次之。临床上切片用或加工成酒黄芩用,黄芩软化切制饮片,不宜冷浸,而以蒸(不超过 1 小时)或沸水煮(10 分钟)后切制为好,这样不影响药材有效成分的含量。

【产地】 主产于东北、华北。以山西产量最多,河北承德产者质量最好。

【性状】 本品圆锥形,扭曲,长 8～25cm,直径 1～3cm。表面棕黄色或深黄色,有稀疏的疣状细根痕,上部较粗糙,有扭曲的纵皱或不规则网纹,下部有顺纹和细皱。质硬而脆,易折断,断面黄色,中间红棕色,老根中间呈暗棕色或棕黑色,枯朽状或已成空洞。气微,味苦(图 7-22②)。

【显微特征】

根横切面 木栓层 8～20 列细胞,外缘常破裂。栓内层狭窄。韧皮部宽广,有多数石细胞和纤维,石细胞多分布于外侧,纤维多分布于内侧。形成层成环。老根木质部中有栓化细胞环(图 7-22③)。

粉末 黄色。①韧皮纤维散在或成束,梭形,壁厚,孔沟细。②石细胞淡黄色,类圆形、类方形，壁较厚或甚厚。③网纹导管多见，导管分子较短，直径 24～72μm。④木纤维多碎断，有稀疏斜纹孔。⑤淀粉粒单粒类球形，直径 2～10μm，脐点明显，复粒由 2～3 分粒组成(图 7-22④)。

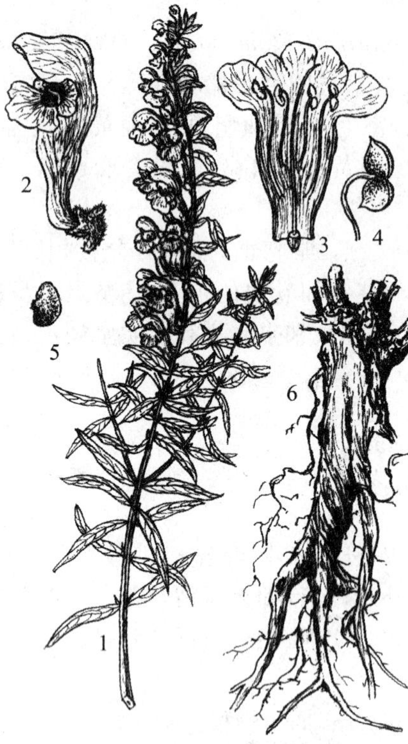

图 7-22①　黄芩原植物图

1. 花枝　2. 花　3. 花展开　4. 雄蕊　5. 果实　6. 根

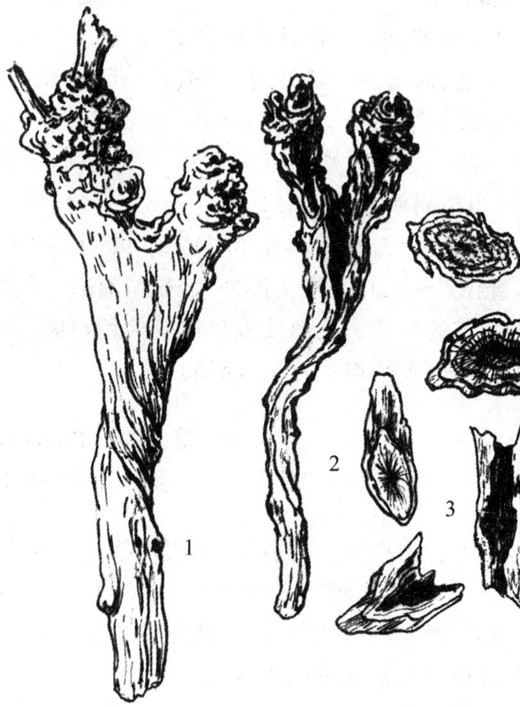

图 7-22②　黄芩药材图

1. 栽培黄芩个子　2. 野生黄芩个子　3. 药材饮片

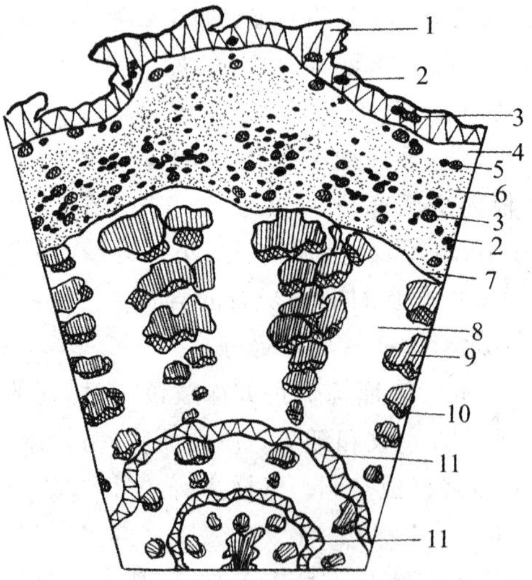

图 7-22③　黄芩横切面组织简图

1. 木栓层　2. 石细胞　3. 纤维束　4. 皮层
5. 皮层内的石细胞和纤维束　6. 韧皮部　7. 形成层
8. 木射线　9. 木质部　10. 木纤维　11. 木栓细胞环

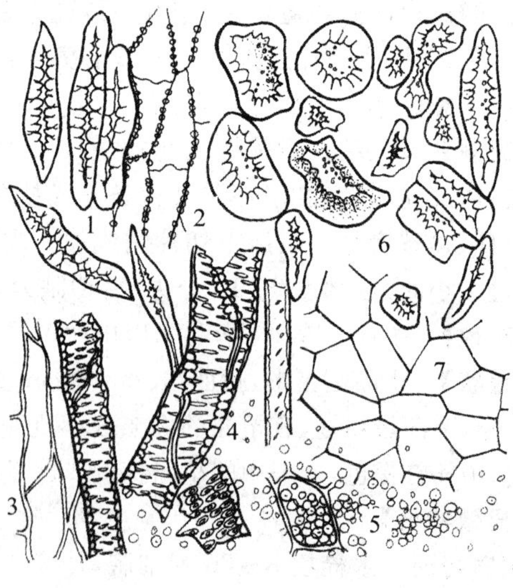

图 7-22④　黄芩粉末图

1. 韧皮纤维　2. 韧皮薄壁细胞　3. 纺锤木薄壁细胞
4. 导管　5. 淀粉粒　6. 石细胞　7. 木栓细胞

【化学成分】　含多种黄酮类化合物，主要有黄芩苷(baicalin)4.0%～5.2%，黄芩素(baicalein)、汉黄芩苷(wogonoside)、汉黄芩素、黄芩新素Ⅰ、Ⅱ(skullcapflavone Ⅰ、Ⅱ)。尚含白杨黄素、千层纸黄素、多种甾醇类、糖类及氨基酸等。

黄芩中的黄酮类成分含量与根的新老及不同炮制方法有关。如子芩中含的黄芩苷、汉黄芩苷比枯芩高；蒸黄芩(清水蒸1小时)、煮黄芩(沸水煮10～60分钟)和生黄芩中的总黄酮含量最高，烫黄芩(沸水煮6小时)次之，冷浸黄芩(冷水浸12小时)最低。实验表明，黄芩根在水中浸3小时，有62.5%～93.5%的黄芩苷水解成苷元。

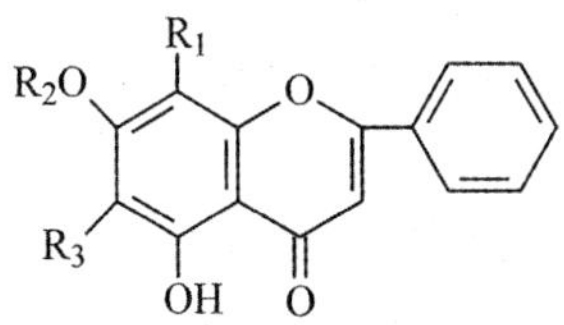

	R_1	R_2	R_3
黄芩素	H	H	OH
黄芩苷	H	glcA	OH
汉黄芩素	OCH_3	H	H
汉黄芩苷	OCH_3	glcA	H

(glcA为葡萄糖醛酸基)

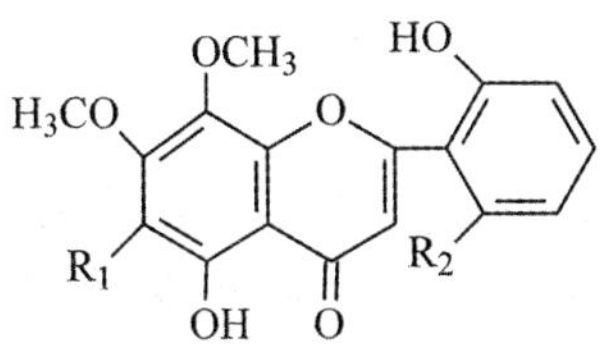

黄芩新素Ⅰ　$R_1=R_2=H$

黄芩新素Ⅱ　$R_1=R_2=OCH_3$

【理化鉴定】

1. 颜色反应

(1)取本品稀醇提取液加三氯化铁试剂，溶液显灰绿色，渐变成紫棕色(汉黄芩素反应)。

(2)取本品粉末2g，加乙醇20mL，加热回流15分钟，滤过。取滤液1mL，加醋酸铅试液2～3滴，即生成桔黄色沉淀；另取滤液1mL，加镁粉少量与盐酸3～4滴，显红色。

2. 薄层色谱　取本品粉末1g，加醋酸乙酯-甲醇(3∶1)的混合液30mL，加热回流30分钟，放冷，滤过，滤液蒸干，残渣加甲醇5mL使溶解，取上清液作为供试品溶液。另取黄芩对照药材1g，同法制成对照药材溶液。再取黄芩苷、黄芩素、汉黄芩素对照品，加甲醇制成每1mL含1mg、0.5mg、0.5mg的对照品溶液。吸取供试品及对照药材溶液各2μL、对照品溶液各1μL分别点于同一聚酰胺薄膜上，以甲苯-醋酸乙酯-甲醇-甲酸(10∶3∶1∶2)为展开剂，预平衡30分钟，展开，取出，晾干，置紫外光灯(365nm)下检视。供试品色谱中，在与对照药材色谱相应的位置上，显相同颜色的斑点；在与对照品色谱相应的位置上，显三个相同的暗色斑点。

【品质评价】　传统认为以条长、粗大、质坚实、色黄者为佳。2010年版药典规定：本品水分不得过12.0%，总灰分不得过6.0%，醇溶性浸出物测定法(热浸法，稀乙醇做溶剂)不得少于40.0%。用高效液相色谱法测定含黄芩苷不得少于9.0%，黄芩片和酒黄芩含黄芩苷不得少于8.0%。

【药理作用】

1. 黄芩苷作用　黄芩苷元有显著抗菌、抗炎作用，能抗组胺和抗乙酰胆碱，可防止血小板及纤维蛋白原含量的降低，可降低肝总胆固醇、游离胆固醇及甘油三酯的含量，并能增加血清高密度脂蛋白含量，抑制甘油三酯及脂类过氧化。黄芩苷对小鼠非特异性免疫和红细胞系统的免疫有增强作用，并有利尿、利胆作用。汉黄芩素有抗炎、抗变态反应、降血脂、抗氧化、抗血小板凝集等作用。

2. 抑菌作用　对多种球菌、杆菌、耐药金黄色葡萄球菌、流感病毒、皮肤真菌有抑制作用，体外实验有抑制阿米巴原虫生长和杀灭钩端螺旋体的作用。

3. 解热、降压、利胆作用　黄芩及黄芩苷有解热、降压、利尿和促进胆汁排泄作用。

4. 其他　有抑制 cAMP 磷酸酯酶、抗肿瘤、抗乙型肝炎病毒、抗血栓形成、抗氧化、清除自由基、阻止钙离子通道、抗过敏等作用，并对免疫、心脑血管、消化、神经等系统均有保护作用。

【性味功效】 性寒，味苦。归肺、胆、脾、大肠、小肠经。属于清热燥湿药。能清热燥湿、泻火解毒、止血、安胎。用于肺热咳嗽，高热烦渴，血热吐血，衄血，泻痢，黄疸，胎动不安，痈肿疮毒，高血压头痛等。用量 3～9g。

【开发应用】 目前黄芩已制成片剂、油膏、胶囊、注射液或提纯某些成分在临床广泛应用，如口服黄芩素胶囊治疗菌痢，肌肉注射黄芩苷治疗各型肝炎，静脉滴注黄芩苷治疗急性胆囊炎或用黄芩苷眼药水治疗沙眼，口服黄芩片治疗湿热泻痢、黄疸、肺热咳嗽、高热烦渴等，外敷黄芩油膏用于热疮，黏膜感染、溃疡及各种皮肤干性炎症等均获得较好的疗效。

【附注】 下列植物的根在不同地区也作黄芩药用

1. 滇黄芩 *Scutellaria amoena* C. H. Wright 的根。圆锥形或不规则条状，常有分枝，根较细，表面黄褐色或棕黄色，常有粗糙的栓皮，断面纤维性，黄绿色。石细胞较少，大小悬殊。含黄芩苷 3.42%～4.9%。

2. 甘肃黄芩 *Scutellaria rehderiana* Diels 的根。根较细，常分枝，直径 0.3～0.7cm，质轻，易断，断面黄色，气微，味微苦。含黄芩苷 1.7%～2.5%。

3. 黏毛黄芩 *Scutellaria viscidula* Bunge 的根。根多细长，圆锥形或圆柱形，长 7～15cm，直径 0.5～1.5cm。表面与黄芩相似，很少中空或枯朽。石细胞偶见。含黄芩苷 3.8%～4.9%。

另外尚有川黄芩 *Scutellaria hypericifolia* Levl. 、丽江黄芩 *S. likiangensis* Diels、大黄芩 *S. tenax W. W.* Smith var. *patentipilosa*(H. -M.)C. Y. Wu 的根亦在不同地区入药。

丹　参　Radix Salviae Miltiorrhizae
(英)Dan-Shen Root

本品为常用中药，始载于《神农本草经》，列为上品。李时珍谓："处处山中有之，一枝五叶，叶如野苏而尖，青色皱皮，小花成穗如蛾形，中有细子，其根皮丹而肉紫"。目前我国对丹参的化学成分、药理作用和临床应用进行了广泛的研究，开发出许多新产品，拓宽了丹参的应用领域，引起了世界的注意，同时也对丹参的近缘植物进行了研究。

【来源】 为唇形科植物丹参 *Salvia miltiorrhiza* Bge. 的干燥根及根茎。

【植物形态】 多年生草本，全株密被柔毛及腺毛。根圆柱形，朱红色。茎四棱。叶对生，羽状复叶，小叶 5～7，卵形至椭圆状卵形，边缘有锯齿，两面被柔毛。轮伞花序组成顶生或腋生的假总状花序；花萼钟状，紫色；花冠兰紫色，上唇直立，略成镰刀状，先端微裂，下唇较短，先端 3 裂，中央裂片较大，并作 2 浅裂。小坚果椭圆形。花期 4～6 月，果期 7～8 月(图 7-23①)。

【采制】 冬季采挖，除去茎叶，晒干，或先堆积发热，使内部变为紫黑色，再晒干。

【产地】 主产于河南、四川、江苏、安徽等省区。目前栽培较多。

【性状】 根茎短粗，有时残留茎基。根圆柱形或圆锥形，常稍弯曲，并有分枝。表面砖红色、棕红色或紫棕色，粗糙，有不规则纵沟或纵皱纹，老根外皮常呈鳞片状剥落。质硬脆，折断面纤维性，皮部暗红棕色至紫褐色，木部导管束黄白色，显放射状排列。气微，味微苦涩（图 7-23②）。

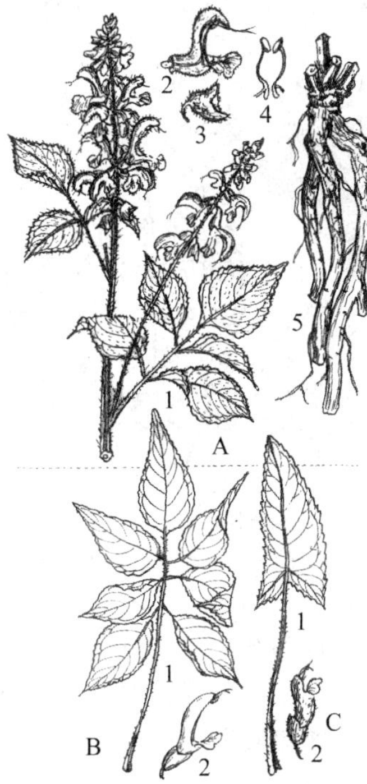

图 7-23①　丹参原植物图（附类似品）

A. 丹参　B. 南丹参　C. 甘西鼠尾

1. 植株　2. 花　3. 花萼　4. 雄蕊　5. 根

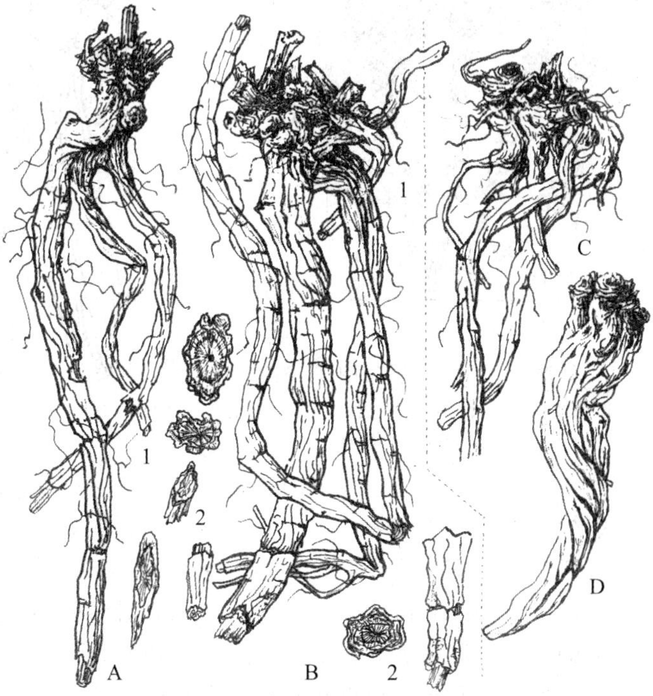

图 7-23②　丹参药材图（附类似品）

A. 野生丹参　B. 栽培丹参　C. 南丹参　D. 甘肃丹参（C. D 为类似品）

1. 药材个子　2. 药材饮片

【显微特征】

根横切面　木栓层多含橙色或淡紫棕色物。皮层窄。韧皮部宽广。形成层环明显。木质部射线甚宽，导管常多个切向相接，与木薄壁组织间隔排列成层状。木纤维与导管伴存（图 7-23③）。

粉末　红棕色。①石细胞多单个散在或成对，类圆形、类方形或不规则形，边缘不整齐，直径 20～65μm，壁厚 5～16μm，有的胞腔内含棕色物。②网纹及具缘纹孔导管，直径 10～50μm；网纹导管分子长梭形，网孔狭细，穿孔多位于侧壁。③木纤维多成束，呈长梭形，纹孔狭裂缝状或十字状，孔沟较稀。④韧皮纤维梭形，长 60～170μm，直径 7～27μm，壁厚 3～12μm，孔沟明显，有的可见层纹与纹孔。⑤木栓细胞黄棕色，表面类方形或多角形（图 7-23④）。

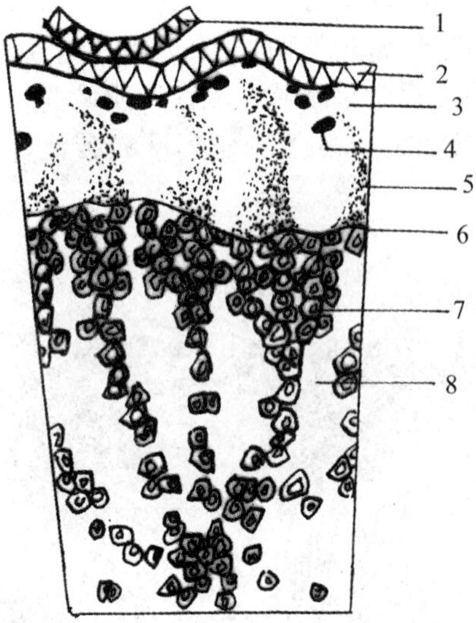

图 7-23③　丹参横切面组织简图

1. 落皮层　2. 木栓层　3. 皮层　4. 石细胞
5. 韧皮部　6. 形成层　7. 木质部　8. 射线

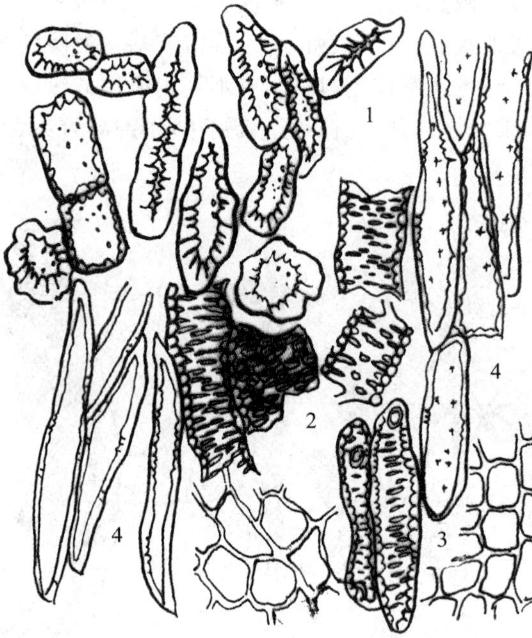

图 7-23④　丹参粉末图

1. 石细胞　2. 导管　3. 木栓细胞　4. 纤维

【化学成分】

1. 脂溶性成分　含结晶性呋喃并菲醌(二萜醌)类色素,主为丹参酮(tanshinone)Ⅰ、ⅡA、ⅡB,隐丹参酮(cryptotanshinone),二氢异丹参酮,丹参新酮(miltirone),羟基丹参酮ⅡA,异丹参酮Ⅰ、Ⅱ,丹参新醌甲、乙、丙、丁(danshexinkun A、B、C、D),丹参酸甲酯(methyltanshinonate),准丹参酮(nortanshinone),丹参醇(tanshinol)Ⅰ、Ⅱ、Ⅲ,丹参二醇A(tanshindiol A)、1,2-二氢丹参醌(1,2-dihydrotanshinquinone)等。

2. 水溶性成分　酚酸类化合物原儿茶醛(protocatechuic aldehyde)、原儿茶酸(protocatechuic acid)、丹参酚(salviol)、丹参酸(salvianic acid)A、B、C(丹参酸A又称为丹参素)、丹酚酸(salvianolic acid)A、B、C、D、E、G以及熊果酸(ursolic acid)、异阿魏酸(isoferulic acid)等酚类成分。

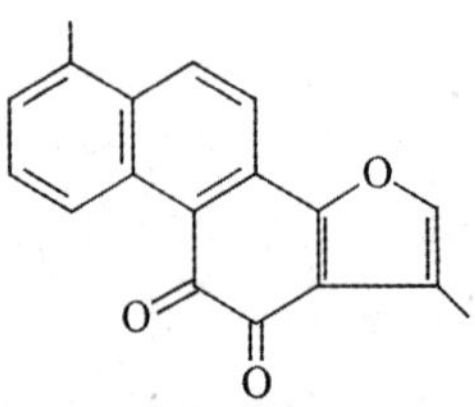

异参酮Ⅰ

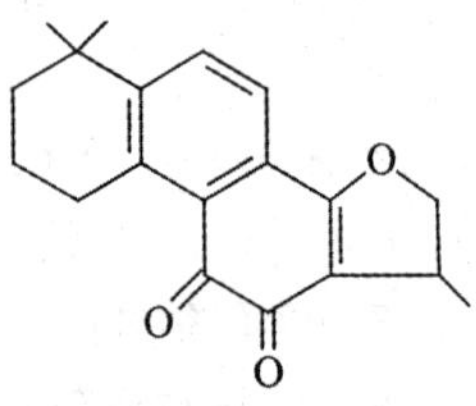

隐丹参酮

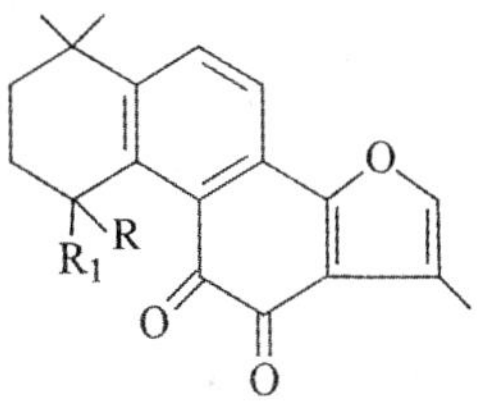

丹参酮ⅡA　　$R=CH_3, R_1=H$
丹参酮ⅡB　　$R=CH_2OH, R_1=H$
羟基丹参酮ⅡA　　$R=CH_3, R_1=OH$
丹参酸甲酯　　$R=COOCH_3, R_1=H$

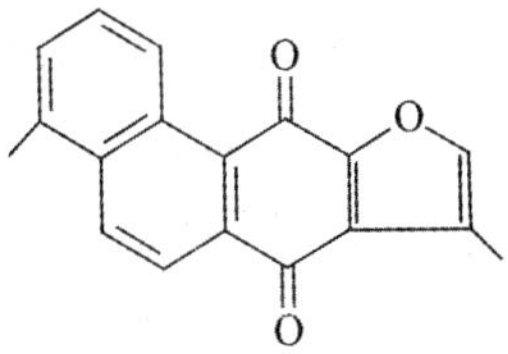

异丹参酮Ⅰ

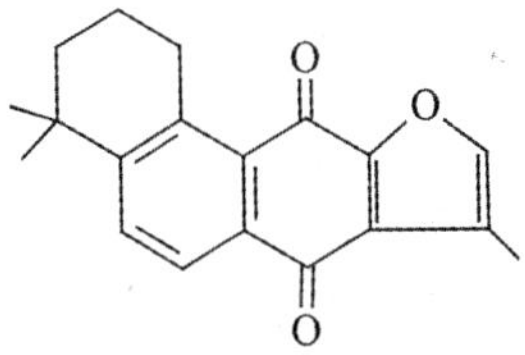

异丹参酮Ⅱ

【理化鉴定】

1. 荧光　取本品粉末5g，加水50mL，煮沸20分钟，放冷过滤，滤液置水浴上挥干，残留物加乙醇3～5mL溶解，过滤，滤液点于滤纸条上，干后置紫外灯下观察，显亮蓝灰色荧光。

2. 薄层色谱

(1)取粉末，置索氏提取器中，用乙醚回流提取至近无色，回收部分乙醚。依次用0.5%碳酸钾溶液与水洗乙醚液，乙醚液脱水，作为供试品；另取丹参酮ⅡA与隐丹参酮的乙醚液作对照。分别点于同一碱性硅胶G板上，105℃活化1小时，以苯-甲醇(9∶1)展开20cm。可见丹参酮ⅡA的紫红色与隐丹参酮橙红色的色斑。供试品在相应位置上有相同色斑。

(2)取本品粉末0.2g，加75%甲醇25mL，加热回流1小时，滤过，滤液浓缩至1mL，作为供试品溶液。另取丹酚酸B对照品，加75%甲醇制成每lmL含2mg的溶液，作为对照品溶液。吸取上述两种溶液各5μL，分别点于同一硅胶GF_{254}薄层板上，以甲苯-氯仿-醋酸乙酯-甲醇-甲酸(2∶3∶4∶0.5∶2)为展开剂，展开，取出，晾干。置紫外光灯(254nm)下检视。供试品色谱中，在与对照品色谱相应的位置上，显相同颜色的斑点。

【品质评价】　传统认为：以身干，条粗，色红，无芦头，无须根及杂质者为佳。2010年版药典规定：水溶性浸出物(冷浸法)不得少于35.0%。醇溶性浸出物(热浸法乙醇作溶剂)不得少于15.0%。照高效液相色谱法测定，本品含丹参酮$Ⅱ_A$不得少于0.20%；丹酚酸B不得少于3.0%。

【药理作用】

1. 对心血管的作用

(1)丹参酮ⅡA可增加心血输出量，显著延长小鼠在缺氧情况下的存活时间，使体外血栓形成的时间延长，对红细胞膜有一定的保护作用，体外实验对人型结核杆菌H37RV有较强的抑菌活性。丹参素能明显扩张冠状动脉，显著延长小鼠耐缺氧的生存时间，对大鼠缺血再灌注损伤的心肌线粒体膜有保护作用，能明显增加兔眼球毛细血管数，降低血糖乳酸含量，减少血小板及促进纤维蛋白原降解作用，抗体外血栓形成，抑制胆固醇的合成，防止氧化脂蛋白对细胞的损伤。原儿茶醛能扩张冠状动脉，对心肌耗氧量无明显影响。

(2)丹参可扩张冠状动脉，增加血流量、降低心肌兴奋性，对急性心肌缺血缺氧所致的心肌损伤有明显的保护作用，并可改善微循环，抗血小板聚集和血栓形成，使血黏度下降。

2. 保肝作用　能降低谷丙转氨酶,保护受损肝细胞,促进肝细胞再生和抗纤维化。

3. 抗肿瘤作用　丹参具有抗肿瘤和促肿瘤转移的作用,其机制可能与调整肿瘤宿主凝血-纤溶-血小板系统的功能紊乱及对宿主免疫系统的正性影响有关,并通过对核酸代谢的影响而表现出对肿瘤细胞的细胞毒作用。

4. 抗炎作用　丹参酮对组胺引起的大鼠皮肤血管通透性增加,以及明胶腹腔注射刺激白细胞的游走有抑制作用;对大鼠蛋清所致关节肿及甲醛性腹膜炎也有抑制作用。

5. 其他作用　有抗胃溃疡、抗脂质过氧化、清除氧自由基、促进创伤愈合及改善肾功能等作用。

【性味功效】 性微寒,味苦。归心、肝经。属于活血化瘀药。能活血通经、祛淤止痛,清心除烦。用于月经不调,经闭痛经,产后淤滞腹痛,神经衰弱,冠心病心绞痛,肝脾肿大,疮疡肿痛等,用量 9～15g。不宜与藜芦同用。

【开发应用】 目前对丹参的化学成分、药理作用、临床应用及新药制剂均进行了诸多研究,取得了举世瞩目的成绩。如复方丹参滴丸已走出国门,丹参酮ⅡA 磺酸钠注射液、丹参素注射液和以丹参为主的各种制剂等也在防治冠心病、急性慢性病毒性肝炎、慢性肾功能不全、神经衰弱等方面取得了较好的疗效。在资源方面,对同属多种植物的根也进行了较为广泛的研究,为其他植物的利用奠定了基础。目前人工种植丹参所占商品药材的比重越来越大,但某些地区栽培品丹参酮含量较低的问题也引起了人们的注意。

据报道,一般根砖红色或红褐色的,总丹参酮和隐丹参酮的含量都较高,抑菌作用也较强;根灰褐色,总丹参酮和隐丹参酮含量则较低,抑菌作用也较弱或没有抑菌作用。说明与丹参同属植物的根,很值得进一步研究和开发利用。

【附注】 本属多种植物的根在不同地区也做丹参药用。

1. 甘肃丹参　为唇形科植物甘西鼠尾 *Salvia przewalskii* Maxim. 的根。主产于甘肃、青海、云南等地。呈圆锥形,上粗下细,长 10～20cm,直径 l～4cm。表面暗棕红色。根头部常有 l 至数个根茎,根下部呈辫子状或扭曲状,外皮常有部分脱落而呈红褐色。质松而脆。易折断。断面不平坦。可见浅黄色维管束。气微弱,味微苦。根横切面:维管束稍偏于一侧,木质部导管 3～4 行切向排列,木纤维位于导管周围。含丹参酮、隐丹参酮、二氢丹参酮、丹参酸甲酯、原儿茶醛、紫丹参酸甲,乙、丹参内酯、紫丹参甲素、去甲丹参酮、齐墩果酸等。功效同丹参(图 7-23①,7-23②)。

2. 云南小丹参　为唇形科植物长冠鼠尾 *Salvia plectranthoides* Grif. 的根和根茎。产于云南等地。根茎断面近木质。很小,呈不规则纺锤形或圆柱形,长 3～6cm,直径 0.5～lcm。表面灰红色或褐色,断面不平坦。气微,味微苦涩。

3. 南丹参　为唇形科植物南丹参 *Salvia bowleyana* Dunn 的根。产于湖南、江西、浙江、福建等地。根茎粗短,并有残留茎基。根类圆柱形,常微卷曲,灰棕色或灰红色,长 5～8cm,直径 0.5cm。质较坚硬,易折断。断面不平坦。气弱,味微苦。横切面木质部束 7～9 个。含丹参酮Ⅰ、Ⅱ,次甲丹参醌、丹参酸甲酯、隐丹参酮、原儿茶酸、原儿茶醛等。性味及功能主治同丹参(图 7-23①,7-23②)。

4. 安徽丹参　为唇形科植物紫花浙皖丹参 *Salvia sinica* Miq. f. *purpurea* H. W. L. 的根及根茎。产于安徽等地。其根及很茎与正品相似,唯外表面呈现灰棕色。

5. 滇丹参　为唇形科植物滇丹参 *Salvia yunnanensis* C. H. Wright 的干燥根及根茎。主产于四川、贵州、云南等地。根茎表面粗糙,具有密集的叶柄痕;支根分枝处常变细,呈纺锤形。全长 5～10cm,支根直径 0.4～1cm。气微弱,味甘、苦涩。

玄 参 Radix Scrophulariae

(英)Figwort Root

本品为常用中药,始载于《神农本草经》,列为中品。《开宝本草》云:"玄参茎方大,高四五尺,紫赤色而有细毛,叶如掌大而长尖,根生青白,干即紫黑",李时珍谓:"玄,黑色也"。历代描述与现代应用的基本一致。

【来源】 本品为玄参科植物玄参 *Scrophularia ningpoensis* Hemsl. 的干燥根。

【植物形态】 多年生草本。根肥大。茎直立,四棱形。下部叶对生,上部叶互生,叶片卵形或卵状椭圆形,边缘有细锯齿。聚伞花序疏散开展,呈圆锥形,花冠暗紫色,管部斜壶状,顶端5裂,不等大。蒴果卵圆形,长约8mm,萼宿存。花期7～8月,果期8～9月(图7-24①)。

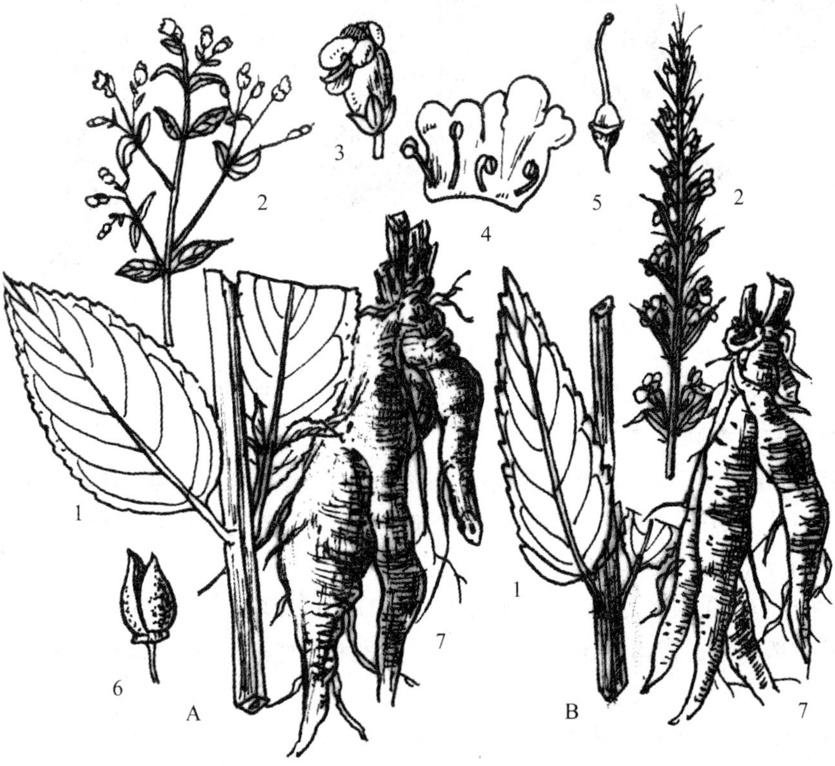

图7-24① 玄参原植物图

A. 浙玄参 B. 北玄参 1. 叶 2. 花序 3. 花 4. 雄蕊 5. 雌蕊 6. 果实 7. 根

【采制】 冬季茎叶枯萎时采挖。除去根茎、幼芽、须根及泥沙,烘至半干,堆放3～6天,反复数次至干燥。

【产地】 主产于浙江东阳、杭州、临安、临海、义乌等地。

【性状】 本品呈类圆柱形,中间略粗或上粗下细,有的微弯曲,长6～20cm,直径1～3cm。表面灰黄色或灰褐色,有不规则的纵沟、横向皮孔及稀疏的横裂纹和须根痕。质坚实,不易折断,断面黑色,微有光泽。气特异似焦糖,味甘、微苦(图7-24②)。

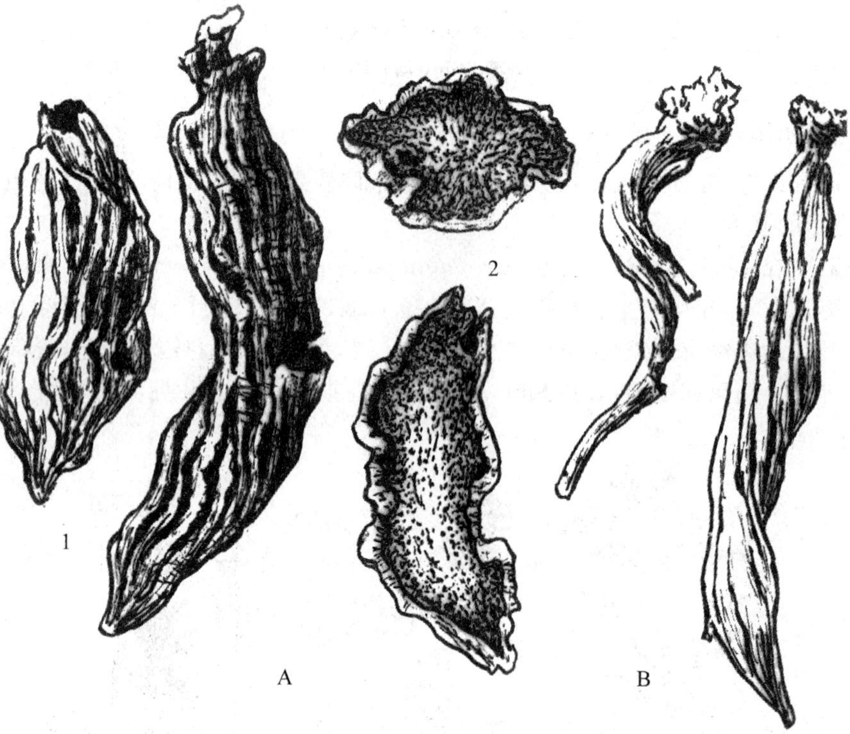

图 7-24② 玄参药材图

A. 浙玄参 B. 北玄参 1. 药材个子 2. 药材饮片

【显微特征】

横切面 皮层较宽，石细胞单个散在或2～5个成群，多角形、类圆形或类方形，壁较厚，层纹明显；韧皮射线多裂隙。形成层成环。木质部射线宽广，多裂隙；导管少数，类多角形，直径约至113μm，有木纤维。薄壁细胞含核状物(图7-24③)。

粉末 灰棕色。①石细胞长方形、类方形、类圆形或不规则形，直径22～94μm，有的孔沟有分叉，胞腔一般较大。②薄壁细胞内含核状物。③木纤维细长，壁微木化。④主要为网纹和孔纹导管(图24-4④)。

【化学成分】 含环烯醚萜苷类成分：哈帕苷(harpagide)，反-肉桂酰-哈帕苷，8-(O-甲基-P-香豆酰)-哈帕苷，哈帕俄苷等，均为使玄参变黑的成分。另含3-O-乙酰基-2-O-阿魏酰基-α-L-鼠李糖、3-O-乙酰基-2-O-对羟基肉桂酰基-α-L-鼠李糖、肉桂酸、4-羟基-3-甲氧基苯甲酸、对甲氧基肉桂酸、4-羟基-3-甲氧基肉桂酸、5-羟甲基糠醛、熊果酸、β-谷甾醇、β-谷甾醇葡萄糖苷、天冬酰胺(asparagine)、葡萄糖、果糖、氨基酸等。

【理化鉴定】 薄层色谱：取本品粉末2g，加甲醇10mL，浸泡1小时后，超声提取15分钟，滤过，取滤液作为供试品溶液。另取玄参对照药材约2g，同法制成对照药材溶液。取哈帕苷与哈帕俄苷对照品，加甲醇制成两种对照品浓度均为1mg/mL的溶液作为对照品溶液。吸取上述溶液各3μL，点于同一硅胶G薄层板上，以正丁醇-醋酸-水(7：1：2)为展开剂，展开箱用展开剂预平衡15分钟，上行展开，展距8cm，取出，晾干，喷以香草醛硫酸试液，热风吹至斑点清晰。在与对照品和对照药材色谱相应的位置上，显相同的两个红紫色斑点。

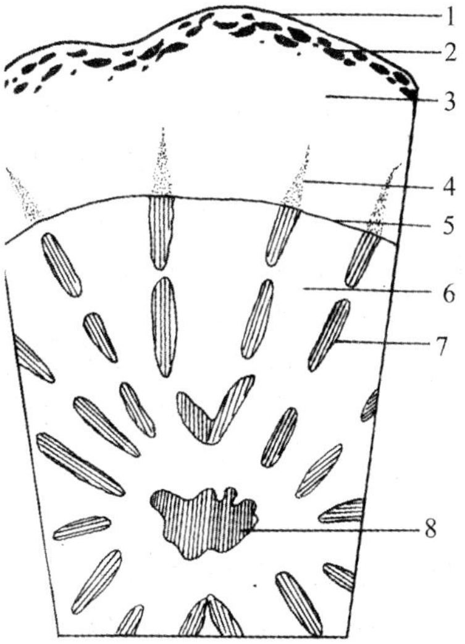

图 7-24③　玄参横切面组织简图

1. 后生表皮　2. 石细胞　3. 皮层　4. 韧皮部　5. 形成层　6. 射线　7. 木质部　8. 初生木质部

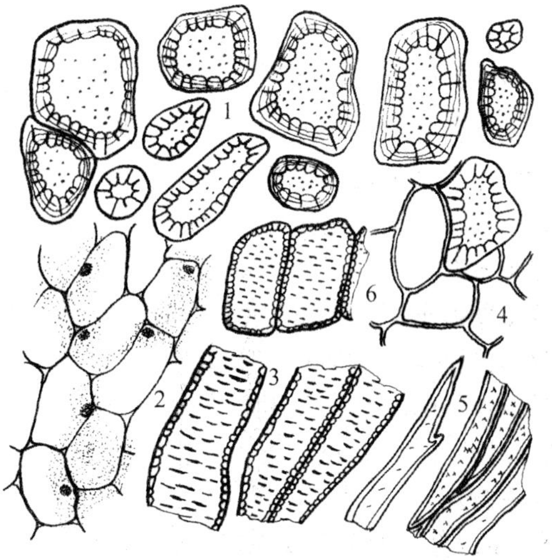

图 7-24④　玄参粉末图

1. 石细胞　2. 薄壁细胞　3. 导管　4. 后生表皮细胞　5. 木纤维　6. 木薄壁细胞

【品质评价】　传统认为：以条粗壮、质坚实、断面色黑者为佳。2010 年版药典规定：水分不得过 16.0%，总灰分不得过 5.0%，酸不溶性灰分不得过 2.0%，水溶性浸出物（热浸法）不得少于 60.0%。照高效液相色谱法测定，本品以干燥品计算，含哈巴苷和哈帕俄苷的总量不得少于 0.45%。

【药理作用】

1. 解热作用　北玄参的乙醇提取物及所含的对甲氧基桂皮酸对注射伤寒疫苗所致的家兔发热有良好的退热作用。

2. 抑菌作用　玄参对金黄色葡萄球菌、白喉杆菌、伤寒杆菌、绿脓杆菌、大肠杆菌、福氏痢疾杆菌有显著的抗菌作用。

3. 对心血管的作用　玄参乙醇提取物能明显增加离体兔心冠状动脉流量；家兔腹腔注射对垂体后叶素所致实验性心肌缺血有保护作用；能增强小鼠耐缺氧能力；静脉注射对麻醉猫有一定的降压作用。

4. 有一定降血糖作用。

【性味功效】　性微寒，味甘、苦、咸。归肺、胃、肾经。属于清热凉血药。凉血滋阴，泻火解毒。用于热病伤阴，舌绛烦渴，温毒发斑，津伤便秘，骨蒸劳嗽、目赤，咽痛，瘰疬，白喉，痈肿疮毒。用量 9～15g。不宜与藜芦同用。

【附注】　北玄参 *Scrophularia buergeriana* Miq. 分布于东北、华北及河南、山东、江苏等地。聚伞花序紧缩成穗状。根圆柱形，有皱缩纹，表面灰褐色。在某些地区也做玄参药用。

地 黄 Radix Rehmanniae

(英)Rehmannia Root

本品为常用中药。始载于《神农本草经》,列为上品。早在公元前718年周朝时期,地黄就已列为贡品和馈赠亲友的珍品。有久服轻身不老,生者优良之说。李时珍引大明曰:生者以水浸验之,浮者名天黄,半浮半沉者名人黄,沉者为地黄,入药沉者为佳,半沉者次之,浮者不堪,并曰:今人推以怀庆地黄为上。我国栽培地黄历史至少有900余年,现在多用栽培品。

【来源】 为玄参科植物地黄 *Rehmannia glutinosa* Libosch. 的块根。

【植物形态】 多年生草本,全株密被灰白色长柔毛及腺毛。根肉质,块状。单叶基生成丛,倒卵状披针形,边缘具不整齐钝齿,叶面皱,上表面绿色,下表面略带紫色。总状花序,花萼钟状,花冠钟形,5浅裂,略成二唇状,紫红色,内面夹杂黄色,有紫色条纹;二强雄蕊;子房上位。蒴果球形或卵圆形,有宿存花萼及花柱。种子多数。花期4~5月,果期6~8月(图7-25①)。

【采制】 秋季采挖,除去芦头、须根及泥沙,鲜用称"鲜地黄";或将地黄缓缓烘焙至约八成干,称"生地黄";照蒸法或酒炖法,蒸或炖至内外全黑润,取出晒至八成干时,切厚片或块,干燥即得"熟地黄"(药典已将熟地黄另列)。

【产地】 主产于河南、山东、山西、陕西、河北。主要为栽培,尤以河南产者为道地药材,习称"怀地黄"。

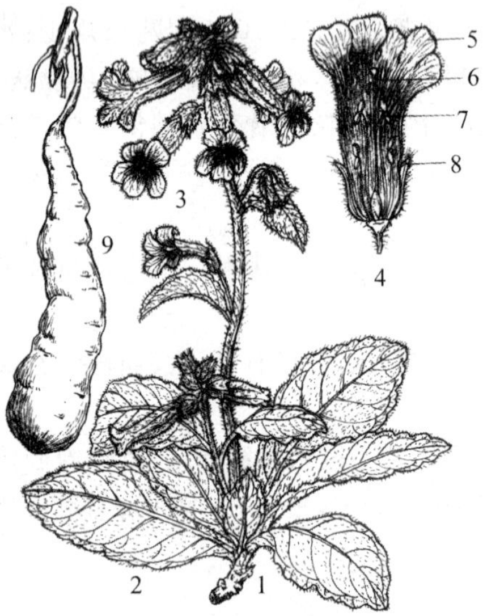

图7-25① 地黄原植物图

1. 植株 2. 叶 3. 花 4. 花解剖 5. 花冠 6. 雌蕊 7. 雄蕊 8. 花萼 9. 根

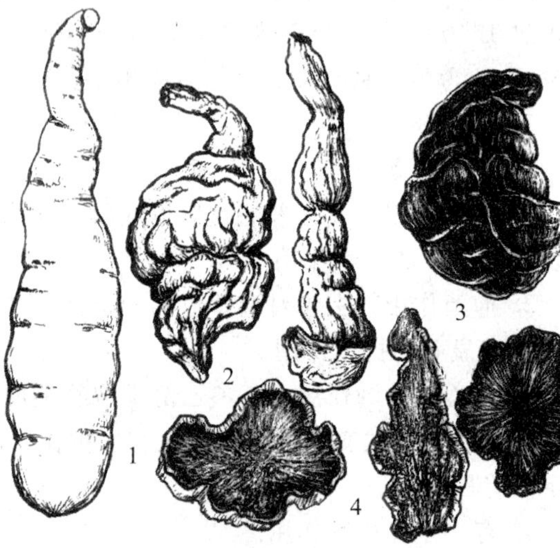

图7-25② 地黄药材图

1. 鲜地黄 2. 生地黄 3. 熟地黄 4. 药材饮片

【性状】

鲜地黄 纺锤形或条状,长8~24cm,直径2~9cm。表面浅红黄色,具弯曲的纵皱纹、芽痕、横长皮孔及不规则瘢痕。肉质,断面皮部淡黄白色,可见桔红油点(分泌细胞),木部黄白色，导管放射状排列。气微，味微甜、微苦。

生地黄　多呈不规则的团块或长圆形，中间膨大，长 6～12cm，直径 3～6cm，有的细小长条状，稍扁而扭曲。表面棕黑色或棕灰色，极皱缩，具不规则横曲纹。体重，质较软而韧，不易折断，断面棕黑色或乌黑色，有光泽，具黏性。无臭，味微甜。

熟地黄　不规则片状、碎块，大小、厚薄不一。表面乌黑色，有光泽，黏性大。质柔软而带韧性，不易折断，断面乌黑色，有光泽，无臭，味甜（图 7-25②）。

【显微特征】

鲜地黄（根）横切面　木栓层为数列细胞。皮层有分泌细胞，含橙红色油状物。韧皮部较宽，筛管群较明显，分泌细胞较少。形成层成环。木质部射线宽广，导管稀疏，放射状排列（图 7-25③）。

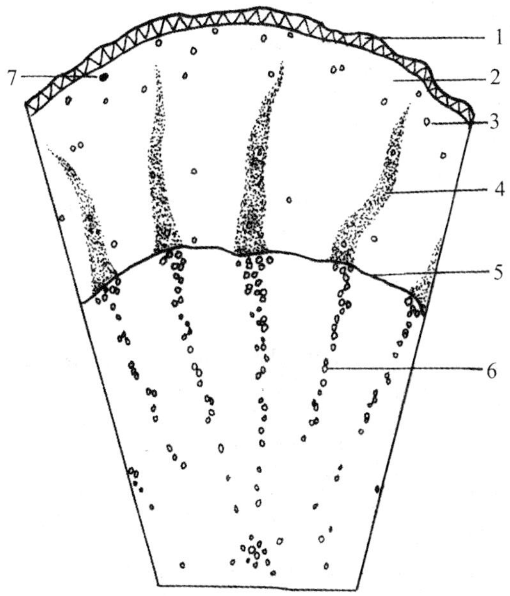

图 7-25③　地黄横切面组织简图

1. 木栓层　2. 皮层　3. 分泌细胞　4. 韧皮部　5. 形成层　6. 木质部

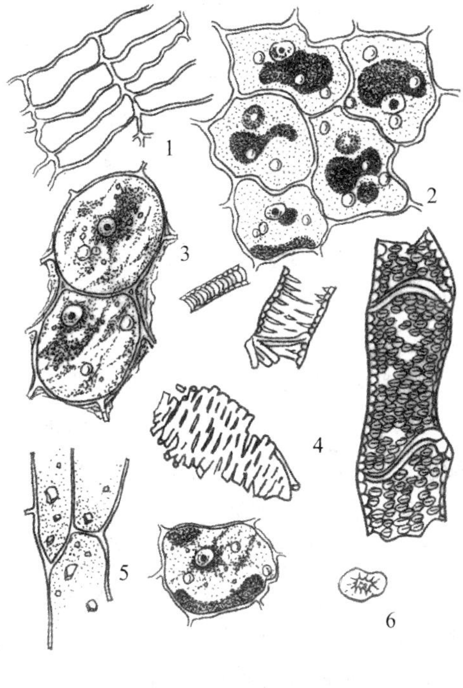

图 7-25④　地黄粉末图

1. 木栓细胞　2. 分泌细胞　3. 薄壁细胞　4. 导管　5. 草酸钙方晶　6. 石细胞

生地黄粉末深棕色。①木栓细胞淡棕色，断面观类长方形，排列整齐。②薄壁细胞类圆形，内含类圆形细胞核。③分泌细胞形状与一般细胞相似，内含桔黄色或橙红色油滴状物。④具缘纹孔及网纹导管直径约 92μm（图 7-25④）。

【化学成分】　块根主含苷类成分，其中以环烯醚萜苷类为主。已从鲜地黄和生地黄中分离鉴定了 23 种苷类，主要有：梓醇（catalpol）、二氢梓醇（dihydrocatalpol）、益母草苷（leonuride）、黄陵香苷（melittoside）、桃叶珊瑚苷（aucubin）、地黄苷 A、B、C、D（rehmannioside A、B、C、D），从鲜地黄中还分离得到两种新的环烯醚萜苷 jioglutosideA、B。尚含甘露醇、β-谷甾醇、豆甾醇、地黄素（rehmannin）、氨基酸、糖类等。熟地黄含较少量的环烯醚萜类成分；又含单萜类成分：焦地黄素 A、B、C(jioglutin A、B、C)、焦地黄内酯(jioglutoside)、焦地黄呋喃(jiofuran)、地黄苦苷元(rehmapicrogenin)等；挥发油已分离和鉴定了 29 种，主要为 2-甲基亚丁基戊烷。

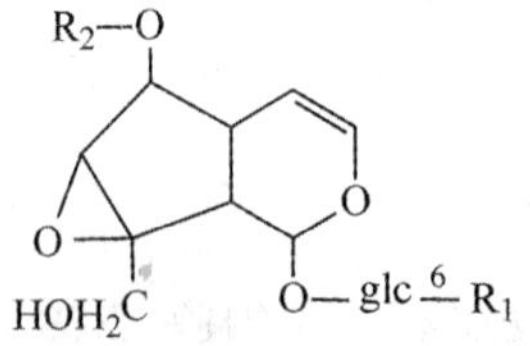

梓醇 $R_1=R_2=H$

地黄苷 A $R_1=gal\ R_2=H$

地黄苷 $R_1=H\ R_2=gal$

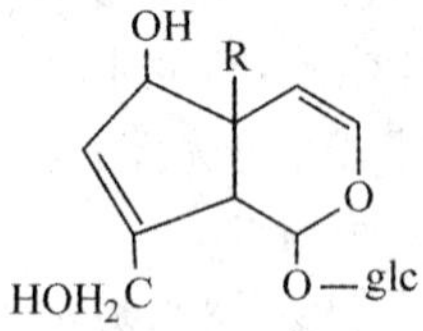

桃叶珊瑚苷 R=H

黄陵香苷 R=O-glc

地黄苷 D R=O-glc$\overset{2}{-}$glc

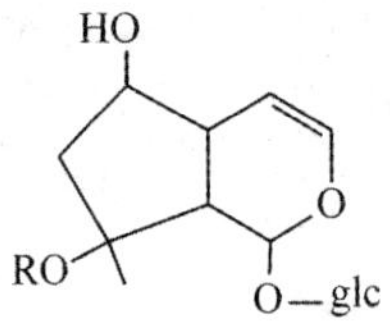

益母草苷 R=H

地黄苷 C R=gal

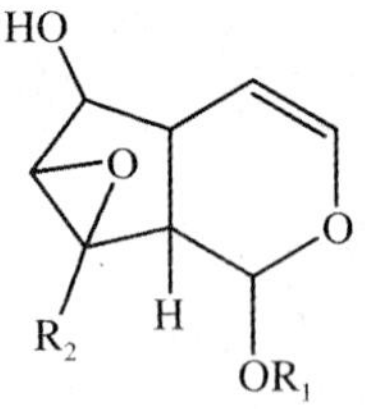

$R_1=ara$

$R_2=CH_2OH$

jioglutoside A

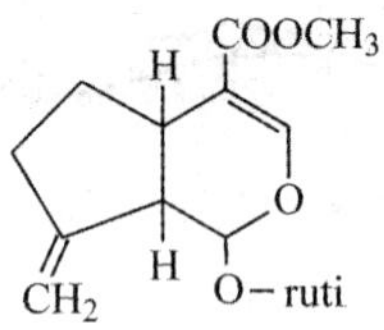

jioglutoside B

【理化鉴定】

1. 颜色反应 取干燥细粉 1g，加水 10mL，浸泡过夜，取上清液 1mL，加入 5%α-萘酚乙醇液 2～3 滴，摇匀后，沿管壁缓缓加入浓硫酸 1mL，二液交界面显紫红色环。

取本品干燥细粉 0.2g，加水 5mL，浸泡过夜，取上清液浓缩后点于普通滤纸上，用甲醇展开，喷 0.2%茚三酮乙醇溶液，80℃烘干后，呈现紫红色斑点(检查氨基酸)。

2. 薄层色谱 取生地黄粉末 2g，加甲醇 20mL，置水浴上回流 1 小时，放冷，滤过，滤液回收甲醇至 5mL，作为供试品溶液。另取梓醇对照品制成每 1mL 含 0.5mg 的溶液，作为对照品溶液。吸取上述两种溶液各 5μL，分别点于同一硅胶 G 薄层板上，以氯仿-甲醇-水(70∶30∶5)展开，取出晾干，喷以茴香醛试液，105℃烘约 5 分钟，供试品色谱中，在与对照品色谱相应的位置上，显相同颜色的斑点。

3. 检查熟地黄 取本品粉末 1g，加乙醇 10mL，浸泡 24 小时，滤过，滤液作为供试品溶液。另取 5-羟甲基糠醛对照品，加乙醇制成每 1mL 含 0.5mg 的溶液，作为对照品溶液。吸取供试品溶液 10μL、对照品溶液 5μL，分别点于同一硅胶 GF_{254} 薄层板上，以石油醚(60℃～90℃)-醋酸乙酯(1∶1)为展开剂，展开，取出，晾干，置紫外灯(254nm)下检视。供试品色谱中，在与对照品色谱相应的位置上，显相同颜色的斑点。

【品质评价】 传统认为：生地黄以块大，体重，断面乌黑者为佳。熟地黄以块肥大，味甜者为佳。2010 年版药典规定：生地黄水分不得过 15.0%，水溶性浸出物(冷浸法)不得少于 65.0%。照高效液相色谱法测定，生地黄按干燥品计算，含梓醇不得少于 0.20%，含毛蕊花糖苷不得少于 0.020%；熟地黄按干燥品计算，含毛蕊花糖苷不得少于 0.020%。

【药理作用】

1. 增强免疫功能 地黄多糖可增强小鼠的细胞免疫功能，而且在机体免疫功能低下时其作用更为明显。对 S180、Lewis 肺癌、B16 黑色素瘤和 H22 肝癌有抑制作用。地黄低聚糖对实验性糖尿病与高血糖大鼠糖代谢有调节作用，并可增强机体造血功能。地黄苷 D 可明显升高血虚模型小鼠白细胞数、血小板数、红细胞数及 DNA 含量和体重。鲜地黄汁、鲜地黄水煎液能增强机体非特异性免疫功能，明显提高阴虚小鼠的脾脏 B 淋巴细胞功能，还可增强淋巴细胞转化功能。生地黄水煎液其作用弱于鲜地黄汁。

2. 对心血管的作用 鲜地黄汁，鲜地黄及干地黄水煎液均可拮抗阿斯匹林诱导的小鼠凝血时间延长，其中鲜地黄汁的作用明显强于干地黄。地黄水提取液有明显降压作用，对寒冷情况下的血压则有稳定作用，从而显示地黄对血压具有双向调节作用。

3. 促进造血作用 地黄多糖可促进正常小鼠骨髓造血干细胞的增殖，刺激其造血功能。并对放射损伤有一定的保护和促进恢复作用。地黄低聚糖也能增强小鼠的造血功能。

4. 泻下及利尿作用 梓醇苷具有迟效性缓和泻下作用，小鼠泻下作用的 ED_{50} 为 0.34g/kg，此成分尚有利尿作用。

5. 其他作用 对四氯化碳中毒性肝炎有治疗作用，对某些肝炎患者有一定的疗效。生、熟地黄均能调节甲亢型阴虚大鼠模型的甲状腺功能，并能调节异常的甲状腺激素状态。地黄低聚糖不仅可以调节实验性糖尿病的糖代谢紊乱，亦可调节生理性高血糖状态。地黄水提液还有抑制胃酸分泌和抗溃疡，镇静作用等。

【性味功效】

鲜地黄 性寒，味甘、苦。归心、肝、肾经。属于清热凉血药。清热生津，凉血止血。用于热风伤阴，舌绛烦渴，发斑发疹，吐血衄血，咽喉肿痛等。

生地黄 性寒，味甘。归心、肝、肾经。属于清热凉血药。清热凉血，养阴生津。用于热病舌绛烦渴，阴虚内热，骨蒸劳热，内热消渴，吐血衄血，发斑发疹等。

熟地黄 性微温，味甘。归肝、肾经。属于补血药。滋阴补血，益精填髓。用于肝肾阴虚，腰膝酸软，骨蒸潮热，益汗遗精，眩晕耳鸣，须发早白等。注意：宜与健脾胃药如陈皮、砂仁等同用以防熟地黄滋腻伤胃。熟地炭则专用于止血。

用量：鲜地黄 12～30g，生地黄、熟地黄 9～15g。

【附注】 据报道从地黄叶中提得梓醇，地黄苷 A、B、C、D，木犀草素，5 种糖及 28 种氨基酸等成分，叶中梓醇含量较根中略高。

巴戟天 Radix Morindae Officinalis
(英)Medicinal Indianmulberry Root

本品为较常用中药，始载于《神农本草经》，列为上品。古代本草多有描述，但品种难以确定。1958 年侯宽昭教授经调查确定其种名，为药典所采用。除此之外有多种混淆品，应注意鉴别。

【来源】 本品为茜草科植物巴戟天 *Morinda officinalis* How 的干燥根。

【植物形态】 藤状灌木，根肉质肥厚，念珠状。叶对生，叶片长椭圆形，长 3～13cm，宽 1.5～5cm，叶缘有短睫毛。花序头状，有花 2～10 朵，生于小枝的顶端或排成伞形花序。花冠白色，肉质，多3深裂。核果近球形，直径6～11mm，熟时红色。花期4～7月，果期6～11月（图7-26①）。

【采制】 栽种6～7年即可采挖，全年均可采挖，洗净，除去须根，晒至六、七成干，轻轻捶扁，晒干。

【产地】 主产于广东、广西、福建等省区。

【性状】 本品为扁圆柱形，略弯曲，长短不等，直径0.5～2cm。表面灰黄色或暗灰色，具纵纹及横裂纹，有的皮部横向断离露出木部，质韧，肉厚易剥落，断面皮部厚，紫色或淡紫色，易与木部剥离，木部坚硬，黄棕色或黄白色，直径1～5mm。无臭，味甘而微涩（图7-26②）。

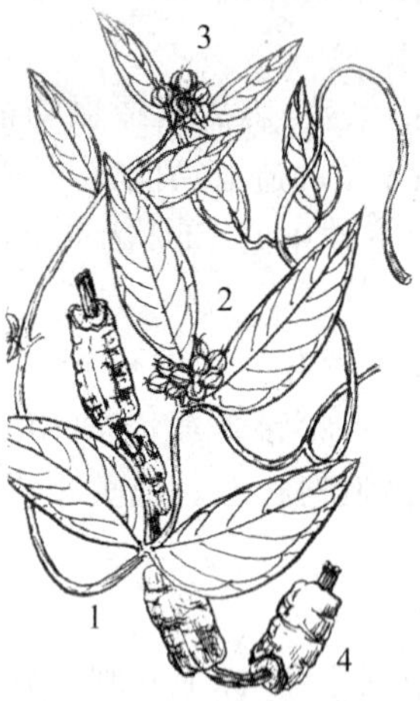

图7-26①　巴戟天原植物图

1. 茎藤　2. 叶　3. 果实　4. 根

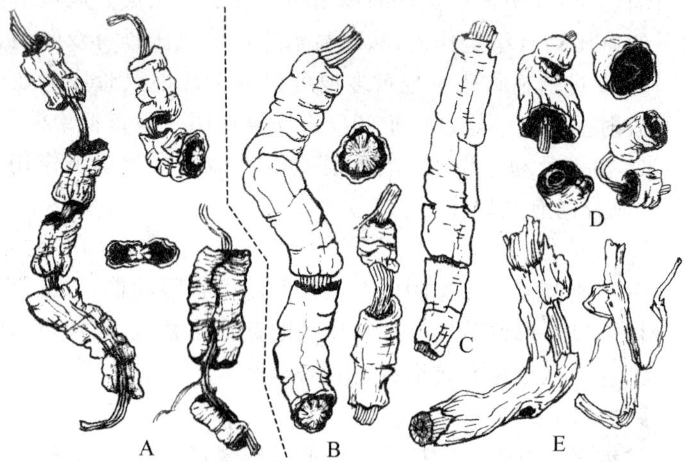

图7-26②　巴戟天药材图（附伪品）

A. 巴戟天　B. 羊角藤　C. 假巴戟天　D. 恩施巴戟　E. 铁箍散（B～E为伪品）

【显微特征】

根横切面　木栓层为数列细胞。皮层外侧石细胞单个或数个成群，断续排列成环，薄壁细胞含有草酸钙针晶束，切向排列。韧皮部宽广，内侧薄壁细胞含草酸钙针晶束，轴向排列。形成层明显。木质部导管单个散在或2～3个相聚，放射状排列，直径约105μm，木纤维较发达；木射线宽1～3列细胞，偶见非木化的木薄壁细胞群（图7-26③）。

粉末　淡紫色或紫褐色。①石细胞淡黄色，类圆形、类方形、类长方形、长条形或不规则形，有的一端尖，直径21～96μm，壁厚至39μm，有的层纹明显，纹孔及孔沟明显，有的石细胞形大，壁稍厚。②草酸钙针晶多成束存在于薄壁细胞内，针晶长至184μm。③具缘纹孔导管淡黄色，直径至105μm，具缘纹孔细密。④纤维管胞长梭形，具缘纹孔较大，纹孔口斜缝状或相交成人字形、十字形（图7-26④）。

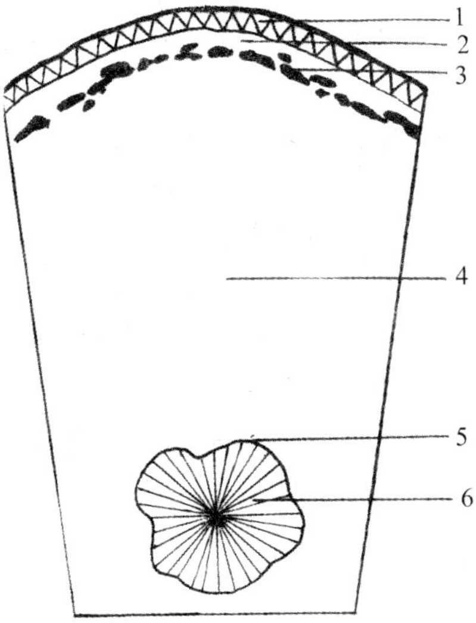

图 7-26③　巴戟天横切面组织简图

1. 木栓层　2. 皮层　3. 石细胞

4. 韧皮部　5. 形成层　6. 木质部

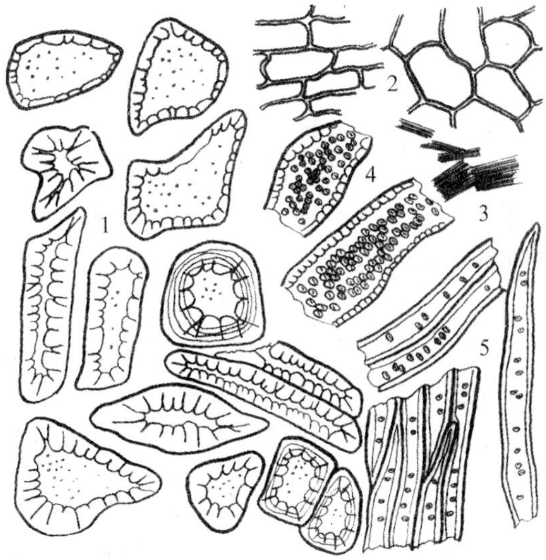

图 7-26④　巴戟天粉末图

1. 石细胞　2. 木栓细胞

3. 草酸钙针晶　4. 导管　5. 木纤维

【化学成分】 含蒽醌类化合物：甲基异茜草素（rubiadin）、甲基异茜草素-1-甲醚、大黄素-甲醚、1，6-二羟基-2，4-二甲氧基蒽醌、1，6-二羟基-2-甲氧基蒽醌。根尚含 β-谷甾醇、水晶蓝苷、四乙酰车叶草苷及黄酮、甾体、三萜、氨基酸、有机酸、维生素 C、糖类等。

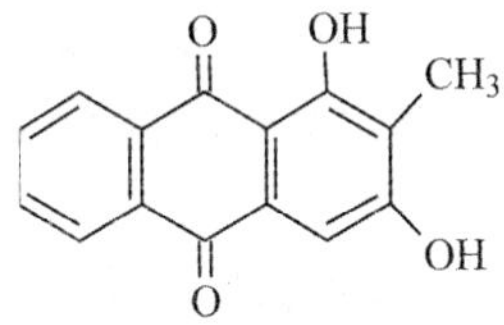

甲基异茜草素

【品质评价】 传统认为：以条粗壮、肉厚、色紫者为佳。2010 年版药典规定：本品水分不得过 15.0%，总灰分不得过 6.0%。水溶性浸出物（冷浸法）不得少于 50.0%，照高效液相色谱法测定，含耐斯糖不得少于 2.0%。

【药理作用】

1. 强壮作用　能使小鼠体重显著增加，游泳时间显著延长，有促进体重增长和提高抗疲劳能力。

2. 抗炎作用。

3. 升白细胞作用　幼龄小鼠灌胃巴戟天煎剂，能升高血中白细胞，对 ^{60}Co 照射小鼠血中白细胞增加尤为明显。

【性味功效】 性微温，味甘、辛。归肾、肝经。属于补阳药。补肾阳，强筋骨，祛风湿。用于阳痿遗精，宫冷不孕，月经不调，少腹冷痛，风湿痹痛，筋骨痿软。用量 3～9g。

【附注】

1. 茜草科假巴戟 *Morinda shungghuaensis* C. Y. Chen et M. S. Huang 的根，长圆柱形，直径 1.2～2cm，外表面灰褐色，粗糙，有纵皱纹，少数横缢状，质硬，不宜折断。皮部菲薄，宜脱落，木部约占直径的 80%以上。味淡，微甜。有的石细胞分枝状，含草酸钙针晶。药材外表面呈紫褐色荧光，皮部显黄棕色荧光，木部显灰色荧光，醇浸液显天蓝色荧光（图 7-26②）。

2. 茜草科羊角藤 *Morinda umbellata* L. 的根或根皮。主产于浙江、福建等地。根圆柱形，外表面灰黄或灰棕色，纵皱纹较粗，少数横缢纹，根皮内表面淡灰紫色，质脆，断面皮部较薄，木部约占直径的60%～70%，味淡，微甜。有草酸钙针晶和石细胞。含多种蒽醌类化合物。药材外表面呈灰棕色荧光，木部显灰色荧光，醇浸液显淡黄色荧光（图7-26②）。

3. 茜草科四川虎刺 *Damnacanthus officinalum* Huang 的根。又称恩施巴戟，主产于湖北、四川等地。短圆柱形，长0.4～2cm，多折断，表面土黄棕色至黑褐色，具不规则纵皱纹，横断面肉质，黄白色或略带紫色，木心常被抽去，质坚脆，宜折断。气无，味微甜。组织中有菊糖、石细胞和草酸钙针晶。醇浸液显淡蓝色荧光（图7-26②）。

4. 木兰科铁箍散 *Schisandra propinqua*（Wall.）Baill. var. *sinensis* Oliv. 的藤茎或根茎。也称"香巴戟"。主产于四川、贵州等地。圆柱形，细长而弯曲，有分枝，直径0.3～0.5cm，表面棕红色或棕褐色，具纵皱纹，有断痕和疣状突起，横裂深者露出木心。质坚韧，断面皮部约占直径的80%。气香，味微苦辛，嚼之发黏。组织中有嵌晶纤维、淀粉粒及黏液质（图7-26②）。

党 参 Radix Codonopsis

（英）Fllase AsiabelI Root

本品为常用中药。因生于山西上党而得名。"党参"之名最早见于清代《本草从新》，但在清代之前即供药用，名"紫团参"。由于五加科的上党人参资源日趋减少，至明清已绝迹，太行山产的桔梗科党参乃被利用起来，到《本草从新》始加区分，名之曰"党参"。称参须上党者佳，今真党参久已难得，肆中所市党参，种类甚多，皆不堪用，唯防党性味和平足贵，根有狮子盘头者真，硬纹者伪也。《植物名实图考》描述为：党参，山西多产，长根至二三尺，蔓生，叶不对，节大如手指，野生者根有白汁，秋开花如沙参，花色青白，土人种之为利。与目前山西野生和栽培的党参一致。

【来源】 本品为桔梗科植物党参 *Codonopsis pilosula*（Franch.）Nannf.、素花党参 *C. pilosula Nannf*. var. *modesta*（Nannf.）L. T. Shen 或川党参 *C. tangshen* Oliv. 的干燥根。

【植物形态】

党参 多年生草本。根长圆柱形，根头有多数瘤状茎痕。茎缠绕。叶对生、互生或假轮生。叶片卵形或广卵形。花单生，花萼绿色，裂片5，长圆状披针形；花冠阔钟形，直径2～2.5cm，淡黄绿色，有淡紫堇色斑点，先端5裂，裂片三角形至广三角形，直立。蒴果圆锥形，有宿存花萼，种子小，褐色有光泽。花期8～9月，果期9～10月。

素花党参 主要特征是全体近于光滑无毛；花萼裂片较小，长约10mm。

川党参 主要特征为茎下部的叶基楔形或较圆钝，花萼2紧贴生于子房最下部，子房对花萼而言几乎为全上位。花果期7～10月（图7-27①）。

【采制】 秋季采挖，洗净，晒干。

【产地】 党参根据产地分"西党"、"东党"及"潞党"。"西党"和"东党"是野生品，"潞党"为栽培品。"东党"主产于黑龙江，"潞党"主产于山西及河南。素花党参（商品名西党）主产于甘肃、陕西及四川西北部。川党参（商品名条党）主产于四川、湖北及陕西。山西五台山地区的野生党参，称"野台党"，为党参中之珍品。

【性状】

党参 呈长圆柱形，稍弯曲，长10～35cm，直径0.4～2cm。表面黄棕色至灰棕色，根头部有多数疣状突起的茎痕及芽，每个茎痕的顶端呈凹下的圆点状；根头下有致密的环状横纹，向下渐稀疏，有的达全长的一半，栽培品环状横纹少或无；全体有纵皱纹及散在的横长皮孔，支根断落处常有黑褐色胶状物。质稍硬或略带韧性，断面稍平坦，有裂隙或放射状纹理，皮部淡黄白色至淡棕色，木部淡黄色。有特殊香气，味微甜。

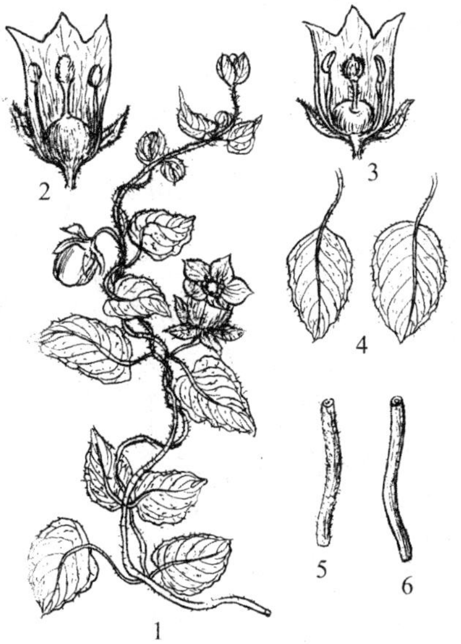

图 7-27①　党参原植物图

1. 党参花枝　2. 花纵剖　3. 川党参花纵剖　4. 川党参叶　5. 党参茎　6. 川党参茎

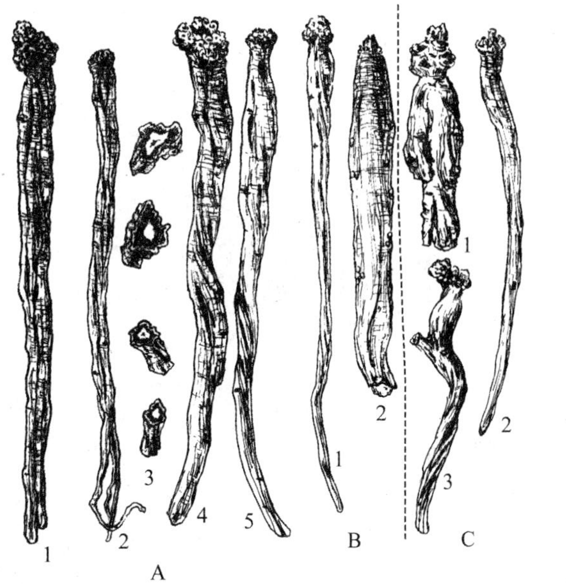

图 7-27②　党参药材图(附类似品和伪品)

A. 党参　1. 野生潞党　2. 栽培潞党　3. 党参饮片　4. 素花党参　5. 川党参

B. 地区用药　1. 管花党参　2. 球花党参

C. 党参伪品　1. 羊乳　2. 迷果芹　3. 山女蒌菜

素花党参(西党参)　长 10～35cm，直径 0.5～2.5cm。表面黄白色至灰黄色，根头下致密的环状横纹常达全长的一半以上。断面裂隙较多，皮部灰白色至淡棕色，木部淡黄色。

川党参　长 10～45cm，直径 0.5～2cm。表面灰黄色至黄棕色，有明显不规则的纵沟。质较软而结实，断面裂隙较少，皮部黄白色，木部淡黄色(图 7-27②)。

【显微特征】

党参根横切面　木栓细胞 5～8 列，外侧有石细胞，单个或成群。皮层狭窄。韧皮部宽广，外侧常有裂隙，散有淡黄色乳管群，并常与筛管群交互排列。形成层成环。木质部占 1/2～4/7，导管单个散在或数个相聚，呈放射状排列。初生木质部三原型。薄壁细胞含菊糖及少数淀粉粒(图 7-27③)。

党参　粉末黄白色。①菊糖多，扇形或类原形，表面有放射状线纹。②石细胞较多，直径 24～51μm，多角形或类方形，纹孔稀疏。③具缘纹孔导管和网纹导管较多。④有节乳管充满油滴状物和细小颗粒。可见木栓细胞和少数淀粉粒(图 7-27④)。

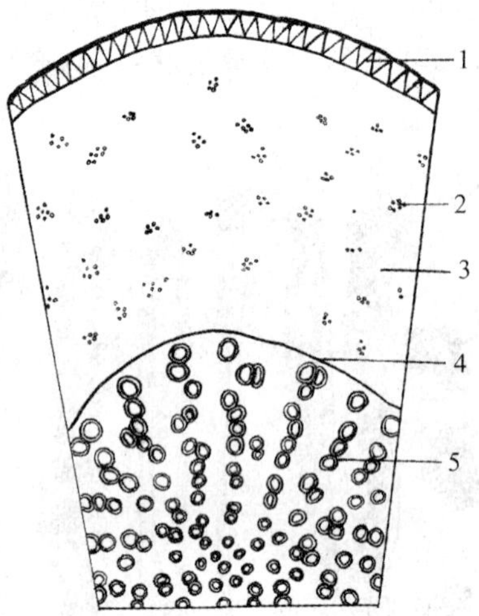

图 7-27③　党参横切面组织简图

. 木栓层　2. 乳管群　3. 韧皮部　4. 形成层　5. 木质部

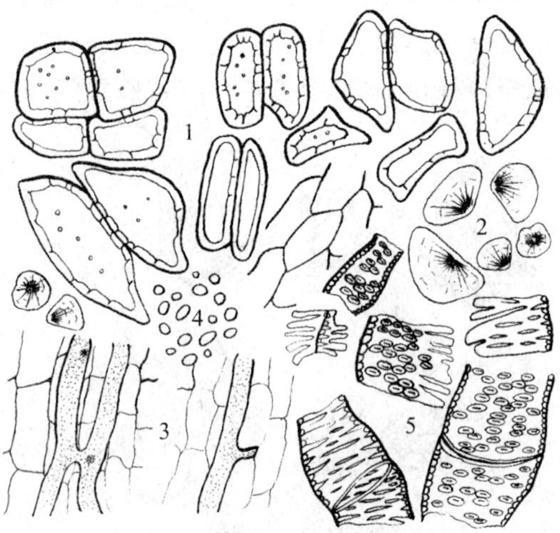

图 7-27④　党参粉末图

1. 石细胞　2. 菊糖　3. 乳管　4. 淀粉粒　5. 导管

【化学成分】 主含糖类如果糖(fructose)、菊糖(inulin)、党参多糖和 4 种杂多糖 CP_1、CP_2、CP_3、CP_4。并含木脂素苷类、生物碱、萜类、甾醇、挥发油[油中含 66 种成分,主要为棕榈酸(palmitic acid),占总油量的 38%],以及 Fe、Zn、Cu、Mn 等微量元素和多种氨基酸等。

【理化鉴定】

1. 泡沫反应　取本品粉末 0.5g,加水 10mL,于水浴中加热 10 分钟,放冷,取上清液,置带塞试管中用力振摇,产生持久性蜂窝状泡沫。

2. 颜色反应　取粉末 1g,加乙醚 10mL,密塞,振摇数分钟,冷浸 1 小时,滤液挥去乙醚,残渣加 1mL 醋酐溶解,取上清液于干燥试管中,沿管壁加入硫酸 1mL,二液交界面呈棕色环,上层由蓝色立即变为污绿色。

【品质评价】 传统认为:以根条肥大粗壮,肉质柔润,香气浓,甜味重,嚼之无渣者为佳。2010 年版药典规定:本品水分不得过 16.0%,总灰分不得过 5.0%,醇溶性浸出物(45%乙醇,热浸法)不得少于 55.0%。

【药理作用】

1. 多糖作用　党参多糖能显著提高巨噬细胞的吞噬指数,对细胞免疫有调节作用,可显著降低胃液、胃酸分泌和胃蛋白酶的活性,具明显的抗胃溃疡作用。

2. 抗缺氧及调节作用　药理试验表明,水煎剂和粗提取物有抗缺氧、抗放射线损伤、抗低温等作用,能调节机体各方面的功能,包括肾上腺皮质、心血管系统和免疫功能等。

3. 其他　另有抗炎、抗溃疡、抗肿瘤、镇痛、降血压、耐疲劳及抗衰老等作用。

【性味功效】 性平,味甘。归脾、肺经。属于补气药。能补中益气,健脾益肺。用于脾肺虚弱,气短心悸,食少便溏,虚喘咳嗽,内热消渴。用量 9～30g。不宜与藜芦同用。

【附注】

(一)下列植物的根在部分地区也作党参入药(图 7-27②)

1. 管花党参 *Codonopsis tubulosa* Kom. 的根。主产于贵州、云南、四川。与党参相似,根头有球状狮子盘头。破碎处有棕黑色胶状物溢出。质硬，宜折断，断面皮部乳白色，木部黄色，味微甜，嚼之有渣。木栓层无石细胞。淀粉粒极多。

2. 球花党参 *Codonopsis subglobosa* W. W. Smith 的根。主产于四川、云南。根肥大，长纺锤形，长 20～45cm，直径 1～3cm。根头渐细尖，上部有密环纹，习称"蛇头"、"蚯蚓头"。有少数茎基残痕，不呈狮子盘头状，横断面乳白色。有特异臭气。木栓层有少数木化的薄壁细胞散在。色素块易见，棕黄色或鲜黄色。

3. 灰毛党参 *Codonopsis canescens* Nannf. 的根。主产于四川、青海、西藏等地。根长纺锤形，长 12～30cm 或更长，直径 0.9～2.4cm，顶端有 1 或数个类圆形木质残茎。根的下部有分叉，断面略显粉性，可见针晶样亮点，具特异臭气。木栓层中有少数木化的薄壁细胞散在。无色素块。

4. 新疆党参 *Codonopsis clematida*（Schrenk）Clarke 的根。分布于新疆等地。根长纺锤形，长 12～60cm，直径 0.7～3.2cm。根头扁圆锥形，少有 2～6 分枝，两侧各有一列横长凹窝，每个凹窝有 2～4 个疣状突起的茎残痕及芽。木栓层中无石细胞。

二、伪品有

1. 桔梗科大花金钱豹 *Campanumoea javanica* Blume 和金钱豹 *Campanumoea javanica* Blume subsp. japonica（Makino）Hong 的根。称为土党参、紫党参。圆柱形，根头部有短根茎，表面灰黄色，有不规则纵皱及多数疙瘩状突起。质硬，断面类白色或黄白色。木栓层无石细胞，有的皮层散在石细胞。

2. 桔梗科羊乳 *Codonopsis lanceolata*（Sieb. Et Zucc.）Tratv 的根。纺锤形，短而粗，中部膨大，根茎上有较多瘤状突起的茎或芽痕，基部有横长芦碗数列，芦头向下有由密渐疏的环状横纹，几达全体。表面淡黄褐色，粗糙。散在少量瘤状突起。体轻，质松泡，易折断，断面白色，有裂隙，味微苦（图 27-2②）。

3. 伞形科迷果芹 *Sphallerocarpus gracilis*（Bess）K. Pol. 的根。长纺锤形或类圆锥形，顶端圆钝，中央有茎基残痕，四周有鳞片状叶基环绕，其下有致密的环状横纹。全体表面淡黄灰色，有明显的纵皱及横向突起的皮孔样瘢痕。质硬，断面乳白色。气微，有胡萝卜香气，味淡微甜（图 27-2②）。

4. 石竹科山女娄菜 *Melandrium tatarinowii*（Regel）Tsni 的根。表面类白色，有纵沟，散在横长皮孔或点状细根痕。质硬而脆，断面不平坦。角质状。气无，味淡，嚼之有渣及刺喉感（图 27-2）。

桔　梗　Radix Platycodi
（英）Platycodon Root

本品为常用中药。始载于《神农本草经》，列为下品，一名荠尼。据考证在《神农本草经》以前桔梗与荠尼不分，之后《新修本草》、《本草纲目》等均指出了两者的区别。苏颂谓：今在处有之。根如小指大，黄白色。……八月采根，其根有心，无心者为荠尼也。李时珍曰：此草之根结实而梗直，故名。

【来源】 为桔梗科植物桔梗 *Platycodon grandiflorum*（Jacq.）A. DC. 的干燥根。

【植物形态】 多年生草本，有乳汁。根长圆锥形。茎下部及中部叶对生或 3～4 叶轮生，上部叶互生，叶片卵形或卵状披针形，边缘具不整齐锯齿。花单生茎顶或2～3朵成疏生的总状花序；花萼钟状5裂；花冠蓝紫色或蓝白色。蒴果倒卵形，熟时先端5瓣裂，具宿萼。种子多数，细小，黑褐色。花期7～9月，果期8～10月（图7-28①）。

【采制】 春、秋二季采挖，洗净，除去须根，趁鲜剥去外皮或不去外皮，干燥。

【产地】 全国大部分地区均产，以东北、华北产量较大，称“北桔梗”。华东地区产品质量为佳，称“南桔梗”。以安徽产者质量最佳。

【性状】 根顶端具较短的根茎（芦头），其上有数个半月形凹陷的茎痕，呈盘节状。根长圆锥形或略呈纺锤形，下部渐细，长7～20cm，直径0.7～2cm。表面白色或淡黄白色，不去外皮者表面黄棕色至灰棕色。有纵沟及横长的皮孔及支根痕，上部有横环纹。质脆，断面不平担，皮部类白色，有放射状裂隙，形成层环棕色，木部淡黄白色，较紧密。饮片多为斜椭圆形或不规则薄片，外皮多已除去或偶有残留。气微，味微甜后苦（图7-28①）。

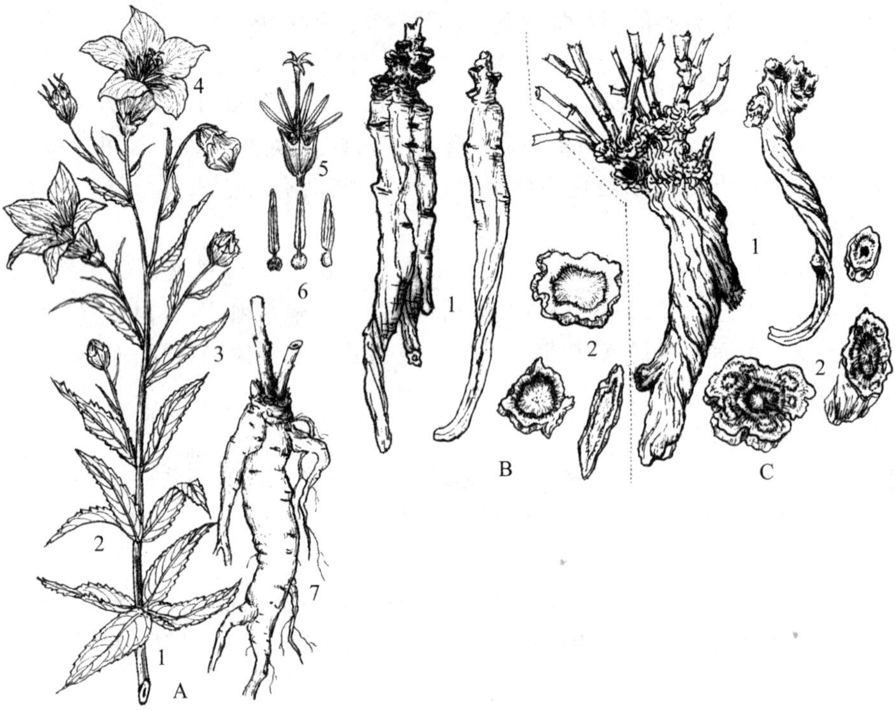

图7-28① 桔梗原植物和药材图（附伪品）

A. 原植物 1. 植株 2. 茎下部叶 3. 茎上部叶 4. 花 5. 去花瓣示雌蕊、雄蕊和花萼 6. 雄蕊 7. 根
B. 桔梗 C. 霞草根（伪品） 1. 药材个子 2. 药材饮片

【显微特征】

根横切面 木栓细胞有时残存，未去栓皮者木栓层约10余列细胞，偶含草酸钙小棱晶。皮层窄，有裂隙。韧皮部宽广，乳管群与筛管群伴生，作径向排列，乳管壁略厚，内含微细颗粒状黄棕色物。形成层成环。木质部导管单个散在或数个相聚，呈放射状排列。薄壁细胞含菊糖（图7-28②）。

粉末　米黄色。①菊糖团块呈扇形(用水合氯醛装片,不加热观察)。②乳汁管连接成网状,含细小油滴及细颗粒状物。③梯纹、网纹及具缘纹孔导管直径 16～72μm,导管分子较短。④木薄壁细胞端壁细波状弯曲(图 7-28③)。

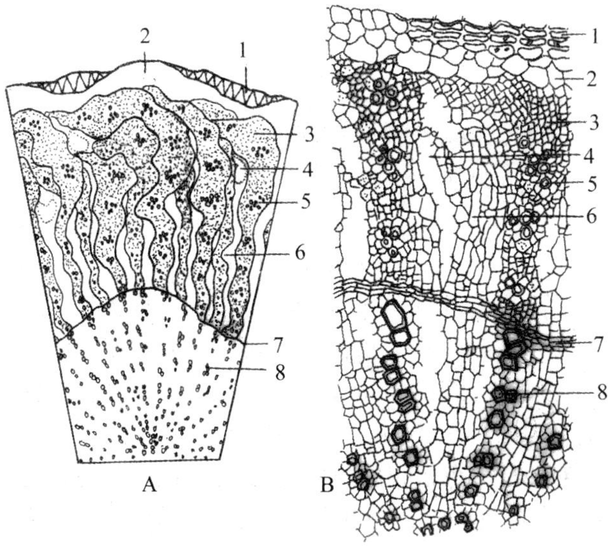

图 7-28②　桔梗横切面组织图

A. 简图　B. 详图

1. 木栓层　2. 皮层　3. 韧皮部　4. 裂隙　5. 乳管群　6. 韧皮射线　7. 形成层　8. 导管

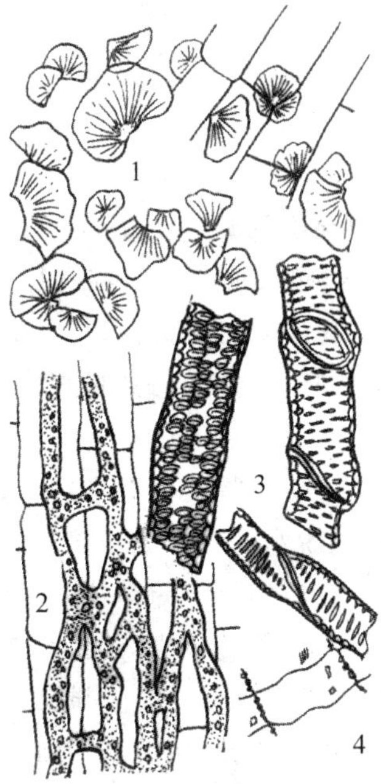

图 7-28③　桔梗粉末图

1. 菊糖　2. 乳管　3. 导管　4. 薄壁细胞

【化学成分】　含多种三萜皂苷。迄今已分得 18 种三萜皂苷,如桔梗皂苷(platycodin)A、C、D、D2、D3。其中桔梗皂苷 D 为主要成分,总皂苷水解产生桔梗皂苷元(platycodigenin)、新远志酸(polygalacic acid)及少量桔梗酸 A、B、C(platycogenic acid A、B、C)。此外尚含 α-菠菜甾醇(α-spinasterol)、α-菠菜甾醇-β-D-葡萄糖苷、白桦脂醇、桔梗聚果糖、14 种氨基酸和挥发油等。

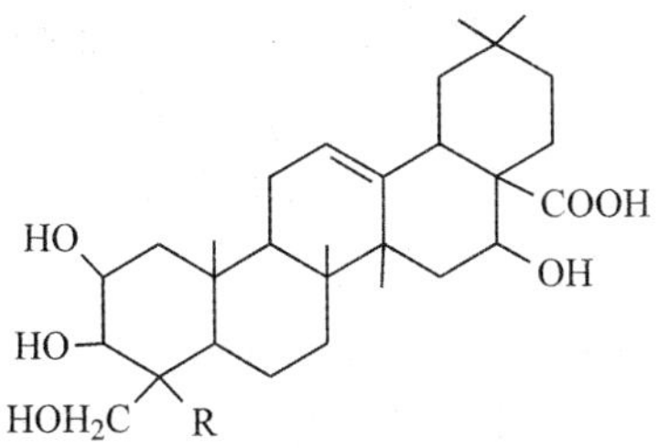

桔梗皂苷元 R＝CH_2OH

新远志酸　R＝CH_3

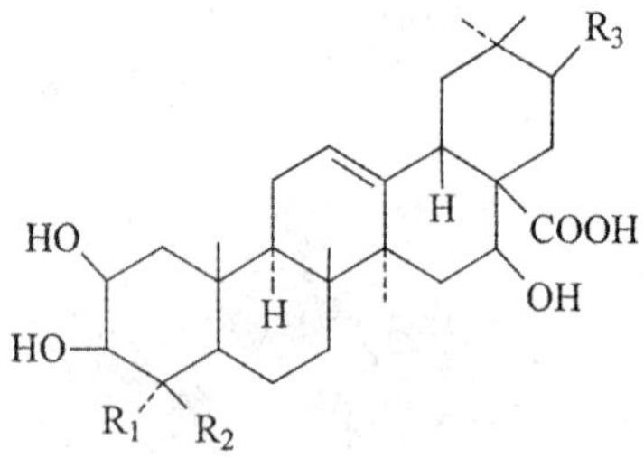

	R_1	R_2	R_3
桔梗酸 A	CH_2OH	COOH	H
桔梗酸 B	CH_3	COOH	OH
桔梗酸 C	CH_3	CH_3	OH

【理化鉴定】

1. 颜色反应　粉末或切片遇 a-萘酚、浓硫酸试液显紫堇色(菊糖反应)。

2. 皂苷反应　取粉末 0.5g,加水 10mL,水浴中加热 10 分钟,放冷,取上清液,置带塞试管中用力振摇,产生持久性蜂窝状泡沫。

3. 薄层色谱　取本品粉末 1g,加 7%硫酸乙醇-水(1∶3)混合液 20mL,加热回流 3 小时,放冷,用氯仿振摇提取 2 次,每次 20mL,合并氯仿液,加水 30mL 洗涤,弃去洗液,氯仿液用无水硫酸钠脱水,滤过,滤液蒸干,残渣加甲醇 1mL 溶解,作为供试品溶液。另取桔梗对照药材 1g,同法制成对照药材溶液。照薄层色谱法,吸取上述两种溶液各 10μL,分别点于同一硅胶 G 薄层板上,以氯仿-乙醚(1∶1)为展开剂,展开,取出,晾干,喷以 10%硫酸乙醇溶液,在 105℃加热至斑点显色清晰。供试品色谱中,在与对照药材色谱相应的位置上,显相同颜色的斑点。

【品质评价】　传统认为:以身干,条长肥大,质坚实,色白味苦者为佳。2010 年版药典规定本品水分不得过 15.0%,总灰分不得过 6.0%,醇溶性浸出物(热浸法,乙醇作溶剂)不得少于 17.0%,照高效液相色谱法测定,本品含桔梗皂苷 D 不得少于 0.10%。

【药理作用】

1. 镇咳与祛痰作用　桔梗皂苷有镇咳和祛痰作用。祛痰作用主要由于其所含皂苷口服时刺激胃黏膜,反射地增加支气管黏膜分泌,使痰液稀释而被排出。根皮、须根、茎、叶、花、果均有显著的祛痰作用。

2. 对中枢神经作用　桔梗皂苷具有镇静、镇痛及解热等中枢抑制作用。

3. 抗炎、抗溃疡作用　桔梗皂苷具有较强的抗炎作用,灌胃给药对醋酸所致的大鼠慢性溃疡有明显疗效。

4. 有扩张血管、降低血压、降血糖、降低胆固醇等作用。

5. 毒性　动物实验表明,灌服大剂量桔梗皂苷,反射性兴奋呕吐中枢,可引起恶心、呕吐。桔梗皂苷有很强的溶血作用,故不能注射给药。

【性味功效】　性平,味苦、辛。归肺经。属于化痰止咳平喘药。能宣肺利咽、祛痰排脓。用于咳嗽痰多,胸闷不畅,咽喉肿痛,支气管炎,肺脓疡,胸膜炎等。用量 3～9g。

【附注】

1. 伪品霞草根　为石竹科植物霞草 *Gypsophila oldhamiana* Miq. 的根,又称丝石竹根。圆柱形或圆锥形,长短粗细不一,顶端无芦头,常有圆形突起的支根痕。全体具扭曲的纵沟,刮去栓皮者呈黄白色,残留棕色栓皮的残痕。体轻,质坚脆,不易折断,断面有黄白相间的异型维管束。气微,味苦而辣。粉末中有大量的草酸钙簇晶(图 7-28①)。

2. 炮制研究　有人研究证明桔梗芦头和根的成分基本一致，但芦头中皂苷含量比根多20%～30%左右。因芦头在桔梗生药中占16%～17%左右，故桔梗可不去芦头，以节约原料，减少生产环节。有人认为桔梗外皮所含成分亦与根相以，其皂苷含量不低于其他部分，去皮浪费药材达10%～20%；临床应用带皮桔梗也未见不良反应，且祛痰作用显著，故桔梗可不去外皮，趁鲜切片后干燥。2000年版药典规定去外皮不去外皮均可。

木　香　Radix Aucklandiae
(英)Costus Root

本品为常用中药。始载于《神农本草经》，列为上品。苏颂谓：今惟广州舶上有来者也，他无所出……以其形如枯骨，味苦黏牙者为良。李时珍曰：昔人谓之青木香。后人因呼马兜铃根为青木香，乃呼此为南木香、广木香以别之。自古木香来源复杂，产地不一，但以原产印度，广州进口，形如枯骨者质良，故有"广木香"之称，后云南大量引种，又有"云木香"之名。2010年版药典收载木香、川木香。与此易混者尚有越西木香、土木香等，应注意鉴别。

【来源】　为菊科植物木香 *Aucklandia lappa* Decne. 的干燥根。

【植物形态】　多年生草本，高1.5～2米。主根粗大。基生叶有长柄，叶片三角状卵形，基部心形，通常叶柄下延成不规则分裂的翅状，边缘不规则微波状或浅裂，疏生短刺，两面有短毛；茎生叶较小，边缘翼状抱茎。头状花序顶生或腋生。瘦果矩圆形，上端有淡褐色冠毛2层，羽毛状，果熟时脱落。花期5～9月，果期8～10月(图7-29①)。

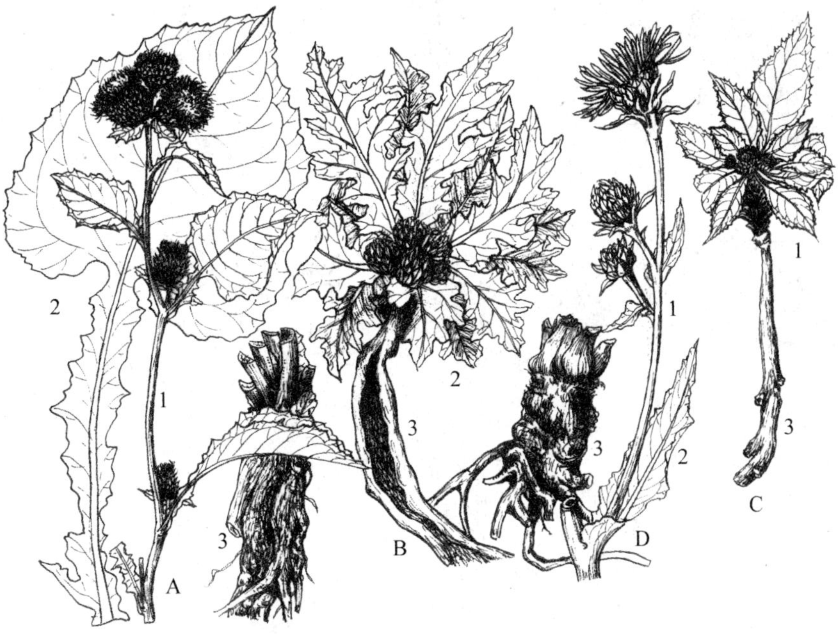

图7-29①　木香原植物图

A. 云木香　B. 川木香　C. 越西木香　D. 土木香(伪品)

1. 花枝　2. 叶　3. 根

【采制】 秋、冬二季采挖,除去泥沙及须根,切段,大的再纵剖成瓣,干燥后撞去粗皮。

【产地】 主要栽培于云南,四川、广东、广西、湖南等地也有栽培。

【性状】 本品呈圆柱形或半圆柱形。长 5～10cm,直径 0.5～5cm。表面黄棕色至灰褐色,有明显的皱纹、纵沟及侧根痕。质坚,不易折断,断面灰褐色至暗褐色,周边灰黄色或浅棕黄色,形成层环棕色,有放射状纹理及散在的褐色点状油室。老根中央多枯朽。气香特异,味微苦(图 7-29②)。

【显微特征】

根横切面 木栓层多列细胞。皮层稍窄。韧皮部宽广,射线明显,纤维束散在。形成层成环。木质部导管单行径向排列,木纤维存在于近形成层处及中心的导管旁,初生木质部多为四原型。皮层、韧皮部、木质部中均有大的圆形或椭圆形油室散在,内常贮有黄色油滴。薄壁细胞中含菊糖(图 7-29③)。

粉末棕黄色。①菊糖多见,表面呈现放射状纹理。②木纤维多成束,长梭形,直径 16～24μm,纹孔口横裂孔状、十字状或人字状。③网纹导管多见,也有具缘纹孔导管。④油室碎片有时可见,内含黄色或棕色分泌物。有的薄壁细胞含小方晶(图 7-29④)。

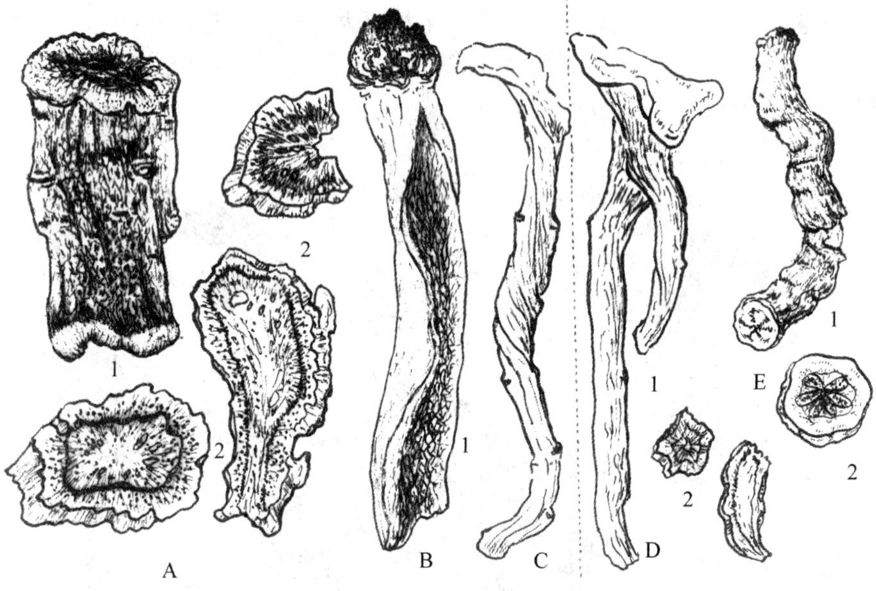

图 7-29② 木香药材图(附伪品)

A. 云木香 B. 川木香 C. 越西木香 D. 土木香(伪品) E. 青木香(伪品)

1. 药材个子 2. 药材饮片

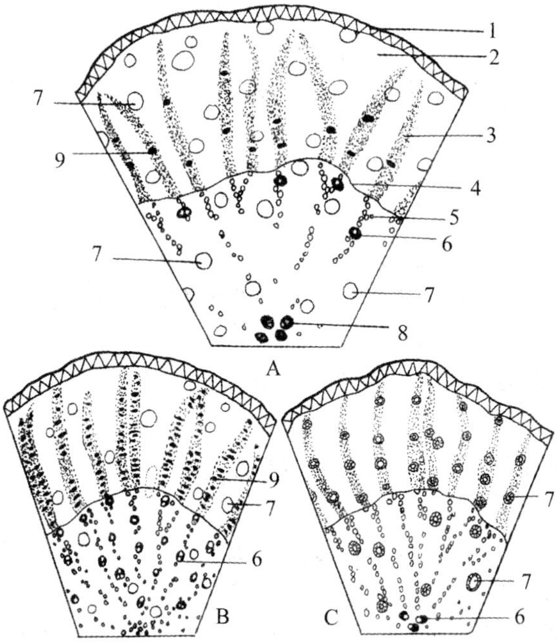

图 7-29③　木香横切面组织简图

A. 云木香　B. 川木香　C. 越西木香

1. 木栓层　2. 皮层　3. 韧皮部　4. 形成层　5. 木质部　6. 木纤维　7. 油室　8. 初生木质部　9. 韧皮纤维束

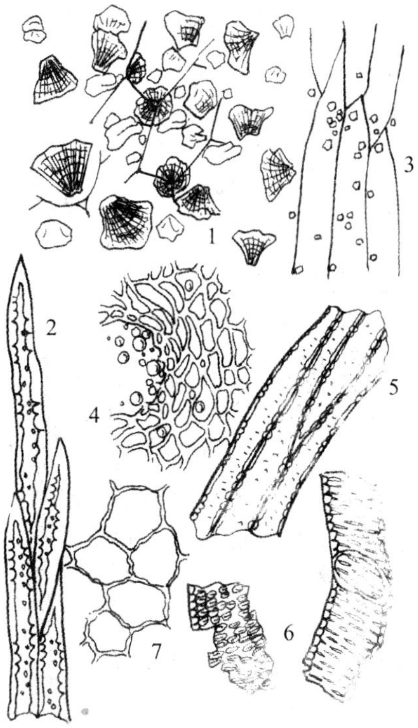

图 7-29④　云木香粉末图

1. 菊糖　2. 韧皮纤维　3. 方晶　4. 油室　5. 木纤维　6. 导管　7. 薄壁细胞

【化学成分】　含挥发油 1%～2.8%，油中主要成分为木香内酯、二氢木香内酯、风毛菊内酯、木香烃内酯、二氢木香烃内酯、去氢木香内酯、异土木香内酯、α-木香醇、α-木香酸等。尚含木香碱、菊糖、豆甾醇、氨基酸等。

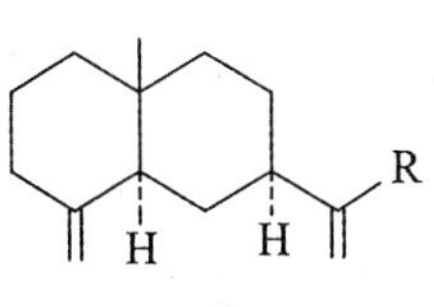

α-木香醇　R＝CH_2OH

α-木香酸　R＝COOH

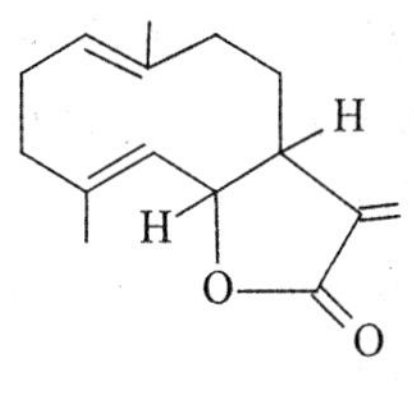

木香烃内酯

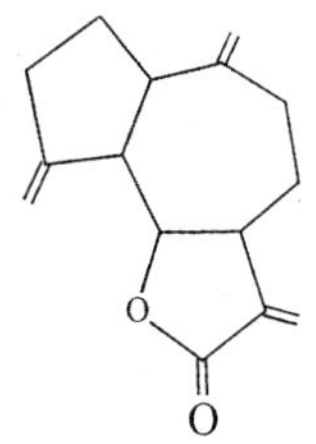

去氢木香内酯

【理化鉴定】

1. 颜色反应

(1)本品切片，经 70%乙醇浸软后，加 5%α-萘酚溶液与硫酸各 1 滴，即显紫色。

(2)取木香粉末 0.5g，加乙醇 10mL，水浴加热约 1 分钟，取滤液 1mL 置试管中，加浓硫酸 0.5mL，显浓紫色(去氢木香内酯的呈色反应)。

(3)取少许木香挥发油于试管中,加入异羟肟酸铁试剂 2～3 滴,呈橙红色(内酯类反应)。

2. 薄层色谱　取本品氯仿提取液点于硅胶 G-CMC 薄层板上,用氯仿-环乙烷(5∶1)展开,喷以 1%香草醛硫酸液显色,加热至斑点清晰。在与对照品去氢木香内酯和木香烃内酯有相同的颜色斑点。

【品质评价】 传统认为:以身干、质坚实、香气浓、油多者为佳。2010 年版药典规定:本品总灰分不得过 4.0%,用高效液相色谱法测定,含木香烃内酯和去氢木香内酯的总量不得少于 1.8%。

【药理作用】

1. 木香内酯和生物碱作用　二氢木香内酯和云木香碱对实验动物离体小肠均有抑制作用。二氢木香内酯有降压作用,能对抗组胺、乙酰胆碱与氯化钡引起的支气管收缩作用。云木香碱能兴奋在体心脏,静脉注射对麻醉猫有轻度降压作用。

2. 解痉作用　本品水提取液、醇提取物、挥发油及总生物碱对组织胺引起的豚鼠支气管及大鼠离体小肠的痉挛有明显抑制作用。去内酯挥发油、总内酯及木香内酯等 7 种内酯对离体小肠运动均有抑制作用。木香水、醇提液及挥发油、总生物碱能对抗组胺、乙酰胆碱对支气管的致痉作用。

3. 扩张血管和降压作用　去内酯挥发油、总内酯等可使血流量增加,有较明显的血管扩张作用。木香的精制浸膏及去内酯油均有降血压作用。

4. 抑菌作用　挥发油能抑制链球菌、金黄色与白色葡萄球菌的生长。煎剂对许兰黄癣菌等 10 种真菌有抑制作用。

【性味功效】 性温,味辛、苦。归脾、胃、大肠、三焦、胆经。属于理气药。行气止痛、健脾消食。用于胸脘胀痛,泻痢后重,食积不消,不思饮食等。煨木香用于泻泄腹痛。用量 1.5～6g。

【附注】

1. 川木香　为菊科植物川木香 *Vladimiria souliei*(Franch.)Ling 或灰毛川木香 *Vladimiria souliei* Ling var. *cinerea* Ling 的干燥根。主产于四川。呈圆柱形(习称铁杆木香),或有纵槽的半圆柱形(习称槽木香),长 10～30cm,直径 1～3cm。表面黄褐色或棕褐色,外皮脱落处有丝瓜络状细筋脉,根头偶有褐色发黏的胶状物,习称"油头"或"糊头",体较轻,质硬脆,深黄色油点较少,有的中心呈枯朽状。气微香,味苦,嚼之黏牙。横切面韧皮部和木质部纤维束较多,成层排列,纤维束旁常伴有石细胞。油室较少。含挥发油,油中主含川木香内酯。具行气止痛、消胀之功(图 7-29①～③)。

2. 越西木香　为厚叶木香 *Vladimiria berardioides*(Fr.)Ling、菜木香 *V. edulis*(Franch.)Ling、膜缘木香 *V. forrestii*(Diels)Ling 、木里木香 *V. muliensis*(H.-M.)Ling 和越西木香 *V. denticulata* Ling 的根,主产于四川、云南。类圆柱形,略如鸡骨,有突起侧根痕,质坚硬,难折断,皮部与木部厚度略相等。横切面可见韧皮部与木质部中有多数树脂道散在,木质部纤维较少,初生木质部为二原型或三原型。含挥发油。功效与川木香相似(图 7-29①～③)。

3. 土木香(祁木香)　为菊科土木香 *Inula helenium* L. 或总状土木香 *Inula racemosa* Hook f. 的干燥根。主产于河北。根圆柱形或长圆锥形。顶端有稍凹陷的茎痕及叶柄残迹;根头部稍膨大,常纵切或斜切成截形,边缘稍向外反卷;表面深棕色,具纵皱纹及不明显的横向皮孔。质坚硬,断面稍呈角质样,乳白色至浅黄棕色。气微,味微苦而灼辣。横切面形成层环不明显，韧皮部和木质部均有油室。含挥发油、菊糖。有健脾和胃，调气解郁，止痛安胎之功效（图 7-29①，②）。

4. 青木香 为马兜铃科植物马兜铃 *Aristolochia debilis* Sieb. et Zucc. 的干燥根。主产于四川、江苏、江西、浙江等地。类圆柱形。表面黄褐色或灰棕色，粗糙不平，有纵皱纹及须根痕。质脆，易折断，断面皮部淡黄色，木部宽广，射线类白色，放射状排列，形成层环明显，黄棕色。气香特异，味苦。淀粉粒极多，油细胞较多。含马兜铃酸等。有平肝止痛、解毒消肿之功效。因所含马兜铃酸对肾脏有一定毒性，应用时要慎重（图 7-29②）。

白 术 Rhizoma Atractylodis Macrocephalae
（英）White Atractylodes Rhizome

本品为常用中药。始载于《神农本草经》，列为上品，原名“术”，无苍术、白术之分。白术之名始见于《神农本草经集注》，因其根茎形如鼓槌，色黄白，故名。明万历《杭州府志》载：白术以产于潜（今浙江临安县）者佳，称于术。可见，自明朝时才开始记载浙江产于术，并认为白术和于术为同种植物。

【来源】 本品为菊科植物白术 *Atractylodes macrocephala* Koidz. 的干燥根茎。

【植物形态】 多年生草本。根茎略呈拳状。叶互生，茎下部叶 3 裂或羽状 5 深裂，裂片椭圆形或卵状披针形，顶端裂片大，边缘有刺状齿；茎上部叶柄渐短，叶片分裂或不分裂。头状花序单生于枝顶，总苞片 7～8 层，总苞基部有一轮羽状深裂的叶状总苞片；全为管状花，花冠紫红色。瘦果椭圆形，被白色绒毛，冠毛羽状。花期 9～10 月，果期 11～12 月（图 7-30①）。

【采制】 冬季下部叶枯黄、上部叶变脆时采挖，除去泥沙，烘干或晒干后，再除去须根。

【产地】 产于浙江、安徽、江西、湖南、湖北等地。以浙江于潜产者质量最佳，被奉为道地药材，习称“于术”。

【性状】 本品为不规则的肥厚团块，长 3～13cm，直径 1.5～7cm。表面灰白色或灰棕色，有瘤状突起及断续纵皱和沟纹，并有须根痕，顶端有残留茎基和芽痕。质坚硬不易折断，断面不平坦，黄白色至淡棕色，有棕黄色的点状油室散在，烘干者断面角质样，色较深或有裂隙。气清香，味甘，微辛，嚼之略带黏性（图 7-30②）。

【显微特征】

根茎横切面 木栓细胞 1～5 列，其中常夹有断续的石细胞带。皮层、韧皮部、射线及髓中有多数油室，含有棕色油滴。形成层环明显。木质部外侧导管 1～3 列径向排列，其旁边无纤维束，其余的导管间常夹有木纤维束。薄壁细胞含草酸钙针晶和菊糖（图 7-30③）。

粉末 淡黄棕色。①草酸钙针晶细小，不规则地聚集于薄壁细胞中。②纤维黄色，多成束，壁甚厚，孔沟明显。③石细胞淡黄色，类圆形、多角形或纺锤形。④薄壁细胞含菊糖，表面有放射状纹理。⑤导管分子短小，多为网纹导管及具缘纹孔导管（图 7-30④）。

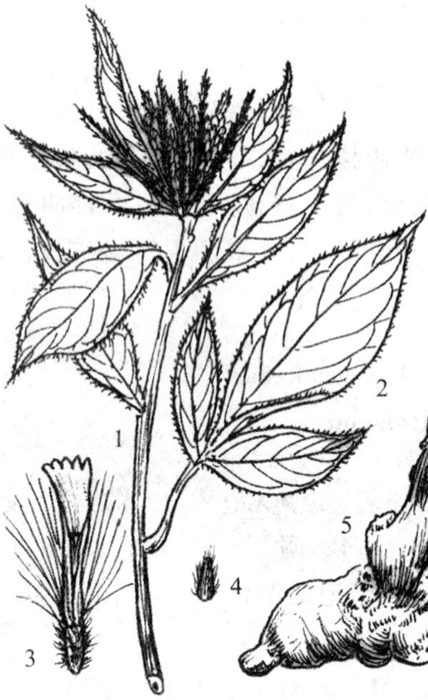

图 7-30① 白术原植物图

1. 植株 2. 叶 3. 花 4. 果实 5. 根

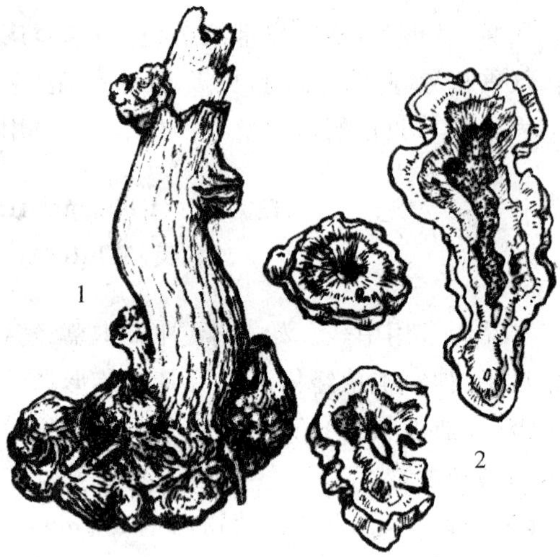

图 7-30② 白术药材图

1. 药材个子 2. 药材饮片

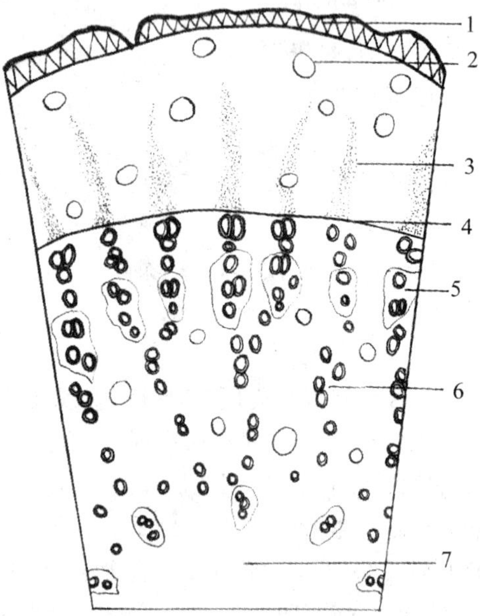

图 7-30③ 白术横切面组织简图

1. 木栓层 2. 油室 3. 韧皮部 4. 形成层 5. 木纤维 6. 导管 7. 髓

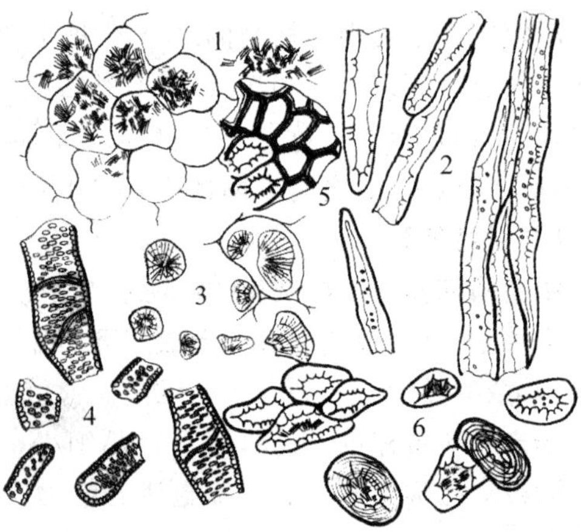

图 7-30④ 白术粉末图

1. 草酸钙针晶 2. 纤维 3. 菊糖 4. 导管及管胞 5. 木栓细胞 6. 石细胞

【化学成分】 含挥发油 0.25%～1.42%，油中主要成分为苍术酮、白术内酯 A、B，茅术醇。尚含含氧香豆素类、谷氨酸等 14 种氨基酸、多糖类及树脂等。

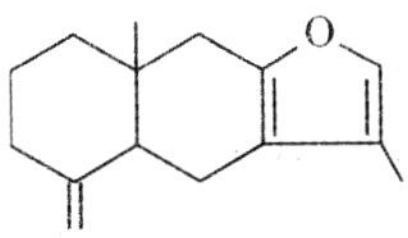

苍术酮

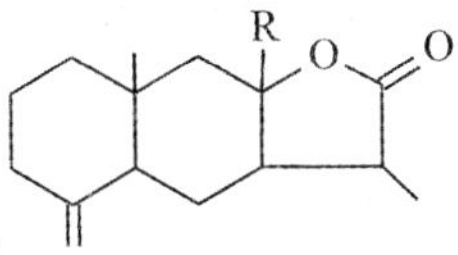

白术内酯 A R=H

白术内酯 B R=OH

【理化鉴定】

1. 颜色反应　取本品粉末 2g，加乙醚 20mL，振摇 10 分钟，滤过。取滤液 10mL 挥干，加 10%香草醛硫酸溶液，显紫色；另取滤液 1 滴，点于滤纸上，挥干，喷洒 1%香草醛硫酸溶液，显桃红色。

2. 薄层色谱　取本品粉末 0.5g，加正己烷 2mL，超声处理 15 分钟，滤液作为供试品溶液。另取白术对照药材同法制成对照药材溶液。吸取上述新制备的两种溶液各 10μL，分别点于同一硅胶 G 薄层板上，以石油醚(60℃～90℃)-醋酸乙酯(50：1)展开，取出晾干，喷以 5%香草醛硫酸溶液，热风吹至斑点显色清晰。供试品与对照品色谱相应的位置上，显相同颜色的斑点，并应显有一桃红色主斑点(苍术酮)。

【品质评价】 传统认为：以个大，体坚实无空心，断面黄白色，无地上茎者为佳。2010 版药典规定：水分不得过 15.0%，总灰分不得过 5.0%，60%乙醇浸出物不少于 35.0%。

【药理作用】

1. 白术煎剂灌胃能增加小鼠体重和游泳耐力，增强网状内皮系统的吞噬功能，提高淋巴细胞转化率和自然玫瑰花形成率，并有升高白细胞的作用。

2. 白术挥发油有抑制胃液分泌、预防胃溃疡作用，挥发油中的中性成分、苍术酮、白术内酯 B 对食管癌细胞有体外抑制作用。

3. 具有保肝、利胆、解痉、利尿、扩张血管及降压作用。

4. 具有抗氧化、抗肿瘤、降血糖、抗凝血、抗菌等作用。

【性味功效】 性温，味苦、甘。归脾、胃经。属于补益药中的补气药。能健脾益气，燥湿利水，止汗，安胎。用于脾虚食少，腹胀泄泻，痰饮眩悸，水肿，自汗，胎动不安，倦怠无力，白细胞减少等症。用量 6～12g。

【附注】

曾发现的混伪品有：

1. 芍药　*Paeonia lactiflora* Pall. 的根茎切片。多为不规则纵切片。外表面灰棕色或灰褐色。断面不平坦，类白色或浅棕色，具放射状纹理。气微，味微苦，略酸。细胞组织中含成行排列的草酸钙簇晶，无石细胞。

2. 菊三七　*Gynura segetum* (Lour.) Merr. 的根茎。拳形团块状，表面灰棕色或棕黄色，有瘤状突起，顶端常有茎基和芽痕，下部有细根痕。质坚，断面淡黄色。纵切片有灰黄色筋脉，横切面显菊花心状。气无，味淡而后微苦。粉末中无草酸钙结晶及石细胞。

3. 朝鲜土白术　为关苍术 *Atractylodes japonica* Koidz. ex Kitam 的根茎。呈结节状圆柱形或不规则团块状。表面黄棕色或棕褐色，有瘤状皮突起及不规则皱纹。气清香，味甘、微苦辛。新鲜断面置紫外光下显银白色荧光。

半　夏　Rhizoma Pinelliae
(英)Pinellia Tuber

本品为常用中药。始载于《神农本草经》，列为下品。陶宏景谓：凡用以汤洗十许令滑尽，不尔有毒，戟人咽喉，方中有半夏必有生姜者，以制其毒故也。李时珍曰：《礼记月令》载，五月半夏生，该当夏之半也，故名。《植物名实图考》记载：所在皆有，有长叶、圆叶二种，同生一处，夏亦开花，如南星而小，其梢上翘如蝎尾。1977 年版药典曾收录水半夏，与半夏的原植物、药材性状、显微特征及药理作用均有不同，不应混淆。

【来源】 为天南星科植物半夏 *Pinellia ternata*(Thunb.)Breit. 的干燥块茎。

【植物形态】 多年生草本。块茎近球形，直径 1～2cm。叶由块茎抽出，叶柄基部着生珠芽；幼苗常为单叶，卵状心形，2～3 年后老叶为 3 全裂，裂片长椭圆形至披针形，中间裂片较大，全缘，羽状网脉。花单性同株，肉穗花序，花序顶端的附属器青紫色，伸于佛焰苞外呈鼠尾状。浆果卵状椭圆形，绿色。花期 5～7 月，果期 8～9 月(图 7-31①)。

【采制】 春、秋二季采挖，洗净，除去外皮及须根，晒干。

清半夏　系取净半夏，用 8%白矾溶液浸泡至内无干心，口尝微有麻舌感，取出洗净，切厚片，干燥即可，每 100kg 半夏用白矾 20kg。

姜半夏　系取净半夏，用水浸泡至内无干心时，另取生姜切片煎汤，加白矾与半夏共煮透，取出，晾至半干，切薄片干燥，每 100kg 半夏，用生姜 25kg，白矾 12.5kg。

法半夏　系取净半夏用水浸泡至内无干心，取出，另取甘草适量，加水煎煮二次，合并煎液，倒入用适量水制成的石灰液中，加入已浸透的半夏，并保持浸液 pH 值 12 以上，至剖面黄色均匀，口尝微有麻舌感时，取出洗净，阴干或烘干。每净半夏 100kg，用甘草 15kg，生石灰 10kg(药典已把法半夏另列)。

【产地】 全国大部分地区均有野生，主产于四川、湖北、河南、贵州、浙江、山东等地，以四川、浙江产者质量最佳。

【性状】 本品类球形，有的稍偏斜，直径 1～1.5cm。表面白色或淡黄色，顶端有凹陷的茎痕，大而明显，周围密布麻点状根痕，下面多钝圆，较光滑。栽培半夏形状较大，直径 1～3cm，有的呈长椭圆形，粉性足，色白，茎痕大而明显，周围麻点状根痕较多，有的长有侧生小块茎。质坚实，断面富粉性，细腻洁白。无臭，味辛辣，麻舌而刺喉。

清半夏　为椭圆形、类圆形或不规则片状，切面淡灰色至灰白色，可见灰白色点状或短线状维管束迹，质脆，易折断，断面略呈角质样，气微，味微咸涩，微有麻舌感。

姜半夏　为片状，不规则颗粒状或类圆形的完整块茎，表面棕色至棕褐色，质硬脆，断面淡黄棕色，常有角质样光泽。气微香，味淡，微有麻舌感，嚼之略黏牙。

法半夏　类球形或破碎成不规则颗粒状。表面淡黄白色、黄色或棕黄色。质较松脆或硬脆，断面黄色或淡黄色。气微，味淡略甘，微有麻舌感（图 7-31②）。

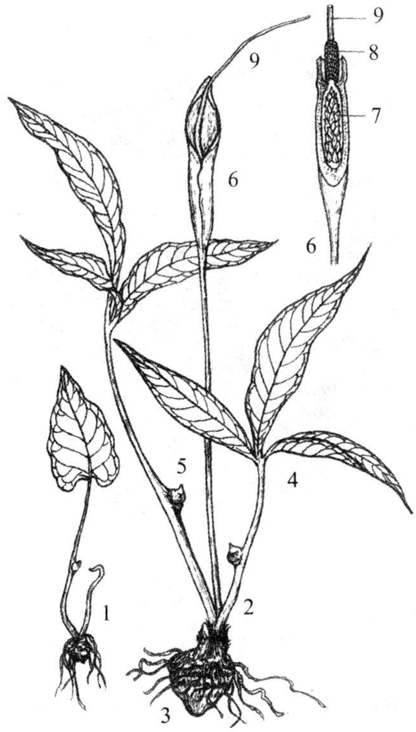

图 7-31①　半夏原植物图

1. 幼株　2. 植株　3. 块茎　4. 叶　5. 珠芽　6. 佛焰花序　7. 雌蕊　8. 雄蕊　9. 附属物

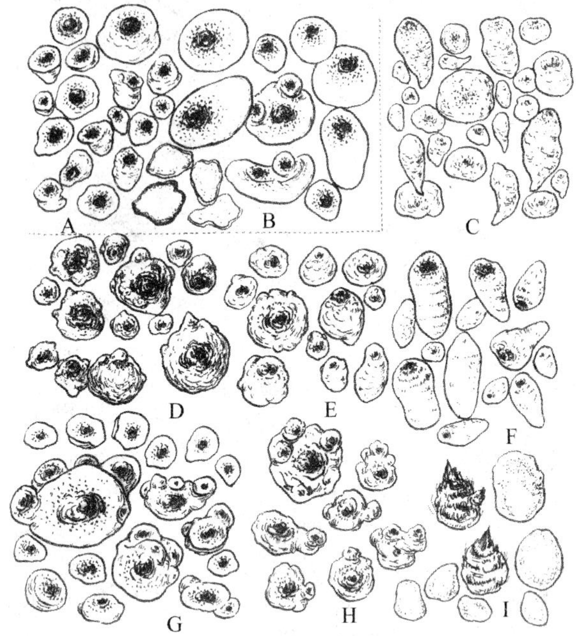

图 7-31②　半夏药材图（附伪品）

A. 野生半夏　B. 栽培半夏　C. 水半夏　D. 山珠半夏　E. 石半夏（滴水珠）　F. 白附子　G. 掌叶半夏小侧根　H. 狗爪半夏　I. 芋切片（C～I 伪品）

【显微特征】

横切面　基本组织为薄壁细胞，靠外的薄壁细胞含淀粉粒较少，向内的薄壁细胞含淀粉粒较多。黏液细胞较多，含草酸钙针晶束。维管束散在，外韧型或周木型，纵横分布，导管直径 4～40μm，常数个相聚（图 7-31③）。

粉末　类白色。①淀粉粒甚多，单粒类圆形，直径 2～20μm，脐点短缝状、人字状、三叉状或星状，复粒由 2～6 分粒组成。②草酸钙针晶散在或成束存在于黏液细胞中，针晶长 20～110μm。③多为螺纹导管，少数为环纹导管，直径 10～24μm（图 7-31④）。

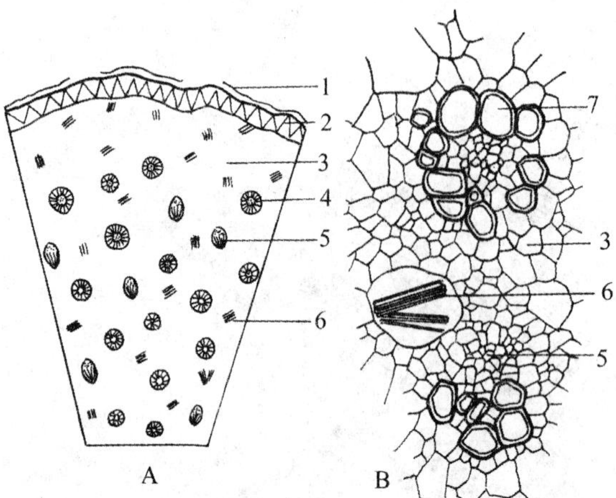

图 7-31③ 半夏横切面组织图

A. 简图 B. 部分详图

1. 表皮 2. 木栓层 3. 基本组织 4. 周木维管束

5. 外韧维管束 6. 草酸钙针晶束 7. 导管

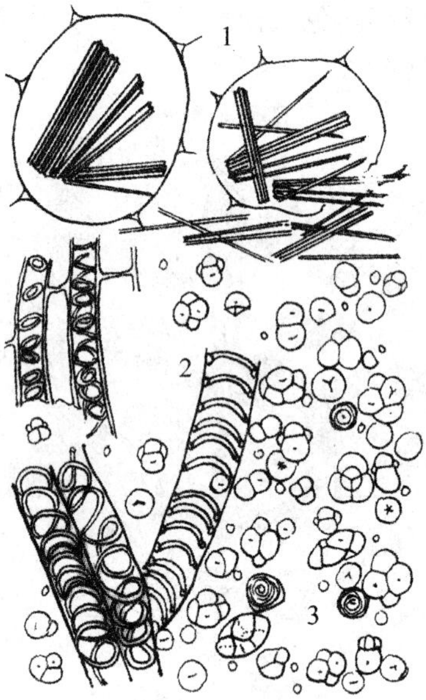

图 7-31④ 半夏粉末图

1. 针晶束 2. 导管 3. 淀粉粒

【化学成分】 含β-与γ-氨基丁酸(β-、γ-aminobutyric acid),天门冬氨酸、谷氨酸、精氨酸等多种氨基酸,l-麻黄碱 0.002%,β-谷甾醇及其葡萄糖苷,尿黑酸(homogentisic acid)、胆碱、葫芦巴碱、三萜类化合物、草酸钾等。最近分离出一种结晶性蛋白质—半夏蛋白 I。尿黑酸为半夏的刺激性物质。

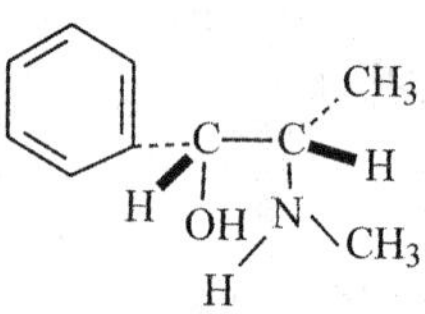

l-麻黄碱(l-ephedrine)

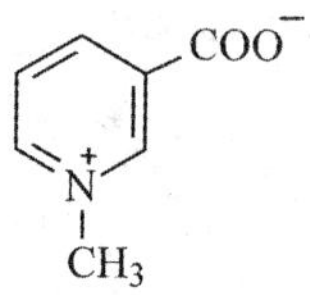

胡芦巴碱(trigonelline)

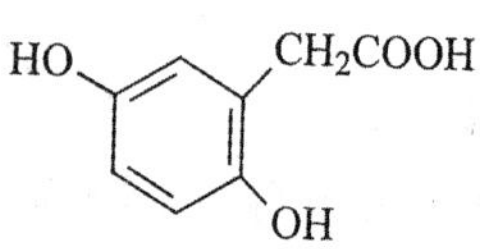

尿黑酸

【理化鉴定】

1. 颜色反应 取本品粉末 1g,以 50%乙醇 20mL 温浸 30 分钟,滤液浓缩至 2mL,取该滤液 1~1.5mL,加 0.2%茚三酮试剂,煮沸数分钟,溶液显蓝紫色(氨基酸反应).

2. 薄层色谱 取本品粉末 1g,加甲醇 10mL,回流提取 30 分钟,滤液挥至约 0.5mL,作为供试品溶液。另取精氨酸、丙氨酸、缬氨酸、亮氨酸对照品,加 70%甲醇制成每 1mL 各含 1mg 的混合溶液,作为对照品溶液。吸取供试品溶液 5μL、对照品溶液 1μL,分别点于同一以羧甲基纤维素钠为黏合剂的硅胶 G 薄层板上,以正丁醇-冰醋酸-水(8∶3∶1)为展开剂展开,取出晾干,喷以茚三酮试液,在 105℃加热数分钟。供试品色谱中,在与对照品色谱相应的位置上,显相同颜色的斑点。

【品质评价】 传统认为：以个大、圆形、皮净、色白、质坚实、粉性足者为佳。2010 年版药典规定：水分不得过 15.0%。总灰分不得过 4.0%，水浸出物不得少于 9.0%，总酸以琥珀酸计，不得少于 0.25%。

【药理作用】

1. 半夏蛋白作用　半夏蛋白有抗早孕活性，抗肿瘤作用，是一种植物凝集素，是目前惟一只与甘露糖而不与葡萄糖结合的一种具有凝集作用的蛋白质。

2. 镇咳祛痰作用　生半夏、姜半夏、清半夏煎剂有中枢镇咳作用，祛痰作用的强弱因不同的炮制方法而异。

3. 止呕作用　制半夏煎剂灌胃或皮下注射，对去水吗啡、洋地黄、硫酸铜引起的动物呕吐有一定的镇吐作用，l-麻黄碱能抑制实验狗呕吐；生半夏有催吐作用。

4. 其他　尚具抗肿瘤、抗炎、抗心律失常、抗生育、抗早孕和抗实验性胃溃疡作用。

5. 毒性　半夏浸膏小鼠腹腔注射的急性 LD_{50} 为 325mg 生药/kg。生半夏及漂、姜浸或蒸半夏混悬剂 2g/kg 喂饲豚鼠，均可使声音嘶哑以至失音；混悬剂 3g/kg 给鸽灌胃，均可致呕吐，矾浸半夏混悬剂及生半夏煎剂无上述反应；对小鼠急性毒性以生半夏混悬剂最大，漂、姜浸及蒸制者毒性依次降低，矾浸及煎剂毒性最低，因此半夏的止吐、镇咳成分可溶于热水，而刺激咽喉失音及呕吐等毒性成分难溶于水，不能因蒸、漂或姜浸破坏，但可被矾浸解除其毒性。

【性味功效】 性温，味辛，有毒。归脾、胃、肺经。属于化痰止咳平喘药。能燥湿化痰，降逆止呕，消痞散结。用于咳嗽痰多，慢性支气管炎，神经性呕吐，妊娠呕吐或其他各种原因的恶心呕吐，眩晕等症。姜半夏偏于降逆止呕，法半夏胜于燥湿化痰。生用外治痈肿痰核，内服一般用炮制品。用量 3～9g。不宜与乌头类药材同用。

【附注】

混伪品有（图 7-31②）：

1. 水半夏　为天南星科植物鞭檐犁头尖 *Typhonium flagelliforme*（Lodd.）Blume 的块茎。呈椭圆形，圆锥形或半圆形，直径 0.5～1.5cm，高 0.8～3cm。上端类圆形，有常呈偏斜而稍突起的叶痕或芽痕，有的不明显；有的下端略尖。表面粗糙，有红棕色斑块及多数隐约可见的点状根痕。淀粉粒较半夏略小，直径 2～15μm，草酸钙针晶较短，长 14～72μm。性温，味辛，有毒。能燥湿、化痰、止咳，用于咳嗽痰多和支气管炎。但无止呕作用，不宜与半夏混淆入药。

2. 山珠半夏　为天南星科植物山珠南星 *Arisaema yunnanensis* Buchet 的块茎。在云南省作半夏使用。呈扁椭圆形、半圆形，直径 1～3cm。表面白色或黄白色，上端多圆平，中心有凹陷的茎痕，呈棕黄色。芽鳞常排成轮状，芽痕周围有 1～3 圈皮孔状须根痕，圆形或椭圆形。味辛、嚼之发黏，麻舌刺喉。淀粉粒单粒、2～4 复粒较多，偶见 5～8 复粒组成。草酸钙针晶成束或散在，长 30～62～105μm；簇晶长 35～52μm。

3. 滴水珠　为天南星科植物滴水珠 *Pinellia cordata* N. E. Br. 的干燥块茎。呈扁圆球形，直径 0.8～3.5cm，高约 1cm。表面浅黄色或浅棕色，顶端平，底部扁圆，表面较粗糙。质坚实、断面洁白，有粉性。气微、味辛辣、麻舌而刺喉。淀粉粒以圆形的单粒多见，直径 2～24μm。脐点裂缝状或人字形，复粒多至 7 分粒。

4. 犁头尖　为天南星科植物犁头尖 *Typhonium divaricatum*（L.）Decne 的干燥块茎。呈类圆球形，直径约 1cm。栓皮薄，不易脱落，表面灰褐色，稍有皱纹。淀粉粒 2～10 复粒，单粒，分粒较多见，2～3 复粒，长 10～26μm。草酸钙针晶 25～93μm。偶见灰褐色栓皮碎片。

5. 狗爪半夏　又称大半夏。为天南星科植物双耳南星 *Arisaema bianriculatum* W. W. Sm. ex Hand. -Mazz 的干燥块茎。呈扁球形，直径 2.5～4cm。常侧生直径 1～2cm 的小球茎。表面浅黄棕色至棕色。上端中央凹陷，为除去叶柄后的残痕，凹陷周围残留须根痕，稍皱缩。质坚实而硬。断面黄白或黄褐色，稍具胶质样，密布麻点状突起的黄色筋脉（维管束），中间常纵向开裂。饮片多纵切，长 4～7cm，宽 2～4cm。无臭，味微麻而黏牙。

6. 虎掌半夏　为天南星科植物掌叶半夏 *Pinellia pedatisecta* Schtt 的干燥块茎。多呈圆球形，扁圆球形或椭圆形，直径 0.5～2cm。表面淡白色或淡黄色。密布有棕黄色麻点。顶点周围有芽痕。质坚实，断面粉性。味辛辣而麻舌。淀粉粒多单粒、2～4 复粒，偶见 5～8 复粒。草酸钙针晶束长 25～105μm。

浙贝母　Bulbus Fritillariae Thunbergii
（英）Thunberg Fritillary Bulb

本品为常用中药。始载于《本草纲目拾遗》，赵学敏引《百花镜》曰："浙贝出象山，俗呼象贝母"。又谓："宁波象山所出贝母，亦分二瓣，味苦而不甜，其顶平而不尖，不能象川贝之象荷花蕊也。"一般认为"象贝苦寒，解毒利痰，开宣肺气"，"川贝味甘而补肺"。现药典把浙贝母和川贝母分列。

【来源】　本品为百合科植物浙贝母 *Fritillaria thunbergii* Miq. 的干燥鳞茎。

【植物形态】　多年生草本，鳞茎扁球形。茎单一，直立。茎下部叶对生，中部 3～5 枚轮生，上部叶互生或对生，叶无柄，叶片狭披针形至条形，茎中部以上叶片卷曲或卷须状。花数朵于茎顶排列成总状花序，花钟状，下垂；花被片 6，淡黄色或黄绿色，具红紫色方格斑纹，基部上方具蜜腺窝。蒴果卵状长椭圆形，具宽翅。种子多数，扁平，边缘具翅。花期 3～4 月，果期 4～5 月（图 7-32①）。

【采制】　初夏植株枯萎时采挖，洗净。大小分开，大者除去芯芽，习称"大贝"，小者不去芯芽，习称"珠贝"。撞去表皮，拌以煅过的贝壳粉，以吸去撞出的浆汁，晒干或烘干。或趁鲜切成厚片，干燥，习称"浙贝片"。

【产地】　主产于浙江宁波地区鄞县等地，江苏、安徽亦有栽培。

【性状】

大贝　为鳞茎外层的单瓣鳞叶，略呈新月形，高 1～2cm，直径 2～3.5cm。外表面类白色至淡黄色，内表面白色或淡棕色，被白色粉末。质硬而脆，断面白色至黄白色，富粉性。气微，味微苦。

珠贝　为完整的鳞茎，呈扁圆形，高 1～1.5cm，直径 1～2.5cm，表面类白色，外层鳞叶 2 瓣，肥厚，略呈肾形，互相抱合，内有小鳞叶 2～3 枚及干缩的残茎。

浙贝片　为鳞茎外层的单瓣鳞叶切成的片，椭圆形或类圆形，直径 1～2cm，边缘表面淡黄色，切面平坦，粉白色。质硬而脆，易折断，断面粉白色，富粉性（图 7-32②）。

【显微特征】　**粉末**淡黄白色。①淀粉粒众多，单粒卵形、广卵形或椭圆形，直径 6～56μm，脐点点状、裂缝状、人字形或马蹄状，位于较小端，层纹大多明显；复粒及半复粒稀少，复粒由 2 分粒组成。②表皮细胞类多角性或长方形，垂周壁连珠状增厚，气孔扁圆形，副卫细胞 4～5 个。③草酸钙方晶细小，多呈颗粒状。④导管多为螺纹，直径 18μm（图 7-32③）。

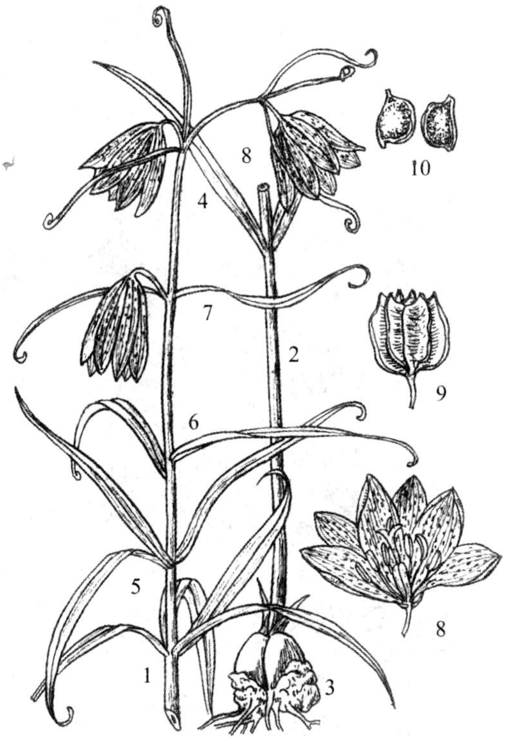

图 7-32① 浙贝母原植物图

1. 花枝上部　2. 茎枝下部　3. 鳞茎　4. 茎下部叶　5. 茎中部叶　6. 茎上部叶　7. 苞片　8. 花　9. 果实　10. 种子

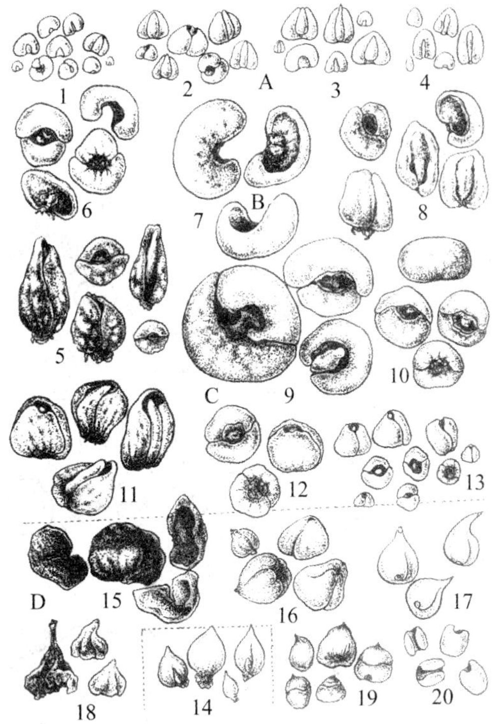

图 7-32② 川贝和浙贝药材图(类似品和伪品)

A.. 川贝母 1. 松贝　2. 青贝　3. 暗紫贝母　4. 甘肃贝母　5. 炉贝

B. 浙贝母(6. 珠贝　7. 大贝)

C. 类似品 8. 东贝　9. 湖北贝母　10. 平贝　11. 伊犁贝母　12. 新疆贝母　13. 太白贝母　14. 一轮贝母

D. 伪品 15. 土贝母　16. 丽江山慈菇(益辟坚)　17. 光慈菇　18. 毛慈菇　19. 唐菖蒲　20. 薏苡仁

【化学成分】 含甾体类生物碱，主为浙贝碱(贝母素甲 verticine peimine)、去氢浙贝碱(贝母素乙，verticine peiminine)、浙贝宁、浙贝丙素(zheberine)，以及微量的贝母新碱(peimisine)，贝母芬碱(peimiphine)，贝母定碱(peimidine)，贝母替定碱；又报道含贝母碱苷(peiminoside)，水解后生成贝母素甲和一分子葡萄糖；此外尚含胆碱、贝母醇(propeimin)及植物甾醇等。

【理化鉴定】

1. 荧光　粉末置紫外光灯(365nm)下观察，显亮淡绿色荧光。

2. 颜色反应　横切片加碘试液 2～3 滴，即显蓝紫色，但边缘一圈仍为类白色。

3. 沉淀反应　粗粉 1g，加 70％乙醇 20mL，加热回流 30 分钟，滤液蒸干，残渣加 1％盐酸溶液 5mL 溶解，滤过，取滤液分置两支试管中，一管中加碘化铋钾试液 3 滴，生成桔红色沉淀；另一管中加硅钨酸试液 1～3 滴，生成白色絮状沉淀。

4. 薄层色谱　取本品粉末 5g，加浓氨试液 2mL 与苯 20mL，放置过夜，滤过，取滤液

8mL，蒸干，残渣加氯仿 1mL，使溶解，作为供试品溶液。另取贝母素甲与贝母素乙对照品，加氯仿制成每 1mL 各含 2mg 的混合溶液，作为对照品溶液。吸取上述两种溶液各 10μL，分别点与同一硅胶 G-CMC 薄层板上，以醋酸乙酯-甲醇-浓氨试液（17∶2∶1）展开，取出，晾干，喷以稀碘化铋钾试液。供试品色谱中，在与对照品色谱相应的位置上，显相同颜色的斑点。

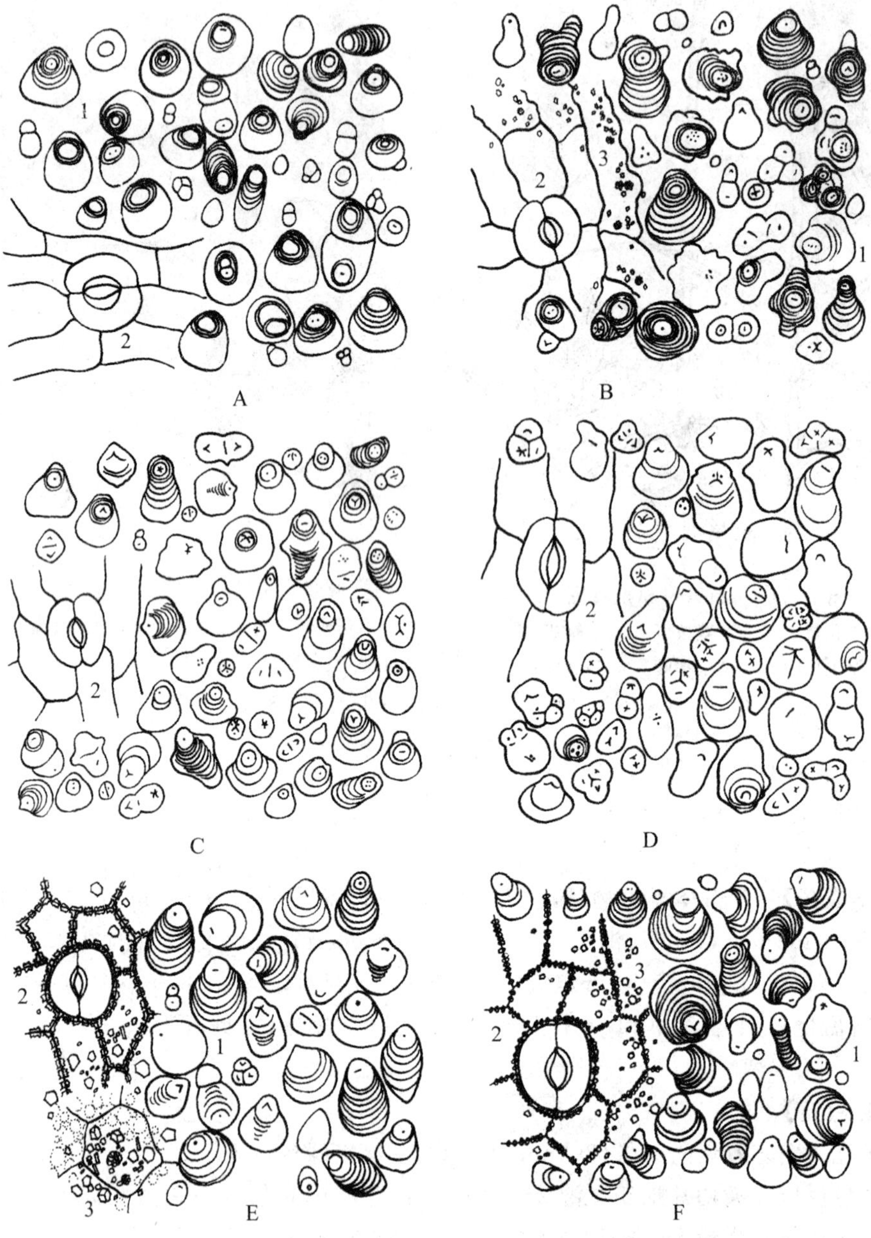

图 7-32③　川贝和浙贝粉末图

A. 川贝母　B. 暗紫贝母　C. 甘肃贝母　D. 梭砂贝母　E. 浙贝母　F. 东贝母

1. 淀粉粒　2. 表皮细胞和气孔　3. 小方晶

【品质评价】 传统认为：以质坚实，粉性足，色白者为佳。2010 年版药典规定：本品水分不得过 18.0%，总灰分不得过 6.0%，醇溶性浸出物（热浸法，用稀乙醇作溶剂）不得少于 8.0%。照高效液相色谱法测定，本品按干燥品计算，含贝母素甲和贝母素乙的总量，不得少于 0.08%。

【药理作用】

1. 生物碱作用　浙贝碱和去氢浙贝碱均有镇咳、镇静、镇痛作用，低浓度对猫和家兔离体支气管平滑肌有明显扩张作用，高浓度则显著收缩，对家兔和大鼠子宫有兴奋作用。浙贝碱溴氢酸盐小鼠静脉注射 LD_{50} 为 9mg/kg。

2. 其他　具有降压、升高血糖、扩瞳及扩张支气管平滑肌的作用。

【性味功效】 性寒，味苦。归肺、心经。属于化痰止咳平喘药中的清化热痰药。清热化痰，开郁散结。用于风热咳嗽，胸闷痰黏，肺痈，乳痈，淋巴结核等。用量 4.5～9g。不宜与乌头类药材同用。

【附注】

1. 东贝母　为东贝母 *Fritillaria thunbergii* Miq. var. *chekiangensis* P. G. Hsiao et K. C. Hsia 的鳞茎。栽培于浙江东阳一带，在浙江作浙贝母用，销广东等地，代川贝母用。类圆形或长圆形，高 1～1.3cm，直径 0.7～1cm，由 1 枚较大的鳞叶和 1～2 枚较小的鳞叶抱合而成，顶端钝圆，基部常留有须根。质坚实，气微，味苦。加工品鼓形，抱合紧密，直径 1～2cm，很少露出上端（图 7-32②）。

2. 湖北贝母　为湖北贝母 F. *hupehensis* P. G. Hsiao et K. C. Hsia 的鳞茎。又称板贝、窑贝。扁圆形或圆锥形，直径 1～3.5cm，高 1～2cm。表面淡黄色，偶见黄棕色斑点，外层 2 枚鳞叶肥厚，常一瓣较小，被紧裹于大瓣之中，少数两瓣大小相等，顶端尖或钝圆，留有裂隙，中央有 2～3 小鳞叶及干缩的残茎。断面白色，颗粒性。气微，味微苦。有时也充川贝母入药（图 7-32②）。

3. 混伪品　大百合 *Cardiocrinum giganteum*（Wall.）Makino 的鳞茎。单瓣鳞叶长椭圆形，肥厚肉质，中心厚，边缘薄，略向内卷曲，外表面棕黄色，皱缩，有不规则纵皱纹，内表面色较浅，有纵直纹理。质坚硬，断面纤维性，粉质。

川贝母　Bulbus Fritillariae Cirrhosae
（英）Szechuan-Fritillary Bulb

本品为常用中药。始载于《神农本草经》，列为中品，原名贝母。陶弘景谓：形如聚贝子，故名。明代之前贝母不分川浙，川贝母之名始见于《滇南本草》苦马菜条附案中。《本草纲目拾遗》将川贝母和浙贝母明确分开，谓川贝母味甘而补，虚寒咳嗽以川贝为宜。我国古代有以葫芦科土贝母混称贝母的情况，应注意鉴别。

【来源】 本品为百合科植物川贝母 *Fritillaria cirrhosa* D. Don、暗紫贝母 *F. unibracteata* Hsiao et K. C. Hsia、甘肃贝母 *F. przewalskii* Maxim. ex Batal. 或梭砂贝母 *F. delavayi* Franch. 的干燥鳞茎。前三者按性状不同药材名分别习称"松贝"和"青贝"，后者习称"炉贝"。

【植物形态】

川贝母　高 25～45cm。鳞茎卵圆形。茎最下部 2 叶对生，其余 3～5 枚轮生或对生，稀互生，狭披针状条形，渐尖，顶端常反卷，最上部具 3 枚轮生的叶状苞片，先端反卷。单花顶生，俯垂，钟状，花被片6，绿黄色至黄色，具紫色方格斑纹，基部上方具内陷的蜜腺窝，在背面明显突出；花丝平滑；柱头3深裂。蒴果棱上有宽1～1.5mm的窄翅。

暗紫贝母 鳞茎球状圆锥形。叶对生或互生，叶状苞片1，先端不反卷。花被片暗紫色，略有黄褐色方格斑纹，蜜腺窝不显著，花丝具乳突，柱头3深裂。蒴果棱上翅宽约1mm。

甘肃贝母 最下面两叶常对生，向上渐互生，先端不卷曲或微卷。花被片黄色，有紫色或黑紫色斑点，蜜腺窝不明显，花丝有乳突，柱头3浅裂。蒴果翅宽约1mm。

梭砂贝母 鳞茎长卵圆形。叶互生，叶片卵形至卵状披针形，先端钝，基部抱茎。单花顶生，宽钟状，略俯垂，花被片6，绿黄色，具深色平行脉纹和紫红色斑点，柱头3浅裂。

【采制】 多在夏秋季采收，栽培者在下种3年后秋季苗枯时采收。挖出鳞茎，去净泥土，曝晒至半干，撞去外表粗皮，再晒干。亦有用矾水或盐水淘洗，用硫磺熏后再晒干者。

【产地】 川贝母主产于四川、西藏、云南，国内市场已少见。暗紫贝母主产于四川阿坝地区，是商品川贝母的主要来源。甘肃贝母产于甘肃、青海和四川。梭砂贝母主产于青海、四川、云南、西藏等地。药材之松贝，主要来源于暗紫贝母，为川贝母中之珍品，过去集散于松潘地区而得名。青贝，来源品种较多，产区以青藏高原的甘孜、德格为中心，故有青贝之名。炉贝，因过去多集散于康定(打箭炉)而得名，因其表面有棕色斑块又称虎皮贝。

【性状】

松贝 类圆锥形或近球形。高0.3～0.8cm，直径0.3～0.9cm。表面类白色。外层鳞叶2瓣，大小悬殊，大瓣紧抱小瓣，未抱部分呈新月形，习称“怀中抱月”。顶部闭合，内有类圆柱形、顶端稍尖的心芽和小鳞叶1～2枚。先端钝圆或稍尖，底部平，微凹入，中心有一灰褐色的鳞茎盘。质硬而脆，断面白色富粉性。气微，味微苦。

青贝 类扁球形，高0.4～1.4cm，直径0.4～1.6cm。外层鳞叶2瓣，大小相近，相对抱合，顶部开裂，内有心芽和小鳞叶2～3枚及细圆柱形的残茎。

炉贝 呈长圆锥形，高0.7～2.5cm，直径0.5～2.5cm。表面类白色或浅棕黄色，有的具棕色斑点。外层鳞叶2瓣，大小相近，顶部开裂而略尖，基部稍尖或较钝(图7-32②)。

【显微特征】

松贝、青贝 粉末白色。①淀粉粒甚多，广卵形，长圆形或不规则形，有的边缘不平整或略作分枝状，直径5～64μm，脐点短缝状、点状、人字状和马蹄状，层纹隐约可见。②表皮细胞类长方形，垂周壁微波状弯曲，偶见不定式气孔，圆形或扁圆形。③ 螺纹导管直径5～26μm。

炉贝 粉末类白色。① 淀粉粒广卵形、贝壳形；肾形或椭圆形，直径约至60μm；脐点人字状、星状或点状，层纹明显。②螺纹及网纹导管直径可达64μm。③气孔长圆形，直径约61μm，副卫细胞4～6个(图7-32③)。

【化学成分】 含多种生物碱。主要有川贝碱(fritimine)、西贝碱(imperialine)、炉贝碱(fritiminine)、白炉贝碱、青贝碱(chinpeimine)、松贝碱(sonpeimine)、梭砂贝母碱甲(delavine)、梭砂贝母碱乙(delavinone)等。

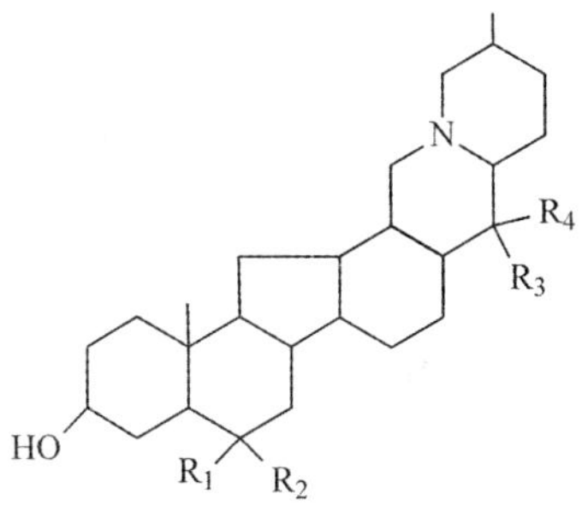

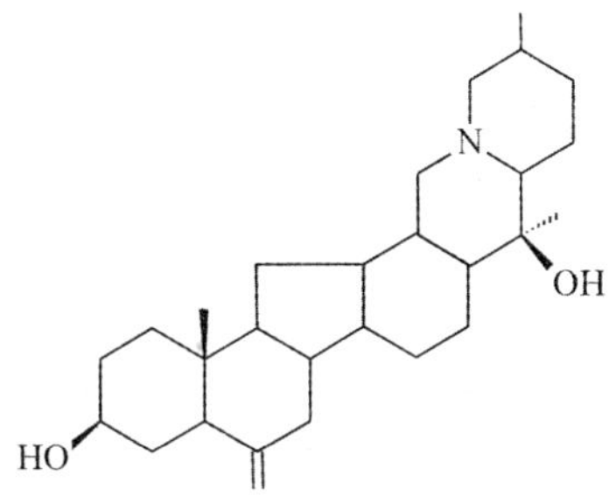

梭砂贝母碱甲　$R_1=R_3=H$　$R_2=OH$　$R_4=CH_3$　　　西贝碱

梭砂贝母碱乙　$R_1=R_2=O$　$R_3=H$　$R_4=CH_3$

【理化鉴定】

1. 荧光法　取本品粉末，置白瓷板上，于紫外灯(365nm)下检视，呈亮蓝紫色荧光。

2. 颜色反应　取药材横切片，加2～3滴0.1N碘溶液即显蓝紫色，而边缘仍为1圈类白色。

3. 沉淀反应　取粗粉2g，加2%醋酸溶液10mL，煮沸3分钟，取滤液2mL，加碘化铋钾试液3滴，产生橙黄色沉淀；再取滤液2mL，加20%硅钨酸溶液，即发生白色絮状沉淀。

4. 薄层色谱　取样品0.1g，加95%乙醇7mL，微沸30分钟，滤液浓缩至干，残渣加95%乙醇4滴，微热使溶解，点于硅胶-羧甲基纤维素薄层板上，用氯仿-甲醇(8∶2)(用12%氨水饱和)展开，用改良碘化铋钾试剂显色，可鉴别不同品种的贝母。

【品质评价】　传统认为：以质坚实、粉性足、色白者为佳。2010年版药典规定：水分不得过15.0%，总灰分不得过5.0%，醇溶性浸出物(热浸法，用稀乙醇为溶剂)不得少于9.0%。

【药理作用】

1. 祛痰、镇咳、平喘作用　川贝母流浸膏、所含生物碱均有不同程度的祛痰、镇咳和平喘作用。

2. 降压作用　小剂量川贝母对麻醉猫静脉注射能使周围血管扩张、血压持续下降，心搏变慢及短暂的呼吸抑制。西贝碱能使周围血管扩张，血压下降，但不致引起心搏变慢与短暂的呼吸抑制。

3. 对平滑肌的作用　川贝碱能抑制兔离体肠肌蠕动及增强豚鼠离体子宫收缩；对十二指肠、小肠、子宫等有类似罂粟碱样的松弛和解痉作用。

【性味功效】　性微寒，味苦、甘。归肺、心经。属化痰止咳平喘药中的清热化痰药。清热润肺，化痰止咳。用于肺热燥咳，干咳少痰，阴虚劳嗽，咯痰带血，瘰疬，痈肿，乳痈等。用量3～9g，多研末冲服。不宜与乌头类药材同用。

【附注】

1. 在部分地区还将下列植物作川贝母入药(图32-2)：

(1)一轮贝母　为一轮贝母 *Fritillaria maximowiczii* Freyn 的鳞茎，产于黑龙江、新疆等地。鳞叶一枚，圆锥形或卵圆形，高0.4～1.2cm，直径0.4～0.8cm。表面浅黄色，顶端渐尖，基部突出多数小鳞茎或基部脱落而呈盘状，一侧有浅纵沟。质坚硬，断面角质状。气微，味淡。

(2)太白贝母　为太白贝母 *Fritillaria taipaiensis* P. Y. Li 的鳞茎。产陕西、甘肃，陕西有栽培，鳞茎呈扁卵圆形或圆锥形，直径0.6～1.2cm，高4～8mm，表面白色，较光滑，外层两枚鳞叶近等大，顶端张开；栽培品略呈圆柱形，直径1.2～2.3cm，长1.3～1.7cm，表面有颗粒状突起；味苦。

(3)米贝母 为米贝母 *Fritillaria davidii* Franch. 的鳞茎，在四川部分地区使用。呈扁卵球形，通常由 6～12 枚卵圆形鳞叶组成，大小相近，周围尚有多数米粒状小鳞叶，集生成莲座状，直径 1.2～1.7cm，高 0.6～0.9cm，黄白色；味微甜。

2. 混伪品有(图 7-32②)：

(1)草贝母 为百合科丽江山慈菇 *Iphigenia indica* Kunth 的鳞茎，又称益辟坚。不规则圆锥形块状，高 0.8～1cm，直径 0.7～1.5cm。表面浅黄色，有的有棕色斑，有纵条纹，一侧有一浅纵沟。顶端渐尖。质坚硬，断面角质样或略呈粉质。气微，味苦。本品含秋水仙碱，有毒。

(2)土贝母 为葫芦科假贝母 *Bolbostemma paniculatum*(Maxim)Franquet 的块茎，又称藤贝。不规则扁球形，直径 1.5～2.5cm，表面黄白色或黄棕色，基部有根痕，质坚硬，断面粉性。经蒸煮多为不规则块状，红棕色，角质，半透明。气微，味苦。

(3)光慈菇 为百合科老鸦瓣 *Tulipa edulis*(Miq.)Raker 的鳞茎。卵状圆锥形，顶端渐尖，基部圆形，中央凹入，高 1～2cm，直径 0.5～1cm，表面粉白色，光滑，一侧有纵沟。质硬而脆，断面富粉性，内有一个圆锥形心芽。气微，味淡。

(4)唐菖蒲 *Gladiolus gandavensis* Van Houtte 的干燥鳞茎。呈类球形，高 0.5～1.4cm，直径 0.6～1.3cm。顶端圆，中央凹入，常附有残存的黄棕色鳞片，近顶端处可见 1 条明显的环纹；基部平或凹入，周围可见点状须根痕，不能分瓣。质坚硬，味微酸而麻舌，有刺喉感。

麦 冬 Radix Ophiopogonis
(英)Dwarf Lilyturf Tuber

本品为常用中药，始载于《神农本草经》，列为上品。李时珍曰："古人惟用野生者。后世所用多是种莳而成。……浙中来者甚良，其叶如韭而多纵纹且坚韧为异"。《植物名实图考》收载的麦冬，与《本草纲目》的相似。自古麦冬的品种即不止一种，本草中所述来自浙中，叶如韭的麦冬，与目前药典规定的麦冬相近。

【来源】 本品为百合科植物麦冬 *Ophiopogon japonicus*(L. f.)Ker-Gawl. 的干燥块根。

【植物形态】 多年生草本。有多数须根，须根中部或先端有膨大的纺锤形块根。叶丛生，线形，长 10～50cm，宽 1.5～4mm。花茎长 6～15cm，较叶片短；总状花序轴长 2～5cm，花 1～2 朵，生于小苞片腋内；花被片 6，披针形，长约 5mm，淡紫色或白色；雄蕊 6，花丝极短；子房半下位。浆果球形，直径 7～8mm，成熟后紫蓝色至蓝黑色。种子球形。花期 5～8 月，果期 7～9 月(图 7-33①)。

【采制】 夏季采挖，洗净，反复曝晒、堆置，至七八成干，除去须根，晒干或微火烘干。

【产地】 主产于浙江、四川；广西、贵州、云南、安徽、湖北、福建等地亦产。多为栽培，浙江产者称杭麦冬，四川产者称川麦冬。

【性状】 块根呈纺锤形，扁圆不一，两端略尖，长 1.5～5cm，直径 0.3～0.6cm。表面黄白色，具细纵纹，一端常有细小中柱外露。质柔韧，断面类白色，吸湿后糯性，半透明，皮部宽阔，中心有细小中柱。气微香，味甘、微苦，嚼之有黏性。

川麦冬 较短粗。表面乳白色，有光泽。质较坚硬；香气较小；味较淡，少黏性(图 7-33②)。

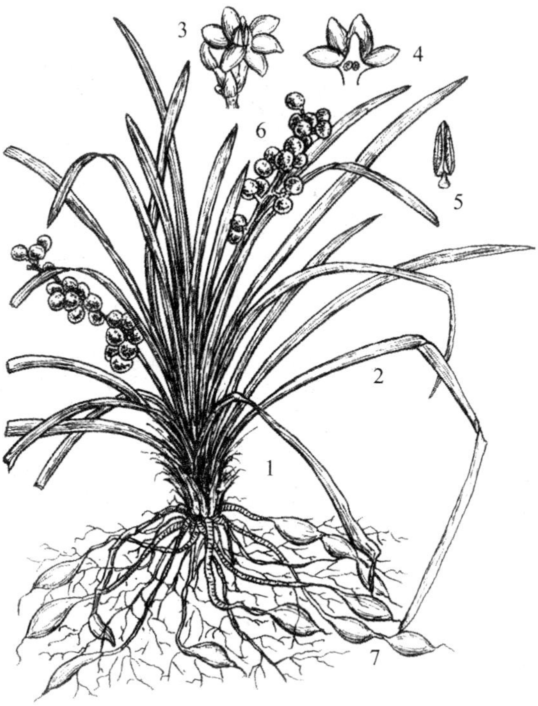

图 7-33① 麦冬原植物图

1. 植株 2. 叶 3. 花序和苞片

4. 花纵剖面(示花被和子房) 5. 雄蕊 6. 果实 7. 根

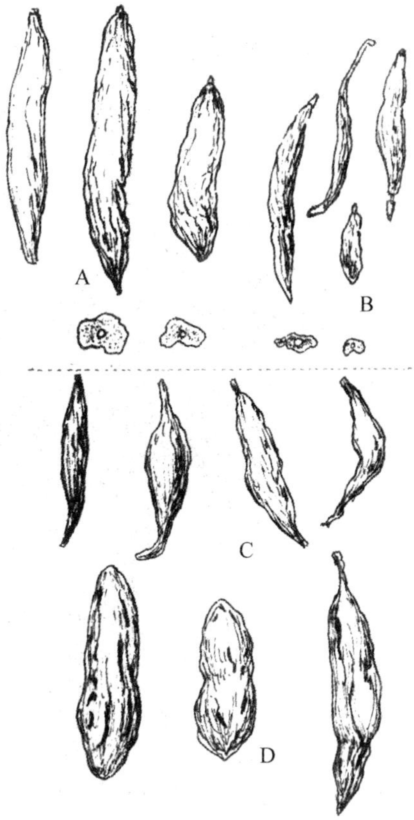

图 7-33② 麦冬药材图(附伪品)

A. 杭麦冬 B. 川麦冬

C. 山麦冬(伪品) D. 大麦冬(伪品)

【显微特征】

块根横切面 表皮为1列长方形细胞;根被为3～5列细胞,壁木化。皮层宽广,其间夹有类长圆形分泌细胞,较小黏液细胞中含草酸钙针晶束;内皮层外侧有1～2列石细胞,内壁及侧壁增厚,纹孔细密;内皮层细胞较小,壁木化增厚,通道细胞壁薄,非木化。中柱约占根的1/5～1/8;中柱鞘为1～2列薄壁细胞;韧皮部束15～24个,与木质部束相间排列,各束木质部内侧由木化组织连接成环层。髓薄壁细胞类圆形,非木化(图7-33③)。

粉末 淡黄棕色。①草酸钙针晶成束或散在,长24～50μm。②石细胞类方形或长方形,常成群存在,直径30～64μm,长约180μm,壁厚至16μm,有的一边甚薄,纹孔甚密,孔沟较粗。③木纤维细长,末端倾斜,壁稍厚,微木化。④导管及管胞多为单纹孔或网纹,少数为具缘纹孔导管。⑤内皮层细胞长方形或长条形,壁增厚,木化,孔沟明显(图7-33④)。

【化学成分】

1. 含多种甾体皂苷 麦冬皂苷A、B、C、D(ophiopogonin A、B、C、D),其中皂苷A含量最高,约0.05%,皂苷B次之,约0.01%;苷元均为假叶树皂苷元(ruscogenin);另含麦冬皂苷B′、C′、D′(ophiopogoninB′、C′、D′),苷元均为薯蓣皂苷元(diosgenin)。

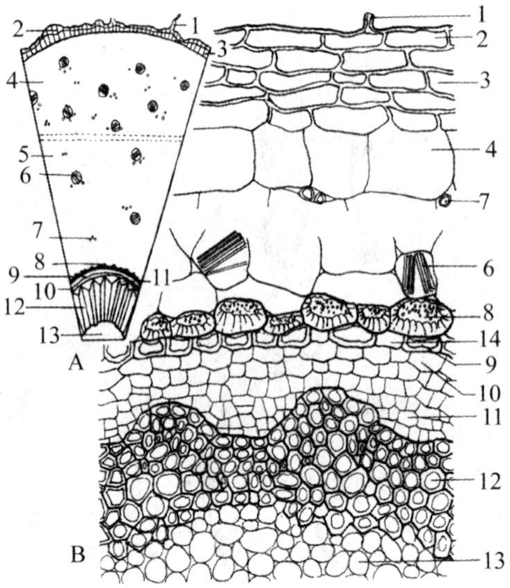

图 7-33③ 麦冬横切面组织图

A. 简图 B. 详图 1. 根毛 2. 表皮 3. 根被层 4. 外皮层 5. 皮层 6. 针晶束 7. 黏液细胞 8. 石细胞 9. 厚壁细胞 10. 中柱鞘 11. 韧皮部 12. 木质部 13. 髓 14. 通道细胞

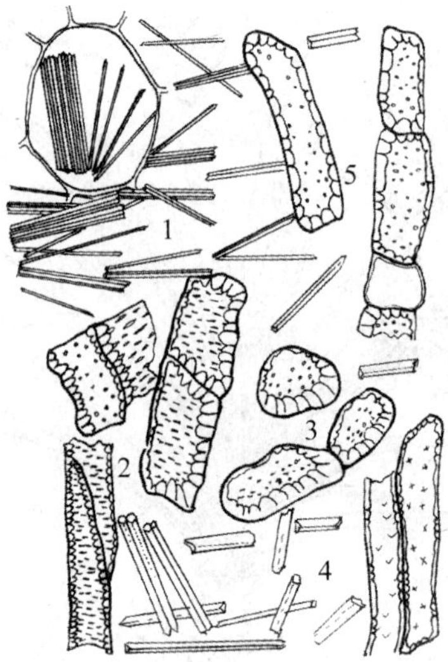

图 7-33④ 麦冬粉末图

1. 针晶束 2. 导管 3. 石细胞 4. 木纤维 5. 内皮层细胞

2. 含多种黄酮类化合物 如麦冬黄酮(ophiopogonone)A、B,甲基麦冬黄酮 A、B(methylophiopogonone A、B),二氢麦冬黄酮 A、B(ophiopogonanone A、B),甲基二氢麦冬黄酮 A、B(methylophiopogonanone A、B)等。

3. 含 β-谷甾醇及其葡萄糖苷,豆甾醇、麦冬多糖、蔗糖、果糖、葡萄糖等。

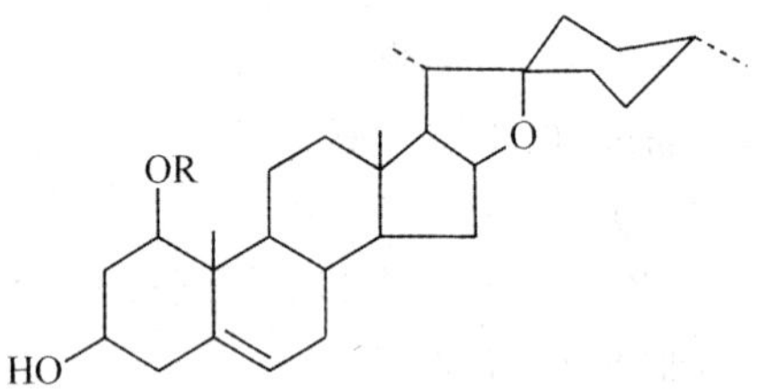

	R
假叶树皂苷元	H
麦冬皂苷 B	L-rha $\xrightarrow{1\ 2}$ D-fuc
麦冬皂苷 D	L-rha $\xrightarrow{1\ 2}$ D-fuc (3←1 D-xy)

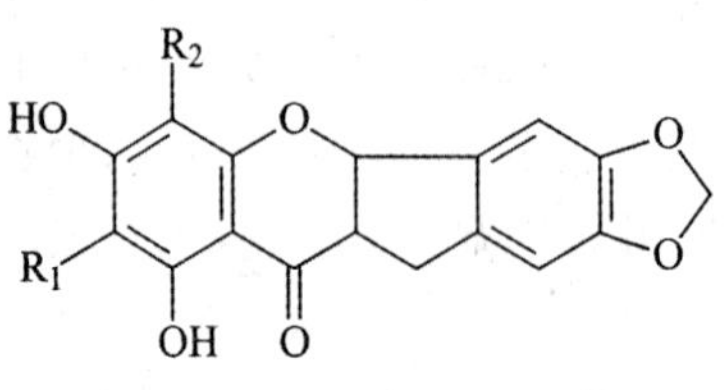

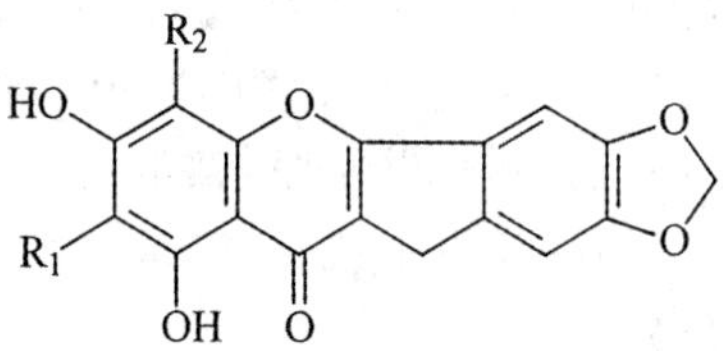

	R_1	R_2
二氢麦冬黄酮 A	CH_3	H
甲基二氢麦冬黄酮 A	CH_3	CH_3

	R_1	R_2
麦冬黄酮 A	CH_3	H
甲基麦冬黄酮 A	CH_3	CH_3

【理化鉴定】 薄层色谱 取本品，经60℃干燥8小时，研细，称取粉末2g，加氯仿-甲醇(7：3)20mL，浸渍3小时后，超声处理30分钟，放冷，滤过，滤液蒸干，残渣加氯仿0.5mL溶解，作为供试品溶液。另取麦冬对照药材2g，同法制成对照药材溶液。吸取上述两种溶液各10μL，分别点于同一硅胶GF_{254}薄层板上，以苯-甲醇-冰醋酸(100：3：4)为展开剂，展开，取出，晾干，置紫外光灯(254nm)下检视。供试品色谱中，在与对照药材色谱相应的位置上，显相同颜色的斑点。

【品质评价】 2010年版药典规定：水分不得过18.0%，水浸出物不得少于60.0%，麦冬总皂苷以鲁斯可皂苷元计，不得少于0.12%。

【药理作用】

1. 增加冠状动脉流量及心肌收缩力 麦冬注射液低剂量使离体豚鼠心脏冠状动脉流量增加，心肌收缩力增加；在兔静脉注射2.5g/kg，心收缩力增加，大于20g/kg时产生心律失常，心得安不能阻断低剂量对心脏的作用，另能显著对抗垂体后叶素引起的大鼠T波变化并能降低心律失常发生率。

2. 保护心肌 麦冬注射液能提高小鼠低压缺氧条件下的耐缺氧的能力。0.5g/kg腹腔注射能明显减少小鼠长时间游泳后心肌细胞缺氧性损害；能使显著受损的心肌细胞较快得以恢复，促进其愈合，相应地减少心肌细胞的坏死。麦冬注射液加小剂量硫酸镁可预防心肌梗死后心律失常的发生，降低心肌耗氧量，增加心肌能量供给，限制心肌梗死范围。

3. 抑菌作用 麦冬粉平皿法对白色葡萄球菌、枯草杆菌、大肠杆菌、伤寒杆菌等均有较强的抑制作用。

4. 降血糖作用 口服麦冬多糖100mg/kg对正常小鼠有明显降血糖作用，剂量200mg/kg能明显降低四氧嘧啶糖尿病小鼠血糖水平。

【性味功效】 性微寒、味甘、微苦。归心、肺、胃经。属于补阴药。能养阴生津，润肺清火。用于肺燥干咳、津伤口渴、心烦失眠、内热消渴。用量6～12g。

【附注】

(一)下列几种麦冬的干燥块根在不同地区也作麦冬药用(图7-33②)

1. 阔叶山麦冬 *Liriope platyphylla* Wang et Tang，分布于华东、华中、华南及华西。南方常有栽培。块根长圆形，二端钝圆，有中柱露出。长2～3～5cm，直径0.5～1.5cm。表面土黄色或暗黄色，有多数宽大纵槽及皱纹。气微，味甜。含针晶，长23～58μm，中柱小，约占直径的1/8。木质部束13～20个，木质部由木化组织连成环状，髓部有时中空。薄片在紫外灯下显蓝色荧光。含有苷元为鲁斯可皂苷元和薯蓣皂苷元的多种阔叶山麦冬皂苷(阔叶山麦冬皂苷A、B、C、D、E、F、G、H)及多糖等。

2. 湖北麦冬 *Liriope spicata*(Thunb.)Luor. var. *prolifera* Y. T. ma，湖北襄阳栽培。根呈纺锤形，长1.2～4cm，直径4～7mm。表面黄白色，半透明，有细纵纹。质硬脆，易吸湿变软，断面黄色，角质样，中柱细，不明显。气微，味甜，有黏性。中柱木质部束8～14个。含苷元分别为鲁斯可皂苷元和薯蓣皂苷元的多种山麦冬皂苷，钠、钾、钙、镁、铁、铜、钴、铬、钛、锰、铅、镍、锶、钒和锌等微量元素，β-谷甾醇，多糖等。

3. 短葶山麦冬 *Liriope muscari*(Decne.)Bailey，产于华东，福建泉州有栽培。块根呈长梭形或长距圆形，长1.5～4.5cm。中柱木质部束8～17个。含有6种甾体皂苷及多糖。

4. 山麦冬 *Liriope spicata*(Thunb.)Lour.，产于华北及秦岭以南各地，有栽培。块根纺锤形，长1.5～3.5cm，直径0.3～0.5cm。针晶长29～46μm，内皮层外侧石细胞少数，散在。

韧皮部束与木质部束各约 19 个，间隔排列，各木质部束间为非木化的薄壁组织。含甾体皂苷及多糖等。

（二）混伪品

1. 禾本科淡竹叶 *Lophatherum gracile* Brongn. 的块根，有的地区称为“竹叶麦冬”。纺锤形，长 1～3cm，直径 2～5mm，表面黄白色，有不规则皱缩。质坚硬，断面淡黄白色，中央无细木心。气微，味微甜。横切面：皮层细胞含众多淀粉粒，不含草酸钙针晶。内皮层外侧有一列石细胞，三面增厚。韧皮部位于木质部角隅处，约有 18 个维管束，中央全为木化组织。

2. 百合科萱草 *Hemerocalis fulva* L. 的块根。圆柱形，两端略尖，长 2～4cm，直径约 8mm，表面浅灰黄色，有纵皱纹，质柔，断面疏松，边缘灰白色，中间色深，气微，味微苦而涩。横切面根被细胞 2～3 列，皮层可见草酸钙针晶，维管束为 24 个，中央为薄壁组织。

莪　术 Rhizoma Curcumae

（英）Zedoary

本品为常用中药，始载于《雷公炮炙论》。古名蓬莪茂。关于原植物自古以来各家说法就不一致。《本草图经》称：蓬莪茂生西戎及广南诸州，今江浙或有之。三月生苗在田野中。其茎如钱大，高二、三尺。叶青白色，长一二尺，大五寸已来，颇似襄荷。五月有花，作穗，黄色，头微紫。根如生姜而茂在根下，似鸡鸭卵，大小不常。莪术、郁金和姜黄在植物来源方面有交叉和重复，2000 年版药典规定莪术为姜科植物蓬莪术、温郁金和广西莪术的干燥根茎。

【来源】 为姜科植物蓬莪术 *Curcuma phaeocaulis* Valeton、广西莪术 *C. kwangsiensis* S. G. Lee et C. F. Liang、温郁金 *C. wenyujin* Y. H. Chen et C. Ling 的干燥根茎，温郁金的根茎习称温莪术。

【植物形态】

广西莪术 多年生草本。主根茎卵圆形，肉质，侧根茎指状。叶片长椭圆形，长 15～35cm，宽 5～7cm，两面密被粗柔毛，有的沿中脉两侧有紫色晕。穗状花序圆柱形，长 8～13cm，直径约 4cm，上部苞片长椭圆形，先端粉红色至淡紫色，中下部苞片卵圆形，淡绿色，腋内有花 2 至数朵；萼筒白色，先端具 3 齿；花冠近漏斗状，花瓣 3，粉红色；侧生退化雄蕊的形状与花瓣相似，淡黄色，唇瓣近圆形，淡黄色；子房下位。花期 4～9 月。

温郁金 叶片约比广西莪术大 1 倍，无毛。叶中脉两侧无紫晕。穗状花序先叶抽出，上部苞片红色较深；花冠白色，子房密被长柔毛。花期 4～6 月。

蓬莪术 叶片长圆状椭圆形，长 20～50cm，宽 8～20cm，上面沿中脉两侧有 1～2cm 宽的紫色晕，两面无毛；穗状花序上部苞片粉红色至紫红色；花期 4～6 月（图 7-34①）。

【产地】 广西莪术主产于广西。温莪术主产于浙江。蓬莪术主产于四川。

【采制】 冬季茎叶枯萎后采挖根茎，除去地上部分、须根、鳞叶等，洗净，煮透晒干。

【性状】

广西莪术 表面黄棕色或土黄色，光滑，环节明显或不明显，两侧各有 1 列下陷的芽痕和侧生根茎痕，侧生根茎痕较大，位于下部。断面黄棕色或淡棕色，常附有淡黄色粉末，皮层与中柱易分离，内皮层环纹黄白色。气香，味微苦辛。

温莪术 表面灰棕色或灰黄色，粗糙，有明显的环节，节上有鳞片样叶柄残基，并有圆点状下陷的须根痕或少数松瘪的须根，上端可见茎痕，有的可见刀削痕。质坚实而重，断面黄棕色至棕褐色，角质状，内皮层环明显，并有点状或条状维管束散在，于扩大镜下可见多数橙色油点(油细胞)。气香或微香，味辛、苦(图 7-34②)。

蓬莪术　根茎长圆形、卵圆形或圆锥形，顶端钝尖，基部钝圆，长 2～8cm，直径 1.5～4cm。表面灰棕色或灰黄色，上部环节明显，下部有下陷的侧生根茎痕，有时附有小须根，有的有刀削痕。体重质坚，断面灰褐色或蓝褐色，皮层与中柱易分离，内皮层环纹棕褐色。气微香，味微苦、辛。

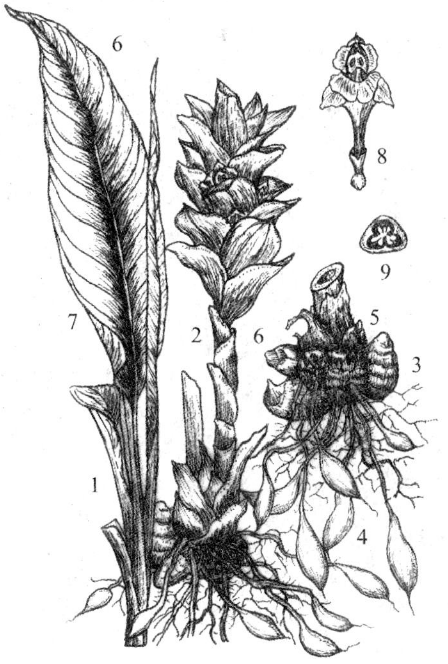

图 7-34①　莪术原植物图

1. 植株上部　2. 着花植株　3. 根茎(莪术)　4. 块根(郁金)　5. 芽　6. 侧根茎　7. 叶　8. 花　9. 子房横切面

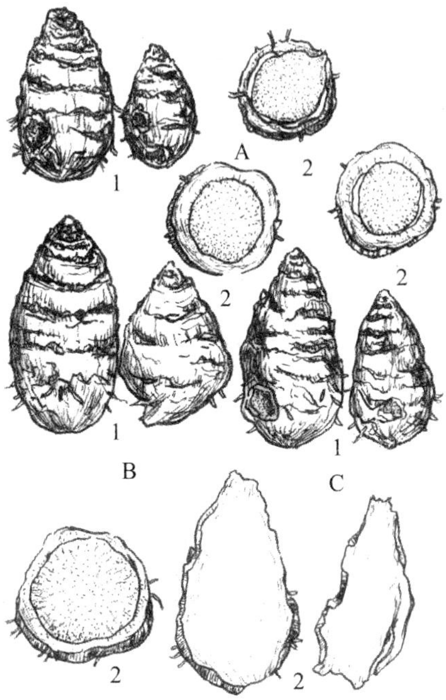

图 7-34②　莪术药材图

A. 蓬莪术　B. 温莪术　C. 桂莪术

1. 药材个子　2. 药材饮片

【显微特征】

蓬莪术根茎横切面　木栓层细胞 8～11 列，有时附有表皮及单细胞或 1～3 个细胞组成的非腺毛。皮层约占半径的 1/4，薄壁细胞中含糊化的淀粉团块。分泌细胞类圆形或椭圆形，内含黄色油状分泌物。内皮层明显，中柱外侧有密集的维管束，排列成环状，偶与纤维伴同。亦有分泌细胞。维管束有限外韧型，散在于皮层及中柱薄壁组织中。

广西莪术根茎横切面　木栓层 5～10 列，有时已除去。皮层散布叶迹维管束；内皮层明显。中柱较宽，外韧型维管束散在，沿中柱鞘部位的维管束常伴有木化纤维。油细胞散在。薄壁细胞充满糊化淀粉粒。

温莪术　木栓层外常有皮层薄壁细胞和表皮存在(图 7-34③)。

粉末　①非腺毛多已成碎片，完整者极少。②淀粉粒大多糊化成团块，未糊化淀粉粒多为单粒，卵圆形、短杆状，长 23～41μm，宽 19～24μm，有明显层纹，脐点偏心性，位于较狭的一端。③导管多为螺纹、梯纹，少数导管伴有杆状纤维群，纤维壁孔明显，导管及纤维均木化(图 7-34④)。

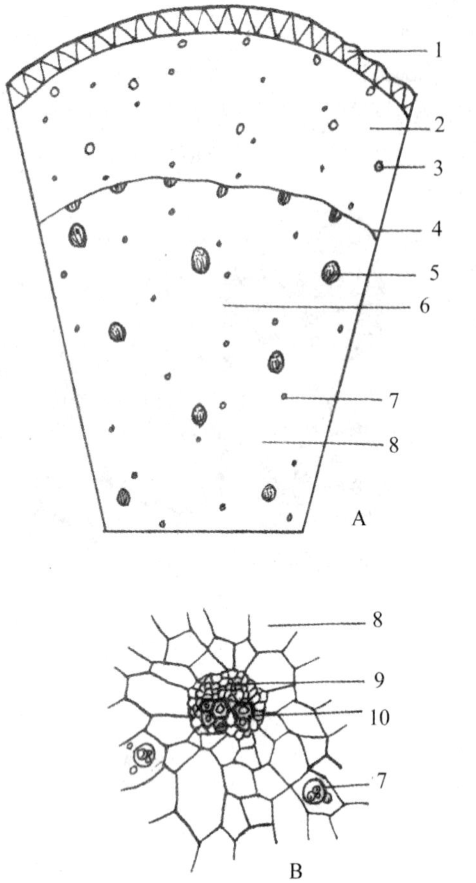

图 7-34③ 莪术横切面组织图

A. 简图 B. 部分详图 1. 木栓层 2. 皮层 3. 叶迹维管束 4. 内皮层 5. 中柱维管束 6. 中柱 7. 油细胞 8. 薄壁细胞 9. 韧皮部 10. 木质部导管

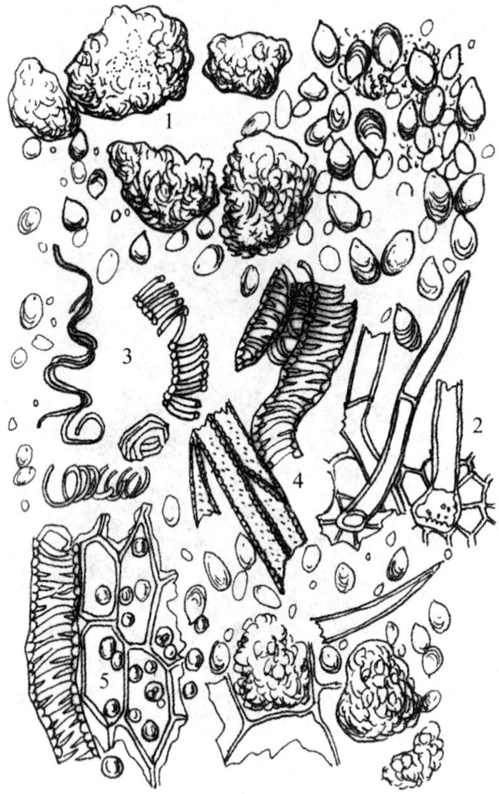

图 7-34④ 莪术粉末图

1. 糊化淀粉粒 2. 鳞叶表皮细胞 3. 导管 4. 木纤维 5. 油细胞

【化学成分】

广西莪术 含挥发油 1%～1.2%，油中含 20 余种成分，主要有樟脑 17.7%，桉油精约 7.5%，并有姜烯、莪术醇(curcumol)、芳姜黄烯(artumurene)、芳姜酮(arzingberone)、莪术双酮(curdione)、龙脑、樟烯、a-蒎烯等；又含吉马酮(germacrone)、异莪术烯醇及桂莪术内酯等。

温莪术 含挥发油 1.4%～2.0%，油中含 20 余种主要成分，主要为莪术醇、莪术双酮、吉马酮、吉马烯(germacrene)、樟脑、龙脑、异龙脑、樟烯、a-和 β-蒎烯以及四甲基吡嗪等。并含 a-、β-、γ-榄烯(elemene)，其中 β-榄烯为抗癌主要活性成分。

蓬莪术 含挥发油 1.5%～2%，油中含 20 余种成分，以莪术酮(curzerenone)含量最高，其次为莪术醇、莪术烯醇(curcumenol)、原莪术烯醇、莪术二醇(curcumadiol)、β-蒎烯、姜烯、樟脑、芳姜酮、芳姜黄烯等。

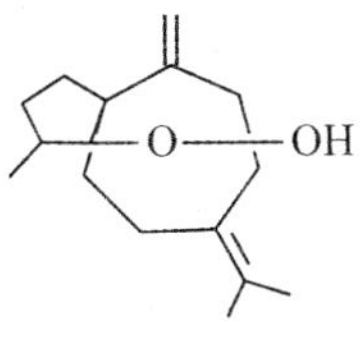

莪术烯醇

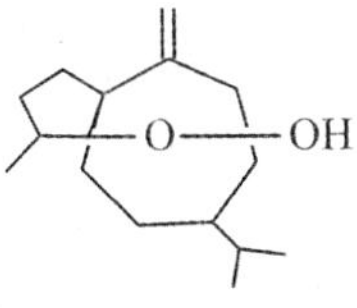

莪术醇

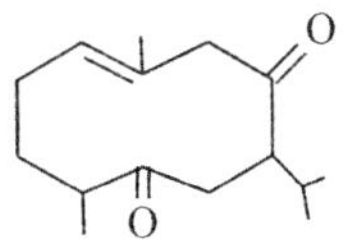

莪术双酮

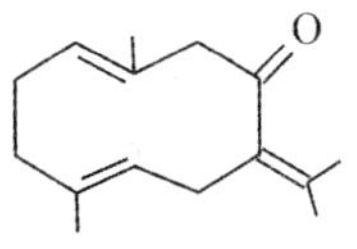

吉马酮

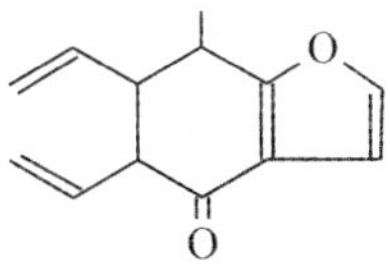

莪术酮

【理化鉴定】

1. 荧光反应　取本品横切片在紫外光灯(365nm)下观察,断面显淡紫色荧光,外皮显深棕色荧光。

2. 光谱鉴别　取本品粉末 30mg,加氯仿 10mL,冷浸 24h,滤液用氯仿稀释至一定浓度,用分光光度计测定,在 242nm 波长处有最大吸收。

3. 薄层色谱　取粉末 1g,加甲醇 3mL,振摇后放置 1 小时,取上清液作供试品溶液;另取莪术醇制成对照品溶液。分别吸取 10～15μL 供试品溶液与对照品溶液点样于硅胶 G 板上,以苯-氯仿-乙醇(49∶49∶2)展开,取出,晾干,喷以 10%磷钼酸乙醇溶液,供试品色谱与对照品色谱在相应的位置显灰蓝色斑点。

【品质评价】　传统认为:以质坚实、气香者为佳。2010 年版药典规定:以分光光度法测定,在 242nm 波长处本品有最大吸收,吸收度不得低于 0.45。含挥发油不得少于 1.5%(mL/g),总灰分不得过 7.0%,酸不溶性灰分不得过 2.0%,醇溶性浸出物(热浸法,用稀乙醇为溶剂),不得少于 7.0%。

【药理作用】

1. 抗肿瘤作用　温莪术注射液对小鼠肉瘤-180 有抑制作用;温莪术挥发油对小鼠艾氏腹水癌(EAC)、小鼠肉瘤-180、小鼠网织细胞肉瘤(ARS)三种腹水型瘤及小鼠肉瘤-37 均有明显效果,其主成分为莪术醇与莪术双酮。

2. 抗炎作用　莪术油小鼠灌胃对小鼠醋酸腹膜炎有抑制作用。莪术油腹腔注射,对烫伤小鼠局部水肿有明显治疗作用,对巴豆油引起小鼠耳部炎症有抑制作用,对大鼠棉球肉芽肿增生有抑制作用,对小鼠皮下琼脂肉芽肿有抑制作用。

3. 抗早孕作用　莪术醇浸膏对大鼠、小鼠有极显著的抗早孕作用,对狗也有抗着床作用。

4. 抑制血栓形成　莪术水提液 9.0g/kg 给大鼠灌胃给药,可显著抑制血小板聚集;降低全血黏度。莪术水提醇沉液 1.13mL/kg,对体内血栓形成有显著抑制。

5. 抑菌作用　温莪术挥发油试管内能抑制金黄色葡萄球菌、β-溶血性链球菌、大肠杆菌、伤寒杆菌、霍乱弧菌等的生长。

【性味功效】　性温,味辛、苦。归肝、脾经。属于活血祛瘀药。行气破血、消积止痛。用于症瘕痞块、淤血、经闭、食积腹痛。用量 6～9g。临床用 1%莪术注射液或 1%莪术油局部瘤体注射,治疗早期宫颈癌。

【开发应用】　目前对莪术的研究重点在于制剂和临床应用方面,在制剂方面有软膏、栓剂、乳剂等,在治疗方面,如用莪术挥发油制成的软膏或乳剂治疗宫颈糜烂、用莪术总油、莪术醇制剂治疗真菌性阴道炎、宫颈癌等方面均取得较好的疗效。

【附注】 姜黄属植物药用在某些地区应用比较混乱，产于四川、云南和广东的姜黄 *Curcuma longa* 的根茎做姜黄用，其块根在四川做黄丝郁金用；产于浙江的温郁金 *C. wenyujin* 的主根茎做莪术，根茎做姜黄，块根做温郁金用；产于四川的川郁金 *C. sp.* 的根茎做文术，有些地方做姜黄，其块根做白丝郁金用；产于四川的莪术 *C. aeruginosa* 的主根茎做文术，其块根做绿丝郁金用；产于广西的桂莪术 *C. kwangsinensis* 的主根茎做莪术，其块根做莪苓用。

天 麻 Rhizoma Gastrodiae
（英）Gastrodia Tuber

本品为常用中药。原名"赤箭"，始载于《神农本草经》，列为上品，宋代《开宝本草》始收载天麻之名。李时珍在《本草纲目》中将二者合并，称："天麻即赤箭之根"。因其茎似箭杆，赤色，先端有花，远看如箭有羽，故名。现在人工栽培已获成功，并成为主要的药源。在应用过程中，曾有多种植物的根或根茎经加工后伪充天麻的现象，应特别注意鉴别。

【来源】 本品为兰科植物天麻 *Gastrodia elata* Blume 的干燥块茎。

【植物形态】 与白蘑科密环菌 *Armillariella mellea*（Vahl ex Fr.）Karst. 共生的多年生共生植物。块茎椭圆形，有环节。茎单一，黄褐色，叶鳞片状，膜质，下部鞘状抱茎。总状花序顶生，花淡绿黄色或橙红色。蒴果长圆形或倒卵形。种子多而极细小，粉末状。花期 6～7 月，果期 7～8 月（图 7-35①）。

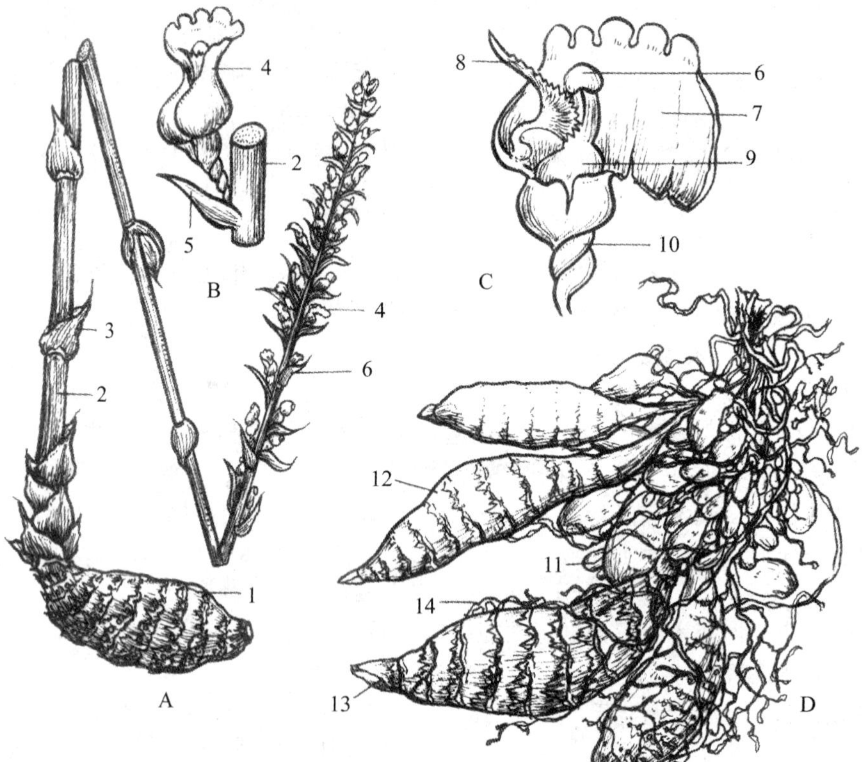

图 7-35① 天麻原植物图

A. 植株 B. 花放大 C. 花展开 D. 栽培天麻鲜块茎

1. 块茎 2. 茎 3. 鳞叶 4. 花 5. 苞片 6. 合蕊柱 7. 花被
8. 唇瓣 9. 子房 10. 子房柄 11. 米麻 12. 块茎 13. 越冬芽 14. 菌索

【采制】 冬至以后采挖者称“冬麻”，质坚实，较佳；立夏以前采挖者称“春麻”，质较松泡。采挖后立即洗净，蒸透，敞开低温干燥。

【产地】 主产于贵州、四川、云南、湖北、陕西等地。现有大面积栽培。以四川、贵州、云南产量大、品质好。

【性状】 本品呈椭圆形或长条形，略扁，皱缩而稍弯曲。表面黄白色至淡黄棕色，有纵皱纹及由潜伏芽排列而成的横环纹多轮，有时可见棕褐色菌索。顶端有红棕色至深棕色鹦嘴状的芽或残留茎基；另端有圆脐形瘢痕。质坚硬，不易折断，断面较平坦，黄白色至淡棕色，角质样。气微，味甘(图 7-35②)。

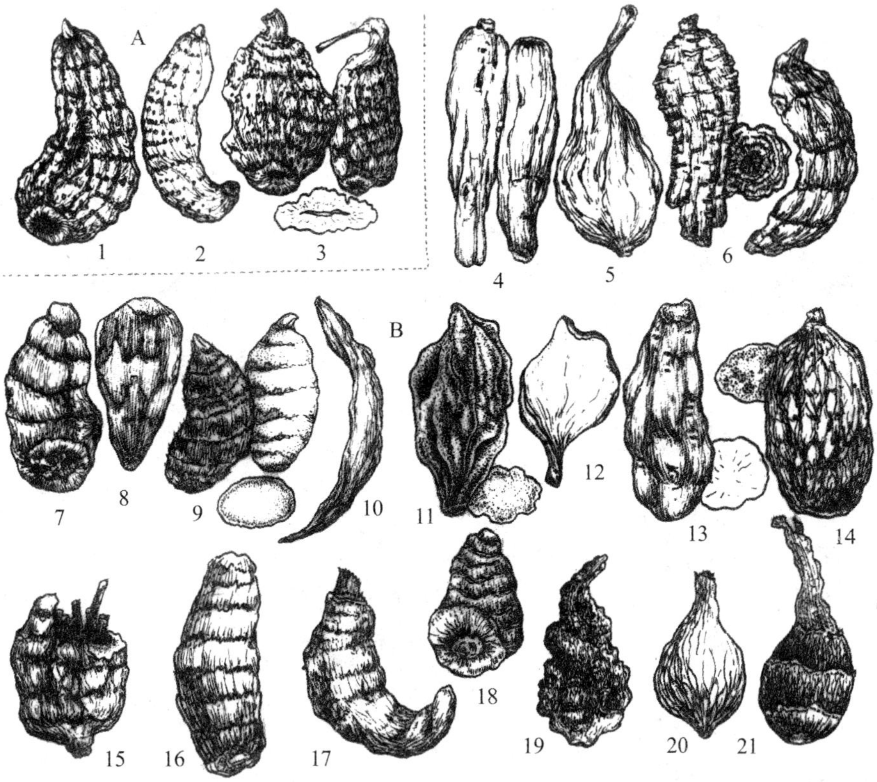

图 7-35②　天麻药材图(附伪品)

A. 天麻　B. 伪品(4～21)　1. 药材个子(冬麻)　2. 明天麻　3. 春麻和药材饮片　4. 紫茉莉　5. 大丽菊　6. 商陆　7. 羽裂蟹甲草　8. 芭蕉芋　9. 芋　10. 天门冬　11. 马铃薯　12. 甘薯　13. 天花粉　14. 天麻模制品　15. 天麻内含铁条　16. 洋姜　17. 九大股牛　18. 黄精　19. 赤胞　20. 豆薯　21. 慈姑

【显微特征】

横切面　表皮有残留，下皮由 2～3 列切向延长的栓化细胞组成。皮层为 10 数列多角形细胞，较老块茎皮层与下皮相接处有 2～3 列椭圆形厚壁细胞，木化，纹孔明显。中柱大，散列小型周韧维管束。薄壁细胞含草酸钙针晶束，并含多糖团块(图 7-35③)。

粉末　黄白色至黄棕色。①厚壁细胞椭圆形或类多角形，壁厚 3～8μm，木化，纹孔明显。②草酸钙针晶成束或散在，长 25～93μm。③螺纹、网纹及环纹导管直径 8～30μm。④用醋酸甘油装片含糊化多糖类物的薄壁细胞无色，有的细胞可见长卵形或卵圆形颗粒，遇碘液显棕色或淡紫色（图 7-35④）。

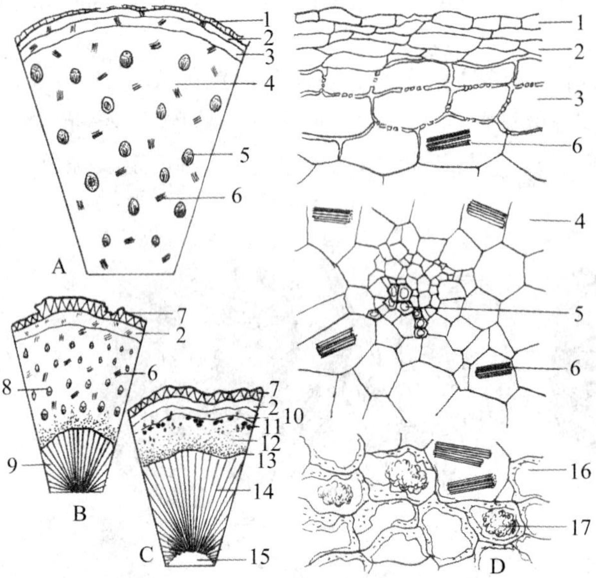

图 7-35③　天麻横切面组织图（附伪品）

A. 天麻　B. 紫茉莉　C. 大丽菊　D. 天麻详图　1. 表皮　2. 下皮　3. 皮层　4. 中柱　5. 维管束　6. 针晶束　7. 木栓层　8. 三生维管束　9. 中央维管束　10. 内皮层　11. 石细胞　12. 韧皮部　13. 形成层　14. 木质部　15. 髓　16. 具纹孔薄壁细胞　17. 糊化多糖颗粒

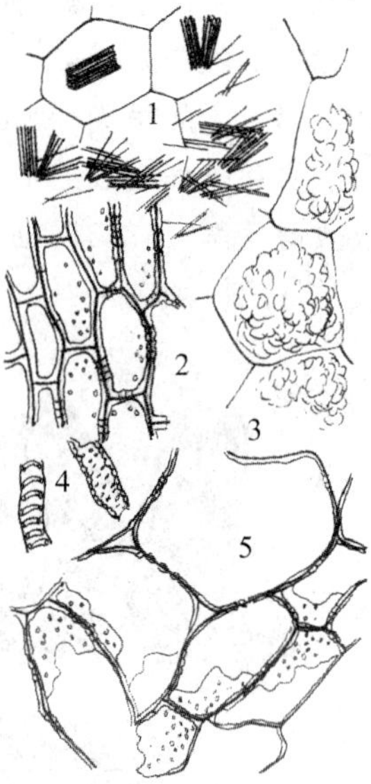

图 7-35④　天麻粉末图

1. 针晶束　2. 木薄壁细胞　3. 糊化多糖团块　4. 导管　5. 具纹孔薄壁细胞

【化学成分】　含天麻苷（天麻素，对羟基苯甲醇-β-D 葡萄糖苷，gastrodin）、天麻苷元、天麻醚苷、香草醇、β一谷甾醇、对羟基苯甲醛、柠檬酸、棕榈酸等。

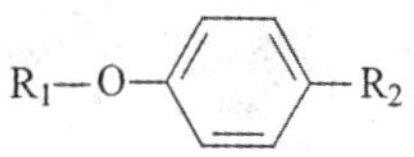

	R_1	R_2
天麻苷	B-D-glc	CH_2OH
对羟基苯甲醛	H	CHO
对羟基苯甲醇	H	CH_2OH

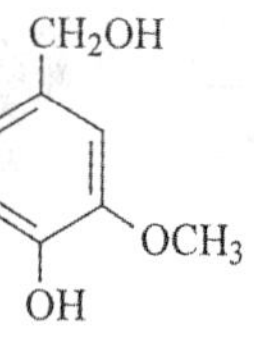

香草醇

【理化鉴定】

1. 颜色反应　取本品粉末 1g，加水 10mL，浸渍 4 小时，随时振摇，滤过。滤液加碘试液 2～4 滴，显紫红色至酒红色。

2. 薄层色谱　样品为本品醇提取液。吸附剂：硅胶 G 薄层板。展开剂：醋酸乙酯-甲醇-水（9∶1∶0.2）。显色剂：10%磷钼酸乙醇溶液，105℃烘至斑点清晰。与对照药材及天麻素对照品在相应位置上显相同颜色的斑点。

3. 紫外分光测定　取本品粉末 0.2g，加乙醇 10mL，加热回流 1 小时，滤过。取滤液

1mL，置10mL量瓶中，加乙醇稀释至刻度，摇匀，以分光光度法测定，在270nm附近有最大吸收或出现一肩峰；另取滤液1mL，置25mL量瓶中，加乙醇稀释至刻度，摇匀，在219～224nm波长范围内有最大吸收。

【品质评价】

传统认为：以个大、质坚实、色黄白、断面半透明、无空心者为佳。2010年版药典规定：水分不得过15.0%，总灰分不得过4.5%，乙醇浸出物不得少于10.0%，用高效液相色谱法测定，天麻素不得少于0.20%。

【药理作用】

1. 中枢抑制作用

(1)天麻素能对抗咖啡因的兴奋作用，与中枢抑制药有明显的协同作用，对抗戊四氮引起的惊厥，可使实验动物的血压下降，对体外培养神经细胞的缺血再灌注损伤有保护作用，可拮抗兴奋性氨基酸神经毒性。香荚兰醇能延长环己烯巴比妥的睡眠时间，有效的防止癫痫发作，并有促进胆汁分泌作用，小鼠腹腔注射 LD_{50} 为891.3±31.7mg/kg。香荚兰醛能提高电击痉挛的阈值，有效的防止癫痫的发作，对抗戊四氮引起的惊厥，小鼠腹腔注射 LD_{50} 为946mg/kg。

(2)镇静、镇痛作用　天麻注射液和天麻苷均有镇静、安眠作用，与水合氯醛、硫喷妥钠有协同作用。天麻及天麻苷元有镇痛作用。

2. 扩冠、降血压作用　天麻对冠状动脉、外周血管有扩张作用，天麻注射液可使血压下降，心率减慢，心输出量增加，心肌耗氧量下降等。

3. 免疫增强作用　天麻注射液对小鼠非特异性免疫和特异性免疫中的细胞免疫及体液免疫均有增强作用。天麻尚有抗炎、抗凝血及抗衰老等作用。

【性味功效】　性平，味甘。归肝经。属于平肝息风药。平肝息风、止痉。用于头痛眩晕，肢体麻木，小儿惊风，癫痫抽搐，破伤风等。用量3～9g。

【开发应用】　目前能人工合成天麻素，应用于临床治疗。天麻注射液在治疗以头痛、头晕、睡眠障碍为主要症状的脑外伤综合症方面有较好疗效，合成天麻注射液、天麻素片、乙酰天麻素片等在治疗多种神经疾患和改善血管性头痛方面也有较好的效果。天麻还具有增智、健脑、延缓衰老的作用。以天麻为主要原料的中成药现已成为许多制药厂的重要产品。在食品开发方面，也多有应用。

【附注】

混伪品有(图7-35②)：

1. 马铃薯　为茄科植物马铃薯 *Solanum luberosum* L. 的块茎去皮蒸熟晒软压扁而成，外形颇似天麻，但鹦哥嘴及点状环纹为人工捏造，干后易产生细裂纹。粉末中有草酸钙砂晶及多量淀粉(已糊化)。

2. 紫茉莉　为紫茉莉科植物紫茉莉 *Mirabilis jalapa* L. 根的加工品。呈长圆锥形，多已压扁，有纵沟及星点状下陷或呈小洞状的须根痕。断面不平坦，略显层纹。味淡、有刺喉感。粉末中有针晶束，长达150μm，有多量的淀粉，已糊化。

3. 大丽菊　为菊科植物大丽菊 *Danlia pinnata* Cav. 根的加工品。纺锤形，两端渐细。牙白色，有纵皱纹及细小的平行纹理。体轻。断面不整齐，角质样，可见明显的纤维束，有木心或中空。味淡，嚼之黏牙。粉末中有石细胞、分泌腔及菊糖。

4. 羊角天麻　为菊科植物羽裂蟹甲草 *Cacalia tangutica*(Franch.)Hand.-Mazz. 和双面

蟹甲草 *Cacalia daridii*(Franch.)Hand.-Mazz. 块茎的加工品，别名“羽裂蟹甲草”、“角角天麻”。外形略似天麻，呈纺锤形或长椭圆形，有的已压扁，表面灰棕色，未去皮的呈棕黄色，有不规则纵沟纹及皱纹，并有须根痕和明显的横环纹。顶端有的具残茎基。质坚硬，不易折断。断面角质状，灰白色或黄白色，中空(未加工蒸煮者呈薄膜状)。粉末中有木纤维成束或散在，草酸钙方晶和棱晶。

5. 芭蕉芋 *Canna edulis Ker.* 根茎的加工品。长圆锥形，顶有茎基，外被数片叶鞘，未去净外皮者可见4～5轮连续的横环节及须根痕。质硬，断面类角质样。组织中有菊糖和草酸钙簇晶。

其他伪品曾见到芋 *Colocasia esculenta*(L.)Schott. 块茎的加工品，组织中含针晶、糊化淀粉粒及大量黏液。慈菇 *Sagittaria sagittifolia* L.、大九股牛 *Dobinea delavayi*(Baill) Cogn.、黄精 *Polygonatum kingianum* Coll et Hetemsl、商陆 *Phytolacca acinosa* Roxb.、瓜蒌 *Trichosanthes kirilowii* Maxim、甘薯 *Ipomoea batatas*(L.)Lam. 及天门冬 *Asparagus cochinchinensis*(Lour.)Merr. 的块根或根茎的加工品也曾伪充天麻入药，应注意鉴别。

三、一般品种

狗 脊 Rhizoma Cibotii

本品为蚌壳蕨科植物金毛狗脊 *Cibotium barometz*(L.)J. Sm 的干燥根茎。全年均可采，以秋末至冬季采者质量较佳。挖出根茎，除去地上部分、柔毛及泥沙，洗净晒干称“生狗脊条”，趁鲜切片晒干，为“生狗脊片”；用沸水煮或蒸后，晒至六、七成干再切片晒干为“熟狗脊片”。主产于福建、四川等地。

呈不规则的块状。表面深棕色，残留金黄色光亮的长茸毛，根茎顶端有数个棕红色叶柄残基，叶柄背部有凸起棱脊，根茎中部及末端丛生多数棕黑色细根。质坚硬，难折断。断面淡棕色，周边不整齐，有棕黄色凸出的木质部环纹，中间布满小点。狗脊片呈不规则长圆形、圆形或长椭圆形，边缘不整齐，外皮时有未除净的金黄色长柔毛，近外皮约3～5mm处有一棕黄色凸起的木质部圈。生狗脊片黄白色或淡棕色，熟狗脊片黑棕色或棕黄色。气无，味微涩。狗脊以肥大，质坚实无空心，外表略有金黄色茸毛者为佳。狗脊片以厚薄均匀、坚实无毛、无空心者为佳。

根茎含绵马酚及多量淀粉；茸毛含鞣质及色素。金黄色柔毛对瘢痕组织、肝脏、脾脏的损伤出血有较好的止血效果，粉末止血效果最好，柔毛似能被组织逐渐吸收而消失。

性温，味苦、甘。补肝肾，强筋骨，祛风湿。用于腰背酸痛，足膝无力，小便失禁，白带过多。用量4.5～9g。

绵马贯众 Rhizoma Dryopteris Crassirhizomatis

本品为鳞毛蕨科植物粗茎鳞毛蕨 *Dryopteris crassirhizoma* Nakai 带叶柄残基的干燥根茎。秋季采挖，削去叶柄、须根，除去泥沙，整个或剖成两半，晒干。主产于黑龙江、吉林、辽宁三省山区，习称“东北贯众”。

呈长倒卵形，稍弯曲，上端钝圆或截形，下端较尖。外表黄棕色至黑棕色，密被排列整齐的叶柄残基及鳞片，并有弯曲的细根。叶柄残基呈扁圆柱形，略弯曲，表面棕黑色，有纵棱线。剥去叶柄基，可见根茎。质硬而脆，折断面棕色，有黄白色长圆形点状维管束5～13个，环状排列。气特异，味初淡而微涩，后渐苦而辛。以根茎个大、质坚实、叶柄残基断面棕绿色者为佳。断面棕黑色者不能药用。

主含绵马酸、黄绵马酸。对绦虫有强烈毒性，可使绦虫肌肉麻痹，脱离肠壁，而显驱虫效果。本品煎剂用试管稀释法(1∶800～1∶160)对各型流感病毒有不同程度的作用。其叶水煎浓缩片，用于慢性气管炎，有止咳、祛痰、消炎作用。

性寒，味苦，有小毒。驱虫，止血，清热解毒。用于虫积腹痛，热毒疮疡，痄腮肿痛，崩漏及防治流感等。用量4.5g～9g。驱虫，清热解毒生用；止血炒炭用。

骨碎补 Rhizoma Drynariae

本品为水龙骨科植物槲蕨 *Drynaria fortunei* (Kunze) J. Sm. 或中华槲蕨 *D. baronii* (Christ) Diels 的干燥根茎。全年可采，以冬末、春初为宜。鲜用者去净泥土，除去附叶即得。干用者除去杂质后晒干或蒸熟后晒干，用火燎去毛茸。主产于广东、四川、湖北，此外江西、贵州、云南、福建等地亦产。

槲蕨 呈扁平长条状，多弯曲或扭曲。表面淡棕色至暗棕色，密被棕色细小鳞片，柔软如毛，经火燎者呈棕色。体质轻脆，易折断。断面红棕色，有多数黄色维管束小点排列成环状。气微弱，味淡、微涩。

中华槲蕨 较平直而细长。表面淡棕色，鳞片黄棕色，鳞片脱落处可见纵向的细纹理。均以条粗大、色棕、毛茸少者为佳。

主含柚皮苷(naringin)，水解得柚皮素(naringenin)及D-葡萄糖、L-鼠李糖。具有降血脂、促进胃对钙的吸收、镇静、镇痛等药理作用。

性温，味苦。补肾强骨，续伤止痛。用于肾虚腰痛，耳鸣耳聋，跌打损伤；外治斑秃。用量3～10g，鲜品6～15g。外用适量研末敷或酒浸涂患处；也可用鲜品切断摩擦或捣烂敷患处。

虎 杖 Rhizoma Polygoni Cuspidati

本品为蓼科植物虎杖 *Polygonum cuspidatum* Sieb. et Zucc. 的根茎及根。春秋二季采挖，除去须根，洗净后切段或切片，粗者可再纵切成三、四片，晒干。主产于江苏、浙江、安徽、广东、广西、四川、云南等省区。

呈圆柱形的小段或不规则块片。表面棕褐色或棕红色，有明显的纵皱纹、须根和点状须根痕。根茎有节，节间长2～3cm。质坚硬，不易折断，折断面棕黄色，纤维性，皮部较薄，易与木部分离，木部占根的大部分，呈放射状；根茎断面中央有髓或呈空洞状。气微，味微苦、涩。以粗壮、坚实、断面色黄者为佳。

主含游离蒽醌衍生物，为大黄素(emodin)、大黄素甲醚(physcion)、大黄酚(chrysophanol)、虎杖苷(polydatin)、大黄素甲醚-8-葡萄糖苷(physcion-8-β-D-glucoside)等化合物，并含缩合鞣质。具有抗菌、抗病毒、镇咳、平喘、降血脂的药理作用。煎剂对流感病毒，疮疡病毒，乙脑病毒，脊髓灰质炎病毒有抑制作用，对外伤出血有明显止血及镇痛作用。

性微凉，味微苦。活血定痛，清利湿热，止咳化痰。用于关节疼痛，湿热黄疸，慢性支气管炎，高血脂症；外治烫火伤，跌扑损伤。用量10～30g。

商 陆 Radix Phytolaccae

本品为商陆科植物商陆 *Phytolacca acinosa.* Roxb. 或垂序商陆 *P. americana* L. 的干燥根。秋季至次春采挖，除去地上部分、须根及泥沙，切成块或片，晒干或阴干。商陆主产于河南、湖北、安徽等地。垂序商陆主产于山东、浙江、江西等地。

呈圆锥形，有多数分枝。表面灰棕色或灰黄色，有明显的横向皮孔及纵沟纹，商品为横切或纵切的块片。横切面为不规则圆形，弯曲不平，边缘皱缩。切面浅黄棕色或黄白色，带粉性，木部隆起成多个凹凸不平的同心性环状层纹，俗称"罗盘纹"。纵切片为不规则长方形，弯曲或卷曲，木部呈多数隆起的纵条纹。质坚硬，不易折断。气微，味甘淡，久嚼麻舌。以片大、色白、有粉性者为佳。

商陆根含三萜皂苷(3-O -D-吡喃木糖-2-羟基商陆酸)、甾醇类化合物及加利果酸(jaligonic acid)等，另含降压成分 γ-氨基丁酸 0.06～0.08%。垂序商陆根中含 3 种三萜皂苷：商陆皂苷 B、E、G(phytolaccasaponin B、E、G)，其中以商陆皂苷 E 为主。还含抗炎成分加利果酸的衍生物等。具有利尿、祛痰、镇咳、平喘、抗菌等药理作用。

性寒，味苦，有毒。逐水、解毒。用于水肿尿少，腹水胀满；外治外伤出血，痈肿疮毒。用量 3～9g。

太子参 Radix Pseudostellariae

本品为石竹科植物孩儿参 *Pseudostellaria heterophylla* (Miq.) Pax ex Pax et Hoffm 的干燥块根。夏季茎叶大部分枯萎时采挖，洗净，除去须根，置沸水中略烫后阴干或直接晒干。主产于江苏、山东、安徽等地。

呈细长纺缍形或细长条形，稍弯曲，顶端可见茎基及芽痕，下部细长呈尾状。表面黄白色至土黄色，较光滑，略有纵皱纹，凹陷处有须根痕。质硬而脆，断面平坦，淡黄白色，角质样。晒干者类白色，有粉性。气微，味微甘。以条粗、色黄白、无须根者为佳。

有试验表明含氨基酸，多聚糖或糖苷等。从中已分离得到棕榈酸(palmitic acid)、亚油酸(linoleic acid)、油酸单甘油酯(linolyl-monoglyceride)、3-糠醇-吡咯-2-甲酸酯(3-furfuryl pyrrole-2-carboxylate)等化学成分。尚含有皂苷，果糖及淀粉。具有补脾益肺，抗衰老的药理作用。药理实验表明本品对淋巴细胞增殖有明显的刺激作用。

性平，味甘、苦。益气健脾，生津润肺。用于脾虚体倦，食欲不振，病后虚弱，心悸口干。用量 9～30g。

银柴胡 Radix Stellariae

本品为石竹科植物银柴胡 *Stellaria dichotoma* L. var. *lanceolata* Bge. 的干燥根。春、夏间植株萌发或秋后茎叶枯萎时采挖；栽培品于种植后第三年 9 月中旬或第四年 4 月中旬采挖，除去茎、须根及泥沙，晒干。主产于宁夏、甘肃、陕西、内蒙古等地。

呈圆柱形，偶有支根，头部有多数茎的残基，呈疣状突起，习称"珍珠盘"。表面浅黄色或黄白色，有明显的纵皱纹，常向左扭转，有时可见细根断痕，呈凹陷的棕色小点状，习称"砂眼"。质较脆，折断面不平整，疏松，有裂隙，射线乳白色，与黄白色木质部束形成放射状纹理。气微，味淡、略甜。以根长均匀、外皮淡黄色、断面黄白色者为佳。

主含甾醇类：α-菠甾醇（α-spinasterol）、β-谷甾醇（β-sitosterol）、豆甾醇（stigmasterol）等。黄酮类如汉黄芩素（wogonin）等；挥发性成分有邻二苯甲酸异丁双酯，戊酸（valeric acid），己酸（caproic acid），庚酸（heptylic acid）和辛酸（octaroic acid）等。具有解热、抗动脉粥样硬化、杀精子的药理作用。药理实验表明本品醇提物对吞噬细胞吞噬功能有促进作用。

性微寒，味甘。清虚热，除疳热。用于阴虚发热，骨蒸劳热，疳积发热等症。用量 3～9g。

升　麻　Rhizoma Cimicifugae

本品为毛茛科植物大三叶升麻 *Cimicifuga heracleifolia* Kom.、兴安升麻 *C. dahurica*（Turcz.）Maxim. 或升麻 *C. foetida* L. 的干燥根茎。上述品种因产地不同，依次称为"关升麻"、"北升麻"、"西升麻"。秋季采挖，除去泥沙，晒至八、九成干后，燎去或除去须根，晒干。关升麻主产于辽宁、吉林及黑龙江等地。北升麻主产于黑龙江、河北、山西、内蒙古等地。西升麻主产于陕西、四川、青海等地。古以产于蜀地者为佳，称"川升麻"，奉为道地药材。

关升麻　呈不规则长块状，多短分枝或结节状。表面灰棕色至暗棕色，有时皮部脱落而露出网状筋脉，上部有多个大型茎基。质坚硬，不易折断，断面灰黄色，皮部菲薄，木部呈放射状或网状条纹（纵切面），髓朽蚀成空洞。气微，味微苦。

北升麻　与关升麻类似，但多分枝，多结节状，多空洞。折断面微带绿色，故有"绿升麻"之称。气微，味微苦而涩。

西升麻　呈不规则块状，形如鸡骨，分枝极多，大小悬殊。断面带灰绿色，有网状沟纹。气微，味微苦而涩。均以体大、质坚、外皮黑褐色、断面黄绿色、无须根者为佳。

主含三萜多氧化物及色原酮、酚酸等。其三萜衍生物有升麻醇（cimicifugenol）、升麻环氧醇苷（cimigenoside）、升麻苷（cimicifugoside）、乙酰升麻醇木糖苷（acetylshengmanol xyloside）等；酚酸类化合物有咖啡酸、阿魏酸、异阿魏酸等。药理实验表明本品有解热、镇静、降压、抗惊厥、镇痛、兴奋肛门及膀胱括约肌，以及抗结核、皮肤真菌、疟原虫的作用。

性微寒，味微甘、苦。发表透疹，清热解毒，升举阳气。用于风热头痛，齿龈肿痛，咽痛口疮，麻疹不透；脱肛，子宫脱垂。用量 3～9g。

白头翁　Radix Pulsatillae

本品为毛茛科植物白头翁 *Pulsatilla chinensis*（Bge.）Regel 的干燥根。春秋二季采挖，保留根头白绒毛，去净泥沙，晒干。主产于吉林、黑龙江、辽宁、河北、山东、山西、陕西、江苏、河南、安徽等地。

呈类圆柱形，稍扭曲。表面黄棕色或灰棕色，具纵皱纹及支根痕，根头部稍膨大，皮部易脱落而露出黄色木部，且常朽蚀成凹洞，顶端残留数层鞘状叶柄残基，丛生白色毛茸。质硬而脆，折断面较平坦，黄白色，有裂隙。气微，味微苦涩。以根条粗长、整齐、外表灰黄色、头部有白色毛茸者为佳。

含原白头翁素（protoanemonin）、白头翁素（anemonin）；并含三萜类皂苷 9%，水解后得皂苷元 23-羟基白桦酸（23-hydroxy betulic acid）及葡萄糖、鼠李糖、阿拉伯糖。药理研究表明，白头翁煎剂及提出的皂苷能抑制阿米巴原虫的生长，煎剂对金黄色葡萄球菌、伤寒杆菌等均有抑制作用；水浸剂（1∶3）在试管内对多种皮肤真菌有抑制作用。白头翁素有镇静、镇痛及抗痉挛的作用。

性寒，味苦。清热解毒，凉血止痢。用于热毒血痢，阿米巴痢疾，阴痒带下等症。用量 9～15g。

威灵仙 Radix Clematidis

本品为毛茛科植物威灵仙 *Clematis chinensis* Osbeck、棉团铁线莲 *C. hexapetala* Pall. 或东北铁线莲 *C. manshurica* Rupr. 的干燥根及根茎。秋季采挖，除去茎叶及泥土，晒干。威灵仙主产于江苏、浙江、江西、安徽等地。棉团铁线莲主产于东北及山东。东北铁线莲主产于东北。

威灵仙 呈柱状。表面淡棕黄色，顶端常残留茎基。质较坚韧，断面纤维性，下侧着生多数细根。根呈细长圆柱形。表面棕褐色，有细纵纹，有的皮部脱落而露出淡黄色木部。质硬脆，易折断。断面皮部灰白色，木部淡黄色，皮部与木部间常有裂隙。气微，味微苦。

棉团铁线莲 呈短柱状。根较细小；断面木部圆形。味咸。

东北铁线莲 呈柱状。根较密集，表面棕黑色。断面木部近圆形。味辛辣。均以根长、色黑、无地上残基者为佳。

含原白头翁素(protoanemonin)、白头翁素(anemonin)及铁线莲皂苷(clematoside)，根中尚含多种齐墩果酸苷类成分。药理实验表明本品有解热、抗痛风、抗组织胺作用；对金黄色葡萄球菌等有抑制作用；能增加尿酸盐排泄等。

性温，味辛、咸；有小毒。祛风除湿，通络止痛。用于风湿痹痛，关节不利，四肢麻木，跌打损伤，诸骨鲠喉等症。用量 6～9g。

金果榄 Radix Tinosporae

本品为防己科植物青牛胆 *Tinospora sagittata* (Oliv.) Gagnep. 或金果榄 *T. capilipes* Gagnep. 的干燥块根。秋冬二季采挖，除去须根，洗净，晒干或烘干。青牛胆主产于广西、湖南、湖北、四川、贵州等地。金果榄主产于四川、湖南、广西。

呈不规则圆块状。表面棕褐色或淡棕色，皱缩，凹凸不平，有时可见横长的皮孔。质坚硬，不易击碎，横断面淡黄白色，有淡棕色细车轮纹，显粉性。气微，味苦。以体重、质坚实者为佳。

主含生物碱类，有防己碱(palmatine)、药根碱(jatrorrhizine)、非洲碱(columbamine)等。具有抗菌、抗胆碱酯酶的药理作用。

性寒，味苦。清热解毒，利咽，止痛。用于咽喉肿痛，痈肿疔毒，泄泻痢疾，脘腹疼痛。用量 3～9g；外用适量，研末吹喉或醋磨涂敷患处。

乌 药 Radix Linderae

本品为樟科植物乌药 *Lindera aggregata* (Sims) Kosterm. 的干燥块根。全年均可采挖(以夏初采者粉性大)，除去茎叶及须根，洗净，晒干即为商品“乌药个”；刮去栓皮或不刮去栓皮切成片，干燥，即为商品“乌药片”。主产于安徽、浙江、湖南、广东、广西等地。

呈纺锤形或圆柱形，略弯曲。表面黄棕色或灰棕色，具细纵皱纹和横生裂纹。质极坚硬，常切成圆形薄片，皮部多不存在，木部黄白色至淡黄棕色而微红，射线明显，年轮可见。气芳香，味微苦、辛，有清凉感。以断面质嫩色白、折断后香气浓郁者为佳。质老、不呈纺锤状的直根，不可供药用。

本品含多种倍半萜类成分，如香樟醇（lindestrene）、乌药烯醇（lindenenol）、乌药烯（lindenene）、乌药根烯（lindestrene）、乌药内酯（linderalactone）、异乌药内酯（isolinderalactone）、乌药醚内酯（linderane）、新乌药内酯（neolinderalactone），并含乌药酸（linderic acid）等。药理实验表明本品对金黄色葡萄球菌、甲型溶血性链球菌、伤寒杆菌、变形杆菌有抑制作用；挥发油有兴奋大脑皮质、促进呼吸、兴奋心肌、加速血液循环、升高血压及发汗作用。另报道，其所含龙脑可发汗、兴奋、镇痉、驱虫等。

性温，味辛。行气止痛，温肾散寒。用于寒凝气滞脘腹诸痛，膀胱虚寒引起的小便频数、遗尿等症。用量3～9g。

常 山 Radix Dichroae

本品为虎耳草科植物常山 *Dichroa febrifuga* Lour. 的干燥根。秋季采挖，除去须根，洗净，晒干。主产于四川、贵州、湖南、湖北等省。

呈圆柱形，常弯曲扭转，或有分枝。表面棕黄色，具细纵纹，外皮易剥落而露出淡黄色木部。质坚硬，不易折断，折断时有粉尘飞扬，断面不整齐；横切面黄白色，有放射状纹理。气无，味苦。以断面色淡黄、质坚硬、体重者为佳。

主含生物碱，主要为黄常山碱甲、乙、丙（α-、β-、γ-dichroines），三者为互变异构体。此外还含常山次碱（dichroidine）、4-喹唑酮（4-quinazolone）、伞形花内酯（umbelliferone）等。具有抗疟、抗阿米巴原虫、抗钩端螺旋体、抗病毒、抗癌、解热的药理作用。

性微寒，味苦。有小毒。涌吐痰涎，截疟。用于胸中痰饮，疟疾等症。用量5～9g。

地 榆 Radix Sanguisorbae

本品为蔷薇科植物地榆 *Sanguisorba officinalis* L. 或长叶地榆 *S. officinalis* L. var. *longifolia*（Bert.）Yü et li 的干燥根。后者习称“绵地榆”。春、秋二季采挖，除去残茎及须根，洗净，干燥。主产于河北、江苏、安徽、浙江、河南、湖南、贵州等地。

地榆 呈圆柱形，中、下部常膨大成不规则纺缍形，稍弯曲。表面棕色至暗棕紫色，粗糙，有纵皱纹和横裂纹。质硬脆，折断面较平坦，粉红色或淡黄色，木部色淡，呈放射状纹理。气微，味微苦而涩。

长叶地榆 通常自短粗的根茎分出数条，长圆柱形，稍弯曲。表面红棕色或棕紫色，有细纵皱纹及横裂纹。质坚韧，断面黄棕色或红棕色，皮部有多数黄色或棕色细毛状纤维外露。气味似地榆根。均以条粗、质硬、断面色红者为佳。

主含三萜皂苷，酚酸性化合物及其糖苷等。三萜及其皂苷为地榆糖苷Ⅰ（ziyu glycoside Ⅰ）、地榆糖苷Ⅱ（ziyu glucosideⅡ）等。酚酸性化合物为没食子酸（gallic acid）等。具有止血、抗病原微生物、抗炎、增强免疫功能的药理作用。

性微寒，味苦、酸。凉血止血，解毒敛疮。用于便血，痔血，血痢，崩漏，痈肿疮毒，水火烫伤。用量9～15g；外用适量，研末涂敷患处。

远　志　Radix Polygalae

本品为远志科植物远志 *Polygala tenuifolia* Willd. 或卵叶远志 *P. sibirica* L. 干燥根。春、秋季采挖(栽培者于种植第三、四年采收),除去泥土,晒至皮部稍皱缩,用手揉搓抽去木心,晒干称"远志筒";或将皮部剖开,除去木部,称"远志肉";细的不去木部,称"远志棍"。主产于山西、陕西、吉林、河南等地。

根皮(远志肉或远志筒)呈圆柱形或双卷筒状,略弯曲。表面黄色或灰棕色,有深陷密集的横皱纹及裂纹,或细小疙瘩状支根痕,偶见横长的皮孔。质脆,折断面平坦,黄白色。根(远志棍)中央有坚硬的木部,折断面粗糙。气微,味苦、微辛,嚼之有刺喉感。以条粗、皮厚者为佳。

主含远志皂苷(onjisaponin)A、B、C、D、E、F、G 和细叶远志素(tenuifolin)。皂苷水解后可得两种皂苷元结晶:远志皂苷元 A(tenuigenin A)和远志皂苷元 B(tenuigenin B)。药理实验表明远志皂苷具有祛痰镇咳作用;远志根皮、未去木心的远志全根和根部木心均有镇静和抗惊厥作用;本品水煎剂具有抗衰老、抗痴呆和脑保护活性;另外还具有降压、抑菌、抗肿瘤等作用。

性温,味苦、辛。安神益智,祛痰,消肿。用于惊悸健忘,多梦失眠,咳痰不爽,疮疡肿毒,乳房肿痛。用量 3～9g。

甘　遂　Radix Kansui

本品为大戟科植物甘遂 *Euphorbia kansui* T. N. Liou ex T. P. Wang 的干燥块根。初春秋末时采挖,撞去外皮,晒干。主产于陕西、河南、山西等地。

呈长纺锤形、长椭圆形或略呈球形、棒状,两端渐细,中间有时缢缩呈连珠状。除去栓皮者表面黄白色,凹陷或缢缩处有残留栓皮,并有少量细根痕,有明显纵槽纹或少数横长皮孔样突起。质脆,折断面呈粉性,皮部类白色,木部淡黄色,有放射状纹理。气微,味微甘辛,有刺激性。以肥大、色白、粉性足者为佳。

主含大戟苷(euphorbin)、γ-大戟醇、甘遂醇、20-表大戟脑(20-epieuphol)、20-去氧巨大戟萜醇(20-deoxyingenol)、巨大戟萜醇(ingenol)及其衍生物甘遂萜酯 A 和甘遂萜酯 B;此外,尚含维生素 B_1、棕榈酸、柠檬酸、鞣质、树脂等。生甘遂乙醇浸膏对小白鼠有较强的泻下作用,但毒性较大,经醋制后泻下作用和毒性均减弱;甘遂萜酯 A、甘遂萜酯 B 有镇痛作用,均有毒性。

性寒,味苦,有毒。泻水逐痰,消肿散结。用于水肿胀满,癫痫发狂、痈肿疮毒等症。用量 0.5～1.5g,炮制后多入丸散用;外用适量,研末调敷。

京大戟　Radik Euphorbiae Pekinensis

本品为大戟科植物大戟 *Euphorbia pekinensis* Rupr. 的干燥根。秋、冬二季采挖,洗净,切断或切片,晒干。主产于江苏。

呈不规则长圆锥形,略弯曲,常有分枝,根头部膨大,有多数茎基残留。表面灰棕色或棕褐色,粗糙,有纵直沟纹及横向皮孔,支根少而扭曲。质坚硬,折断面带纤维性,类棕黄色或类白色,并具有丝状物。气微,味微苦涩。以根条肥嫩、均匀、质软无须者为佳。

根含大戟苷(euphornin),由大戟苷元(euphornetin)与 D-葡萄糖、L-阿拉伯糖缩合而成。又含生物碱、大戟酸与三萜醇等。本品能刺激肠管,引起肠蠕动增加,具有泻下作用;提取物能扩张末梢血管，兴奋妊娠离体子宫及对抗肾上腺素的升压作用及利尿作用；水浸物、浓煎剂、醇提物对小鼠自发活动均有抑制作用，但水浸物作用较浓煎剂明显。

性寒，味苦，有毒。泻水逐饮，消肿散结。用于水肿胀满，痰饮，胸腔积水，晚期血吸虫病腹水，肝硬化腹水及精神分裂症等病症；外用治疗疮疖肿。用量：醋制品 1.5～3g；研粉吞服 0.3～1g；外用适量，研末调敷。注意体弱者慎用。反甘草。

独　活　Radix Angelicae Pubescentis

本品为伞形科植物重齿毛当归 *Angelica pubescens* Maxim. f. *biserrata* Shan et Yuan 的干燥根。春初或秋末挖取根部，除去地上茎、须根及泥沙，烘至半干，堆置 2～3 天，发软后，再烘至全干。主产于四川、湖北、陕西地区，习称“川独活”，为道地药材。

略呈圆柱形，有数个分枝，根头部膨大呈圆锥形，顶端有密集的环状叶痕及凹陷茎痕。表面粗糙，灰黄色至灰棕色，具深纵皱纹及横裂纹，根头部尤多，并有多数横长皮孔及细根痕。质柔韧，断面形成层环棕色，皮部灰白色，有裂隙，可见多数散在的黄棕色至棕色的油点，木部黄棕色。具特异香气，味苦辛，微麻舌。以根条粗壮、油润、香气浓者为佳。

根含独活内酯（当归醇 angelol），佛手内酯（bergapten），二氢山芹醇当归酸酯（columbianadin），二氢山芹醇（columbianetin），二氢山芹醇乙酸酯，伞形花内酯（umbelliferone）及东莨菪内酯等多种香豆素类化合物。具有镇痛、镇静、抗炎、解痉、抗菌等药理作用；佛手内酯具有吸收紫外线的性质，用于治疗白癜风。

性微温，味辛、苦。祛风除湿，散寒止痛。用于治疗头痛，风寒湿痹，手足挛痛、腰膝酸痛等症。用量 3～9 克。

羌　活　Rhizoma et Radix Notopterygll

本品为伞形科植物羌活 *Notopterygium incisum* Ting ex H. T. Chang 或宽叶羌活 *N. forbesii* Boiss. 的干燥根茎及根。春、秋二季均可采挖，以秋季产者质量较好。采挖根茎及根后，除去泥土及须根，晒干或烘干。以四川为主产区者称川羌，主产于四川、云南省等地，川羌中多为蚕羌。以西北地区为主产区者称西羌，主产于甘肃、青海等地，西羌中多为大头羌和竹节羌。

蚕羌　呈圆柱形，略弯曲，顶端残留茎痕。表面暗棕色或黑棕色，节部缩短，呈紧密隆起的环状，形似蚕，节上有多数点状或瘤状突起的根痕，外皮脱落处显棕黄色。体轻质脆，断面有明显的菊花纹及多数裂隙，皮部黄棕色至暗棕色，油润。扩大镜下可见多数黄棕色油点，木部黄白色，髓部黄棕色。有特异香气，味微苦而辛。

竹节羌　较蚕羌略大，节间延长，形如竹节状，其余与蚕羌相同。

条羌　呈圆柱状，表面棕褐色，有纵纹及瘤状突起的须根痕；近根茎处有较密的环纹。质松脆，折断面略平坦，皮部浅棕色，木部黄白色。

大头羌　根茎粗大，呈不规则团状，节部显著膨大，顶端具数个茎基，根较细，其余与蚕羌类同。气味较淡。以根条粗壮、有横节如蚕形，表面棕色，断面朱砂点多，香气浓者为佳。

含挥发油约 2.7%，其中主要成分是 α-蒎烯（α-pinene），β-蒎烯（β-pinene），柠檬烯（limonene），苯甲酸苄酯（bonzyl benzoate）和乙酸龙脑酯（bornylacetate）等。另含十四烷酸，油酸，硬脂酸，赖氨酸，鼠李糖，β一谷甾醇等。本品对布氏杆菌、皮肤真菌有抗菌作用；羌活挥发油能兴奋汗腺而解热，并使小鼠扭体次数明显减少，具有明显的镇痛作用；另有抗炎、抗过敏、抗休克等药理作用。

性温，味辛、苦。解表散寒，除湿止痛。用于治疗风寒感冒，风湿痹痛，肩背酸痛。用量3～9克。

前 胡 Radix Peucedani

本品为伞形科植物白花前胡 *Peucedanum praeruptorum* Dunn 或紫花前胡 *P. decursivum* Maxim. 的干燥根。秋末冬初植株枯萎时采挖，除去残茎、泥沙及细须根，晒干或低温干燥。主产于浙江、湖南、四川等地。紫花前胡主产于浙江、安徽、湖南等地。

白花前胡 呈不规则圆柱形、圆锥形或纺锤形，稍扭曲，下部常有分枝，但支根多除去。外表棕褐色或灰黄色，根头部中央多有茎痕，外围有叶鞘残存的纤维毛状物，上端具密集的横向环纹，习称"蚯蚓头"；下部有纵沟或纵纹，并有凸起的横向皮孔。质硬脆，断面不整齐，皮部近形成层环处浅棕色，木部黄色或带棕色，具放射状纹理，可见有多数细小棕黄色油点散在。气芳香，味先甜后微苦辛。

紫花前胡 呈圆柱形或圆锥形，支根常存在。表面棕色至黑棕色，根茎上端无纤维毛状物，有时残留圆柱形茎基。断面类白色，皮部较窄，油点少，木部放射状纹理不明显。气微芳香，带油腥气，味淡而后苦辛。均以根粗壮、皮部肉质厚、质柔软、断面油点多、香气浓者为佳。

含多种香豆素及其糖苷，三萜糖苷及甾体糖苷，伞形花内酯(umbelliferone)，东莨菪苷(scopolin)，茵芋苷(skimmin)，紫花前胡苷(Nodakenin)，紫花前胡素(Decursin)等。尚含挥发油，油中主要成分为柠檬烯(limonene)，爱草脑(chavicol methylether)等。具有祛痰，抗炎，抗溃疡，解痉，抗过敏，抗血小板聚集，抗癌等药理作用。

性微寒，味苦、辛。降气化痰，宣散风热。用于风热咳嗽，痰多气喘，胸膈满闷等症。用量4.5～9g。

藁 本 Rhizoma Ligustici

本品为伞形科植物藁本 *Ligusticum sinense* Oliv. 或辽藁本 *L. jeholense* Nakai et Kitag. 的干燥根茎及根。春、秋季采挖，除去芦头及须根，洗净泥沙，晒干或烘干。藁本主产于四川、湖北、湖南、陕西等地。辽藁本主产于辽宁、吉林、河北等地，习称"辽藁本"。习惯以四川产者为佳，称为"川藁本"。

藁本 呈不规则结节状圆柱形，稍扭曲，略有分枝。表面棕褐色或暗棕色，有纵皱纹，栓皮易剥脱，上侧残留1凹陷的圆形茎基，下侧有多数点状突起的根痕和残根。体轻，质较硬，断面淡黄色或黄白色，呈纤维状。气芳香、味苦辛、微麻。

辽藁本 体型较小，呈不规则圆柱状或团块状。表面棕褐色，根茎上的圆形孔眼不明显；有多数细长而弯曲的根。气味稍淡。均以身干、整齐、香味浓郁者为佳。

含挥发油，其主要成分是3-丁基酞内酯(3-butylphthalide)，蛇床酞内酯(cnidilide)，甲基丁香酚(methyl eugenol)，还含有 α-蒎烯，坎烯，月桂烯，松油-4-醇等。藁本煎剂对许兰氏毛癣菌等皮肤癣菌有抑制作用；另有抗炎，镇静，镇痛，解热，平喘等作用。

性温，味辛。发表散寒，止痛除湿。用于外感风寒，巅顶剧痛，寒湿腹痛泄泻。外用治疥癣等皮肤病。用量3～9g。外用适量，煎汤洗患处。

龙 胆 Radix Gentianae

本品为龙胆科植物条叶龙胆 *Gentiana manshurica* Kitag.、龙胆 *G. scabra* Bge.、三花龙胆 *G. triflora* Pall. 或坚龙胆 *G. rigescens* Franch. 的干燥根及根茎。前三种习称"龙胆"，后一种习称"坚龙胆"。春、秋二季采挖，除去茎叶及杂质，晒干。条叶龙胆、龙胆和三花龙胆主产于东北各地，故习称"关龙胆"或"东胆草"，黑龙江产者为道地药材。坚龙胆主产于云南、四川、贵州等地，又称"云龙胆"。

龙胆 呈不规则块状。表面灰棕色或深棕色，上端有茎痕或残留茎基，周围和下端着生多数细长的根。根圆柱形，略扭曲。表面淡黄色或黄棕色，上部多有显著的横皱纹，下部有纵皱纹及细根痕。质脆，易折断。断面略平坦，皮部黄白色或淡黄棕色，木部色较浅，呈点状环列，髓明显。气微，味极苦。以根条粗长、黄色及黄棕色者为佳。

坚龙胆 表面无横皱纹，外皮膜质，易脱落，木部黄白色，易与皮部分离。气味似龙胆。均以根细长、茎杆短、色棕黄至棕红色者为佳。

含龙胆苦苷(gentiopicrin)，獐牙菜苦苷(swertiamarin)，獐牙菜苷(sweroside)，当药苷(sweroside)，龙胆碱(gentianine)，龙胆三糖(gentianose)和β-谷甾醇等。龙胆水提物与龙胆苦苷对肝损伤有明显的保护作用。龙胆煎剂对绿脓杆菌、伤寒杆菌、变形杆菌、金黄色葡萄球菌、痢疾杆菌及石膏样毛癣菌等有不同程度的抑制作用。龙胆或龙胆苦苷能促进胃液和胃酸分泌；龙胆能显著增加胆汁分泌量。獐牙菜苦苷能抑制中枢神经系统，具镇静与镇痛作用；对肠及子宫平滑肌有解痉作用。龙胆碱可兴奋中枢神经系统，较大剂量时对小鼠有镇静作用，并有降压及抗甲醛实验性关节炎肿等作用。

性寒，味苦。清热燥湿，泻肝胆火。用于治疗湿热黄疸，带下，湿疹瘙痒，咽喉肿痛，惊风抽搐，小便淋痛等症。用量3～6g。

白 前 Rhizoma Cynanchi Stauntonii

本品为萝藦科植物柳叶白前 *Cynanchum stauntonii* (Decne.) Schltr. ex Levl. 或芫花叶白前 *C. glaucescens* (Decne.) Hand.-Mazz. 的干燥根茎及根。秋季采挖，洗净，晒干。主产于浙江、江苏、安徽等地。浙江产者习称"浙白前"，产量最大。

柳叶白前 呈细长圆柱形，有分枝，稍弯曲。表面黄白色或黄棕色，有纵纹，节明显，节间长1.5～4.5cm，顶端有残茎。质脆，断面白色，中空。根纤细弯曲，长可达10cm，有多次分枝呈毛须状，常盘曲成团。气微，味微甜。

芫花叶白前 根茎较短小或略呈块状。表面灰绿色或灰黄色，节间较短。质较硬。根稍弯曲，直径约1mm，分枝少。

含三萜皂苷，主要为白前皂苷(glaucoide)，尚含华北白前醇(hamcockinol)，β-谷甾醇和C_{24}～C_{30}脂肪酸。

本品性微温，味辛、甘。泻肺降气，祛痰止咳。用于肺气壅实，咳嗽痰多，胸满喘急。用量3～9g。

白 薇 Radix Cynanchi Atrati

本品为萝藦科植物白薇 *Cynanchum atratum* Bge. 或蔓生白薇 *C. versicolor* Bge. 的干燥

根及根茎。春、秋二季采挖，除去地上部分，洗净，晒干。切段，生用。以秋季采者质量最佳。主产于安徽、湖北、辽宁等省。

略呈马尾状，多弯曲。根茎粗短，有结节，略横向延长。顶端有圆形的茎痕或残留茎基，下面及四周具多数细长的根。表面棕黄色，平滑，有微细纵纹。质硬脆，易碎断，断面平坦，皮部黄白色，中央有细小黄色木心。气微，味微苦。以根条粗壮均匀、色黄者为佳。

含白薇素(cynanchol)，白薇苷(atratoside) A、B、C、D，直立白薇苷(cynatratoside) A、B、C、D、E、F 以及挥发油等。药理实验表明，白薇苷能使心脏收缩增强，心率变慢，可用于治疗充血性心力衰竭。并能抑制肺炎球菌的生长。

本品性寒，味苦、咸。清热凉血，利尿通淋，解毒疗疮。用于阴虚内热，肺热咳嗽，产后虚热，尿路感染，小便热痛等症。用量 4.5～9g。

徐长卿 Radix Cynanchi Paniculati

本品为萝藦科植物徐长卿 *Cynanchum paniculatum* (*Bge.*) Kitag. 的干燥根及根茎。秋季采挖，除去杂质，阴干。全国大部分地区均有分布。

根茎呈不规则柱状，有盘节，顶端带有残茎，四周着生多数细根。根呈细长圆柱形，弯曲。表面淡黄白色至淡棕黄色。具微细的纵皱纹。质脆，易折断，断面粉性，皮部类白色或黄白色，木部细小，黄棕色，有粉性。气香，味微辛凉。

含丹皮酚(paeonol)，异丹皮酚(isopaeonol)，β-谷甾醇(β-sitosterol)等。另含苷类成分，水解生成洋地黄毒糖、L-夹竹桃糖等。本品具有镇痛，解痉，抑菌等作用，丹皮酚是其主要的活性成分。

性温，味辛，有毒。祛风化湿，止痛止痒。用于风湿性关节痛，胃痛胀满，头痛，牙痛，腰痛，跌打损伤，皮肤湿疹，蛇虫咬伤等症。用量 3～12g。

紫 草 Radix Arnebiae, Radix Lithospermi

本品为紫草科植物新疆紫草 *Arnebia euchroma* (Royle) Johnst.、紫草 *Lithospermum erythrorhizon* Sieb. et Zucc. 或内蒙紫草 *Arnebia guttata* Bunge 的干燥根。春、秋二季采挖，除去泥沙，干燥。忌用水洗，以免损失有效成分。前者习称"软紫草"，主产于新疆、西藏等地。后者习称"硬紫草"，主产于黑龙江、吉林、辽宁、河北等地。内蒙紫草主产于内蒙古、甘肃等地。

软紫草 呈不规则的长圆柱形，多扭曲。表面紫红色或紫褐色，有光泽，皮部疏松，呈条形片状，常 10 余层重叠，易剥落成鳞片状薄片。上部分为根茎，顶端残存茎基，每分枝又分成数束而扭结。体轻，质松软，易折断，断面不整齐，木部较小，黄白色或黄色，中心常显紫色。气特异，味微苦、涩。

硬紫草 呈圆锥形，扭曲，有分枝。表面紫红色或紫黑色，粗糙，有纵沟纹及细小支根痕，外皮有时呈鳞片状剥裂，根头残存茎基，其外被粗硬毛。质硬而脆，断面皮部深紫色，木部较大，灰黄色。

内蒙紫草 呈圆锥形或圆柱形，扭曲。根头部略粗大，顶端有 1 至数个残茎，被短硬毛。表面紫红色或暗紫色，皮部略薄，常数层相叠，易剥离。质硬而脆，断面皮部紫红色，木部较小，黄白色。气特异，味涩。均以条长肥大、色紫、质软、皮厚者为佳。

新疆紫草含紫草素(shikonin)，乙酰紫草素(acetylshikonin)，β-羟基异戊酰紫草素(βhydroxyisovalerylshikonin)，β，β′-二甲基丙烯酰紫草素(β，β′-dimethylacrylshikonin)，去氧紫草素(deoxyshikonin)，去氢阿卡宁(dehydroalkanin)，β-羟基异戊酰阿卡宁等，其中β，β′-二甲基丙烯酰紫草素含量最高，达1.7%～3.47%。紫草、内蒙紫草与新疆紫草的化学成分相似。几种紫草的水、醇提取物与紫草素具有抗炎、抑菌与抗病毒作用。

性寒，味甘、咸。凉血活血，解毒透疹。用于血热毒盛，斑疹紫黑，麻疹不透，疮疡，湿疹，水火烫伤等症。用量5～9g，外用适量。

红大戟 Radix Knoxiae

本品为茜草科植物红大戟 *Knoxia valerianoides* Thorel et Pitard 的干燥块根。春、秋二季均可采挖。将根部除去须根，洗净，晒干；或洗净后用开水略烫，更容易晒干。本品鲜时易霉烂，要及时干燥，切忌堆放以免变质。主产于广西、云南、广东、贵州、福建等地。其中广西产的品质最佳为道地药材。

呈长圆锥形或长纺锤形，多不分枝，扭曲皱缩。顶端常留有细小的茎痕。表面棕红色或灰棕色，有扭曲的纵皱纹。质坚脆而易折断。断面皮部红褐色，木部棕黄色。以水湿之有黏性。无臭，味甘、微辛。以个大、质坚实、红褐色、无须根者为佳。

含蒽醌类化合物。据分析含游离蒽醌类0.56%，结合性蒽醌类0.25%。体外试验表明本品对金黄色葡萄球菌及绿脓杆菌均有抑制作用。生红大戟水煎浓缩液有利尿作用。

性寒，味苦。有小毒。泻水逐饮，消肿散结。用于胸腹积水，二便不利，痈肿疮毒等症。用量1.5～5g。不宜与甘草同服。

茜 草 Radix Rubiae

本品为茜草科植物茜草 *Rubia cordifolia* L. 的干燥根及根茎。春、秋二季均可采挖，以秋季采者质佳，除去茎苗，洗净泥土，晒干或烘干。主产于陕西、河南、江苏、安徽、河北、山东等地。

根茎呈结节状，下部着生粗细不等的数条根。根圆柱形，常弯曲或扭曲。表面红褐色或红棕色，具细纵皱纹及细根痕，有时皮部剥落而呈黄红色。质脆，易折断，断面粉红色，平坦。气微，味微苦，久嚼刺舌。以条粗长、表面红棕色、断面红黄色、无茎基及泥土者为佳。

含水溶性成分环六肽系列物；蒽醌类成分：羟基茜草素(purpurin)，异茜草素(purpuroxanthin)，茜草素(alizarin)以及茜草酸(munjistin)和伪羟基茜草素(pseudopurpurin)等；还含β-谷甾醇，胡萝卜苷及微量元素等。具有止血，升高白细胞，抗癌，镇咳祛痰等作用。体外实验证明，茜草水提液对金黄色葡萄球菌、卡他球菌、肺炎球菌及流感菌均有一定的抑制作用。

性寒，味苦。凉血止血，祛淤，通经。用于吐血，衄血，崩漏，经闭，跌打损伤等症。用量10～15g。

续 断 Radix Dipsaci

本品为川续断科植物川续断 *Dipsacus asperoides* C. Y. Cheng et T. M. Ai 的干燥根。秋季采挖，除去根头及须根，用微火烘至半干，堆置“发汗”至内心变绿色时，再烘干。不宜日晒，否则变硬、色白，质量变次。主产于四川、湖北、湖南、贵州等地。

呈圆柱形，略扁，微弯曲。表面黄褐色或灰褐色，有多数明显而扭曲的纵纹及沟纹，可见横长的皮孔及须根痕。质稍软，久置后变硬，易折断。断面不平坦，皮部绿褐色或淡褐色，木部黄褐色，呈放射状花纹。气微香，味苦、微甜而后涩。以条粗、质软、断面带墨绿色者为佳。

含龙胆碱(gentianine)，三萜皂苷，挥发油及β-谷甾醇(β-sitosterol)，胡萝卜苷(daucosterol)等。无机元素中钛含量较高。本品对肺炎双球菌有抑制作用；有抗维生素E缺乏症和促进子宫发育的作用。

性微温，味苦、甘、辛。补益肝肾，强筋健骨，止血安胎，跌打损伤。用于腰背酸痛，足膝无力，遗精，崩漏，胎动不安，关节不利，痈疽溃疡，筋骨折伤等症。用量9～15g。外用适量研末敷患处。

天花粉 Radix Trichosanthis

本品为葫芦科植物栝楼 *Trichosanthes kirilowii* Maxim. 或双边栝楼 *T. rosthornii* Harms 的干燥根。秋、冬二季采挖，洗去泥土，刮去粗皮，切成段、块、片或纵剖成瓣，晒干或烘干。主产于河南、山东、江苏、安徽等省。双边栝楼主产于四川省。

呈不规则圆柱形，纺锤形或瓣块状。表面黄白色或淡棕黄色，有纵皱纹、细根痕及略凹陷的横长皮孔，有的有黄棕色外皮残留。质坚实，断面白色或淡黄色，富粉性，横切面可见黄色木质部，略呈放射状排列，纵切面可见黄色条纹状木质部。无臭，味微苦。以色白、质坚实、粉性足者为佳。

含皂苷，天花粉蛋白(trichosanthin)及瓜氨酸、精氨酸、谷氨酸、丙氨酸、γ-氨基丁酸等10多种氨基酸，同时含有栝楼酸(trichosantic acid)，胆碱以及α-菠菜甾醇及葡糖苷等成分。天花粉蛋白有抗HIV、抗菌、抗肿瘤、致流产和抗早孕作用。新鲜天花粉根中的蛋白质制成针剂，用于中期妊娠引产，对恶性葡萄胎有很好的疗效，而对恶性程度较高的绒癌疗效较差。

性微寒，味甘、微苦。生津止渴，排脓消肿。用于热病烦渴，热邪伤津、口干舌燥、肺热咳嗽、燥咳痰稠、痈肿疮疡等症。用量10～15g。

苍 术 Rhizoma Atractylodis

本品为菊科植物茅苍术 *Atractylodes lancea* (Thunb.) DC. 或北苍术 *A. chinensis* (DC.) Koidz. 的干燥根茎。春、秋二季均可采挖，除去残茎及泥沙，晒干，撞去须根。主产于江苏、湖北、河南、安徽等地。北苍术主产河北、山西、陕西等地。

茅苍术 呈不规则连珠状或结节状圆柱形，略弯曲。表面灰棕色，有皱纹、横曲纹及残留须根，顶端具茎痕或残留茎基。质坚实，断面黄白色，散有多数棕黄色油点(油室)，暴露稍久可析出白色细针状结晶。香气浓郁特异，味微甘而辛、苦。

北苍术 呈疙瘩块状或结节状圆柱形。表面黑棕色，质较疏松，断面纤维性，散有黄棕色油点，香气较弱，味微苦辛。

茅苍术含挥发油，油中主成分为苍术醇(atractylol)、茅术醇(hinesol)、β-桉叶醇(β-eudesmol)等。北苍术含挥发油较少，主要成分为苍术醇，苍术酮(atractylone)等。苍术烟熏，对结核杆菌、金黄色葡萄球菌和大肠杆菌及流感病毒、腮腺炎病毒等、黄曲霉素以及多种致病真菌有明显的灭菌作用。苍术挥发油对食管癌细胞有体外抑制作用，以苍术醇作用最强。另有降血糖、镇静及利胆作用。

性温，味辛、苦。燥湿健脾，祛风散寒，明目。用于脘腹胀满，泄泻，水肿，风湿痹痛，风寒感冒等症。用量 3～9g。

紫菀 Radix Asteris

本品为菊科植物紫菀 *Aster tataricus* L. F. 的干燥根及根茎。春、秋二季采挖，除去茎苗及泥土，亦有将须根编成辫状，晒干，习称"辫紫菀"。主产于河北、安徽等省。

根茎呈不规则块状，大小不一，顶端有多数茎基及叶柄残痕，质稍硬。周围簇生多数细根，多编成辫状。表面紫红色或灰红色，具纵皱纹，质较柔韧。断面灰白色，有紫边。气微香，味甜、微苦。以根长、色紫红、质柔韧者为佳。

主含紫菀皂苷(astersaponin)，紫菀酮(shionone)，槲皮素(quercetin)，无羁萜(friedelin)，表无羁萜醇(epifriedelinol)及少量挥发油。水煎剂有祛痰作用；苯及甲醇提取物也有祛痰作用。紫菀对大肠杆菌、痢疾杆菌、变形杆菌、伤寒杆菌以及常见致皮肤病真菌等有抑制作用。并有抗病毒，抗癌和利尿作用。

性温，味辛、苦。润肺下气，化痰止咳。用于痰多咳嗽，肺虚久咳，痰中带血。用量 5～9g。

泽泻 Rhizoma Alismatis

本品为泽泻科植物泽泻 *Alisma orientalis* (Sam.)Juzep. 的干燥块茎。多在冬至后采收，除掉茎叶，洗净泥土，烘焙 5～6 天，烘时随时翻动，直至内心发软或相碰时发出响声，即为成品。主产于福建、四川、江西等地。

呈类球形、椭圆形或卵圆形。表面黄白色或淡黄棕色，有多圈不规则环状浅沟纹(节痕)及多数细小突起的须根痕，上端有脐状茎痕，底部有数个瘤状芽痕。质坚实，断面黄白色，粉性，有多数细孔。气微，味微苦。以个大、质坚实、色黄白、粉性大者为佳。

含多种四环三萜酮醇衍生物：泽泻萜醇 A、B、C(alisol A，B，C)及其乙酸酯，表泽泻醇 A(epialisol A)，泽泻醇(alisol)，环氧泽泻烯(alismoxide)以及挥发油，生物碱，卵磷脂，胆碱和豆甾醇等。有利尿，降血脂，增加冠状动脉流量，降低血糖和抗脂肪肝作用。降血脂的有效成分为泽泻萜醇类及其乙酸酯。

性寒，味甘。利水渗湿，清热泻火。用于小便不利，水肿胀满，尿路感染，眩晕，高血脂症。用量 6～12g。

白茅根 Rhizoma Imperatae

本品为禾本科植物白茅 *Imperata cylindrica* Beauv. var. *major* (Nees) C. E. Hubb. 的干燥根茎。春、秋二季采挖，洗净，除去须根及膜质叶鞘，晒干，捆成小把。全国各地均产。

呈长圆柱形。表面乳白色或淡黄色，微有光泽，具纵皱纹，节明显，稍突起，节间长短不等。体轻，质轻略脆。断面皮部白色，有呈放射状排列的裂隙，中柱淡黄色，皮部与中柱易分离。无臭，味微甜。以条粗、色白、味甜者为佳。

含芦竹素(arundoin)，白茅素(cylindrin)，薏苡素，羊齿烯醇(fernenol)，西米杜鹃醇(simiarenol)，异乔木萜醇(isoarborinol)等。有止血，抗菌，抗病毒，利尿，缩短凝血及出血时间等作用。

性寒，味甘。清热凉血，利尿通淋。用于衄血，尿血，热病烦渴，肺热咳喘，热淋涩痛，黄疸，水肿。用量 9～30g，鲜品 30～60g。

芦　根　Rhizoma Phragmitis

本品为禾本科植物芦苇 *Phragmites communis* Trin. 的新鲜或干燥根茎。全年均可采收，一般以清明节挖出者质嫩品佳。挖出根茎后，洗净，除去顶端的残基及节上的须根，剥去芽，切段。鲜用或晒干用。主产于安徽、上海、江苏、浙江、湖北等地。

鲜芦根　呈长圆柱形，有的略扁。表面黄白色，有光泽，外皮疏松可剥离。节呈环状，有残根及芽痕。体轻、质韧，不易折断。切断面黄白色，中空，壁中有小孔排列成环。无臭，味甘。以色白、条粗而匀、有光泽、圆条坚硬、不带细根者为佳。

干芦根　呈压扁的圆柱形。节部显红黄色，较硬，节间有纵皱纹。以色黄白、扁条柔软有光泽、不带细根者为佳。

含碳水化合物(carbohydrates)，多聚醇(polyos)，甜菜碱(betaine)，游离脯氨酸(free proline)等。尚含有薏苡素，蛋白质，天门冬酰胺等。

性寒，味甘。清热生津，除烦，止呕，利尿，透疹。用于热病烦渴，肺热咳嗽，肺痈吐脓，热淋涩痛等症。用量 15～30g，鲜品 30～60g

天南星　Rhizoma Arisaematis

本品为天南星科植物天南星 *Arisaema erubescens* (Wall.) Schott、异叶天南星 *A. heterophyllum* Bl. 或东北天南星 *A. amurense Maxim*. 的干燥块茎。秋、冬二季茎叶枯萎时采挖，除去须根及外皮，干燥。天南星主产于陕西、甘肃、四川、贵州、云南等省。异叶天南星主产于湖北、湖南、四川、贵州、河南、安徽、江苏、浙江、江西等省。东北天南星主产于东北、山东、河北等地。

天南星　呈扁圆形。表面淡黄色至淡棕色，顶端较平，中心茎痕浅凹，有叶痕环纹，周围有大的麻点状根痕，周边无小侧芽。质坚硬，断面白色粉性。气微，味辛，麻舌刺喉。

异叶天南星　呈稍扁的圆球形，中心茎痕深陷，呈凹状，周围有一圈 1～2 列显著的根痕，周边偶有少数微凸起的小侧芽，有时已磨平。

东北天南星　呈平扁圆形，中心茎痕大而较平坦，环纹少呈浅皿状，麻点根痕细而不整齐，周围有微突出的小侧芽。以个大、色白、粉性足者为佳。

主含三萜皂苷，D-甘露醇，安息香酸，淀粉等。天南星和异叶天南星尚含氨基酸，β-谷甾醇以及钙、磷、铝、锌等多种无机元素。具有镇静、镇痛、抗惊厥、抗肿瘤、祛痰等药理作用。

性温，味苦、辛，有毒。燥湿化痰，祛风定惊，散结消肿。用于顽痰咳嗽，中风痰壅，口眼歪斜，半身不遂，癫痫，痈肿疮疖等症。本品含有刺激性辛辣物质，此物质和明矾作用失去刺激辛辣性。一般炮制后内服，3～9 g。

石菖蒲　Rhizoma Acori Tatarinowii

本品为天南星科植物石菖蒲 *Acorus tatarinowii* Schott 的干燥根茎。秋、冬二季采挖，除去茎叶、细根及泥土，洗净，晒干。主产于四川、浙江、江苏、福建等地。

呈扁圆柱形，多弯曲，常有分枝。表面棕褐色或灰棕色，粗糙，有疏密不匀的环节，具细纵纹，上侧有略呈扁三角形的叶痕，左右交互排列，下侧有圆点状根痕，节部有时残留有毛鳞状叶基。质硬脆，折断面纤维性，类白色或微红色；可见环状的内皮层及棕色的油点。气芳香，味苦、微辛。以条粗、断面类白色、香气浓者为佳。

含挥发油1%～3%，油中主要成分为α-、β-、γ-细辛醚（α-，β-，γ-asarone)，以β-细辛醚含量最多，占挥发油的63%～81%，胡椒酚甲醚(methylchavicol)约占8.8%～14%，并含细辛醛、二聚细辛醚等10余种成分。挥发油有镇静、抗惊厥、解痉平喘、抗心律失常作用。γ-细辛醚和细辛醛有平喘作用，二聚细辛醚降血脂作用显著。

性温，味辛、苦。开窍宁神，化湿和胃。用于治疗高热引起的神志不清，癫狂，痴呆，心胸烦闷，胃痛，风寒湿痹，痈疽肿毒。用量3～9g。

水菖蒲　Rhizoma Acori Calami

天南星科植物菖蒲 *Acorus calamus* L. 的干燥根茎。春、秋二季采挖，除去茎叶及细根，洗净晒干。主产于湖北、湖南、辽宁、四川等地。

根茎较粗大，少有分枝。表面黄棕色，具环节，上侧有较大的类三角形叶痕，下侧有凹陷圆点状根痕。质硬，折断面海绵样，类白色或淡棕色，内皮层环明显，有多数小空洞及维管束小点。气较浓而特异，味辛。

含挥发油，油中主含α-细辛醚、β-细辛醚，尚含1-烯丙基-2,4,5-三甲氧基苯、顺-甲基异丁香油酚、反-甲基异丁香油酚及甲基丁香酚等。具有抗菌作用；研末装胶囊，治疗菌痢、肠炎。

性温，味苦、辛。芳香开窍，和中辟浊。用于癫痫，惊悸健忘，神志不清，湿滞痞胀，泄泻痢疾，风湿疼痛，痈肿疥疮。用量3～6g。

九节菖蒲　Rhizoma Anemones Altaicae

毛茛科植物阿尔泰银莲花 *Anemone altaica* Fisch. 的干燥根茎。5～9月采挖根茎。除去细根，洗净泥沙，晒干。主产于陕西、山西、河南等地。

略呈纺缍形，稍弯曲。表面淡棕色至暗棕色，具多数半环状突起的节，其上有鳞叶痕，斜向交互排列，节上可见点状突起的小根痕。质坚脆，折断面显颗粒状，类白色，有粉性。气微、味微酸而稍麻舌。以表面淡棕黄色、断面白色者为佳。

含有皂苷，棕榈酸，β-谷甾醇，白头翁素(anemonin)，5-羟基胺酰丙乙，琥珀酸等。

性温，味辛。开窍除痰，安神醒脾。用于热病昏迷，癫痫，神经官能症，耳鸣耳聋，胸腹胀闷，食欲不振。外用治痈疽疮癣。用量1.5～7g。

白附子　Rhizoma Typhonii

本品为天南星科植物独脚莲 *Typhonium giganteum* Engl. 的干燥块茎。秋季采挖，除去须根及外皮，晒干。主产河南、甘肃、湖北等地。

呈卵圆形或椭圆形，顶端残留茎痕或芽痕。表面白色或淡黄色，有环纹及点状根痕。质坚硬，断面白色，粉性。无臭，味淡，麻辣刺舌。以个大均匀、肥壮坚实、色白、粉性足者为佳。

含黏液质，草酸钙，蔗糖皂苷，β-谷甾醇，β-谷甾醇-O-葡萄糖苷，肌醇以及生物碱等成分。

具有镇静、抗惊厥、抗破伤风毒素、抗菌等药理作用。

性大温，味辛、甘，有毒。燥湿化痰，祛风止痉，解毒散结。用于中风痰壅，口眼歪斜，面神经麻痹，偏、正头痛，破伤风；外治瘰疬淋痰核，毒蛇咬伤。用量 3～6g，一般需炮制用，外用生品捣烂敷或研末以酒调敷。

百 部 Radix Stemonae

百部科植物直立百部 *Stemona sessilifolia*(Miq.)Miq.、蔓生百部 *S. japonica*(Bl.)Miq. 或对叶百部 *S. tuberosa* Lour. 干燥块根。春、秋二季采挖，除去须根，洗净，置沸水中略浸或蒸至内无白心，取出晒干。主产于安徽、江苏、浙江、湖北、福建、四川、贵州、广东、山东。

直立百部 呈纺锤形，上端较细长，有的下端作长尾状，皱缩弯曲。表面黄白色或土黄色，有不规则深纵沟。质脆，受潮后软韧，断面平坦，角质样，淡黄棕色或黄白色，皮部宽广，中柱扁缩。气微，味甘、微苦。

蔓生百部 块根两端稍狭细，表面淡灰白色，具不规则皱褶及横皱纹。味较苦。

对叶百部 呈纺锤形或长条形。表面淡黄棕色至灰棕色，具浅纵皱纹或不规则纵槽。质硬，断面黄白色至暗棕色，中柱较大，髓部类白色。味苦。均以根粗壮、质坚实、色黄白者为佳。

直立百部主含直立百部碱(sessilistemonine)，百部碱(stemonine)，次百部碱(stemonidine)，对叶百部碱(tuberostemonine)，霍多林碱(hordoline)。蔓生百部主 含百部碱，次百部碱，异次百部碱(isostemonidine)等。对叶百部主含对叶百部碱，异对叶百部碱(isotuberostemonine)等。本品煎剂或浸液对多种致病细菌以及皮肤真菌有抑制作用，对流行性感冒病毒也有抑制作用。水浸液及乙醇浸液对蚊蝇幼虫、头虱、衣虱、臭虫等均有杀灭作用；百部碱能降低呼吸中枢的兴奋性，抑制咳嗽反射，有镇咳作用。

性微温，味甘、苦。润肺止咳，杀虫灭虱。用于寒热咳嗽、肺结核咳嗽、百日咳、蛲虫病等症。外用于治疥癣、头虱、体虱。用量 3～9g；外用适量。

土茯苓 Rhizoma Smilacis Glabrae

本品为百合科植物光叶菝葜 *Smilax glabra* Roxb. 的干燥根茎。夏、秋二季采挖，除去须根，洗净，干燥；或趁鲜切成薄片，干燥。主产于广东、广西、湖南、浙江、安徽等省。

呈不规则块状，有结节状隆起，具短分枝。表面黄棕色，凹凸不平，突起尖端有坚硬的须根残基，分枝顶端有圆形芽痕，有时外皮现不规则裂纹，并有残留的鳞叶。质坚硬，难折断，切面类白色至淡棕色，粉性，可见点状维管束及多数小亮点。质略韧，折断时有粉尘散出，以水湿润后有黏滑感。气微，味微涩。以个大、质重、黄棕色、无刺、少须根者为佳。

含菝葜皂苷类(smilax saponins)，落新妇苷，异黄杞苷，胡萝卜苷，鞣质，树脂等。日本产土茯苓的根、茎、叶中均含有廿八烷醛及 C_{24}, C_{26}, C_{28}, C_{30} 伯醇。具有利尿、镇痛、抗菌、抗癌等药理作用。

性平，味甘、淡。解毒除湿，通利关节。用于湿热淋浊，带下，痈肿，疥癣、梅毒等症。用量 15～60g。

天 冬 Radix Asparagi

本品为百合科植物天门冬 *Asparagus cochinchinensis*(Lour.)Merr. 的干燥块根。秋、冬

二季采挖，洗净，除去根头和须根，入沸水中煮或蒸至透心，趁热除去外皮，洗净，干燥。主产于贵州、四川、广西、浙江、云南、湖北等地。

呈长纺缍形或圆柱形，两端渐细。表面黄白色至黄棕色，略具绢丝样光泽或半透明，有深浅不等的纵沟纹及细皱纹。质坚韧或柔润，断面黄白色，角质样，有黏性，皮部厚，中柱明显。气微，味甘、微苦。以条粗壮、色黄白、半透明者为佳。

含甾体皂苷类，包括多种天门冬苷、甲基原薯蓣皂苷等，还含有黏液质，β-谷甾醇(β-sitosterol)，5-甲氧基-甲基糠醛(5-methoxy-methylfurfural)。所含苦味成分为甾体皂苷。具有抗菌、抗肿瘤、抗衰老、增强机体免疫力、镇咳、祛痰等药理作用。

性寒，味甘、苦。养阴润燥，清肺降火。用于肺燥干咳，虚劳咳嗽，津伤口渴，心烦失眠，肠燥便秘等症。用量 9～15g。

玉　竹　Rhizoma Polygonati Odorati

本品为百合科植物玉竹 *Polygonatum odoratum*(Mill.)Druce 的干燥根茎。春、秋二季采挖，除去茎叶、须根和泥土，放入锅中稍煮片刻，捞出，晾至半干后，反复用手搓揉并曝晒至根茎柔软并透明时，晒干。主产于湖南、河南、浙江、江苏、辽宁等地。东北产者习称“关玉竹”。浙江新昌等县产者习称“本山玉竹”，奉为道地药材。

呈长圆柱形或扁圆柱形，少有分枝。表面淡黄棕色至黄白色，半透明，具皱纹，有隆起的环节，节上有白色点状细根痕，并有圆盘状茎痕。质硬脆，易吸潮变软，断面肉质状。气微，味甘，具黏性。以条长、肥壮、色黄白者为佳。

主含甾体皂苷，黄酮及其糖苷等。甾体皂苷包括铃兰苦苷、夹竹桃螺旋苷、玉竹糖苷等。黄酮及其糖苷主要为槲皮素苷、山奈酚及其葡萄糖苷、牡荆素 2″-O-槐糖苷等。此外尚含多种微量元素，氨基酸及其他含氮化合物。药理实验表明本品有增强心搏，使血压徐缓上升及呼吸暂时兴奋的作用；能增强离体子宫及肠管肌肉收缩。另据报道，有抗衰老作用。

性微寒，味甘。养阴润燥，生津止渴。用于燥热咳嗽，咽干口渴。临床报道治疗心力衰竭，高脂血症，高血压和癌症。用量 10～15g。

黄　精　Rhizoma Polygonati

本品为百合科植物黄精 *Polygonatum sibiricum* Red、多花黄精 *P. cyrtonema* Hua 或滇黄精 *P. kingianum* Coll. et Hemsl. 的干燥根茎。根据药材的形状不同，分别称“鸡头黄精”、“姜形黄精”和“大黄精”。春、秋二季采挖，除去地上部分及须根，洗净，置沸水中略烫或蒸至透心，干燥。黄精主产于河北、内蒙古、陕西；多花黄精主产于贵州、湖南、云南；滇黄精主产于贵州、云南、广西。

鸡头黄精　呈不规则圆锥状，先端膨大，常有 1～数个粗短的突起或分枝，头大尾细，形似如鸡头。表面黄白色至黄棕色，半透明，全体有细纵皱纹及稍隆起呈波状的环节，地上茎痕呈圆盘状，中心常凹陷。质坚脆，断面淡棕色，并有多数黄白色点状筋脉(维管束)。气微，味甜，有黏性。

姜形黄精　呈结节状，分枝粗短，形似生姜。表面黄棕色至暗棕色，较粗糙，有明显疣状突起的须根痕；凹陷的圆盘状茎痕大而突出。质坚硬，断面淡棕色，稍带角质。

滇黄精　呈肥厚块状或串珠状；表面淡黄色至黄棕色，有不规则皱纹；每一结节有一凹陷的圆盘状茎基。质坚硬而韧，断面淡黄色至黄棕色。微带焦糖气，味甜，有黏性。均以块大、肥润、色黄、断面透明者为佳。

含黄精多糖甲、乙、丙和黄精低聚糖甲、乙、丙，并含醌类成分。药理实验表明本品有防止动脉粥样硬化，抑制肾上腺素引起的血糖过高及降低血压的作用。浸出液对杆菌、金黄色葡萄球菌以及某些真菌有抑制作用。黄精多糖具有增强免疫功能的作用。

性平，味甘。滋阴润肺，补脾益气。用于肺虚燥咳，脾胃虚弱，倦怠无力，食欲不振，大便干燥及消渴等症。用量10～30g。

百 合 Bulbus Lilii

本品为百合科植物卷丹 *Lilium lancifolium* Thunb. 百合 *L. brownii* F. E. Brown var. *viridulum* Baker 或细叶百合 *L. pumilum* DC. 的干燥肉质鳞叶。秋季采挖，剥取鳞叶，洗净，置沸水中略烫后，干燥。主产于湖南、浙江、江苏、广州、陕西、四川、安徽等地。

卷丹 呈长椭圆形，顶端较尖，基部较宽，边缘薄，微波状，常向内卷曲。表面乳白色或淡黄棕色，光滑，半透明，有纵直的脉纹3～8条。质硬脆，易折断，断面较平坦，角质样。无臭，味微苦。

百合 鳞叶长1.5～3cm，宽0.5～1cm，有脉纹3～5条，有的不明显。

细叶百合 鳞叶长至5.5cm，宽至2.5cm，色较暗，脉纹大多不明显。均以肉厚、质硬、色白者为佳。

主含酚酸甘油酯，甾体糖苷和甾体生物碱，微量元素等。具有止咳、祛痰、平喘、镇静、抗过敏等药理作用。

性平，味微苦。润肺止咳，清心安神。用于肺热咳嗽，痰中带血，虚烦惊悸，失眠多梦。用量10～30g。

知 母 Rhizoma Anemarrhenae

本品为百合科植物知母 *Anemarrhena asphodeloides* Bge. 的干燥根茎。春、秋二季采挖，除去地上部分及须根，洗净，晒干，习称“毛知母”；鲜时剥去外皮晒干，习称“知母肉”或“光知母”。主产于河北、山西、河南、甘肃、陕西、内蒙古等省。

毛知母 呈长条状，略扁，微弯曲，顶端有残留的淡黄色的叶痕及茎痕，习称“金包头”。表面棕色至黄棕色，上面有一道陷下的纵沟，具排列紧密的环节，两侧向上密生黄棕色毛须状的叶基，下面较皱缩，并有点状根痕或须根残基。质脆硬，断面黄白色，散生维管束小点。无臭，味略甘而微苦，嚼之带黏性。以肥大、质硬、断面黄白色者为佳。

知母肉 较毛知母小。表面黄白色或淡黄棕色，有扭曲的纵沟，一侧可见多数不规则散在的小形根痕。以条肥大、质致密、内外色黄白者为佳。

含多种知母皂苷(timosaponin)，并含四种知母多糖(anemarn A、B、C、D)，芒果苷(mangiferin)、异芒果苷及胆碱，鞣酸，烟酸等。浸膏对大肠杆菌引起的发热兔有解热作用；煎剂对溶血性金黄色葡萄球菌、甲型溶血性链球菌、变形杆菌、百日咳杆菌以及致病性皮肤真菌均有较强的抑制作用；知母多糖A、B、C、D可使正常小鼠的血糖及四氧嘧啶引起的高血糖小鼠的血糖水平下降。

性寒，味苦。清热泻火，滋阴润燥。用于热病烦渴，消渴，肺热咳嗽，痰黄黏稠，骨蒸潮热，肠燥便秘等症。用量 6～12g。

重 楼 Rhizoma Paridis

本品为百合科植物云南重楼 *Paris polyphylla* Smith var. *yunnanensis*(Franch.)Hand.-Mazz. 或七叶一枝花 *P. polyphylla* Smith var. *chinensis*(Franch.)Hara 的干燥根茎。秋季采挖，除去须根，洗净，晒干。

呈结节状圆柱形，略弯曲。表面黄棕色或棕褐色；密具层状突起粗环纹，背面有稀疏的须根及须根痕，顶端有茎的残基及鳞叶。质坚硬，断面粉质，白色至浅棕色，维管束呈环。气微，味微苦。以粗壮、质坚实、断面色白、粉性足者为佳。

含多种重楼皂苷(polyphyllin A、B、C、D、E、F、G、H)，薯蓣皂苷(dioscin)和偏诺皂苷(pennogenin)。此外，尚含有多种氨基酸。药理实验表明本品有抗微生物、抑菌、镇痛、平喘止咳的作用；煎剂及皂苷均有溶血作用。

性微寒，味苦；有小毒。清热解毒，消肿止痛，息风定惊。用于咽喉肿痛，小儿惊风，毒蛇咬伤，疔疮肿毒；外治痄肿，腮腺炎。用量 3～9g；外用适量。

穿山龙 Rhizoma Dioscoreae Nipponicae

本品为薯蓣科植物穿龙薯蓣 *Dioscorea nipponica* Makino 的干燥根茎。秋季采收，除去外皮及须根，晒干。主产于辽宁、吉林、黑龙江、河北、山西、河南、陕西、四川等地。

呈类圆形，弯曲，常有分枝。表面黄白色或黄棕色，有不规则纵沟，并有点状根痕及偏于一侧突起的茎痕。质坚硬，断面平坦，类白色或黄白色，散有淡棕色维管束小点。气微，味苦涩。以色黄白、质坚、粗壮者为佳。

含薯蓣皂苷(dioscin)。薯蓣皂苷元 含约 1.5%～2.6%，是合成激素类药物的重要原料。此外，含甾醇、对一羟苄基酒石酸(piscidic acid)、树脂、多糖及淀粉。药理实验表明水溶性苦味部分有有镇咳、平喘、祛痰的作用；水煎剂对流感病毒、金黄色葡萄球菌、大肠杆菌等均有明显的抑制作用；总皂苷有强心、增加冠状动脉血流量及抗凝作用。

性平，味苦。祛风除湿，活血通络，止咳平喘。用于腰腿疼痛，筋骨麻木，跌打损伤，闪腰岔气，咳嗽喘息等症。用量 10～15g。

射 干 Rhizoma Belamcandae

本品为鸢尾科植物射干 *Belamcanda chinensis*(L.)DC. 的干燥根茎。春初刚发芽或秋末茎叶枯萎时采挖，除去须根及泥土，干燥。主产于湖北、河南、江苏、安徽等地。

呈不规则结节状。表面黄棕色、暗棕色或黑棕色，皱缩不平，有较密而扭曲的环纹。上有数个圆盘状凹陷的茎痕，下有残留的细根及根痕。质硬，断面黄色，颗粒性。气微，味苦、微辛。以粗壮、坚硬、断面色黄者为佳。

主含野射干定(beiamcandin)，鸢尾苷(iridin)，鸢尾黄酮(tectorigenin)，鸢尾黄酮苷(tectoridin)等。具有抗病原微生物、消炎解热等药理作用。

性寒，味苦。清热解毒，祛痰利咽。用于咽喉肿痛，痰涎壅盛，咳嗽气喘等症。用量3～9g。

郁 金 Radix Curcumae

本品为姜科植物温郁金 *Curcuma wenyujin* Y. H. Chen et C. ling、姜黄 *C. longa* L.、广西莪术 *C. kwangsiensis* S. G. Lee et C. F. Liang 或蓬莪术 *C. phaeocaulis* Val. 的干燥根。前两者分别习称"温郁金"和"黄丝郁金"，其余按性状不同习称"桂郁金"和"绿丝郁金"。冬季茎叶枯萎后采挖，摘取块根，除去细根及泥土，蒸或煮透心，干燥。主产于浙江、四川、江苏、福建、广西、广东、云南等地。

温郁金 呈长纺锤形或长圆形，两端渐尖。表面深灰棕色，具不规则的纵皱纹。质坚硬，断面棕黑色，有蜡样光泽，内皮层环明显。气微，味微苦。

黄丝郁金 呈纺锤形或卵圆形。表面灰黄色，有细皱纹或近于光滑。质坚实，断面略呈透明状，角质有光泽，外周深黄色，内心金黄色，内皮层环明显。气清香，味辛辣。

桂郁金 呈长圆锥形或长圆形。表面浅棕黄色，具疏浅纵纹或较粗糙网状皱纹。气微，味微辛苦。

绿丝郁金 呈长椭圆形，较粗壮。气微，味淡。

主含挥发油，包括莰烯(d-camphene)，樟脑(d-camphor)，倍半萜烯，并含姜黄素(curcumin)，脱甲氧基姜黄素(demethoxyecurcumin)等。具有抗心律失常、抑菌抗炎、改善微循环等药理作用。

性寒，味辛、苦。活血止痛，行气解郁，利胆退黄。用于胸腹胀痛，经行腹痛，乳房胀痛，热病神昏、癫痫发狂，黄疸尿赤等症。用量3～9g。畏丁香。

姜 黄 Rhizoma Curcumae Longae

本品为姜科植物姜黄 *Curcuma longa* L. 的干燥根茎。主根茎习称"圆形姜黄"，侧根茎习称"长形姜黄"。冬季茎叶枯萎时采挖，洗净，煮或蒸至透心，晒干，除去须根。主产于四川、福建、广东、浙江、江西等地。此外，广西、湖北、陕西、台湾、云南等地亦产。多为栽培。

圆形姜黄 呈卵圆形或纺锤形。表面棕黄色至淡棕色，有多数点状下陷须根或少数圆形侧生根茎痕。质坚重，击破面深黄棕色至红黄色，角质，具蜡样光泽，有点状维管束。

长形姜黄 呈圆柱形而稍扁，略弯曲，常有短的分枝，一端圆钝，另一端为断面。表面有纵皱纹和明显的环节。气香特异，味辛、微苦。

主含姜黄素(curcumin)，去甲氧基姜黄素(demethoxycurcumin)，去二甲氧基姜黄素(bisdemethoxycurcumin)。另外，尚含挥发油及色素等。具有抗早孕、抗肿瘤、降血脂、抗炎、抗菌和利胆等药理作用。

性温，味苦、辛。破血行气，通经止痛。用于胸胁刺痛，经闭腹痛，产后瘀阻，跌打肿痛，风湿臂痛。用量3～9g。

干 姜 Rhizoma Zingiberis

本品为姜科植物姜 *Zingiber officinale* Rose. 的干燥根茎。冬季前采挖，除去茎叶及须根，洗净晒干或微火烤干。主产于四川、贵州等地。浙江、山东、湖北、广东、陕西也产。

呈扁平块状，具指状分枝。表面灰黄色或灰棕色，具纵皱纹及明显的环节。质坚韧，断面黄白色或淡黄色，显粉性和颗粒性，可见较多纵向纤维，散有多数黄色油室小点。气特异芳香，味辛辣。以质坚实、断面色黄白、粉性足、气味浓者为佳。

含挥发油 2%～3%，油中的主要成分为姜醇(zingiberol)、姜烯(zingiberene)、没药烯、姜黄烯等。并含辛辣成分姜辣素(cingerol)、姜酮(gingerone)、姜辣烯酮(shogaol)等。药理实验表明本品有抗炎、镇痛、抗缺氧、抗动脉硬化、抑菌作用；姜辣烯酮静注于大鼠，可使血压先降低后上升，以后又持续下降。

性热，味辛。温中散寒，回阳通脉，燥湿消痰。用于脘腹冷痛，呕吐泄泻，肢冷脉微、痰饮喘咳等病症。炮姜研末吞服可治疗吐血、便血、子宫出血等病症。用量：生姜、干姜 3～9g；炮姜 1.5～3g。

高良姜 Rhizoma Alpiniae Officinarum

本品为姜科植物高良姜 *Alpinia officinarum* Hance 的干燥根茎。夏末秋初采挖，洗净，除去地上茎及须根，剥去残留鳞片，切段，晒干。主产于广东、海南、广西等地。台湾及云南亦有栽培。

呈圆柱形，常有分枝。表面棕红色至暗褐色，有波状环节，并有细密的纵皱纹，下侧有圆形根痕。质坚韧，不易折断，断面纤维性，灰棕色至红棕色，中心环明显。气芳香，味辛辣。以色红棕、气香味辣、分枝少者为佳。

含挥发油 0.5%～1.5%，油中主要成分为桉油精、α-杜松烯(α-cadinene)、高良姜酚(galangon)、肉桂酸甲酯(methyl cinnamate)等。另含辛辣成分。水煎剂对豚鼠离体肠管有兴奋作用，并有抑菌作用。

性温，味辛。温胃散寒，行气止痛。用于脘腹寒痛，呕吐泄泻，消化不良等症。用量 3～6g。

仙 茅 Rhizoma Curculiginis

本品为石蒜科植物仙茅 *Curculigo orchioides* Gaertn. 的干燥根茎。秋、冬二季采挖，除去根头及须根，洗净，干燥。主产于四川、贵州、云南等地。

呈圆柱形，稍弯曲。表面黑褐色或棕褐色，粗糙，有纵横皱纹及细孔状的须根痕。质硬而脆，断面平坦，略呈角质状，淡褐色或棕褐色，近中心处色较深。气微香，味微苦、辛。以条粗长均匀、表面棕褐色、内碴淡褐色、质坚脆者为佳。

含多种环木菠萝烷型三萜及其糖苷，甲基苯酚及氯代甲基苯酚的多糖苷类，尚含有含氮类化合物、甾醇、脂肪类化合物和黄酮醇苷等。具有抗衰老、提高免疫功能的药理作用。

性温，味辛；有小毒。温肾壮阳，强筋骨，祛寒湿。用于阳痿精冷，筋骨痿软，腹痛冷泻等症。用量 3～9g。

白　芨　Rhizoma Bletillae

本品为兰科植物白芨 *Bletilla striata*（Thunb.）Reichb. f. 的干燥块茎。春、秋二季采挖，除去残茎和须根，洗净，置沸水中煮或蒸至内无白心，晒至半干，除去外皮，再晒至全干。主产于贵州、四川、湖南、湖北、安徽、河南、浙江、陕西等地。

呈不规则扁圆形，横向 2～3 个分枝，略似掌状。表面灰色或黄白色，有细密纵皱纹，上方有微凸起的茎痕，下方有连接另一块茎的痕迹，自茎痕为中心，有数个棕褐色同心环节，节上残留棕色点状的须根痕。质坚硬，断面类白色，角质状，可见散在的点状维管束。无臭，味苦，嚼之有黏性。以个大坚实、色白明亮、光洁者为佳。

含白芨胶质，系黏液质之一，为一种白芨葡萄糖甘露聚糖（bletilla glucomannan）。黏液质含量 56.7%～60%。药理实验表明水浸液对局部出血有止血作用，能使末梢血管内的红细胞凝集并形成血栓；并能抑制结核杆菌生长。

性微寒，味苦、涩。收敛止血，消肿生肌。用于脾胃出血，外伤出血，痈肿溃疡，手足皲裂。用量 6～15g。反乌头。

第二节　茎木类生药

一、茎木类生药的基础知识

茎类生药主要指药用部位为植物的木质茎而言，主要包括木本植物的茎枝（如桑枝、桂枝、木通等）、木本植物带叶的茎藤（如络石藤、桑寄生等）、带枝刺或钩状茎的茎枝（如皂刺、钩藤等）或茎的其他部分（如通草为茎髓、竹茹为单子叶植物茎的中间层）等。虽然有些草本植物的茎也供药用（如石斛），但它们属全草类，应在全草类中叙述。

木类生药主要指木本植物茎的木质部部分，也就是我们通常所说的木材。木材又可分为边材和心材两部分，边材的颜色一般较浅，心材由于积累了大量的挥发油和树脂类成分，颜色一般较深，而且质地致密，密度较大。一般木类生药主要使用心材。要鉴别茎木类生药，必须首先掌握木质茎的外观性状和内部构造特点。

1. 外观性状　茎类生药一般为圆柱形，也有方柱形、扁圆柱形的。藤本植物的茎多扭曲不直，大小粗细不一。颜色多为棕黄色或黄褐色，少数为紫色（如鸡血藤）；有的可见明显的皮孔和叶痕。其纵向纹理也呈扭曲状。去皮后的木质茎可见深浅不一的纵横裂纹或有栓皮剥落的痕迹；木质茎质地坚硬，断面多呈纤维性或裂片状；平整的断面可见到射线与木质部相间排列，俗称“车轮纹”；有的木质部可见密布的小孔（导管）或偏斜的髓部。

木类生药因多为心材部分，大多截成小段或劈成条块状，颜色一般较深。也有的因含有大量分泌物，密度较大（如沉香）。

2. 双子叶植物木质茎的内部构造　双子叶植物木质茎的构造分为初生构造、次生构造和三生构造。既然茎木类生药多为木质茎且主要为次生构造和三生构造，因此，有关茎的内部构造就着重介绍双子叶植物木质茎的次生构造和三生构造；有的单子叶植物茎的某些部分供药用，而且归为茎木类中，如竹茹、灯芯草；因此单子叶植物茎的构造也在这里一并叙述。关于双子叶植物草质茎的次生构造，留在全草类生药中叙述。

(1)双子叶植物木质茎的次生构造　双子叶植物木质茎的次生构造由外到内可分为周皮、皮层、维管柱鞘、维管柱、髓和射线六个部分。

1)周皮：茎的周皮在结构上与根的周皮相似，只是木栓形成层的来源与根略有区别。茎的木栓形成层可来源于表皮、外皮层、皮层基本组织或韧皮部的基本组织。形成皮孔的位置一般在表皮气孔的内方；栓内层往往含有叶绿体。

2)皮层：双子叶植物木质茎的皮层比较明显；靠近外方的皮层细胞也常含有叶绿体，故显绿色。茎的皮层没有明显的内皮层，如果木栓形成层发生于皮层的内方或由韧皮部的薄壁细胞转化而来，就根本不存在皮层组织而由栓内层取代，称做后生皮层。

3)维管柱鞘(也称中柱鞘)：茎的维管柱鞘多为厚壁组织(纤维和石细胞)，是纤维组织的称为维管柱鞘纤维(或中柱鞘纤维)；也有的维管柱鞘细胞含有淀粉粒，特称为淀粉鞘。

4)维管柱(也称中柱)：双子叶植物木质茎的维管柱由无限外韧维管束或双韧维管束成环状排列而成。韧皮部(含初生韧皮部)所占比例较小，由筛管、伴胞、韧皮纤维和韧皮薄壁细胞组成。有的种类在其薄壁组织中分布有石细胞和各种分泌组织。形成层呈明显的环状；细胞体积小，排列紧密且切向延长；一般由1～数列细胞组成。木质部(含初生木质部)主要有导管、木纤维和木薄壁细胞组成。在寒、暖季节明显的温带和亚热带或干、湿季节明显的热带生长的木本植物，其木质部中可见到一圈圈颜色深浅交替的同心圆状结构，特称为"年轮"。内圈细胞较大且颜色较淡的称春材；外圈细胞较小且颜色较深的一圈称秋材。

5)双子叶植物木质茎的中心都有明显的髓部。这是与根区别的主要特点之一。

6)射线：木质茎的射线一般比较狭窄，由1～2列径向延长的细胞组成。在维管束与维管束之间，直接由髓部发出的射线称为髓射线，也叫初生射线；在维管束内部也不断分化出射线，称次生射线；在木质部的一段射线称木射线；在韧皮部的一段称韧皮射线。

(2)双子叶植物木质茎的三生构造　有些双子叶植物木质茎与根和根茎一样，在次生生长完成后或次生生长的同时，皮层或髓部的薄壁组织恢复分生能力，产生三生形成层，由此形成的构造称三生构造，也叫异型构造。

茎的三生构造有两种情况：一是在皮层的一侧其薄壁细胞恢复分生能力，形成偏心形的半圆弧状形成层，向内分生分化木质部，加在原来的韧皮部之外，向外分生分化韧皮部，这样不断产生三生形成层，使茎向一侧增大，结果使茎变为扁圆柱形(如鸡血藤)。二是在其髓部的薄壁组织恢复分生能力，形成断续的形成层小段，每一小段单独形成一个外韧或双韧维管束(如海风藤等)。

(3)单子叶植物茎的内部构造　单子叶植物茎的内部构造与单子叶植物根茎的内部构造基本相似，但也有一定的区别。单子叶植物茎的表皮细胞的外壁有较厚的角质层或蜡被；也有的表皮由厚壁细胞组成。单子叶植物茎没有明显的皮层，表皮以内为大量的薄壁组织；有限外韧维管束或周木维管束散生在薄壁组织中。有多数植物在其维管束周围有厚壁的维管束鞘。靠近外方的维管束一般较小而密；靠近内方的维管束较大而疏。没有明显的皮层、维管柱和髓的界限。有些单子叶植物茎的中央部分萎缩破坏，形成中空的腔，特称为髓腔。这种茎多称为秆(如竹类)。由于单子叶植物茎的维管束为有限外韧型或周木型，没有形成层和木栓形成层，所以单子叶植物茎不形成次生构造和周皮，这是单子叶植物茎与双子叶植物茎的主要区别之一。

(4)鉴别茎木类生药应注意的几个问题　鉴别茎木类生药首先要对生药的外观性状进行仔细观察,大体确定是双子叶植物茎还是单子叶植物茎;是完整的茎还是茎的一部分(如沉香仅为其木质部、通草仅为其髓部等),然后再进行内部构造的观察。在观察其内部构造时,对不同类型的生药有不同的要求。

对茎类生药,一般要做横切面、纵切面、组织解离片和粉末装片的观察。观察时要注意以下几个方面:

1)周皮:要注意是表皮还是周皮,一般木质茎没有表皮而仅有周皮。要注意周皮的厚薄,木栓层细胞的排列方式、细胞形状、颜色、加厚的主要成分是木栓质还是木质素。木栓形成层细胞是否明显。栓内层的厚薄及细胞特点。有无机械组织和其他组织(如分泌组织等)分布。

2)皮层:要注意皮层是否明显,有无机械组织(如厚角组织、纤维和石细胞等)、分泌组织及其存在方式(散在、成束或带状等)。在薄壁组织中是否有细胞后含物,以及分布特点和类型等。

3)导管:要注意观察导管的类型、长短及导管口径的大小;同时还要注意两导管分子的相接处的特点。

4)纤维和石细胞:首先要注意观察是纤维还是石细胞,如为纤维要注意纤维的类型(韧皮纤维和木纤维),形状、长短、木化程度、纹孔类型及孔沟的情况等。

5)细胞后含物:主要观察细胞后含物的类型、形状、大小及存在方式等。

6)分泌组织:注意观察分泌组织的类型、分泌物的颜色等。

另外,还要注意髓部细胞的形状、有无其他结构(如三生结构等)、射线的宽窄等。

对木类生药除做横切面、纵切面、组织解离片和粉末装片外,还要做切向切面进行观察。横切面观要注意年轮的疏密、心材与边材的区分、射线的宽窄、木纤维及木薄壁细胞与导管之间的相互位置关系以及导管的排列方式等。纵切面,指沿直径做纵切面,也叫径向纵切面。纵切面观年轮之间的界限明显而平行,心材与边材明显可辨;射线呈带状,其高度明显可见,与导管和木纤维按垂直方向排列;并能清晰地分辨出导管与管胞及其类型。切向切面,指沿圆弧的小于直径的弦所作的切面,也称切向纵切面。切向切面可观察到射线的形状(一般为梭形)以及射线的宽度和高度。

在木类生药的粉末和解离片中不应含有木栓组织和绿色同化组织。

二、重点生药

桑寄生　Herba Taxilli
(英)China Taxillus

本品为常用中药。始载于《神农本草经》,列为上品。《蜀本草》作者韩保昇指出:按诸树多有寄生,茎叶并相似云是乌鸟食一物子,粪落树上。叶似橘叶而软厚,茎似槐而肥脆,今处处有,方家惟须桑上者,然非自采即难以别,可断茎而视之,以色深黄者为验。古代本草所记载寄生有多种植物。2010 年版药典已把桑寄生与槲寄生分别记载,据调查目前南方诸省使用的桑寄生,其原植物主要是桑寄生、四川寄生和红花寄生。除此之外尚有多种植物在不同地区作桑寄生用，应注意鉴别。

【来源】 本品为桑寄生科植物桑寄生 *Taxillus chinensis*（DC.）Danser 的干燥带叶茎枝。

【植物形态】 常绿寄生小灌木。嫩枝、叶密布锈色或褐色星状毛，成长叶两面无毛；叶对生或近对生，卵形或卵圆形，全缘，主脉两面明显突起；叶柄长 5～15mm，无毛。花 1～3 朵排列成聚伞花序，通常 1～2 个生于叶腋，被红褐色星状毛，花萼近球形，长 1.5～2mm；花冠狭管状，紫红色，裂片 4，长 4～5mm，外展；雄蕊 4 枚，子房下位，1 室，胚珠 1。果椭圆形，长 6～9mm，直径 4～6mm，具小瘤体及疏毛。花期 4～10 月（图 7-36①）。

【采制】 冬季至次春采割，除去粗茎，切段，干燥，或蒸后干燥。

【产地】 主产于广东、广西、福建等省区。

【性状】 本品茎枝呈圆柱形，长 3～4cm，直径 0.2～1cm；表面红褐色或灰褐色，具细纵纹，并有多数细小凸起的棕色皮孔，嫩枝有的可见棕褐色茸毛；质坚硬，断面不整齐，皮部红棕色，木部色较浅。叶多卷曲，具短柄；叶片展平后呈卵形或椭圆形，长 3～8cm，宽 2～5cm；表面黄褐色，幼叶被细茸毛，先端钝圆，基部圆形或宽楔形，全缘；革质。无臭，味涩。以枝细、质嫩、红褐色、叶多者为佳（图 7-36①）。

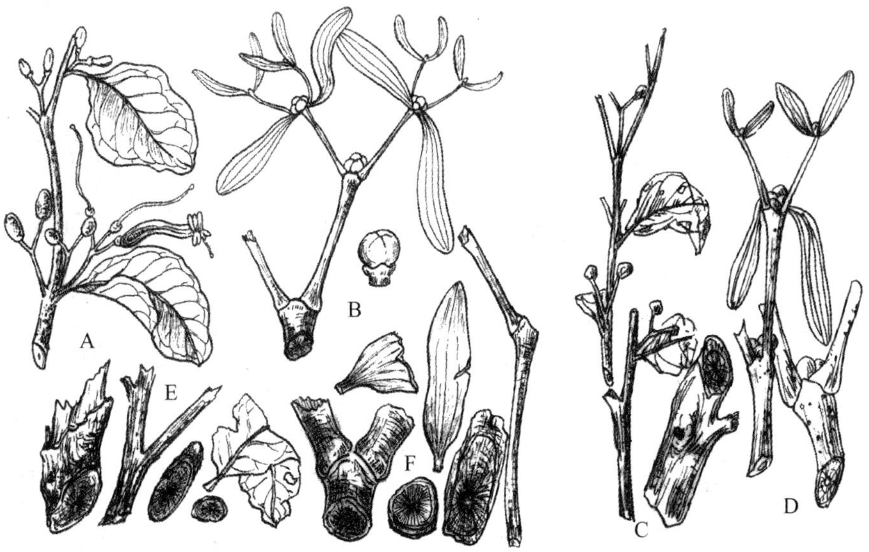

图 7-36①　寄生原植物和药材图

A. 桑寄生　B. 槲寄生　C. 桑寄生药材　D. 槲寄生药材　E. 桑寄生饮片　F. 槲寄生饮片

【显微特征】

茎横切面 表皮细胞有时残存。木栓层为 10 余列细胞，有的含棕色物。皮层窄，老茎有石细胞群。中柱鞘部位有石细胞群及纤维束，断续环列。韧皮部甚窄，射线散有石细胞。束内形成层明显。木质部射线宽 1～4 列细胞，近髓部也可见石细胞；导管单个散列或 2～3 个相聚。髓部有石细胞群，薄壁细胞含棕色物。有的石细胞含草酸钙方晶或棕色物。

粉末 淡黄棕色。①石细胞类方形、类圆形，偶有分枝，有的壁三面厚，一面薄，含草酸钙方晶。②纤维成束，直径约 17μm。③具缘纹孔、网纹及螺纹导管多见。④星状毛分枝碎片少见(图 7-36②)。

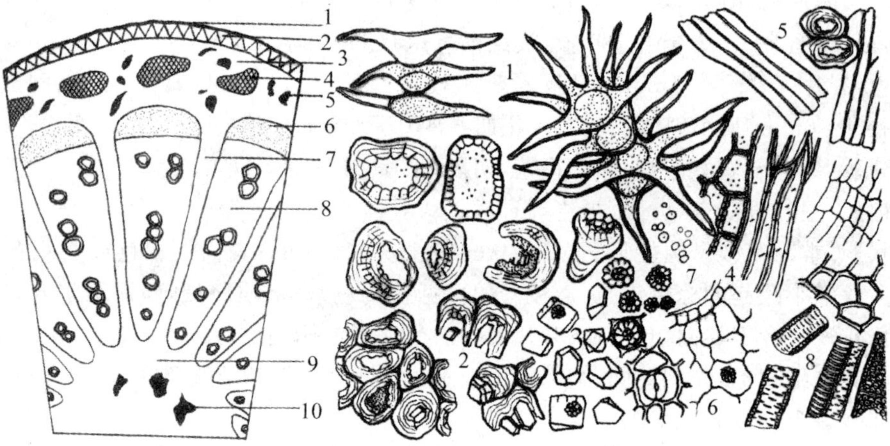

图 7-36② 桑寄生组织和粉末图

A. 组织简图 1. 表皮 2. 木栓层 3. 皮层 4. 纤维束 5. 石细胞 6. 韧皮部 7. 射线 8. 木质部 9. 髓 10. 石细胞 B. 粉末图 1. 星状毛 2. 石细胞 3. 草酸钙方晶和簇晶 4. 木纤维及木薄壁细胞 5. 中柱鞘纤维 6. 叶片碎片 7. 淀粉粒 8. 导管

【化学成分】 含黄酮类物质，主要为广寄生苷(扁蓄苷)(avicularin 即槲皮素-3-阿拉伯糖苷)、槲皮素(quercetin)及槲皮苷(quercitrin)等。

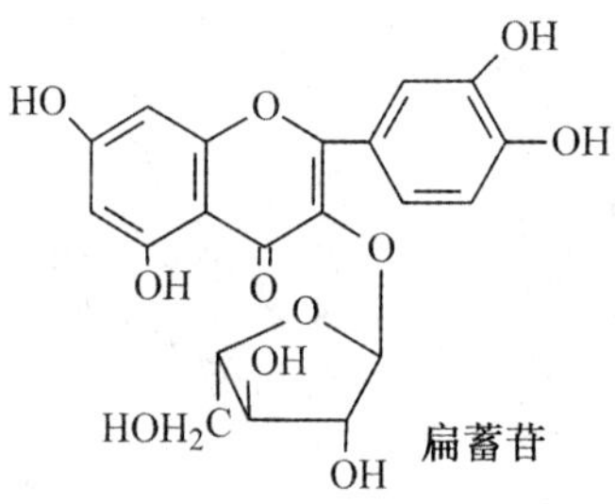

扁蓄苷

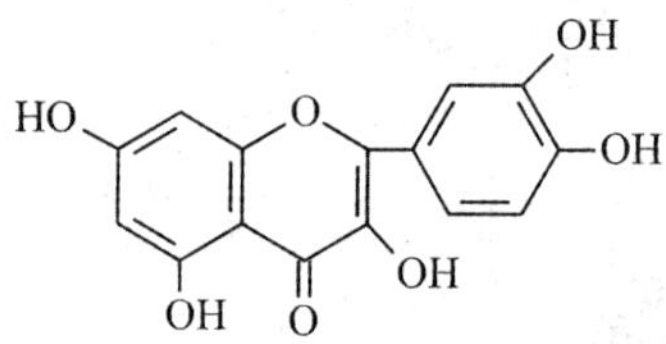

槲皮素

【理化鉴定】

1. 薄层色谱 取本品粉末 5g，加甲醇-水(1：1)60mL，加热回流 1 小时，趁热滤过，滤液浓缩至约 20mL 后，加水 10mL 稀释，再加 10%硫酸溶液约 0.5mL，煮沸回流 1 小时后，用醋酸乙酯萃取二次，每次 30mL，合并醋酸乙酯浓缩至约 1mL，作为供试品溶液。另取槲皮素对照品，加醋酸乙酯溶解，使成每 1mL 含 0.5mg 的溶液，作为对照品溶液。吸取上述两种溶液各 10μL，分别点于同一用 0.5%氢氧化钠制成的硅胶 G 薄层板上，以甲苯(水饱和)-甲酸乙酯-甲酸(5：4：1)为展开剂，展开，取出，晾干，喷 5%三氯化铝乙醇溶液，置紫外光灯(365nm)下检视。供试品色谱中，在与对照品色谱相应的位置上，显相同颜色的斑点。

2. 强心苷检查 取本品粗粉 10g，加 80%乙醇 50mL，加热回流 30 分钟，滤过，滤液置水浴上蒸干，残渣加热水 10mL 使溶解，滤过，滤液加乙醚振摇提取 4 次，每次 15mL，弃去乙醚层，取下层水溶液加醋酸铅饱和溶液至沉淀完全，滤过，滤液加乙醇 10mL，加硫酸钠饱和溶液脱铅，滤过，滤液加氯仿振摇提取 3 次，每次 15mL，合并氯仿液，置水浴上浓缩至 1mL。取浓缩液点于滤纸上，干后，滴加碱性 3,5-二硝基苯甲酸溶液（取二硝基苯甲酸试液与氢氧化钠试液各 1mL，混合），不得显紫红色。

【药理作用】

1. 降压作用　萹蓄苷对麻醉犬虽有降压作用，但持续时间很短，且易产生急速耐受性。

2. 利尿作用　麻醉犬和大鼠以萹蓄苷静脉注射或口服时，可引起利尿作用，其强度与剂量成正比。

3. 抗病毒作用　桑寄生煎剂在体外（猴肾单层上皮细胞组织培养）对脊髓灰白质炎病毒和其他肠道病毒有显著的抑制作用。

【性味功效】 性平，味苦、甘。归肝、肾经。属于祛风湿药。补肝肾，强筋骨，祛风湿，安胎。用于风湿痹痛，腰膝酸软，筋骨无力，崩漏经多，妊娠漏血，胎动不安；高血压症。用量 9～15g。

【附注】

1. 槲寄生　为桑寄生科植物槲寄生 *Viscum coloratum*（Komar.）Nakai 的干燥带叶茎枝。冬季至次春采割，干燥或蒸后干燥即可。主产于河北、辽宁、吉林、内蒙古等地。茎枝圆柱形，常 2～5 叉状分枝。表面黄绿色、金黄色或黄棕色。具纵皱纹；节部膨大。体轻，质脆，易折断，断面不平坦，有放射状纹理。叶对生于枝端，长圆状披针形或倒披针形，长 2～7cm，宽 0.5～1.5cm，全缘，表面黄绿色、黄棕色或金黄色，叶脉 5 条，中间 3 条明显。气臭，味微苦，嚼之有黏性（图 7-36①）。

含有齐墩果酸（oleanolic acid）、β-香树脂醇（β-amyrin）、中肌醇（mesoinositol）、羽扇豆醇（lupeol）、肉豆蔻酸、槲寄生苷甲（即高圣草素-7-O-β-D-葡萄糖苷）、黄槲寄生苷（flavoyadorinin）A、B、高黄槲寄生苷（homoflavoyadorinin）B、槲寄生新苷（viscumneoside）Ⅰ、Ⅱ、高圣草素（homoeriodictyol）。此外，尚含白桦脂酸、胡萝卜苷等。叶和茎浸剂皆有降低麻醉动物血压作用。能祛风湿，补肝肾，强筋骨，安胎。用量 9～15g。

2. 四川寄生　*Taxillus sutchuenensis*（Lecte.）Danser 的干燥茎叶。主产于四川、云南、贵州等省区。茎枝圆柱形，表面黑褐色或灰褐色，具多数点状纵裂皮孔，嫩枝被棕褐色星状毛。质坚硬，木部黄褐色或淡红棕色。叶革质，叶片展平后呈卵形、长卵形或椭圆形，顶端钝，基部圆形，全缘，长 5～8cm，宽 3～4.5cm，表面黄褐色，背面密被褐色至红褐色星状毛。气无，味淡，微涩。含黄酮类化合物与桑寄生相同，此外尚含 d-儿茶素等。

3. 红花寄生　*Scurrula parasitica* L. 的干燥茎叶。主产于四川、云南、贵州、福建、广东、广西、湖南等省区，大都自产自销。本品为带叶茎枝。茎圆柱形，长 2～5cm，直径 0.2～2cm，表面棕褐色，密生多数黄白色点状横向皮孔。幼嫩枝叶被棕褐色星状毛。质坚硬，折断面不整齐，木部黄白色或淡棕黄色。叶纸质，大多破碎，完整者展平后呈卵形或长卵形，先端钝，基部阔楔形或圆形，两面均为黄绿色。气清香，味涩。含广寄生苷、槲皮素、槲皮素-3-阿拉伯糖苷及没食子酸乙酯。

川木通　Caulis Clematidis Armandii
(英)Amand Clematis

为常用中药。川木通的原植物始见于《植物名实图考》蔓草类的小木通和绣球藤。吴其濬曰：小木通产湖口县山中，茎叶深绿，长蔓袅娜，每枝三叶，叶似马兜铃而细，俚医用以利小便。又曰：绣球藤生云南，巨蔓逾丈，一枝三叶，叶似榆而深齿，叶际抽葶，开花有丝长寸许，扎结成球，色黄绿。结合其附图考之，认为吴其濬所述之小木通和绣球藤与现今所用川木通的原植物基本相符。

【来源】　为毛茛科植物小木通 *Clematis armandii* Franch. 或绣球藤 *C. montana* Buch.-Ham. 的干燥藤茎。

【植物形态】

小木通　多年生常绿木质藤本。茎圆柱形，有纵条纹，小枝有棱。叶对生，为三出复叶，小叶卵状披针形、长椭圆状卵形至卵形，长 6～12cm，宽 3～6cm，顶端渐尖，基部圆形、心形或宽楔形，全缘，主脉三出，两面无毛。聚伞花序或圆锥状聚伞花序顶生或腋生。花直径 3～4cm，萼片 4，白色，偶带淡红色，大小变异极大，外面边缘密生短绒毛或疏生短绒毛；无花瓣；雄蕊多数，无毛；心皮多数。瘦果扁卵形至椭圆形，长 3～7mm，疏生柔毛，宿存羽状花柱长达 5cm，有白色长柔毛。花期 3～4 月，果期 4～7 月。

绣球藤　多年生木质藤本。三出复叶，小叶片卵形、宽卵形至椭圆形，长 2～7cm，宽 1～5cm，边缘有缺刻状锯齿，顶端 3 浅裂，两面疏生短柔毛，有时下面较密。花 1～6 朵与叶簇生，直径 3～5cm；萼片 4，开展，白色或外面带淡红色，长圆状倒卵形；心皮多数。瘦果扁卵形或宽卵形，长 4～5mm，宽 3～4mm，无毛。花期 4～6 月，果期 7～9 月(图 7-37①)。

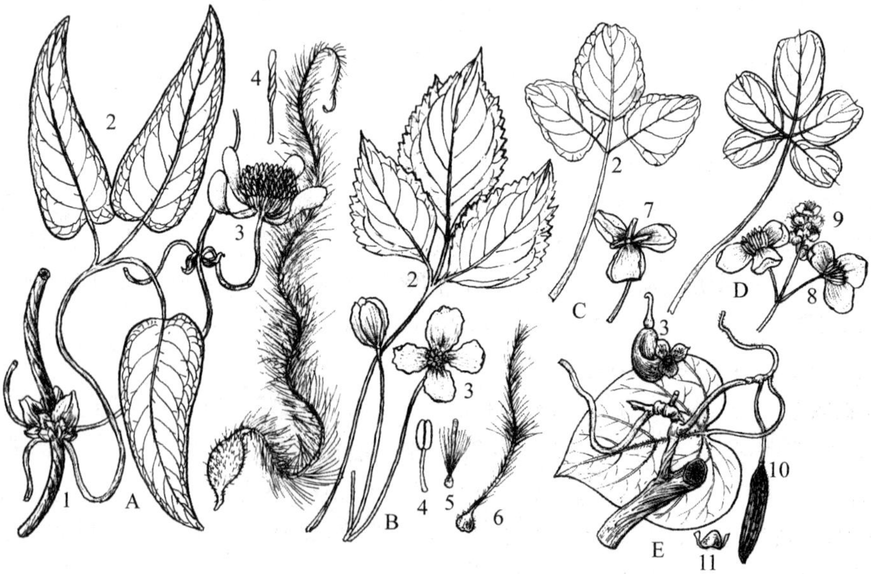

图 7-37①　木通原植物图

A. 小木通(川木通)　B. 绣球藤　C. 三叶木通　D. 五叶木通　E. 东北马兜铃(关木通)

1. 茎藤　2. 叶　3. 两性花　4. 雄蕊　5. 雌蕊

6. 瘦果　7. 雌株花　8. 雌花　9. 雄花　10. 果实　11. 种子

【采制】 春、秋二季采收茎藤，除去粗皮，晒干或趁新鲜切薄片晒干。

【产地】 小木通主产于四川、湖南、陕西、湖北、贵州等省。绣球藤主产于四川，陕西、甘肃、河南、湖北、安徽、广西、云南、贵州亦产。

【性状】 本品呈长圆柱形，略扭曲，长 50～100cm，直径 2～3.5cm。表面黄棕色或黄褐色，有纵向凹沟及棱线；节处多膨大，有叶枝痕及侧枝痕。残存皮部易撕裂。质坚硬，不易折断。切片厚 0.2～0.4cm，边缘不整齐，残存皮部黄棕色，木部浅黄棕色或浅黄色，有黄白色放射状纹理及裂隙，其间布满导管孔，髓部较小，类白色或黄棕色，偶有空腔。无臭，味淡。（图 7-37②）

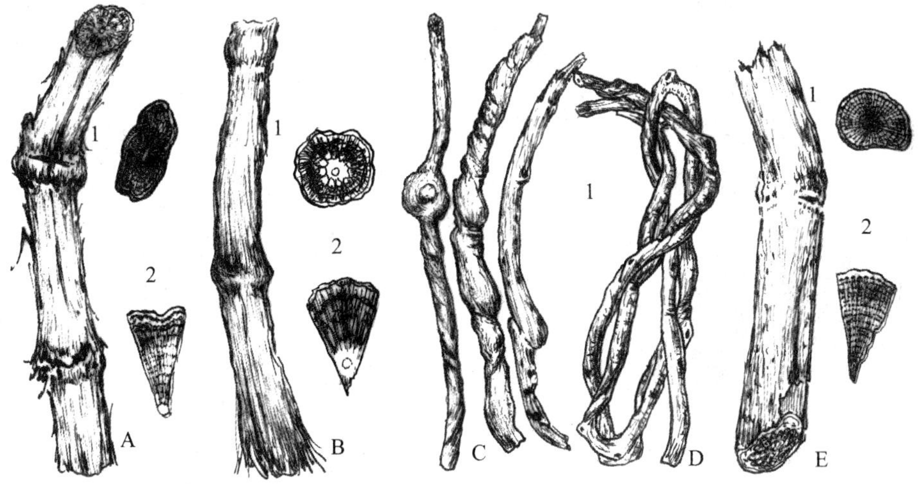

图 7-37② 木通药材图

A. 川木通 B. 绣球藤木通 C. 三叶木通 D. 五叶木通 E. 关木通

1. 药材个子 2. 药材饮片

【显微特征】

小木通茎（直径 0.5cm）横切面 木栓及皮层多已脱落。弧形纤维束包围于中柱以外，韧皮部有纤维束 1～2 层，部分筛管群颓废压扁。束内形成层明显。木质部被初生髓射线分隔成众多木质部束，一大一小相间排列，木质部束由导管、管胞、木纤维及木薄壁细胞组成，细胞壁全部木化，大型导管常围绕茎中心呈同心环状排列。初生髓射线 25～26 条，宽 6～8 列细胞，常有小纹孔，木化。髓部薄壁细胞壁具小纹孔，微木化。

粉末与解离组织 ①韧皮纤维长梭形，长 287～863μm，直径 21～28μm，壁厚、木化。②石细胞类长方形，孔沟及纹孔明显，长约 53～119μm，宽 28～39μm。③导管主为网纹导管，亦有具缘纹孔导管。④木纤维壁厚，长 267～493μm，直径 24～29μm，壁孔有单纹孔、十字形纹孔及密集网状纹孔，少数木纤维有中隔（图 7-37③，④）。

【化学成分】 绣球藤叶含以齐墩果酸（oleanolic acid）为苷元的绣球藤皂苷 A、B（clemontanoside A、B），并含无羁萜（friedelin）β-香树脂醇、β-谷甾醇等。有报道绣球藤还含以常春皂苷元为苷元的六糖皂苷和三糖皂苷。

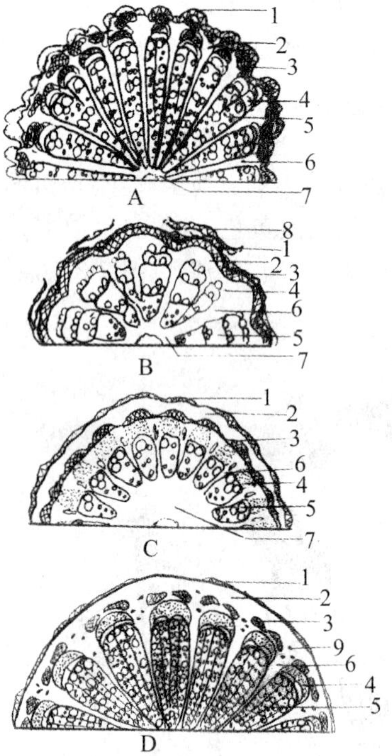

图 7-37③　木通横切面组织图

A. 川木通　B. 绣球藤木通　C. 三叶木通

D. 五叶木通　E. 关木通

1. 木栓层　2. 皮层　3. 中柱鞘纤维

4. 韧皮部　5. 木质部　6. 射线

7. 髓　8. 落皮层　9. 石细胞

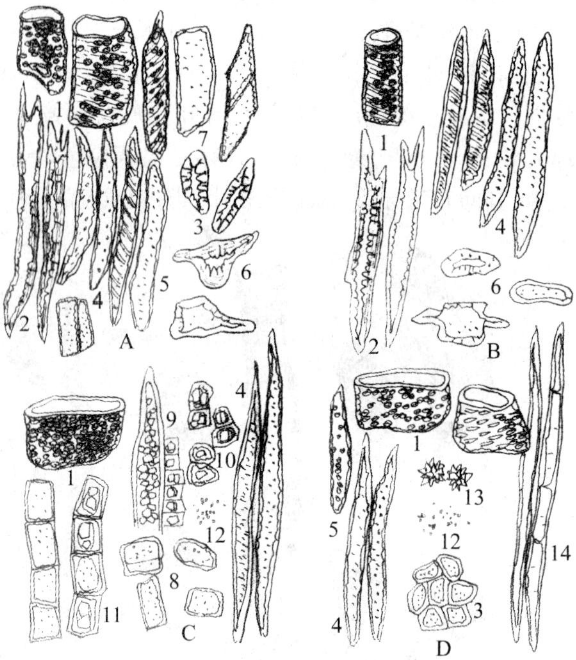

图 7-37④　木通组织解离和粉末图

A. 川木通　B. 绣球藤木通　C. 五叶木通　D. 关木通

1. 导管　2. 韧皮纤维　3. 石细胞　4. 木纤维　5. 管胞

6. 射线厚壁细胞　7. 射线细胞　8. 木化射线细胞

9. 中柱鞘含晶纤维　10. 含晶石细胞　11. 髓细胞

12. 淀粉粒　13. 草酸钙簇晶　14. 中柱鞘纤维

【理化鉴定】

1. 颜色反应　取本品粉末 1g，加乙醇 10mL，浸泡 1 小时，加热 3 分钟，放冷，滤过。取滤液 0.5mL，置小瓷皿中，蒸干，残渣加 2%磷钼酸溶液 2 滴使溶解，加浓氨试液 1 滴，显蓝色。

2. 薄层色谱　样品制备：取小木通和绣球藤粗粉各 10g，分别用乙醚 100mL 回流提取 2 小时，滤过，弃去乙醚提取液(除去脂溶性甾醇等物质)；药渣加入甲醇 100mL，回流提取 3 小时，滤过。残渣再加甲醇 60mL 回流 2 小时，合并两次提取液，浓缩到 30mL 得总皂苷，留取 1mL 供点样用。其余 29mL 总皂苷分别用 7%硫酸的 50%乙醇溶液 50mL 水解 6 个小时，然后分别以 50mL 氯仿分次萃取，合并萃取液，浓缩至少量，得皂苷元，供点样用。同法制成对照药材溶液。吸附剂：硅胶 G。展开剂：总皂苷为氯仿-甲醇-水(8.5∶1∶0.5)；皂苷元为氯仿-甲醇(9.5∶0.5)。展距 10cm。显色剂：10%磷钼酸乙醇溶液，喷雾后 110℃烘烤 5～10 分钟显色。供试品色谱中，在与对照药材色谱相应的位置上有相同颜色的斑点。

【品质评价】　传统认为：以条粗，断面黄白者为佳。2010 年版药典规定：水分不得过 12.0%，总灰分不得过 3.0%，75%乙醇浸出物不得少于 4.0%。

【药理作用】　利尿作用　家兔静脉注射川木通水提醇沉剂有明显的利尿作用，大鼠灌胃川木通 20g/kg 的利尿作用与氢氯噻嗪 0.25g/kg 作用相似。能促进 Na^+、K^+ 和 Cl^- 的排出。

【性味功效】 性寒，味淡、苦。归心、肺、小肠、膀胱经。属于利水渗湿药。清热利尿，通经下乳。用于水肿，淋病，小便不通，关节痹痛，经闭乳少。用量 3～6g。

【附注】

1. 关木通 为马兜铃科植物东北马兜铃 *Aristolochia manshuriensis* Kom. 的干燥藤茎。长圆柱形，稍扭曲，长 1～2m，直径 1～6cm，表面灰黄色或棕黄色。节部稍膨大。体轻，质硬，不易折断，断面黄色或淡黄色，皮部薄，木部宽广，有多层整齐环状排列的大型导管，射线放射状，髓部不明显。摩擦残余粗皮有樟脑样臭。气微，味苦。含马兜铃酸 A、B、D、Ⅳ，青木香酸、齐墩果酸、马兜铃苷、木兰碱等。有利尿、抑菌和抗炎等作用。性寒，味苦，有毒。能清心火，利小便，通经下乳。用于口舌生疮，心烦尿赤，尿路感染，水肿，乳汁不通等。用量 3～6g。因对肾脏有一定毒性，2003 年国家药品监督管理局发出通知，禁止使用，并取消药用标准，用木通科的木通替代(图 7-37①～④)。

2. 木通科植物五叶木通 *Akebia quinata* Decne. 的藤茎。主产于江苏、湖南、四川等地。茎圆柱形而弯曲，直径 1～1.8cm。表面黄棕色至暗棕色，粗糙，有不规则裂纹和侧枝断痕。断面皮部黄棕色，木部黄白色。有放射状纹理，髓小。气清香，味苦涩。含木通皂苷。用于尿路感染，小便不利。本草记载作正品用(图 7-37①～④)。

3. 木通科植物三叶木通 *Akebia trifoliata* Thunb 的藤茎。圆柱形，扭曲。表面灰棕色或暗棕色，有不规则纵裂纹及横裂纹。质坚韧，断面木部乳白色，导管孔细密，排列不规则(图 7-37①～③)。

鸡血藤　Caulis Spatholobi
(英)Spatholobus

本品为常用中药。鸡血藤始载于《本草纲目拾遗》，鸡血藤之名始载于《植物名实图考》。从 1977 年版《中华人民共和国药典》以来，规定鸡血藤为豆科植物密花豆的藤茎。除此之外，尚有同科多种植物的茎做鸡血藤用，某些地方曾以大血藤科的大血藤做鸡血藤，应注意鉴别。

【来源】 为豆科植物密花豆 *Spatholobus suberectus* Dunn 的干燥藤茎。

【植物形态】 木质藤本。三出复叶互生；圆锥花序腋生；蝶形花冠白色，肉质，旗瓣近圆形，具爪，翼瓣与龙骨瓣均长约 7mm，具爪及耳；雄蕊 10，2 体；子房具白色硬毛。荚果舌形，有黄色柔毛；种子 1 颗。花期 6～7 月，果期 8～12 月(图 7-38①)。

【采制】 秋、冬二季采收茎藤，除去枝叶，锯成段，晒干。或鲜时切片，晒干。

【产地】 密花豆主产于广西、福建。此外，广东、云南亦产。

【性状】 茎藤呈扁圆柱形，稍弯曲，直径 2～7cm。表面灰棕色，有时可见灰白色斑，栓皮脱落处显红棕色，有明显的纵沟及小形点状皮孔。质坚硬，难折断，折断面呈不整齐的裂片状。饮片为椭圆形、长矩圆形或不规则的斜切片，厚 3～10mm。切面木部红棕色或棕色，导管孔多数，不规则排列，韧皮部有树脂状分泌物，呈红棕色至黑棕色，并与木部相间排列成 3～10 个偏心性半圆形或圆形环。髓小，偏于一侧。气微，味涩(图 7-38②)。

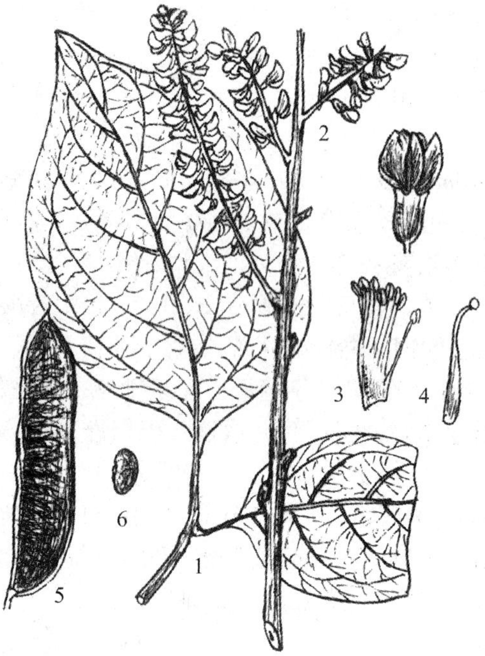

图 7-38① 鸡血藤原植物图

1. 叶　2. 花　3. 雄蕊　4. 雌蕊　5. 果实　6. 种子

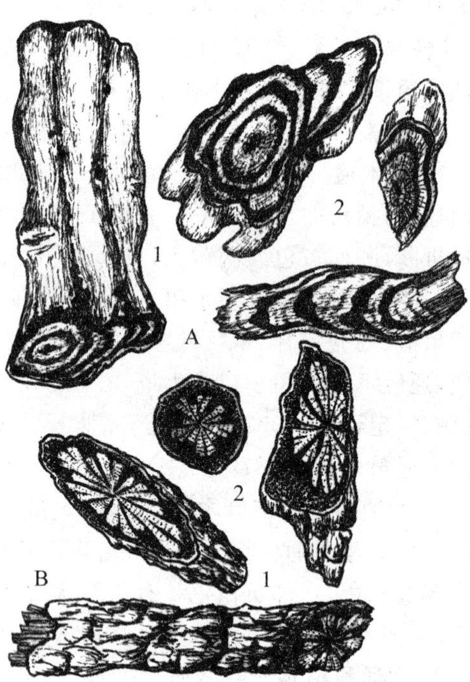

图 7-38② 鸡血藤和大血藤药材图

A. 鸡血藤　B. 大血藤　1. 药材个子　2. 药材饮片

【显微特征】

茎藤横切面　木栓细胞数列。皮层窄，石细胞众多，其周围有的薄壁细胞含草酸钙方晶，含晶细胞壁木化增厚。维管束异型，由韧皮部与木质部相间排列成数个偏心环。每轮韧皮部外侧为石细胞和纤维组成的厚壁组织环带。射线宽 1～4 列细胞。韧皮部分泌细胞常数个至 10 多个切向排列成层，含黄棕色、红棕色分泌物；纤维束众多，形成晶纤维；石细胞少数。形成层明显。木质部导管多单个或两个并列散在，直径约 400μm。髓小，偏心，环髓分泌细胞多数(图 7-38③)。

粉末　红棕色。①石细胞多成群，呈长方形、类圆形、三角形，直径 10～80μm，有的胞腔内含红色色素；少数含草酸钙方晶或红棕色物。②纤维及晶鞘纤维常含红棕色物，末端壁易分裂成条状呈针状纤维束。③主要为具缘纹孔导管(图 7-38④)。

【化学成分】　本品含①异黄酮类有芒柄花素 formononetin)、刺芒柄花素、芒柄花苷(ononin)、李属异黄酮(prunetin)阿夫罗摩辛(afromosin)、卡亚宁(cajanin)和大豆苷元(daidzein)等。②查耳酮类有异甘草素、2′,4′,3,4-四羟基查耳酮和甘草查耳酮。③二氢黄酮类有 3,7-二羟基-6-甲氧基二氢黄酮醇。④拟雌内酯类有苜宿内酯(medicagol)和 9-O-甲基拟雌内酯(9-O-methyl coumestrol)。⑤花青素类有表儿茶酚(epi-catechin)。⑥甾醇类化合物有 β-谷甾醇、胡萝卜苷和 7-酮基-β-谷甾醇。另外，还含有原儿茶酸，三萜类化合物表木栓醇等。

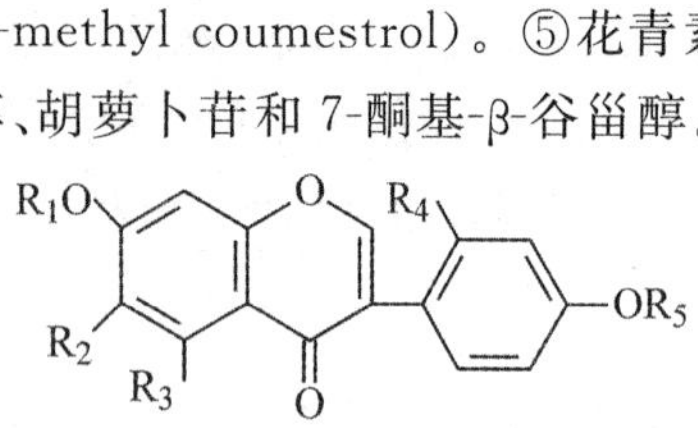

李属异黄酮　$R_2=R_4=R_5=H$　$R_1=CH_3$　$R_3=OH$

阿夫罗摩辛　$R_1=R_3=R_4=H$　$R_2=OCH_3$　$R_5=CH_3$

卡亚宁　$R_2=R_5=H$　$R_1=CH_3$　$R_3=R_4=OH$

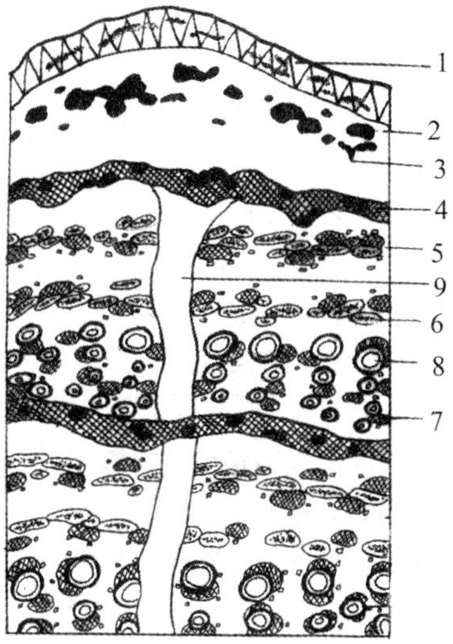

图 8-38③　鸡血藤横切面组织简图

1. 木栓层　2. 皮层　3. 石细胞群　4. 厚壁细胞环　5. 韧皮部　6. 分泌管　7. 纤维束　8. 木质部　9. 射线

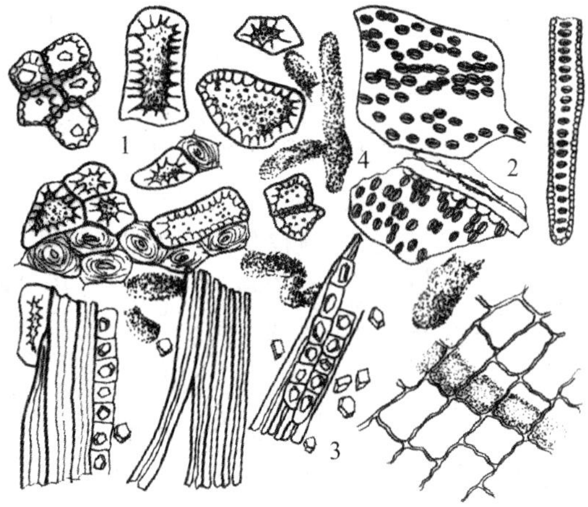

图 8-38④　鸡血藤粉末图

1. 石细胞　2. 导管　3. 晶纤维　4. 分泌管

【理化鉴定】　薄层色谱　取本品粉末 1.0g,加入 95%乙醇 100mL,回流提取 1 小时,滤过,滤液蒸干,用 2mL 甲醇溶解,加入 1g 硅胶拌匀,挥干溶剂,倾入硅胶柱中(100～200 目,2g,内径 1.0cm,干法装柱),依次用石油醚(60℃～90℃)30mL、氯仿 40mL 洗脱,收集氯仿洗脱液,蒸干,用 0.5mL 氯仿溶解,作为供试品溶液。另取刺芒柄花素对照品,加甲醇制成每 1mL 各含 1.0mg 的溶液,作为对照品溶液。吸取上述两种溶液 5～10μL,分别点于同一硅胶 G 薄层板上,以氯仿-甲醇(15：0.5)为展开剂,展开,展距约 10cm,取出,晾干,置紫外光灯(254nm)下检视。供试品色谱中,在与对照品色谱相应的位置上,显相同颜色的荧光斑点。

【品质评价】　传统认为:以含树脂状分泌物多者为佳。2010 年版药典规定:水分不得过 13.0%,总灰分不得过 4.0%,乙醇浸出物不得少于 8.0%。

【药理作用】

1. 扩血管作用　电磁流量计记录犬股动脉血流量和血管阻力,鸡血藤水提醇沉制剂 20mg/kg 直接注入股动脉,注射后 10 分钟内股动脉血流量增加值为 42.7%;峰值时增加值达 133%;血管阻力降低 45.3%。

2. 抗血小板聚集作用　鸡血藤生药水煎醇沉制剂在 100mg/mL 浓度时,在试管内对二磷腺苷诱导的大鼠血小板聚集有明显抑制作用,此作用较同时检查的当归和赤芍为强。

3. 对实验性关节炎的影响　鸡血藤酊剂给大鼠灌胃对甲醛性关节炎有显著疗效。

4. 促进磷代谢　实验表明鸡血藤对小鼠肾总磷代谢有促进作用。还可促进小鼠子宫 24 小时总磷代谢。

5. 其他作用　鸡血藤传统用于补血,但放血致贫血家兔,以 20%鸡血藤煎剂 2g/kg 灌胃,每日 1 次,共 10 日,取血检查外周红细胞数、血红蛋白量的恢复速度以及放血后贫血所达最低水平,与对照组比较均无明显差异。

6. 毒性　静脉注射鸡血藤水提醇沉制剂 2g/kg,实验两犬均迅速死亡,说明注射给药有一定毒性。丹参和鸡血藤配伍后制成的注射液，用含等剂量的鸡血藤注射，则死亡率为20%，提示丹参配伍可降低鸡血藤的毒性。

【性味功效】 味苦、微甘，性温。归肝、肾经。属于活血化瘀药。补血、活血、通络。主治手足麻木，肢体瘫痪，风湿痹痛，妇女月经不调，痛经，闭经。用量9～15g。

【附注】

1. 大血藤　为木通科植物大血藤 *Sargentodoxa cuneata*(Oliv.)Rehd. et Wils. 的干燥藤茎。秋冬二季采收。药材为圆柱形，长30～60cm，直径1～3cm。表面灰棕色，粗糙，有皮孔，浅纵沟及横裂纹。栓皮呈鳞片状剥落后露出暗棕色皮部。横断面皮部红棕色，有六处向木部内嵌。木部黄白色，有多数细孔状导管及红棕色放射状排列射线，中央具髓。质硬体轻，折断面裂片状。气微，味微涩。含大黄素、大黄素甲醚、胡萝卜苷、β-谷甾醇、硬脂酸、毛柳苷(salidroside)、鹅掌楸苷等。东北、内蒙古、河北、山东、河南、山西、江西、陕西、四川省曾作为鸡血藤应用。2000年版药典另立为大血藤。味苦，性平。清热解毒，活血，祛风。用于肠痈腹痛，经闭腹痛，跌扑肿痛。用量9～15g(图7-38②)。

2. 商品鸡血藤的植物来源约有6个科近30种之多，极为复杂。常见混伪品有：

(1)香花崖豆藤(昆明鸡血藤)*Millettia dielsiana* Harms 的藤茎，在福建、江西、广东、广西、云南、四川等地作鸡血藤使用。

(2)网络鸡血藤 *Millettia reticulata* Benth. 的藤茎，在南方个别地区亦作鸡血藤使用。

(3)常春油麻藤 *Mucuna sempervires* Hemsl. 的藤茎。药材为圆柱形，直径1.6～3.5cm，通常多切成长圆状斜切片或不规则块状，栓皮灰白色，较疏松，有细密的环纹，栓皮脱落处棕黑色。横切面木部暗棕色，有多数导管孔，与黑棕色的韧皮部相间排列，呈4～6个同心环，中心有小型髓。质硬体轻，气微，味微涩。福建部分地区做鸡血藤使用。

(4)白花油麻藤 *Mucuna birdwoodiana* Tutcher 的茎。分布于广东、广西、云南、四川。

(5)亮叶鸡血藤 *Millettia nitida* Benth. 的茎。分布于福建、、广东、广西、贵州、云南等省区。广东、广西等省区的个别地区民间作鸡血藤使用。

(6)巴豆藤 *Craspedolobium schochii* Harms 的茎。分布于云南、四川等省。云南省的昆明、禄劝曾作鸡血藤使用。

沉　香　Lignum Aquilariae Resinatum
(英)Eaglewood wood

本品为常用中药。始载于《名医别录》，列为上品。晋《南方草木状》曰：蜜香、沉香、鸡骨香、黄熟香、栈香、青桂香、马蹄香、鸡舌香，案此八物同出于一树也。……木心与节坚黑沉水者为沉香，与水面平者为鸡骨香，其根为黄熟香，其干为栈香，细枝紧实未烂者为青桂香，其根节轻而大者为马蹄香。古之沉香出自广东、海南及东南亚各国，其原植物包括瑞香科植物沉香及白木香。2000年版国家药典规定沉香为白木香含有树脂的木材。而植物沉香的含树脂木材一般称为进口沉香，质量较好。沉香与进口沉香，价格悬殊，应避免混淆，同时曾发现诸多混淆品，应注意鉴别。

【来源】 本品为瑞香科植物白木香 *Aquilaria sinensis*(Lour.)Gilg 含有树脂的木材。习称“国产沉香”。

【植物形态】 常绿乔木，幼枝被柔毛。叶互生，革质，有光泽，卵形至倒卵状长圆形，顶端短渐尖，基部宽楔形。伞形花序，花黄绿色，芳香。花被钟状，5裂，被白色柔毛，喉部具密被绒毛的鳞片 10 枚。蒴果木质，长 2.5～3cm，密被灰色绒毛，基部有略微木质的花被；种子卵形。花期 3～5 月，果期 7～8 月（图 7-39①）。

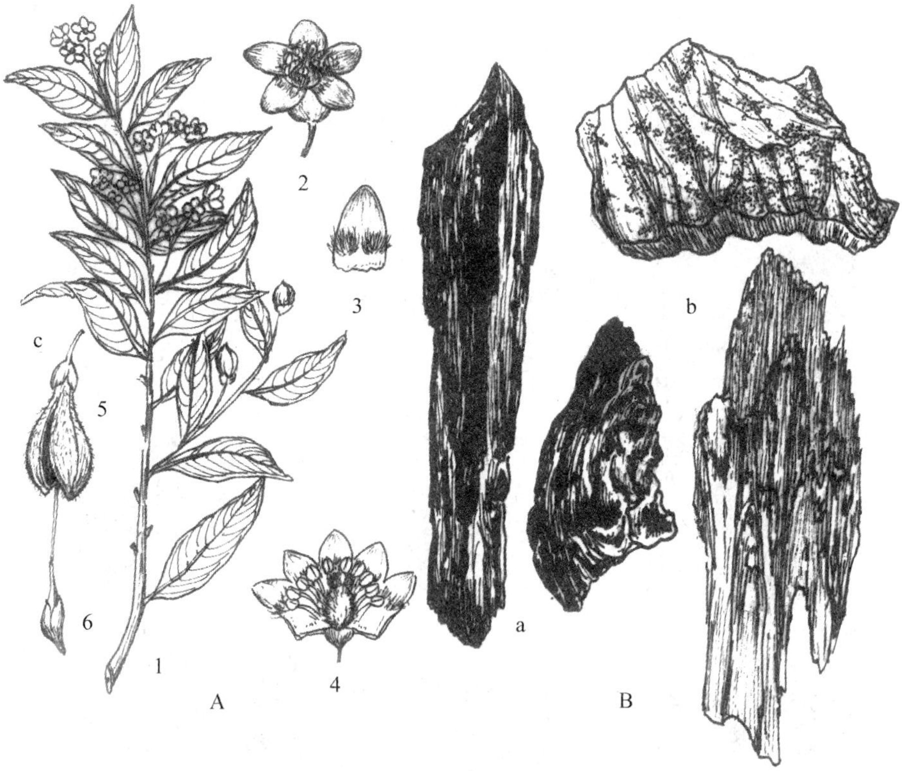

图 7-39①　沉香原植物和药材图

A. 白木香　1. 植株　2. 花　3. 雄蕊　4. 雌蕊　5. 果实　6. 种子

B. 药材　a. 进口沉香　b. 国产沉香（白木香）

【采制】　全年均可采收。通常选择树干直径 30cm 以上的大树，在距地面 1.5～2m 处用刀顺砍数刀，伤口深约 3～4cm，伤面处被一种真菌（有谓曲霉菌）浸入感染而使伤口处的木质部分泌出黄褐色渐变棕黑色的树脂。数年后即可将含黑色树脂的木部砍下，刻去黄白色不含树脂的木材和朽木，阴干。

【产地】　主产于海南岛，广西、福建亦产。

【性状】　呈不规则块、片状或盔帽状，有的为小碎块。表面凹凸不平，有刻刀痕，偶有孔洞，可见黑褐色树脂与黄白色木部相间的斑纹。空洞及凹窝表面多呈朽木状。质较坚实，大多不沉于水，断面刺状。气芳香，味苦（图 7-39①）。

【显微特征】

横切面　射线宽 1～2 列细胞，充满棕色树脂。导管圆多角形，直径 42～128μm，有的含棕色树脂。木纤维多角形，直径 20～45μm，壁稍厚，木化。木间韧皮部扁长椭圆状或条带状，常与射线相交，细胞壁薄，非木化，内含棕色树脂；其间散有少数纤维，有的薄壁细胞含草酸钙柱晶。

切向纵切面　木射线细胞同型性，宽 1～2 列细胞，高 4～20 个细胞。导管多为短节导管，具缘纹孔排列紧密，内含黄棕色树脂团块。纤维有单纹孔。木间韧皮部细胞长方形。

径向纵切面　木射线排列成横向带状，细胞为方形或略长方形。余同切向纵切面。

粉末　黑棕色。①纤维状管胞长梭形,多成束,壁较薄,径向壁上有具缘纹孔。纤维直径25～30μm,径向壁上有单纹孔。②具缘纹孔导管多见,内含黄棕色树脂块。③木射线宽1～2列细胞,高约至20个细胞,壁连珠状增厚。④草酸钙柱晶少见,长至68μm。⑤木薄壁细胞内含黄棕色物质,壁非木化,可见菌丝腐蚀形成的纵横交错的纹理。⑥可见树脂块(图7-39②)。

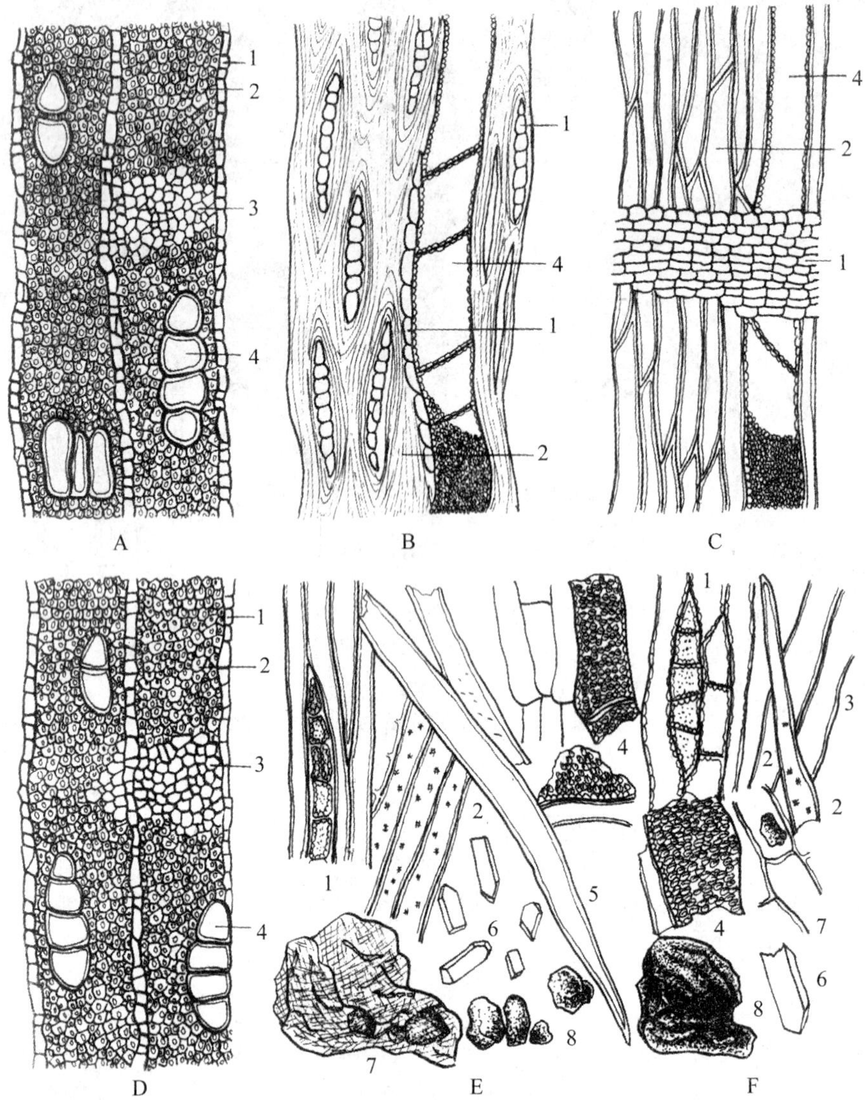

图7-39②　沉香横切面组织和粉末图

A. 国产沉香横切面　B. 国产沉香切向纵切面　C. 国产沉香径向纵切面　D. 进口沉香横切面
1. 木射线　2. 木纤维　3. 木间韧皮部　4. 导管
E. 国产沉香粉末　F. 进口沉香粉末　1. 木射线　2. 木纤维　3. 木间韧皮部
4. 导管　5. 韧皮纤维　6. 草酸钙柱晶　7. 木间韧皮薄壁细胞　8. 树脂团块

【化学成分】 含挥发油及树脂；挥发油约 0.8%，其主要成分为白木香酸(baimuxianic acid)、白木香醛(agarospiral)、沉香螺醇(agarospirol)。

受真菌感染的沉香的挥发油中含有沉香螺萜醇、沉香萜醇(agarol)、芹子烷(selinane)、α-，β-沉香呋喃(α-，β-agarofuran)和 4-羟基二氢沉香呋喃等成分。

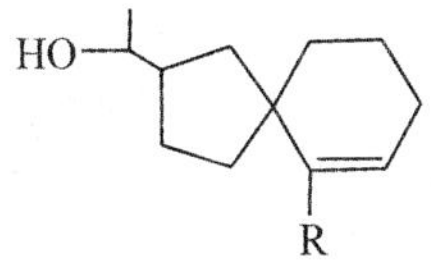

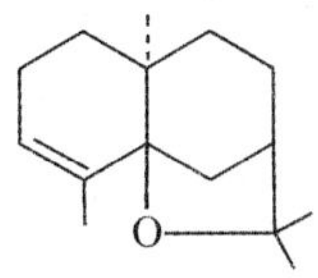

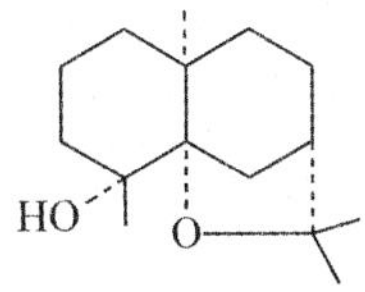

沉香螺萜醇　R＝CH_3　　α-沉香呋喃　　4-羟基二氢沉香呋喃

白木香酸　R＝COOH

白木香醛　R＝CHO

【理化鉴定】

1. 微量升华　取本品乙醇浸出物少量，微量升华，得黄褐色油状物，香气浓郁；在油状物上加盐酸 1 滴与香草醛颗粒少量，再滴加乙醇 1～2 滴，渐显樱红色，放置后颜色加深。(检查萜类成分)

2. 薄层色谱　样品制备：取本品粉末 0.2g，加丙酮 1mL，浸渍 30 分钟并时时振摇，取上清液供试验用。沉香作对照药材。吸附剂：硅胶 G 薄层板(青岛海洋化工厂)。展开剂：苯-丙酮(9：1)。展开 12cm。显色剂：喷新鲜配制的 5%香草醛浓硫酸液，105℃加热 5 分钟，在 Rf 值约 0.6 处可见持久不褪的玫瑰红色斑点及七个紫色斑点。置紫外光灯(365nm)下观察，供试品与沉香对照药材在相应位置上显相同的荧光斑点。

【品质评价】 传统认为：以质坚体重，含树脂多，能沉于水或半沉于水，香气浓，味苦，无朽木及无不具树脂的木材者为佳。2010 年版药典规定：醇溶性浸出物(热浸法)不得少于 10.0%。

【药理作用】

1. 镇痛作用　对小鼠有镇痛作用。

2. 解痉作用　沉香的水煮液能抑制离体豚鼠回肠的自主收缩，对抗组胺、乙酰胆碱引起的痉挛性收缩，并有平滑肌解痉作用。

3. 镇静作用　沉香的苯提取成分能明显延长小鼠应用环己巴比妥的睡眠时间。

【性味功效】 性微温，味辛、苦。归脾、胃、肾经。属于理气药。能行气止痛，温中止呕，纳气平喘。用于胸腹胀闷疼痛，胃寒呕吐呃逆，肾虚气逆喘急。用量 1.5～4.5g，入煎剂宜后下。

【附注】

1. 进口沉香　为瑞香科植物沉香 *A. agallocha Roxb.* 含有树脂的木材。分布于印度、印度尼西亚、马来西亚，我国台湾、广东、广西有栽培。呈圆柱状或不规则块状，黄棕色或灰黑色，密被断续棕黑色的细纵纹(含树脂的木射线)；有时可见黑棕色树脂斑痕。质坚硬而重，能沉水或半沉水，气味较浓烈。质量较好。横切面：木射线宽 1～2 列细胞，常被木间韧皮部切断；导管常 2～4 个径向相集，也有单个散在；木间韧皮部呈长纺锤形或不规则形。沉香含油树脂，其中含挥发油 13%，其主要成分为苄基丙酮(benzylacetone)26%、对甲基苄基丙酮(hydrocinnamic acid)53%、倍半萜醇 11%。性味功效同沉香(图 7-39①，②)。

2. 混伪品

(1)樟木根　为樟科植物樟树 *Cinnamomum camphora*(L.)Presl 的干燥根。习称"土沉香",呈不规则块状或条状,外表赤褐色或暗棕色,横断面有年轮。质地重而硬,有樟脑气,味辛而清凉。

(2)有用腐朽的船底板伪充沉香,习称"假沉香"。呈不规则条块状或朽木状,表面粗糙,黑褐色,断面多腐烂。部分未朽木质呈淡棕黄色。质松脆,体轻,有腐木气。

(3)还有用砍劈成块状或片状的带有黑褐色条纹或斑点的木块,充当国产沉香。也有取棕褐色的木块涂上黑漆或沥青,充当进口沉香。可用显微鉴定和理化鉴定加以鉴别。

钩　藤　Ramulus Uncariae Cum Uncis
(英)Uncaria Stem with Hooks

本品为常用中药。始载于《名医别录》列为下品,原名钓藤。李时珍曰:"其刺曲如钓钩,故名"。又谓"状如葡萄藤而有钩,紫色。古方多用皮,后世多用钩,取其力锐耳"。2000 年版药典规定为茜草科钩藤等 5 种植物的干燥带钩茎枝。

【来源】　为茜草科植物钩藤 *Uncaria rhynchophylla*(Miq.)Jacks.、大叶钩藤 *U. macrophylla* Wall.、毛钩藤 *U. hirsuta* Havil.、华钩藤 *U. sinensis*(Oliv.)Havil. 和无柄果钩藤(白钩藤)*U. sessilifructus* Roxb. 的干燥带钩茎枝。

【植物形态】

钩藤　灌木,叶腋处常生钩状而弧形向下弯曲的不育花序梗,钩对生或单生,长 1.2～2cm,叶对生,叶片卵形或椭圆形,无毛。头状花序单个腋生或为顶生的总状花序式排列。花黄色,花冠合生,上部 5 裂;雄蕊 5,子房下位。蒴果,倒卵状椭圆形。花期 5～7 月,果期 9～10 月。

华钩藤　与钩藤的主要区别是叶片无毛;托叶全缘,近圆形;叶面及花冠较大;花和小蒴果近于无柄,花间小苞片存在;蒴果棒状。

大叶钩藤　幼茎、钩及叶具褐色粗毛。叶片大,革质;花萼裂片线状长圆形;花和小蒴果有柄。花间小苞片无。

毛钩藤　小枝、幼钩及叶下面被粗毛。

无柄果钩藤　花冠管无毛,裂片外面密被绢毛。枝、钩被疏毛(图 7-40①)。

【采制】　秋、冬二季剪下带钩的枝条,去叶,趁鲜时切段,晒干即可。

【产地】　主产于广东、广西、湖北、湖南、浙江、江西、四川等地。

【性状】　茎枝圆柱形或类方柱形,长 2～3cm,直径 0.5～0.2cm。表面红棕色至紫红色者具细纵纹,光滑无毛;黄绿色至灰褐色者可见白色点状皮孔,被黄褐色柔毛。多数有双钩,或一侧有钩,另一侧为突起的瘢痕,钩略扁或稍圆,先端细尖,钩基部枝上有窝点状叶柄脱落痕和环状托叶痕。质坚韧,断面黄棕色,皮部纤维性,髓部黄白色或中空。无臭,味淡(图 7-40②)。

【显微特征】　**粉末**　淡棕色。①皮部薄壁细胞次生壁和初生壁常脱离。②韧皮纤维多成束,孔沟不明显。③木薄壁细胞具多数单纹。④含砂晶细胞类长方形,有的连成纵行。⑤导管为螺纹、梯纹、网纹和具缘纹孔导管(图 7-40③)。

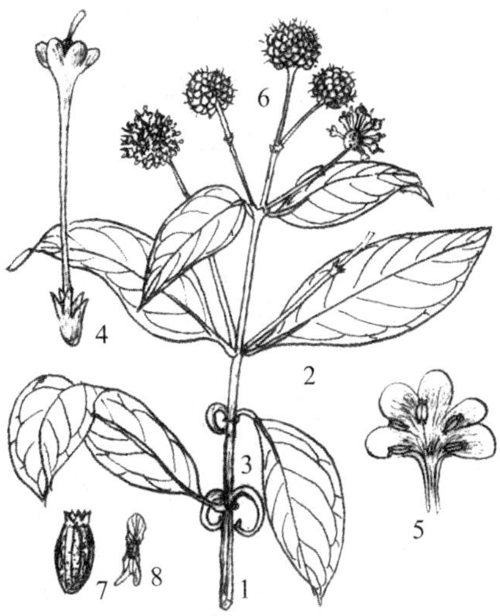

图 7-40①　钩藤原植物图

1. 果枝　2. 叶　3. 钩状刺　4. 花

5. 花瓣和雄蕊　6. 果序　7. 果实　8. 种子

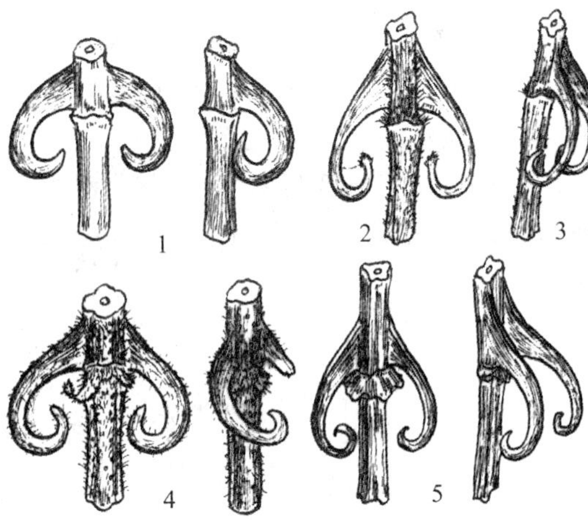

图 7-40②　钩藤药材图

1. 钩藤　2. 大叶钩藤　3. 白钩藤

4. 毛钩藤　5. 华钩藤

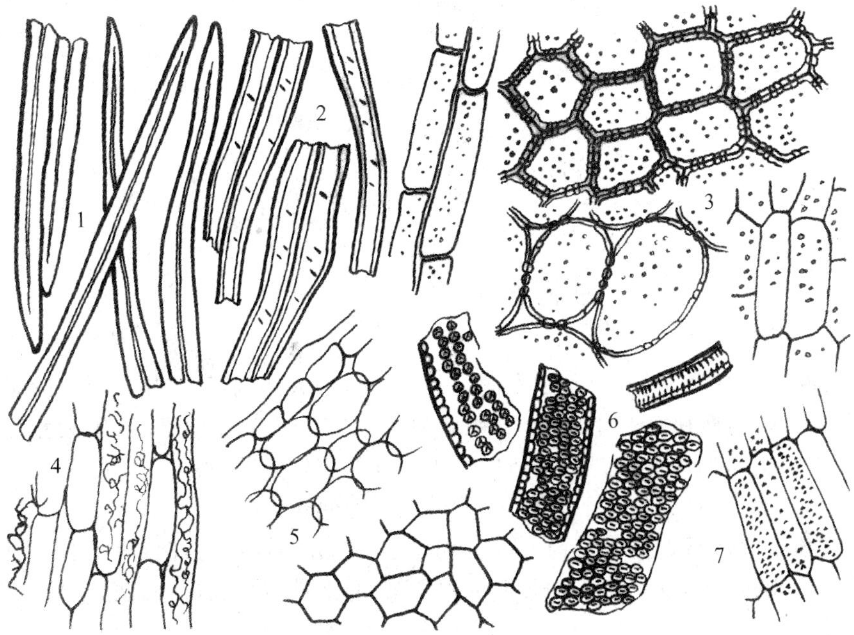

图 7-40③　钩藤粉末图

1. 韧皮纤维　2. 韧型纤维　3. 木薄壁细胞　4. 皮层纤维　5. 表皮细胞　6. 导管　7. 草酸钙砂晶

【化学成分】　含吲哚类生物碱约 0.2%，其中钩藤碱占 28%～50%、异钩藤碱占 15%(均为降血压成分)，并含毛钩藤碱、去氢毛钩藤碱、去氢钩藤碱、去氢异钩藤碱、柯南因、二氢柯南因等多种生物碱。

【理化鉴定】

1. 沉淀反应　生药粉末 1g，浓氨液湿润后，用氯仿 30mL 提取，滤液蒸干，残渣加盐酸液（1～100mL）5mL 溶解，分作三份，加碘化铋钾试液产生黄色沉淀；加碘化汞钾试液产生白色沉淀；加硅钨酸试液产生白色沉淀。

2. 颜色反应　生药粉末 5g，用氨水湿润，用氯仿 20mL 浸渍数小时，滤过，蒸干，加重铬酸浓硫酸试剂，由橙色变为黄绿色。（生物碱反应）

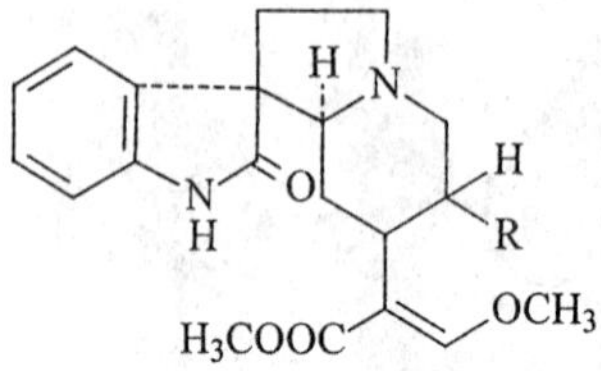

钩藤碱　$R=CH_2CH_3$

去氢钩藤碱　$R=CH=CH_2$

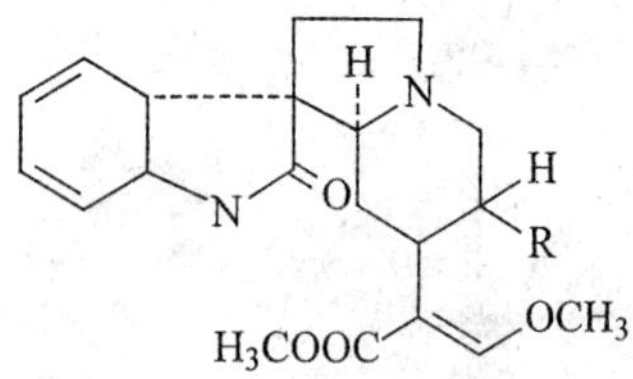

异钩藤碱　$R=CH_2CH_3$

去氢异钩藤碱　$R=CH=CH_2$

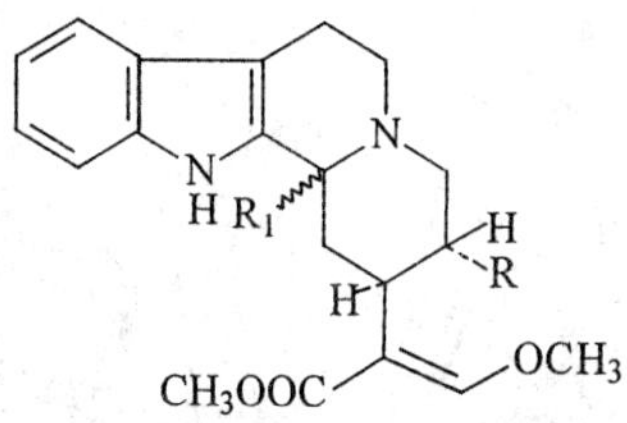

	R	R_1
毛钩藤碱	CH_2CH_3	β-H
柯南因	$CH=CH_2$	α-H
去氢毛钩藤碱	$CH=CH_2$	β-H
二氢柯南因	CH_2CH_3	α-H

3. 薄层色谱　取粉末 1g，浓氨水浸润，用苯提取，回收溶剂，残渣用苯-乙酸乙酯（2∶5）溶解，供点样用。以钩藤碱、异钩藤碱、毛钩藤碱、翅果定碱等为对照品，用无水乙醇配成各 0.2mg/mL 溶液为对照品溶液。高效薄层板 $HSGF_{254}$ 点样，环己烷-乙醚-甲醇-乙酸乙酯（8∶1∶1∶0.1）展开，晾干后，紫外灯下观察，生物碱显褐色暗斑。

【品质评价】　传统认为：以双钩，茎细，钩结实，光滑，质嫩，紫红色者为佳。2010 年版药典规定：水分不得过 10.0%。总灰分不得过 3.0%，醇溶性浸出物（热浸法）不得少于 6.0%。

【药理作用】

1. 降压作用　能兴奋呼吸中枢、扩张周围血管，使血压下降和减慢心率，钩藤的茎枝和其钩的降压作用相似，但维持时间较短，老枝的降压作用弱而短暂。煎剂久煎则降压作用减弱。

2. 镇静和抗惊厥作用　小鼠腹腔注射煎剂后，出现闭目、卧伏、自发活动减少等镇静作用。煎剂注射于大鼠腹腔内，可降低大脑皮层的兴奋性。大剂量醇浸剂对豚鼠实验性癫痫发作有较弱的对抗效应。

3. 其他 有抗心律失常、抑制血小板凝集和抗血栓形成等作用。日本对钩藤散治疗血管性老年性痴呆进行了广泛的研究，认为有一定的疗效。

【性味功效】 性凉，味甘。归肝、心包经。属于平肝息风药。息风止痉，清热平肝。用于头痛眩晕，感冒夹惊，惊痫抽搐，妊娠子痫，高血压。用量 3～12g。入煎剂时应后下。

【附注】

下列植物的带钩茎枝在不同地区也作钩藤入药。

1. 披针叶钩藤 *Uncaria lancifolia* Hutch. 的带钩茎枝。分布云南部分地区。茎枝多呈方形，具狭翅，节上常有卵状三角形托叶。钩端稍呈乳头状膨大，钩基部扁平。表面黄棕色，有光泽。

2. 攀茎钩藤 *Uncaria scandens*(Smith)Hutch. 的带钩茎枝。分布于广西、云南。茎枝呈方柱形，四面微有纵凹陷。钩渐尖，顶端微膨大，基部稍扁平，长 1～2cm。表面棕黄色或棕红色，密被黄棕色或白色长柔毛，尤以钩尖端及茎节处更密。折断面髓部灰白色。

3. 类钩藤 *Uncaria rhyuchophylloides* How. 的带钩茎枝。钩光滑，托叶裂片呈狭三角形。

尚有平滑钩藤 *U. laevigaia* Wall ex G. Don、膜叶钩藤 *U. membranifolia* How. 也在部分地区应用。

三、一般生药

松 节 Lignum Pini

为松科植物油松 *Pinus tabulaeformis* Carr.、马尾松 *P. massoniana* Lamb.、赤松 *P. densiflora* Sieb. et Zucc. 或云南松 *P. yunnanensis* Franch. 等枝干的结节。全年均可采收，以冬季为多。锯取后晒干。主产于东北、西北、华北。

呈扁圆节段状或呈不规则的片状或块状，长短粗细不一。表面黄棕色、灰棕色或红棕色，断面稍粗糙，中心为淡棕色，边缘为深棕色而油润。有时带有棕色至黑棕色油脂斑。质坚硬而重。断面刺状。有松节油香气，味微苦。

含挥发油(松节油)及树脂(松香)。挥发油中含 α-蒎烯(α-pinene)及 β-蒎烯(β-pinene)共 90%以上，另有少量樟烯、二戊烯。油松的松节尚含熊果酸异海松酸。松节油有局部刺激作用，可促进血液循环，用于肌肉痛、风湿痛或神经痛。松节油被大量吸收后，对中枢神经系统有先兴奋后麻痹的作用。经呼吸道和肾脏排出体外，有祛痰和利尿作用。

性温，味苦。祛风燥湿、舒筋通络、活血止痛。用于风寒湿痹，关节疼痛，屈伸不利等。用量 9～15g。

松节油 Oleum Terebinthinae

本品为松科松属若干植物中渗出的油树脂，经蒸馏或提取得到的挥发油。

本品为无色至微黄色的澄清液体。臭特异，久贮或暴露于空气中，臭渐增强，色渐变黄。本品易燃，燃烧时产生浓烟。

本品易溶于乙醇，与氯仿、乙醚或冰醋酸能任意混合，不溶于水。相对密度为 0.850～0.870。照馏程测定法测定，在 154～165℃馏出的数量不得少于 90.0%(mL/mL)。折光率应为 1.466～1.477。乙醇中不溶物：取本品 1mL，加 90%乙醇 7mL，振摇使溶解，溶液应澄清。重金属：取本品 1g 依法检查，含重金属不得过百万分之十。用气相色谱法测定本品含 α-蒎烯不得少于 70%。

为皮肤刺激药。用于肌肉痛或关节痛等。外用适量，涂擦患处。

海风藤 Caulis Piperis Kadsurae

为胡椒科植物风藤 *Piper kadsura*(choisy)Ohwi 的干燥茎藤。夏秋二季割取藤茎，除去根及叶、晒干。主产于福建、浙江、台湾等地。

藤茎扁圆柱形或圆柱形，微弯曲，长 15～60cm，直径 0.3～1.5cm。表面灰褐色或褐色。有纵向棱状纹理。粗茎皮孔明显，点状或纵向椭圆形，稍凸出。细茎表面有少量短毛，节部略膨大，生不定根，节间长 3～12cm。质脆，易折断，断面不整齐，皮部与木部交界处常有裂隙。皮部狭窄，木部宽广，有灰黄色与灰白色相间排列的放射状纹理及多数小孔，中心有髓。气香，味微苦、辛。

海风藤茎、叶含细叶青蒌藤素(futoxide)、细叶青蒌藤烯酮(futoenone)、细叶青蒌藤醌醇(futoquinol)、细叶青蒌藤酰胺(futoamide)，其中细叶青蒌藤素含量最高。此外尚含有豆甾醇及挥发油。近年自海风藤茎中分离出海风藤酮(kadsurenone)、风藤素 K(kadsurenin K)、风藤素 L 等。有镇痛、镇静、安定作用。风藤素(细叶青蒌藤素 futoxide)，具有抗肿瘤作用。

性微温，味辛、苦。祛风湿、通经络、止痹痛。用于风寒湿痹，关节疼痛，筋脉拘挛，跌打损伤。用量 6～12g。

苏 木 Lignum Sappan

为豆科植物苏木 *Caesalpinia sappan* L. 的干燥心材。多于秋季采伐，除去粗皮及边材，取其黄红色或红棕色的心材，晒干，用时刨成薄片或劈成小块片。主产于广西、云南、台湾、广东、海南等地，国外主产于印度及马来西亚。

呈不规则稍弯曲的长条状或呈长圆棒形。长 8～100cm，直径 3～12cm，表面黄红色或棕红色，可见红黄相间的纵向条纹，有刀削痕及细小的凹入油孔，质坚硬沉重，致密，断面强纤维性，横断面有显著的类圆形同心环纹(年轮)，有的中央具黄白色的髓，并有点状的闪光结晶体。质坚硬，气无，味微涩。

含巴西苏木素(brasilin)约 2%，在空气中易氧化成红色的巴西苏木素氧化物(brasilein)和苏木酚(sappain)。又含挥发油和鞣质，挥发油主要成分为右旋菲兰烃。有增强心肌收缩力、中枢抑制和抗菌作用。

性平，味甘、咸。活血通经，消肿止痛。用于胸腹刺痛，经闭痛经，产后淤阻，外伤肿痛。用量 3～9g。

降　香　Lignum Dalbergiae Odoriferae

为豆科植物降香檀 *Dalbergia odorifera* T. Chen 的树干和根的干燥心材。全年均可采收，削去树皮及边材，将心材锯成数寸长段，晒干。主产于海南省，此外福建、云南、广西亦产。

呈类圆柱形或扁圆柱形，有的呈不规则块状，直或略弯曲，长短不一，一般长 10～16cm，直径 2～3cm。表面暗紫红色或红褐色，较光滑，有纵长致密的线纹及刀削痕。横切面可见锯痕，暗紫红色。质硬而重，入水下沉，有油性。气微香，味微苦。

含挥发油和黄酮类化合物。挥发油中有 β-欧白芷内酯(β-angelia lacton)，4-甲基-4-羟基环已酮，1，2，4-三甲基环已烷，香叶基丙酮，α-白檀油醇(α-santalol)，β-甜没药烯等；黄酮化合物有芒柄花素(formononetin)、3′-甲氧基黄豆苷元、甘草素、异甘草素、降香紫檀素类化合物。还含有桂皮酰酚类和 2-羟基-3，4-二甲氧基苯甲酸甲酯等。有抗炎、镇静、镇痛、抗惊、缩短家兔血浆“再钙化时间”等作用。对前列腺素(PG)生物合成有强抑制作用。

性温，味辛。行气活血、止痛、止血。用于脘腹疼痛、肝郁胁痛、胸痹刺痛、跌扑损伤、外伤出血等。用量 9～15g，煎剂后下，外用适量，研细末敷患处。

竹　茹　Caulis Bambusae in Taenia

本品为禾本科植物青秆竹 *Bambusa tuldoides Munro*、大头典竹 *Sinocalamus beecheyanus* (Munro) Mc-Clure var. *pubescens* P. F. Li 或淡竹 *Phyllostachys nigra* (Lodd.) Munro var. *henonis* Stapf ex Rendle 的茎秆的干燥中间层。全年均可采制，取新鲜茎，除去外皮，将稍带绿色的中间层刮成丝条，或削成薄片，捆扎成束，阴干。青竹秆和大头典竹主产于广东、广西，其中珠江三角洲栽培面积大。淡竹主产于河南、山东及长江流域各省。本品为卷曲成团的不规则丝条或呈长条形薄片状。宽窄厚薄不等，浅绿色或黄绿色。体轻松，质柔韧，有弹性。气微，味淡。

含多聚戊糖、二氧化硅、木质素、果胶等。青杆竹、大头典竹含多糖、氨基酸、酚性物质、树脂类及黄酮等。性微寒，味甘。清热化痰，除烦止呕。用于痰热咳嗽，胆火挟痰，烦热呕吐，惊悸失眠，中风痰迷，舌强不语，胃热呕吐，妊娠恶阻，胎动不安。用量 4.5～9g。

第三节　皮　类

一、皮类生药的基础知识

皮类生药主要是指裸子植物、木本双子叶植物及少数草本双子叶植物的茎干或根的形成层以外的部分。以木本植物的茎干皮为主，根皮仅为少数。主要包括周皮、皮层、维管柱鞘及韧皮部。

(一)外形特征

皮类生药有若干特殊的形态特征，需要用一些专门的名词和术语来描述。描述皮类生药的一般顺序及常用的名词、术语介绍如下：

1. 形状　皮类生药的形状与不同植物种类、取皮部位、割取方式及干燥收缩程度有关。

由粗大老干上剥下的树皮，一般宽大而厚，干燥时不易收缩，形状一般较平坦（如黄柏、杜仲等）；但大多数皮类生药取自较细小的树枝，干燥时易收缩，因此呈各种不同形状的卷曲。根据卷曲的情况，常见有平坦、弯曲、反卷、槽状、筒状、单卷、双卷、复卷等类型。

(1)平坦　皮片比较平直，呈板状，如黄柏、杜仲等。

(2)弯曲　皮片向内表面略弯曲，皮的纵方向通常保持平直状态，弯曲多数是在横的方向上，这是由于比较坚硬而不易收缩的机械组织（如纤维等）都是纵向排列的原因；又因内层组织比外层组织柔软，所以内层常在凹的一面。

(3)反卷　皮片向外表面略卷曲，因此，皮的外层在凹的一面，如石榴皮。

(4)槽状　皮片向一面（一般向内面）卷曲程度较大，形成半筒状。

(5)筒状（管状）　皮片向一面（一般向内面）卷曲，以至两边相接，形成管状，这种卷曲常见于用抽心法（抽去木质部）制成的皮类药材，如牡丹皮等。

(6)单卷状　皮面向一面（一般向内面）卷曲，以至两侧重叠，如官桂等。

(7)双卷状　皮面的两侧各自向同一面（一般向内面）卷曲，如厚朴等。

(8)复卷状　几个单卷或双卷的皮片互相重叠在一起。这种情况少见。

2. 外表面　皮类药材外表面颜色一般较深，多带有周皮或表皮；通常平滑（带表皮者）或粗糙（不带表皮者）；有各式裂纹、皮孔等，皮孔一般为横向延长或为圆点状。有的药材表面常附有其他低等植物或苔藓植物（如秦皮）。有的皮类药材外表面有刺或钉状物（如海桐皮等）。

3. 内表面　皮类药材内表面一般较外表面光滑，且颜色较浅。有的在干燥时因收缩而形成互相平行的纵皱纹，其皱纹粗细常因种类而异。也有的显网状皱纹或为平滑而坚硬的内表面。有的常因采收不当（用刀削下来的）而附有少量木质部。

4. 折断面　将皮片横向折断，断面形状是重要的鉴别特征。断面特征主要有：

(1)平坦　断面平滑，没有明显的突起物。

(2)颗粒状　断面有颗粒状突起。

(3)纤维状　断面有细的纤维状物露出。

(4)刺状　断面有坚硬的刺状突起。

(5)分层　断面裂为切线方向（与表面平行）上的薄层。

折断面的不同形状，主要取决于皮内各类组织的排列方式。富含薄壁组织，没有纤维束的皮部，其断面多是平坦的；富含石细胞群的皮部，其断面往往呈颗粒状；富含纤维的皮部，断面就呈纤维状或刺状；纤维与薄壁组织相间排列的，断面就会分层。也有的皮类药材，内层呈纤维状而外层平坦或颗粒状。含淀粉或组织疏松的皮部，断面往往有粉尘飞出。有的皮类药材折断后有橡胶丝相连（如杜仲）。

（二）内部构造

皮类药材的内部构造一般包括周皮、皮层、维管柱鞘和韧皮部（初生韧皮部和次生韧皮部）四个部分，韧皮部占绝大部分，有的药材在加工时已将周皮部分的木栓层削去，如黄柏。

1. 周皮　周皮包括木栓层、木栓形成层和栓内层三部分。木栓层细胞排列整齐，径向成行，细胞扁平而切向延长；细胞壁木栓化，多为黄棕色，有的内壁特别厚并且木化；也有的外壁特厚；有时可见壁孔或胞腔内含有黄棕色物质。木栓形成层一般为扁平的薄壁细胞，有明显的细胞核。栓内层一般为薄壁细胞，茎皮的栓内层因含有叶绿体而显黄绿色。

2. 皮层　以茎皮药用的皮类药材，通常有较为发达的皮层组织。皮层大多为薄壁细胞，略作切向延长，有丰富的细胞间隙，靠近周皮的部分常转化为厚角组织。在皮层中可见到纤维、石细胞等机械组织，也有的分布有各种分泌组织；皮层细胞中常含有各种细胞后含物，是鉴别皮类药材的重要依据。以根皮药用的皮类药材，由于其木栓形成层起源于维管柱鞘细胞，因此没有皮层结构，多为栓内层所取代。

3. 维管柱鞘（中柱鞘）　以茎皮药用的皮类药材，在皮层以内，韧皮部以外有1～数层薄壁细胞，其形态与皮层细胞相似，在鉴别上没有多少意义。但有的种类，这几层细胞分化为纤维束或石细胞群，环绕维管柱成为带状。维管柱鞘纤维或石细胞群的排列方式、细胞层数常随植物种类而异，是皮类药材的重要鉴别依据，应仔细观察。以根皮药用的皮类药材，这一层多不明显。

4. 韧皮部　无论茎皮还是根皮，都有明显的韧皮部。韧皮部包括初生韧皮部和次生韧皮部两部分。

（1）初生韧皮部　初生韧皮部的量很少，位于韧皮部的最外侧。多被次生生长挤压成条状而成为颓废组织。没有明显的鉴别特征。

（2）次生韧皮部　次生韧皮部是皮类药材的主要部分，由筛管、伴胞（裸子植物由筛胞）、韧皮薄壁细胞、韧皮纤维、韧皮射线和石细胞等组成。其间往往分布有各种分泌组织（油细胞、分泌腔、分泌道和乳管等）。区分韧皮部与其外方的其他组织的主要依据是自内向外射出的射线末端为界，即有韧皮射线贯通的部位全为韧皮部，习称内皮。射线以外的部分为其他组织，习称外皮。

（3）应注意的问题　在鉴别皮类药材时，应特别注意以下鉴别要点：

1. 外观性状　鉴别皮类药材，首先要注意观察皮类药材的外观性状，根据形状、表面特征、皮孔的有无及形状、是否有叶痕和芽痕、是否有其他附属生物等特点，以确定是根皮还是茎皮。然后再注意内外表面的颜色、质地、断面特征、气味等，以便大体确定其种类。

2. 内部构造　观察皮类药材的内部构造，要从两个方面进行。首先观察横切面的内部构造，注意木栓细胞的特点、细胞列数、壁的厚度、不同方向壁的加厚特点、纹孔及细胞后含物的特点等。同时还要注意木栓形成层的发生部位，茎皮一般发生在表皮或皮层部位；根皮多由维管束鞘形成。皮层细胞的形状及细胞后含物、机械组织、分泌组织的有无和类型以及分布方式等。茎皮往往有厚角组织，而根皮则无此结构。韧皮部是皮类药材的主要部分，观察时要注意射线的宽度（细胞列数）、平直或弯曲，除筛管和筛胞外，是否还有其他组织，若有还要注意其形态、类型和分布。

其次是粉末制片和解离制片。在粉末或解离片中，可观察测量各类组织、细胞后含物的类型、形状和大小。其他方面的观察与根和根茎类药材相同，但在皮类药材粉末中不得有导管、管胞等木质部成分存在。

二、重点生药

牡丹皮　Cortex Moultan
（英）Moutan Bark

本品为常用中药。秦朝以前，牡丹和芍药不加区分，统称为芍药。秦汉之际，人们始从芍药中将牡丹分出，称之为木芍药。《神农本草经》首次以牡丹之名载入，在甘肃武威1972年出土的东汉墓葬医简中就有牡丹治疗血淤病的记载。宋·仲休的《越中牡丹花品》是我国有关各类名花最早的一部专著;清朝乾隆年间,山东曹州成为牡丹栽培中心。

【来源】 为毛茛科植物牡丹 *Paeonia suffruticosa* Andr. 干燥根皮。

【植物形态】 落叶小灌木。二回三出复叶互生,小叶卵形,全缘或 3～5 掌状分裂,下面粉白色。花单生枝顶,直径 12～20cm;萼片 5,绿色,宿存;花瓣 5 或为重瓣,白色、红紫色或黄色,倒卵形,先端常二浅裂;雄蕊多数;心皮 5,密生柔毛,基部为红紫色花盘包围。蓇葖果倒卵形,密生褐色短毛。花期 5 月,果期 6 月(图 7-41①)。

【采制】 秋季采挖栽培 3～5 年的根,洗净泥土,除去须根。剥取根皮。晒干,称“原丹皮”。如刮去外皮后,再剥取根皮阴干,称为“刮丹皮”或“粉丹皮”。

【产地】 全国各地广为栽培。主产于安徽、河南、山东、湖北、四川等地。

【性状】 呈筒状或半筒状,有纵向刮开的裂缝。略向内卷曲或张开,长 5～20cm,直径 0.5～1.2cm,厚 0.1～0.4cm。外表面灰褐色或黄褐色。有横长皮孔及细根痕,木栓层脱落处粉红色。内表面淡灰黄色或浅棕色,有明显的细纵纹,常见发亮的结晶。质硬而脆,易折断。断面较平坦,粉性,淡粉红色。有特殊浓厚的香气。味微苦而涩(图 7-41②)。

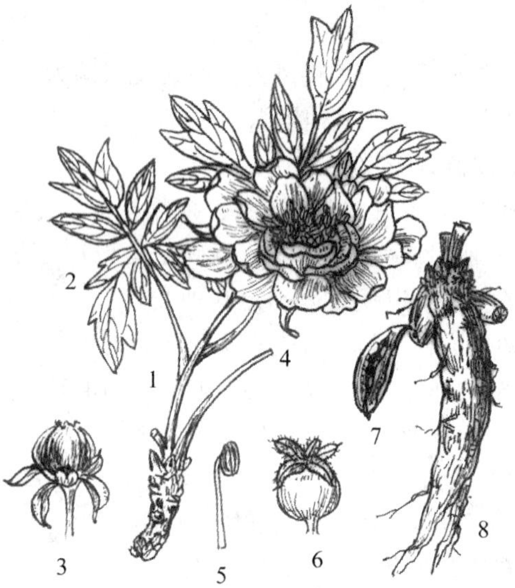

图 7-41①　牡丹皮原植物图

1. 枝　2. 叶　3. 花蕾　4. 花　5. 雄蕊　6. 子房　7. 果实　8. 根

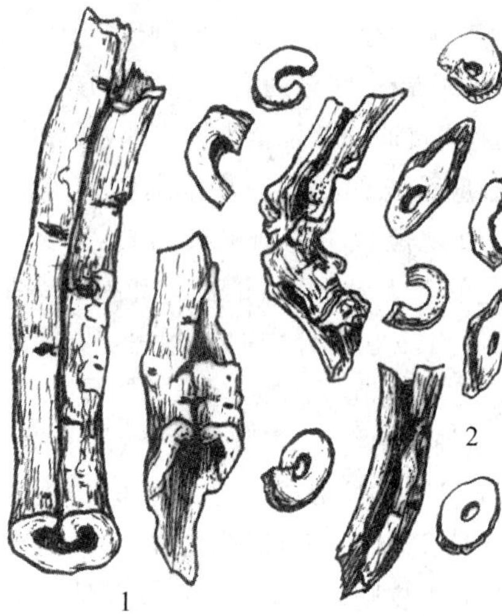

图 7-41②　牡丹皮药材图

1. 药材个子　2. 药材饮片

【显微特征】

横切面　木栓层由多列细胞组成。皮层菲薄,由数列切向延长的薄壁细胞组成。韧皮部占极大部分,射线 1～3 列细胞。簇晶分布均匀,稀疏散在,皮层及韧皮部均含淀粉粒(图 7-41③)。

粉末　淡红棕色。①淀粉粒甚多,单粒类圆形或多角形,直径 3～16μm,脐点点状、裂缝状或飞鸟状;复粒由 2～6 分粒组成。②草酸钙簇晶直径 9～45μm,有时含晶细胞连接,簇晶排列成行,或一个细胞含数个簇晶。③木栓细胞长方形,壁稍厚,浅红色(图 7-41④)。

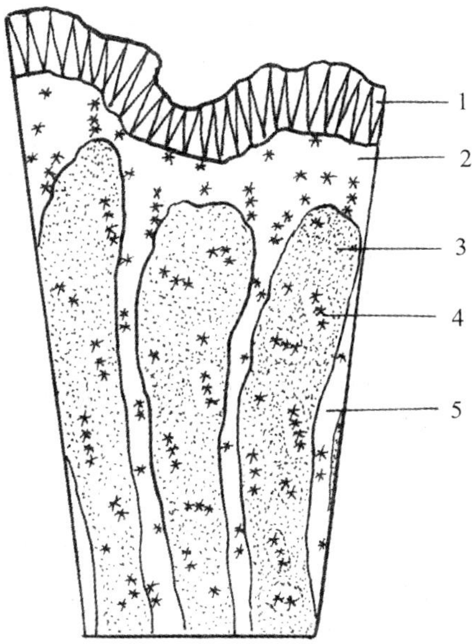

图 7-41③　牡丹皮横切面组织简图

1. 木栓层　2. 皮层　3. 韧皮部　4. 草酸钙簇晶　5. 射线

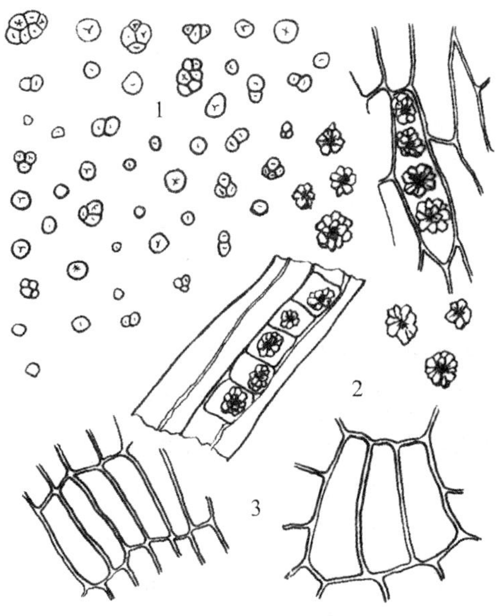

图 7-41④　牡丹皮粉末图

1. 淀粉粒　2. 草酸钙簇晶　3. 木栓层细胞

【化学成分】 鲜根皮含牡丹皮原苷(paeonolide),在干燥及贮藏过程中 5%～6%易被酶解成牡丹酚苷(paeonoside)及 L-阿拉伯糖。尚含丹皮酚(paeonol)、芍药苷(paeoniflorin)、羟基芍药苷、苯甲酰芍药苷、牡丹花色苷(paeonin)和挥发油 0.15%～0.4%等。

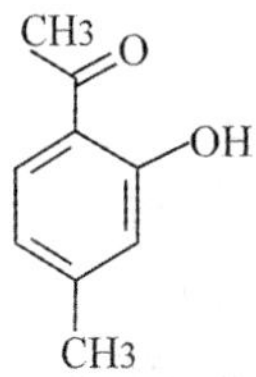

丹皮酚

【理化鉴定】

1. 微量升华　镜检可见长柱形结晶、针状或羽状簇晶,滴加三氯化铁醇溶液,则结晶溶解而显暗紫色(检查牡丹酚)。

2. 荧光　将本品置于 365nm 紫外灯下观察,表面呈紫色,断面呈棕红色荧光。

3. 颜色反应

(1)取丹皮粉末 2g,置 50mL 烧瓶中,加蒸馏水 15mL,瓶口插上带玻璃管的橡皮塞,加热煮沸,将产生的蒸气导入盛有氯亚胺基 2,6-二氯苯醌试剂(取氯亚胺基 2,6-二氯苯醌 0.1g,加硼砂 3.2g 研碎混匀,再称取 0.1g 加入 1mL 蒸馏水中即得),2 分钟内溶液呈蓝色。

(2)取粉末 2g,加乙醚 20mL,振摇 2 分钟,过滤。滤液分为 2 份,每份 5mL,分别置于白瓷皿中,在水浴上蒸干,第一份加浓硝酸数滴,先呈棕黄色,后变为鲜绿色(芍药根皮显黄色)。第二份加乙醇 5mL 溶解后,加 1%三氯化铁醇溶液 1 滴,即显红紫色(芍药根皮显蓝色)(检查丹皮酚)。

4. 薄层色谱　取本品粉末 1g,加乙醚 10mL。密塞,振摇 10 分钟,滤过,滤液挥干,残渣加丙酮 2mL 使溶解,作为供试品溶液。另取丹皮酚对照品,加丙酮制成每 1mL 含 5mg 的溶液,作为对照品溶液。吸取上述两种溶液各 10μL,分别点于同一硅胶 G 薄层板上,以环己烷-醋酸乙酯(3∶1)为展开剂,展开,取出,晾干,喷以盐酸酸性 5%三氯化铁乙醇溶液,加热至斑点显色清晰。供试品色谱中,在与对照品色谱相应的位置上显相同的蓝褐色斑点。

【品质评价】 传统认为:以身干、无木心、无须根、条粗长、皮厚、断面粉白色、粉性足、香气浓、结晶多者为佳。2010 年版药典规定:水分不得过 13.0%;总灰分不得过 5.0%,照醇溶性浸出物(热浸法)不得少于 15.0%,高效液相色谱法测定,含丹皮酚不得少于 1.20 %。

【药理作用】

1. 抗菌　体外试验对伤寒杆菌、大肠杆菌、金黄色葡萄球菌、溶血性链球菌、肺炎球菌等有较强的抗菌作用。对白喉杆菌也有抑制作用。抗菌成分为牡丹酚、苯甲酰芍药苷、苯甲酰羟基芍药苷。

2. 降压　其水煎剂有降血压作用,与所含的牡丹酚及其糖苷有关。说明丹皮中降压成分不仅仅是牡丹酚,其他成分也有降压作用。

3. 抗凝血　甲醇提取物能减少血小板数目,抑制血小板凝集,阻断纤维蛋白溶酶活化,促使纤维蛋白凝固,对抗血栓形成,有抗凝血作用。

4. 有镇痛、镇静、解热和降血糖作用。

5. 对心脏有保护作用,能抑制动脉硬化,所含牡丹酚能抑制细胞内氧自由基的产生。

6. 能激活免疫系统,增强巨噬细胞的吞噬能力。

【性味功效】 性微寒,味苦、辛。归心、肝、肾经。属于清热凉血药。清热凉血、活血化瘀、通经止痛。用于温毒发斑,吐血衄血,夜热早凉,无汗骨蒸,经闭痛经,血滞经闭,经前发热,痈肿疮毒,跌扑伤痛等症。用量 6～12g。

【附注】

1. 川丹皮　为四川牡丹 *Paeonia szechuanica* Fang. 的根皮。与正品的区别点为本品较细而薄,直径 0.3～1.2cm,厚 0.1～0.2cm,断面浅黄色。在四川省尚有同属植物的根皮作牡丹皮使用,其中主要有:茂汶牡丹 *Paeonia thalictrumifolia* C. Ho et S. Y. Chen 的根皮、保氏牡丹 *Paeonia potanini* KomL 和野牡丹 *Paeonia delavayi* Franch. 的根皮等。其中茂汶丹皮质量尚好。

2. 西昌丹皮　为黄牡丹 *Paeonia delavayir* var. *lutea* 的根皮。本品较粗,直径 0.3～1.6cm,皮较薄,厚 0.1～0.3cm,栓皮脱落处红棕色,内表面浅灰色或浅黄色。气味不如丹皮浓郁。西昌丹皮产量较大,主要供出口。

3. 西北牡丹皮　为矮牡丹 *Paeonia suffruticosa* Andr. var. *spontanea* Rehd. 和紫斑牡丹 *Paeonia suffruticosa* Abdr. var. *papaveracea*(Andr.)Kerner 的根皮。

4. 有研究认为,芍药苷类成分在 5～6 月积累到第一高峰期。10 月份为第二高峰期。综合考虑年生物量和有效成分含量,花盛开期产量低。但丹皮酚含量高;而枝叶枯萎期产量高,但丹皮酚含量低。如果以提取丹皮酚为目的,应在花盛开期采收,可供采收参考。

5. 混伪品

(1)朱砂根皮　为紫金牛科植物朱砂根 *Ardisia crenata* Sims 的根皮。圆柱形或略呈纺锤形,外表面红褐色或红棕色,有纵皱纹及须根痕,内表面浅红棕色,质硬而脆,易折断,断面不平坦,粉性强,类白色,有较多的朱砂点散在,气微,味辛涩。淀粉粒众多,直径 5～32μm,石细胞类长方形,无草酸钙晶体。在 365nm 紫外灯下观察,表面有紫色荧光,断面呈蓝紫色荧光。

(2)百两金　为紫金牛科植物百两金 *Ardisia crispa*(Thunb.)A. DC. 的根皮。呈圆筒状,直径 0.2～1cm,厚 0.1～0.4cm,表面黄褐色或灰红棕色,有皱纵纹及须根痕,内表面红褐色，质地脆，易折断，断面不平坦，有粉性，类白色，有少量朱砂点散在，气微，味辛涩。在365nm 紫外灯下观察，表面呈紫色荧光，断面呈淡蓝紫色荧光。

(3)芍药根　为毛茛科芍药 *Paeonia lactiflora* Pall 的根。其制伪方法是将芍药根剥去外皮，中部中心穿孔，再切成饮片，外形和丹皮类似，和丹皮的主要区别是呈圆环状，质坚实，不易折断，断面角质样，类白色，气微，味苦而酸。粉末无木栓细胞存在，具导管，草酸钙簇晶众多，有的一个细胞含两个至数个簇晶，也有含晶细胞纵列成行。

(4)泽漆根　为大戟科植物泽漆 *Euphorbia helioscopia* L. 的干燥根。表面呈浅灰褐色，表面有不规则纵纹及细根痕，断面呈纤维性，淡黄白色，木质部呈放射状，气微，味辛苦，有毒。粉末呈浅灰棕色，淀粉粒众多，草酸钙簇晶众多，木栓细胞表面呈类方形，壁稍厚，淡棕色。

厚　朴　Cortex Magnoliae Officinalis
(英)Magnolia Bark

本品为常用中药。始载于《神农本草经》，列为中品。李时珍称："其木质朴而皮厚，味辛烈而色紫赤，故有厚朴、烈赤诸名。"具考证，古代所用厚朴大部分为木兰科植物厚朴和凹叶厚朴的树皮，另外尚有木兰科及其他科植物的树皮也作厚朴应用，2000 年版药典规定厚朴为木兰科植物厚朴和凹叶厚朴的树皮。

【来源】　本品为木兰科植物厚朴 *Magnolia officinalis* Rehd. et Wils. 或凹叶厚朴 *Magnolia officinalis* Rehd. Wils. var. *biloba* Rehd. et Wils. 的干燥干皮、根皮和枝皮。

【植物形态】

厚朴　落叶乔木，高 7～10m。树皮紫褐色。叶互生，密集于小枝顶端，叶片革质，倒卵形或倒卵状披针形，先端钝圆或短尖，基部楔形，全缘或微波状。花单生于幼枝顶端，白色，芳香，直径约 15cm，花被片 9～12。蓇葖聚合果椭圆状卵形，长约 12cm。花期 4～5 月，果期 9～10 月。

凹叶厚朴　与厚朴的主要区别为灌木状乔木，叶先端凹陷，形成二圆裂，裂深 2～3.5cm（图 7-42①）。

【采制】　一般栽种 15～20 年左右收获。树龄愈长皮愈厚，油性愈重，产量高，质量也好。4～6 月剥取，根皮及枝皮直接阴干；干皮置沸水中微煮后，堆置阴湿处，"发汗"至内表面紫褐色或棕褐色时，蒸软，取出，卷成筒状，干燥。

【产地】　主产于四川、湖北等省，以川朴产量大，质量优。

【性状】

干皮　呈卷筒状或双卷筒状，长 30～35cm，厚 0.2～0.7cm，习称"筒朴"；近根部的干皮一端展开如喇叭口，长 13～25cm，厚 0.3～0.8cm，习称"靴筒朴"。外表面灰棕色或灰褐色，粗糙，有时呈鳞片状，较易剥落，有明显椭圆状皮孔和纵皱纹，刮去粗皮者显黄棕色；内表面紫棕色或深紫褐色，较平滑，具细密纵纹，划之显油痕。质坚硬，不易折断，断面颗粒性，外层灰棕色，内层紫褐色或棕色，有油性，有时可见小亮星（厚朴酚及和厚朴酚结晶）。气香，味辛辣、微苦。

根皮(根朴) 呈单筒状或不规则块片状,有的弯曲似鸡肠,习称"鸡肠朴"。质硬,较易折断,断面纤维性。

枝皮(枝朴) 呈单筒状,长 10～20cm,厚 0.1～0.2cm。质脆,易折断,断面纤维性(图 7-42②)。

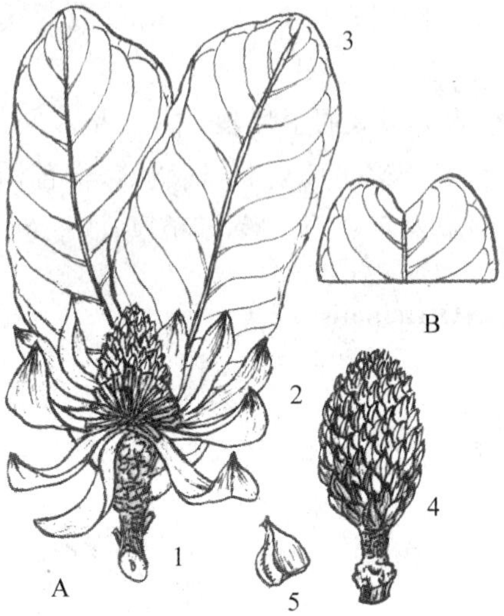

图 7-42① 厚朴原植物图

A. 厚朴 B. 凹叶厚朴叶尖

1. 花枝 2. 花 3. 叶 4. 果实 5. 种子

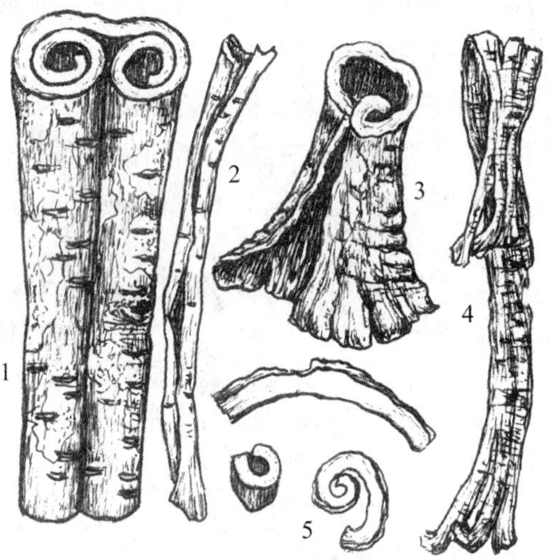

图 7-42② 厚朴药材图

1. 干朴 2. 枝朴 3. 靴筒朴 4. 根朴 5. 饮片

【显微特征】

厚朴干皮横切面 木栓层细胞 10 余列,有的可见落皮层;皮层外侧有石细胞环带,内侧散有多数油细胞及石细胞群。韧皮部射线宽 1～3 列细胞,韧皮纤维多数个成束,有多数油细胞散在(图 7-42③)。

厚朴粉末 棕色。①石细胞分枝状者较大,长约 220μm,呈长圆形、类多角形者,直径 11～58μm。②纤维甚多,直径 15～32μm,壁甚厚,木化,孔沟不明显,多成束存在。③油细胞多单个散在,类圆形或椭圆形,直径 64～86μm,含黄棕色油滴状物。④筛管分子的筛孔有时可察见。

凹叶厚朴粉末 与厚朴的主要区别为分枝状石细胞较大,长可至 326μm;纤维边缘常呈锯齿状;油细胞较少见,直径可至 100μm;木栓细胞壁菲薄而平直,常多层重叠(图 7-42④)。

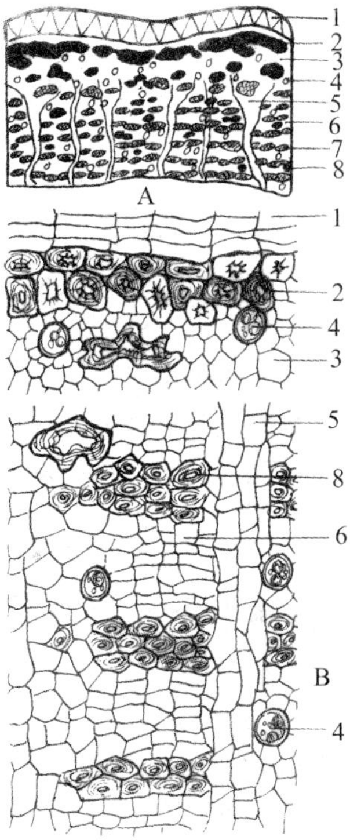

图 7-42③　厚朴横切面组织图
A. 简图　B. 详图　1. 木栓层　2. 石细胞群
3. 皮层　4. 油细胞　5. 射线
6. 韧皮部　7. 厚朴纤维束　8. 石细胞

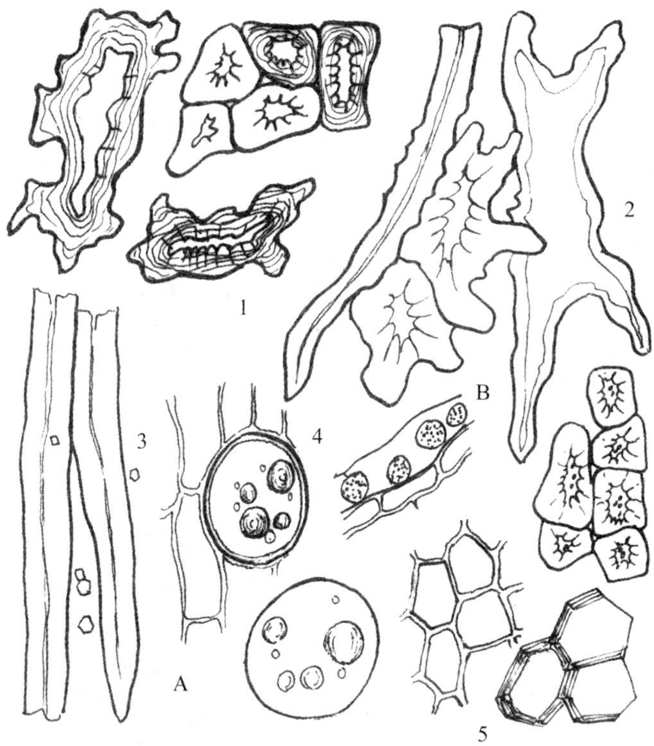

图 7-42④　厚朴粉末图
A. 厚朴　B. 凹叶厚朴　1. 石细胞　2. 石细胞和纤维
3. 韧皮纤维　4. 油细胞　5. 木栓细胞

【化学成分】　含木脂素类成分，主要有厚朴酚（magnolol）及和厚朴酚（honokiol），含量为 2%～11%，尚有四氢厚朴酚、厚朴醛 B～E，厚朴木脂素 A～I。挥发油主含桉油醇（eudesmol），生物碱主要有木兰箭毒碱，木兰花碱、柳叶木兰碱等。

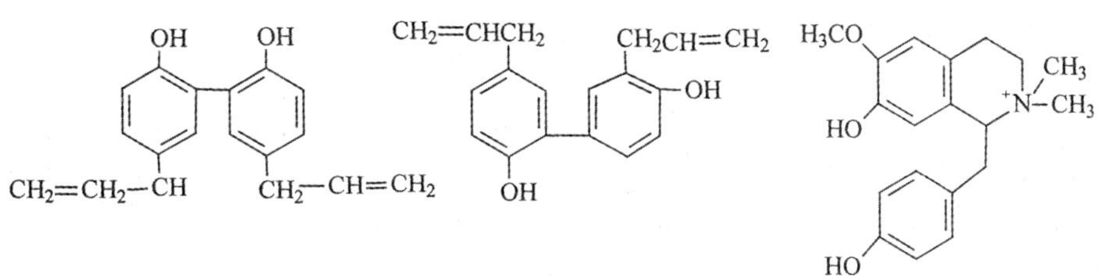

厚朴酚　　和厚朴酚　　木兰箭毒碱

【理化鉴定】

1. 荧光反应　取厚朴粗粉 3g，加氯仿 30mL，回流半小时，过滤。取滤液 5mL，置试管中，于紫外灯下显紫色荧光，侧面观显二层，上层黄绿色，下层棕色。

2. 颜色反应　取上项厚朴氯仿滤液 15mL，蒸去氯仿，残渣加 95%乙醇 10mL 溶解，滤过，分别取滤液各 1mL，加 5%三氯化铁甲醇水溶液（1：1）1 滴，现蓝黑色（厚朴酚的酚羟基反应)；加 Millon 试剂 1 滴，产生棕色沉淀(同上)；加间苯三酚盐酸溶液 5 滴，现红色沉淀(厚朴酚的丙烯基反应)。

3. 沉淀反应 取厚朴粉末 1g，加乙醇 10mL，浸泡 24 小时，滤液蒸干，滤渣加乙醇 0.5mL 溶解。分别取上述溶液 0.1mL，加改良碘化铋钾试剂，产生橙红色沉淀；加硅钨酸试剂产生白色沉淀。(生物碱反应)

4. 薄层色谱 取本品粉末 0.5g，加甲醇 5mL，振摇 30 分钟，滤过，滤液作为供试品溶液。另取厚朴酚与和厚朴酚对照品，加甲醇制成每 1mL 各含 1mg 的混合溶液，作为对照品溶液。吸附剂为硅胶 G 薄层板，展开剂为苯-甲醇(27∶1)，展开后，取出，晾干，喷以 1%香草醛硫酸溶液，在 100℃ 烘约 10 分钟。供试品色谱中，在与对照品色谱相应的位置上，显相同颜色的斑点。

【品质评价】 传统认为：以皮厚肉细，油性大，断面紫棕色，有小亮星，气味浓厚者为佳。2010 年版药典规定：水分不得过 15.0%，总灰分不得过 7.0%，酸不溶性灰分不得过 3.0%，用高效液相色谱法测定厚朴酚与和厚朴酚的总量不得少于 2.0%。

【药理作用】

1. 肌肉松弛作用 厚朴酚与和厚朴酚具有特殊而持久的肌肉松弛作用，木兰箭毒碱能使运动神经末梢麻痹，引起全身松弛性麻痹现象。

2. 对平滑肌作用 厚朴煎剂对兔离体肠管及支气管均有兴奋作用，对小鼠及豚鼠离体肠管，小剂量时兴奋，大剂量时抑制。木兰箭毒碱静注可使麻醉猫在体小肠张力下降。

3. 抗溃疡作用 厚朴酚与和厚朴酚对幽门结扎型及应激性胃溃疡等均有抑制作用，并对组织胺所致的十二指肠痉挛亦有一定的抑制作用，厚朴酚的抗溃疡及抗胃酸分泌作用与中枢抑制作用有关。

4. 中枢抑制作用 厚朴的乙醇浸膏可抑制小鼠的自主活动，并能对抗甲基苯丙胺或阿朴吗啡的兴奋作用。厚朴酚及和厚朴酚亦有显著的中枢抑制作用。

5. 抗菌作用 厚朴煎剂有广谱抗菌作用，体外对金黄色葡萄球菌、溶血性链球菌、白喉杆菌、枯草杆菌、痢疾杆菌及常见致病性皮肤真菌等均有抑制作用，在豚鼠体内有一定的抗炭疽杆菌作用。

【性味功效】 苦、辛，温。归脾、胃、肺、大肠经。属于芳香化湿药。燥湿消痰，下气除满。用于湿滞伤中，脘痞吐泻，食积气滞，腹胀便秘，痰饮喘咳。用量 3～9g。

【附注】

1. 厚朴花 为木兰科植物厚朴及凹叶厚朴的干燥花蕾。春季花未开放时采摘，稍蒸后晒干。呈长圆锥形，长 4～7cm，基部直径 1.5～2.5cm。红棕色至棕褐色。花被多为 12 片，肉质，外层的呈长方倒卵形，内层的呈匙形。雄蕊多数，花药条形。心皮多数，分离，螺旋状排列于圆锥形的花托上。花梗长 0.5～2cm，密被灰黄色绒毛。质脆，易破碎。气香，味淡。粉末中有众多不规则分枝状石细胞，油细胞直径 37～85μm，花粉粒椭圆形，表面有细网状雕纹，非腺毛 1～3 细胞，有的表面具螺状纹理。含厚朴酚与和厚朴酚。能理气化湿，用于胸腕痞闷胀满，纳谷不香等。

2. 滇缅厚朴 *Magnolia rostrata* W. W. Smith. 的树皮。《植物名实图考》有记载，《中药志》第五册将其列为厚朴正品。主产于云南，多自产自销，并有少量出口。卷筒状，厚 0.35～0.5cm，外表面较平坦，灰白色至灰棕色，有纵皱纹，皮孔不明显。内表面多纵纹理，划后留有油痕。质坚硬，断面外层颗粒状，内层裂片状，阳光下可见闪亮小结晶。厚朴酚及和厚朴酚的总含量达 5.48%。气微芳香，味微苦。功效同厚朴。

3. 和厚朴　*Magnolia obovata* Thunb. 为《日本药局方》收载，所含化学成分与厚朴相似。

4. 混伪品

(1)姜朴类：① 湖北木兰(武当玉兰)*Magnolia sprengeri* Pamp. 的树皮，习称"川姜朴"，槽状，皮厚 1.5～5mm，外表面灰白色，稍粗糙，栓皮厚。内表面紫棕色。质硬，折断面外侧颗粒状，内侧纤维状。气芳香，味辛辣，微苦。显微特征：石细胞分枝状，纤维群中嵌有石细胞，油细胞较少。含厚朴酚、木兰箭毒碱、柳叶木兰碱、武当玉兰碱及 β—木兰碱等。

② 凹叶木兰 *Magnolia sargentiana* Rehd. et Wils. 的树皮，习称"厚皮"、"辛皮"、"姜皮"，在四川药用。似湖北木兰，但外表面灰绿色，内表面棕黄色。气弱，味淡。显微特征：韧皮部内侧纤维密集，外侧 1/2 处成群石细胞密集，与纤维束相混杂，油细胞少见。

③ 滇藏木兰 *Magnolia campbellii* Hook. f. et Thoms. 的树皮，在云南药用，称为"二叶子厚朴"、"土厚朴"，树皮较厚。

④ 望春木兰 *Magnolia biondii* Pamp. 的树皮，在陕西南部少数地区混入姜朴中使用。卷筒状，厚达 4mm，外表面浅灰褐色，皮孔细而横长。内表面淡棕黄色。断面淡棕黄色。气微香，味苦微辛。

⑤ 玉兰 *Magnolia denudata* Desr. 的树皮。表面灰黄色或灰褐色，内表面浅黄棕色至棕色，断面黄白色。气微，味淡略苦而不辛。显微特征：石细胞不分枝或分枝，韧皮纤维束众多，油细胞罕见。

⑥ 紫花玉兰 *Magnolia liliflora* Desr. 的树皮。应用情况同望春木兰。

(2)枝子皮类：① 威氏木兰(西康木兰)*Magnolia wilsonii* Rehd. et Wils. 的树皮，称"西昌厚朴"和"枝子皮"，曾在四川凉山收购。皮薄，厚 1～3mm，外表面灰黄色，栓皮脱落处呈紫褐色，椭圆形皮孔多横向排列；内表面黄棕色。质硬脆，折断面整齐。气香，味苦，微辛。栓内层处有 1～4 列石细胞成环，石细胞不分枝，韧皮纤维束极稀疏。含挥发油 0.3%。

② 圆叶木兰 *Magnolia sinensis* Stapf. 的树皮，在四川作枝子皮应用。厚 2mm 以下，外表面灰褐色，栓皮较薄，内表面黄棕色至黄褐色，光滑。质脆，断面呈层状。气较香，味微苦。

(3)土厚朴类：① 山玉兰 *Magnolia delavayi* Franch. 的树皮。分布于云南、贵州、四川。卷筒状，皮薄，无油性。断面纤维性，无闪亮小结晶。气微，味淡。

② 大叶木兰 *Magnolia rostrata* W. Smith 的树皮。断面纤维性而有油性，气辛香而弱，有辛辣味而苦，稍有灼舌感。显微特征：石细胞较少，形状整齐而较小，有的略呈分枝状，韧皮纤维稀疏，散在，油细胞较多而大。

③ 四川木莲 *Manglietia szechuanica* Hu. 的树皮，习称"紫厚朴"。呈卷筒状，厚 3～5mm。外表面灰褐色或灰黄色，栓皮不脱落。内表面黄棕色至紫褐色，有明显纵直纹理。质硬脆，折断有粉尘飞扬，断面外侧颗粒性，内侧纤维性。气弱，味微苦。

④ 红花木莲 *Manglietia insignis*(Wall)Bl. 的树皮，四川称为"古蔺厚朴"。卷筒状或槽状，外表面棕褐色或黄棕色，粗糙，有显著突起的横长皮孔，常数个皮孔横向相连。内表面灰黄色至灰棕色。质硬脆，断面纤维性。气微香，味苦微涩。

⑤ 长叶木莲 *Manglietia hookeri* Cubitte et Smith 的树皮。皮厚 2～4mm。外表面棕黑

色，内表面褐色。断面强纤维性。气微，味淡。横切面：栓内层石细胞不分枝，皮层石细胞多分枝。纤维束发达，形成硬韧带。油细胞极少。

⑥ 桂楠木莲 *Manglietia chingii* Dandy 的树皮，广西习称“土厚朴”。卷筒状或板片状，厚 2-5mm。外表面灰至灰褐色，有众多圆形或椭圆形皮孔，表皮粗糙，具不整齐的纵裂纹和横纹。栓皮脱落处呈棕红色。内表面黄棕色，平坦，具纵纹理。质硬，断面纤维性。气微香，味苦微辛。

⑦ 川滇木莲 *Manglietia duclouxii* Finet et Gagn. 的树皮，在贵州作厚朴的代用品。含厚朴酚、和厚朴酚及木兰箭毒碱。

肉 桂 Cortex Cinnamomi
(英)Cinnamomum Bark

本品为常用中药。原名“箘桂”、“牡桂”，始载于《神农本草经》，列为上品。《唐本草》始称为“肉桂”，并释名为“筒桂”，谓：“箘者，竹名，此桂嫩而易卷如筒，即所谓筒桂也，筒似箘字，后人误书箘，习而成俗，亦复因循也”。《本草纲目》云：“桂即牡桂之厚而辛烈者，牡桂即桂而之薄而味淡者。故将桂与牡桂合为一条”。目前其嫩枝和未成熟果实分别以“桂枝”和“桂子”入药。市场上曾发现有以桂皮或多种植物的树皮充肉桂入药，应注意鉴别。

【来源】 为樟科植物肉桂 *Cinnamomum casssia* Presl 的干燥树皮。

【植物形态】 常绿乔木，高 12～17m。叶互生或近对生，革质，长椭圆形至披针形，长 8～20 cm，宽 4～5cm，先端短尖，上面光滑有光泽，具离基三出脉。圆锥花序腋生，花小，白色，花被片 6；能育雄蕊 9，3 轮；子房卵形。浆果紫黑色，椭圆形，长约 1cm。花期 6～8 月，果期 10 月～翌年 2～3 月(图 7-43①)。

【采制】 秋季剥取栽培 5～6 年的树皮，晒 1～2 天，卷成圆筒状，阴干，称“油桂筒”；剥取 10 余年生的树皮，将两端削成斜面，夹在木制的凹凸板中晒干，称“企边桂”；在老树干离地 30cm 处，作环状剥皮，放木夹内晒至九成干，取出，纵横堆叠，加压，约 1 个月干燥，称“板桂”；肉桂加工过程中余下的边条，削去外部的栓皮，称“桂心”，块片称“桂碎”。目前，药典简化加工方法，只载秋季剥皮，干燥即可。

【产地】 主产于广西、广东、云南。

【性状】 “企边桂”浅槽状，“油桂筒”多呈筒状，长 30～40 cm，宽或直径 3～10cm，厚 0.2～0.8cm。外表面灰棕色，稍粗糙，有不规则的细皱纹及横向突起的皮孔，有的可见灰白色斑纹；内表面红棕色，略平坦，有细纵纹，划之显油痕。质硬而脆，易折断，断面不平坦，外层棕色而粗糙，内层红棕色而油润，两层之间有 1 条黄棕色的线纹。气香浓烈，味甜、辣(图 7-43②)。

【显微特征】

横切面 木栓细胞数列，最内层细胞外壁增厚，木化。皮层散有石细胞及分泌细胞。中柱鞘部位有石细胞群，断续排列成环，外侧伴纤维束，石细胞通常外壁较薄。韧皮射线宽 1～2 列细胞，含细小草酸钙针晶；纤维常 2～3 个成束；油细胞随处可见。薄壁细胞含淀粉粒(图 7-43③)。

粉末 红棕色。①纤维大多单个散在，长梭形，长 195～920μm，直径约至 50μm，壁厚，木化，纹孔不明显。②石细胞类方形或类圆形，直径 32～88μm，壁厚，有的一面菲薄。③油细胞类圆形或长圆形，直径 45～108μm。④草酸钙针晶细小，散在于射线细胞中。⑤木栓细胞多角形，含红棕色物(图 7-43④)。

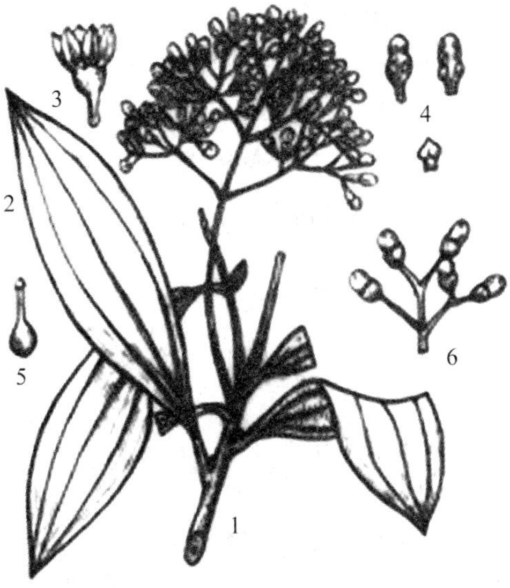

图 7-43①　肉桂原植物图

1. 植株　2. 叶　3. 花

4. 雄蕊　5. 雌蕊　6. 果实

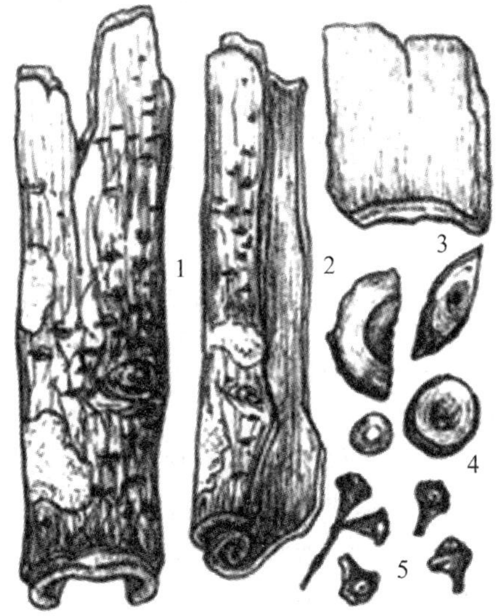

图 7-43②　肉桂药材图

1. 企边桂　2. 官桂(油桂筒)

3. 板桂　4. 桂枝　5. 桂子

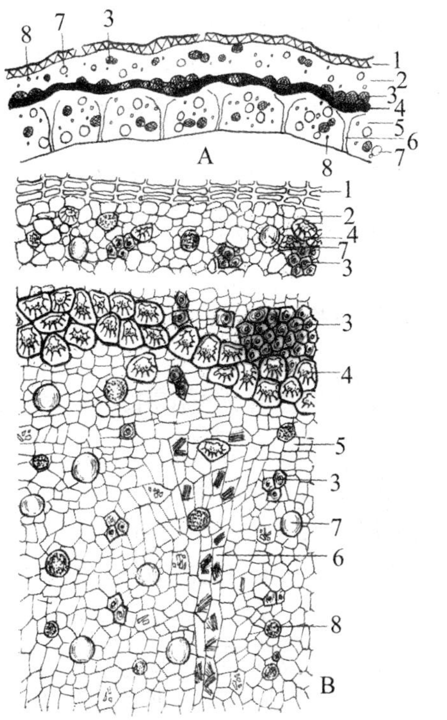

图 7-43③　肉桂横切面组织图

A. 简图　B. 详图　1. 木栓层　2. 皮层　3. 纤维束

4. 石细胞带　5. 韧皮部　6. 射线　7. 油细胞　8. 粘液细胞

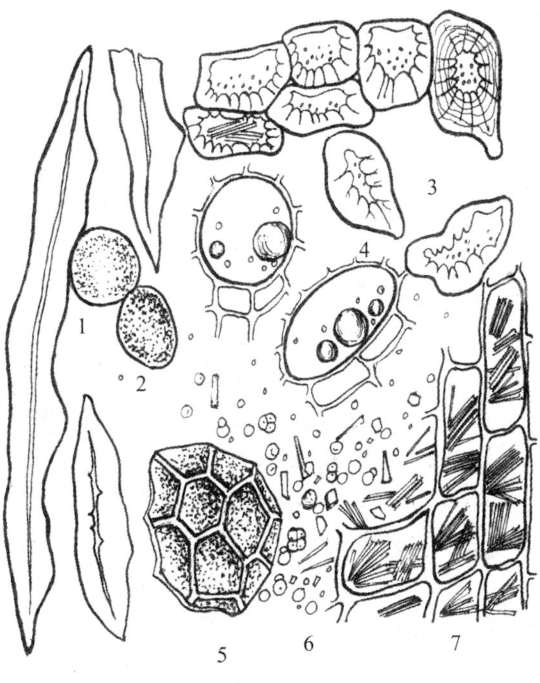

图 7-43④　肉桂粉末图

1. 纤维　2. 粘液细胞　3. 石细胞　4. 油细胞

5. 木栓细胞　6. 淀粉粒和小方晶　7. 草酸钙针晶

【化学成分】 含挥发油1%～2%，油中主要成分为桂皮醛(cinnamyl aldehyde)75%～85%，并含少量的乙酸桂皮酯(cinnamyl acetate)、丁香酚、桂皮酸、苯丙酸乙酯；另含二萜类化合物桂二醇萜、乙酰桂二萜醇(cinnzeylanine)、肉桂萜醇(cinncassiol) A、B、C1-C3、D1-D4、E及葡萄糖苷。尚从肉桂水提物中分得抗溃疡成分肉桂苷(cassioside)、桂皮苷、3-(2-羟苯基)丙酸等。

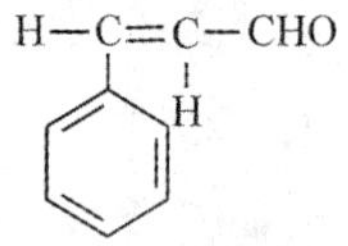

桂皮醛

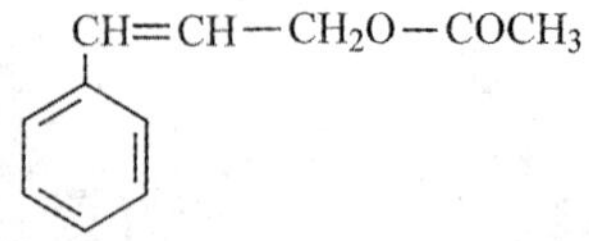

乙酸桂皮酯

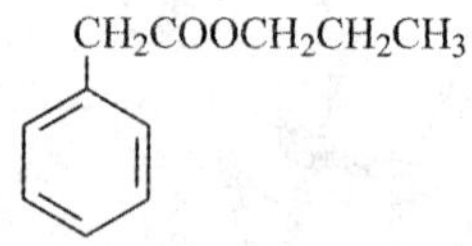

乙酸苯内酯

【理化鉴定】

1. 显微化学反应　取粉末0.1g，加氯仿1mL浸渍，吸取氯仿液2滴于载玻片上，待挥干，滴加10%盐酸苯肼试液1滴，显微镜下可见桂皮醛苯腙杆状结晶。

2. 颜色反应　取少许肉桂挥发油，加入异羟肟酸试剂2～3滴，呈橙色(内酯类)。

3. 薄层色谱　取肉桂粉末0.5g，加乙醇10mL，密塞，冷浸20分钟，时时振摇，滤过，滤液作为供试品溶液。另取桂皮醛对照品，加乙醇制成每1mL含1μL的溶液，作为对照品溶液。吸取供试品溶液2～5μL、对照品溶液2μL，分别点于同一硅胶G薄层板上，以石油醚(60℃～90℃)-醋酸乙酯(17∶3)展开，取出，晾干，喷以二硝基苯肼乙醇试液。供试品色谱中，在与对照品色谱相应的位置上，显相同的颜色斑点。

【品质评价】 传统认为：以皮细而坚结，肉厚而沉重，断面紫红，油性充足，香气浓厚，辛、甜味，微麻辣，嚼之无渣者为佳。2010年版药典规定：肉桂含水分不得过15.0%，含总灰分不得过5.0%。挥发油不得少于1.2%(mL/g)。用高效液相色谱法测定，含桂皮醛不得少于1.5%。

【药理作用】

1. 扩冠状动脉降压作用　桂皮醛及桂皮酸钠能扩张冠状动脉和脑血管，增加冠状动脉和脑血管血流量，降低血管阻力，并能扩张外周血管，降低血压。

2. 抗溃疡作用　肉桂水提物能显著抑制大鼠应激性胃溃疡，并能选择性地阻断组胺H_2受体，抑制胃液分泌，从而抑制5-羟色胺引起的胃溃疡。

3. 抑菌抗炎作用　对革兰染色阳性菌抑制效果好，肉桂中鞣质有抗炎作用。

4. 桂皮醛作用　桂皮醛有解热、镇静、镇痛及抗惊厥作用。

5. 其他　有抗血小板凝集、降低非特异性免疫功能、抗炎、抗肿瘤等作用。

【性味功效】 性大热，味辛、甘。归肾、脾、心、肝经。属于温里药。补火助阳，引火归原，散寒止痛，活血通经。用于阳痿，宫冷，腰膝冷痛，肾虚作喘，阳虚眩晕，目赤咽痛，心腹冷痛，虚寒吐泻，寒疝，经闭，痛经等。用量1～4.5g。

【附注】

1. 桂枝　为常用中药，系樟科植物肉桂的干燥嫩枝。呈长圆柱形。表面棕色至红棕色，有纵棱线、细皱纹及小疙瘩状的叶痕、枝痕、芽痕，皮孔点状或点状椭圆形。质硬而脆，易折断。切片厚2～4mm，断面皮部红棕色，木部黄白色至浅黄棕色，髓部略呈方形。有特异香气，味甜，微辛，皮部味较淡。射线细胞含细小草酸钙针晶。含挥发油0.2%～0.9%。发汗解肌，温经通脉，助阳化气；用于风寒感冒，脘腹冷痛，血寒经闭，关节痹痛，水肿，心悸等。用量 3～9g。

2. 桂子 亦称肉桂子、桂丁。为少常用中药，系樟科植物肉桂带宿萼的未成熟果实。呈倒卵形，长 5～12mm，直径 6～7mm；宿萼杯状，边缘有不明显的六浅裂，表面暗棕色，有皱纹，下部延长成筒状；宿萼内有椭圆形幼果，黄棕色，顶端稍平截，上有一微凸的花柱残基。含挥发油 2.90%，油中含桂皮醛 4.26%。药理作用与肉桂相似。性温，味甘、辛，温中散寒；用于胃寒疼痛呕哕等。用量 3～6g。

3. 大叶清化桂 *C. cassia Bl.* var. *macrophyllum* Chu 原产越南，称"清化桂"或"清化玉桂"，现在广东、广西有栽培。中药志将其列为肉桂正品，生药呈双卷筒状或块片状，长约 30cm，宽 2.5～4cm，厚 0.5～4mm；表面灰褐色或灰棕色，有细皱纹和皮孔；内表面红棕色，有微细的纵纹；质硬而脆。气香，味甜，微辛辣。含挥发油约 2.06%，油中桂皮醛含量为 61.20%。

4. 桂皮 为少常用中药，亦为食品香料。来源比较复杂，主要有肉桂的同属植物钝叶桂 *C. bejolghota*(Buch.-Ham.) Sweet.、阴香 *C. burmannii*(C. G. & Th. Nees) Bl.、华南桂 *C. austro-sinense* H. T. Chang 的树皮，尚有天竺桂 *C. japonicum* Sieb(安徽、江西)、川桂 *C. wilsonii* Gamble(四川)、银叶桂 *C. mairei* Levl.(四川)、香桂 *C. subavenium* Miq.(华东)的树皮在产区作为桂皮的地区用药。桂皮虽然均含桂皮醛，但成分与肉桂不尽相同，且均有樟树气，不可作肉桂入药。桂皮显微特征的主要特点是除香桂的韧皮射线内未见草酸钙结晶外，其余均含小型草酸钙方晶或长方晶。

杜 仲 Cortex Eucommiae

(英)Eucommia Bark

本品为常用中药。始载于《神农本草经》，列为上品。《名医别录》曰：杜仲生上虞山谷及上党、汉中。二月、五月、六月、九月采皮。《本草经集注》云：今用出建平、宜都者。状如厚朴，折之多白丝为佳。李时珍谓：昔有杜仲服此得道，因以名之。本植物含有橡胶丝，折断后呈现银丝如棉，古人又称为"木棉"。市场上曾出现某些伪品，应注意鉴别。

【来源】 为杜仲科植物杜仲 *Eucommia ulmoides* Oliv. 的干燥树皮。

【植物形态】 落叶乔木。树皮、叶、果折断后有白色胶丝。小枝淡褐色或黄褐色，有皮孔。叶互生，卵状椭圆形，顶端渐尖，基部楔形，锯齿缘。雌雄异株，雄花具 5～10 雄蕊，花丝极短，花药条状；雌花子房狭长，无花柱，柱头 2 裂。翅果扁而薄，种子 1 枚，扁线形。花期 3～5 月，先叶开放或与叶同时开放。果期 7～9 月(图 7-44①)。

【采制】 选栽培 10 年以上的树。于 4～6 月局部剥取树皮，趁鲜刮去粗皮，晒干；或将树皮内表面相对，层层叠放于稻草垫底的平地上，待内皮变黑时取出。近年试验环剥皮成功。

【产地】 以四川大巴山区，陕西，贵州，河南伏牛山区，湖南湘西苗族自治州、常德区，湖北恩施为主产区。多为栽培。

【性状】 呈扁平板状或两边稍向内卷。大小不等，厚 3～7mm。外表面淡棕色或灰褐色，有明显的皱纹或纵裂槽纹，有的树皮较薄，未去粗皮，可见明显的皮孔。内表面暗紫色，平滑。质脆，易折断，断面有细密银白色、富弹性的橡胶丝相连。气微，味稍苦。嚼之有胶状残余物(图 7-44②)。

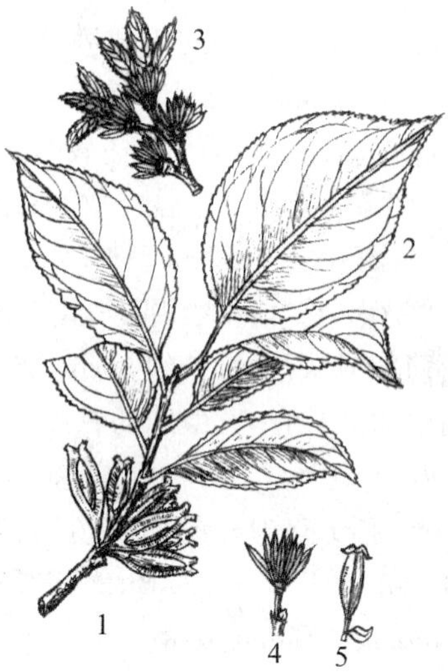

图 7-44①　杜仲原植物图

1. 果枝　2. 叶　3. 雄花枝　4. 雄蕊　5. 种子

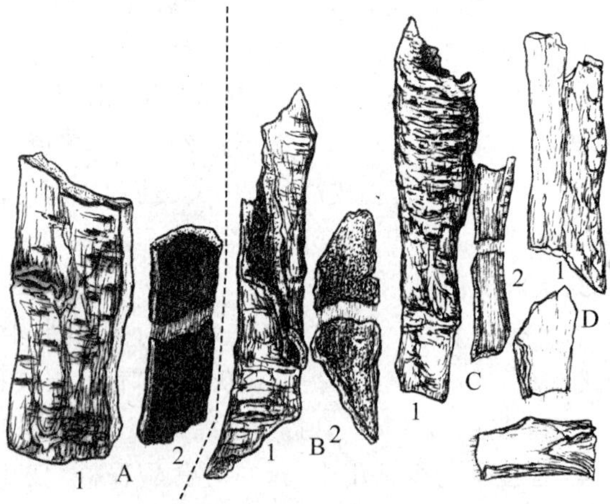

图 7-44②　杜仲药材图(附伪品)

A. 杜仲　B. 红杜仲　C. 紫花络石　D. 白杜仲(丝棉木)
(B～D 伪品)　1. 表面观　2. 内面观(折断面示橡胶丝)

【显微特征】

树皮横切面　有较厚的落皮层。韧皮部厚,有断续的石细胞层约 5～6 层,每层厚约 3 列细胞,石细胞壁极厚。射线宽 2～3 列细胞,有不规则形的橡胶质团块散布,以近石细胞层处为多见,纵切面观察,橡胶质丝存在于橡胶细胞中(图 7-44③)。

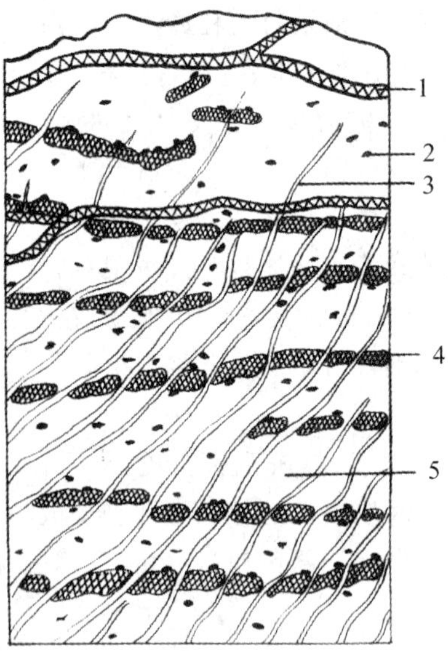

图 7-44③　杜仲横切面组织简图

1. 木栓层　2. 橡胶质　3. 射线
4. 纤维束　5. 韧皮部

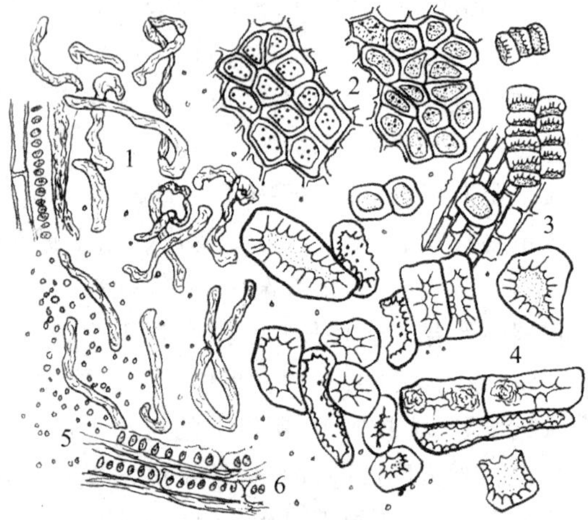

图 7-44④　杜仲粉末图

1. 橡胶丝　2. 木栓细胞　3. 射线　4. 石细胞
5. 淀粉粒　6. 韧皮部筛管群

粉末　棕色。① 橡胶丝成条或扭曲成团，表面观颗粒性。②石细胞甚多，大多成群，类长方形、类圆形或不规则形，直径 20～80μm，长约至 180μm，壁厚，有的胞腔内含橡胶团块。③木栓细胞表面观多角形，直径 15～40μm，壁不均匀增厚，木化，有细小纹孔；侧面观长方形，壁三面增厚，一面薄，孔沟明显。④ 筛管可见复筛板(图 7-44④)。

【化学成分】

1. 木质素类　已分离出 27 种木质素化合物，主要有双环氧木质素类(如松脂素单糖苷、松脂素二糖苷、中脂素、丁香素、丁香素二糖苷)；单环氧木质素类(如橄榄素、橄榄素二糖苷)、环木质素类(如环橄榄素)；新木质素类(如二羟基脱氢二松柏醇、柑桔素 B)；倍半木质素类(如耳草素二糖苷)。

2. 环烯醚萜类　已分离出 11 种环烯醚萜类化合物。主要有京尼平苷、京尼平苷酸、桃叶珊瑚苷、杜仲苷、筋骨草苷等。

3. 苯丙素类　包括氯原酸、氯原酸甲酯、咖啡酸、松柏酸、松柏苷、丁香苷、香草酸等 11 种。

4. 其他萜类　主要有白桦脂醇、白桦脂酸、熊果酸、β-谷甾醇、胡萝卜苷等。

5. 尚含多糖、氨基酸、维生素、矿质元素及挥发油等。

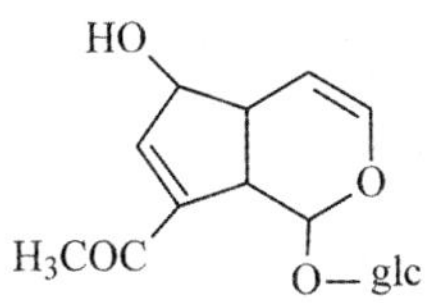

桃叶珊瑚苷

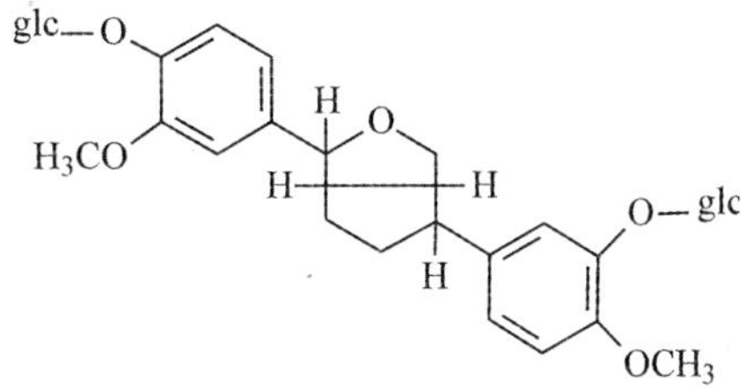

松脂醇二-β-D 葡萄糖苷

【理化鉴定】　取本品粗粉 1g，加氯仿 10mL，浸渍 2 小时，过滤。滤液蒸干，加乙醇 1mL，产生白色具弹性的胶膜。

【品质评价】　传统认为：以身干、皮厚、块完整、刮净粗皮、断面白丝多、内表面黑褐色者为佳。2010 版药典规定：75％醇浸出物不得少于 11.0％。用高效液相色谱法测定，含松脂醇二葡萄糖苷不得少于 0.10％。

【药理作用】

1. 降压作用　杜仲皮、叶水浸出物、醇浸出物及制剂对动物有急性降压和扩张血管作用。降压作用短暂且易耐受，其降压成分为松脂醇二葡萄糖苷。炒用比生用作用更强。

2. 利尿作用　杜仲的各种制剂对实验动物有利尿作用，且作用持久。

3. 镇静及镇痛　杜仲制剂经口服，能使实验动物安静和嗜睡。

4. 抗菌消炎作用　杜仲水煎剂对结核杆菌、福氏痢疾杆菌、大肠杆菌、绿脓杆菌、金黄色葡萄球菌、肺炎球菌、炭疽杆菌等有抑制作用。桃叶珊瑚苷对革兰染色阴性菌和阳性菌均有抑制作用，具有较强的镇痛、抗菌消炎作用。

5. 京尼平苷酸具有预防性功能低下、增强记忆功能、抗癌、抗氧化(抗衰老)、泻下、促进胆汁分泌及降压作用；京尼平苷具有抗肿瘤活性。

【性味功效】　性温，味甘。归肝、肾经。属于补阳药。补肝肾，强筋骨，安胎，降血压。用于肝肾不足，腰膝酸痛，阳痿，尿频，胎动不安，习惯性堕胎及高血压等症。用量 6～9g。

【附注】

1. 杜仲叶　为杜仲科植物杜仲的干燥叶。夏、秋二季枝叶茂盛时采收，晒干或低温烘干。本品多已破碎，上表面呈橘黄绿色至深黄褐色，微有光泽，下表面黄褐色。完整叶片展平后呈椭圆形或卵形，长 7～15cm，宽 3.5～7cm，基部广卵形，边缘有锯齿。质薄，搓之易碎，折断面有少量银白色橡胶丝。气微，味微苦。含绿原酸不少于 0.10%。补肝肾，强筋骨。用于肾虚腰痛，头晕目眩，筋骨痿软，高血压。用量 15～30g。

2. 混伪品有（图 7-44②）

（1）夹竹桃科植物红杜仲藤 *Parabarium huaitingii* Chun et Tsiang 的干燥茎皮和根皮。呈卷筒状或槽状，筒径约 1～2.5cm，皮厚 0.2～0.6cm，外表面灰褐色，粗糙有白色纵长皮孔，刮去栓皮红棕色，内表面红棕色。折断时有稀疏的白胶丝，胶丝拉力不大。气微，味涩。

（2）夹竹桃科杜仲藤 *Parabarium micranthum*（A. DC）Pierre. 的干燥老茎皮和根皮。产于海南省。皮较平滑，厚 1～3mm。其余同红杜仲藤。皮层窄，多数石细胞散在，近栓内层处呈不连续的环状排列，少数石细胞内含棕色物质。韧皮部可见乳管散在，并散有石细胞群，薄壁细胞含少数细小淀粉粒，有的含方晶。

（3）夹竹桃科紫花络石 *Trachelospermum axillare* Hook. f. 的干燥老茎皮和根皮。产于华南、西南、华中及华东地区。茎皮呈单或双卷筒状或槽状，厚 2～4mm，外表面灰褐色，有明显突起的横长或圆形皮孔。栓内层细胞排列整齐，皮层中散有多数石细胞群，近栓内层排列成环带。韧皮部宽，散有石细胞群。乳汁管众多。含方晶，近石细胞群周围有含晶木化厚壁细胞，有的薄壁细胞含细小淀粉粒。内表面黄白色，折断有白色胶丝，拉之即断，无弹性，味微苦。

（4）卫矛科植物丝棉木（白杜）*Euonymus bung-eana* Maxim. 的干燥茎皮和根皮。产于浙江、湖北、四川等省。呈板状、卷片状或半圆筒状，厚 2～8mm。外表灰黄色或灰黑色相间，粗糙，具纵裂或纵横皱纹。皮层窄，内含大量簇晶。韧皮部宽广，有多数纤维束分布，乳汁管分布较密，多分布于内侧韧皮部，略成层状排列，有时可见胶质团块。内表面黄白色或浅黄棕色。折断时微有白色胶丝，拉之即断，味稍甘。

（5）卫矛科植物正木 *Euonymus joponicus* Thund. 的干燥茎皮和根皮。外表面灰褐色，较粗糙，有点状突起的皮孔及纵向浅裂纹。内表面淡棕色、较光滑。断面略呈纤维状，有较密的银白色丝状物，拉至 3mm 即断。气微，味淡而涩。含众多簇晶及少量方晶，无淀粉粒。

黄　柏　Cortex Phellodendri
（英）Corktree Bark

本品为常用中药。以“檗木”之名始载于《神农本草经》，列为上品。《名医别录》称其为“黄檗”。历代本草对川黄柏多有记载，并认为四川产者质量最佳，而对关黄柏无记载，1941 年《朝鲜药局方》载有关黄柏，1957 年《辽宁药材》亦有收载，《中国药典》1963 年版开始收载。目前川黄柏和关黄柏均作为黄柏正品入药。2005 年版药典征求意见稿将川黄柏与关黄柏分列。

【来源】　为芸香科植物黄皮树 *Phellodendron chinense* Schneid. 或黄檗 *P. amurense* Rupr. 干燥树皮。前者称川黄柏，后者称关黄柏。

【植物形态】

黄皮树 乔木,高 10～12m。树皮暗灰棕色,木栓层薄。小枝常红棕色或紫棕色,光滑无毛。奇数羽状复叶对生,小叶 7～15 片,上面仅中脉密被短毛,下面密被长柔毛。雌雄异株,圆锥花序顶生,花黄绿色小而多。浆果状核果球形,直径 1～1.2cm,成熟后紫黑色。花期 5～6 月,果熟期 9～10 月。

黄檗 落叶乔木,高 10～25m。树皮淡黄褐色至灰褐色,木栓层厚;小叶 5～13 片,卵状披针形至近卵形,上面无毛,下面仅中脉基部有长柔毛;果熟时有特殊香气(图 7-45①)。

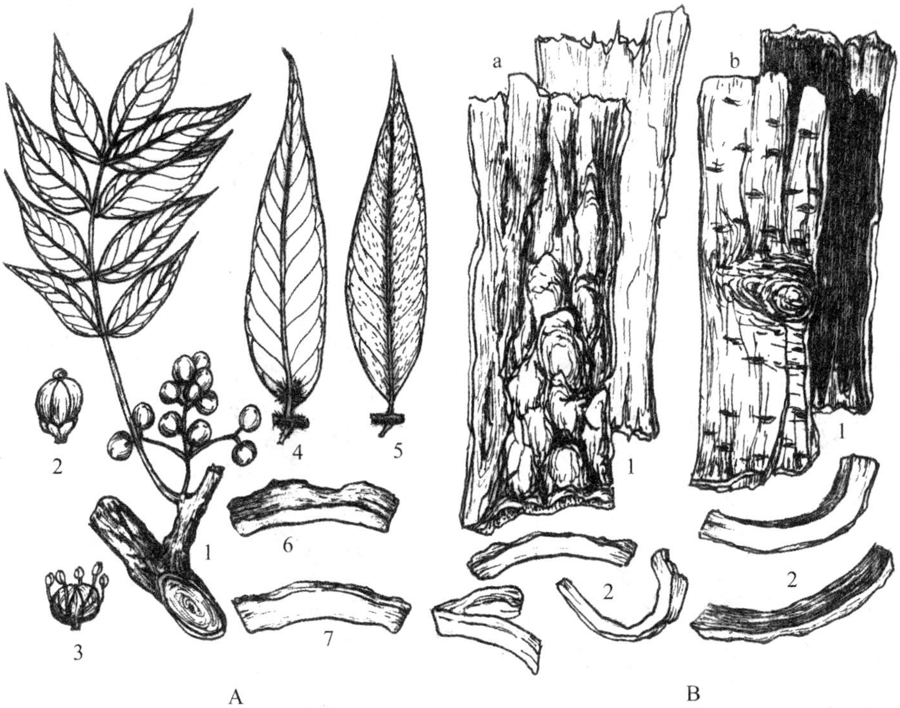

图 7-45① 黄柏原植物和药材图

A. 原植物 1. 果枝 2. 雌蕊 3. 雄花 4. 黄柏叶 5. 黄皮树叶 6. 黄柏树皮 7. 黄皮树树皮

B. 药材 a. 关黄柏 b. 川黄柏 1. 药材个子 2. 药材饮片

【采制】 每年 3～6 月在树上轮流采收部分树皮,除去粗皮,晒干。

【产地】 川黄柏主产于四川、云南、贵州、湖北等地;关黄柏主产于吉林、辽宁、黑龙江、内蒙古等地。

【性状】

川黄柏 呈片状或浅槽状,长宽不一,厚 3～6mm。外表面黄褐色或黄棕色,平坦或具纵沟纹,可见皮孔痕及残留的灰褐色粗皮。内表面暗黄色或淡棕色,具细密的纵棱纹。体轻,质硬,断面纤维性,呈裂片状分层,深黄色。气微,味甚苦,嚼之有黏性,可使唾液染成黄色。

关黄柏 厚 2～4mm。外表面黄绿色或淡棕黄色,较平坦,有不规则的纵裂纹,皮孔痕小而少见,偶有灰白色的粗皮残留。内表面黄色或黄棕色。体轻,质较硬,断面鲜黄色或黄绿色(图 7-45①)。

【显微特征】

关黄柏横切面 木栓层细胞多为近方形。皮层较狭窄，石细胞较少。韧皮部外侧无石细胞，韧皮射线较平直，宽1～4列细胞，先端略曲折。

川黄柏横切面 木栓层为数列长方形木栓细胞，内含棕色物，木栓形成层明显。皮层狭窄，散有多数石细胞，石细胞多分枝状，壁厚，层纹明显。韧皮部厚，韧皮纤维束断续排列成环，并形成晶纤维；韧皮部外侧也分布有较多的石细胞；韧皮射线狭长，先端常弯曲，宽2～4列细胞；黏液细胞随处可见(图7-45②)。

关黄柏粉末鲜黄色。①纤维与晶纤维众多，鲜黄色，直径16～38μm，多成束存在。②石细胞鲜黄色，常数个相聚，类圆形或不规则分枝状，直径35～128μm，壁厚，层纹明显，有的可见孔沟。③草酸钙结晶方形、多面体形或棱形，直径5～30μm。④黏液细胞可见，直径18～63μm。⑤淀粉粒细小，多单粒，类球形，直径约10μm。

川黄柏粉末与关黄柏相似，分枝石细胞较多较大，长可达250μm，黏液细胞易见，直径可至85μm(图7-45③)。

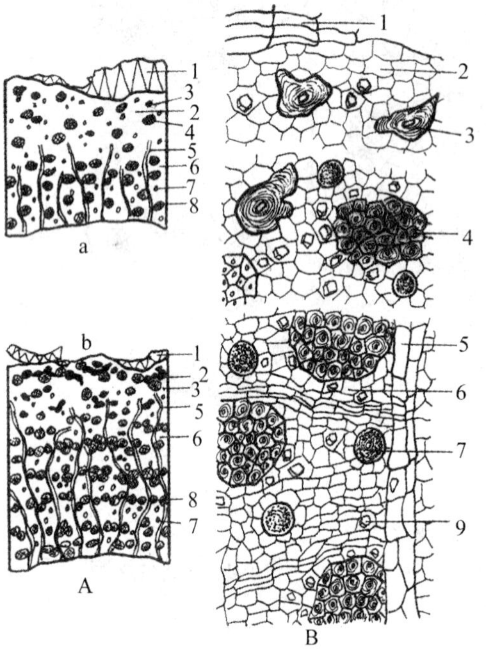

图7-45② 黄柏横切面组织图

A. 简图 a. 关黄柏 b. 川黄柏 B. 详图 1. 木栓层 2. 石细胞 3. 皮层 4. 纤维束 5. 射线 6. 韧皮部 7. 黏液细胞 8. 韧皮纤维束 9. 草酸钙方晶

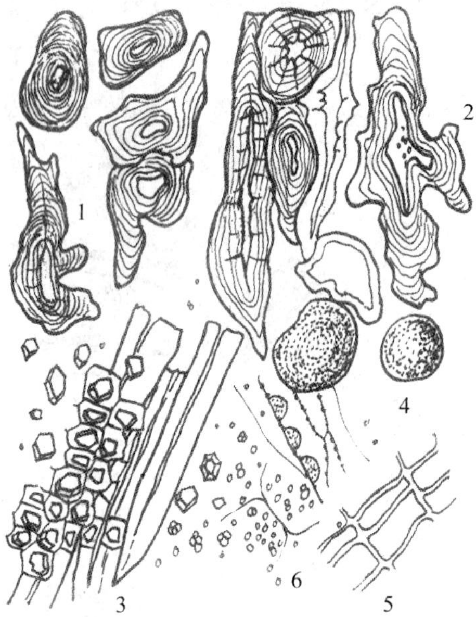

图7-45③ 黄柏粉末图

1. 关黄柏石细胞 2. 川黄柏石细胞 3. 晶鞘纤维 4. 粘液细胞 5. 木栓细胞 6. 淀粉粒

【化学成分】

川黄柏含小檗碱(berberine)1.4%～5.8%。并含黄柏碱(phellodendrine)，掌叶防己碱(palmatine)及内酯、甾醇、黏液质等。

关黄柏含小檗碱0.6%～2.5%，尚含药根碱(jatrorrhizine)、黄柏碱、掌叶防已碱、木兰碱、蝙蝠葛碱、白栝蒌碱及柠檬苦素、黄柏酮(obacunone)等。

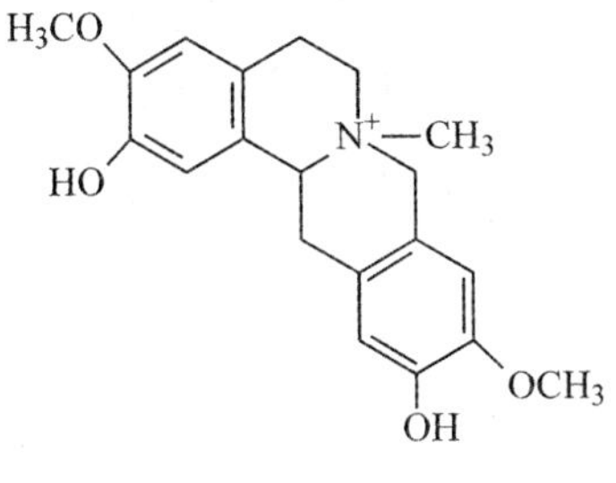

黄柏碱

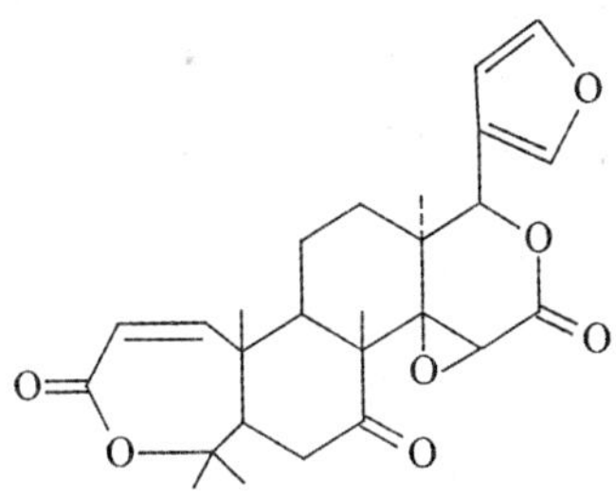

黄柏酮

【理化鉴定】

1. 荧光反应　黄柏新鲜断面在紫外光灯下呈现亮黄色荧光。

2. 颜色反应

(1)取本品粉末1g,加乙醚10mL,振摇后滤过,滤液挥干,残渣加冰醋酸1mL使溶解,再加硫酸1滴,放置,溶液显紫棕色(黄柏酮反应)。

(2)取本品粉末1g,加乙醇10mL,振摇数分钟,滤过。滤液蒸去乙醇,加硫酸1mL,沿管壁加氯气饱和的水溶液(临时配制)1mL,在两液交界面显红色环(小檗碱反应)。

3. 薄层色谱　取本品粉末0.1g,加甲醇5mL,置水浴上加热回流15分钟,滤过,滤液补至5mL,作为供试品溶液。另取黄柏对照药材,同法制成对照药材溶液。再取盐酸小檗碱对照品,加甲醇制成每1mL含0.5mg的溶液,作为对照品溶液。吸附剂为硅胶G薄层板,展开剂为苯-醋酸乙酯-甲醇-异丙醇-浓氨试液(6∶3∶1.5∶1.5∶0.5),置氨气饱和的层析缸中展开,取出,晾干,置紫外光灯下(365nm)检视。供试品色谱中,在与对照药材色谱相应的位置上,显相同颜色的荧光斑点,在与对照品色谱相应的位置上,显相同的一个黄色荧光斑点。

【品质评价】　传统认为:黄柏以皮厚,断面色鲜黄,皮张均匀,纹细,体洁为佳。药用以川黄柏质量较好,习惯认为贵州黄柏质量最佳。关黄柏树皮较松泡,色黄较淡,质量逊于川黄柏。2010年版药典规定:川黄柏水分不得过12.0%。总灰分不得过8.0%。酸不溶性灰分不得过0.5%。浸出物(冷浸法,以稀乙醇作溶剂),不得少于14.0%。用高效液相色谱法测定含小檗碱以盐酸小檗碱计,不得少于3.0%。关黄柏水分不得过11.0%,总灰分不得过9.0%,酸不溶性灰分不得过0.5%。用高效液相色谱法测定含小檗碱以盐酸小檗碱计,不得少于0.60%。

【药理作用】

1. 抗菌作用　黄柏水煎剂或醇提取物对多种革兰氏阳性和阴性细菌均有不同程度的抑制作用,其中对福氏、宋内氏、志贺氏及人型结核杆菌有较强的抑制作用。另外,黄柏对多种致病性皮肤真菌亦有不同程度的抑制作用。黄柏的抗菌作用与其对细菌呼吸及RNA合成的强烈抑制有关。

2. 降压和抗心律失常作用　黄柏所含小檗碱、黄柏碱、巴马亭均有不同程度的降压作用,药根碱有抗心律失常作用。

3. 抗溃疡作用　黄柏的50%甲醇提取物对大鼠盐酸-乙醇溃疡有显著的抑制作用,黄柏所含小檗碱以外的成分对乙醇性、幽门结扎性、阿斯匹林性溃疡及水浸应激溃疡均有显著抑制作用。

4. 有杀灭钩端螺旋体、抗血小板凝集、降血糖、镇咳、祛痰等作用。

【性味功效】 性寒，味苦。归肾、膀胱经。属于清热燥湿药。清热燥湿，泻火除蒸，解毒疗疮。用于湿热泻痢，黄疸，带下，热淋，脚气，骨蒸痨热，盗汗，遗精，疮疡肿毒，湿热瘙痒等。盐黄柏能滋阴降火，用于阴虚火旺，盗汗骨蒸。用量 3～12g，外用适量。

【附注】

1. 尚有同属植物毛叶黄柏 *Phellodendron amurense f. molle*（Nakai）Y. C. Chu（长白山）、镰刀叶黄皮树 *P. chinense Schneid.* var. *falcatum* Huang（云南）、秃叶黄皮树 *P. chinense Schneid.* var. *glabriusculum* Schneid.（湖北、广西、陕西、四川、贵州）、峨嵋黄皮树 *P. chinense* Schneid. var. *omeiense* Huang（四川）、云南黄皮树 *P. chinense* Schneid. var. *yunnanense* Huang（云南）等的树皮在产地也供药用。

2. 关黄柏的干燥果实含生物碱、酚类和挥发油，临床验证有近期止咳祛痰、平喘和消炎作用。

三、一般生药

合欢皮 Cortex Albiziae

本品为豆科植物合欢 *Albizia julibrissin* Durazz. 的干燥树皮。夏、秋二季剥取，晒干。主产于湖北孝感，江苏无锡、苏州，浙江兰溪、长兴，安徽宣城等地，以湖北产量大，销全国。

本品呈卷曲筒状或半筒状，长 40～80cm，厚 0.1～0.3cm。外表面灰棕色至灰褐色，稍有纵皱纹，有的成浅裂纹，密生明显的椭圆形横向皮孔，棕色或棕红色，偶有突起的横棱或较大的圆形枝痕，常附有地衣斑；内表面淡黄棕色或黄白色，平滑，有细密纵纹。质硬而脆，易折断，断面呈纤维性片状，淡黄棕色或黄白色。气微香，味淡、微涩、稍刺舌，而后喉头有不适感。

含金合欢皂苷元 B（acacigenin B）、美基豆酸内酯（machaerinic acid lactone）及美基豆酸（machaerinic acid）。此外，尚含 3,4′,7-三羟基黄酮、菠甾醇-D-葡萄糖苷（spinasteryl-D-glucoside）和鞣质等。

性平，味甘。归心、肝、肺经。解郁安神，活血消肿。用于心神不安，忧郁失眠，肺痈疮肿，跌扑损伤。用量 6～12g；外用适量，研末调敷。

白鲜皮 Cortex Dictamni

为芸香科植物白鲜 *Dictamnus dasycarpus* Turcz. 的干燥根皮。春秋两季均可采挖，但以春季采挖者为佳。将根挖出后，除去泥沙及粗皮，剥取根皮，干燥。主产于辽宁，河北，山东。此外，江苏、山西、陕西、吉林等地也产。

根皮呈卷筒状，长 5～15cm，直径 1～2cm，厚 0.2～0.5cm。外表面灰白色或灰黄色，具纵皱纹和侧根痕，常有突起的颗粒状小点；内表面淡黄色或类白色，有细纵纹，有时具小圆形侧根穿孔。质轻而脆，易折断，折断时有白粉飞扬，断面不平坦，乳白色，略呈层片状，迎光可见闪亮的小结晶状物。有羊膻气，味微苦。

根皮中含白鲜碱（dictamnine）、茵芋碱（skimmianine）、前茵芋碱、异斑沸林草碱（isomaculosindine)、胡芦巴碱(trigonelline)、白鲜明碱、胆碱以及楞酮、黄柏酮、柠檬苦素、谷甾醇、菜油甾醇、皂苷等。有解热、抗菌作用,白鲜碱对离体蛙心有兴奋作用,可使心肌张力增加。

性寒,味苦。清热燥湿,祛风解毒。用于湿热疮毒,黄水疮,湿疹,风疹,疥癣,疮癞、风湿痹,黄疸尿赤等症。用量 4.5~9g。外用适量,煎汤洗或研粉敷。

苦楝皮　Cortex Meliae

为楝科植物川楝 *Melia toosendan* Sieb. et Zucc. 或楝 *M. azedarach* L. 的干燥树皮及根皮。春、秋二季剥取,晒干,或除去粗皮,晒干。主产于四川、湖北、安徽、江苏、河南等。

本品呈不规则板片状、槽状或半卷筒状,长宽不一,厚 2~6 mm。外表面灰棕色或灰褐色,粗糙,有交织的纵皱纹及点状灰棕色皮孔,除去粗皮者淡黄色;内表面类白色或淡黄色。质韧,不易折断,断面纤维性,呈层片状,易剥离。无臭,味苦。

含有苦楝素,即川楝素(toosendanin)、苦楝酮(kulinone)、苦楝内酯(kulactone)、苦洛内酯(kulolactone)及苦楝子三醇(meliantriol)。另有β-谷甾醇、正十三烷及水溶性成分。川楝皮中含有川楝素、山柰酚、树酯、鞣质等。有驱虫和抗菌作用,川楝素对胃有刺激性,口服大剂量苦楝素后,能引起严重急性中毒。

性寒,味苦。有毒。归肝、脾、胃经。驱虫疗癣。用于蛔蛲虫病,虫积腹痛;外用治疗疥癣瘙痒。用量 4.5~9g。外用适量。肝炎、肾炎患者慎服。

秦　皮　Cortex Fraxini

为木犀科植物苦枥白蜡树 *Fraxinus rhynchophylla* Hance、白蜡树 *F. chinensis* Roxb.、尖叶白蜡树 *F. szaboana* Lingelsh. 或宿柱白蜡树 *F. stylosa* Lingelsh. 的干燥枝皮或干皮。春、秋二季剥取,晒干。主产于辽宁、黑龙江、内蒙、陕西、河南、四川、湖北等地。

枝皮呈卷筒状或槽状,长 10~60cm,厚 1.5~3mm。外表面灰白色、灰棕色至黑棕色或相间呈斑状,平坦或稍粗糙,并有灰白色圆点状皮孔及细斜皱纹,有的具分枝痕。内表面黄白色或棕色,平滑。质硬而脆,断面纤维性,黄白色。无臭,味苦。干皮为长条状块片,厚 3~6mm。外表面灰棕色,具龟裂状沟纹及红棕色圆形或横长的皮孔。质坚硬,断面纤维性较强。

含七叶苷(aesculin)4.19%,七叶素(aesculetin)0.12%,此外尚含白蜡树苷(fraxin)、甘露醇、白蜡树内酯(fraxetin)、宿柱白蜡苷(stylosin)和丁香苷(syringin)等。有抗菌、止咳化痰、抗炎、抗血凝、促进血液循环和利尿作用,并可保护皮肤免受日光中强烈紫外线灼伤。

性寒,味苦、涩。归肝、胆、大肠经。清热燥湿,收涩,明目。用于热痢,泄泻,赤白带下,目赤肿痛,目生翳膜。用量 6~12g;外用适量,煎洗患处。

香加皮(北五加皮)　Cortex Periplocae Radicis

为萝摩科植物杠柳 *Periploca sepium* Bge. 的干燥根皮。秋季挖根,趁鲜除去木心,取皮晒干。主产于北方诸省。销于全国并出口。

根皮呈卷筒状或槽状,少数呈不规则块片状。外表面灰棕色或黄棕色,栓皮松软,常呈鳞片状,易脱落。内表面淡黄色或淡黄棕色,较平滑,有细纵纹。质轻脆,易折断,断面不整齐,黄白色。有浓郁悦人的芳香气，味苦，稍具麻舌感。

含香加皮苷 A、B、C、D、E、F、G、H、K，其中苷 G 为强心苷，苷 H 和苷 K 均为 C21 甾苷。另含 4-甲氧基水杨醛，β-谷甾醇及其葡萄糖苷，α，β-香树脂醇及其乙酸酯等。有强心、抗放射和抗炎作用。

性温，味苦、辛。有毒。祛风湿，壮筋骨，强腰膝，消水肿。用于风湿筋骨疼痛，腰膝酸软，心悸气短，下肢水肿。用量 3～6g，不可过量久服。

五加皮 Cortex Acanthopanacis

为五加科植物细柱五加 *Acanthopanax gracilistylus* W. W. Smith 的干燥根皮。夏、秋二季采挖根部，洗净，剥取根皮，晒干。主产于湖北、河南，安徽亦产。

本品呈不规则卷筒状，长 5～15cm，直径 0.4～1.4cm，厚约 0.2cm。外表面灰褐色，有稍扭曲的纵皱纹及横长皮孔；内表面淡黄色或灰黄色，有细纵纹。体轻，质脆，易折断，断面不整齐，灰白色。气微香，味微辣而苦

根皮含异贝壳杉烯酸（kaurenoic acid）、紫丁香苷、异秦皮定苷（isofraxedinoside）、芝麻素（(d)-seasamin）、β-谷甾醇、棕榈酸、亚油酸、维生素 A、B1、挥发油等。有抗菌和强壮作用。异贝壳杉烯酸有类似赤霉素的作用，能促进植物生长。

性温，味辛、苦。归肝、肾经。祛风湿，补肝肾，强筋骨。用于风湿痹痛，筋骨痿软，小儿行迟，体虚乏力，水肿，脚气。用量 4.5～9g。

地骨皮 Cortex Lycii

本品为茄科植物枸杞 *Lycium chinense* Mill. 或宁夏枸杞 *Lycium barbarum* L. 的干燥根皮。春初或秋后采挖根部，洗净，剥取根皮，晒干。主产于山西、河南、浙江、江苏。以山西和河南产量较大。江苏、浙江产者品质较好。

本品呈筒状或槽状，长 3～10cm，宽 0.5～1.5cm，厚 0.1～0.3cm。外表面灰黄色至棕黄色，粗糙，有不规则纵裂纹，易成鳞片状剥落。内表面黄白色至灰黄色，较平坦，有细纵纹。体轻，质脆，易折断，断面不平坦，外层黄棕色，内层灰白色。气微，味微甘而后苦。有解热、降血糖、降血脂、抗菌、抗病毒等作用。

含甜菜碱、桂皮酸、蜂花酸（melissic acid）、亚油酸、亚麻酸、β-谷甾醇、柳杉酚（sugiol）、枸杞酰胺（lyciumamide）、维生素 B_1、苦柯胺 A（kukoamine A）、东莨菪内酯（scopoletin）等成分。

性寒，味甘。归肺、肝、肾经。凉血除蒸，清肺降火。用于阴虚潮热，骨蒸盗汗，肺热咳嗽，咯血，衄血，内热消渴。用量 9～15g。

第四节 叶 类

一、叶类生药的基础知识

叶类生药一般为完整长成的干燥叶，但也有用嫩叶的（如苦丁茶）；一般为单叶，也有的用

复叶的小叶(如番泻叶);还有少数生药用的是带枝的叶(如侧柏叶),但药用部位以叶为主,仍列入叶类生药。

叶类生药大多是干燥叶。由于叶片较薄,在经采制、干燥、加工包装和运输等过程中,往往皱缩或破碎。在鉴别时,有的需要在水中浸泡湿润展平后才能进行观察。观察描述叶类生药,首先要掌握叶的外观形状,各组成部分的形状和叶的横切面的结构及其粉末特征等有关知识。

1. 叶的外观性状　观察叶类生药除了应注意形状、大小、色泽、表面特征外,还要注意叶柄、叶片、托叶、叶基、叶缘、叶端、叶脉、叶裂、单叶或复叶及叶的质地等有关内容。要掌握这些内容,就需要掌握叶的基本组成及各部分名称。

(1)单叶的基本组成及各部名称

叶柄顶端仅有 1 枚叶片的叶称为单叶,单叶由叶柄、叶片和托叶三部分组成。三者都有的称“完全叶”,缺少其中 1～2 部分的称“不完全叶”。

1)叶柄　连接叶片和茎的部分。长短和形状与植物种类有关。一般为圆柱形、半圆柱形、被腹扁平或两侧扁平等类型。

2)叶片　叶片一般为扁平的片状,但也有圆柱形的(如佛甲草)、圆筒形的(如葱)等,其形状随植物的种类而异。其形状的命名主要根据长宽比例即最宽部分的位置(如圆形、椭圆形、倒卵形等)、几何图形(如菱形、三角形等)和生活中常见物体的相似形状(如心形、镰刀形、戟形等),叶片的形状还包括叶基、叶端、叶缘和叶脉各组成部分。

① 叶基　叶片的基部。叶基的形状多变,随植物的种类而异。常见的有圆形、截形、心形、楔形、渐狭、下延、戟形、箭形等。

② 叶端　叶端也称叶尖,为叶片的最前端部分,其形状常随植物的种类而异。常见的形状有尾尖、渐尖、锐尖、突尖、骤尖、平截、微凹、倒心形等。

③ 叶缘　叶片的周边称叶缘。多数平滑,称全缘;但也有的具有各种形状的缺刻,其缺刻的形状随植物的种类而变化,常见的有波状、圆齿状、牙齿状、锯齿状等。

④ 叶脉　叶脉是叶片中的维管束。叶脉在叶片中的分布方式称脉序,双子叶植物一般为网状脉,单子叶植物一般为平行脉或弧形脉。

3)托叶　托叶是叶柄两侧或背面的附属物。一般较小而成条形或线形,但也有较大的(如豌豆),还有的与普通叶几乎无法区别,只好依据叶腋是否有腋芽来判断。另外也有一些托叶特化成托叶鞘(如蓼科植物)、卷须(如百合科的菝葜属)、托叶刺(如洋槐)等。

(2)复叶的基本组成及各部名称　叶柄上着生两枚或两枚以上叶片的称复叶。依据叶片在叶柄上的排列方式,又分为二出复叶、掌状复叶和羽状复叶。

1)二出复叶　两枚叶片着生在叶柄顶端的一点上,称二出复叶,如歪头菜。

2)三出复叶　三枚或三枚以上叶片着生在叶柄顶端的一点上称掌状复叶。掌状复叶的叶柄称总叶柄,总叶柄上的叶称小叶,小叶的柄称小叶柄,小叶柄两侧的托叶称小托叶。

3)羽状复叶　两枚以上叶片成对着生在叶柄两侧的复叶称羽状复叶。羽状复叶的顶端仅有 1 枚小叶的称奇数羽状复叶,如槐、洋槐等;顶端有两枚小叶的称偶数羽状复叶,如决明等。羽状复叶第一对小叶以下的部分称总叶柄,着生小叶的部分称叶轴。

2. 叶的内部构造　叶是由茎延伸出来进行光合作用的部分。叶的内部结构应分为叶柄的内部结构和叶片的内部结构。

(1)叶柄的内部结构　叶柄是叶片和茎枝相联接的部分，一般呈类圆柱形、半圆柱形、三棱柱形或稍扁平。其横切面有圆形、半月形或三角形。尽管叶柄横切面形状的不同，其内部结构也略有变化，但其基本结构层次是相同的。不同种类的植物，其叶柄结构与相应的茎的结构有许多相似之处。现将其结构层次介绍如下：

1)表皮　叶柄的表皮细胞，与茎的表皮细胞基本相同。

2)皮层　在叶柄的皮层中，机械组织较为发达，特别是在叶柄的背面更为明显。叶柄上一般没有内皮层及外皮层之分。

3)维管柱　双子叶植物叶柄的维管柱一般由无限外韧维管束呈环状或半环状排列而成。无论是环状或半环状，均与植物种类有关，对生药鉴别具有重要价值。如环状排列，背面(下面)的维管束较大，腹面(上面)的维管束较小；如为半环状排列，维管束在背面，开口在腹面。维管束的排列方式，取决于叶柄横切面的形状。

(2)叶片的内部结构　叶片的内部结构分为表皮、叶肉和叶脉三部分。

1)表皮　表皮覆盖在叶的最外层。在腹面(或称上面)的称上表皮；在背面(或称下面)的称下表皮。表皮通常为1层细胞所组成，但有少数植物其叶的表皮为2～3层细胞所组成，这种表皮特成为复表皮。表皮细胞一般不含叶绿体，其横切面观多为长方形，表面观多为不规则形，且垂周壁多成波状弯曲，以增加接触面积；但也有少数植物的表皮细胞其顶面观为长方形或正方形的，如禾本科植物。除气孔外，表皮细胞之间没有细胞间隙。除少数阴生或水生植物外，表皮细胞的外壁多有较厚的角质层或蜡被；并分化出各种毛茸(腺毛和非腺毛)、气孔等表皮衍生物。毛茸和气孔的类型常随植物的种类而异，对叶类和全草类生药的鉴定具有重要意义。角质层多分布于上表皮或上表皮较厚而下表皮较薄；蜡被多分布于茎秆或果实的表面，如甘蔗、冬瓜、李等。除阴生或湿生植物外，毛茸和气孔多分布于下表皮或下表皮较多而上表皮较少。

2)叶肉　叶肉为上下表皮之间的绿色薄壁组织。根据细胞的形状和排列方式，叶肉组织组织又可分为栅栏组织和海绵组织。栅栏组织多位于上表皮内方(两面叶)或上下表皮内方(等面叶)。栅栏组织的细胞多呈圆柱状，其长轴与叶的表皮细胞垂直，细胞排列紧密，富含叶绿体，所以，叶的上表面显深绿色，是光合作用的主要场所；海绵组织位于栅栏组织与下表皮之间(两面叶)或上下栅栏组织之间或上下表皮之间均为海绵组织(等面叶和阴生叶)；海绵组织的细胞多为椭圆形或不规则形；细胞排列疏松，细胞间隙较丰富，特别是在气孔的内方，细胞间隙非常发达，特称为气室；海绵组织含叶绿体较少，一般呈淡绿色，所以，两面叶的上表面颜色深，下表面颜色淡，就是这个原因。

3)叶脉　叶脉是分布在叶肉中间的维管束。叶脉的结构与植物种类及其发育程度有关。主脉和较发达的侧脉，基本结构与相应的叶柄的结构相似，木质部位于腹面(上面)，韧皮部位于背面(下面)；在韧皮部的外方往往有较发达的机械组织，主要为厚角组织和纤维。双子叶植物叶的主脉或较大的侧脉有形成层，但分生能力很弱，仅能产生少量的次生组织。单子叶植物和蕨类植物的叶脉没有形成层，不能产生次生组织。随着叶脉的分支越来越细，其结构也越来越简单，木质部和韧皮部的量也越来越少，最后到达末稍时，木质部仅为一个管胞，韧皮部仅为单个的筛管和一个较大的伴胞。

2. 对叶类生药进行性状鉴别时应注意的问题

1)叶的形状与大小　俗话说，世界上没有绝对相同的两片叶子，这说明植物的叶是变化最大的器官。测量叶片的大小，一般以"cm"或"mm"为单位，宽度应以最宽部位为准。

2)色泽　叶类生药一般应为暗绿色至灰绿色，但也有黄绿色或蓝绿色的，如大青叶蓝绿色、桑叶黄绿色等。

3)表面特征　观察表面特征时应注意毛茸的有无和类型；角质层的有无、厚薄和纹理；对光观察有无亮点(油细胞或油室)。同时还要注意叶的质地(如草质、革质、肉质、膜质或纸质等)。另外，在观察叶的外形时还要注意叶的各组成部分(如叶基、叶端、叶缘、托叶和叶柄)的形状和类型。

(2)观察叶的内部结构时应注意的问题

1)表皮　观察叶的表皮时，应对叶的横切面和表皮装片分别观察。观察横切面时，应注意细胞壁外壁角质层的有无和厚薄；气孔的有无和存在方式(凹陷、凸起、气孔窝等)；内壁的加厚情况和垂周壁的加厚方式；毛茸的有无、分布规律、类型及结构。观察表皮装片时，主要观察垂周壁的形状、加厚方式、气孔类型(直轴式、平轴式、不定式、不等式、环式或哑铃型等)；观察表皮装片要对上下表皮分别观察，因为气孔和毛茸的分布在上下表皮之间有很大差异。一般情况是上表皮气孔、毛茸的分布较少或无，下表皮气孔、毛茸的分布较多。

1)叶肉　观察叶肉时，要注意栅栏组织的有无和分布情况，这是区别两面叶和等面叶的主要依据。观察栅栏组织和海绵组织的细胞形状和排列方式，细胞间隙的大小、叶肉中有无石细胞及其形状、是否含有晶体及其类型等。

2)叶脉　在观察叶脉的横切面时，要注意维管束的排列方式；维管束中是否有形成层，这是区别单子叶植物叶与双子叶植物叶的依据。同时还要注意叶脉的背面和腹面有无厚角组织、厚壁组织及栅栏组织的分布规律等。

除此之外，在观察叶的横切面时，还要注意各种晶体、分泌组织、纤维束的分布规律及类型。

二、重点生药

桑　叶　Folium Mori
(英)Mulberry Leaf

本品为常用中药。始载于《神农本草经》，列为中品，附于"桑白皮"项下。称："叶主除寒热出汗。"《本草纲目》称："桑有数种：有白桑，叶大如掌而厚；鸡桑，叶小而薄；子桑，先椹而后叶；山桑，叶尖而长。"说明传统的药用桑不止一种，其中白桑与中药通用的桑 *Morus alba* L. 相符。除桑叶之外，桑枝、桑葚、桑白皮也供药用，但性味功效不同，应当注意。

【来源】　为桑科植物桑 *Morus alba* L. 的叶。

【植物形态】　乔木或灌木。树皮灰黄色或黄褐色。叶互生，卵形至阔卵形，长 6～15cm，宽 4～12cm。先端尖或钝，基部圆形或近心形，边缘有粗齿，上面无毛，有光泽，下面绿色；叶柄长 1～2.5cm。雌雄异株，穗状柔荑花序腋生；雄花序早落；雌花序长 1～2cm，花柱不明显或无，柱头 2。聚花果(桑椹)熟时紫黑色或白色。花期 4～5 月，果期 5～6 月(图 7-46①)。

【采制】 10～11 月霜降后采收经霜之叶，除去细枝及杂质，晒干即可。

【产地】 主产于安徽、浙江、江苏、四川、湖南，其他各地亦产。多自产自销。

【性状】 多皱缩，破碎。完整者有柄，叶柄长 1～2.5cm，叶片上面黄绿色或浅黄棕色，有的有小疣状突起；下表面色较浅，叶脉突起，小脉网状，脉上被疏毛，脉基具簇毛。质脆。气微，味淡、微苦、涩（图 7-46①）。

【显微特征】

叶片横切面 上表皮细胞类方形，有的外壁略向外突起，含钟乳体。下表皮含钟乳体的细胞少见；可见单细胞柄、多细胞头的腺毛及单细胞非腺毛，以叶脉处多见；有的非腺毛基部膨大，内含钟乳体。栅栏组织 1～2 列细胞，不通过主脉。海绵组织细胞排列较紧密。叶肉细胞中含草酸钙簇晶，偶有方晶。

粉末 黄棕色或黄绿色。①气孔不定式，副卫细胞 4～6 个。②钟乳体多见，直径 47～77μm。③含草酸钙簇晶，直径 5～16μm。偶见方晶。④非腺毛单细胞，长 50～230μm。⑤腺毛头部类圆球形，2～4 个细胞，直径 15～35μm，柄单细胞，长 14～30μm（图 7-46②）。

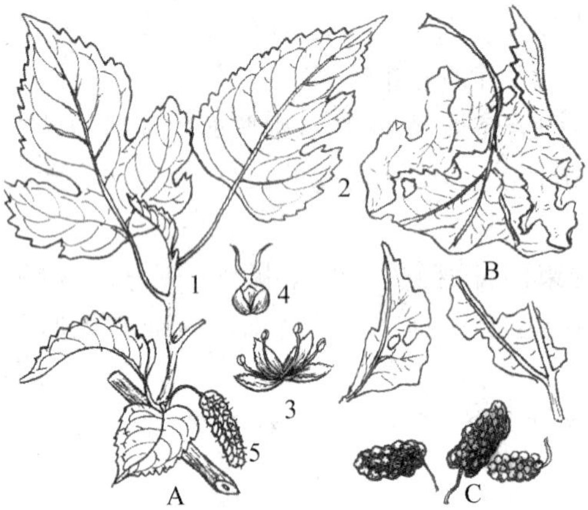

图 7-46① 桑叶原植物和药材图

A. 原植物 B. 药材 C. 桑椹

1. 植株 2. 桑叶 3. 雄花 4. 雌花 5. 果实

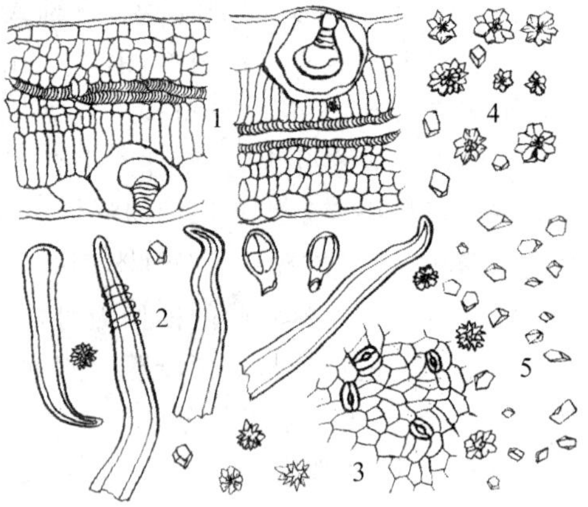

图 7-46② 桑叶横切面组织和粉末图

1. 桑叶横切面示钟乳体晶细胞

2. 腺毛和非腺毛 3. 气孔 4. 簇晶 5. 方晶

【化学成分】

1. 甾体及三萜类化合物 牛膝甾酮（inokosterone）、蜕皮甾酮（ecdysterone）、豆甾醇（stigmasterol）、菜油甾醇、羽扇豆醇等。

2. 黄酮及其苷类 芸香苷（rutin）、槲皮素、异槲皮苷、桑苷等。

3. 香豆精及其苷类 佛手内酯（bergapten）、伞形花内酯、东莨菪素、东莨菪苷、羟基香豆精。

4. 挥发油、生物碱、氨基酸、绿原酸、叶酸、维生素 C、多糖等。

【理化鉴定】 薄层色谱 粉末 2g，用石油醚脱脂后，用乙醇 30mL 超声处理 20 分钟，滤液蒸干，残渣加热水 10mL，使溶解，滤液蒸干，残渣加甲醇 1mL 使溶解，作为供试品溶液。取对照药材同法制成对照药材溶液。吸附剂：羧甲基纤维素钠为黏合剂的硅胶 G 薄层板。展开剂：甲苯-醋酸乙酯-甲酸（5∶2∶1）的上层液。检视：在紫外灯（365nm）下，供试品色谱中，在与对照药材色谱相应的位置上，显相同颜色的荧光斑点。

【品质评价】 传统认为：以叶大、色黄绿者为佳。2010 年版药典规定：水分不得过 15.0%。总灰分不得过 13.0%，酸不溶性灰分不得过 4.5%。醇溶性浸出物（热浸法，用无水乙醇做溶剂），以干燥品计算应不得少于 5.0%。用高效液相色谱法测定含芦丁不得少于 0.10%。

【药理作用】

1. 抗菌作用　1g/mL 鲜桑叶煎剂体外试验，对金黄色葡萄球菌、白喉杆菌和炭疽杆菌均有较强的抗菌作用；对大肠杆菌、伤寒杆菌、痢疾杆菌和绿脓杆菌也有一定的抗菌作用。桑叶水煎剂高浓度在体外有抗钩端螺旋体作用。

2. 降血糖作用　桑叶和蜕皮甾酮对四氧嘧啶引起的大鼠糖尿病，或肾上腺素、胰高血糖素、抗胰岛素血清引起的小鼠高血糖症均有降血糖作用。蜕皮甾酮促进葡萄糖转变为糖原，但对正常动物的血糖水平无明显影响。有人认为桑叶中所含某些氨基酸能刺激胰岛素分泌，为体内胰岛素分泌和释放的调节因素。

3. 其他作用　蜕皮激素能促进细胞生长，刺激真皮细胞分裂，产生新生的表皮并促使昆虫蜕皮。对人体能促进蛋白质合成，排除体内胆固醇，降低血脂。

【性味功效】 性寒，味甘、苦。归肺、肝经。属于辛凉解表药。疏散风热，清肺润燥，清肝明目。用于风热感冒，风温初起，发热头痛，汗出恶风，咳嗽胸痛；或肺燥干咳无痰，咽干口渴；风热及肝阳上扰，目赤肿痛。用量 5～9g。

【附注】

1. 桑白皮　为桑科植物桑 *Morus alba* L. 的干燥根皮。呈扭曲的卷筒状、槽状或板片状，长短宽窄不一，厚 1～4mm。外表面白色或淡黄白色，较平坦，有的残留橙黄色或棕黄色鳞片状粗皮；内表面黄白色或灰黄色，有细纵纹。体轻，质韧，纤维性强，难折断，易纵向撕裂，撕裂时有粉尘飞扬。气微，味微甘。粉末中有草酸钙方晶，直径 11～32μm，并有石细胞，含晶厚壁细胞。含桑素、桑色烯、桑白皮素、桑根酮等。味甘，性寒。归肺经。泻肺平喘，利水消肿。用于肺热喘咳，水肿胀满，尿少，面目肌肤浮肿。

2. 桑枝　为桑科植物桑 *Morus alba* L. 的干燥嫩枝。长圆柱形。表面灰黄色或黄褐色，有多数黄褐色点状皮孔及细纵纹，并有灰白色略呈半圆形的叶痕和黄棕色的腋芽。质坚韧，不易折断，断面纤维性。皮部较薄，木部黄白色，射线放射状，髓部白色或黄白色。气微，味淡。粉末中有纤维、石细胞，含晶厚壁细胞和草酸钙方晶。含桑素、桑色烯、环桑素、鞣质、糖类等。味微苦，性平。归肝经。祛风湿，利关节。用于肩臂、关节酸痛麻木。用量 9～15g。

3. 桑葚　为桑科桑 *Morus alba* L. 的干燥果穗，黄棕色、棕红色或暗紫色，有短果序梗。小瘦果卵圆形，长约 2mm，外具肉质花被片 4 枚。气微，味微酸而甜。含糖类、维生素 B_1、B_2，脂肪酸、磷脂等。性寒，味甘、酸。归心、肝、肾经。补血滋阴，生津润燥。用于眩晕耳鸣，须发早白，津伤口渴，血虚便秘等。

大青叶　Folium Isatidis

（英）Indigowoad Leaf

本品为常用中药。《神农本草经》载有蓝。大青叶始见于《名医别录》。李时珍谓：蓝凡五种，各有主治，蓼蓝叶如蓼；菘蓝叶如白菘；马蓝叶如苦荬，俗中所谓板蓝者；吴蓝者，吴蓝长茎如蒿而花白；木蓝长茎如决明。2000年版药典规定十字花科菘蓝的叶为大青叶，其根称板蓝根，蓼科蓼蓝的叶为蓼大青叶，与大青叶分列。除此之外，尚有爵床科的马蓝及马鞭草科大青的叶也在不同地区作大青叶用，为地区习惯用药，应注意鉴别。

【来源】 为十字花科植物菘蓝 *Isatis indigotica* Fort. 的干燥叶。

【植物形态】 二年生草本。主根粗长。茎直立，上部多分枝，光滑无毛，略被白粉。叶互生；基生叶较大，具柄；叶片长圆状椭圆形，全缘或波状，有时呈不规则齿裂，长15～30cm，宽3～7cm；茎生叶长圆形至长圆状披针形，茎下部的叶较大，向上逐渐变小，基部垂耳圆形半抱茎，全缘。复总状花序；花小，花萼4，绿色；花瓣4，倒卵形，长约4mm，十字形排列，黄色；雄蕊6，四强；雌蕊1，长圆形。长角果，翅状，长12～18mm，宽3～5mm，长圆状，扁平。种子1枚。花期4～5月，果期6月(图7-47①)。

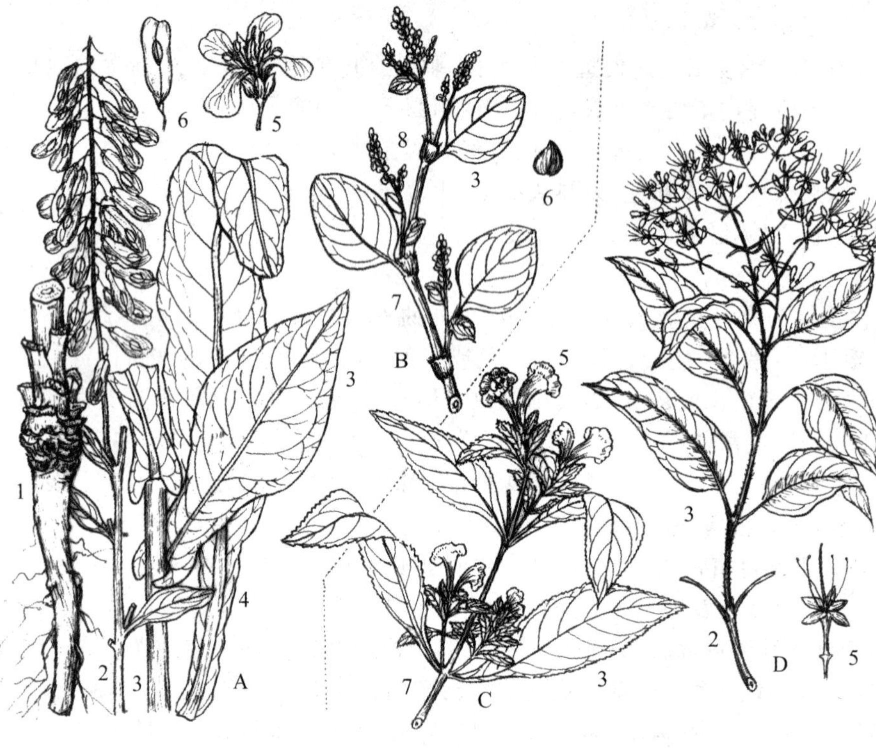

图 7-47①　大青叶原植物图

A. 菘蓝　B. 蓼蓝　C. 马蓝　D. 路边青

1. 根　2. 果枝　3. 茎上叶　4. 基生叶　5. 花　6. 果实　7. 花枝　8. 托叶鞘

【采制】 夏、秋分2～3次采收，除去杂质，晒干。

【产地】 各地有栽培，主产于河北、北京、黑龙江、河南、江苏、甘肃等地。

【性状】 叶多卷缩，完整叶片呈长椭圆形或宽披针形，长约5～20cm，宽约2～6cm；暗绿色，全缘或微波状，先端钝，基部狭窄延成翼状叶柄，长4～10cm。质脆易碎，气特殊，味微酸，苦涩(图7-47②)。

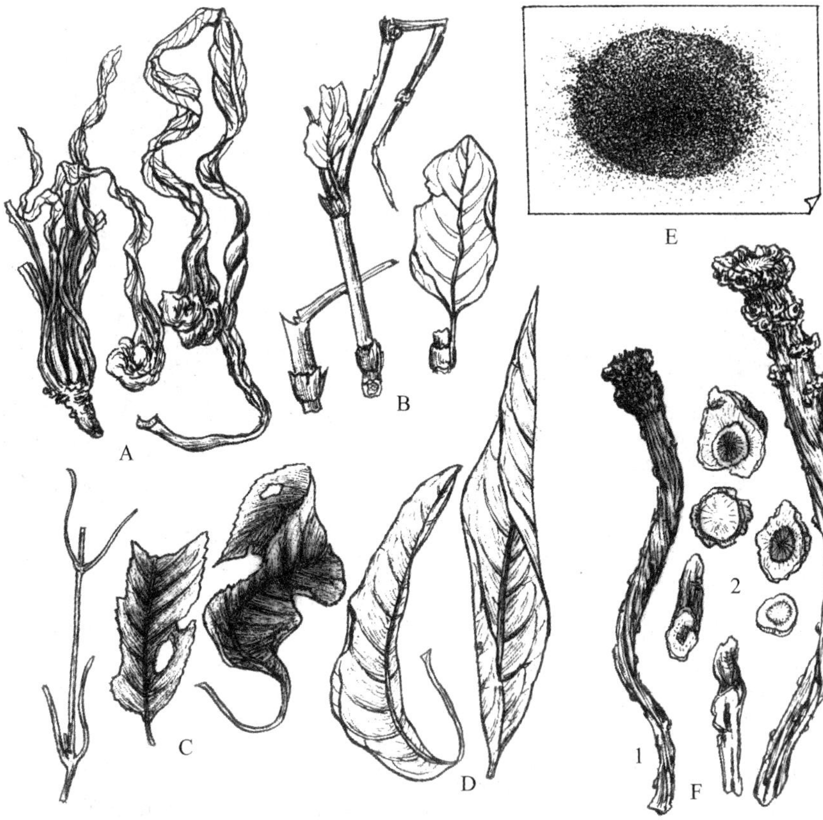

图 7-47②　大青叶药材图(附板蓝根和青黛)

A. 菘蓝叶　B. 蓼蓝叶　C. 马蓝叶　D. 马大青叶　E. 青黛　F　板蓝根

1. 药材个子　2. 药材饮片

【显微特征】

叶表面观　上表皮细胞垂周壁平直或微波状。上、下表面均有气孔，多为不等式，亦有平轴式。叶中脉横切面，上表面微凸或近平坦，下表面凸出，上下表皮内侧各有 1～2 列厚角细胞；中脉有维管束 4～9 个，在维管束上、下两侧均可见到厚壁组织。叶肉组织分化不明显(图 7-47③)。

粉末　深灰棕色。①叶表皮细胞垂周壁较平直或稍弯曲，连珠状增厚；气孔不等式，下表皮较多，副卫细胞 3～4 个，可见 2～3 个气孔聚集，具共同的副卫细胞。②靛蓝结晶蓝色，呈细小颗粒状和片状，常聚集成堆。③橙皮苷样结晶易见。④导管多为网纹导管及螺纹导管(图 7-47④)。

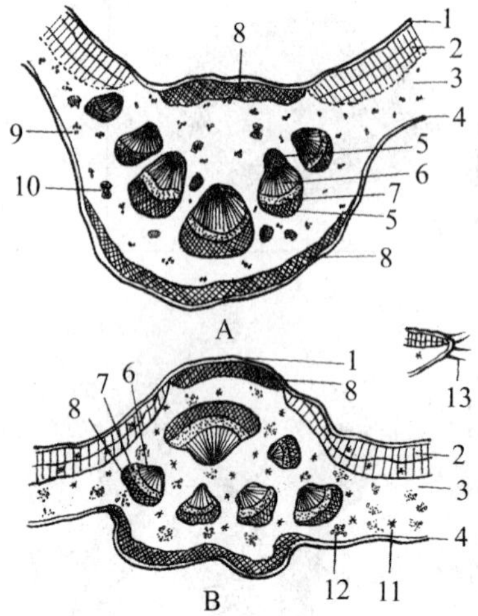

图 7-47③　大青叶横切面组织简图

A. 菘蓝叶　B. 蓼蓝叶　1. 上表皮　2. 栅栏组织　3. 海绵组织　4. 下表皮　5. 厚壁组织　6. 木质部　7. 韧皮部　8. 厚角组织　9. 靛蓝结晶　10. 橙皮苷结晶　11. 草酸钙簇晶　12. 芥子酶分泌细胞　13. 非腺毛

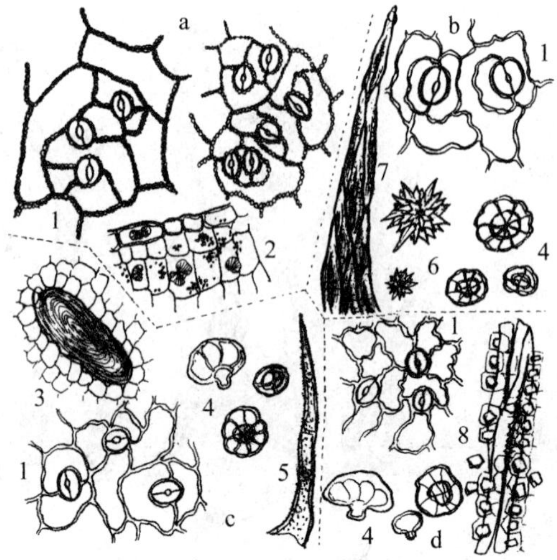

图 7-47④　大青叶粉末图

a. 菘蓝叶　b. 蓼蓝叶　c. 马蓝叶　d. 路边青叶　1. 气孔　2. 橙皮苷结晶　3. 钟乳体　4. 腺毛　5. 非腺毛　6. 草酸钙簇晶　7. 多列非腺毛　8. 晶纤维

【化学成分】　叶含靛玉红(indirubin)、靛蓝(indigo)、色胺酮(tryptanthrin)等。鲜叶含大青素 B(isatan B,也称菘蓝苷),含量约 1%,全植物含芥苷(芸苔葡萄糖硫苷),新芥苷(新芸苔葡萄糖硫苷),l-磺基芥苷(l-磺基芸苔葡萄糖硫苷)及游离的吲哚醇、氧化酶。大青素 B 易被弱碱水解生成吲哚醇,继而氧化成靛蓝。

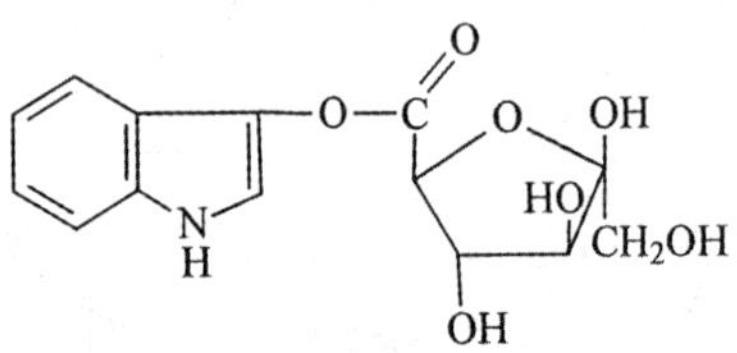

菘蓝苷

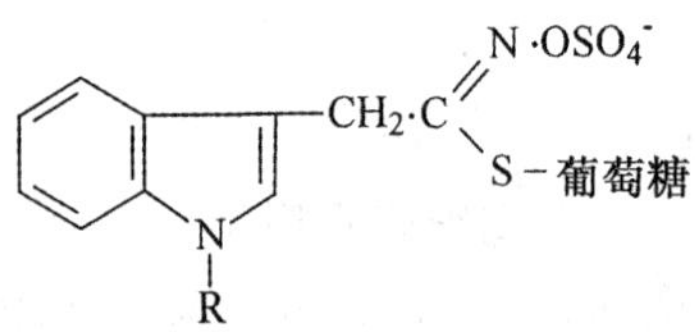

芥苷 R=H　新芥苷 R=OCH_3　1－磺基芥苷 R=SO_4

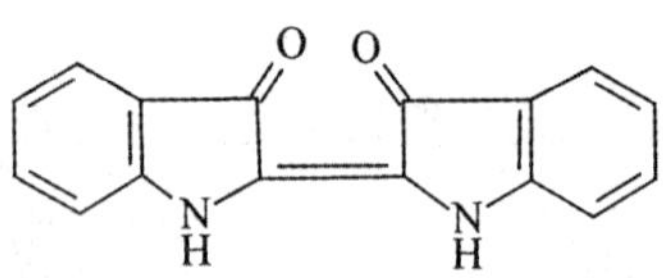

靛蓝

【理化鉴定】

1. 微量升华　取粉末少量进行微量升华可得蓝色或紫红色细小针状、片状或簇状结晶。

2. 薄层色谱　取本品粉末 0.5g,加氯仿 20mL,置水浴中加热回流 1 小时,滤过,滤液浓缩至 1mL,作为供试品溶液。另取靛蓝、靛玉红对照品,加氯仿制成每 1mL 各含 1mg 的混合溶液，作为对照品溶液。取上述两种溶液各 5μL，分别点于同一硅胶 G 薄层板上，以苯-氯仿-丙酮（5∶4∶1）为展开剂，展开，取出，晾干。供试品色谱中，在与对照品色谱相应的位置上，分别显相同的蓝色斑点和浅紫红色斑点。

【品质评价】 传统认为：以身干，叶完整，色暗灰绿色为佳。2010 年版药典规定：水分不得过 13.0%。醇溶性浸出物（热浸法，用乙醇作溶剂）不得少于 16.0%。用高效液相色谱法测定，本品含靛玉红不得少于 0.020%。

【药理作用】

1. 抗病原微生物作用　本品煎剂对金黄色葡萄球菌、甲型链球菌、脑膜炎双球菌、肺炎链球菌、卡那球菌、伤寒杆菌、大肠杆菌、流感杆菌、白喉杆菌及痢疾杆菌有一定的抑制作用。对乙型脑炎病毒、腮腺炎病毒、流感病毒也有一定的抑制作用。

2. 有解热、抗炎和抗内毒素作用。

3. 靛玉红对白血病有抑制作用。

4. 煎剂能加强小鼠机体吞噬细胞的吞噬能力。

【性味功效】 性寒，味苦。归心、胃经。属于清热解毒药。清热解毒，凉血消斑。用于温邪入营，高热神昏，发斑发疹，黄疸，热痢，痄腮，喉痹，丹毒，痈肿等。用量 9～15g。

【附注】（图 7-47①～④）

1. 蓼大青叶　为蓼科植物蓼蓝 *Polygonum tinctorium* Ait. 的叶或地上部分。河北、山东、辽宁等省使用。叶蓝绿色至蓝黑色，椭圆形或卵圆形，全缘，有托叶鞘。气孔平轴式；多列式非腺毛；腺毛头部多为 4 或 8 个细胞，柄 2 细胞；叶肉组织中有众多草酸钙簇晶。全草含靛青苷，酸水解后也生成吲哚醇，在空气中氧化成靛蓝，并含色胺酮、靛玉红。功效同大青叶。

2. 马蓝叶　为爵床科植物马蓝 *Strobilanthes cusia*（Nees）Bremek 的叶。福建、江西、广东、广西、四川等地常作为大青叶使用。叶黑色至黑绿色，长圆形或椭圆状披针形，叶缘具浅钝锯齿。气孔直轴式或不等式；非腺毛 4～8 个细胞，有壁疣；腺毛头部多为 4 个细胞，柄单细胞；异细胞存在于上表皮下方，内含钟乳体。叶含靛青苷、色胺酮、靛玉红。

3. 马大青叶　为马鞭草科植物路边青 *Clerodendron cyrtophyllum* Turcz. 的叶。广东、浙江、福建等地使用。叶棕黄色，长卵形或椭圆形，长 5～12cm，宽 3～6cm。全缘或微有锯齿。气孔多为不定式；非腺毛 1～4 个细胞，壁稍厚，壁疣明显；腺鳞头部 8 个细胞，柄单细胞；叶脉处有晶纤维。叶含黄酮苷-山大青苷（cyrtophyllin）、正十三醇、正二十五烷烃和 β-谷甾醇。山大青苷有明显的抗炎作用。

4. 青黛　系马蓝、蓼蓝和菘蓝的叶或茎、叶经水提石灰处理加工而成的干燥粉末或多孔状团块，深蓝色，体轻易飞扬，微有草腥气。药典规定本品含靛蓝不得少于 2.0%。能清热解毒，凉血，定惊。用量 1.5～3g，宜入丸散应用。

番泻叶　Folium Sennae
（英）Senna Leaf

为常用中药。番泻叶原产国外，引入国内药用主要在清代以后。番泻之名见于王一仁的《饮片新参》（1935 年）中，以后的药物文献也多有记载。

【来源】 为豆科植物狭叶番泻 *Cassia angustifolia* Vahl 或尖叶番泻 *Cassia acutifolia*

Delile 的干燥叶。

【植物形态】

狭叶番泻 小灌木呈草本状,高达 1m。叶为偶数羽状复叶,具 5～8 对小叶;小叶片披针形,基部稍不对称。总状花序腋生,生花 6～14 朵;花不整齐,萼片 5,长卵形,不等大;花瓣 5,黄色,倒卵形,下面 2 瓣较大;雄蕊 10,上部 3 枚不育且小形,中部 4 枚等长,下部 3 枚向下弯曲;雌蕊弯曲呈镰刀状,子房具柄,疏被毛。荚果呈扁平长方形,长 4～6cm,宽 1～1.7cm。种子 4～7。花期 9～12 月,果期翌年 3 月。

尖叶番泻 与狭叶番泻相似,但叶的基部不对称,荚果宽 2～2.5cm,含种子 8 枚。

【采制】 在开花前摘下叶片,铺开阴干,然后按叶片大小和品质优劣分级,再用水压机压紧打包。

【产地】 狭叶番泻主要产于印度、埃及、苏丹,尖叶番泻主要产于埃及。我国云南、海南有少量引种栽培。

【性状】

狭叶番泻 小叶片长卵形或卵状披针形,长 1.5～5cm,宽 0.5～2cm,全缘,叶端急尖,叶基稍不对称。上表面绿黄色,下表面浅黄绿色。无毛或近无毛,叶脉稍窿起。革质。气微弱而特异,味微苦。

尖叶番泻 披针形或长卵形,略弯曲,叶端短尖或微凸,叶基不对称,两面均有细短毛茸。

【显微特征】

叶的横切面 上、下表皮细胞类方形,外被角质层。栅栏组织上下各 1 列,上方的通过主脉,细胞长 80～116μm,下面的细胞较短,长 60～76μm,在栅栏细胞中往往可见棕色物。海绵组织细胞呈类圆形,有草酸钙簇晶,直径 15～20μm;主脉维管束外韧型,周围有环状排列的柱鞘纤维,木化;薄壁细胞中含有草酸钙棱晶,形成晶鞘纤维;在木薄壁细胞中,偶可见草酸钙簇晶。

粉末 淡绿色或黄绿色。①草酸钙方晶直径 12～15μm。②非腺毛单细胞,长 100～350μm,直径 12～25μm,壁厚,有疣状突起。③草酸钙簇晶存在于叶肉薄壁细胞中,直径 9～20μm。④上下表皮均有气孔,主要为平轴式,副卫细胞多为 2 个。

【化学成分】 含主要有效成分番泻苷 A、B、C、D(sennosideA、B、C、D),以番泻苷 A 及 B 为主。尚含芦荟大黄素双蒽酮苷、大黄素葡萄糖苷、芦荟大黄素葡萄糖苷、大黄酸、大黄素、大黄酚、黄酮苷、有机酸和植物甾醇等。

【理化鉴定】

1. 颜色反应

(1)取本品粉末,加氢氧化钠溶液呈红色(检查蒽醌衍生物)。

(2)取本品粉末 0.1～0.5g,加 0.1N 氢氧化钾溶液 10mL,温浸,再加水 5mL,滤过。取滤液加盐酸至微酸性,放冷后加入乙醚 5mL 振摇提取,然后将醚层分出,加入等量氨水或其他碱性溶液,则水层呈现红紫色(检查蒽醌类反应)。

2. 薄层色谱 取本品粉末 0.5g,加乙醇和水的等量混合液 3mL,超声波振荡提取 30 分钟,离心,吸取上清液作为供试品溶液。另取番泻叶对照药材,同法制成对照药材溶液。供试品与对照药材溶液各取 10μL 分别点于同一硅胶 G 薄层板上,使成条状,以乙酸乙酯-正丙醇-

水(4∶4∶3)为展开剂展开,取出,挥去展开剂,置紫外光灯(365nm)下检视。供试品色谱中,在与对照药材色谱相应的位置上显相同颜色的荧光斑点;喷以20%的硝酸溶液,在120℃加热10分钟,放冷,再喷以5%氢氧化钾的稀乙醇溶液,在日光下检视。供试品色谱中,在与对照药材色谱相应的位置上,显相同颜色的斑点。

【品质评价】 传统认为:以色绿、无黄叶、少枝梗及其他杂质者为佳。2010年版药典规定:杂质不得过6%,水分不得过10.0%,照高效液相色谱法测定,本品含番泻苷A和番泻苷B的总量,不得少于1.1%。

【药理作用】

1. 泻下作用 番泻叶中的蒽醌类衍生物,其泻下作用较其他蒽醌类泻药要强,并常伴腹痛。番泻苷A、B经胃、小肠吸收后,在肝脏分解,分解产物兴奋骨盘神经节而收缩大肠,导致泻下。

2. 抗菌作用 番泻叶水浸剂(1∶4)在试管内对奥杜盎氏小芽孢癣菌和星形奴卡氏菌等皮肤真菌有抑制作用。

【性味功效】 性寒,味甘、苦。归大肠经。属于泻下药。泻热行滞,通便,利水。用于热结积滞,便秘腹痛,水肿胀满。用量2～6g。入煎剂宜后下,或开水泡服。

【附注】

1. 耳叶番泻 *Cassia auriculata* L. 的叶,小叶长椭圆形,长1.3～2.4cm,宽0.7～1.1cm。先端圆,有急尖,基部多不对称,全缘。叶的下面毛茸比上面密。毛茸长108～320μm。气孔平轴式,副卫细胞2个。横切面栅栏组织上方为2列细胞,通过主脉。下方仅1列细胞,近方形或类圆形。叶肉组织含簇晶,直径6～12μm。棱晶极少。含蒽醌衍生物甚微。

2. 卵叶番泻 *Cassia obovata* L. 的叶,小叶片倒卵圆形,长0.9～1.5cm,先端宽0.6～1.3cm,基部宽0.3～0.6cm,急尖,叶基不对称,全缘。上下表面均有毛茸。下表面毛茸比上表皮多,毛茸长180～400μm。气孔副卫细胞多为2个。横切面栅栏组织仅存于叶的上方,1列,通过主脉;下方细胞近方形或类圆形。叶肉组织有簇晶,直径12～24μm。

三、一般生药

枇杷叶 Folium Eriobotryae

为蔷薇科植物枇杷 *Eriobotrya japonica*(Thunb.)Lindl. 的干燥叶。全年皆可采收,多在4～5月间采叶,采下后晒至七、八成干,扎成小把,再晒干。亦有拾取自然落地者。主产于广东、广西、江苏。以江苏产量为大,通称"苏杷叶";广东产质量佳,通称"广杷叶".

叶片长椭圆形或倒卵形,长12～30cm,宽4～9cm。叶端渐尖,基部楔形,上部锯齿缘,基部全缘。羽状网脉,中脉在下表面极为突出。叶上表面平滑或稍皱缩,有光泽,棕绿色或灰绿色;下表面密被锈色绒毛。叶柄短或近无柄。叶革质。气无,味微苦。

叶含挥发油,主要成分为橙花叔醇(nerolidol)和金合欢醇(farnesol),还含有苦杏仁苷、熊果酸、齐墩果酸、酒石酸、柠檬酸、苹果酸、鞣质、维生素B、C,山梨糖醇、糖类等。所含苦杏仁苷有平喘镇咳作用。枇杷叶的乙醚提取物有抗炎作用。

味苦,性微寒。清肺止咳,降逆止呕。用于肺热咳嗽,胃热呕逆,气逆喘急,烦热口渴。用量6～9g。

艾　叶　Folium Artemisiae Argyi

为菊科植物艾 *Artemisia argyi* Levl. et Vant. 的叶。夏季花未开时采收，除去杂质，晒干。艾叶主产于安徽、湖北、河北、山东等地。

多皱缩，破碎，有短柄。完整叶片卵状椭圆形，羽状深裂，裂片椭圆状披针形，边缘有不规则的粗锯齿，上表面灰绿色或深黄绿色，有稀疏的柔毛及腺点，下表面密生灰白色绒毛。质柔软。气清香，味苦。

含挥发油，油中主要为1,8-桉叶精、α-侧柏酮（α-thujone）、α-水芹烯（α-phellandrene）、β-丁香烯（β-caryophyllene）、α-萜品烯醇、莰烯、樟脑、藏茴香酮、反式香苇醇（transcarveol）、α-松油醇（α-terpineol）等。艾叶以水蒸气蒸馏所得之挥发油具平喘作用、镇咳作用及抗菌作用。α-萜品烯醇及反式香苇醇经动物实验表明其平喘作用比艾叶油强。

性温，味苦、辛；有小毒。散寒止痛，温经止血。用于少腹冷痛、经寒不调、宫冷不孕、吐血、衄血、崩漏经多、妊娠下血。外治皮肤瘙痒。艾炭治虚寒性出血症。用量为3～9g。外用适量供灸治或熏洗。

侧柏叶　Cacumen Platycladi

为柏科植物侧柏 *Platycladus orientalis*（L.）Franco 的枝梢及叶。全年皆可采收，但以9～11月采收较好。剪下带叶的枝梢，除去粗梗及杂质，阴干。全国大部分地区均产，一般自产自销。

茎枝类圆柱形，红棕色；小枝扁平，直径1～2mm。叶细小鳞片状，交互对生，贴伏于枝上，深绿色或黄绿色。质脆。气清香，味苦涩、微辛。

含挥发油，油中主要为侧柏烯（thujene）、α-侧柏酮（α-thujone）、小茴香酮（fenchone）、樟脑、乙酸龙脑酯、蒎烯；并含桧酸（juniperic acid）、槲皮苷、杨黄黄素（myricetin）、山柰素、扁柏双黄酮（hinokiflavone）、维生素C、树脂、棕榈酸、肉豆蔻酸、鞣质、蜡质等。有止血、镇咳、祛痰、平喘、镇静和抗病原微生物作用。

性寒，味苦、涩。凉血止血，生发乌发。用于吐血、衄血、咯血、便血、崩漏不止、血热脱发、须发早白。用量6～12g。外用适量。

银杏叶　Folium Ginkgo

为银杏科植物银杏 *Ginkgo biloba* L. 的干燥叶。6～9月采收叶，除去杂质，晒干。全国大部分地区有产。

干叶黄绿色，久藏变为浅土黄色，全体光滑无毛，常破碎或摺叠。完整的叶片呈扇形，上宽下窄，长3～12cm，宽5～15cm，上缘微波状，中央浅裂或深裂，有的深达2～2.3cm，叶基广楔形，叶脉自基部射出成数回二分叉脉，脉细，排列紧密。叶柄细，长2～7cm，略扭曲。质轻，易撕裂，气味清香，味微涩。

银杏叶含黄酮类成分如银杏双黄酮（ginkgetin）、异银杏双黄酮（isoginkgetin）、7-去甲基银杏双黄酮（bilobetin）、5′-甲氧基-7-去甲基银杏双黄酮、芸香苷、山萘酚、槲皮素、异鼠李素等;内酯类成分如银杏内酯 A、B、C(ginkgolide A、B、C)、银杏新内酯(bilobalide)等;其他成分有莽草酸(shikimic acid)、白果酸、氢化白果酸、白果醇、蜡质、甾醇、挥发油以及酚性成分等。银杏叶能扩张冠状动脉和支气管,增加脑血流量,改善脑细胞代谢,改善学习记忆,抗衰老、痴呆,清除自由基,抗脂质过氧化,抑制血小板聚集等作用。银杏叶黄酮提取物的制剂有降低血清胆甾醇、升高磷脂及改善胆甾醇与磷酯比例的作用,并有一定的降压作用。

味甘、苦、涩,性平。活血化瘀,敛肺,平喘,止痛。用于肺虚咳喘,冠心病,心绞痛,高血脂等。用量 9~12g。

紫苏叶 Folium Perillae

为唇形科植物紫苏 *Perilla frutescens*(L.)Britt. 的叶或带嫩枝。夏季枝叶茂盛时采收,除去杂质,晒干。以湖北、河南、四川、山东、江苏等地产量大,广东、广西、湖北、河北等地所产者品质佳。

叶片多皱缩卷曲、破碎,边缘具圆锯齿。完整叶片呈卵圆形,长 4~17cm,宽 2.5~9cm,先端长渐尖或急尖,基部圆形或宽楔形。两面紫色或上表面绿色,下表面紫色,疏生灰白色毛,下表面有多数凹点状的腺鳞。叶柄长 2~7cm,紫色或紫绿色。嫩枝直径 2~5mm,紫绿色,断面中部有髓。气清香,味微辛。

含挥发油约 0.5%,油中主要为紫苏醛(perillaldehyde)约 55%,柠檬烯 20~30%,及紫苏醇、芳樟醇、薄荷脑、丁香烯,并含香薷酮(elshottziaketone)、紫苏酮、丁香酚等。有解热、抑菌和升高血糖作用。

性温,味辛。解表散寒,行气和胃,安胎,解鱼蟹毒。用于风寒感冒,咳嗽呕恶,妊娠呕吐,鱼蟹中毒。用量 4.5~9g。

罗布麻叶 Folium Apocyni Veneti

为夹竹桃科植物罗布麻 *Apocynum venetum* L. 的叶。夏季采收,除去杂质,干燥。分布于东北、华北、西北。

多皱缩卷曲,有的破碎,完整者呈椭圆状披针形或卵圆状披针形,长 2~5cm,宽 0.5~2cm,淡绿色或灰绿色,常反卷,两面无毛,叶脉于下表面突起。叶柄细,长约 4mm。质脆。气微,味淡。

含芸香苷(rutin)、儿茶素、蒽醌、谷氨酸、丙氨酸、缬氨酸、氯化钾等。有降血压作用。

性凉,味甘、苦。平肝安神,清热利水。用于肝阳眩晕,心悸失眠,浮肿尿少,高血压,神经衰弱,肾炎浮肿等。用量 6~12g。

洋地黄叶 Folium Digitalis

为玄参科植物紫花洋地黄 *Digitalis purpurea* L. 的干燥叶。初夏枝叶生长旺盛时采收叶片,干燥。原产于欧洲,我国有栽培。叶片多皱缩、破碎。完整叶片卵状披针形或长椭圆形,长 5~40cm,宽 4~10cm,基生叶有翅状叶柄,长达 17cm,茎生叶有短柄或无柄。先端尖或圆钝,基部渐狭,边缘具不规则圆齿。上表面暗绿色,微有毛,叶柄下凹,下表面淡灰绿色,多毛,叶脉显著突出呈网状。质脆。气微,味苦。含强心苷,已分离出20余种强心苷,鲜叶中主要有一级苷,如紫花洋地黄苷A、B(purpurea glycoside A、B),葡吉它洛苷(glucogitaloxin),在贮藏和干燥过程中经酶的作用而形成次级苷,如洋地黄毒苷、羟基洋地黄毒苷、吉它洛苷。尚含洋地黄蒽醌、3-甲基茜素、地支普内酯、洋地黄素、木犀草素等。能加强心肌收缩力,减慢心率,抑制传导。用于收缩性心功能不全。为慢速强心药,一般仅供制剂用。

第五节 花 类

一、花类生药的基础知识

花类生药包括单朵完整的花、花序以及花的某一组成部分。有开放的花,也有花蕾。如槐米为花蕾,洋金花为开放的花,番红花为柱头,而蒲黄为花粉粒。

花类生药经过采制、加工干燥、包装和运输,常皱缩而破碎,其形状和颜色也多有改变。有些花类生药特别小,用眼睛无法辨认,需借助于放大镜或体视显微镜(也称解剖镜)才能进行观察。鉴别花类生药需掌握有关花的结构方面的基础知识。

1. 花的形态学知识

(1)花的基本组成及各部名称

1)花柄(花梗) 花梗位于花的最下部,是花与茎的连接部分,主要起支持作用。花梗下部或中上部常有叶状附属物,称为苞片。苞片的大小、有无及形状随植物种类的不同而异,在花类及全草类药材的鉴定中具有一定意义。

2)花托 花托为花柄顶端膨大的部分,花萼、花冠、雄蕊群和雌蕊群均着生在花托上。花托一般为平坦或稍凸起的圆顶状;也有呈凸起的圆锥形或凹陷呈杯状、坛状等。花托的形状对花类和全草类药材鉴别有意义,应仔细观察区分。

3)花萼 花萼为花的最外层,一般为绿色、片状。花萼的大小、形状、颜色和类型常随植物的种类而变化,对花类和全草类药材的鉴别具有重要的意义。

4)花冠 花冠是花中最明显的部分,位于花萼内方并与萼片交互排列,有各种鲜艳而美丽的颜色。花冠由一定数目的花瓣组成,双子叶植物一般为4～5片或为4～5的倍数;单子叶植物一般多为3片或其倍数。花瓣彼此分离的称离瓣花,互相联合的称合瓣花;合瓣花下部联合的部分称花冠筒,上部宽展的部分称舷部;花冠筒与舷部的交界处称喉部。有些植物在花瓣基部形成囊状或管状物,特称为距。有的植物在花冠内方紧贴在花冠上又有一层类似花冠的结构,特称为副花冠。花冠的类型多种多样,常见有十字形、蝶形、唇形、钟形、辐状等。

5)雄蕊群 雄蕊群是一朵花中全部雄蕊的总称。不同种类植物的雄蕊群所包含的雄蕊数目也不一样,一般与花瓣同数或为其倍数;最少的只有一枚,多者可达数十枚乃至百枚以上。雄蕊位于花冠内方,当与花瓣(或花被片)同数时,通常与花瓣(或花被片)互生,但也有少数为对生。雄蕊一般直接着生在花托上,但也有贴生在花冠(或花被片)上的。每个雄蕊由花丝和花药两部分组成;花丝与花药的着生位置也常随植物的种类而各不相同。比较常见的有离生雄蕊、二强雄蕊、四强雄蕊、多体雄蕊、二体雄蕊、单体雄蕊、聚药雄蕊等。花药是雄蕊顶端膨大的部分。成熟后有各种方式开裂并散出大量花粉粒。花粉粒的组成、形状和表面饰纹都随植物的种类而异，是花类和全草类药材鉴别的重要依据。

6)雌蕊群　雌蕊群是一朵花中所有雌蕊的总称。雌蕊是由适应有性生殖的变态叶(心皮)卷合而成的，位于花的中心部位。下部膨大的部分称子房，子房上方呈圆柱状的部分称花柱，花柱顶端稍膨大的部分称柱头。雌蕊一般仅以基部着生在花托上，花的其他部分不与子房愈合，这种类型称为子房上位；整个子房着生在凹陷的花托内且与花托全部愈合，仅柱头露出花托外，这种类型称为子房下位；子房着生在凹陷的花托内，仅以子房的下半部与花托愈合，称为子房半下位。在子房内着生胚珠的地方称胎座。常见胎座类型有边缘胎座、侧膜胎座、中轴胎座、特立中央胎座、基底胎座和顶生胎座。胚珠是子房内着生的细小颗粒，受精后发育成种子。

组成雌蕊的子房数目、离生或合生、子房上下位、胎座类型、花柱长短、柱头形状等都随植物种类而异，均是鉴别花类和全草类药材的重要依据，应仔细观察。

(2)花序及各部名称

有些植物的花一朵一朵地单生于枝端或叶腋，这种着生方式叫做单花顶生或腋生。但也有一些植物的花比较多，并且按一定的规律排列在花枝上。这种花在花枝上的排列方式称花序。花序下部的柄称为花序柄或总花柄；着生花的部分称花序轴；花序轴可再分枝为侧轴。总花柄上的苞片称为总苞片；每朵花下的苞片称为小苞片。每朵花称小花；小花的柄称小花柄。

根据花序轴的长短和形状、小花柄的有无、总苞片的形状、花序轴的生长时间和开花顺序等，可将花序分为三大类：

1)无限花序　开花期间花序轴可不断生长并不断分化花芽，开花顺序由下向上或由外到内的称无限花序。无限花序又可根据花序轴的长短、小花柄的有无再分为总状花序、伞房花序、伞形花序、穗状花序、柔荑花序、肉穗花序、头状花序、圆锥花序、复伞形花序等。

2)有限花序　开花期间花序轴不能继续生长，开花顺序由上到下或由内到外的称有限花序。有限花序是顶花先开，开花后花下再长出侧枝，再形成花芽。这样，根据下部的分枝方式，可将有限花序分为二歧聚伞花序、单歧聚伞花序(含蝎尾状聚伞花序和螺旋状聚伞花序)、多歧聚伞花序、杯状聚伞花序、轮伞花序等。

3)混合花序　另外在花序中还有一些特殊情况。如有些圆锥花序，主花序轴在开花期间可不断生长而侧花序轴则不能继续生长，这样的花序为有限和无限花序的混合物，特称为混合花序。象禾本科的复穗状花序、百合科的伞形花序都有这种情况。

2. 花的内部构造

花是适应有性生殖的变态枝，有关花柄、花托、花萼和花冠的内部构造与相应的茎和叶的构造有许多相似之处，这里就不再赘述。现仅就雄蕊群的花粉囊、花粉粒和雌蕊群的子房的内部构造进行叙述，以供在花类和全草类药材鉴别中参考。

(1)花粉囊的内部构造　雄蕊的一个花药通常有1～2个花粉囊(或称药室)。花粉囊一般由表皮、药室内壁、中间层和绒毡层四部分组成。表皮为一层排列紧密、直径较小的细胞组成；药室内壁为一层垂周延长的大型细胞组成，细胞壁不均匀加厚，有时也称为纤维层；由于药室内壁的不均匀加厚，使花药成熟时能够按一定的方式开裂，散出花粉。中间层细胞在花粉发育过程中多被压挤破碎，不易辨认。绒毡层是供给花粉发育营养的，在花药成熟时，也常被破坏而消失。花粉囊内充满了花粉粒，当花药成熟时，花粉囊以不同方式开裂，散出花粉粒。

(2)花粉粒　花粉粒的形状、大小、表面饰纹以及萌发孔的数目、形状和位置等，常随植物的科、属、种的不同而不同，对鉴别植物、花类及全草类药材，均有重要参考价值。

花粉粒一般很小，需在显微镜下方能看到。常见的形状有圆球形、椭圆球形、扁球形、不规则形等。在观察花粉粒时，要从多个侧面进行观察（赤道面、远极面和近极面），方能确定其形态特征。

成熟的花粉粒具有内外两层壁。外壁较厚，含有大量的花粉素，一般显黄色，也有显其他颜色的；外壁又分为内外两层，外层具有多种多样的饰纹，这些饰纹随植物的种类不同而异，常见的有光滑、粗糙、颗粒状、瘤状、疣状、刺状、皱波状、网状和凹穴状等。在花粉粒的外壁上还有孔状（萌发孔）或沟状（孔沟）的开口，称为萌发孔，当花粉萌发时，花粉管将由此伸出。萌发孔（或沟）的数目和排列方式均与植物种类有关，常见的有单孔、双孔、三孔和多孔等类型。

(3)子房的内部构造

子房内的腔室称为子房室，其心皮称为子房壁。位于心皮中间（子房背部）的维管束称背缝线，心皮边沿愈合部分的维管束称腹缝线。由于组成子房的心皮数不同、结合方式不同，一个子房的子房室数也各不相同。将子房做一个横切面，其基本构造可分为子房壁、胎座和胚珠三部分。

1)子房壁　子房壁的内外表皮分别相当于叶的上下表皮。外表皮有时可见气孔、毛茸、角质层和蜡被等表皮衍生物。内表皮细胞较小，排列紧密。在内外表皮之间为基本薄壁组织，其中有三条较为明显的维管束通过，相当于叶的主脉的一条称中束，即背缝线，相当于叶的边沿部分的两条称侧束，即腹缝线。当两条腹缝线结合时，即形成胎座，维管束的分支进入胚珠，供给胚珠所需要的营养。

2)胎座　胎座一般为基本薄壁组织，其间分布有由腹缝线伸向胚珠的维管束。

3)胚珠　胚珠为胎座上着生的椭圆状或近球形的颗粒，受精后能发育为种子。胚珠以珠柄与胎座相连。自外到内由珠被、珠心和胚囊三部分组成。

珠被多为两层（一般裸子植物和少数双子叶植物仅有一层）。外面的称外珠被；内方的称内珠被。内外珠被之间有一定的间隙。珠被为基本薄壁组织，在植物种类的鉴别上没有太大意义。在胚珠的一端有一小孔，称为珠孔，为受精时花粉管到达珠心的通道。珠心为珠被以内的部分，是由许多细胞构成的实体，是胚珠的主要部分。珠心组织贮存有营养物质，供胚囊发育。在珠心的中央为胚囊。多数植物的胚囊由 8 个细胞组成（少数例外），在靠近珠孔的位置有三个细胞，其中较大的一个为卵细胞，受精后发育为胚；较小的两个为助细胞，在胚发育时消失；在中央部位的两个为极细胞，受精后发育为胚乳；胚囊底部的三个细胞为反足细胞，在胚的发育过程中消失。在一般情况下，珠心组织在胚囊发育过程中消失，但也有一些植物的珠心组织随着胚乳的发育而增长，结果形成与胚乳穿插生长的组织，特称为外胚乳，如槟榔。

另外，在珠孔的另一端，珠柄维管束伸向珠被的部分称珠脊；珠脊与珠被、珠心的汇合处称合点。对直生胚珠来讲，珠脊与合点均不易察见，但对其他类型的胚珠，则珠脊与合点均较明显。

3. 鉴别花类药材应注意的问题

由于花类药材为干燥花、花序或花的个别部分，在采制、加工、包装、运输等过程中，常皱缩而破碎，其形状和颜色均有较大的变化。所以在鉴别时需用温水浸泡展平后方可观察。观察时应从外观性状、显微结构两个方面入手。

(1)外观性状的观察　应注意形状、大小、颜色和气味。如果药用部位是花序，应注意观察花序的类型、总苞片和小苞片的有无和形状。对一些小型花或花序要使用放大镜或体视显微镜(解剖镜)进行观察。

(2)显微结构的观察　一般组织结构和粉末特征分别进行观察。

1)组织结构　对花梗和花托一般不做要求，主要是观察花萼、花冠、雄蕊群和雌蕊群。观察花萼和花冠时，除了做横切面的观察外，还要做表皮装片观察。观察时要注意气孔、毛茸的结构和类型。对雄蕊群的观察要特别注意厚壁细胞的加厚方式和纹理。对雌蕊群的观察要特别注意观察子房横切面，观察雌蕊类型、胎座类型。如果要观察胚珠数量还要做子房纵切面的观察。

2)粉末　应特别注意花粉粒的形状、表面饰纹、萌发孔(沟)的数量、排列方式等。

二、重点生药

槐　花　Flos Sophorae
(英)Japanese Pagodatree Flower

本品为常用中药。始载于宋·《日华子诸家本草》。《图经本草》列于槐实条下，谓："取花之陈久者，蓰末饮服，以治下血"。《证和本草》谓："槐花，味苦平无毒，治五痔，心痛眼赤，杀腹藏虫及热，治皮肤风及肠风泻血，赤白痢，并炒服"。《本草衍义》载有槐花，谓："槐花未开时采收，陈者良，入药妙用"。《本草纲目》槐花项下附方 20 余条，"其花未开时，状如米粒，炒过煎水染黄甚鲜"。综观上述，可见古时槐花、槐米(未开花蕾)已同供药用。结合《植物名实图考》槐之附图观之，古今所用品种一致。

【来源】　为豆科植物槐 *Sophora japorica* L. 的干燥花及花蕾，后者习称槐米。

【植物形态】落叶乔木，高达 15～25m，直径可达 1m。树皮粗糙，纵裂，暗灰色，内皮鲜黄色，有臭味。一年生小枝有短绒毛，并有黄褐色皮孔。奇数羽状复叶互生，叶柄基部膨大，叶长 15～25cm，叶轴有毛，小叶片 7～17，小叶片卵状披针形或卵状长圆形，长 2.5～7.5cm，宽 1.2～2.7cm，先端具细突尖，全缘，基部圆形或宽楔形，上面深绿色，平滑，下面白绿色，伏生白毛，主脉显著，侧脉不明显；小叶柄长 2～4mm，有毛。顶生大型圆锥花序，花蕾为卵形或椭圆形；萼钟形，先端 5 浅裂；花冠蝶形，黄白色；旗瓣阔心形，具短爪，上部稍向外反曲，具紫脉，雄蕊 10，离生或基部稍连合，花丝不等长；子房筒状，有细长毛，花柱弯曲。荚果圆柱形，无毛，绿色，肉质不裂，下垂，种子间明显缢缩呈念珠状。种子棕黑色，肾形。花期 7～8 月，果期 9～10 月(图 7-48①)。

【采制】　于夏、秋季，采收未开放的花(槐米)或已开放的花，除去枝、叶等杂质，晒干。用清炒法炒至表面深黄色称炒槐花，照炒炭法炒至表面焦褐色者称槐花炭。

【产地】　主产于河北、山东、河南、陕西、江苏、广东、广西、辽宁等地。

【性状】

槐花　皱缩，卷曲，花瓣多数散落，完整的花长约 1.5cm，花萼阔钟形，先端 5 浅裂，花冠蝶形，黄白色或淡黄色，旗瓣近圆形，顶端凹入，有短爪，翼瓣与龙骨瓣为长方形；花萼钟状，先端 5 齿裂，表面有绒毛；花梗有细毛；雄蕊 10，其中 9 个基部连合，花丝细长；雌蕊 1 个，子房膨大，扁长圆形，略弯曲，有细毛，长约 1.2cm。质轻，无臭，味微苦(图 7-48②B)。

槐米 为干燥的花蕾，呈卵形或长椭圆形，似米粒，长 2～6mm，直径约 2mm。花萼钟状，黄绿色，先端具不甚明显的 5 齿裂，下部有数条纵纹，有时具短柄；上部为黄白色未开放的花冠，大小不一；花萼与花冠的外面均疏生有白色短柔毛。质松脆，气弱，味微苦。以花蕾充实，花萼色绿而厚，无枝梗杂质者为佳（图 7-48②A）。

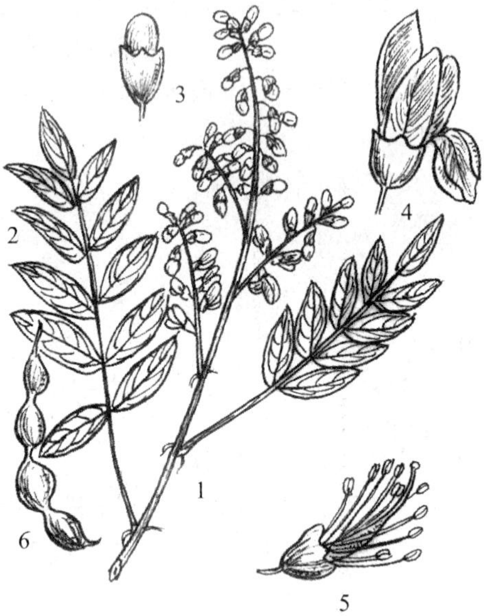

图 7-48① 槐花原植物图

1. 花枝 2. 叶 3. 花蕾 4. 花
5. 雄蕊和雌蕊 6. 果实

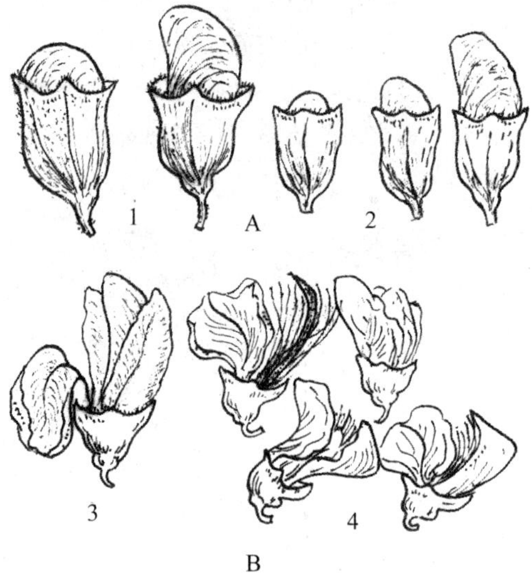

图 7-48② 槐花药材图

A. 槐米 B. 槐花 1. 鲜品
2. 药材 3. 鲜品 4. 药材

【显微特征】

本品粉末呈黄绿色。花粉粒类球形或钝三角形，直径 14～22μm，外壁光滑，具 3 孔沟。非腺毛有两种，一种较短，长约 60μm，1～3 个细胞，多生于花萼上；另一种由 2～6 个细胞组成，长可达 660μm，基部细胞短，末端细胞长，具壁疣和不规则的角质螺纹。气孔为不定式，副卫细胞有 4～8 个。其粉末用水合氯醛装片，不加热，可见黄色芸香苷结晶，微细针形聚成扇形。草酸钙方晶见于花萼组织的薄壁细咆中，多呈双锥形，长至 29μm。花冠表皮细胞表面观呈类多角形或不规则形，壁稍波状，表面具细密弯曲的角质纹理，侧面观外壁向外突起。花萼表皮表面观呈多角形，可见非腺毛，气孔长圆形，22～38×18～33μm，副卫细胞 4～8 个，不定式（图 7-48③）。

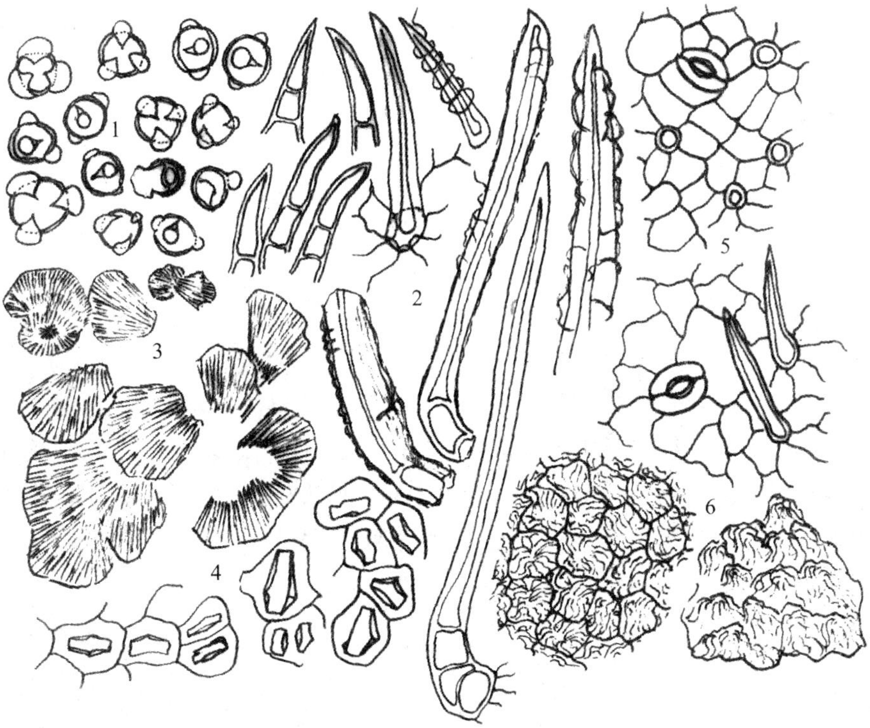

图 7-48③　槐花粉末图

1. 花粉粒　2. 非腺毛　3. 芸香苷结晶　4. 草酸钙方晶　5. 花萼表皮细胞　6. 花冠表皮细胞

【化学成分】 含芦丁（芸香苷 rutin）10％～28％，槐花米甲素（sophorinA）约 14％，槐花米乙素（sophorinB）约 1.25％，槐花米丙素（sophorinC）约 0.35％。此外还含有桦皮醇（betulin），槐二醇（sophoradiol）、槲皮素等。

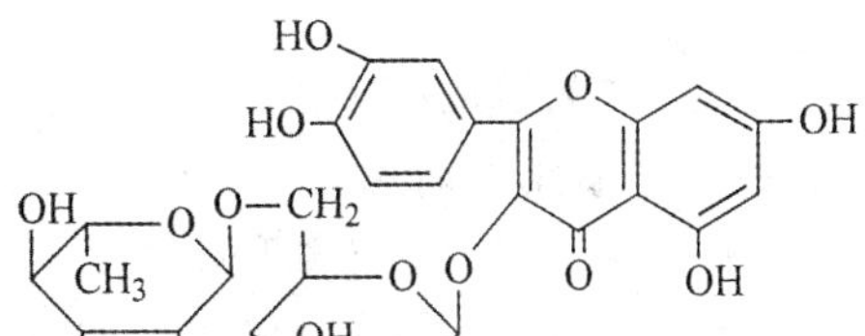

芦丁

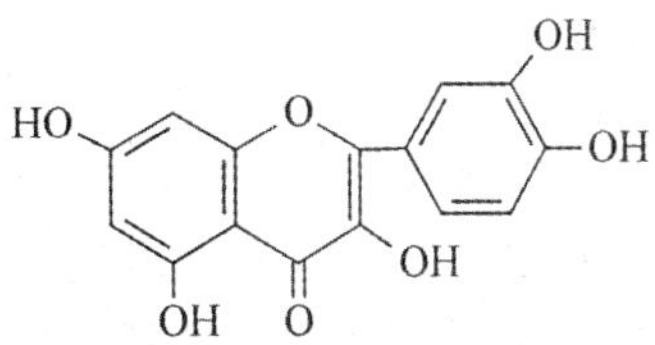

槲皮素

【理化鉴定】

1. 颜色反应　取本品粉末 0.1g，加乙醇 10mL，水浴加热 5 分钟，过滤。取滤液 1mL，加少许镁粉，然后加盐酸 2～3 滴，即显红色。

2. 薄层色谱　取本品粉末 0.2g，加甲醇 5mL，振摇 10 分钟，放置 10 分钟，过滤。另取 4mg/mL 的芦丁甲醇液作对照。各取 10μL 点于硅胶 G 薄层板上，用醋酸乙酯：甲酸：水（8：1：1）展开，干后喷以三氯化铝试液，溶剂挥发后于紫外灯（365nm）下检视，可见供试品薄层色谱在与对照品相同的位置上显示黄色的荧光斑点。

【品质品价】 传统认为：槐花以色黄白，整齐，无枝梗杂质者为佳。槐米以粉细、体轻、色鲜黄、滑润感强者为佳。2010 年版药典规定：本品总黄酮以芦丁计，槐花不得少于 8.0%；槐米不得少于 20.0%。照高效液相色谱法测定，本品含芦丁槐花不得少于 6.0%；槐米不得少于 15.0%

【药理作用】

1. 本品有显著的抗炎、解痉和抗溃疡的作用。

2. 具有降压、降血脂和抗辐射作用；芦丁、槲皮素和槲皮苷可增加离体或在体蛙心脏的收缩力和输出量，并减慢心率。

【性味功效】 性微寒，味苦。凉血止血，清肝泻火。用于便血，痔血，血痢，崩漏，吐血，出血，肝热目赤，头痛眩晕。用量 5～9g。

【附注】

槐角 本品为槐的干燥成熟果实。呈念珠状，弯曲，表面黄绿色或黄褐色，具不规则皱纹，一侧具黄褐色带纹。常于缢缩处折断。果肉呈角质状，有黏性。种子棕黑色，表面光滑，椭圆形，长约 8cm。主要含染料木素(genistein)、槐角苷(sophoricoside)、槐角双苷(sophoribioside)、槐角酮苷(sophoraflavonoloside)和芸香苷等。性寒味苦，具润肠通便，止血凉血的功效，用量 6～9g。

金银花 Flos Lonicerae
(英)Honeysuckle Flower

本品为常用中药。其名始见《本草纲目》忍冬项下。忍冬始载于《名医别录》，列为上品。陶弘景曰：处处有之，藤生凌冬不凋，故名忍冬。李时珍谓：忍冬在处有之，附树延蔓，茎微紫色，对节生叶，叶似薜荔而青，有濇毛，三四月开花，长寸许，一蒂两花，二瓣，一大一小，如半边状，长蕊，花初开者，蕊瓣俱色白，经二三日，则色变黄，新旧相参，黄白相映，故呼金银花，又谓茎叶及花，功用皆同。据其所指，并参考《植物名实图考》中附图，与现代各地通用的主流商品忍冬的花蕾一致。

【来源】 本品为忍冬科植物忍冬 *Lonicera japonica* Thunb.、红腺忍冬 *L. hypoglauca* Miq.、山银花 *L. confusa* DC 或毛花柱忍冬 *L. dasystyla* Rehd. 的干燥花蕾。

【植物形态】

忍冬 多年生半常绿木质藤本。茎中空，老枝棕褐色，幼枝绿色，密被柔毛。叶对生，卵形至长卵形，长 3～8cm，宽 1.5～4cm。初时两面有毛，后则上面无毛。花成对腋生，花梗及花均有短柔毛；苞片叶状，卵形；花萼 5 齿裂，无毛或有疏毛；花冠外被柔毛和腺毛；花冠筒细长，上部二唇形，上唇 4 浅裂，下唇狭而不裂；雄蕊 5，伸出花冠外。花冠初开时白色，后变黄色。浆果球形，黑色。花期 4～7 月，果期 8～10 月。全国大部分地区有分布(图 7-49①A)。

红腺忍冬 叶卵形至卵状距圆形，下面密生柔毛并杂有桔红色腺毛。苞片条状披针形；萼筒无毛，萼齿具睫毛；花冠表面无毛或被疏毛，花柱无毛。

山银花 幼枝、叶柄、总花梗、苞片、小苞片和萼筒均密被灰黄色卷曲短柔毛，并疏生腺毛，叶幼时两面有短糙毛，老时上面无毛。苞片极小，披针形。

毛花柱忍冬 幼枝、叶柄、总花梗均密被灰白色柔毛。花冠表面无毛，花冠上唇常不整齐，花柱下部密被长柔毛。

【采制】 5～6 月间在晴天早晨露水刚干时，采摘花蕾，薄摊在席上阴干或晾晒，忌在烈日下曝晒，在晾晒过程中忌直接用手翻动，否则容易变黑。

【产地】 忍冬主产于河南、山东，多为栽培，销全国。红腺忍冬主产于广西、四川，销华南、西南。山银花主产于广东、广西，有栽培，销华南。毛花柱忍冬主产于广西。

【性状】

忍冬　花蕾细棒状，上粗下细，略弯曲，长2～3cm，上部直径约3mm，下部直径约1.5mm。表面黄白色或淡黄棕色，久贮色较深，密被糙毛和长腺毛。花萼细小，绿色，先端5裂，裂片有毛，长约2mm；花冠筒状，先端稍开裂，有时可见开放的花，上部开裂呈二唇形；雄蕊5枚，附于筒壁；雌蕊1枚，子房无毛。气清香，味淡、微苦(图7-49①B)。

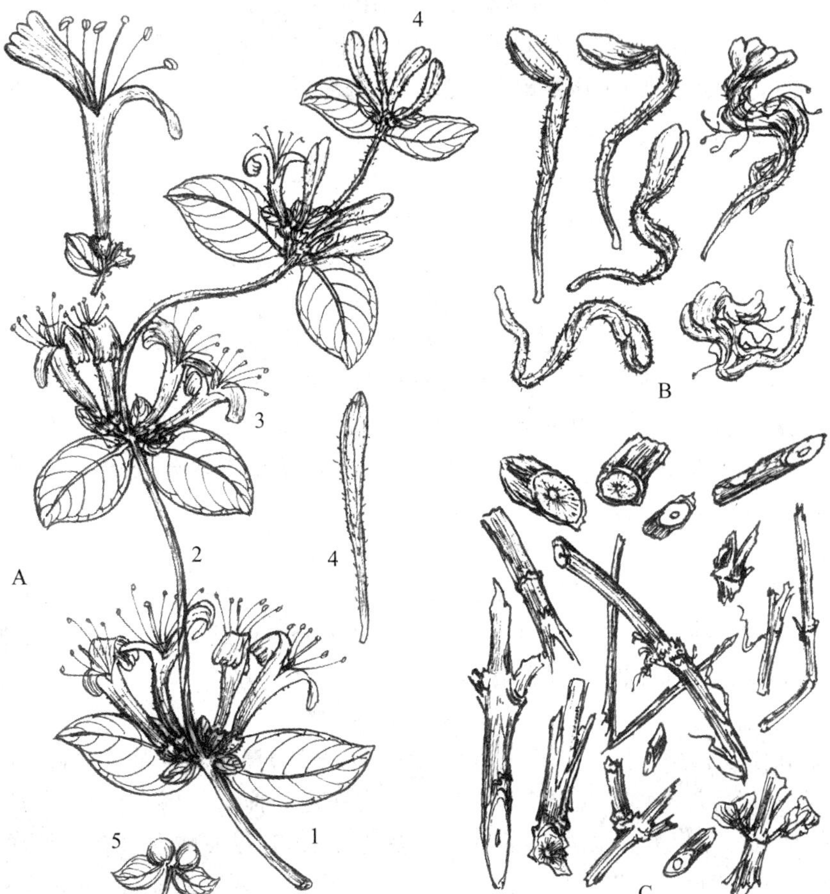

图7-49①　金银花原植物和药材图

A. 原植物　B. 药材　C. 忍冬藤饮片

1. 花枝　2. 茎藤　3. 花　4. 花蕾　5. 果实

红腺忍冬　花蕾长2.5～4.5cm，直径0.8～2mm，黄棕色或棕色；萼筒无毛，萼齿长三角形，具睫毛；花冠外近无毛或冠筒被疏毛及短柄腺毛，开放者下唇反转，花柱无毛。

山银花　花蕾长1.6～3.5cm，直径0.5～2mm，红棕色或灰棕色，被倒生短糙毛，腺毛较多；萼齿通常长三角形，长超过宽，与萼筒均密被灰白色或淡黄色小硬毛。子房有毛。

毛花柱忍冬　花蕾长2.5～4cm，直径1～2.5mm，淡黄色微带紫色，无毛；萼齿短三角形。

开放者花冠上唇常不整齐，花柱下部多密被长柔毛。

【显微特征】

忍冬　粉末制片 ①腺毛有两种，一种头部倒圆锥形，顶部平坦，侧面观约10～33细胞，排成2～4层，直径48～108μm，柄1～5细胞，长70～700μm；另一种头部呈类圆形或扁圆形，约6～20细胞，直径30～64μm，柄2～4细胞，长24～80μm。②非腺毛也有两种，厚壁非腺毛单细胞，长45～990μm，直径14～37μm，壁厚5～10μm，表面有微细疣状突起，有的具角质螺纹。薄壁非腺毛单细胞，甚长，表面有微细疣状突起。③花粉粒 类球形，具3孔沟，表面有细密短刺及细颗粒状雕纹。④有棱角细尖的草酸钙簇晶（图7-49②）。

【化学成分】　本品含绿原酸、木犀草素、肌醇、皂苷、挥发油及鞣质等。

1. 绿原酸（chlorogenic acid），含量1.32%～5.87%。

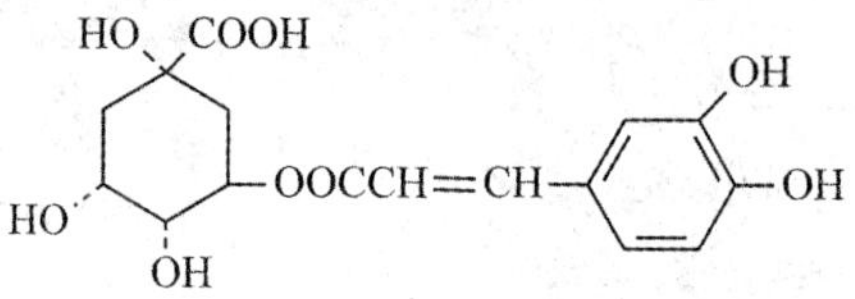

绿原酸

2. 木犀草素（luteolin），异名黄色黄素，可溶于热水、热甲醇，溶于碱溶液呈黄色。

此外，金银花叶中可分得忍冬黄素（loniceraflavone）。

【理化鉴定】　薄层色谱　取本品粉末各0.2 g，用甲醇5 mL冷浸12小时，滤过，滤液供试。另取氯原酸，加甲醇制成1 mg/mL溶液作为对照品溶液。取硅胶H薄层板，以醋酸丁酯-甲酸-水（7∶2.5∶2.5）上行展开8 cm，取出，凉干，置紫外灯（365nm）下检视，供试品在与对照品相应的位置上显相同颜色的斑点。

【品质评价】　传统认为：以花蕾初开、完整、色黄白、无杂质者为佳；2010年版药典规定：水分不得过12.0%，木犀草苷不得少于0.050%。总灰分不得过10.0%，酸不溶性灰分不得过3.0%。照高效液相色谱法测定本品含绿原酸不得少于1.5%，

【药理作用】

1. 抗病原微生物作用　体外实验表明，金银花煎剂及醇浸液对金黄色、白色葡萄球菌、溶血性链球菌、肺炎杆菌等多种革兰阳性和阴性菌均有一定的抑制作用。有人认为绿原酸是金银花主要的抗菌成分。但另有报道，金银花经加热炮制后，其绿原酸含量有所下降，但其抑菌作用未见相应下降，相反对痢疾杆菌、变形杆菌的抑制作用还有所加强，说明绿原酸并非金银花惟一抑菌成分。金银花水煎剂能抑制病毒的复制、延缓病毒所致细胞病变的发生，对钩端螺旋体有抑制作用。

2. 抗炎、解热作用　腹腔注射金银花提取液0.25g/kg，能抑制角叉菜胶所致的大鼠足蹠肿胀，对蛋清所致的足肿胀也有抑制作用。大鼠腹腔注射金银花提取液8g/kg，每日2次，连续6日，对巴豆油肉芽囊肿的炎性渗出和肉芽组织形成有明显的抑制作用。

3. 其他作用　本品还有降血脂、中枢兴奋、抗生育等作用。

4. 毒性　小鼠皮下注射本品浸膏的LD_{50}为53 g/kg。绿原酸有致敏原作用，可引起变态反应，但口服无此反应，因绿原酸可被小肠分泌物转化成无致敏活性的物质。

【性味功效】　性寒，味甘。清热解毒、疏散风热。用于痈肿疔疮、外感风热、温病初起、热

毒血痢等症；用量 6～15g。此外，金银花加水蒸馏可制成金银花露，有清热解暑的作用，可用于暑热烦渴，咽喉肿痛，以及小儿热疮、痱子等症。

【开发利用】　近年来，金银花的开发利用有了突破性进展，金银花在制药、香料、化妆品、保健食品、保健饮料等领域逐渐被应用，前景十分广阔。在制药方面已由传统的中药配方中的煎剂发展为片剂、冲剂等多种剂型；在香料工业方面已研制开发出金银花香水、金银花香波等；在饮料方面已研制开发出金银花茶，忍冬花酒（含啤酒）等。含有金银花的牙膏、以及含有金银花成分的香烟也都相继开发生产。

【附注】

忍冬藤 *Caulis Lonicerae* 为忍冬的茎枝，呈细长圆柱形，常盘曲扭卷成束状，直径 1.5～6 mm，表面棕红色或暗棕色，有细纵纹，幼枝被淡黄色细柔毛，外皮易剥落，可撕裂成纤维状，节明显，有对生叶痕；质坚韧，折断面纤维性，黄白色，中空；叶多破碎不全；味微凉（图 7-49③）。

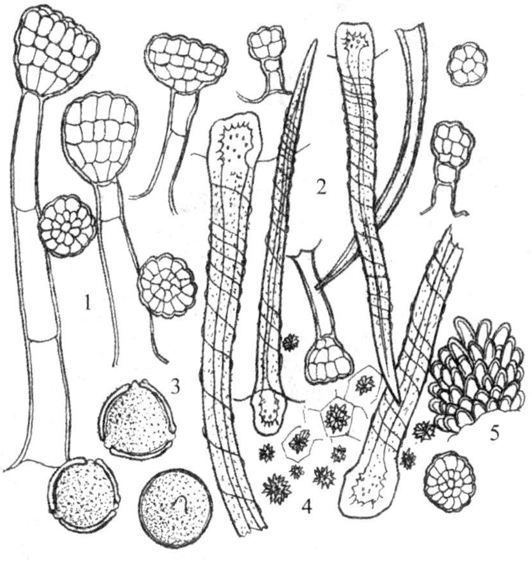

图 7-49②　金银花粉末图

1. 腺毛　2. 非腺毛　3. 花粉粒
4. 草酸钙簇晶　5. 花瓣表皮细胞

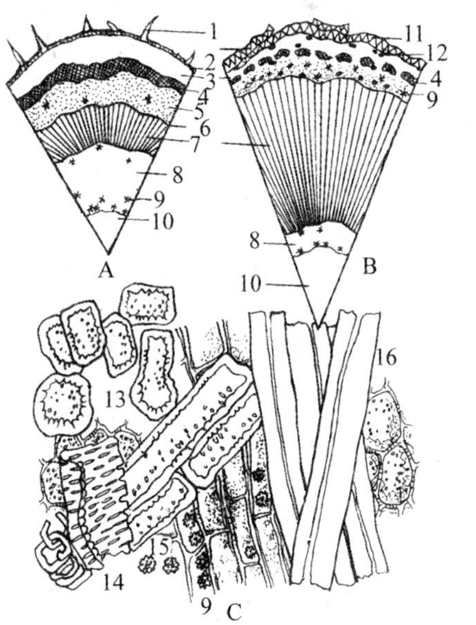

图 7-49③　忍冬藤横切面组织简图和粉末图

A. 幼茎　B. 老茎　C. 粉末

1. 非腺毛　2. 表皮　3. 皮层　4. 中柱鞘纤维
5. 韧皮部　6. 形成层　7. 木质部　8. 髓
9. 草酸钙簇晶　10. 髓腔　11. 木栓层　12. 石细胞
13. 石细胞　14. 导管　15. 木纤维　16. 韧皮纤维

本品鲜叶及茎枝含多种黄酮衍生物，有忍冬苷（lonicerin）、忍冬黄酮（loniceraflavone）等。功效与花类同，常用于风湿热痹、关节红肿热痛等症。

红　花（附番红花）　Flos Carthami

（英）Saffower

本品为常用中药。红花原名红蓝花，始载于宋《开宝本草》。宋《图经本草》载：其花红色，叶颇似蓝，故有蓝名。明《本草纲木》载：红花二月、八月、十二月皆可以下种，雨后布子，如种麻法，初生嫩叶，苗亦可食，其叶如小蓟叶，至五月开花，如大蓟花而红色。据以上所述与本种相符，但《本草纲目》中插图所用之名“番红花”，则为误用，此插图与红蓝花实同为红花，与现今所用的红花相符。

【来源】 为菊物植物红花 *Carthamus tinctorius* L. 的干燥花。

【植物形态】 一或二年生草本，高达 1m，茎直立；根小，木质。叶长椭圆形，基部抱茎，边缘羽状齿裂，齿端有尖刺，两面无毛。头状花序顶生；总苞片数层，外层苞片绿色，边缘具尖刺；内层苞片，白色，膜质。花为管状花，初开时黄色，后转为橙红色。瘦果白色，椭圆形或倒卵形，具四棱，长约 5mm，无冠毛，或冠毛呈鳞片状。花期 5～7 月，果期 7～9 月(图 7-50①A)。

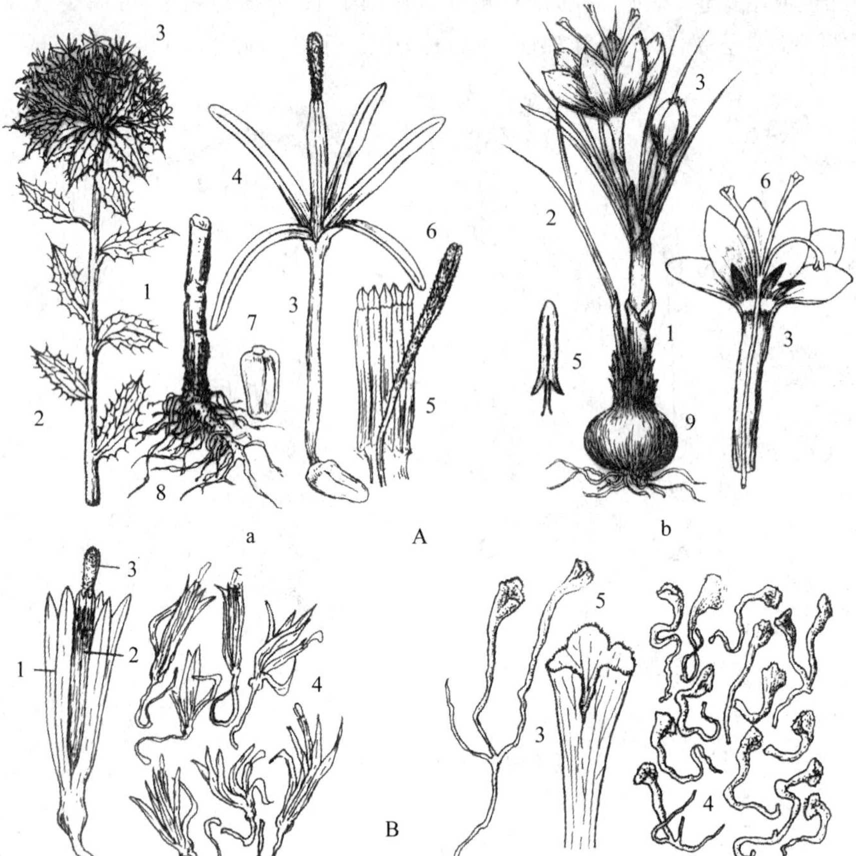

图 7-50① 红花原植物和药材图(附番红花)

A. 原植物 a. 红花 b. 番红花 1. 植株 2. 叶 3. 花(花序) 4. 花冠 5. 雄蕊 6. 柱头 7. 果实 8. 根 9. 鳞茎

B. 药材 a. 红花 b. 番红花 1. 花瓣 2. 雄蕊 3. 柱头 4. 药材 5. 柱头顶端放大

【采制】 于 5～6 月间当花正开放，花冠由黄变红时，通常于日出不久露水未干时摘取管状花。注意勿伤基部的子房，以便继续结子。将摘得的花在弱阳光下晒干或阴棚内阴干，或用微火烘干。以晒干或烘干品为好，色泽鲜明。采收后子房进一步发育为瘦果，入药为白平子。

【产地】 全国各地均有栽培。主产于河南、安徽、四川、江苏和浙江等省。其他各地也多有产，近年新疆红花产量较大，多向内地销售。

【性状】 本品为不带子房的管状花，长 1～2cm，橙红色或红色。花冠筒细长，先端 5 裂，裂片狭线形，长 5～8mm；聚药雄蕊，黄白色；柱头长圆柱形，露出于花药筒外，顶端微分叉。质轻，柔软。气微香，味微苦(图 7-50①B)。

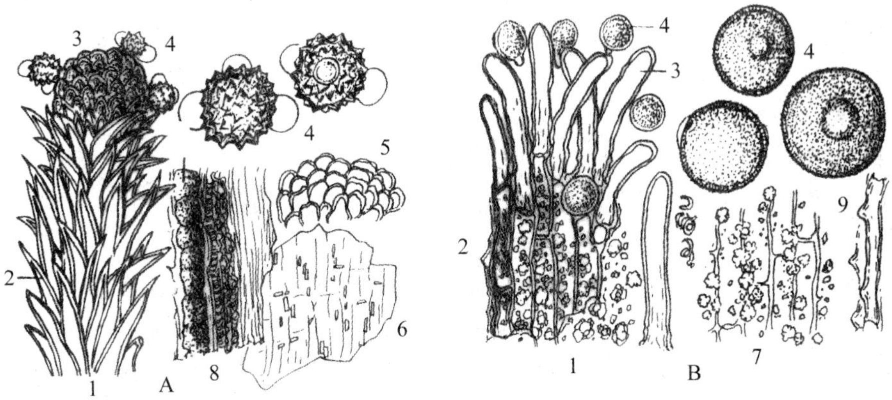

图 7-50②　红花和番红花粉末图

A. 红花　B. 番红花　1. 柱头碎片　2. 柱头表皮细胞　3. 柱头顶端细胞　4. 花粉粒　5. 花冠表皮细胞　6. 草酸钙小方晶　7. 草酸钙簇状、粒状结晶　8. 分泌细胞　9. 花柱表面刺状凸起

【显微特征】

粉末　橙黄色至橙红色。分泌细胞呈长管道状，通常位于螺纹导管旁，直径 5～66μm，内含黄色或红棕色分泌物。花粉粒深黄色，类圆形或椭圆形，直径 36～60μm，具有 3 个萌发孔，外壁有短刺及疣状饰纹。花柱碎片深黄色，表皮细胞突出成单细胞毛，呈长圆锥形，长达 101μm。草酸钙方晶存在于薄壁细胞中，呈方形或长方形，直径 2～6μm，长约至 14μm。此外，可见花冠裂片顶端表皮细胞呈乳头状突起，花粉囊内壁细胞有 2～3 条纵向增厚；药隔中具长条形的网纹细胞；花药基部细胞排列整齐，呈类方形(图 7-50②A)。

【化学成分】 红花含红花苷(carthamin)、新红花苷(neocarthamin)和红花醌苷(carthamone)、红花黄色素(safflor yellow) A、B、C，二十九烷、β-谷甾醇、棕榈酸、肉豆蔻酸、月桂酸、二棕榈酸甘油酯(dipalmitin)、油酸、亚油酸、β-谷甾醇-3-O-葡萄糖苷、多糖(基本组成为 β-键连接的葡萄糖、木糖、阿拉伯糖和半乳糖)。

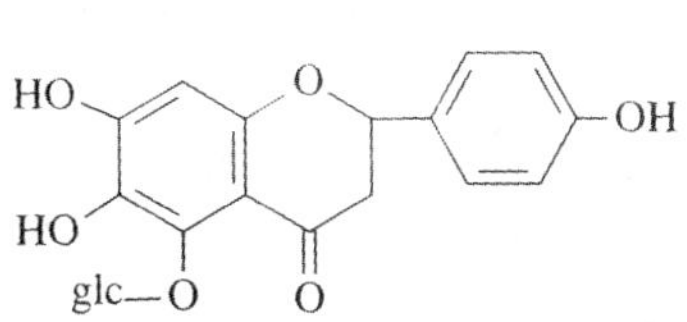

新红花苷

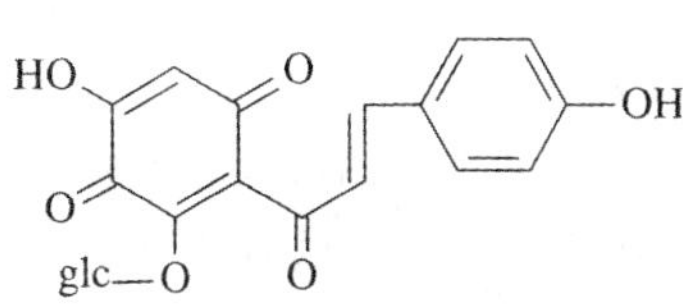

红花醌苷

【理化鉴定】

1. 颜色反应　取本品 1g，加稀乙醇 10mL，振摇浸渍 1 小时，于浸出液中悬挂滤纸条，5 分

钟后把滤纸条放入水中，随即取出，滤纸条变为淡黄色，下部显淡红色。

2. 沉淀反应　取本品 1g，加水 10mL 浸渍过液，溶液显金黄色。滤过，残渣加 10%碳酸钠溶液 8mL，滤过，加醋酸适量使溶液成酸性，即产生红色沉淀。

3. 薄层色谱　取红花粉末 0.5g，加 80%丙酮 5mL 冷浸 15 分钟，滤液供试；另取红花对照药材同法制成对照液。点于同一硅胶 H-CMC 板上，以醋酸乙酯-甲酸-水-甲醇(7∶2∶3∶0.4)展开，取出凉干后，供试品与对照品显相同的斑点

【品质评价】 传统认为：本品以花瓣长、色红黄、鲜艳，质柔软者为佳。2010 年版药典规定：杂质不得过 2%，水分不得过 13.0%，总灰分不得过 15.0%。照紫外可见分光光度法，在 518nm 的波长测定吸光度，不得低于 0.20。照高效液相色谱法测定，含羟基红花黄色素 A 不得少于 1.0%；含山奈素不得少于 0.050%。

【药理作用】

1. 对心脏作用　红花煎剂小剂量时对心脏有轻度兴奋作用，使心跳有力，振幅增大；大剂量则对心脏有抑制作用，心率减慢，心肌收缩力降低，心搏出量减少。

2. 对血管作用　红花煎剂对蟾蜍内脏血管灌流或后肢血管灌流以及离体兔耳血管灌流，均有明显的直接收缩血管作用，浓度增高作用亦增强。豚鼠后肢及兔耳血管灌流实验表明，红花注射液对周围血管有明显的消除肾上腺素和去甲肾上腺素收缩血管的作用，实验证明是直接或部分对抗 α-肾上腺素受体。

3. 对动脉流量的影响　红花水提取物 10mg/kg，对冠状动脉流量有显著的增加，血压略有降低，心肌耗氧量及心率稍有增加。

4. 对耐缺氧能力的影响　红花乙醇提取物及红花黄色素能明显延长小鼠在缺氧环境中的存活时间，提高小鼠的耐缺氧能力，这对冠心病可能有治疗作用。

5. 抗凝血作用　红花能使全血凝固时间、血浆(缺血小板)复钙时间显著延长，能使血清凝血酶原时间缩短与凝血酶时间延长，这表明红花对凝血过程的内在凝血原及凝血酶-纤维蛋白原反应具有十分显著的抑制作用。

6. 其他作用　对子宫及其他平滑肌(如小肠和支气管等)有明显的兴奋作用。还有镇痛、抗炎、降血脂作用。

【性味功效】 性温，味辛。活血通经，散瘀止痛。用于月经不调，痛经，经闭，跌打损伤等症。对冠心病、血栓类疾病也有一定的疗效。用量 3～9g。

【附注】

1. 白平子　本品为红花的成熟瘦果，白色，椭圆形或倒卵形，长约 5mm，具四棱，基部稍歪斜。红花种子含脂肪油，其中的脂肪油通常称为“红花子油”，含量约 15%～25%，种子中含油量可达 50%，其主要成分为棕榈酸、油酸、十八碳三烯酸等，其中的苦味成分为红花子甾苷。红花子油具有降血脂和胆固醇、软化和扩张血管、增加血液流量和活血、解豆毒及防止衰老的作用，也可用作软膏、擦剂、润肤剂等的基质。本品性温，味辛。

2. 番红花(西红花)　本品为鸢尾科植物番红花 *Crocus sativus* L. 的干燥柱头。原产地中海沿岸国家，现我国已引种成功。其原植物为多年生草本。地下鳞茎呈球形。叶窄长线形，2～15 片。花顶生，1～2 朵，深红色或兰紫色，花被 6 片，下部呈细管状。药材呈弯曲的线状，长约 3cm，暗红色或红棕色，一端常有三分枝，顶端稍膨大。镜检呈喇叭状，一侧有短裂缝(图 7-50①B)。

其粉末中具多种不同形状的草酸钙结晶，如细颗粒状、圆簇状、梭形或类方形；花粉粒球形，较大，直径 70～200μm，多无色，外壁近于光滑，稀具小刺状突起；柱头顶端有粗绒毛状细胞突起，直径 26～56μm，长 85～145μm，壁厚，稀有纵向角质条纹；表面细胞有乳头状突起。(图 7-50②B)

其主要成分有番红花苷-1，2，3，4(crocin-1，2，3，4，约 2%)、番红花苦苷(picrocrocin，约 2%)、番红花醛(safranal，约 0.4%～1.3%)等成分。本品性平，味甘。具有活血化瘀，凉血解毒，解郁安神之功。

菊　花　Flos Chrysanthemi
(英)Chrysanthemum Flower

本品为常用中药。始载于《神农本草经》，列为上品。陶弘景谓菊有两种。一种茎紫气香而味甘，叶可作羹食者为真菊；一种青茎而大，作蒿艾气味苦不堪食者，名苦薏，非真。《本草纲目》载诸家以甘者为菊，苦者为苦薏，惟取甘者入药。古以怀菊为佳，但近代按产地和加工方法不同，又分为亳菊、滁菊、贡菊、杭菊、怀菊、川菊等。尤以前五种更为出名。药材多用杭菊。

【来源】 本品为菊科植物菊 *Chrysanthemum morifolium* Ramat. 的干燥头状花序。

【植物形态】 多年生草本，高 60～150cm，茎基部常木化。叶互生，卵形至卵状披针形，背面有白色毛茸，羽状深裂，叶边有粗齿，叶基楔形。头状花序顶生或腋生，直径 1.5～5cm，总苞片 3～4 层，外层绿色，条形，有白色绒毛，边缘膜质；舌状花，雌性，白色、黄色或淡红色，管状花两性，黄色，基部具膜质鳞片。瘦果无冠毛。花期 9～11 月。

【采制】 9～11 月花盛开时分批采收，阴干、焙干或熏、蒸后晒干。杭菊 摘取花头后，上笼蒸 3～5 分钟后取出晒干，为杭菊花。怀菊将花枝摘下，阴干后剪取花头。

【产地】 主产于安徽(亳菊、滁菊)、浙江(杭菊)、四川(贡菊)、河南(怀菊)等，山东、河北亦多有栽培。

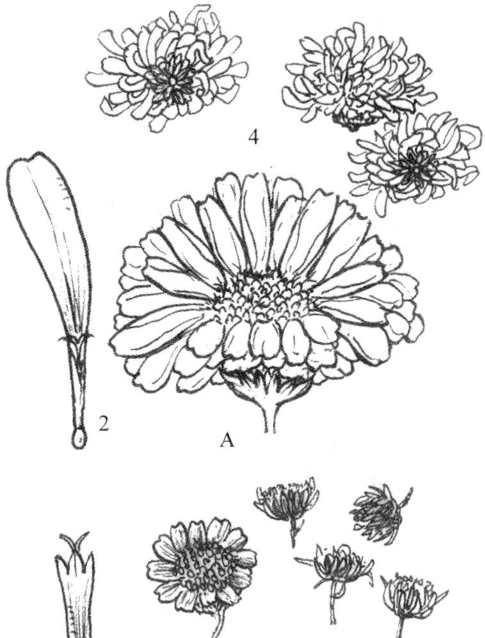

图 7-51①　菊花药材图(附野菊花)
A. 菊花　B. 野菊花　1. 花序
2. 舌状花　3. 管状花　4. 药材

【性状】

亳菊　呈倒圆锥形或圆筒形，有时稍压扁呈扇形，直径 1.5～3cm，离散。总苞碟状；总苞片 3～4 层，卵形或椭圆形，草质，黄绿色或褐绿色，外面被柔毛，边缘膜质。花托半球形，无托片或托毛。舌状花数层，位于外围，类白色，雌性，劲直，上举，纵向折缩，散有金黄色腺点；管状花多数，两性，位于中央，为舌状花所隐藏，黄色，顶端 5 齿裂。瘦果不发育，无冠毛。体轻，质柔，干时松脆。气清香,味甘、微苦(图 7-51①A)。

滁菊 呈不规则球形或扁球形,直径 1.5～2.5cm。舌状花白色,不规则扭曲,内卷,边缘皱缩,有时可见淡褐色腺点;管状花大多隐藏。

贡菊 呈扁球形或不规则球形,直径 1.5～2.5cm。舌状花白色或类白色,斜展,上部反折,边缘稍内卷而皱缩,通常无腺点;管状花少,外露。

杭菊 呈碟形或扁球形,直径 2.5～4cm。舌状花类白色或黄色,平展或微折叠,彼此黏连,通常无腺点;管状花多数,外露。

【显微特征】

粉末 黄棕色。①花粉粒黄色,呈类圆形,直径 22～38μm,有 3 孔沟,表面为网状饰纹并具刺,刺长 3.4～7μm。②纤维细长,末端渐尖或斜钝,直径 8～20μm,壁微波状,厚 1.7～7μm,纹孔细点状,孔沟隐约可见。③石细胞绿黄色,类长方形或多角形,纹孔明显。④腺毛少见,头部扁长,由 4～8 个细胞组成,两两相对。T 形毛少见,大多碎断,顶端细胞长大,直径约 55μm,基部 2～5 个细胞。⑤花冠表皮细胞表面观略延长,垂周壁波状弯曲,表面有微细致密的辐射状角质纹理,侧面观外壁隆起,有纵向纹理。苞片表皮细胞表面观呈不规则形,垂周壁稍厚,波状弯曲,表面有稍粗的角质纹理。⑥苞片边缘的表皮细胞狭长,壁平直或连珠状增厚。⑦气孔长圆形,直径 26～38μm,长 47～58μm,副卫细胞 3～6 个;⑧分泌道碎片少见;直径 10～43μm,有棕色分泌物(图 7-51②)。

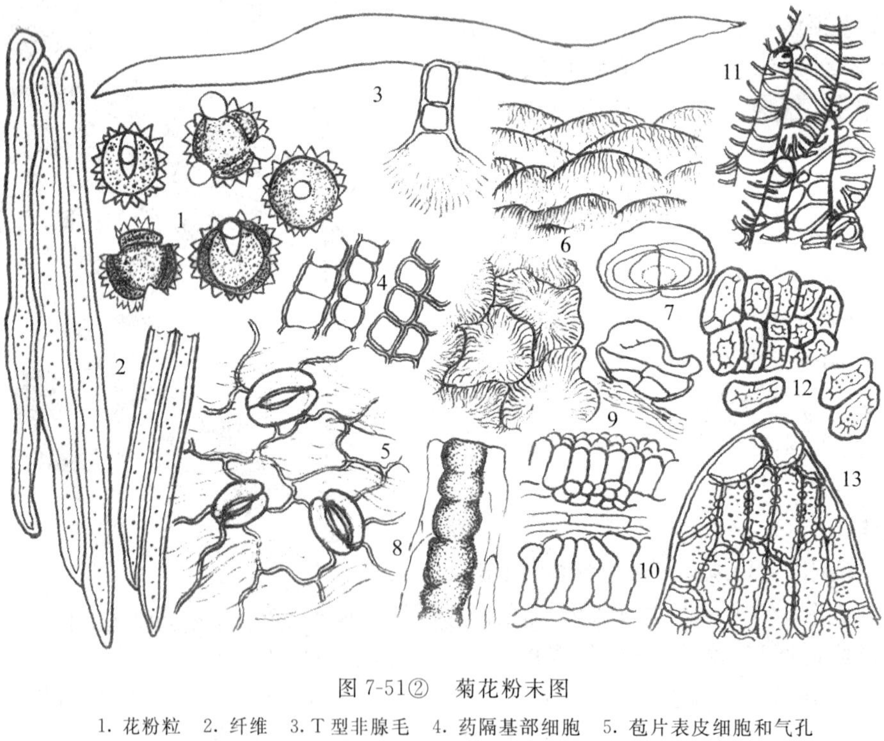

图 7-51② 菊花粉末图

1. 花粉粒 2. 纤维 3. T 型非腺毛 4. 药隔基部细胞 5. 苞片表皮细胞和气孔 6. 花冠表皮细胞 7. 腺鳞 8. 分泌道 9. 花柱碎片 10. 子房表皮细胞 11. 花粉囊内壁细胞 12. 厚壁细胞(子房基部) 13. 药隔顶端附属物

【化学成分】 花含挥发油约0.2%，主要成分为菊油环酮(chrysanthenone)、龙脑(borneol)、龙脑二酸酯等。此外尚含水苏碱(stachydrine)、刺槐苷(acaciin)、大波斯菊苷(cosmosiin)、菊苷(chrysanthemin)、A和B、菊花萜二醇(chrgsandiol)、木犀草素-7-葡萄糖苷、香叶木素-7-葡萄糖苷(diosmetin-7-glucoside)以及腺嘌呤、胆碱等成分。

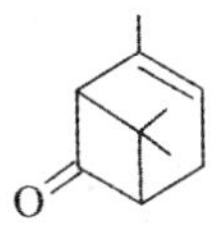

菊油环酮

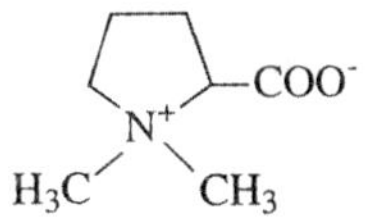

水苏碱

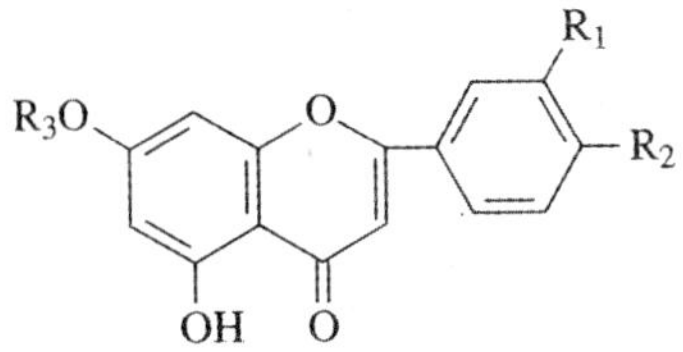

	R_1	R_2	R_3
木犀草素-7-葡萄糖苷	OH	OH	glc
大波斯菊苷	H	OH	glc
刺槐苷	H	OCH_3	Rha-glc

【品质评价】 传统认为：以身干、色白(黄)、花朵完整不散瓣、香气浓郁、无杂质者为佳，2010年版药典规定：水分不得过15.0%，照高效液相色谱法测定，本品含绿原酸不得少于0.20%，含木犀草苷不得少于0.080%，含3,5-O-二咖啡酰基奎宁酸不得少于0.70%。

【药理作用】

1. 水煎剂、水浸剂对多种致病细菌以及某些皮肤真菌和感冒病毒有抑制作用。

2. 水煎剂对离体的兔心脏和在体的狗心脏均有显著的扩张冠状动脉，增加冠状动脉流量的作用。

3. 浸膏腹腔注射于小白鼠，可增强毛细血管的张力，并有镇静和解热作用。

【性味功效】 性微寒，味甘、苦。归肺、肝经。散风清热，平肝明目。用于风热感冒，头痛眩晕，目赤肿痛，眼目昏花。用量5～9g。

【附注】图7-51①B

野菊花 本品为菊科植物野菊 *C. indicum* L. 的干燥头状花序。全国各地均产。呈类球形，直径0.3～1cm，棕黄色。舌状花一层，黄色，皱缩卷曲，管状花多数，深黄色。气芳香，味苦。含挥发油约0.2%，油中主要有菊醇(chrgsol)、菊酮(chrysantone)，a-蒎烯、樟脑、龙脑、樟烯，以及野菊花内酯、野菊花酮、野菊花素-A(artoglasin-A)、刺槐苷、蒙花苷(linarin)、菊苷、木犀草素、1-甲基-7-异丙基奥、野菊花黄酮等成分。其性微寒，味苦、辛。具有清热解毒、降压、降血脂、增加冠状动脉流量等作用。用于疔疮痈肿，目赤肿痛，头痛眩晕等症。用量9～15g。与菊花不宜混用。

三、一般生药

辛 夷 Flos Magnoliae

本品来源于木兰科植物望春花 *Magnolia biondii* Pamp. 、玉兰 *M. denudata* Desr. 或武当玉兰 *M. sprengeri* Pamp. 的干燥花蕾。冬末春初花未开放时采摘，待花芽萌动时含油量降低。采摘花蕾后，除去枝梗，放于室内凉干，干后放通风处贮藏。主产于河南、湖北、安徽、浙江等地。

望春花 花蕾呈长卵形，似毛笔头，长 1～2.5cm，直径 0.6～1.5cm，外有苞片 3 层，每层 2 片，层间有小芽鳞 1～2 个；苞片外被黄绿色柔软长毛，毛长约 0.2～0.3cm；内表面平滑，呈深棕色；除去苞片后可见花被片 9，类棕色，外轮花被片 3，条形，约为内轮长的 1/4，呈萼片状，内两轮花被片 6，每轮 3，外轮较内轮形大，棕黄色；雄蕊多数，花丝短，花药细长，呈螺旋状着生于花托；雌蕊在其上方，棒状，心皮多数。体轻，质脆。气芳香，味辛凉而稍苦。

玉兰 花蕾与望春花相似。长 1.2～2cm，直径 0.8～1.2cm；苞片 2～3 层，密被黄绿色毛茸；花被片 9～10 片，每轮 3 片，内外轮同型。基部枝梗较粗壮。

武当玉兰 花蕾长圆形，长 3～5cm，直径 1.5～2cm；苞片 2～3 层，苞片中、内层密披深棕色毛茸，外层毛茸疏短或脱落而呈黑棕色；花被片 9～12 片，3～4 层，内外层无显著差异；枝梗粗壮。

望春玉兰 花蕾含挥发油 3%～5%，枝条含 0.2%～0.5%。油中主成分为 1,8-桉叶素 28.6%、樟脑 14.8%、β-蒎烯 6.1%、α-松油醇 3.9%等 30 个成分。玉兰：花蕾主含 1,8-桉油精 49.0%、香桧烯 11.5%、β-石竹烯(β-caryophyllene)6.2%等 46 个成分。本品水、醇提液具有降压作用。辛夷煎剂、浸膏对子宫有兴奋作用，认为其有效成分为溶于水及乙醇的非挥发性物质。氯仿提取物有抗组织胺的作用。辛夷煎剂对多种致病性真菌有抑制作用。浸剂或煎剂对动物有局部麻醉作用。

性温，味辛。散风寒通鼻窍。用于风寒头痛，鼻塞，鼻渊，鼻流浊涕等症。用量 3～9g。外用适量，研末塞鼻或水浸蒸馏滴鼻。

月季花 Flos Rosae Chinensis

本品为蔷薇科植物月季 *Rosa chinensis Jacq.* 的干燥花。夏秋季节择晴日清晨露水干后采摘花蕾或半开的花，及时摊开晾干或微火烘干(不宜曝晒)。主产于江苏，山东，河北，天津，北京郊区等地，以江苏产量大，品质佳。

完整的花蕾多呈卵圆形或球形，干燥花朵多呈圆球形，直径 1～1.5cm，有的杂有散碎花瓣。花托倒圆锥形或倒卵形，长 5～7mm，直径 3～5mm，棕紫色，基部较尖，常带有一段花梗。萼片 5 枚，暗绿色，卵形，先端尾尖，大多向下反折，短于或等于花冠，背面黄绿色或橙黄色，有疏毛，内面被白色绵毛。花瓣 5 片或重瓣，覆瓦状排列，长 2～2.5cm，宽 1～2.5cm，紫红或淡红色，脉纹明显。雄蕊多数，黄棕色，卷曲，与花柱近等长，着生于花萼筒上。雌蕊多数，有毛，花柱伸出花托口。体轻，质脆，易碎。气清香，味淡、微苦涩。

花含挥发油，成分与玫瑰油相似，多为萜类化合物，但含量较低。此外，尚含槲皮素、鞣质、没食子酸、色素等成分。

性温，味甘。活血调经，散毒消肿。用于月经不调，痛经。用量 1.5～4.5g。外敷治跌打瘀肿，痈肿，瘰疬(未溃破)。

玫瑰花 Flos Rosae Rugosae

本品为蔷薇科植物玫瑰 *Rosa rugosa* Thunb. 的干燥花蕾。4～6 月间择睛天采摘花蕾或初开放的花，低温烘干或阴干。烘时宜将花摊成薄层，花冠向下，使其最先干燥，然后再翻转烘干。主产于江苏、浙江、山东、安徽，以浙江湖州产者最佳。

干燥花或花蕾略呈球形、卵形或不规则团块，直径 1.5～2cm。花托壶形或半球形，与花萼基部相连，花托无宿梗或有短宿梗。萼片 5 枚，披针形，黄绿色至棕绿色，伸展或向外反卷，其内表面(上表面)被细柔毛，显凸起的中脉。花瓣 5 片或重瓣，广卵圆形，多皱缩，紫红色，少数黄棕色。雄蕊多数。黄褐色，着生于花托周围。常有无数花柱在花托口集合成头状。体轻，质脆。香气浓郁，味微苦涩。

鲜花含挥发油约 0.03%，油中主成分为香茅醇(citronellol)，最高达 60%，含量愈高香气愈浓，品质也愈好。其次为香叶醇(geraniol)、橙花醇(nerol)，含量 5%～10%，丁香油酚和苯乙醇(n-phenylethyl alcohol)各约 1%。油中还含少量苯甲醇、芳樟醇、壬醇、壬醛、乙酸苯乙酯、1-对-孟烯(1-p-menthene)。花粉的主成分为脂肪族、萜烯和芳香族等化合物。水煎剂可解除小鼠口服吐酒石毒性。玫瑰油对大鼠有促进胆汁分泌作用。临床上用于治疗胃病与月经不调。

性温，味甘、微苦。舒肝理气，和血调经、止痛。用于肝胃气痛，食少呕恶，月经不调，跌扑伤痛。用量 3～6g。

芫　花　Flos Genkwa

本品为瑞香科植物芫花 *Daphne genkwa* Sieb et Zucc 的干燥花蕾。春季花将开放时，采取花蕾，拣除杂质，阴干或烘干。入药多用炮制品。醋芫花：将原药材拣净，加醋拌匀，润透后放锅内炒至将醋吸尽并呈微黄色时取出，晾干即可(每 100kg，用醋 30kg)。主产于安徽，江苏，四川，河南，山东等地。以安徽产量大。

本品常 3～7 朵簇生于短花轴上，基部有卵形苞片 1～2 片，常脱落为单朵。花呈棒槌状，常弯曲，长 1～1.7cm，直径约 1.5mm；花被筒表面淡紫色或灰绿色，细圆筒状，表面密被短柔毛，先端 4 裂呈花瓣状，裂片卵形，淡紫色或黄棕色，质软。气微，味甘、微辛。

花蕾含芫花素(genkwanin)、羟基芫花素(hydroxygenkwanin)、芫花酯甲(yuanhuacine)、芫花酯乙(yuanhuadine)、二萜原酸酯芫花酯丙(yuanhuafine)、二萜原酸酯-12-苯甲酰氧基瑞香毒素(12-benzoxydaphnetoxin)、芫花酯丁(yuanhuatine)、芫花瑞香宁(genkwadaphnin)、芹菜素(apigenin)、淡黄木犀草苷、淡黄木犀草苷 7-甲醚。此外，尚含谷甾醇、苯甲酸、黄嘌呤氧化酶及刺激性有毒油状物等。醋芫花和苯制芫花醇、水提取液及羟基芫花素均有一定的镇咳祛痰作用。芫花 50%的煎剂对金色葡萄球菌、伤寒杆菌、绿脓杆菌和大肠杆菌有抑制作用。煎剂及乙醇浸剂均有利尿作用。芫花素能刺激肠黏膜，引起剧烈的水泻和腹痛。芫花酯乙(二萜原酸酯类)有引产作用。

性寒，味苦、辛，有毒。有泻水逐饮，解毒杀虫的作用。炮制品用于水肿胀满，胸腹积水，痰饮积聚，气逆喘咳，二便不利，中期引产，淋巴结结核及精神病。外治疥癣、秃疮、冻疮。用量 0.5～1.0g。

密蒙花 Flos Buddlejae

本品有“老蒙花”与“新蒙花”之别，传统药用正品为老蒙花，系马钱科植物密蒙花 *Buddleja officinalis* Maxim 的干燥花蕾及其花序。2～3 月间采集簇生花蕾及花序，除净枝叶等杂质晒干。主产于湖北，四川，河南，陕西，云南。以湖北、四川等地产量较大。

本品为花蕾密聚的花序小分枝，呈不规则圆锥状，长 1.5～3cm。表面灰黄色或棕黄色，密被茸毛，并有单个散在的花蕾，花蕾呈短棒状，上端略大，长 0.3～1cm，直径 0.1～0.2cm，花萼钟状，先端 4 齿裂，内面深暗绿色；花冠筒状，与萼等长或稍长，随着花的成熟，花冠逐渐增长，接近成熟时，花冠的露出部分往往长于萼筒，其上毛茸亦较稀疏。花冠内表面紫棕色，先端 4 裂，裂片卵形，毛茸极稀疏；雄蕊 4，着生在花冠管中部，质柔软。气微香，味微辛苦。

本品含刺槐苷(acaciin)，水解后得刺槐素(acacetin)及鼠李糖、葡萄糖。有与刺槐素和槲皮素相似的抗炎作用，松驰胆管平滑肌及利尿作用。

性微寒，味甘。清热养肝、明目退翳。用于目赤肿痛，多泪羞明，眼生翳膜，肝虚目境，视物模糊。用量 3～9g。

夏枯草 Spica Prunellae

本品为唇形科植物夏枯草 *Prunella vulgaris* L. 的干燥带花的果穗。夏季果穗呈棕红色成熟时采摘，除去杂质，晒干。主产于江苏，安徽，浙江，湖北。以江苏、安徽、湖北、河南产量大。江苏所产果穗长柄短，棕红色，质量最佳。

干燥果穗呈长圆柱形，长 2～6cm，直径 0.8～1.5cm。棕色至淡紫褐色。少数带有长短不一的花茎。果穗有多枚苞片和萼片，排列成覆瓦状。苞片淡黄褐色，横肾形，长约 0.8cm，宽约 1.2cm，两枚对生，轮状排列，膜质，有明显的深褐色脉纹，基部狭小呈楔状，顶端尖长尾状，外表面有白色粗毛。花萼唇形，长约 1cm，宽约 0.5cm，褐色；上唇 3 齿裂，有粗毛，具短突尖，两侧向内卷曲，下唇 2 裂，裂片三角形，平滑，侧面具粗毛。小坚果卵圆形，淡褐色，有光泽，长约 1.5mm，直径约 1mm，顶端有小突起。质轻。气微，味淡。

全草含三萜皂苷，夏枯草苷(prunelin)，其苷元为齐墩果酸(oleanolic acid)。并含游离的乌苏酸(ursolic acid)和齐墩果酸及多种三萜类化合物。另含有芦丁、金丝桃苷，挥发油等。尚含维生素 A、C、K、B_1。水溶性无机盐 3.5%，其中 68%是氯化钾。各种游离的单糖，寡糖、蔗糖、棉子糖、半乳糖、葡萄糖、果糖，及结合的半乳糖、葡萄糖、阿拉伯糖、木糖和鼠李糖。生物碱，树脂，苦味质，脂肪油等。夏枯草煎剂具有广谱抗菌作用。夏枯草煎剂对肾型高血压犬，有较明显的降压作用。夏枯草煎剂有明显的血管扩张作用。夏枯草对早期炎症反应有明显的抑制作用，并有一定的抗肿瘤作用。

性寒，味苦、辛。清肝火，明目，散郁结，消肿。用于头痛眩晕，目赤肿痛，瘰疬，瘿瘤，乳痈，乳腺癌，甲状腺肿大，淋巴结结核，高血压。用量 9～15g。

洋金花　Flos Daturae

本品为茄科植物白曼陀罗 *Datura metel* L. 和毛曼佗罗 *D. innoxia* Mill. 的干燥花。前者习称“南洋金花”，后者习称“北洋金花”，习惯上认为南洋金花品质较佳。开花期间均可采收，南方 4～9 月间产量较多，北方 7～8 月间产量较多。于每日早晨露水干后将初开的花朵采下，南洋金花习惯除去花萼，北洋金花保留花萼，均平摊在席上，晒干，阴干或微火烘干，再捆成小把即得。南洋金花主产于江苏，广东，福建。此外，浙江、广西、湖北、四川也产。北洋金花主产于河北，山东。此外，河南、辽宁、陕西、内蒙古均有产。

南洋金花　药材大多已摘除花萼，少数留存。花萼筒状 5 裂，长 5～5.5cm，表面黄绿色，被毛茸。花冠漏斗状 5 裂；长 12～13cm；表面黄棕色，皱缩，陈旧者深棕色，裂片先端尖长，之间有凹陷，花冠筒有棱线 5 条，每棱两侧具一纵脉。雄蕊 5，长 11.5～12.5cm，花丝着生于花筒的基部，约 1/2 贴生于花冠筒上，花药盾形或“个”字形，长 13～14mm；柱稍低于花药不露出花冠。味稍苦。

北洋金花　与上种相似，花萼往往留存，萼长 7～9cm，纸质，密被毛茸；花冠筒状 5 裂，长 9～10.5cm，淡棕色，裂片先端丝状，裂片间稍突起如三角状；雄蕊 5，长 7～9cm，约 3/5 贴生于花冠筒上，花药长条形，长 11～12mm，雌蕊长 6.5～7cm，柱头个字形或不定形。

南洋金花含总生物碱 0.125%～0.82%，主要为东莨菪碱（scopolamine）及莨菪碱（hyoscyamine）；北洋金花含总生物碱 0.19%～0.53%。据报道北洋金花尚含去甲基莨菪碱（demethyl hyoscyamine）。洋金花中还含有东莨菪素（scopoletin）。洋金花中的主要成分东莨菪碱对大脑皮层和皮层下某些部位有抑制作用，镇痛及抗休克作用。洋金花对实验性气管炎大鼠的气管黏液腺有抑制作用，杯状细胞显著减少。

性温，味辛，有毒。平喘止咳，镇痛，解痉。用于哮喘，咳嗽，脘腹冷痛，风湿痹痛，外科麻醉。用量 0.3～0.6g；亦可作卷烟燃吸（多次用，每日不超过 1.5g）。

旋覆花　Flos Inulae

本品为菊科植物旋覆花 *Inula japonica* Thunb. 和欧亚旋覆花 *I. britannica* L. 的干燥头状花序。夏季或秋季采摘花序晒干。主产于河南、河北、江苏、浙江等省。

旋覆花　干燥花序呈球形或扁球形，直径 1～1.5cm，多松散。总苞半球形，直径 1.3～1.5cm，总苞片 5 层，最外层苞片常草质而长，或上部草质下部革质，内层苞片干膜质，较窄。舌状花 1 轮，雌性，花冠黄色，长 0.9～1.4cm，宽 0.8～1mm，舌片带状，开展，顶端有 3 齿。花柱细长，顶端 2 裂，分枝稍扁，子房圆柱形，中部膨大，长 0.8～1mm，具 10 条纵棱，棱部被毛。冠毛 1 轮，22～30 条，白色粗糙，长 4～5mm。管状花两性，黄色，密集于中央，花冠长 4～5mm，顶端具 5 个尖裂片。雄蕊 5 枚，扁平带状，花药聚合成筒状，基部延伸成长尾，花丝下部贴生于花冠，上部游离。气微，味苦、辛、咸。

欧亚旋覆花　干燥花序直径 1～2cm，总苞片 4～5 层，外层苞片上部叶质，下部革质。舌状花花冠长 1～2cm，宽 1～1.5mm。冠毛 20～25 条。管状花花冠长 4～6mm。

花序含旋覆花次内酯(inulicin),欧亚旋覆花(*I. britannica*)花序含天人菊内酯(gaillardin)、槲皮素(quercetin)、槲皮黄苷(*quercemeritrin*)、异槲皮苷(isoquercitrin)和槲皮万寿菊苷(quercetagitrin),线叶旋覆花(*I. linariifolia*)花序含旋覆花内酯(britannin)与蒲公英醇棕榈酸酯(taraxasterylpalmitate)。旋覆花煎剂对金黄色葡萄球菌、乙型溶血性链球菌、炭疽杆菌、白喉杆菌、肺炎球菌、白色葡萄球菌等有抑制作用。旋覆花黄酮对组织胺引起的豚鼠支气管痉挛有缓解作用,其煎剂腹腔给药有止咳作用。

性微温,味苦、辛、咸。降气,消痰,行水,止呕。用于风寒咳嗽,痰饮蓄结,胸膈痞满,喘咳痰多,呕吐噫气,心下痞硬。用量 3～9g。

款冬花 Flos Farfarae

本品为菊科植物款冬 *Tussilago farfara* L. 的干燥花蕾。于 12 月或早春解冻前花尚未出土时,从土内挖出花蕾,放通风处阴干,待半干时筛去泥土,去净花梗,再晾至全干。严防水洗日晒和受冻,以免变黑。主产于河南,甘肃,山西,陕西,内蒙古等地。以河南产量大,甘肃灵台、陕西榆林所产的质量最佳。

本品呈不规则棍棒状。单生或 2～3 个花序基部连生,俗称"连三朵",长 1～2.5cm,直径 0.5～1cm,外面被有多数鳞片状苞片,苞片外表面呈紫红色或淡红色;内表面密被白色茸毛;下部苞片呈钝三角形,上部者呈卵圆形,基部具白色茸毛一束,中部者呈宽卵圆形,背面满布白色毛茸。舌状花及管状花细小,长约 2mm,子房下位,均有冠毛。气清香,味微苦带黏性,久嚼似棉絮。

花含款冬二醇(faradiol),降香醇(bauerend)、山金车二醇(arnidiol)、蒲公英黄素(taraxanthin)、千里碱(senecionine);芸香苷(rutin)、金丝桃苷(hyperin)、三萜皂苷、鞣质、蜡、挥发油、款冬酮。具止咳祛痰并有平喘作用。醇提取液对血压有先降低后升高的作用;醇溶醚不溶的部分呈降压作用。

性温,味辛、甘。润肺下气、止咳化痰。用于急、慢性支气管炎,肺结核,咳嗽,咳吐脓血等症。用量 10～15g。

蒲 黄 Pollen Typhae

本品为香蒲科植物水烛香蒲 *Typha angustifolia* L. 和东方香蒲 *T. orientalis* Presl 及同属多种植物的干燥花粉。夏季采收蒲棒上部的黄色雄花穗,晒干后碾扎,筛取花粉。主产于江苏,河南,黑龙江,内蒙古;此外,辽宁、河北、山西、湖南、陕西、贵州、云南、安徽、新疆、青海、山东等地均产。习惯上在长江以北、华北、东北、西北等地主要销花粉,华东、中南、华南、西南等地区大部分销带雄花的花粉,称草蒲黄。

净蒲黄系纯净的花粉,为黄色粉末,质轻,入水飘浮水面,手捻之有滑润感,易附于手指上。气微,味淡。

窄叶香蒲花粉含异鼠李素-3-O-芸香糖苷、异鼠李素、槲皮素、β-谷甾醇及二十五烷。此外,尚含微量元素及氨基酸。雌花中含琥珀酸、肉桂酸、香草酸、对羟基苯甲醛及 D-甘露醇。蒲黄提取物且有扩张外周血管作用。蒲黄能降低血清胆固醇及减轻动脉粥样硬化的作用。蒲黄多种制剂对子宫或肠有兴奋作用。促凝血作用。

性平，味甘。止血，祛淤。用于咯血，吐血，尿血，便血，崩漏，脘腹刺痛，外伤出血，跌扑损伤。用量 3～10g，外用适量。孕妇忌服。

谷精草 Flos Eriocauli

本品为谷精草科植物谷精草 *Eriocaulon buergerianum* Koern. 的干燥带花茎的状花序。华南地区用同科植物华南谷精草的头状花序。少数地区用同属他种植物白药谷精草、毛谷精草等。秋季开花时采收，将花序连同花茎拔出，洗净晒干，扎成小把。主产于浙江，湖北，江苏。以浙江、湖北、江苏产量大，浙江、江苏产的质量佳。

药材为带花茎的头状花序或带茎叶全草，多扎成小把，少数散开，全体呈淡棕色。花茎纤细，长短不一，长 14～24cm，直径 1mm 以下，淡黄绿色，具 4～5 条扭曲棱线，有光泽，质柔软。头状花序呈半球形，直径 4～5mm；底部有黄白色总苞，总苞片层层紧密排列呈盘状，有光泽，淡黄色，上部边缘密生白色短毛，花序顶部灰白色。用针层层挑开，可见有数十朵雌、雄花，揉碎时有多数黑色花药及细小黄绿色未成熟的果实。气微，味淡。

本品含黄酮类成分。另有报道，同属植物勃氏谷精草 *E. brounianum* Mart. 及七棱谷精草 *E. septangulare* With. 等含槲皮万寿菊素(quercetagetin)；勃氏谷精草中尚分离出万寿菊素(patuletin)、槲皮素等。50％的煎剂对金黄色葡萄球菌、福氏痢疾杆菌、伤寒杆菌、大肠杆菌有抑制作用。治急性结膜炎。用谷精草合剂治疗慢性鼻窦炎 450 例患者，获得较好疗效，尤其对一些顽固性症患者疗效也满意。

性平，味辛、甘。散风，明目，退翳。用于风热目赤，急性结膜炎，角膜云翳，眼干燥症，夜盲症等。用量 4.5～9g。

第六节 果实及种子类药材

果实和种子在植物体内是不同的两种器官，但在商品药材上往往是不严格分开的。有些药材主要是用种子入药，而商品却以果实销售，在使用前或加工炮制前再将果皮去掉。也有些药材将果实和种子一起应用的，因此，将这两类关系密切的药材放在一起叙述。

一、果实、种子类药材的基础知识

果实类药材包括成熟果实、近成熟果实。有的采用整个果穗(序)，如桑椹；有的采用单果，如乌梅；有的为假果如瓜蒌；也有的采用果实的一部分或全部为果皮，如陈皮、桔络等；但也有的只用果肉或果核。根据以上情况，鉴别果实类药材需要掌握有关果实方面的全面知识。

1. 果实的外观性状和类型

主要包括果皮和种子两部分。果皮包被种子，对种子起保护和传播作用。

果实的外观性状多种多样，一般根据其形状、大小、质地的不同以及果实的表面特征，如光滑或粗糙；有无毛茸、蜡被或钩刺、果实表面的颜色等进行鉴别。

果实的类型多种多样，而且往往代表了科的特征，如豆科植物结荚果、葫芦科植物结瓠果等。依据一朵花中雌蕊的数目，可将果实分为单果和聚花果。一朵花中仅有一个雌蕊（单心皮雌蕊或和生心皮雌蕊）发育而形成的果实称单果；一朵花中有两个以上的离生心皮雌蕊发育形成的果实称为聚合果；由整个花序发育形成的果实称为聚花果。聚合果和聚花果又统称为复果。

单果（包括聚合果和聚花果的每个分果）依质地可分为肉质果和干果；肉质果和干果又可分为多种类型。详见下图示。

果实类型

- 单果
  - 肉质果
    - 浆果、核果、梨果
    - 柑果、瓠果
  - 干果
    - 裂果
      - 骨突果、荚果
      - 角果、蒴果
        - 纵裂蒴果、孔裂蒴果
        - 齿裂蒴果、盖裂蒴果
    - 闭果
      - 坚果、颖果、翅果、
      - 胞果、双悬果、瘦果

2. 果实的内部构造

果实的内部构造主要指三层果皮的构造（见药材图五味子的内部构造）。关于种子的构造另列专条叙述。

（1）外果皮　外果皮通常为一列表皮细胞，其外壁常角质化或被有很厚的角质层、蜡被等；有气孔、毛茸或其他表皮衍生物。在成熟果实的表皮细胞内常含有各种有色物质或色素，使果实呈现出一定的颜色。也有的散有油细胞等分泌组织。

（2）中果皮　多由薄壁细胞组成。其内分布有细小的维管束；有的种类散有石细胞、纤维等机械组织；也有的分布有油细胞、分泌腔、分泌道或乳管等分泌组织。干果的中果皮在果实成熟时失水干燥；肉质果的中果皮在果实成熟时仍含有大量水分。

（3）内果皮　为果皮的最内层组织。一般由一列薄壁细胞组成；但也有由多列石细胞组成；还有一些植物果实的内果皮由5～8个长短不等的扁平细胞呈镶嵌状排列，这种现象称镶嵌细胞。另外还有一些植物果实的内果皮向内长出许多囊状多浆的表皮毛，如柑桔类植物。

3. 种子类生药的外观性状和类型

种子类生药大多采用植物的成熟种子，包括种皮和种仁两部分。种仁又包括胚乳和胚。多数种子类生药采用完整的种子，但也有不少种类是采用种子的某一部分的，如桂元肉为假种皮、绿豆衣为种皮、肉豆蔻用种仁、淡豆豉为大豆的加工品。

（1）种子的外观性状　种子大多呈球形、类球形，扁圆形、椭圆形，有的带有棱角，有的呈弯曲形，有大有小。种子表面常有各种颜色、光泽和纹理；也有的种子表面具有毛茸。在种子表面还有种脐、种孔、合点和种脊；有的种子在种孔周围或附近有海绵状结构，称为种阜。去掉种皮后可见胚乳和胚。胚由胚根、胚轴、子叶和胚芽四部分组成。胚乳的有无、子叶数目等均是种子类生药的鉴别依据。

（2）种子的基本类型　有关种子的类型有两种分法，其一是根据胚乳的有无分为有胚乳种子和无胚乳种子；其二是根据子叶数目可将种子分为单子叶种子和双子叶种子。二者组合在一起种子的类型就有四种：双子叶有胚乳种子；双子叶无胚乳种子；单子叶有胚乳种子；单子叶无胚乳种子。

4. 种子的内部构造

种子的内部构造在种子类生药鉴别上具有重要意义，尤其是种皮的构造特点在生药的显微鉴别中更为重要，因此要牢牢掌握这些特征。

种子的内部构造主要包括种皮、胚乳和胚三部分。

(1)种皮 被子植物的种皮多为两层，但由于种皮很薄而不易区分。外种皮一般较厚，呈各种不同的颜色及突起。有的种子种皮与果皮愈合或紧密结合而不易分离。多数种子的种皮，其表面由一列薄壁细胞组成。在一些干性种子的最外层，其表面观，可见到疣状或线状等肥厚的隆起。在一些坚硬种子的最外层，角质层特别发达，有的近木化；有的单独或成群地散列着极不规则的石细胞，如杏仁等。有的表皮细胞的细胞壁黏液化，遇水膨胀成黏液状，如亚麻的种子等。有的部分表皮细胞形成非腺毛或全部表皮细胞形成非腺毛。有的种皮细胞含有各种色素，使种子呈现各种颜色。还有的在表皮细胞下有油细胞层、也有的在表皮细胞下方具有排列紧密且木化的、圆柱状的栅状细胞层，在栅状细胞层外缘处，具有一条折光率特强的带，称为光辉带。在种皮的中层或内层，有充满营养物质的薄壁细胞，称为营养层，当种子成熟后，营养层被消耗，成为扁缩的颓废细胞。种皮的最内层一般为薄壁细胞，有的为石细胞，也有的为色素层。

另外。在种皮中可见到比较简单的维管束，有的不太明显；但在倒生胚珠或弯生胚珠形成的种子上，在种脊部位可见到明显的维管束。

种皮是由珠被发育而来的，但也有些植物的种子，在发育过程中，珠柄或胎座的组织也继续生长，形成一些组织将种子包围起来，这就是假种皮，如桂圆等。

(2)胚乳 胚乳细胞多呈等径的多面体形。细胞壁一般较薄，多由纤维素组成；也有的由半纤维素组成而成为厚壁细胞，这种细胞的细胞壁上具有明显的微细的纹孔，新鲜的胚乳细胞可见到胞间连丝。胚乳中贮藏的营养物质主要为淀粉，蛋白质和脂肪油等。有的种子在胚的发育过程中，将胚乳吸收，仅剩下1～数层颓废的、极薄的胚乳组织。

另外，有的种子，在胚乳的形成过程中，珠心组织的营养被完全吸收，但也有的种类，珠心组织始终存在，并在种子的发育过程中，发育成类似胚乳的组织，特称为外胚乳，如槟榔等。外胚乳与胚乳互相嵌合，形成大理石样的花纹。

(3)胚 有胚乳种子，一般胚乳丰富，胚较小，或子叶较大而菲薄。无胚乳种子，子叶较发达而肥厚。胚多由薄壁细胞组成，子叶细胞多为球形或多面体形，具有一定的细胞间隙。表皮细胞有一极薄的角质层，通常无气孔；叶肉部分可见栅栏组织和海绵组织，但不含叶绿素而仅含营养物质。维管束尚未形成，仅处于分化前期，无木化反应。胚根、胚轴和胚芽构造极为简单，尚未分化出各种组织，在鉴别上没有多少意义。

二、鉴别果实种子类生药应注意的问题

鉴别果实种子类生药，首先应注意外观性状，观察时应特别注意形状、颜色、大小、顶部和

基部、表面、质地、断面特征及气味等。要注意区分药用部分或商品生药是种子还是果实或是种子或果实的某一部分。区分果实或种子的类型，为进一步做显微观察提供依据。对种子类生药还要注意种脊、种孔、种阜等结构特点。

对果实和种子类生药进行显微观察，要注意果皮或种皮的表面特征及横切面特征、细胞形状、细胞壁的增厚情况、角质层的厚薄、气孔、毛茸的有无和类型。各层次的结构特征、分泌组织和机械组织的有无和类型。对种子的结构特征还要注意栅状细胞层的有无，光辉带的位置等。同时还要注意胚乳细胞内营养物质的类型和特点等。

三、重点生药

五味子　Fructus Schisandrae
(英)Comman Magnolcavine Fruit (Orange Magnolcavine Fruit)

本品为常用中药。始载于《神农本草经》，列为上品。陶弘景说：今第一出高丽，多肉而酸甜，次出青州(今山东)、冀州(今河北)，味过酸，其核并似猪肾，又有建平(今四川巫山县)者少肉，核形不相似，味苦亦良。《本草纲目》列入草部山草类。李时珍说：五味今有南北之分，南产者红，北产者色黑，入滋补药，必用北产者乃良。从这些记载来看，陶弘景早就认为北方产的五味子佳良，到李时珍始明确将五味子分成南北两类，并沿用至今。

【来源】　为木兰科植物五味子 *Schisandra chinensis* (Turez) Baill 或华中五味子 *S. sphenanthera* Rend. et Wils. 干燥成熟果实。商品中按分布地区不同，前者习称为“北五味子”，后者为“南五味子”。通常认为北五味子粒大、肉厚、柔润、气味浓、质量较佳。

【植物形态】

五味子　落叶木质藤本，茎枝红棕色，具圆形皮孔。单叶互生，叶片薄，阔椭圆形、卵形或宽倒卵形，边缘疏生有腺体的细齿，上面有光泽，无毛，下面脉上嫩时有短柔毛；叶柄细长。花单性，雌雄同株或异株；单生或簇生于叶腋，花被片 6～9，乳白色或粉红色，内侧微带淡红色，芳香；雄花具 5 雄蕊；雌花心皮约 17～40，花后花托逐渐伸长，至果成熟时呈长穗状聚合果，浆果球形肉质，深红色。花期 5～7 月，果期 6～9 月。

华中五味子　与上种的区别：花被片橙黄色，雄花具 10～15 枚雄蕊；雌花的雌蕊群具心皮 30～50 枚(图 7-52①)。

【采制】　秋季果实成熟尚未脱落时采摘，拣去果枝及杂质，晒干即可。河南、陕西等省将采下的果实略蒸后晒干。生用或醋制用。

【产地】　北五味子主产辽宁、黑龙江、吉林，此外河北、内蒙古等省区亦产，销于全国各省，并出口。南五味子主产河南、陕西、甘肃，此外四川、云南等省亦产，销于全国。

【性状】

北五味子　果实呈不规则球形或扁球形，直径 5～8mm。表面红色、紫红色或暗紫红色，皱缩，显油润，有时数个黏在一起，有的表面呈现黑红色或出现“白霜”。果皮肉质柔软，内含种子 1～2 粒。种子肾形，表面棕黄色，有光泽；种皮薄，坚硬而脆，剥去后可见淡棕色种仁，胚乳油质，胚小，不易见。果皮气微，味酸，种子破碎后，有香气，味辛、微苦。

南五味子　果实呈不规则形，较小，直径 2～5mm；表面暗红色或棕褐色，干瘪，皱缩，果皮肉质较薄，常紧贴种子上，无光泽，内含种子 1～2 粒。种子肾形，较北五味子种子略小，表面黄棕色，略呈颗粒状（图 7-52①）。

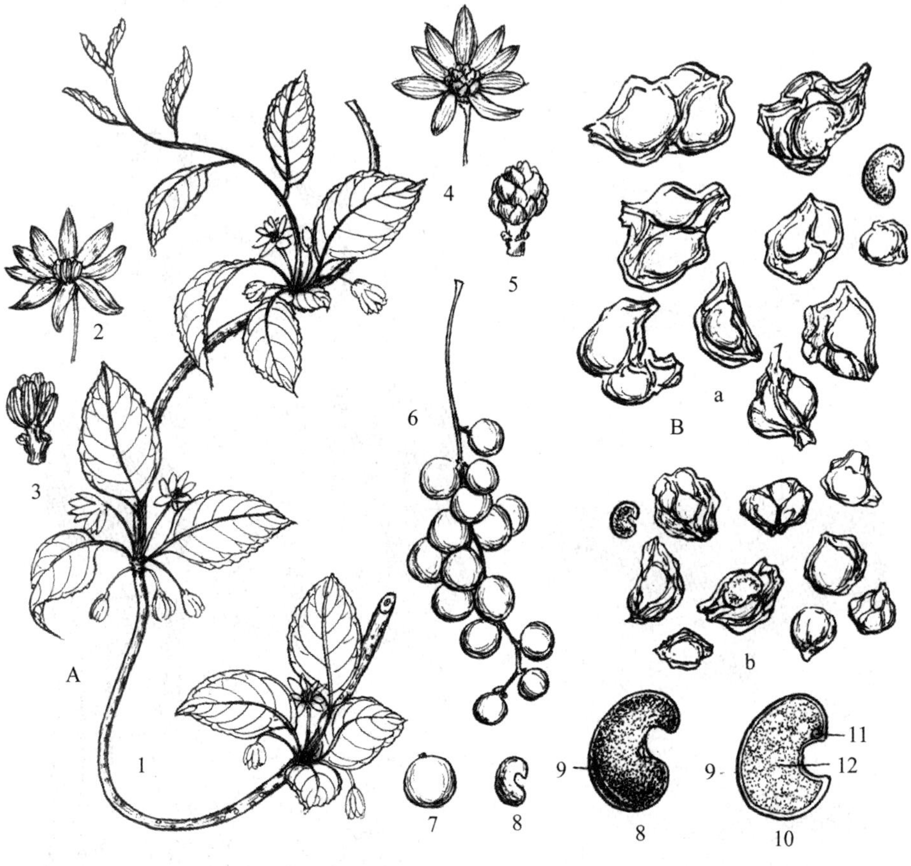

图 7-52①　五味子原植物和药材图

A. 原植物　B. 药材（a. 北五味子　b. 南五味子）

1. 雌株　2. 雄花　3. 雄蕊　4. 雌花　5. 雌蕊　6. 果序　7. 果实　8. 种子　9. 种脊　10. 种子剖面　11. 胚　12. 胚乳

【显微特征】

北五味子　果实横切面　外果皮为 1 列类方形细胞，每隔 3～4 个细胞即有 1 个油细胞，长方形，壁稍厚，内含淡黄色油滴。中果皮细胞 10 余层，壁薄，含淀粉粒，内侧的细胞较外侧者形大，薄壁组织中散有小形外韧型维管束；内果皮为 1 列小方形薄壁细胞，排列整齐。种皮表皮细胞为 1 列长方形、径向延长石细胞，长约 70μm，直径 25～35μm，胞腔内含棕色物质，壁厚，孔沟细密。其下为数列排列较疏松的石细胞，类圆形、三角形或多角形，长径 70～130μm，短径 30～80μm，壁较厚，纹孔较大；石细胞层下为数列薄壁细胞，种脊部位有维管束；其内侧为 1 列薄壁细胞，方形或类方形，排列整齐，内含油滴；再下为 3～5 列小形细胞，种皮内表皮为

1 列扁而较皱缩的小型薄壁细胞，壁稍厚；胚乳薄壁组织内含脂肪油及糊粉粒。

粉末特征 暗紫色。种皮表皮石细胞表面观呈多角形或长多角形，直径 18～50μm，壁厚，孔沟极细密，胞腔内含深棕色物。种皮内层石细胞呈多角形，类圆形或不规则形，直径约至 83μm，壁稍厚，纹孔较大。果皮表皮细胞表面观类多角形，垂周壁略呈链球状增厚，表面有角质线纹；表皮中散有油细胞，直径约 50μm。中果皮细胞皱缩，含暗棕色物，并含淀粉粒(图 7-52②)。

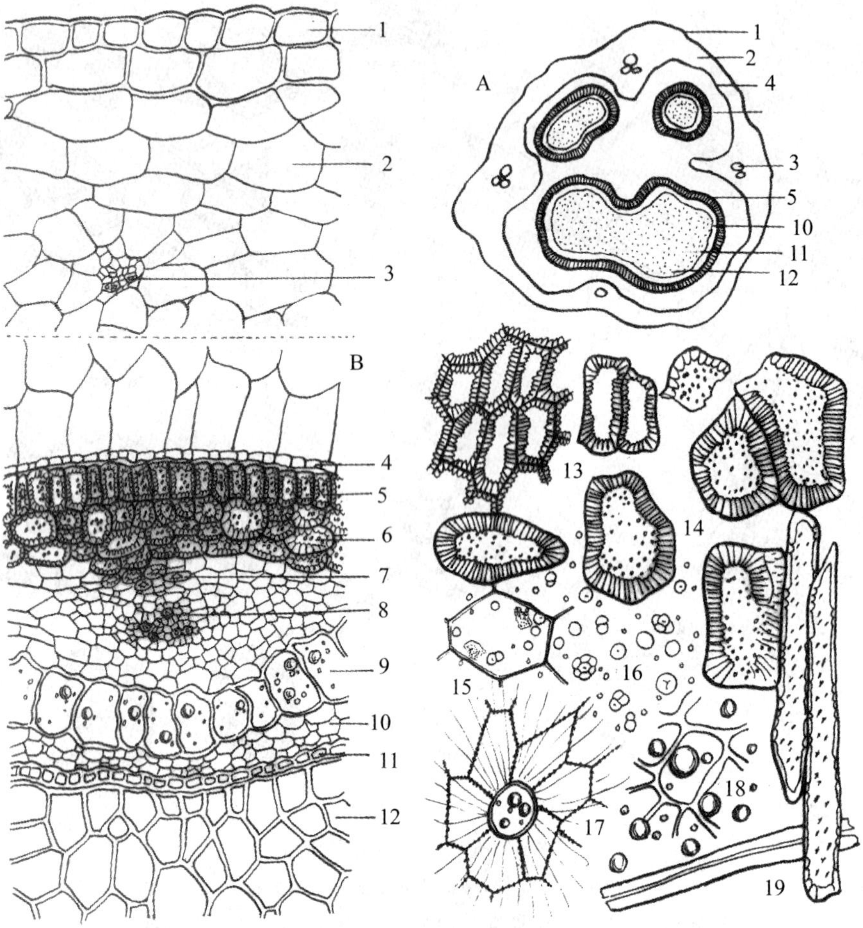

图 7-52② 五味子横切面组织粉末图

A. 横切面简图 B. 横切面详图 C. 粉末图

1. 外果皮 2. 中果皮 3. 维管束 4. 内果皮 5. 种皮表皮石细胞 6. 种皮内层石细胞 7. 纤维束 8. 种脊维管束 9. 油细胞 10. 薄壁细胞 11. 种皮内表皮细胞 12. 胚乳 13. 种皮表皮石细胞 14. 种皮内层石细胞 15. 薄壁细胞 16. 淀粉粒 17. 果皮表皮细胞 18. 油细胞 19. 纤维

南五味子 果皮表皮细胞表面观类多角形，有角质线纹；油细胞呈类圆形，直径约 80μm。种皮表皮石细胞长约 50μm，直径 20～30μm，外侧壁较内侧壁厚，内含棕色至黑棕色物，壁孔及孔沟细小；种皮表皮下石细胞长圆形或类圆形，长径 50～120μm，短径 50～60μm，壁厚，壁孔及孔沟明显。

有资料记载，南五味子与北五味子的显微特征区别，在于南五味子中果皮细胞中有草酸钙簇晶（直径 8～64μm）及方晶（直径 16～22μm）。

【化学成分】 五味子果实含挥发油少量，种子含挥发油 2%。油中主要成分为柠檬醛(citral)、α-依兰烯(α-ylangene)、α-恰米烯(α-chamigrene)、β-恰米烯(β-chamigerene)和恰米烯(chamigrenal)。尚含糖类、苯甲酸、柠檬酸、酒石酸、精氨酸、维生素 C 等。种子含多种木脂素类成分：如五味子素(schizandrin)、五味子甲素(schizandrin A，deoxyschizandrin)、五味子乙素(schizandrin B，r-Schizandrin)等。戈米辛 A、B、C、D、E、F、G(gomisin A、B、C、D、E、F、G)、巴豆酰戈米辛 H(tigloygomisin H)等。

华中五味子种子含五味子甲素、五味子酯甲、乙、丙、丁、戊(schisantherin A、B、C、D、E)。

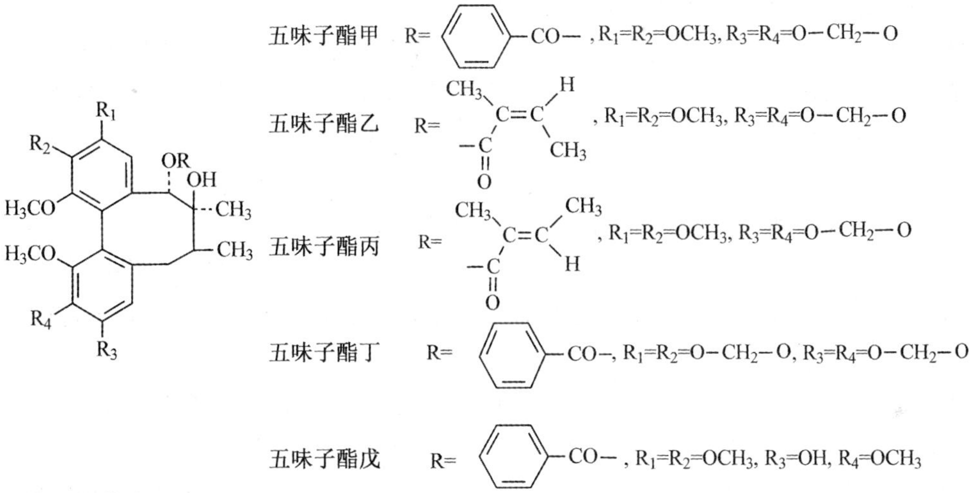

【理化鉴定】

1. 沉淀反应　取五味子粗粉约 1g，加水 10mL，浸渍 10 分钟，时时振摇，滤过，滤液浓缩至 2～3mL，加五倍量乙醇，强烈振摇 5 分钟，滤过，滤液挥去乙醇，加水稀释至 10mL，加活性炭少量，振摇后滤过。取滤液 2mL，加氢氧化钠试液中和后，加硫酸汞试液 1 滴，煮沸，滤过，滤液加高锰酸钾试液 1 滴，紫红色即消失，并产生白色沉淀。

2. 薄层色谱　样品制备：取五味子粗粉（过 40 目筛）1g，在沙氏提取器中先用 75%乙醇 50mL 回流提取 4 小时，回收乙醇得浸膏，用 95%乙醇 50mL 提取，浓缩得浸膏，用乙醇将浸膏洗入 10mL 容量瓶中，吸取乙醇溶液 1mL，与 1g 硅胶拌匀，待乙醇挥发后，将硅胶装入小形层离柱中，柱底塞入少许棉花，用氯仿洗脱至 10mL 容量瓶中，洗脱液蒸去氯仿，残留物加氯仿 0.5mL 溶解，用毛细管点样。同时点上纯品作对照。吸附剂：硅胶 G。展开剂：⑴甲苯-乙酸乙酯（9∶1）；⑵甲苯-乙酸乙酯（6∶4）。展距 18cm。显色剂：10%磷钼酸乙醇溶液，喷雾后在 105℃烘烤 2 分钟，斑点显蓝色

【品质品价】 传统认为：本品以色红，粒大，肉厚，有油性及光泽者为佳。2010 年版药典规定：杂质不得超过 1%，水分不得过 16.%，总灰分不得过 7.0%；照高效液相色谱法测定，本品含五味子醇甲不得少于 0.40%。

【药理作用】

1. 对中枢神经系统的作用　实验证明五味子可改善智力，提高工作能力，用于治疗神经衰弱，认为是一种兴奋强壮剂。可兴奋脊髓，加强条件反射的兴奋和抑制过程，使两种过程趋于平衡，提高大脑皮层的调节作用。增强机体对非特异性刺激的防御能力。

2. 对肝脏作用　五味子种子乙醇提取物明显降低肝组织 SGPT 的活性，由此认为其降 SGPT 作用可能部分地由于对肝内此酶的抑制，减轻肝细胞损伤。能促进部分肝切除动物肝脏再生能力。

3. 镇咳祛痰作用　五味子醚提取物有镇咳作用。

4. 对心血管系统的作用　五味子的水、稀醇浸出液，对血压有调整作用，对循环衰竭者有升压作用。

此外五味子素还有镇痉、解热及肌肉松弛的作用。

【性味功效】 性温，味酸、甘。收敛固涩，补肾宁心，益气生津，止泻。用于肺虚咳嗽，津亏口渴，梦遗滑精，遗尿尿频，久泻不止，自汗、盗汗，慢性腹泻，短气脉虚，内热消渴，心悸失眠等。用量 1.5～9g。

【附注】

除以上两种五味子外，还有以下 11 种五味子属植物供药用。

1. 红花五味子(*Schisandra rubriflora* Rehd. et Wils.)。本种在四川、云南作五味子药用。果实球形，深红色，直径 3～5mm；果皮薄而半透明状，内含种子 1～2 粒，似肾形，黄棕色，表面略呈颗粒状。气清香。

2. 滇藏五味子(*S. neglecta* A. C. Smith)。本种在云南西北部作五味子用。果实球形，红色，肉薄。种子扁椭圆形，种皮有细小的瘤状突起。

3. 披针五味子(*S. lancifolia*(Rehd. et Wils.)A. C. Smith)。本种在云南称五味子或香藤果。其藤也供药用称小血藤、小密细藤、满山香。果实红色，种子椭圆状扁平，种皮稍皱，但无瘤状突起。

4. 翼梗五味子(*S. henryi* Clark)。本种在四川称西五味子、川五味子、峨眉五味子；贵州称血藤、广西称小血藤。果实红色，肉薄，种子棕黄色，球状肾形，种皮有多数细小的瘤状突起。

5. 中华五味子(*S. propinqua*(wall.)Baill. var. *sinensis* Oliv.)。本种在云南称五味子。四川称土巴戟、钻石风。陕西称铁栖散、天青地红。云南称藤五香血藤、爬岩香、满山香、香血藤。果实球表，猩红色，种皮光滑，种子似肾形。

6. 毛叶五味子(*S. pubescens* Hemsl. et wils.)。本种在四川作五味子代用品。果实红色，种皮光滑或背部有皱纹。

7. 绿五味子(*S. viridis* A. C. Smith)。在湖南、安徽也有作五味子药用。果实红色，种皮皱或近于有瘤。

除以上 7 种外尚有球蕊五味子(*S. spherandra* Stapf)在西藏作五味子药用、灰五味子(*S. glaucescens* Diel)、二色内风消(*S. bicolor* Cheng)、小花五味子(*S. maicranths* A. C. Smith)等分别在湖北、浙江、云南以果实作五味子药用。

山　楂　Fructus Crataegi

(英)Hawthorn Fuit

本品为常用中药。始载《唐本草》，原名赤瓜子，据载：小树身高五六尺，叶似香柔，子似虎掌爪，大如小林檎，赤色。《图经本草》名棠棣子。李时珍释其名："山楂味似楂子，故亦名楂"。参阅《本草纲目》的附图，所描述者以植物山楂为主，但也包括山里红及野山楂，与今所用一致。商品分为北山楂、南山楂两种。

【来源】 为蔷薇科植物山里红 *Crataegus pinnatifida* Bge. var. *major* NE. Br. 或山楂 *C. pinnatifida* Bge. 野山楂 *C. cuneata* Sieb et Zucc. 的干燥成熟果实。前两种习称"北山楂"，后一种习称"南山楂"。

【植物形态】

山里红 落叶乔木，高达 6m。树皮暗棕色。多分枝，具刺或无。叶互生，叶柄长 2～6cm，叶片宽卵形或三角状卵形，稀近菱状卵形，长 6～12cm，宽 5～8cm，有 2～4 对羽状裂片，仅下面 1 对裂片较深，先端短渐尖，基部宽楔形，上面有光泽，下面沿叶脉有短柔毛，边缘有不规则重锯齿，伞房花序有柔毛，花白色，直径约 1.5cm；萼筒钟状，萼片 5 齿裂；花瓣 5，倒卵形或近圆形，雄蕊约 20 枚，花药粉红色，子房下位，5 室，花柱 5。梨果近球形，直径可达 2.5cm，深红色，有黄白色小斑点，萼片脱落很迟，先端留一圆形深洼；核 3～5，向外的一面稍具棱，向内两侧面平滑。花期 5～6 月，果期 8～10 月(图 7-53①)。

山楂 叶长 5～10cm，宽 4～7.5cm，3～5 羽状深裂，裂片卵状披针形，果实直径 1～1.5cm，深红色。野山楂为落叶灌木，高约 1.5cm，具尖细直刺，长达 8mm；叶倒卵形，先端通常 3 浅裂；果实直径 1～1.2cm，常有宿萼，萼片反折。

【采制】 秋季果实成熟时采摘，北山楂采得后，横切或纵切两侧，晒干或烘干(60℃～70℃)，南山楂采得后，晒干或压成饼状后再晒干。山楂除去杂质，筛去核。

炒山楂 取拣净的山楂，置锅内，用文火炒至外面呈浅黄色，取出晾干。

焦山楂 取拣净的山楂，置锅内，用武火炒至外面焦褐色，内部黄褐色，取出放凉，或喷淋清水后，取出，晾干。

【产地】 北山楂商品以栽培的山里红果实为主，另有少量山里红和山楂的野生果实，主产于河北、山东、辽宁、河南等省。南山楂主产于江苏、浙江、云南、四川等省。野山楂分布于陕西、河南、长江流域及以南各省区。

【性状】

北山楂(山里红)果实近球形，直径 1～2.5cm；表面鲜红色至紫红色，有光泽，满布灰白色细斑点，顶端有宿存花萼，基部有果柄残痕。商品都加工成纵切或横切的 2～8mm 厚的片，多卷曲或皱缩不平；果肉厚，深黄色至浅棕色，切面可见浅黄色种子 5～6 粒，有的已脱落。质坚硬。气微清香，味酸甜(图 7-53①)。

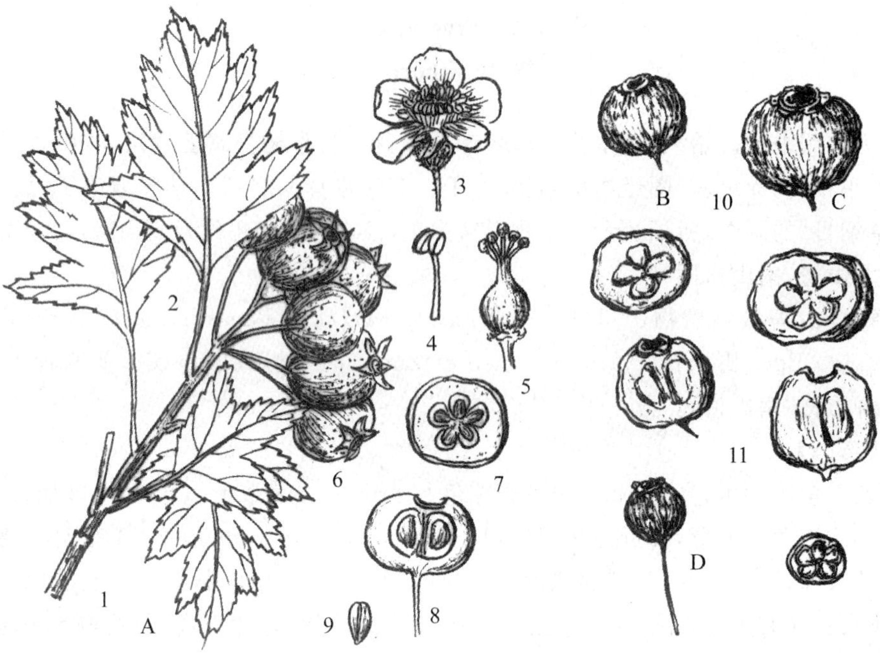

图 7-53① 山楂原植物和药材图

A. 原植物 B. 山楂 C. 山里红 D. 南山楂

1. 植株 2. 叶 3. 花 4. 雄蕊 5. 雌蕊 6. 果实

7. 横切面 8. 纵剖面 9. 种子 10. 药材个子 11. 药材饮片

山楂 直径 1～1.5cm；表面深红色，有小斑点，顶端有宿存花萼，基部有细长果柄。质坚硬。气清香，味酸甜。

南山楂 果实球形，直径 0.8～1.4cm；表面棕色至棕红色，通常切成半球形或压成饼状，顶端有圆形凹窝（宿存花萼），基部有短果柄或柄痕；果肉薄，果皮常皱缩，种子 5 枚，土黄色。质坚硬。气微弱，味酸涩。

【显微特征】

山里红果实横切面 外果皮细胞 1 列、类方形，外被角质层，内含棕红色色素，排列整齐；中果皮极厚，为薄壁组织，细胞内含有淀粉粒和草酸钙簇晶，并有纵横的维管束散在。簇晶直径 20～28μm。

山楂果实横切面 主要特征是中果皮薄壁组织内有多数石细胞散在，石细胞类圆形，少数呈不规则形，壁厚薄不一，壁孔及孔沟明显；并有草酸钙簇晶散在，簇晶直径 12～20μm。其他结构层次同山里红。

南山楂果实横切面 中果皮外侧的细胞内含草酸钙簇晶及方晶，中果皮薄壁组织中，有多数淡黄色石细胞散在，壁孔及孔沟明显（图 7-53②）。

粉末特征 山里红 石细胞较多，类圆形、卵圆形、类方形、长条形、类多角形或类三角形，孔沟较密，有分叉，初生壁清楚，有的胞腔内含棕色或橙红色物。草酸钙簇晶存在于淡黄色薄壁组织中,直径17～54μm。草酸钙方晶单个散在或成行排列于薄壁细胞中,呈方形、长方形、锥形或菱形,直径13～47μm,也有仅3μm的小方晶,有些结晶介于方晶与簇晶之间。果肉薄壁细胞皱缩,细胞界限不甚清楚,胞腔内含棕色或橙红色物,常包埋有淀粉粒或草酸钙结晶。纤维成束,有时上下层交错排列,壁较薄或极厚,有的可见不规则纵裂纹,孔沟不明显或细密。果皮表皮细胞表面观呈类圆形或类多角形,直径9～30μm,壁稍厚,胞腔内含黄棕色或红棕色物,断面观角质层厚14～18μm。淀粉粒较多,单粒类圆形、长圆形或多角形,边缘有突起,较大者可见裂缝状脐点,复粒由2～8分粒组成,有的4个分粒成行连接(图7-53③)。

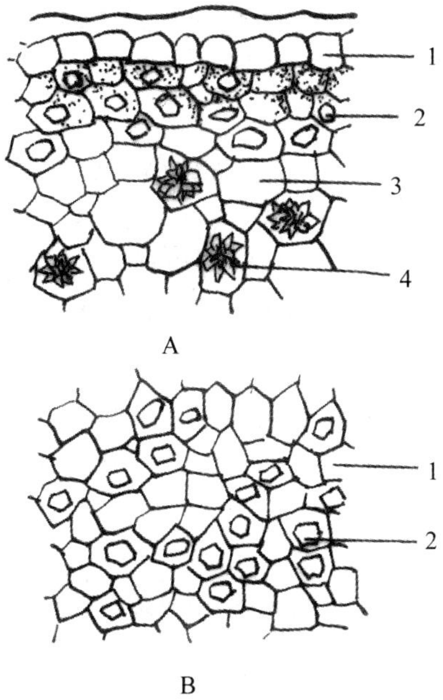

图7-53②　山楂横切面组织图

A. 果实横切面　B. 果皮表面观　1. 表皮细胞
2. 含方晶薄壁细胞　3. 薄壁细胞　4. 草酸钙簇晶

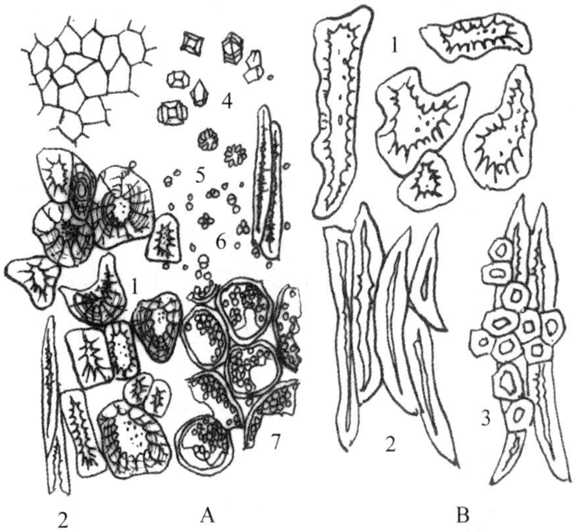

图7-53③　山楂粉末图

A. 山楂　B. 种子　1. 石细胞　2. 纤维
3. 晶鞘纤维　4. 方晶　5. 簇晶　6. 淀粉粒　7. 果肉细胞

【化学成分】　山里红、山楂和野山楂均含有山楂酸(crataegolic acid),酒石酸,胡萝卜素,维生素B_1,维生素B_2,维生素C,黄酮类,内酯,糖类及苷类,菸酸,鞣质,蛋白质,脂肪,钙,磷,铁等。

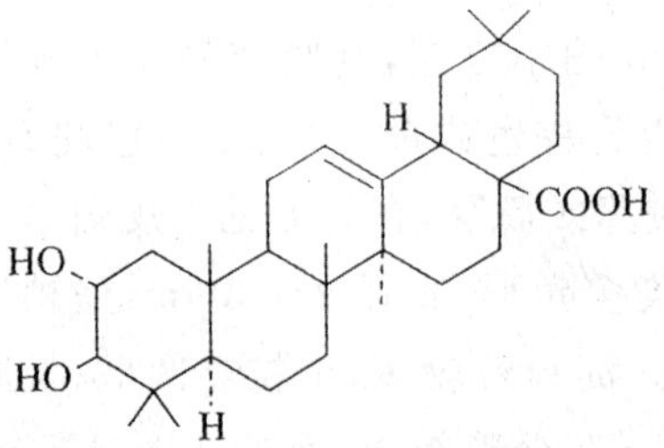

山楂酸

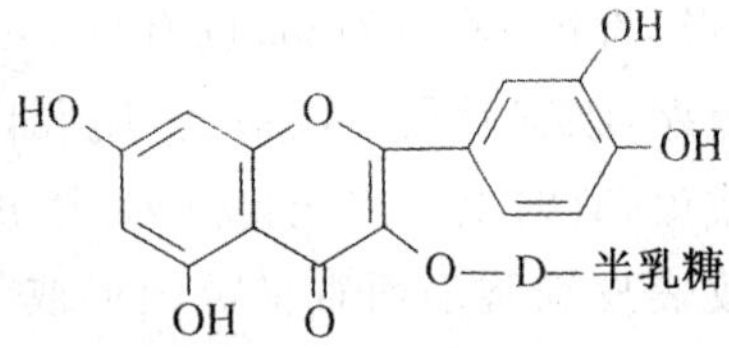

金丝桃苷

【品质评价】 传统认为:山楂片以片大、皮红、干燥者为佳。2010年版药典规定:水分不得过12.0%,总灰分不得过3.0%,醇溶性浸出物(热浸法,乙醇作溶剂)不得少于21.0%本品,按滴定法测定,含有机酸以枸橼酸计,不得少于5.0%。炒山楂和焦山楂均不得少于4.0%。

【药理作用】

1. 对心血管系统作用　有降压、增加冠状动脉血流量、强心、降血脂等作用。临床上用山楂煎剂治疗高血压,心绞痛,高血脂症,疗效明显。

2. 抗菌作用 体外抑菌试验证明,焦山楂煎剂对志贺氏、斯密士、福氏Ⅲ型及Ⅱa型宋氏等痢疾杆菌均有抗菌作用。临床上常用山楂或与其他药物配伍治疗肠炎,菌痢,肾盂肾炎,小儿腹泻,有较好疗效。

【性味功能】 性微温,味酸、甘。消食健胃,行气散瘀。用于肉食积滞,胃腹胀满,泻痢腹痛,瘀血经闭,产后瘀阻,心腹刺痛,疝气疼痛,高脂血症。焦山楂消食导滞作用较强。用于肉食积滞,泻痢不爽。用量9～12g。

【附注】

除上述3种植物果实作山楂入药以外,同属的一些植物果实在部分地区亦作山楂入药。

1. 云南山楂 *Crataegus scabrifolia* (Franch.) Rehd.　亦称山林果,大果山楂,酸冷果。在广东、四川、云南部分地区作山楂入药。梨果扁球形,直径1.5cm,表面红棕色,有稀疏褐色斑点;小核5,内面两侧平滑,多纵切成两瓣入药。

2. 湖北山楂 *Crataegus hupehensis* Sarg.　亦称猴楂子,酸枣,大山枣。在湖北,江西等地作山楂入药。梨果近球形,深红色,直径2.5cm,小核5,内面两侧平滑,多横切成两瓣入药。

3. 辽宁山楂 *Crataegus sanguinea* Pall.　在新疆部分地区作山楂入药。梨果近球形,直径约1cm,血红色,小核3,稀5,两侧有凹痕。

4. 甘肃山楂 *Crataegus kansuensis* Wils.　亦称面旦子。在陕西作山楂入药。梨果近球形,直径0.8～1cm,红色或桔黄色,小核2～3,内面两侧有凹痕。

除上述山楂属7种植物果实作山楂入药外,四川、云南、甘肃等省的个别地区误作山楂入药的植物有滇地海棠 *Malus yunnanensis* Schneid.、楸子 *Malus prunifolia* (Willd.) Borkh.、花红 *Malus asiatica* Nakai、移依 *Docynia delavayi* (Franch.) Schneid 等。

苦杏仁 Semen Armeniacae Amarum
(英)Bitter Apricot Seed

本品为常用中药。杏仁有甜、苦两种,药用为苦杏仁,甜杏仁多制副食品用。杏始载于《名医别录》,列为下品。《图经本草》谓:杏核人生晋川山谷,今处处有之,其实亦数种,黄而圆者名金杏,相传云种出济南郡之分流山,……今以东来者为胜,仍用家园种者,山杏不堪入药。《本草纲目》列入果部五果类杏项下,曰:"诸杏,叶皆圆而有尖,二月开红花,亦有千叶者,不结实……"。从上所述,可知古时所用的杏仁,多以家杏为主,而无甜苦之分,并认为山杏不堪入药,今药用则以苦杏仁为主。因此不管家杏或野杏,凡是苦的杏仁均作药用。

【来源】 为蔷薇科植物山杏 *Pruns armeniaca* L. var. *ansu* Maxim.、西伯利亚杏 *P. sibirica* L.、东北杏 *P. mandshurica*(Maxim.)Koehne 或杏 *P. armeniaca* L. 味苦的干燥成熟种子。

【植物形态】

杏 落叶乔木,高 5～10m。树皮暗灰褐色,多年生枝浅褐色,皮孔大,一年生的枝浅红褐色,有光泽,无毛,具多数皮孔,冬芽簇生,圆锥形,芽鳞褐色,无毛,开花时大部分脱落。叶互生,具长柄,长 2.5～4cm,基部具 1～6 个腺点,叶片宽卵圆形或近圆形,长 5～9cm,宽 7～8cm,先端具短尖头,基部圆形或心形,边缘具锯齿,两面无毛或仅在脉腋间具毛。花先叶开放,单生于小枝顶端,无柄或具极短的柄;花萼圆筒状,萼片 5,卵圆形或椭圆形,长 4～6mm,花后反折;花瓣 5,卵形至倒卵形,长 7～10mm,具短爪,白色或粉红色,具 3～5 条紫红色的脉纹;雄蕊多数,短于花瓣;子房被柔毛,花柱长 8～10mm,柱头头状。核果心状卵圆形,略扁,侧面具一浅凹槽。花期 3～4 月,果期 4～6 月。

山杏 与杏相似,区别为叶片宽椭圆形至宽卵形,长 4～5cm,宽 3～4cm,先端长渐尖,基部宽楔形。花常 2 朵,粉红色;果实较小,近球形,红色,外被短柔毛,果肉较薄,不可食,果核具网纹,有薄而锐的边缘。

西伯利亚杏 落叶灌木或小乔木,高 2～5m。树皮暗灰色,小枝灰褐色或淡红褐色,光滑无毛。叶片卵形或近圆形,边缘具细锯齿,花单生或 2 朵并生,花瓣白色或淡红色,雄蕊多数,花丝不等长,短于或稍长于花瓣,核果近球形,被短柔毛,成熟时黄色,常带红晕。

东北杏 大乔木,高达 15m;叶缘有粗而深的重锯齿。花 1 朵,少有 2 朵,白色。核果扁圆形,果核粗糙,两侧扁平(图 7-54①)。

【采制】 夏季采摘成熟果实,除去果肉或收集果核,打破核壳,取出种子,晒干。炒用或焯用。

【产地】 杏主产于我国北方各省区,以内蒙古的东北、吉林、辽宁、河北、山西、陕西等省区产量最大。山杏主产于河北、山西、陕西等省。西伯利亚杏主产于东北、河北。

【性状】 杏仁(苦杏仁)种子呈扁心脏形,顶端尖,基部钝圆而厚,左右略不对称,长 1.2～1.7cm,厚 4～6mm。表面黄棕色至暗棕色,珠孔位于尖端。近尖端的一侧有深色线形种脐,基部有一椭圆形合点,种脐与合点间有线形种脊,自合点处分散出多条深棕色凹下的维管束脉纹,种皮薄。子叶 2 枚,肥厚,白色,胚根位于子叶尖端。气微,加水共研可产生苯甲醛香气,味苦(图 7-54②)。

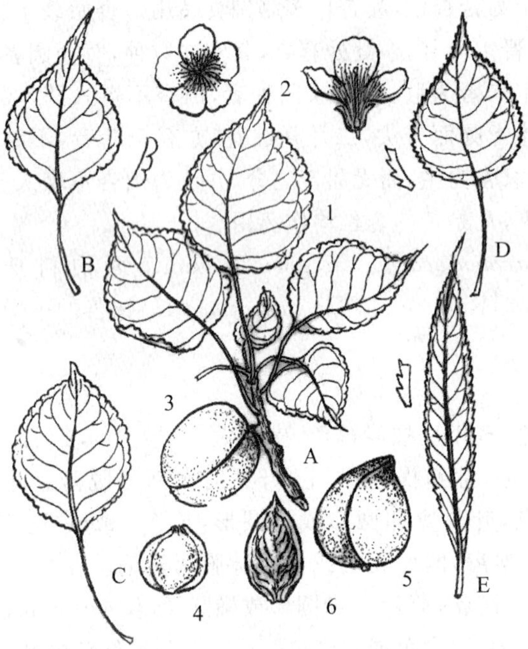

图 7-54① 苦杏仁原植物图(附桃仁)

A. 杏植株 B. 山杏叶 C. 西伯利亚杏叶 D. 东北杏叶 E. 桃叶 1. 叶 2. 花 3. 杏 4. 杏核 5. 桃 6. 桃核

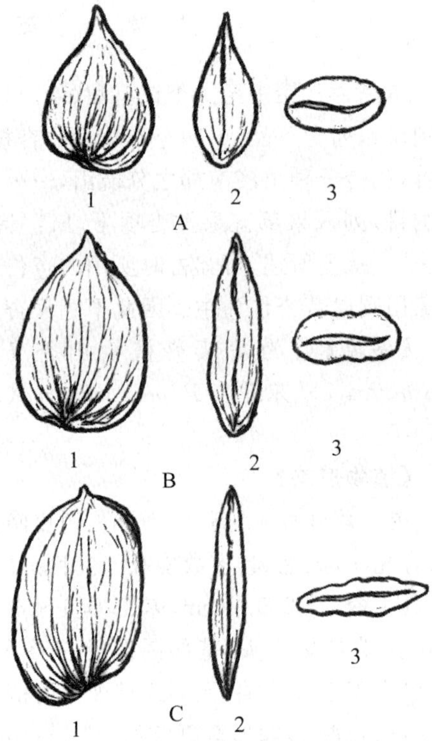

图 7-54② 苦杏仁和桃仁药材图

A. 杏仁 B. 甜杏仁 C. 桃仁

1. 正面观 2. 侧面观 3. 断面观

【显微特征】

杏仁 种子中部横切面:外表皮细胞 1 列,散有长圆形、卵圆形,偶有贝壳形及顶端平截而呈梯形的黄色石细胞,上半部凸出于表面,下半部埋在薄壁组织中,石细胞高 38～95μm,宽 30～57μm。埋在薄壁组织部分壁较薄,纹孔及沟纹多;凸出部分壁较厚(6～8μm)纹孔少或无。下方为细胞皱缩的营养层,有细小维管束。内表皮 1 列,含黄色物质。外胚乳为数列颓废的薄壁组织。内胚乳为 1 列长方形细胞,内含糊粉粒及脂肪油(图 7-54③)。

粉末特征 黄白色。种皮石细胞单个散在或数个成群,淡黄色或黄棕色,侧面观大多呈贝壳形,卵圆形或类圆形,底部较宽,层纹无或少见,孔沟甚密;表面观呈类圆形、类多角形,纹孔大而密。子叶细胞含糊粉粒及油滴,较大的糊粉粒中有细小草酸钙簇晶,直径 2～6μm。种皮外表皮薄壁细胞黄棕色或棕色,多皱缩,细胞界限不清,常与石细胞相连(图 7-54④)。

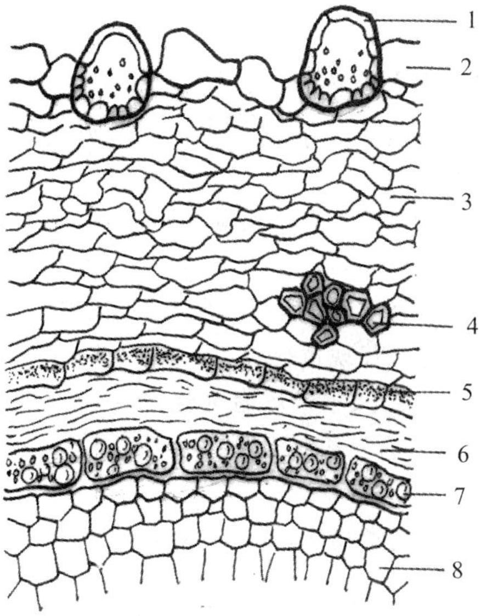

图 7-54③　苦杏仁组织图

1. 石细胞　2. 外表皮　3. 厚壁细胞
4. 小维管束内的导管　5. 内表皮
6. 外胚乳　7. 内胚乳　8. 子叶

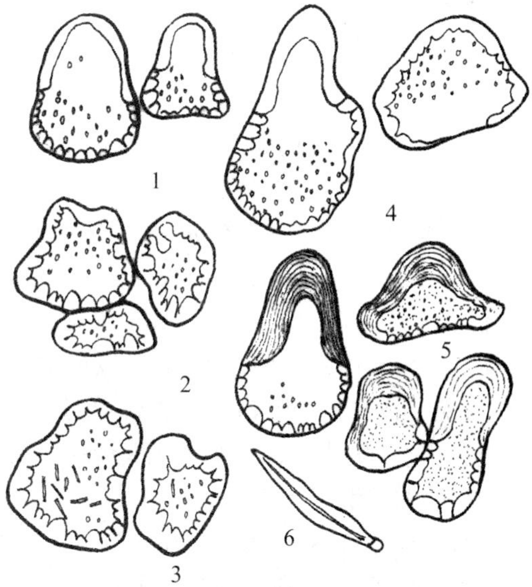

图 7-54④　苦杏仁和桃仁粉末图

1. 苦杏仁和山杏仁石细胞　2. 西伯利亚杏仁石细胞
3. 东北杏仁石细胞　4. 桃仁石细胞
5. 山桃仁石细胞　6. 山桃仁毛茸

【化学成分】　苦杏仁含有苦杏仁苷(amygdalin $C_{20}H_{27}O_{11}N$)约 3.19%～5.5%，苦杏仁苷经杏仁中的苦杏仁酶(amygdalase)和樱叶酶(prunase)等 β-葡萄糖苷酶的水解，依次生成野樱苷(prunasin)和扁桃腈(mandelonitrile，杏仁腈)，再分解生成苯甲醛和氢氰酸。含脂肪油(杏仁油)50.1%。其中油酸(oleicacid)、亚油酸(linoleic acid)含量最高，其次是棕榈酸(palmiticacid)、硬脂酸(stearicacid)、亚麻酸(linolenic acid)、十四烷酸(tetradecanoicacid)、棕榈油酸(palmitoleicacid)和廿碳烯酸(eicosenoic acid)。尚含有挥发性成分，主要有 β-紫罗兰酮(β-ionone)、芳樟醇(linalool)、7-癸酸内酯(7-decanolactone)、己醛(hexanal)等。还含有蛋白质和氨基酸。

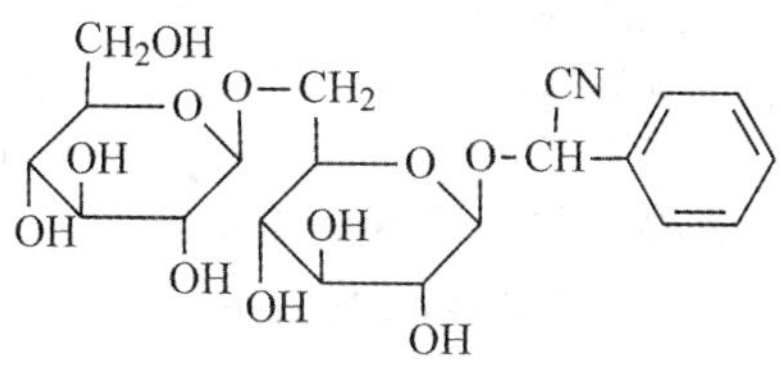

苦杏仁苷

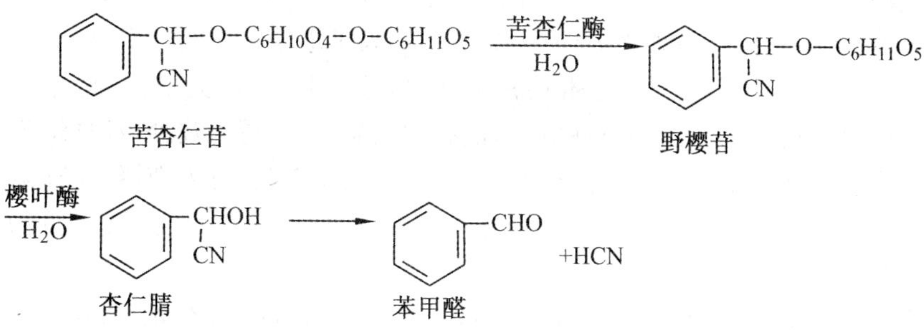

【理化鉴别】

1. 气味　取本品数粒，加水共研，产生苯甲醛的特殊香气。

2. 苦味酸钠反应　取粉末0.5g，置带塞试管中，加蒸馏水数滴使湿润，试管内悬置一用三硝基苯酚钠溶液湿润的滤纸条，塞紧，将试管置40℃～50℃水浴中加热约10分钟，滤纸条由黄色变砖红色。（检查氰苷类）

3. 薄层层析　样品制备：取样品0.5g，加等量$CaCO_3$共研碎，放入具塞三角瓶内，加石油醚（60℃～90℃）4mL冷浸过夜后，吸去石油醚，吹干，再加入乙醇4mL冷浸过夜，用乙醇浸液点样，以苦杏仁苷作标准品对照。吸附剂：青岛硅胶G（200目）湿法铺板。展开剂：氯仿-乙酸乙酯-乙醇（2:1:2）。展距18cm。显色剂：碘蒸气熏后，苦杏仁苷现黄色斑点。

【品质评价】　传统认为：杏仁以身干、颗粒均匀、饱满、整齐、不破碎者为佳。2010年版药典规定：过氧化值不得达0.11；照高效液相色谱法测定，本品含苦杏仁苷不得少于3.0%。

【药理作用】

1. 苦杏仁苷被酶水解产生氢氰酸及苯甲醛。氢氰酸是剧毒物质，人的致死量大约0.05g。

2. 苯甲醛可抑制胃蛋白酶的消化功能。

3. 苯甲醛小剂量能镇静呼吸中枢作用，使呼吸运动趋于安静而有镇咳、平喘的功效。

4. 苦杏仁油有驱虫、杀菌作用。临床应用对蛔虫、钩虫及蛲虫均有效。

【性味功效】　性温，味苦，有小毒。归肺、大肠经。降气止咳平喘，润肠通便，用于咳嗽，气喘，便秘等症。用量4.5～9g。入煎剂宜后下。

【附注】

1. 东北杏（东北称山杏）*Prunus mandshurica* Koehne　分布于东北、河北、山西等省。与杏的区别为：叶基部很少呈心形，边缘有粗而深锐的重锯齿。花梗一般较萼筒为长，无毛。核边缘圆钝。种子外形类似西伯利亚杏仁，主要区别种子类圆锥形，厚约6mm，长8～11mm，宽8～9mm，石细胞多呈突出的长贝壳形，上端较小，基部较宽大，高46～95μm，宽42～91μm，全体有纹孔，孔沟细密。东北个别地区也作苦杏仁销售入药。

2. 甜杏仁　一般系杏的某些栽培品种的味淡的种子。较苦杏仁稍大，长1.2～2.1cm，宽0.9～1.6cm，厚5～6mm，基部略对称，表面淡棕色。含苦杏仁苷约0.17%，脂肪油40%～60%。本品甘、平。能滋润养肺。用于肺虚咳嗽，大便燥结。用量4～9g。

桃　仁　Semen Persieae

（英）Peach Seed

本品为较常用中药。始载于《神农本草经》，原名桃核仁，列为下品。《名医别录》记载："今处处有，京出者亦好，当取解核种之为佳，又有山桃其人不堪用"。《图经本草》载："京东陕西出者尤大而美，大都佳果多是圃人以他木接根上栽之，遂至肥美，殊失本性，此等药中不可用之……"。《本草纲目》列入果部五果类桃项下，记载："桃品甚多，易于栽种，且早结实。……惟山中毛桃，即尔雅所谓榹桃者，小而多毛，核黏味恶，其仁充满多脂，可入药用，盖外不足者内有余也"。据上所述，古时所使用的桃仁，多以桃为主，有经过嫁接的桃和没有嫁接的桃，认为以没有嫁接的桃仁为佳，而山桃仁则少用。

【来源】　为蔷薇科植物桃 *Prunus persica*（L.）Batsch 或山桃 *P. davidiana*（Carr）

Franch. 的干燥成熟种子。

【植物形态】

桃 落叶小乔木，高 3～8m。树皮暗红褐色，光滑，具多数横生皮孔，老时粗糙，鳞片状裂，冬芽圆锥形，外被短柔毛，2～3 簇生。叶互生，在短枝上呈簇生状，具线状托叶 1 对，边缘呈蓖状深裂；叶柄长 1～1.2cm，具腺点；叶片长圆状披针形，长 8～15cm，宽 2～3.5cm，先端渐尖，基部阔楔形，边缘具淡绿色，疏被短柔毛或无毛。花先于叶开放，单生，具短梗或近无梗，花萼基部合生成短筒状，外被短柔毛，具绿色或红色斑点，萼片 5，卵圆形或长圆三角形，边缘密被长柔毛；花瓣 5，倒卵形或长椭圆形，长约 2cm，粉红色，罕有白色，上面有数条紫色的脉纹；雄蕊多数，着生于萼筒边缘；子房卵形，1 室，胚珠 2，通常只有 1 个发育；核果球形肉质，多汁。花期 3～4 月，果期 6～9 月（图 7-54①）。

山桃 与上种比较，主要区别为：树皮暗紫色，光滑，有光泽；叶互生，托叶早落，叶片卵状披针形，基部广楔形或圆形，花萼钟状，紫色，外面无毛；花瓣 5，淡粉红色至白色，核果近球形。表面被黄褐色柔毛，果皮干燥，果肉薄，不可食。

【采制】 夏秋季之间果实成熟后采摘或收集果核，除去核壳，取出种子，晒干。生用或炒用、焯用。

【产地】 桃仁全国大部分省区有产，主产于四川，云南，陕西，山东，北京，河北，山西，河南等地。山桃仁产于河北、河南、山东、山西、陕西、四川等省。产量少，多与桃仁混装售用。

【性状】

桃仁 呈扁长卵形，长 1.2～1.8cm，宽 0.8～1.2cm，厚 0.2～0.4cm。表面黄棕色至红棕色，有细小颗粒状突起。顶端尖，中部略膨大，基部钝圆而偏斜，边缘较薄。尖端一侧有短线形种脐，基部有合点，自合点处分散出多数棕色纵向维管束脉纹。种皮薄。子叶 2 肥大，富油质，类白色。气微，味微苦（图 7-54②）。

山桃仁 呈类卵圆形，较小而肥厚，长约 0.9cm，宽约 0.7cm，厚约 0.5cm。边缘不薄。种皮红棕色或黄棕色，表面颗粒状突起较粗而密。

【显微特征】

桃仁种皮表面观 石细胞单个或 2～4 个相连，散列于表皮组织中，椭圆形或多边的类圆形，直径 20～160μm，有时可见到因扁压而呈同心圈（外圈为石细胞基部的壁，内圈为石细胞顶端壁）。

粉末特征 石细胞黄色，卵圆形、窄长圆形、贝壳形或因顶端平而呈梯形，高 40～140μm，宽 20～90μm，上部无孔沟，壁厚 8～20μm，下部壁较薄，有孔沟，胞腔内含黄棕色物，纹孔不明显，有厚壁的稜形单细胞毛，长 63～250μm（图 7-54④）。

山桃仁 种皮表面观：石细胞类圆形，纹孔明显，直径 42～300μm，常可见到石细胞因扁压而呈同心圈或一侧有突起的顶端。粉末中石细胞黄色，多数成基部膨大的三角形，顶端略尖或圆，少数平截，并有类圆形、窄长圆形，高 70～300μm，宽 42～150μm，无孔沟的一端壁厚 6～10μm，薄壁一端，纹孔明显，单细胞毛棱形，毛罕见，长 100～570μm。

【化学成分】 主含脂质体、甾体、氨基酸、黄酮及其糖苷类化合物。种子含苦杏仁苷（amygdalin）约 3.6%、杏仁酶（emulsin）等。

【理化鉴别】 检查氰苷反应（方法见“苦杏仁”）。桃仁专属性的理化鉴别方法尚待研究。

【品质评价】 传统认为：本品以身干、颗粒均匀、饱满整齐不破碎者为佳。2010年版药典规定：照酸败度检查法测定，酸值不得过10.0，羰基值不得过11.0；本品1000g含黄曲霉毒素B_1不得过5μg，含黄曲霉毒素G_2、G_1、B_2、B_1的总量不得过10μg；本品照高效液相色谱法测定含苦杏仁苷不得少于2.0%。

【药理作用】

1. 活血作用　水煎醇提剂可使离体兔耳静脉血管流量增加。给麻醉狗动脉注射，能增加股动脉血流量及降低血管阻力（对血管壁有直接扩张作用），能促进子宫收缩及子宫止血。

2. 缓下作用　因含有45%的脂肪油，能提高肠内容物对黏膜润滑性而易于排便。

3. 抗炎作用　对炎症初期有抗渗出作用。有抗病毒、杀菌、保肝、抗癌等作用。

4. 镇咳作用。

【性味功效】 性平，味苦、甘。活血祛瘀，润肠通便。用于经闭，痛经，腹部肿块，跌打损伤，肺痈，肠痈，肠燥便秘。用量4.5～9g。

陈　皮　Pericarpium Citri Reticulatae
（英）Tangerine Peel

本品为常用中药。橘柚始载于《神农本草经》，列为上品，原名"橘柚"又名"橘皮"。陶弘景说：橘皮疗气大胜，以东橘为好，西江者不如，须陈久者为良。元代王好古谓：橘皮以色红日久者为佳，故曰红皮陈皮。《本草纲目》列入果部山果类橘项下，按柑、橘、橙、柚分为四种。现商品陈皮又分为广陈皮，陈皮等不同品种。因幼果又作青皮用，青皮又分个青皮和四化青皮，其果皮形态、色泽、气味均不相同，应注意鉴别。

【来源】 为芸香科植物橘 *Citrus reticulata* Blanco. 及其栽培变种的干燥成熟果皮。橘栽培品种甚多，常见有：茶枝柑（大红柑）（广东），红橘（福橘）（福建），红橘，大红袍（四川），川橘（湖北），衢橘（浙江），朱橘（九月黄）（江西）、早橘（浙江）、早红、了红（江苏），温州蜜柑（无核蜜橘）（浙江、四川、湖南）。

【植物形态】 常绿小乔木或灌木，高3～4m，枝柔弱，常有刺。叶互生，草质，单身复叶，叶柄长0.5～1.5cm，叶翼不明显，顶端有关节；叶片卵状披针形或椭圆形，长4～11cm，宽1.5～4cm，先端渐尖、基部楔形，全缘卵状或具钝锯齿，有半透明油点。花单生或数朵生于枝端和叶腋，白色或带淡红色；花萼杯状、5裂，裂片三角形；花瓣5，长椭圆形，长1～1.5cm，向外反卷；雄蕊15～25，长短不一，花丝常3～5个连合，与柱头等长或略长；雌蕊1，子房圆形，柱头头状。柑果近圆形或扁圆形，横径4～7cm，红色、朱红色、黄色或橙黄色，果皮薄而松宽易剥，囊瓣7～15，易分离；种子卵圆形、一端尖，白色，数粒至数十粒，或无。花期3～4月，果实成熟期10～12月（图7-55①）。

【采制】 秋末冬初采摘成熟果实，剥取果皮，阴干或晒干。陈皮常剥成数瓣，基部相连。广陈皮常剖成整齐3瓣。

【产地】 陈皮又名橘皮，全国各产橘区均产。广陈皮主产广东。

【性状】

陈皮　常剥成数瓣，基部相连，有的破裂为不规则的碎裂片。皮厚1～4mm。外表面橙红色、黄棕色至棕褐色，久贮后颜色变深，有细皱纹及许多圆形小油点。内表面淡黄白色。粗糙，附黄白色筋丝状微管束，质稍硬而脆。气香，味辛、苦(图 7-55②)。

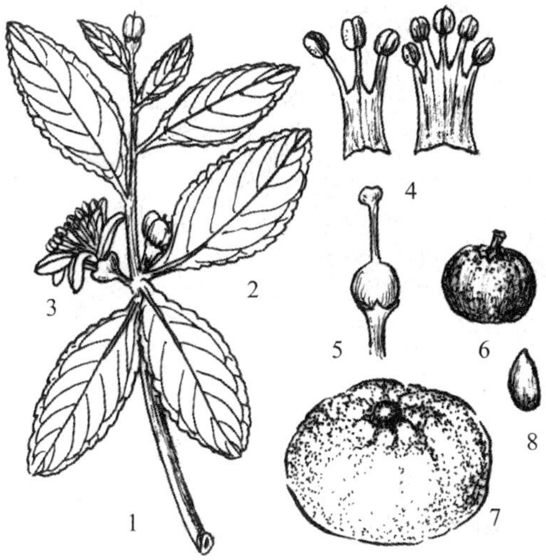

图 7-55①　陈皮原植物

1. 植株　2. 叶　3. 花　4. 雄蕊　5. 雌蕊　6. 幼果　7. 成熟果实(桔子)　8. 种子

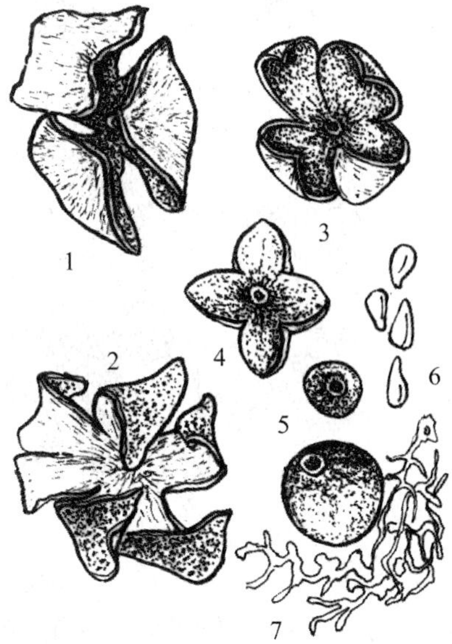

图 7-55②　陈皮药材(附青皮、桔核、桔络)图

1. 广陈皮　2. 土陈皮　3. 青皮　4. 四花青皮　5. 个青皮　6. 桔核　7. 桔络

广陈皮　常呈整齐 3 瓣，基部相连，裂片向外反卷，露出淡黄色内表面，有圆形油点。果皮厚 1mm。点状油点较大。质轻，较柔软，易于折断。气香浓郁，味微辛，甘而略苦。

【显微特征】

广陈皮　果皮(厚 0.8mm)横切面：表皮为 1 列细小的类方形表皮细胞，外被角质层，厚 3～5μm；有放射式气孔。中果皮薄壁细胞稍厚，靠近表皮的数列细胞长方形，切向延长，内侧的细胞类圆形，排列疏松，壁不均匀增厚。薄壁细胞内含草酸钙棱晶，并含橙皮苷结晶。油室不规则排列成 1～2 列(有时油室位于果皮的中部)，卵圆形或椭圆形，径向长 320～980μm，切向长 450～1250μm。维管束纵横散布。

粉末特征　淡黄棕色。①表皮细胞呈多角形、类方形或长方形，壁稍厚；气孔呈类圆形，直径 18～26μm，副卫细胞 6 个，排成放射状。②中果皮细胞形状不规则，壁大多不均匀地增厚，有时壁呈连珠状增厚，或多隅处增厚。细胞内含橙皮苷结晶。③油室碎片，分泌细胞扁长形。④草酸钙方晶、棱晶，众多，长 10～30μm。⑤导管和管胞主为螺纹，并有网纹导管，直径 6～9μm(图 7-55③)。

【化学成分】　红橘果含挥发油及橙皮苷(hesperidin)、川陈皮素(nobiletin)、肌醇。挥发油中主含柠檬烯，并含 α-蒎烯、β-蒎烯、β-水芹烯(β-phellandrene)、对伞花烃、α-松油烯、芳樟醇及乙酸芳樟酯。果肉含枸橼酸及还原糖。

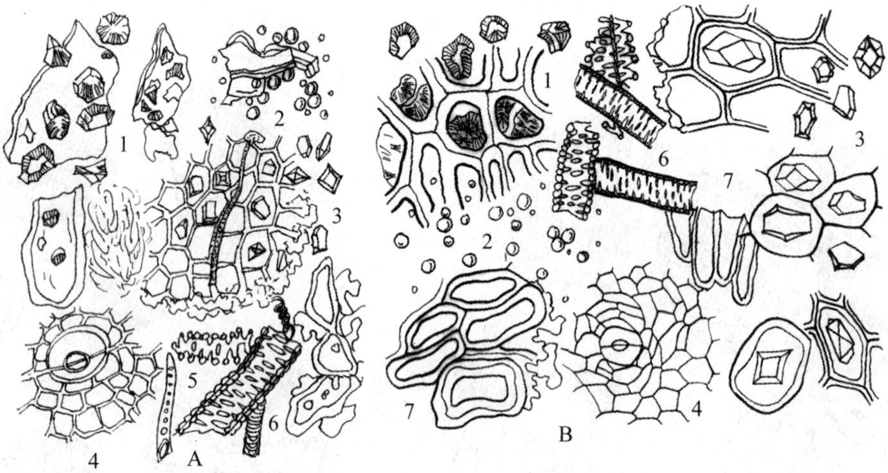

图 7-55③ 陈皮和青皮粉末图

A. 青皮 B. 陈皮 1. 橙皮苷结晶 2. 挥发油滴 3. 棱晶 4. 表皮细胞和气孔 5. 管胞 6. 导管 7. 中果皮细胞

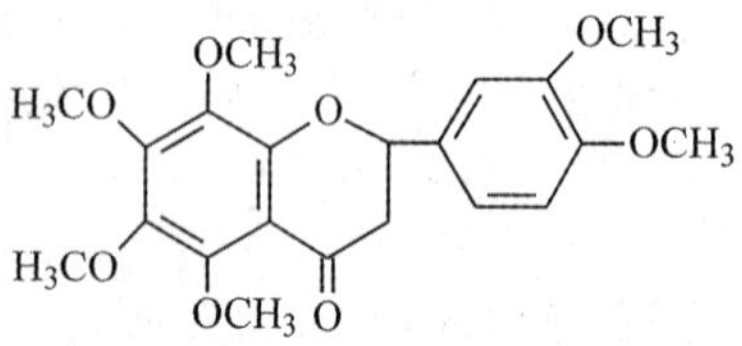

川陈皮素

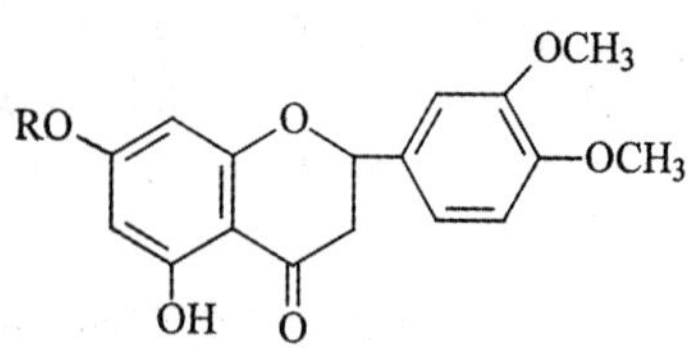

橙皮苷 R＝芸香糖

新橙皮苷 R＝新橙皮糖

温州蜜柑挥发油中主要成分为柠檬烯（约 80％）、α-松油烯（α-terpinene）（约 6％）、α-蒎烯、β-蒎烯、δ-榄香烯（δ-elemene）、α-胡椒烯（α-copaene）、α-蛇麻烯（α-humulene）、β-倍半水芹烯（β-sesquiphellandrene）、乙酸-α-蛇麻烯醇酯（α-humulenol acetate）等。此外还含有橙皮苷及维生素 C。

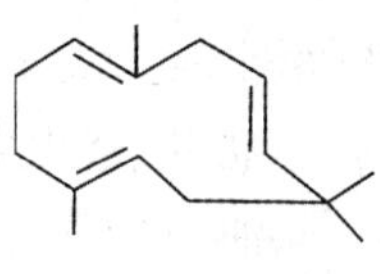

α-蛇麻烯

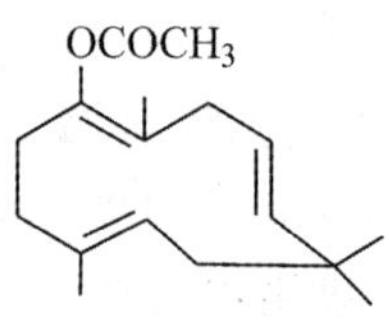

乙酸-α-蛇麻烯醇酯

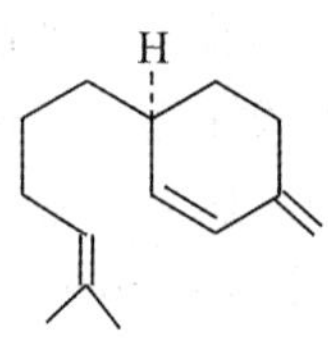

β-倍半水芹烯

【理化鉴定】

1. 薄层色谱 样品制备：取本品粉末 1g，加甲醇 5mL 冷浸 48 小时以上，滤过，滤液供点样用。吸附剂：硅胶 G（青岛）湿法铺板，玻璃板长 23cm，放置过夜（或 105℃烘 2 小时）备用。点样 20～30μL，与标准品对照。展开剂：乙酸乙酯-丁酮-甲酸-水（5∶3∶1∶1）。展距 20cm。展开后在 254nm 紫外灯下显 4 个红色斑点。

2. 颜色反应　取本品粉末0.3g,加甲醇l0mL,加热回流20分钟,滤过,取滤液1mL,加镁粉少量与盐酸1mL,溶液渐呈红色。

【品质评价】 传统认为:陈皮以片大、整齐、色鲜艳、油性大、香气浓者为佳。2010年版药典规定:水分不得过13.0%;本品1000g含黄曲霉毒素B_1不得过5μg,含黄曲霉毒素G_2、G_1、B_2和B_1的总量不得过10μg,照高效液相色谱法测定,本品含橙皮苷不得少于3.5%。

【药理作用】

1. 祛痰、平喘作用　挥发油(主要成分为柠檬烯)有刺激性祛痰作用。煎剂及乙醇提取液对气管有扩张作用。川陈皮素在豚鼠离体气管试验和麻醉猫静注时都有平喘作用。

2. 对胃肠道作用　对胃肠道平滑肌挥发油对胃肠道有温和的刺激作用,能促进消化液分泌和排除肠内积气。橙皮苷对离体肠肌的作用是双相的,先兴奋,而后抑制。

3. 抗胃溃疡作用　皮下注射甲基橙皮苷连给6天,有明显抑制实验性胃溃疡的作用。

4. 对心脏作用　陈皮煎剂、乙醇提取液及橙皮苷均能兴奋离体及在体蛙心增强收缩力,但对心率影响不大,较大剂量则有抑制作用。

5. 利胆作用　甲基橙皮苷可增加大鼠胆汁及胆汁内固体物质的排泄量。

6. 降低毛细血管通透性作用　橙皮苷与甲基橙皮苷能降低毛细血管通透性,即有维生素p样作用。

【性味功效】 性温,味苦、辛。理气,健脾,燥湿,化痰。用于脘腹胀痛,嗳气呕吐,食欲不振,咳嗽痰多。用量3~9g。

【附注】

甜橙(广柑) 成熟果皮有混入橘皮中。据报道在作用性质上与橘皮相同,在药效强度上微次于橘皮,香气较弱。

橘络 为橘的中果皮与内果皮之间的维管束群,撕下后晒干或烤干。干后质脆易折断。以筋络多,无杂质者为好。气香,性平,味甘、微苦。有通络、理气、化痰功能。用于痰滞经络、咳嗽胸痛或痰中带血。用量2.5~4.5g。

橘核 为橘的种子,卵形或卵圆形,一端常成短嘴状突起,长径7~14mm,横径4~7mm。外种皮淡黄褐色、淡黄色或灰白色,光滑,一侧有种脊棱线,自种脐延至合点,质脆易剥落;剥去外种皮后,可见淡棕色的膜质内种皮紧贴于外种皮之内面;子叶两片,肥厚富油质,淡绿色,多胚或单胚。气微有油味。性平,味苦。理气、散结、止痛。用于疝气、睾丸肿痛、乳痛、腰痛。用量3~9g。临床用橘核治疗急性乳腺炎。

青皮 柑橘的干燥幼果或未成熟果实的外层果皮。表面皮褐色或黑绿色,粗糙皱缩,并有疣状突起,有的表面被类白色蜡粉。顶端有突起的花柱残基,基部有圆疤状果柄残基。质坚硬。气清香,味辛苦。具破气散结、舒气止痛功能。主治肝气郁结,胸满胁痛,乳痛,疝气,食结,腹胀。用量3~6g。

连　翘　Fructus Forsythiae
(英)Weeping Forsythia Capsule

本品为常用中药。始载于《神农本草经》列为下品。苏恭谓:"此物有两种,大翘、小翘。大翘叶狭长如水苏,花黄可爱,生下湿地,著子似椿实之未开者,作房翘出众草,其小翘生岗原之上，叶、花、实皆似大翘而小细，山南人并用之，今京下惟用大翘子。”《本草纲目》列入草部隰草类。现商品有青连翘、老连翘两种。原植物为一种。

【来源】 为木樨科植物连翘 *Forythia suspensa*(Thunb.)Vahl. 的干燥果实。

【植物形态】 灌木，高 2～3m。茎丛生，枝条细长，开展或下垂，着地生根。小枝稍呈四棱形，节间中空，仅在节部具有实髓，表面浅棕色，皮孔明显。单叶对生，或偶有三出小叶，叶片卵形，宽卵形或椭圆状卵形，长 2cm，宽 1.3cm，无毛，先端锐尖或钝，基部圆形或宽楔形，边缘有不整齐的锯齿。花先叶开放，1 至数朵，腋生。花萼基部合生成管状，上部 4 深裂，花冠黄色，直径约 3cm，裂片 4，卵圆形，花冠管内有橘红色的条纹；雄蕊 2，着生于花冠筒基部；花柱细长，柱头 2 裂。蒴果狭卵形，稍扁，木质，外有散生的瘤点。成熟时 2 裂似鸟嘴样。种子多数，棕色，扁平，一侧有薄翅，歪斜。花期 3～5 月，果期 7～8 月(图 7-56①)。

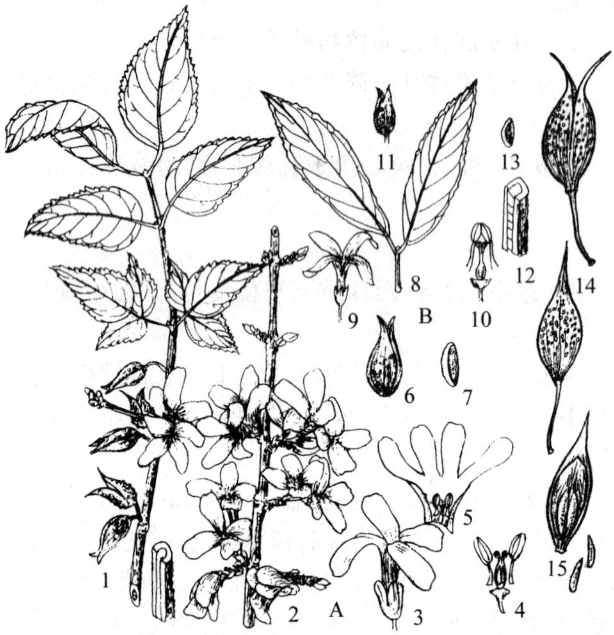

图 7-56① 连翘原植物和药材图(附金钟花)

A. 连翘 B. 金钟花 1. 连翘的植株和茎枝 2. 花枝 3. 花 4-5. 示雄蕊和雌蕊 6. 果实 7. 种子 8. 金钟花叶 9. 金钟花的花 10. 金钟花雄蕊和雌蕊 12. 金钟花茎髓 11、13 金钟花果实和种子 14. 连翘 15. 连翘剖面示种子

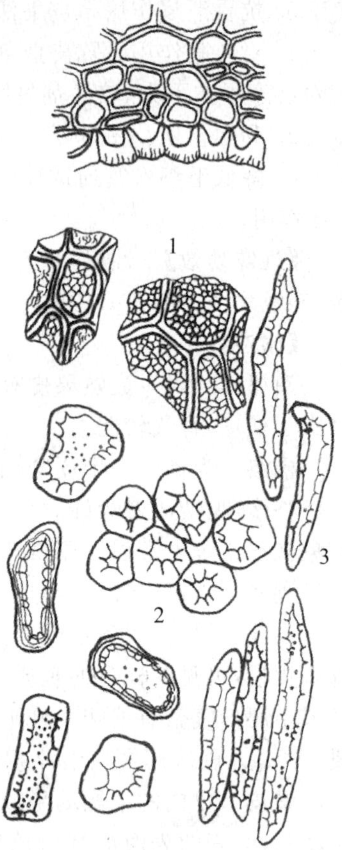

图 7-56② 连翘粉末图

1. 外果皮 2. 石细胞 3. 纤维束

【采制】 8 月下旬～9 月上旬，采收未成熟的青绿果实，用沸水煮片刻或蒸熟，晒干为“青翘”。果实成熟发黄而裂开后，采收晒干为“黄翘”或“老翘”。拣净杂质及果柄，搓开，筛去心，称“净连翘”，其种子称“连翘心”。

【产地】 主产于山西、河南、陕西、山东等地。以山西、河南产量最大。老翘为一般商品。

青翘较少应用。

【性状】 果实呈长卵形至卵形，长1～2.5cm，直径0.5～1.3cm，果瓣(老翘)形似鸟嘴，略向外反曲，基部有果柄或其断痕，外表面黄棕色，具多数颗粒状突起，中央有一纵沟，并有不规则纵皱纹；内表面淡黄棕色，平滑，有一纵隔壁，种子多已脱落；果皮硬脆，断面平坦。完整果实(青翘)外表面污绿色，大多无疣状突起，内有多数种子着生在隔壁上，呈披针形，微弯曲，一侧有窄翅。气无，味苦(图7-56①)。

【显微特征】

果皮横切面 外果皮为一列切向延长的扁平细胞，为外表皮，外被角质层。在疣状突起部分可见组织隆起。中果皮为排列不规则的薄壁组织，壁厚薄不一，可见纹孔。在薄壁细胞内罕见方晶，直径2～3μm。中果皮内分布众多维管束，大小不一。内果皮为近10列的厚壁组织，纵横交错排列，大都为木质化的纤维束并夹有石细胞群，其壁常厚薄不均。最内层可见一列较小切向延长的扁平细胞为内表皮。

果皮粉末 淡黄棕色。① 纤维束，上下层纵横交错排列，纤维呈短梭状，稍弯曲或形状不规则，长82～220μm，直径25～32μm，部分纤维的侧壁厚薄不均一。② 石细胞甚多，长方形至多角形，直径36～48μm，有的壁，三面壁较厚，一面壁较薄，层纹及纹孔明显。③ 外果皮细胞呈多角形，表面微现不规则或网状角质层纹理，断面观呈类方形，直径24～30μm，角质层厚8～14μm(图7-56②)。

【化学成分】 果实含白桦脂酸(betulinic acid)、熊果酸(ursolic acid)、齐墩果酸(oleanolica acid)、牛蒡子苷(arctiin)、牛蒡子苷元(arctigenin)、罗汉松脂素(matatresinol)、罗汉松脂酸苷(matairesinoside)、连翘脂素(phillygenol)、连翘苷(phillyrin)、及连翘酚(forsythol)。又含挥发油。青翘含皂苷约4.89%，生物碱0.2%。

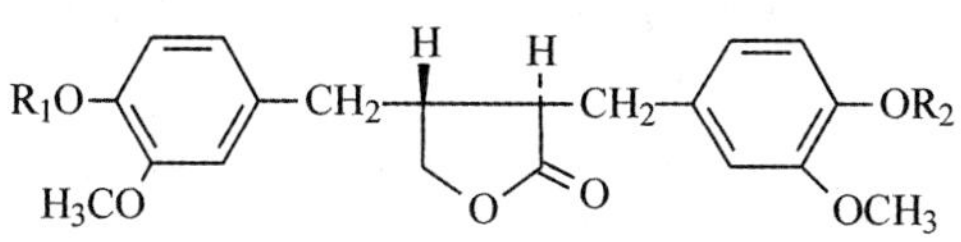

牛蒡子苷元 $R_1=CH_3, R_2=H$
罗汉松脂素 $R_1=H, R_2=H$
牛蒡子苷 $R_1=CH_3, R_2=$葡萄糖
罗汉松脂素苷 $R_1=H, R_2=$葡萄糖

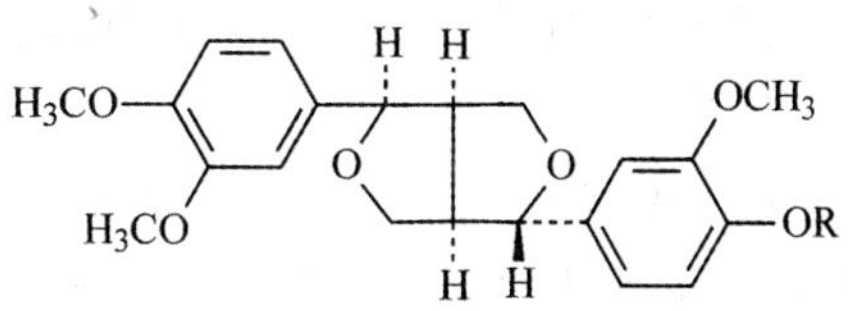

连翘苷元 R=H
连翘苷 R=葡萄糖

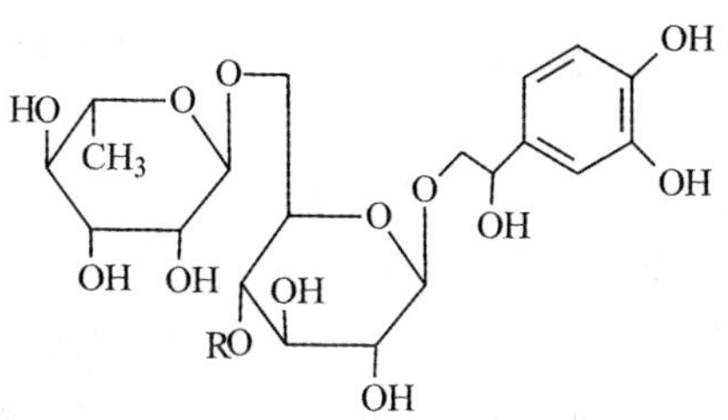

连翘醇苷C R=

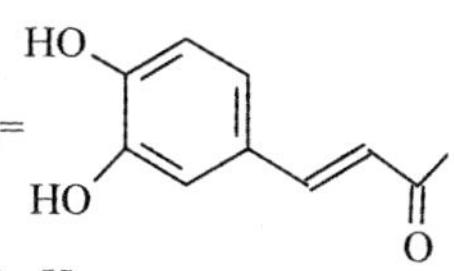

连翘醇苷D R=H

【理化鉴定】

1. 颜色反应 取连翘粉末1g，加70%乙醇5～10mL热浸，浸出液蒸干，残渣以1mL冰醋

酸溶解后，倾入小试管，沿管壁加入浓硫酸 1mL，见两液层间出现紫红色环(检查三萜皂苷)。

取连翘粉末 0.5g，加乙醚 5mL，振摇 5 分钟滤过，滤液置小试管中，加 7%盐酸羟胺甲醇溶液 3 滴，20%氢氧化钾甲醇溶液 3 滴，于水浴微热 2 分钟，放冷，加 1%盐酸，使呈酸性，再加 1%三氯化铁乙醇溶液 2 滴，呈紫红色(检查香豆精反应)。

2. 薄层色谱　样品制备：取本品粉末 3g，加水 20mL，煎煮 30 分钟，加 6N HCl，调至 pH2，即用乙醚 20mL 提取，回收乙醚后的残渣，再溶于 90%乙醇 0.5mL 中供点样。吸附剂：硅胶 H—1%CMC，展开剂：氯仿：甲醇(20：1)。展距 15cm。显色剂：① 10% H_2SO_4，喷雾后于 110℃烤 10 分钟，齐墩果酸呈灰黑色斑点。② 碘熏后，齐墩果酸显黄棕色斑点。

【品质评价】 传统认为：青翘以干燥、色黑绿、不裂口为佳；老翘以色棕黄，壳厚，显光泽者为佳。2010 年版药典规定：杂质：青翘不得过 3%；老翘不得过 9%，水分不得过 10.0%，总灰分：不得过 4.0%，照高效液相色谱法测定：本品含连翘苷不得少于 0.15%。

【药理作用】

1. 抗菌、抗炎作用　煎剂对伤寒杆菌，肺炎球菌，痢疾杆菌，金黄色葡萄球菌，白喉杆菌及溶血性链球菌等均有抑制作用。水溶液(1：5)在试管内对星形奴卡氏菌有抑制作用。连翘酚对金黄色葡萄球菌，痢疾杆菌，副伤寒杆菌，白喉杆菌有较强的抑制作用。临床报告以单味连翘治疗肠脓肿，肺结核及紫斑和视网膜出血有初步效果，这与连翘的抗菌及抗炎作用有关。

2. 解热作用　实验证明，连翘的煎剂对人工发热的家兔有解热作用。

3. 抗肝损伤作用及治疗肝炎　连翘有抗肝损伤作用。其有效成分之一是齐墩果酸。齐墩果酸能对抗大白鼠由四氯化碳引起的肝损伤作用，用药后肝脏变性和坏死明显减轻，肝细胞内蓄积的肝糖原及核糖核酸含量大部恢复或接近正常，血清谷丙转氨酶活力显著下降。并治疗急性黄疸性肝炎有一定疗效。

4. 其他作用　连翘能抑制洋地黄对鸽静脉注射的催吐作用，其镇吐效果与注射氯丙嗪 2 小时后的作用相仿。

【性味功效】 性微寒，味苦。清热解毒，消肿散结。用于急性热病初起。烦热神昏，痈肿疮毒，瘰疬，热淋尿闭等症。用量 6～15g。

枸杞子　Fructus Lycii

(英)Barbary Wolfberry Fruit

本品为常用中药。始载于《神农本草经》。《本草纲目》列入木部灌木类。李时珍谓："枸杞二树名，此物棘如枸之刺，茎如杞之条，故兼名之"。现市售品还有北方大枸杞子和土枸杞子，应注意鉴别。

【来源】 为茄科植物宁夏枸杞 *Lycium barbarum* L. 的干燥成熟果实。

【植物形态】 灌木，高 0.8～2.5m，茎直立，上部多分枝，枝条细长，先端常略下垂，短枝刺状，长 1～4cm。叶片披针形，全缘，长枝下半部的叶常 2～3 片簇生，形大，短枝或长枝顶部者互生，形小。花单生或数朵簇生于长枝上部叶腋；花梗细，花萼杯状，顶端 2～3 裂，裂片顶端边缘具纤毛，花冠漏斗状，筒部长 8～10mm，顶端 5 裂，初时粉红色，后现灰黄白色。雄蕊 5，花丝不等长，着生于花冠中部。浆果宽椭圆形。花期 5～10 月，果期 6～ 11 月(图 7-57①)。

【采制】 7～9月清晨或傍晚采摘成熟果实。摘去果柄和杂质(要掌握"三轻",即轻摘、轻放、轻拿,否则,果实受伤变成黑色,影响质量)。置于席上放阴凉处摊开晾至果皮起皱,再移至太阳光下,晒至外皮干硬而果肉柔软即可。晒时不宜用手翻动,以免变黑。雨天可用文火烘干。

【产地】 主产于宁夏自治区及内蒙古自治区。此外,甘肃、青海、新疆、河北、山西、陕西、浙江等省区亦产。销于全国并出口。

【性状】 本品呈类纺锤形或长卵形,略扁,长6～21mm,宽3～10mm。中部略膨大。表面鲜红色或暗红色,略带光泽。顶部有小凸起状的花柱痕,基部有白色的果柄痕。果皮柔韧,皱缩;果肉肉质,柔润而有黏性,种子多数,扁肾形,长1.5～1.9mm,宽1～1.7mm,表面浅黄色或棕黄色。无臭,味甜,微酸(图7-57②)。

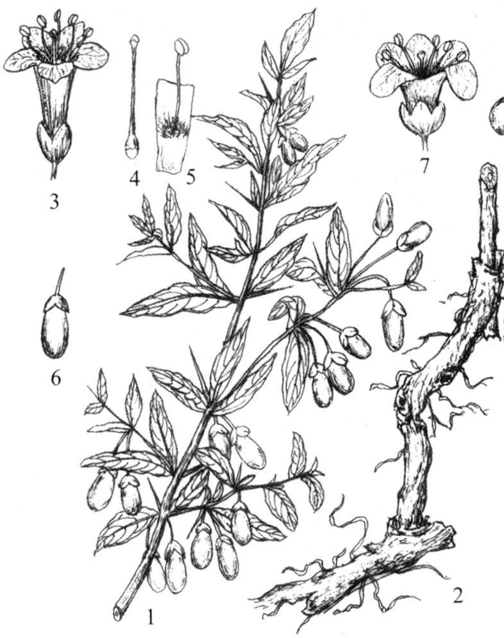

图7-57①　枸杞原植物图

1. 宁夏枸杞果枝　2. 根(地骨皮)　3. 花　4. 雌蕊　5. 雄蕊　6. 果实　7、8　野生枸杞花和果实

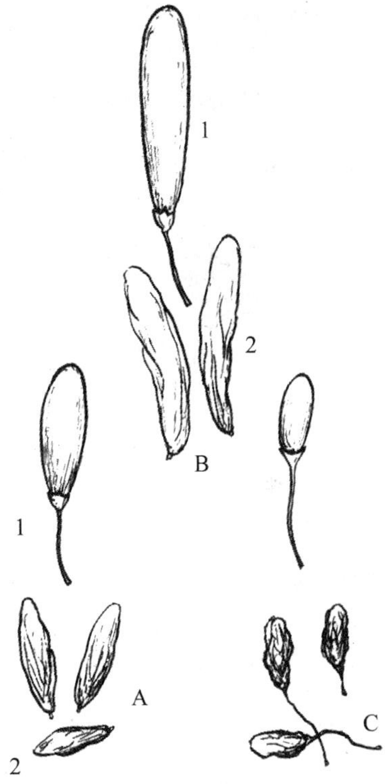

图7-57②　枸杞子药材图

A. 宁夏枸杞子 B. 河北枸杞子 C. 野生土枸杞子　1. 鲜果　2. 药材个子(干果)

【显微特征】

果实横切面　外果皮为1列扁平细胞,壁较厚,外被角质层,外缘作细齿状突起。中果皮为10余列薄壁细胞,外侧1～2列细胞较小,中部细胞形状较大,有的细胞中含草酸钙砂晶,维管束双韧型,多数,散列。内果皮细胞1列,椭圆形,切向延长。种皮表面为1列石细胞,类长方形,侧壁及内壁呈"U"字形增厚。其下为3～4列被挤压的薄壁细胞。最内一层为扁长形薄壁细胞,微木化。胚乳及胚根、子叶薄壁细胞含有脂肪油及颗粒状内含物。

粉末特征 桔红色，外果皮碎片众多，表面观呈长方形或多角形，表面有平行纵直的角质层纹理，中果皮薄壁细胞不规则椭圆形，内含众多红橙色无定形色素体，有的细胞中充满草酸钙砂晶。种皮石细胞表面观近等径性，垂周壁波状弯曲。脂肪油滴众多，近于淡黄色（图 7-57③）。

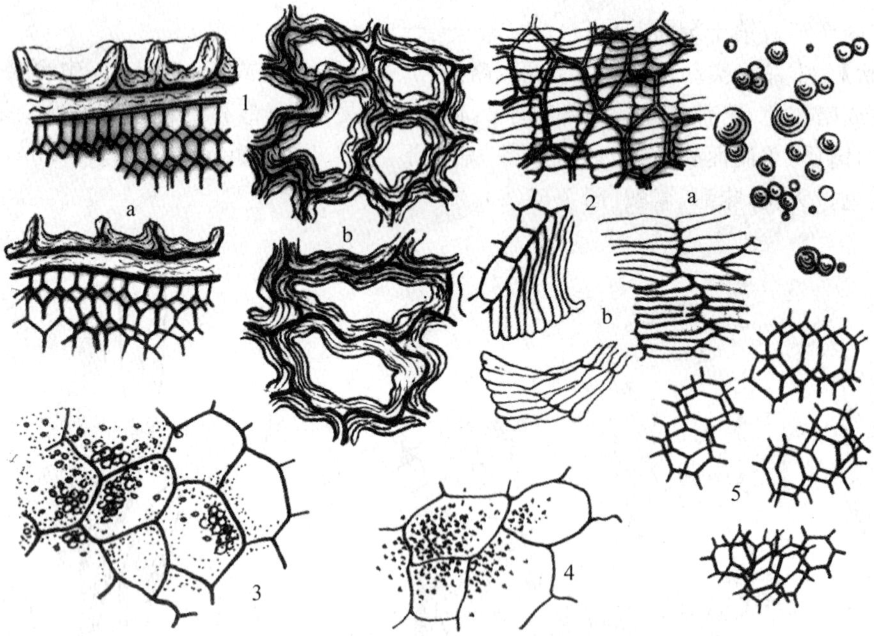

图 7-57③ 枸杞子粉末图

a. 断面观 b. 表面观 1. 种皮石细胞 2. 果皮表皮 3. 中果皮薄壁细胞 4. 草酸钙砂晶 5. 内胚乳细胞

【化学成分】 含甜菜碱（betaine）、硫胺素（thiamine）、酸浆红素（physalein）等。后者为玉蜀黍黄素双棕榈酸酯（zeaxanthin dipalmitate）。据分析，每 100g 枸杞子含胡萝卜素 3.9mg，维生素 B_1 0.23mg，维生素 B_2 0.33mg，烟酸 1.7mg，维生素 C_{3mg}，钙 150mg，磷 67mg，铁 3.4mg，其灰分约 1.7%。

$$(CH_3)_3N^+CH_2COO^-$$

甜菜碱

【理化鉴定】

比色法 甜菜碱的比色测定多为与雷氏盐（硫氢化络铵）反应，生成沉淀后溶解在 70%丙酮中在 525nm 波长处测定吸收度。

【品质评价】 传统认为：本品以粒大、肉厚、子少、色红、质柔润者为佳。2010 年版药典规定：杂质不得过 1%。水分不得超过 13.0%，总灰分不得过 5.0%，照水溶性浸出物测定法项下的热浸法测定，不得少于 55.0%，本品按干燥品计算，含枸杞多糖以葡萄糖计不得少于 1.8%，含甜菜碱不得少于 0.30%。

【性味功效】 性平，味甘。归肝、肾经。滋补肝肾，益精明目。用于头昏，目眩，耳鸣，视力减退，虚劳咳嗽，腰脊酸痛，遗精，糖尿病等。用量 6～12g。

【附注】

1. 同属植物枸杞 *Lycium chinense* Mill. 的果实商品称土枸杞。呈椭圆形或类圆柱形，两端略尖；表面鲜红色至暗红色，内藏种子 10～30 粒。味微酸，质差，一般不宜做枸杞子入药。其根皮为药材地骨皮。

2. 地骨皮为宁夏枸杞的根皮。春秋两季采挖均可，先洗净泥土，刮去粗皮用木棒击打，使根皮与木质部分离，取皮晒干。商品中以"槽皮白里无气香"为地骨皮之特征。有解热、降压、降血糖、镇静和抑菌作用。性寒味甘淡，常用于阴虚潮热，盗汗口渴，咳嗽咯血。用量 9～15g。

小茴香　Fructus Foeniculi
(英)Fennel

本品原名怀香，始载于《唐本草》列入草部。李时珍将其移入《本草纲目》菜部，并说：俚俗多怀之矜衽咀嚼，恐怀香之名或以此也。又说：茴香、宿根，冬生苗作丛，肥茎丝叶，五六月开花，如蛇床花而色黄，结子大如麦粒，轻而有细棱……在《唐本草》中说：调食味用之。所述均指本品。

【来源】 本品为常用中药。商品为伞形科植物茴香 *Foeniculum vulgare* Mill. 的果实。

【植物形态】 多年生草本，全株无毛，有强烈香气。茎直立，高 0.5～2m，有浅纵沟纹，上部分枝开展。叶有柄，卵圆形至广三角形，长达 30cm，宽达 40cm，三至四回羽状分裂，深绿色，末回裂片线形至丝状，长 4～40mm，宽约 1mm，茎下部的叶柄长 7～14mm，基部鞘状，上部的叶柄一部或全部成鞘状。复伞形花序顶生或侧生，顶生的伞形花序大，直径可达 15cm；花序梗长 4～25cm，伞辐 8～30，无总苞及小总苞；花黄色，有梗；萼齿不显，花瓣 5，倒卵形，先端内折；雄蕊 5；雌蕊 1，子房下位。双悬果卵状长圆形，光滑，侧扁，长 3.5～6mm，宽 1.5～2.5mm；分果有 5 条隆起的纵棱，每棱槽中有油管 1，合生面有 2。花期 6～7 月，果期 10 月(图 7-58①)。

【采制】 秋季果实初熟时采割植株，晒干，打下果实，除去杂质。

【产地】 小茴香主产于内蒙古自治区、山西、黑龙江等省，以山西省产量较多，内蒙古产品质佳。此外，我国南北各地均有栽培。

【性状】 双悬果呈细圆柱形，有时稍弯曲，长 4～8mm，直径 1.5～2.5mm，表面黄绿色或淡黄色，两端略尖，顶端有黄褐色的花柱残基，基部有时带有小的果柄，长 0.4～1cm；分果长椭圆形，有 5 条隆起的棱线，合生面平坦而较宽，横切面略呈五边形。有特异香气，味微甜而辛(图 7-58①)。

【显微特征】

分果横切面　略呈五边形。外果皮为 1 列切向延长的扁平细胞；中果皮由数列薄壁细胞组成，共分布有 6 个油管，果棱间各 1 个，合生面 2 个，油管呈椭圆形或半圆形，切向 150～220nm 左右，内含红棕色油脂，维管束位于果棱部位，韧皮部位于木质部两侧，维管束四周围有大形网纹细胞；内果皮为 1 列狭长的扁平细胞，长短不一；种皮为 1 列颓废细胞，含棕色物质；合生面的内果皮与种皮间有种脊维管束。胚乳细胞多角形，内含糊粉粒和少数脂肪油，糊粉粒中含细小的草酸钙簇晶；胚小形，位于胚乳的中央(图 7-58②)。

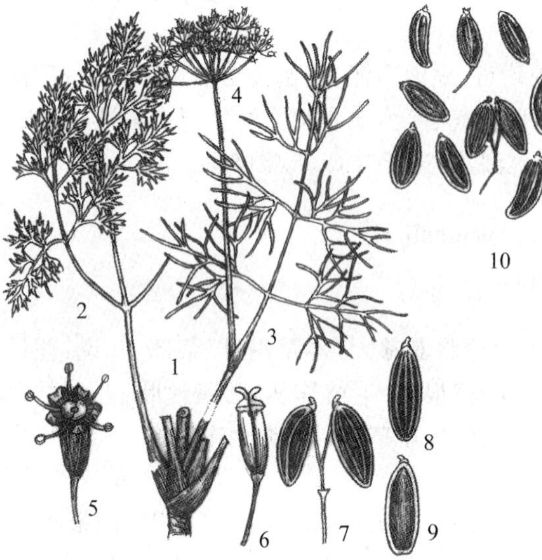

图 7-58①　小茴香原植物和药材图

1. 植株　2. 下部叶　3. 上部叶　4. 花序　5. 花　6. 未成熟果实　7. 成熟果实(双悬果)　8. 分果背面观　9. 分果腹面观　10. 药材

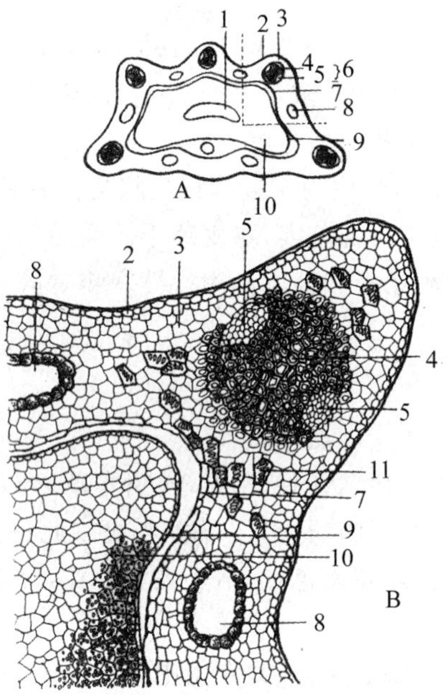

图 7-58②　小茴香横切面组织图

A. 简图　B. 祥图　1. 胚　2. 外果皮　3. 中果皮　4. 木质部　5. 韧皮部　6. 维管束　7. 内果皮　8. 油管　9. 种皮　10. 胚乳　11. 网纹细胞

粉末　绿黄色或黄棕色。①网纹细胞棕色，壁颇厚，木化，具卵圆形网状壁孔。②油管显黄棕色至深红棕色，常破碎；分泌细胞呈扁平多角形。③镶嵌细胞为内果皮细胞，由5～8个狭长细胞为1组，以其长轴相互作不规则方向嵌列。④内胚乳细胞多角形，无色，壁颇厚，含多数直径约10μm的糊粉粒，每一糊粉粒中含细小簇晶1个，直径7μm(图 7-58③)。

【化学成分】　果实含挥发油3%～8%，油中含反式茴香脑(trans-anethole)61.6%～78.3%，小茴香酮(fenchone)，α-蒎烯，柠檬烯(limonene)，莰烯，β-蒎烯，β-香叶烯(β-myrcene)，α-水芹烯(α-phellandrene)，P-伞花醇(P-cymol)，草蒿脑(estragole)，甲基胡椒酚(methyl chavicol)，茴香脑等。此外，含脂肪油12%～18%，油中含岩芹酸(petroselinic acid)，亚油酸，棕榈酸，花生酸，山萮酸(behenic acid)。并含槲皮素，植物甾醇酰基β-果糖呋喃苷(phytosteryl β-fructofuranoside)，7-羟基香豆素，6,7-二羟基香豆素，齐墩果酸(Oleanolic acid)，谷甾醇，豆甾醇，Δ^7-豆甾烯醇(Δ^7-stigmastenol)菜油甾醇，胆甾醇，Δ^7-菜油甾烯醇(Δ^7-campestenol)，Δ^5-燕麦甾醇(Δ^5-avenasterol)，菜油甾二烯醇(campestadienol)及豆甾二烯醇(stigmastadienol)等。

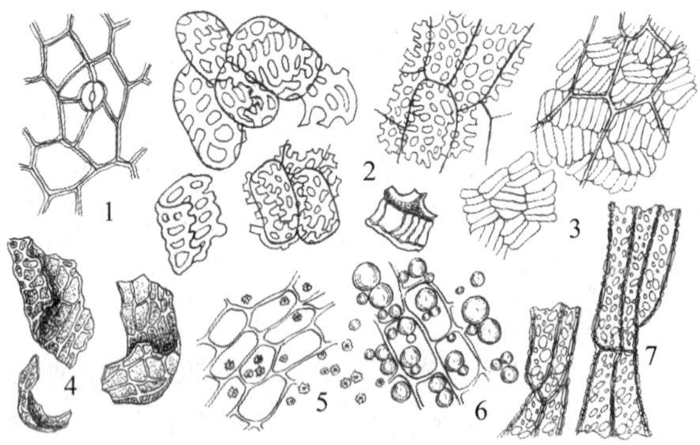

图 7-58③　小茴香粉末图

1. 气孔　2. 网纹细胞　3. 镶嵌细胞　4. 油管碎片　5. 草酸钙小簇晶　6. 内胚乳细胞　7. 木薄壁细胞

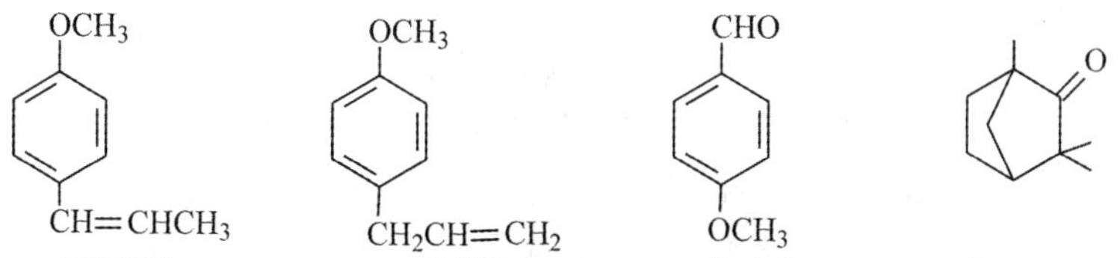

茴香醚　　爱草脑　　茴香醛　　茴香酮

【理化鉴定】

1. 颜色反应　取本品粉末 0.5g，加入乙醚适量，冷浸 1 小时，滤过，滤液浓缩至约 1mL，加 7%盐酸羟胺甲醇液 2～3 滴，20%氢氧化钾乙醇液 3 滴，在水浴上微热，冷却后，加稀盐酸调节 pH 值至 3～4，再加 1%三氯化铁乙醇溶液 1～2 滴，呈紫色(检查香豆素)。

取本品粉末 0.5g，加乙醚适量，冷浸 1 小时，滤过，滤液浓缩至约 1mL，加 0.4%2,4-二硝基苯肼盐酸溶液 2～3 滴，溶液显桔红色(检查茴香脑)。

2. 薄层色谱　样品制备：取本品粉末(60 目)2g，加乙醚 6mL，冷浸 4 小时，滤过。将滤液浓缩至干，残渣用氯仿溶解至 1mL，点样。吸附剂：硅胶 G-1%CMC。展开剂：石油醚：醋酸乙酯(8.5：1.5)，展距 17.5cm。显色剂：2,4-二硝基苯肼试剂。显现 5 个斑点，其中 1 个斑点与标准茴香脑相同。

【品质评价】　传统认为：本品以粒大饱满、色黄绿、气味香浓、无杂质者为佳。2010 年版药典规定：杂质不得过 4%，总灰分不得过 10.0%，含挥发油不得少于 1.5%(mL/g)；含反式茴香脑不得少于 1.4%。

【药理作用】　本品挥发油能促进胃肠蠕动和分泌，能排除肠内气体；并有祛痰作用，对豚鼠实验性结核有一定疗效，茴香醛可增强小量双氢链霉素的效力。

【性味功效】　味辛，性温。祛寒止痛，理气和胃。用于胃寒胀痛，少腹冷痛，痛经，疝痛，食少呕吐。用量 3～9g。

【附注】　过去内蒙古、甘肃等省区的个别地区，曾发现有以伞形科植物莳萝 *Anethum graveolens* L. 的果实，误作小茴香或土茴香的。其主要鉴别特征是椭圆形，扁平，长 3～5mm，宽 2～3mm，外表呈棕色，背面极为扁压，有 3 条不明显的棱，侧棱延展成翅。有芳香气味。

马钱子　Semen Strychni

(英)Nux Vomica，Dong Button

本品为较常用中药。马钱子以番木鳖之名始载于《本草纲目》。李时珍释其名曰："状如马之连钱，故名马钱"。但《本草纲目》之附图与木鳖子相混淆，可能李时珍当时并未见到马钱的原植物。可是根据其所载疗效、药性及附方，可认为即是目前所习用的马钱子。

【来源】　为马钱科植物马钱子 *Strychnos nux-vomica* L. 及长籽马钱 *Strychnos wallichiana* Steud. ex DC. (*S. gauthierana* Pierre ex Dop; *S. pieriiana* Hill)的种子。

【植物形态】

马钱子　乔木，高约 10m，树干直立，粗壮，树皮灰色。叶对生，叶柄长 0.4～0.6cm，叶片革质，椭圆形、卵形至广卵形，长 6～15cm，宽 4～8.5cm，先端急尖，基部圆形至广楔形，全缘，上面深绿色，下面色较淡，均光滑无毛，主脉 5，在下面隆起。聚伞花序顶生，直径 2.5～5cm，被柔毛；花较小，灰白色；花萼绿色，5 裂，裂片卵圆形，密被短柔毛；花冠筒状，长 10～12mm，先端 5 裂，裂片卵形，长 2.5～4mm，先端钝，花冠筒内侧近基部被长柔毛；雄蕊 5，着生于花冠筒喉部，几无花丝；子房上位，卵形，花柱细长，柱头头状。浆果球形，直径 6～13cm，表面光滑，成熟时橙色。种子 2～5，圆盘形，直径 1～3cm，表面灰黄色，密被银色茸毛(图 7-59①)。

长籽马钱 主要特征为 木质大藤本，树皮灰白色，小枝圆柱状，卷须腋生。叶对生，叶柄长 5～7cm，叶脉为离基三出脉，在下面隆起。圆锥花序顶生，长约 4cm；总花梗及小花梗被短柔毛；花萼绿色，先端 5 裂，裂片卵形，具缘毛；花冠筒状，白色，长约 10mm，先端 5 裂，裂片卵形，长约 4mm，内面基部被短柔毛。雄蕊 5，着生于花冠筒的喉部；子房狭卵形，浆果球形，直径 4～6cm，熟果橘红色。种子长圆形，长 2～3cm，宽 1.5～2.2cm，扁平，被浅灰棕色的密绢毛。花期 3～5 月，果期 5～8 月。

【采制】 秋季于果实成熟时，摘取果实，取出种子，洗净附着的果肉，晒干，炮制将砂炒热，加入马钱子同炒，至微膨胀时，取出串碎，去毛，压成细粉用。

【产地】 主产于印度、越南、缅甸、泰国、锡兰等地。药材多系进口。长籽马钱主产于云南东南部及越南。

【性状】

马钱子 种子扁圆形，钮扣状，直径 1～3cm，厚 3～6mm，边缘微隆起，常一面凹下，另面稍凸出；表面灰棕色或灰绿色，密生匍匐的银灰色毛，有丝状光泽，由中央向四周射出。边缘有一条隆起脊线，并有一小形突起的珠孔，底面中心有一稍突出的圆点状种脐，珠孔与种脐间隐约可见一条隆起线。质坚硬，难破碎。浸软后沿边缘纵向剖开，可见淡黄色角质肥厚的胚乳，胚乳中央部分有空隙，近珠孔处有心脏形的胚，子叶 2 枚，菲薄，长 5～6mm，有 5 条掌状脉，胚根长约 4mm。气无，味极苦(图 7-59②A)。

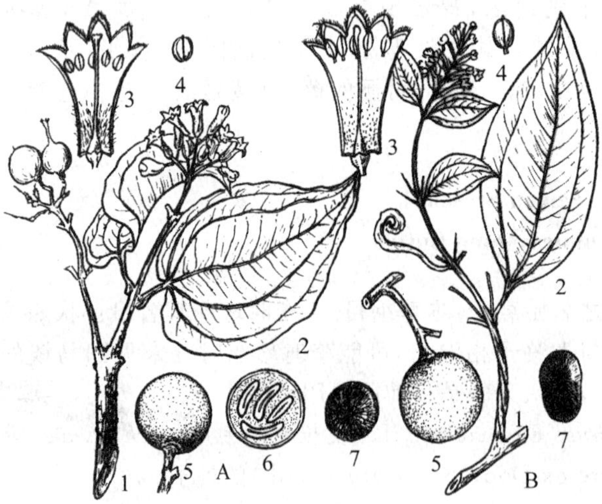

图 7-59① 马钱子原植物图

A. 马钱子 B. 长籽马线 1. 植株 2. 叶 3. 花展开 4. 雄蕊 5. 果实 6. 果实剖面示种子 7. 种子

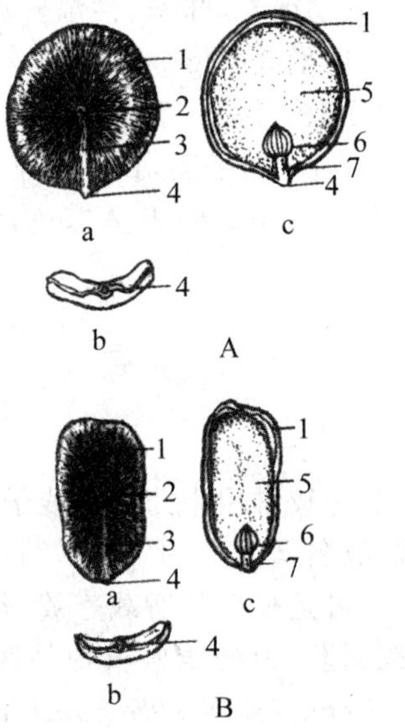

图 7-59② 马钱子药材图

A. 马钱子 B. 长籽马钱子 a. 正面观 b. 侧面观 c. 剖面观 1. 种皮 2. 种脐 3. 隆起条纹 4. 珠孔 5. 胚乳 6. 子叶 7. 胚根

长籽马钱　种子长扁圆形，边缘略向上翘起成盘状；长 2～3cm，直径 1.5～2.2cm，中央厚 6～10mm。表面密生灰黄色或淡棕色光亮的毛茸，自中央向四周辐射状匍匐排列。胚乳淡黄色，子叶卵形而薄，叶脉 3 条，胚根长约 3mm（图 7-59②B）。

【显微特征】

马钱子种子横切面　种皮表皮的每一细胞均向外延长，并向一方倾斜形成单细胞非腺毛，长 500～1000～1700μm，宽约 25μm，壁厚，木化，有纵肋约 10 条，基稍膨大，有纹孔及孔沟，形似石细胞；表皮下有数列棕色颓废的薄壁细胞。胚乳细胞多角形，壁厚，半纤维素性，隐约可见胞间连丝，用碘液封藏较明显，细胞中含有脂肪油和少量糊粉粒，糊粉粒直径 15～30μm，有时可达 50μm，内含数个拟球体（图 7-59③A）。

粉末　灰黄色。非腺毛单细胞，基部膨大似石细胞，壁极厚，常碎断，木化，壁有 5～18 条纵向脊状增厚。胚乳细胞多角形，壁厚，有的细胞间层细波状弯曲或呈连珠状，内含脂肪油和糊粉粒（图 7-59④）。

长籽马钱种子横切面　与马钱子的主要区别：表皮非腺毛长 520～1040μm，宽约 20μm，平直或多少扭曲，壁具 9～10 个纵肋，常自然分离成无色细长条状，毛茸基部不规则增厚，有纹孔（图 7-59③B）。

粉末　灰白色。与上种的主要区别为非腺毛细胞壁有 5～11 条纵向脊状增厚，内胚乳细胞间层无细波状弯曲或连珠状（图 7-59④）。

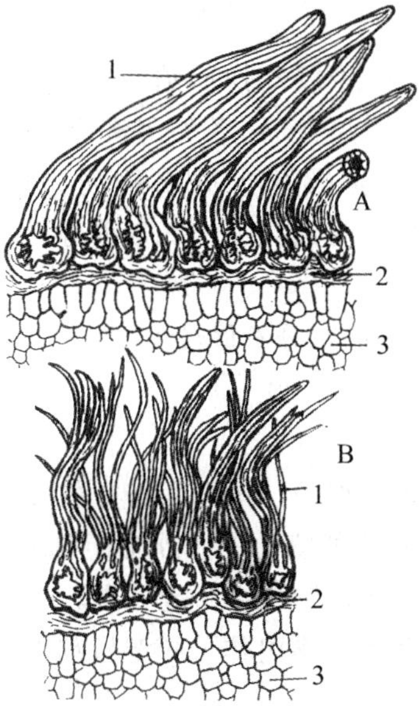

图 7-59③　马钱子横切面组织图

A. 马钱子　B. 长籽马钱子

1. 种皮非腺毛 2. 颓废组织 3. 胚乳

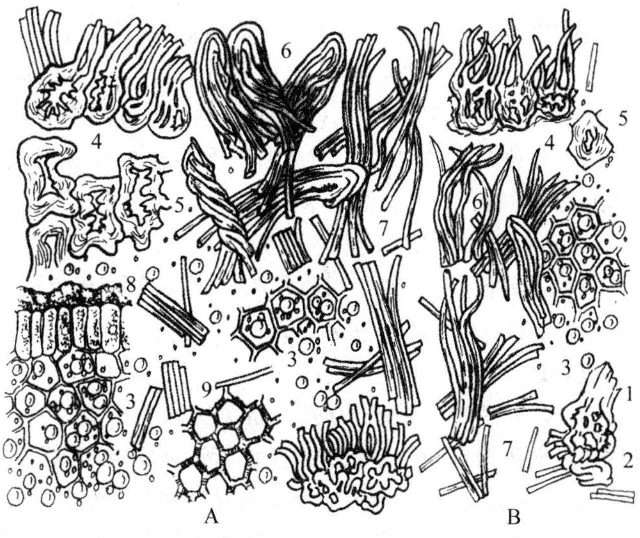

图 7-59④　马钱子粉末图

A. 马钱子　B. 长籽马钱子　1. 种皮非腺毛　2. 颓废组织　3. 胚乳　4. 种皮非腺毛基部侧面观　5. 种皮非腺毛基部正面观　6. 种皮非腺毛顶端 7. 种皮非腺毛中段 8. 色素层 9. 内胚乳胞间连丝

【化学成分】　马钱子含总生物碱 1.8%～5.3%，主要为番木鳖碱（又名士的宁 strychnine）及马钱子碱（brucine），前者一般含量约 1.23%，后者约 1.55%；含多种微量生物碱，如 α 及 β-可鲁勃林（α-、β-colubrine）、异番木鳖碱（isostrychnine）、伪番木鳖碱（pseudostrychnine）、番木鳖次碱（vomicine）、马钱子新碱（novacine）及依卡精（icajine）。尚含番木鳖苷（loganin）及绿原酸等。长籽马钱含总生物碱 2.19%，番木鳖碱 1.34%，此外还含马钱子碱及其他微量生物碱。

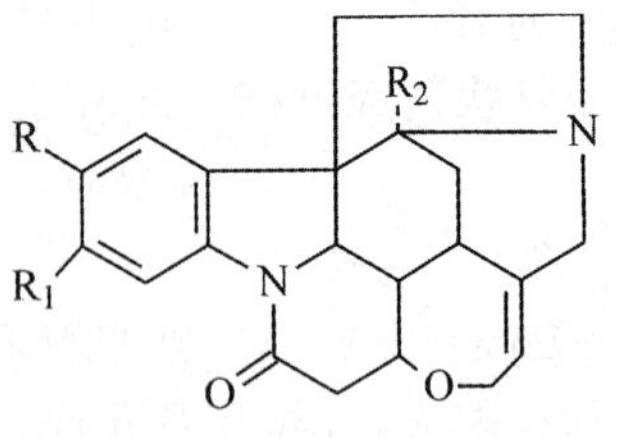

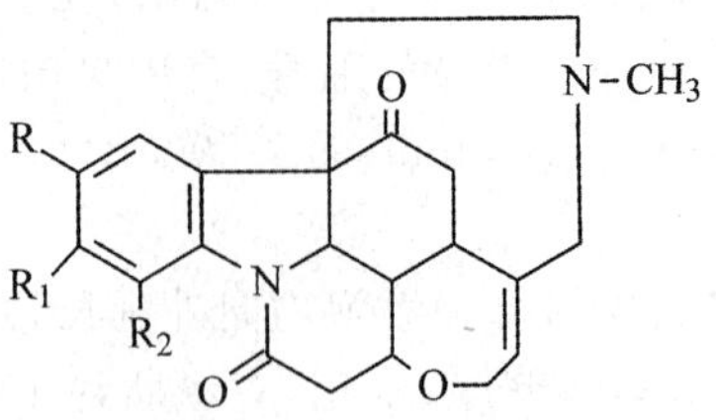

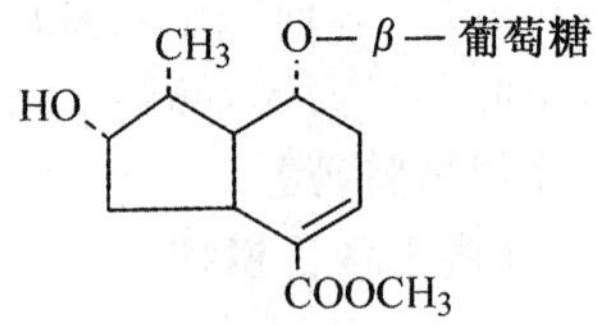

番木鳖碱 $R=R_1=R_2=H$

马钱子碱 $R=R_1=OCH_3 R_2=H$

α-可鲁勃林 $R=H,R_1=OCH_3,R_2=H$

β-可鲁勃林 $R=OCH_3,R_1=H,R_2=H$

伪番木鳖碱 $R=R_1=H,R_2=OH$

伪马钱子碱 $R=R_1=OCH_3,R_2=OH$

马钱子新碱 $R=R_1=OCH_3,R_2=H$

依卡精 $R=R_1=R_2=H$

番木鳖次碱 $R=R_1=H,R_2=OH$

番木鳖苷

【理化鉴定】

1. 颜色反应

(1)取干燥种子的胚乳部分做横切片，加硫钒酸(钒酸铵1g溶于浓硫酸100mL中)1滴，胚乳内层应显蓝紫色(番木鳖碱反应)；另取一切片，加浓硝酸1滴，胚乳外层应显橙红色。

(2)取供薄层层析点样所余氯仿液2～3mL，在分液漏斗中加1N盐酸1.5mL振摇提取，分出酸液，加浓盐酸及锌粉少许，用小火加热至沸，放冷后，加亚硝酸钠溶液(1:20)1滴，应立即显樱红色(番木鳖碱反应)。

2. 薄层色谱 样品制备：取种子粉末0.8～1.5g，加乙醇20mL冷浸2小时，适当振摇，滤过。滤液蒸去溶剂，加1N盐酸3mL溶解，移至分液漏斗中，加氢氧化铵调节pH至9，用氯仿3mL提取3次，氯仿溶液稍浓缩后，供点样。另取士的宁和马钱子碱作对照吸附剂：硅胶G(青岛)。展开剂：乙酸乙酯-异丙醇-浓氨水(6∶3∶1)。展距17cm。显色剂：改良碘化铋钾试剂喷雾。结果与对照品相应位置显相同颜色的斑点。

【品质评价】 2010年版药典规定，照高效液相色谱法测定，本品水分不得过13.0%，总灰分不得过2.0%，含士的宁应为1.20%～2.20%。含马钱子碱不得少于0.80%。

【药理作用】

1. 对中枢神经系统的作用 番木鳖碱对中枢神经系统有兴奋作用。首先兴奋脊髓的反射机能，其次兴奋延髓的呼吸中枢及血管运动中枢，并能提高大脑皮质的感觉中枢机能。临床曾试用于面神经麻痹、肥大性腰椎炎及治疗精神分裂症的忧郁型和妄想型患者，有一定效果。

2. 对消化系统的作用 番木鳖碱具有强烈的苦味，临床上用番木鳖酊作苦味健胃剂以促进食欲，但目前应用不普遍。

3. 对呼吸系统的影响 马钱子碱对小鼠灌胃，有明显镇咳、祛痰作用。

4. 抑菌作用 马钱子碱体外对嗜血流感杆菌、肺炎双球菌、甲型链球菌、卡他球菌等具抑制作用，对多种皮肤真菌具不同程度的抑制作用。

5. 毒性 马钱子种仁、番木鳖碱及马钱子碱对小鼠灌胃的 LD_{50} 分别为234.5mg/kg，3.27mg/kg，233mg/kg。

【性味功效】 性寒，味苦，有大毒。通络止痛，散结消肿。用于风湿顽痹，跌扑损伤，痈疽，肢体软瘫脊髓灰质炎后遗症，类风湿性关节痛。用量0.3～0.6g，炮制后入丸散用。不宜多服、久服;孕妇忌服。

【附注】

在我国云南南部及缅甸、泰国等地尚有一种山马钱 *Strychos nux-blanda* Hill。其种子有时混杂在进口的马钱子中。种子呈盘状椭圆形,一端略尖;长 1.6～2.0cm,直径 1.5～1.7cm,厚 0.5～0.7cm,边缘有一条隆起的脊,稍尖端有突起的珠孔;表面淡黄色,密被毛茸,无苦味。据报道不含番木鳖碱及马钱子碱,应注意区别。

在我国云南、广西、广东以及菲律宾、印尼、马来西亚、泰国、越南尚有一种云海马钱 *Strychnos ignatii* Berg.,商品称吕宋果,但国内不习销。种子呈不规则卵形;长 2～2.5cm,宽约 1.3cm,厚约 0.5cm;全体不平坦,有钝棱;表面黄棕色,被不规则排列的毛茸,种皮易脱落而露出深褐色的胚乳,有的商品毛已脱落,味极苦,含总生物碱 2.5%～3.0%,其中约有 46%～62%为番木鳖碱,因而可用作为提取番木鳖碱的原料。

在福建尚用一种土马钱,原植物为牛眼马钱 *S. angustiflora* Benth.。分布于云南、广西、广东。种子扁圆形;直径 0.8～1.5cm,厚 0.2～0.3cm;一面稍凹,另一面稍凸起,表面深污绿色,被匍匐状短毛茸。种子在福建民间用于毒狗。

砂　仁　Fructus Amom

(英)Amomum Fruit

本品为常用中药。原名缩砂密,始载于《开宝通草》。据《图经本草》载:苗茎似高良姜,高三四尺,叶青,长八九寸,阔半寸左右,三月四月开花在根下,五六月成实,五七十枚作一穗,状似益智皮紧厚而皱如栗文,外有刺黄赤色,皮间有细子一团,约四十余粒如黍米大,微黑色,七月八月采。《证类本草》附有新州(今广东新兴县)缩砂密图一幅,与上文一致。《本草纲目》列入草部芳草类,名缩砂蔷。李时珍谓此物实在根下,仁藏壳内……。均可说明古代之缩砂密系姜科砂仁属植物。今市售有国产和进口两类,均为姜科砂仁属植物成熟干燥果实,前者用以阳春砂仁为主,后者多系缩砂密。

【来源】 为姜科植物阳春砂 *Amomum villosum* Lour.、绿壳砂(缩砂)*A. villosum* Lour. var. *xanthioides* T. L. Wu et Senjen. 或海南砂 *A. longiligulare* T. L. Wu 的干燥成熟果实。

【植物形态】

阳春砂　多年生草本,高 1.2～2m。根茎圆柱形,细瘦,匍匐于地表,棕红色或间有绿色,节上有棕色膜质鳞片;芽鲜红色,倾斜,锥状。茎直立,圆柱形;叶二列;叶舌长 2～3mm,先端圆形或微凹,棕红色或有时绿色,无毛或被疏短柔毛;叶几无柄;叶片狭长椭圆形或线状披针形,长 15～40cm,宽 2～5cm,先端渐尖或呈尾状急尖,基部渐狭,全缘,两面无毛或有时下有微毛。花葶从根茎上斜出,穗状花序;总苞片膜质,长椭圆形苞片管状,白色膜质,顶端 2 裂;花萼管状,白色,先端 3 齿裂,裂片三角形;花冠管细长,长 1.8～2cm,3 裂,裂片长圆形,白色上方裂片稍宽,先端兜状;唇瓣近圆形或卵形,中央部分稍加厚,呈淡黄色或黄绿色,间有红色斑点,先端 2 浅裂,边缘有不整齐的齿裂,基部收缩成短柄;侧生退化雄蕊 2 枚,位于唇瓣的基部,呈乳头状突起;雄蕊 1,药隔附属体 3 裂,花丝扁平;子房长圆形,下位,外被细柔毛。蒴果球形或长圆形,径约 1.5cm,具不分枝的软刺,熟时棕红色。种子多数,芳香。花期 3～5 月,果期 7～9 月(图 7-60①)。

绿壳砂(缩砂) 本变种根茎先端的芽、叶舌多绿色;果熟亦为绿色。

海南砂 叶片线状披针形,长 15～30cm,宽 2.5～5cm,先端长尾状,基部楔形,两面无毛;叶舌披针形,长 2～4.5cm,橙黄色,膜质,无毛。蒴果卵圆形,被片状、分枝的短软刺。

【采制】 阳春砂在果将熟时剪下果穗,置于竹帘或草席上用微火烘至半干,趁热喷冷水一次,使其骤然收缩,从而果皮和种子团紧密结合。或于果实快干时覆以樟树叶,继用微火烘干,使香气更为浓郁。全干后即为“壳砂”;剥去果皮,将种子团晒干,即为“砂仁”。

【产地】 阳春砂主产于广东,广西和云南南部等地。均为栽培品。绿壳砂主产于云南南部。栽培或野生。海南砂分布于海南岛。现雷州半岛有栽培。

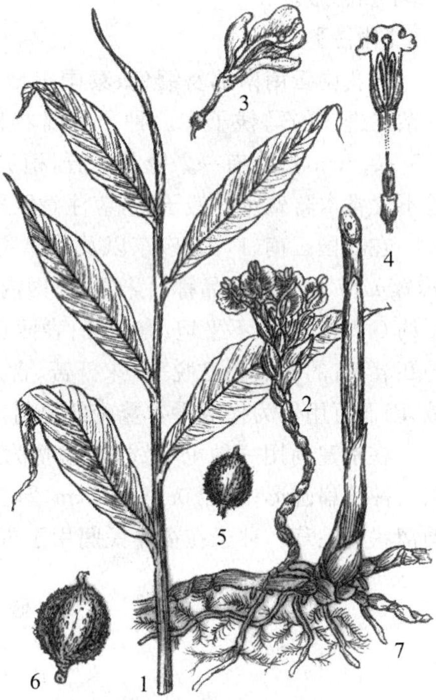

图 7-60① 阳春砂原植物图

1. 植株 2. 花枝 3. 花 4. 示雄蕊和雌蕊 5. 幼果 6. 成熟果(砂仁) 7. 根茎和根

【性状】

阳春砂 蒴果椭圆形,长 1～2cm,直径 1～1.5cm;外表面深棕色,具不明显的钝三棱,密生刺状突起,果皮薄而柔软,手触无刺痛感;纵向棱线状维管束隐约可见,顶端有突起的花被残基,基部有果柄痕或连有总果柄。内表面淡棕色,可见明显的纵向维管束;种子黏结成团,呈长圆形,具钝三棱,长 0.8～1.8cm,直径 0.8～1.2cm;中有白色隔膜,将种子分成 3 瓣,每瓣有种子多粒。种子呈不规则的多面形,卵形或长块状,有棱角,长约 3mm,直径 2mm;外被淡棕色膜质假种皮,种皮深棕色或紫红色,表面有不规则的皱纹。背面平坦,略小一端的侧面或斜面有明显而凹陷的种脐,合点在较大的一端,种脊沿腹面而上,成一纵沟,到合点处略为展宽。气芳香而浓烈,味辛(图 7-60②A)。

绿壳砂 蒴果类圆形,外表面黄棕色或棕色,有片状突起。种子团表面棕色或黑棕色,有的外面被一层白粉,不易脱落。气味略逊于阳春砂(图 7-60②A)。

海南砂仁 蒴果卵圆形,长 1.5～2.2cm,径 0.8～1.2cm,被片状、分枝的短软刺;种子团直径 6～8mm,种子呈不规则的块状。本种挥发油含量低,故一般认为质量较差(图 7-60②B)。

【显微特征】

阳春砂 种子横切面 假种皮为长形的薄壁细胞,壁不甚清楚。种皮表皮细胞为 1 列长圆形细胞,径向延长,长 16～28μm,宽 12～16μm,壁较厚,排列整齐;下皮为 1 列长形细胞,切向延长,充满棕色色素;油细胞为 1 列切向延长的薄壁细胞,长 76～106μm,径向 16～25μm,含黄色油滴。再内为 2～3 列多边形含色素的薄壁细胞。内种皮为 1 列长方形石细胞,长 16～24μm,宽 12～16μm,径向延长,排列紧密,细胞壁厚,深棕色,胞腔小,内有圆形硅质块。外胚乳细胞,含淀粉粒,并有少数小草酸钙方晶。内胚乳细胞略小,多角形;胚细胞类圆形,均充满内含物(图 7-60③)。

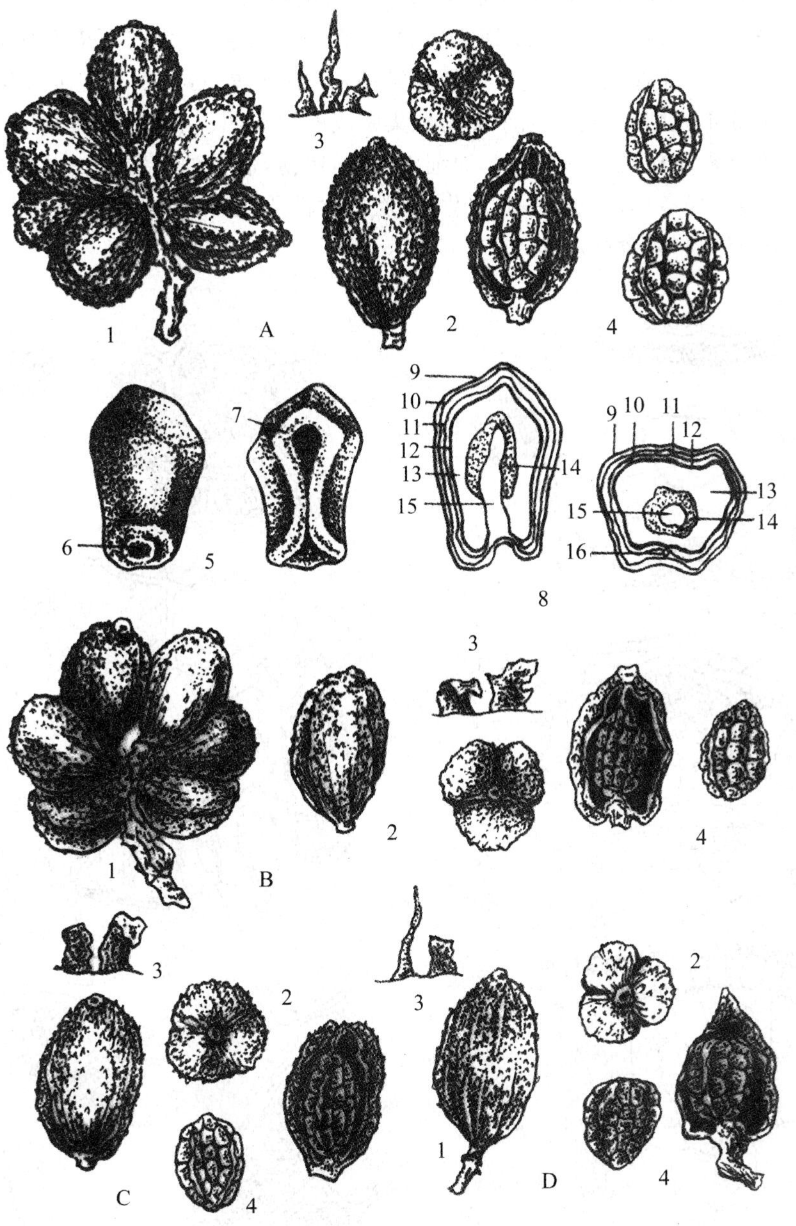

图 7-60②　砂仁药材图(附缩砂)

A. 阳春砂　B. 海南砂　C. 缩砂　D. 绿壳砂　1. 果枝　2. 砂仁(壳砂)　3. 外被刺状突起　4. 种子团　5. 种子　6. 合点　7. 种脐　8. 种子纵切面和横切面　9. 假种皮　10. 外种皮　11. 中种皮　12. 内种皮　13. 外胚乳　14. 内胚乳　15. 胚　16. 维管束

绿壳砂　与阳春砂区别为:假种皮外侧的细胞壁不清楚,内层细胞 1 列呈类方形或长方形;种皮表皮细胞类长方形或长圆形,外侧色素层细胞形大,类长方形,切向延长,含浅黄色色素;油细胞长方形,切向延长,大小同色素细胞;内侧的色素细胞 2～3 列,扁长方形;内种皮石细胞长 12～16μm，宽约 12μm，胞腔扁圆形，直径与石细胞同。

阳春砂粉末 灰棕色。种子表皮细胞淡黄色，表面观长条形，常与下皮细胞上下层垂直排列；下皮细胞含棕色或红棕色物。色素层细胞皱缩，界限不清楚，含红棕色或深棕色物。外胚乳细胞类长方形或不规则形，充满细小淀粉粒集结成的淀粉团。有的包埋有细小草酸钙方晶。内胚乳细胞含细小糊粉粒及脂肪油滴。油细胞无色，壁薄，偶见油滴散在。内种皮厚壁细胞红棕色或黄棕色，表面观多角形，壁厚，非木化；胞腔内含硅质块，断面观为 1 列栅状细胞，内壁及侧壁极厚，胞腔偏外侧，内含硅质块（图 7-60④）。

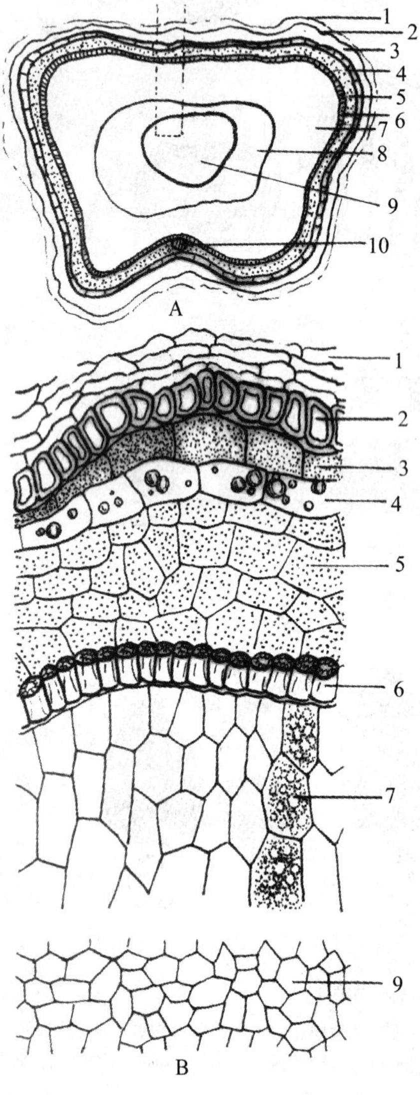

图 7-60③ 阳春砂横切面图

A. 简图 B. 详图 1. 假种皮 3. 外种皮 4. 下种皮 5. 油细胞 6. 色素层 7. 内种皮石细胞 8. 外胚乳 9. 胚 10. 种脊维管束

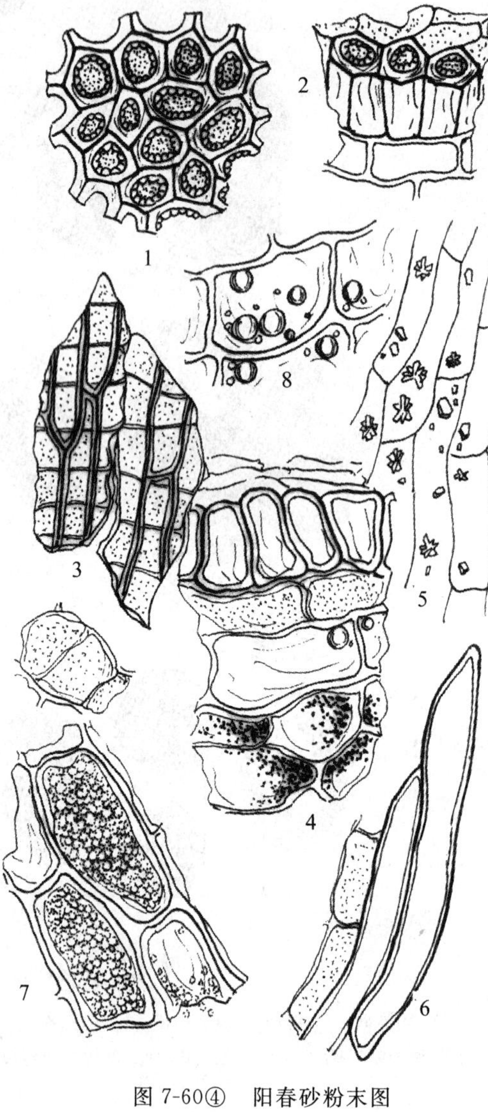

图 7-60④ 阳春砂粉末图

1. 石细胞（顶面观） 2. 石细胞（侧面观） 3. 下种皮细胞 4. 色素细胞 5. 簇晶和方晶 6. 种皮表皮细胞 7. 外胚乳 8. 油细胞

【化学成分】 阳春砂仁含挥发油约3%，绿壳砂仁3.5%，红砂仁4%～5%，海南砂仁微量。油的主要成分为龙脑(borneol)、右旋樟脑(camphor)、乙酸龙脑酯(bornyl acetate)、芳樟醇(linndlool)、橙花叔醇(nerolidol)等。它们的挥发油组分如下表。

阳春砂仁、绿壳砂仁、红砂仁、海南砂仁的挥发油组分

组分*	挥发油含量%			
	阳春砂仁	绿壳砂仁	红砂仁	海南砂仁
α-蒎烯	2.57	1.58	0.02	0.14
莰烯	9.55	8.37	0.06	0.03
β-蒎烯	4.13	5.89	0.09	6.65
蒈烯-3	0.24	0.23	——	0.01
柠檬烯	8.78	7.32	0.16	0.04
桉油素和伞花烃	0.12	0.22	0.13	0.04
芳樟醇	0.01	0.26	42.81	2.68
樟脑	16.55	22.97	——	1.33
乙酸龙脑脂	53.90	48.90	——	10.98
反-β-金合欢烯	0.16	0.10	0.16	1.56

*鉴定方法以GC-MS为主。

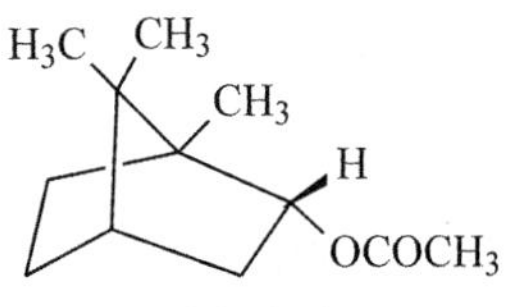

乙酸龙脑酯

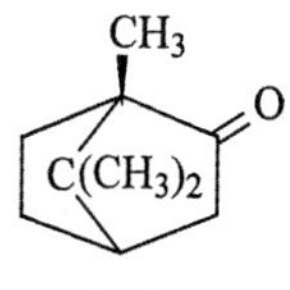

樟脑

【理化鉴别】 薄层层析 样品制备：取阳春砂、绿壳砂、海南砂仁适量粉碎后用水蒸馏，提取的挥发油加无水硫酸钠脱水后点样。吸附剂：硅胶G(青岛)—0.8%CMC。展开剂：石油醚-乙酸乙酯(85∶15)。展距：17cm。显色剂：10%磷钼酸乙醇液，所有斑点均呈蓝色。

【品质评价】 传统认为：砂仁以仁饱满、色紫红，仁有光泽、香气浓者为佳。2010年版药典规定：照水分测定法测定水分不得过15.0%。阳春砂、绿壳砂种子团含挥发油不得少于3.0%(mL/g)，海南砂不得少于1.0%。

【药理作用】

1. 对于胃肠道的作用 砂仁末给药，经动物实验表明，具有拮抗乙酰胆碱或氯化钡的大鼠肠管过度兴奋或痉挛的作用。对病人胃脘痛也有缓解作用，推测可能是通过迷走神经的兴奋而起作用，并能通过中和胃酸而有止呕吐酸水疗效；砂仁与砂仁果仁油基本相似，其对家兔、豚鼠离体回肠正常运动有明显的抑制作用，对钡、Ach和磷酸组织胺引起的痉挛性收缩有明显的松弛作用。每1mL水浴含2μL砂仁能完全阻断氯化钡引起的收缩。对大鼠幽门结扎性溃疡有明显对抗形成的作用。

2. 对病原微生物的作用　以长泰砂仁对福氏痢疾杆菌、结肠炎耶尔森菌、摩根杆菌、肠毒素型大肠杆菌等进行抑菌实验。结果表明，该砂仁对结肠炎耶尔森和变形杆菌不表现为明显作用。对其他几种细菌均不表现有抑菌作用。

3. 其他　有实验报道，其对血小板聚集功能具有一定的影响。

【性味功效】 性温，味辛。行气止痛，健脾消胀，安胎止呕。用于脘腹胀痛，食欲不振，恶心呕吐，胎动不安等症。用量 3～6g。

【附注】

中药砂仁的原植物以阳春砂为主，部分出口，同时又进口一部分缩砂，称进口砂仁，主产于越南、缅甸、泰国和印度尼西亚，原植物为缩砂密。

除药典收载品种外。国内市场上还销售有红壳砂仁 *A. aurantiacum* H. T. Tsai et S. W. Zhao.、细砂仁 *A. microcarpum*、矮砂仁 *A. villosum* Lour. var. *nanum*、海南土砂仁 *A. chihense*、牛牯缩砂 *A. muricarpum*、福建土砂仁 *Alpinia japonica* 及印度砂仁 *Amomum subulatum* 等混淆品。

1. 红壳砂仁（红砂仁、红壳砂）　由蒴果近球形或卵圆形，长 1.3～1.8cm，径 0.7～1.1cm，橘红色，表面有平贴的锈色毛及疏柔刺，种子多数，方形或多角形，红褐色，气香，味微苦。假种皮往往脱落。

2. 山姜（建砂仁）*Alpinia japonica*（Thunb.）Miq.　果实球形至椭圆形，径约 1～1.5cm，橙红色，表面被短柔毛。分布浙江、福建、江西、台湾、湖南、湖北、广东、广西、四川、贵州和云南等省区。本种的果实在福建作砂仁应用，称建砂仁或土砂仁。果实含挥发油约 0.8%。

四、一般品种

火麻仁　Semen Cannabis

本品为桑科植物大麻 *Cannabis sativa* L. 的干燥成熟果实或除去果皮的干燥种仁。果实成熟时，割取全株，晒干，打下果实，筛去杂质即可。火麻仁全国各地均产。

果实呈扁卵圆形，长 4～5mm，宽 3～4mm。表面灰绿色或稍带灰褐色，具光泽，并有细微的白色、棕色或黑色的网状纹理，顶端略尖，基部钝圆，有微凹的果柄痕，两侧各有一条浅色棱线。果皮薄而脆，易破碎。种皮暗绿色，常黏附于内果皮上，胚弯曲，卵圆形，被菲薄胚乳，顶端棕色，另端白色，子叶与胚根等长，乳白色，富油性。气微，味淡，嚼后稍有麻舌感。

本品含干性脂肪油 30%，初为黄绿色，久放渐变棕黄色。据报道，油中含饱和脂肪酸 10%，油酸 12%，亚油酸 53%，亚麻酸 25%，葫芦巴碱（trigonelline），异亮氨酸甜菜碱[L(d)-isoleucin betaine]，白色蕈毒素（muscarin）。植酸钙镁（phytin），此外，尚含蛋白质，麻仁球朊酶（edestinase）等。本品能刺激肠黏膜，使分泌增加，蠕动加快，减少大肠的水分吸收，导致泻下作用。大剂量食用火麻仁（100～200g），1～2 小时内产生恶心、呕吐、腹泻、四肢麻木、哭闹，失去走向、抽风、昏迷、瞳孔散大等中毒症状。

性平，味甘。润燥通便，补虚。用于老人，妇女产后血虚津亏，大便秘结。用量 9～15g。

马兜铃　Fructus Aristolochiae

本品为马兜铃科植物北马兜铃 *Aristolochia contorta* Bge. 或南马兜铃 *A. debilis* Sieb. Et Zucc. 的干燥成熟果实。9～10 月果实由绿变黄时采收，将果实摘下，晒干。北马兜铃主产于黑龙江、吉林、辽宁、河北、河南、山东、陕西等省。南马兜铃主产于浙江、安徽、江苏、湖南、湖北等省。

北马兜铃　果实长圆形或椭圆状倒卵形，长 3～7cm，宽 2～4cm，上端平截，中央微凹，有花柱残痕。果柄细，长 2～6cm。表面暗绿色或黄棕色，有平直纵棱 6 条为腹缝线，果实成熟时由此开裂成 6 果瓣，果柄亦分裂为 6 条，各与一果瓣相连，每果瓣中央有一条波状弯曲的背缝线，从此处分出多数横向平行的波状细脉。果实 6 室，中隔灰白色，有棕色横向脉纹。每室内有多数平叠排列的种子，呈倒三角形，四面延伸成翅，果瓣上部种子长略大于宽，中部种子的种仁呈横向椭圆形，果皮稍草质，较脆。气微，味淡。南马兜铃 蒴果球形或长圆形，基部钝圆，长 2～3.5cm，宽 2.3～3cm，果柄长 2.5～4.5cm。背缝线的纵棱平直。果瓣上、中部种子均宽略大于长，种仁心形。

北马兜铃　果实含有马兜铃酸 A，7-羟基马兜铃酸和木兰花碱。种子中分离出马兜铃酸(aristolochic acid)、马兜铃子酸(aristolochinic acid)；另含有一种季铵生物碱。马兜铃果实和北马兜铃果实总酸含量均为 0.26%，尚含有挥发油。1%浸剂可使支气管舒张，并能对抗毛果芸香碱、乙酰胆碱及组织胺所致的支气管痉挛，但不能对抗氯化钡引起的痉挛。马兜铃水浸剂(1∶4)对常见皮肤真菌有一定的抑制作用，马兜铃具有温和而持久的降压作用，适用于较早期的高血压病。

性寒，味苦。清肺祛痰，止咳平喘。用于肺热咳喘，咯血，痔疮肿痛。用量 3～9g。

地肤子　Fructus Kochiae

本品为藜科植物地肤 *Kochia scoparia* (L.) Schrad. 的干燥成熟果实。秋季果实成熟时割取植株，晒干，打下果实，除净枝、叶等杂质。地肤子主产于江苏北部、山东、河南、河北等地。

胞果扁球状五角形，直径 1～3mm，厚约 1mm，外面包有宿存花被。表面浅棕色或灰绿色，周围有三角膜质小翅 5 枚，其先端具缺刻状浅裂，下面中央有微突起的果柄痕及放射状棱线 5 或 10 条，上面中央可见未被宿存花被包被的五角状空隙。果皮灰棕色，膜质状，半透明，质脆易剥离。种子褐棕色，扁卵圆形，长约 1.5mm，边缘稍隆起，中部稍下凹，表面有网状皱纹，内有马蹄形胚，绿黄色，油质，胚乳白色。

果实含三萜皂苷，脂肪油 15%、生物碱、黄酮类成分。水浸剂(1∶3)在试管中对许兰氏黄癣菌，奥杜盎氏小芽孢癣菌，铁锈色小芽孢癣菌，羊毛样小芽孢癣菌等皮肤真菌均有程度不同的抑菌作用。50%煎剂用干板挖沟法，对伤寒杆菌有较弱的抑制作用。

性寒，味甘、苦。清利湿热，止痒。用于皮肤瘙痒，荨麻疹，湿疹，小便不利。用量 9～15g，外用适量，煎水洗患处。

青箱子 Semen Celosiae

本品为苋科植物青箱 *Celosia argentea* L. 的干燥成熟种子。7～9 月种子成熟时，割取地上部分或摘取果穗晒干，收集种子，除去杂质即得。青葙子全国大部分地区均有分布。

种子呈扁圆形，中心微隆起，直径 1～1.8mm。表面黑色或红黑色，平滑而有光泽，置扩大镜下观察，可见细网状花纹，侧边微凹处为种脐。有时夹杂黄白色帽状果壳，其顶端有一细丝状花柱，长 4～6mm。种皮薄而脆，除去后可见类白色胚乳，胚弯曲于种皮和胚乳之间。气无，味淡。

种子含脂肪油约 15％、淀粉粒 30.8％、菸酸约 14％及丰富的硝酸钾。青葙子对绿脓杆菌有较强的抑制作用。本品干粉能显著缩短家兔血浆再钙化时间。对实验动物有降压作用。据报道临床曾用于治疗高血压。

性微寒，味苦。祛风热，清肝明目，降血压。用于目赤肿痛，角膜炎，角膜云翳，虹膜睫状体炎，眩晕，皮肤风热瘙痒，疥癣。用量 4.5～9g。瞳孔散大者忌服。

王不留行 Semen Vaccariae

本品为石竹科植物麦蓝菜 *Vaccaria segetalis*（Neck.）Garcke 的干燥成熟种子。6～7 月间种子成熟未开裂时割取全草，晒干，收集种子。主产于河北、黑龙江、辽宁、山东、山西、湖北等地，以河北产量最大。

种子圆球形，直径 1.5～2mm，表面黑色，少数红棕色，略有光泽，于放大镜下可见密布细小疣状突起，有浅色圆点状的种脐及一条浅沟。质坚硬，难破碎。用水浸软，除去种皮，可见白色胚乳，胚弯曲成环状，子叶二片。气无，味淡，以粒饱满，色黑者为佳。

种子含多种皂苷，其中王不留行皂苷（vacsegoside）经酸水解得王不留行次皂苷（vaccaroside）及 D-葡萄糖、L-阿拉伯糖、D-木糖、L-岩藻糖、L-鼠李糖。王不留行次皂苷再经酸水解得棉根皂苷元（gypsogenin）及 β-D-葡萄糖醛酸。种子尚含王不留行黄酮苷（Vaccarin）。预试尚有生物碱及香豆素类化合物反应。水煎剂对大鼠离体子宫有收缩作用，乙醇浸剂较煎剂作用强。临床上多作为催乳药。

性平，味苦。活血通经，下乳，消肿。用于血淤，经闭，乳汁不下，痈肿疔毒等。用量 4.5～9g。

莲 子 Semen Nelumbinis

本品为睡莲科植物莲 *Nelumbo nucifera* Gaertn. 的干燥成熟种子。10～11 月果实成熟时，剪下莲蓬，剥出种子，晒干。莲子各地有栽培，以湖南、福建、江苏、浙江、江西等省产量较大。

种子呈椭圆形或类球形，长 1.2～1.8cm，直径 0.8～1.4cm，表面红棕色或棕色，有细纵纹及不规则皱纹，有时可见较宽的脉纹，顶端中央呈乳头状突起色较深，其下方略有下陷。种皮菲薄，紧贴子叶，不易剥离；子叶 2 片，肥厚，黄白色，粉质，2 子叶之间有空隙，包有绿色“莲心”。气无，种皮味涩，子叶微甜，莲心极苦。

主含莲子碱、异莲子碱、荷叶碱、氧化黄心树宁碱(oaoushinsunine)及多量淀粉、棉子糖(raffinose)、蛋白质、脂肪及钙、磷、铁盐。具有收敛、镇痛作用,氧化黄心树宁碱有抑制鼻咽癌生长的作用。

性平,味甘、涩。补脾涩精,养心安神。用于脾虚腹泻,遗精,白带。用量6～15g。

肉豆蔻 Semen Myristicae

本品为肉豆蔻科植物肉豆蔻 *Myristica fragrans* Houtt. 的干燥种仁。栽培后约7年开始结果,每年4～6月及11～12月两次采收成熟果实,割开果皮,剥下假种皮(商品称肉豆蔻衣或肉豆蔻花、玉果花),再击破壳状假种皮,将种仁放入石灰乳中浸一天,然后低温烘干,或不浸石灰乳而直接烘干。肉豆蔻别名肉果。主产于马来西亚及印度尼西亚。此外,西印度群岛及斯里兰卡均产。我国有少量引种栽培。

种仁卵圆形或椭圆形,长约3cm,宽约1.5cm。表面灰棕色至暗棕色,有网状沟纹,常被有白色石灰粉。宽端有浅色的圆形隆起,为原种脐的部位,另一端有暗色下陷处,为原合点的部位,两端间有明显的纵沟,为原种脊的部位。质坚硬,难破碎。碎面可见一薄层暗棕色外胚乳向内伸入,与类白色的内胚乳交错,形成大理石样纹理。纵切时可见宽端有小形腔隙,内藏小形干缩的胚。气强烈芳香,味辛辣微苦。

种仁含挥发油5%～15%、脂肪油25%～40%及淀粉等。油中含蒎烯(pinene)、桧烯(sabinene)、樟烯(camphene)60%～80%、肉豆蔻醚(myristicin)约4%、丁香酚等。此外,尚含齐墩果酸。脂肪油主要成分为固体的肉豆蔻酸甘油酯(myristin)40%～73%及液体的油酸甘油酯(olein)约3%。据报导,种子尚含双芳丙烷类(diarylpropanoid)化合物Ⅰ、Ⅳ、Ⅴ、Ⅷ和Ⅹ。肉豆蔻醚及三甲氧基丙烯有致幻作用;肉豆蔻醚对大脑有轻度兴奋作用;萜类成分有抗菌作用;本品或其挥发油服用过量,可产生昏迷、瞳孔放大及惊厥等现象。

性温,味辛。温中下气,止泻,消食,固肠。用于虚寒久泻,食欲不振,脘腹冷痛。用量2.5～5g。煨熟用。

白芥子 Semen Sinapis

本品为十字花科植物白芥 *Sinapis alba* L. 或芥菜 *Brassica juncea*(L.)Czern. et Coss. 的干燥成熟种子。前者习称"白芥子",后者习称"黄芥子"。夏末秋初果实成熟变黄色时,割取全株,晒干、打下种子,簸去杂质即得。白芥子在山西、山东、安徽、新疆、四川、云南等省区有栽培。黄芥子各地均有栽培。

白芥子 种子近球形,直径2～2.5mm。表面灰白色或淡黄色,光滑,在放大镜下观察,可见细微的网纹,一端具一圆形淡褐色的种脐。去掉种皮可见2枚肥厚子叶,油质、相互纵向摺叠,胚根包藏于其间。气微,味辛辣。黄芥子 种子形状与白芥子相似而较小,直径1.2～1.8mm,表面鲜黄色至棕黄色,少数为暗红棕色。气微,味极辛辣。研碎加水浸湿,可产生特异辛烈的臭气。

白芥子主要含白芥子苷(sinalbin)约含2.5%,并含脂肪油20%～26%,芥子酶(myrosin),芥子碱(sinapine)等。白芥子苷酶解后生成异硫氰酸对羟基苄酯(即白芥子油);酸性芥子碱经碱性水解，又可生成芥子酸（sinapic acid）和胆碱。黄芥子含芥子苷（sinigrin），约4%，并含少量芥子酶、芥子酸、芥子碱及脂肪油、蛋白质、黏液质。芥子末可引起皮肤潮红、疼痛、充血等。时间稍长则产生水泡。白芥子 1∶10 水浸液在试管内对堇色毛癣菌、许兰氏黄癣菌等真菌有不同程度的抑制作用。大量食用芥子后可使心容量和心率下降。

性温，味辛。利气化痰、温中散寒、通络止痛。用于寒痰喘咳，胸胁胀满疼痛，反胃呕吐，阴疽肿毒等症；外治肢体疼痛麻木。用量 3～9g。外用适量研末调敷患处。

莱菔子 Semen Raphani

本品为十字花科植物萝卜 *Raphanus sativus* L. 的干燥成熟种子。夏季果实成熟时割取地上部分，搓出种子，晒干、簸净果皮及杂质，再晒干。莱菔子全国南北各地均产。现药用的莱菔子除红、白两品种外，各种青萝卜子亦入药，山东则以青萝卜子为主。

种子类圆形或椭圆形，略扁，长 2～4mm，宽 2～3mm。种皮薄，表面红棕色，黄棕色或深灰棕色，放大镜下观察有细密网纹。因子叶纵摺，致使种子一侧现数条纵沟，一端有黑色种脐。子叶 2 片，乳黄色，肥厚，纵摺。气微，味略辛。

种子含微量挥发油和 45%脂肪油，挥发油中含有 α-、β-己烯醛和 β-、γ-己烯醇等；脂肪油中含多量芥酸（erucic acid），亚油酸、亚麻酸以及芥酸甘油酯等。此外尚含抗菌物质莱菔素（raphanin，$CH_3 \cdot SO \cdot CH=CHCH_2CH_2NCS$）及少量植物甾醇、正三十烷。莱菔素（raphanin）有显著的抗菌作用，种子水浸剂对多种皮肤真菌有不同程度的抑制作用。莱菔子水醇法提取液静脉注射均有降压作用，其作用缓和而较持久、降压效果稳定，重现性强。

性平，味辛、甘。下气、祛痰、消食化积。用于咳嗽痰喘，食积气滞，胸闷腹胀，下痢后重等症。用量 5～10g。

北葶苈子 Semen Lepidii

本品为十字花科植物独行莱 *Lepidium apetalum* Willd. 的干燥成熟种子。7～8 月间果实成熟转黄时，采收全株，晒干、打下种子，簸去杂质、灰屑即得。主产于河北、辽宁、内蒙古；主销于东北、华北及宁夏、甘肃、青海、四川、湖南等省区，为北方习用品种。

种子近椭圆形而扁，长约 1.2mm，宽约 0.8mm。表面黄棕色，具多数细微颗粒状突起，并可见二条纵列的浅槽（由背依子叶与胚根间的间隙所形成），一端钝圆，另端渐尖而微凹，种脐位于凹下处，但不明显。气微，味微苦辛，遇水有黏滑性。

种子含芥子苷、脂肪油、蛋白质、糖类。经预试，有糖、多糖、黄酮苷、生物碱、挥发油、脂肪油及异硫氰苷反应。

独行莱种子的醇提取物具强心苷样的作用，能增强心肌收缩力，减慢心率、降低传导速度；大剂量可引起心动过速，心室颤动等强心苷中毒症状。临床用于治疗慢性肺源性心脏病并发心力衰竭；有利尿作用。

性大寒，味辛、苦。泻肺除痰，止咳，平喘，行水消肿。用于痰饮喘咳，面目浮肿，肺痈，胸腹积水。用量 5～10g。

南葶苈子 Semen Descurainiae

本品为十字花科植物播娘蒿 *Descurainia sophia*(L.)Webb ex Prantl 的干燥成熟种子。7～8 月间果实成熟转黄时，采收全株，晒干、打下种子，簸去杂质、灰屑即得。主产于江苏、安徽、山东等地；主销华东和中南地区，河北、河南、青海等省区亦用。

种子长圆形而扁，长 0.8～1.2mm，宽约 0.5mm。表面黄棕色，略有光泽，具细密网纹及两条纵裂的浅槽(由背依子叶与胚根间的间隙所形成)。一端钝圆，另端近截形或稍凹入，两面常不等称，种脐位于凹入处。气微，味微辛，略带黏性。

种子含挥发油，为异硫氰酸苄酯(benzyl isothiocyanate)，异硫氰酸烯丙酯(allyl isothiocyanate)，二烯丙基二硫化物，脂肪油 15%～20%，种子中尚分离出 5 种强心苷(化合物 C. D. E. G. H.)，化合物 C 为毒毛旋花子配基(strophanthidine)，化合物 D 为伊夫单苷(evomonoside)，化合物 E 为葶苈苷(helveticoside)，化合物 G 为伊夫双苷(evobioside)，化合物 H 为 erysimoside。种子的醇提取物具强心苷样的作用，能增强心肌收缩力，减慢心率、降低传导速度；大剂量可引起心动过速，心室颤动等强心苷中毒症状。临床用于治疗慢性肺源性心脏病并发心力衰竭；有利尿作用。

性大寒，味辛、苦。泻肺除痰，止咳，平喘，行水消肿。主治痰饮喘咳，面目浮肿，肺痈，胸腹积水。用量 5～10g。

木 瓜 Frctus Chaenomelis

本品为蔷薇科植物贴梗海棠 *Chaenomeles speciosa*(Sweet)Nakai 和木瓜 *Chaenomeles sinensis*(Thouin)Koehne 的干燥成熟果实。夏秋二季果实绿黄色时采摘。皱皮木瓜置沸水中烫至外皮显灰白色，对半纵剖后晒干；木瓜纵剖二或四瓣，置沸水中烫后晒干。皱皮木瓜主产于四川、湖北、安徽、浙江。以安徽宣城，湖北资丘和浙江淳安产者质量最好。四川产量最大，称川木瓜，质量亦优。光皮木瓜(木瓜)主产于陕西、山东、安徽、江苏、浙江、湖北、江西和广西。

皱皮木瓜 多呈对半纵剖的长圆形，两端微翘，长 4～9cm，宽 2～5cm。外表面棕红色或紫红色，因干缩而有多数不规则的深褶和皱纹，剖面边缘向内卷曲，顶端有凹窝，基部有果梗痕。果肉红棕色细腻，中心有凹陷的子房室及隔壁，种子大多已脱落。种子红棕色，三角形略扁平。质坚实。气微清香，味微酸、涩。

光皮木瓜 果实长椭圆形或卵圆形，多纵剖为 2～4 瓣，长 4～9cm，宽 3.5～4.5cm。外表面红棕色或棕褐色，光滑无皱纹，或稍带粗糙；剖面果肉粗糙，显颗粒性。种子多数，密集，每子房室内 40～50 粒，通常多数脱落。种子扁平三角形。气微，味微酸涩，嚼之有砂粒感。

皱皮木瓜含还原糖、蔗糖、苹果酸、果胶酸、鞣质及抗坏血酸、枸橼酸、酒石酸、氨基酸、黄酮类物质和皂苷。鲜果含过氧化氢酶(catalase)、过氧化物酶(peroxidase)、酚氧化酶(phenoloxidase)、氧化酶(oxidase)等。木瓜种子含氢氰酸。皱皮木瓜或光皮木瓜煎剂对小鼠蛋清关节炎有明显抑制作用。皱皮木瓜溶液对小白鼠艾氏腹水癌有明显的抑制作用。

性温，味酸涩。舒筋活络，和胃化湿。用于风湿痹痛，脚气肿痛，菌痢，吐泻，腓肠肌痉挛等症。用量 6～9g。

乌 梅 Fructus Mume

本品为蔷薇科植物梅 *Prunus mume*(Sieb.)Sieb. et Zucc. 的干燥近成熟果实。5 月摘取近成熟果实,低温烘干后,闷至变黑。主产于福建,四川,浙江,湖南及广东。以浙江产品质量较好,四川产量最大。

核果类球形或扁球形,直径 2～3cm,表面棕黑色至乌黑色,极皱缩,于放大镜下可见毛茸,基部有圆形果梗痕。果肉柔软或略硬,果核坚硬,椭圆形,棕黄色,表面有凹点,内含卵圆形、淡黄色种子 1 粒。具焦酸气,味极酸而涩。

果实含多量的枸橼酸,另含少量苹果酸、琥珀酸、酒石酸、齐墩果叶酸及谷甾醇。种子含苦杏仁苷。3%煎液 0.2～1.0mL 对离体兔肠管有抑制作用。乙醇或热水浸出液亦有抑制作用。

性温,味酸、涩。有敛肺,涩肠,生津,安蛔,止血功能。用于肺虚久咳,口干烦渴,胆道蛔虫症,慢性腹泻,痢疾,便血,尿血,崩漏。外用于疮疡久不收口,胬肉外突。用量 3～9g,外用适量,煅炭研细粉或湿润后捣烂敷患处。

金樱子 Fructus Rosae Laevigatae

本品为蔷薇科植物金樱子 *Rosa laevigata* Michx. 的干燥成熟果实。10～11 月采收成熟果实,晒干后放入桶内,用棍棒搅动,擦去毛刺即得。金樱子肉:去毛刺后于水中略浸,润透,纵切为两瓣,除去毛及核,晒干。主产于江苏、安徽、浙江、江西、福建、湖南、广东、广西等省。

果实倒卵形,长 2～3.5cm,直径 1～1.8cm。表面黄红色至棕红色,略具光泽,上有多数刺状刚毛脱落后残基形成棕色小突起;顶端宿存花萼呈盘状,其中央稍隆起有黄色花柱基;基部渐细,间有残留果梗。质坚硬,切开后可见花萼筒壁厚 1～2mm,内壁密生淡黄色有光泽的绒毛,瘦果数十粒,扁平,纺锤状排列,长约 7mm,淡黄棕色,木质坚硬,外被淡黄色绒毛。气微,味甘,微涩。

本品含皂苷约 17%,维生素 C 约 1.5%,另含糖类、苹果酸、枸橼酸、鞣质、树脂等。本品煎剂对金黄色葡萄球菌、大肠杆菌、绿脓杆菌、痢疾杆菌、破伤风杆菌及钩端螺旋体均有抑制作用;对流感病毒有较强抑制作用。金樱子能使肝脏与心脏的脂肪沉着及主动脉粥样硬化程度减轻。果实口服后能促进胃液分泌,又可使肠黏膜分泌减少,而有收敛止泻作用。据报道,本品水煎剂临床用于治疗子宫脱垂。

性平,味酸、甘、涩。益肾,涩精,止泻,缩尿,止带。用于滑精,尿频,遗尿,久泻,崩漏,白带过多。用量 6～12g。

郁李仁 Semen Pruni

本品分小李仁和大李仁两类。药用以小李仁为主。其原植物种类较多,但以蔷薇科植物欧李 *Prunus humilis* Bge.、郁李 *Prunus japonica* Thunb. 的种子为主;大李仁以蔷薇科植物长柄扁桃 *P. peduncnlata* Maxim. 的种子为主。夏、秋季果实成熟时采摘,除去果肉,打破核壳,取出种子,晒干。欧李仁主产于东北、内蒙古、河北、山东等省区。郁李仁主产于河南、山东等省。

小李仁　种子长卵圆形或卵圆形，长 5～8mm，宽 3～5mm。表面黄白色或浅棕色，顶端尖，基部圆，尖端一侧有一线形种脐，自基部合点处散出多数棕色维管束纹理。种皮薄，子叶2，肥厚，富油性。气微，味微苦。

大李仁　种子较大，长 6～10mm，宽约 5～7mm。表面黄棕色。

以上 3 种均含有苦杏仁苷、皂苷、脂肪油等。具有润肠、抗炎、镇痛、镇咳祛痰作用。

性平，味辛、苦、甘。润燥滑肠，下气、利水。用于大便秘结，水肿，尿少。用量 3～9g。

决明子　Semen Cassiae

本品为豆科植物决明 *Cassia obtusifolia* L. 或小决明 *C. tora* L. 的干燥成熟种子，前者称大决明，后者称小决明。9～11 月果实成熟时采收，晒干后脱粒，除去杂质。炒决明子：将决明子炒至微黄，稍鼓起微有香气时，放凉后打碎。大决明子主产于江苏、安徽、四川等地，但近年来全国各地多有栽培，产量较大。小决明子主产于广西、云南等省区，多为野生或半野生，产量较小。

大决明子　呈菱方形或短圆柱形，一端钝圆，另一端倾斜并有尖头，长 3～7mm，宽 2～4mm。表面棕绿色或暗棕色，平滑，有光泽，背腹面各有 1 条凸起的棱线。棱线两侧各有 1 条从脐点向合点斜向的浅棕色凹纹。质坚硬。横切面种皮薄；胚乳灰白色，半透明；两片子叶重叠呈 S 状折曲，黄色。完整种子气无，破碎后有微弱豆腥气；味微苦，稍带黏性。

小决明　短圆柱形，长 3～5mm，宽 2～3mm。棱线两侧各有 1 条宽广的浅黄棕色带。

大决明含蒽醌类衍生物约 1.2%，有：大黄素(emodin)、大黄素甲醚(physcion)、芦荟大黄素(aloe-emodin)、大黄酚(chrysophanol)、钝叶素(obtusifolin)、钝新素(obtusin)、黄钝新素(chryso-obtusin)、橙钝新素(aurantio-obtusin)大黄酸(rhein)及其决明苷(cassiaside, nor-rubrofusarin-6-β-glucoside)等。

小决明含蒽醌类衍生物约 1.1%，除不含钝叶素(obtusifolin)及其苷外，其他苷元和苷均与大决明相同。此外尚含决明内酯(toralactone)、决明酮(torachrysone)、维生素 A 样物质。决明子水浸液及醇浸液有降压及利尿作用。粉剂有抑制血清胆固醇升高和主动脉粥样硬化斑点形成作用。醇浸出物或煎剂对多种皮肤真菌及细胞有抑制作用。小决明水浸液能收缩子宫而有催产作用。

性微寒，味甘、苦、咸。清肝，明目，通便。用于头痛，眩晕，目赤肿痛，视物不清，大便秘结。用量 10～15g。

赤小豆　Semen Phaseoli

本品为豆科植物赤小豆 *Phaseolus calcaratus* Roxb. 和赤豆 *P. angularis* (Willd.) W F. Wight 的种子。秋季果实成熟而未开裂时拔取全株，晒干，打下种子，除去杂质，再晒干。赤小豆主产于浙江、江西、湖南、广东、广西等省区，产量较小。赤豆主产于吉林、北京、天津、河北、陕西、山东、安徽、江苏、浙江、江西、广东、四川、云南等省市，产量大。

赤小豆　种子长圆形而稍扁，两端较平截或钝圆，长 5～8mm，直径 3～5mm。表面紫红色或暗红褐色，平滑，无光泽或微有光泽，种脐白色，线形突起，偏向一端，约为全长的 2/3，中间凹陷成纵沟。背面有一条不明显的棱脊。质坚硬,不易破碎。破开后可见乳白色、肥厚的子叶2枚,胚根细长,弯向一端。气微,味微甘,嚼之有豆腥气。赤豆与赤小豆的主要区别是:种子矩圆形,直径4~6mm,表面暗棕红色,有光泽,种脐不突起,中央不凹陷。

赤豆种子含蛋白质约20%、脂肪0.75%、脂肪酸约0.71%及皂苷约0.27%、淀粉、菸酸、糖类、维生素A、B_1、B_2,植物甾醇和色素。尚含三萜皂苷类。据报道赤豆煎剂对金黄色葡萄球菌、福氏痢疾杆菌及伤寒杆菌等有抑制作用。

性平,味甘、酸。利水除湿、和血排脓、消肿解毒。用于水肿胀满,脚气,黄疸,泻痢,便血,肠痈腹痛。用量:9~30g。外用适量,研末调敷患处。

沙苑子 Semen Astragali Complanati

本品主要为豆科植物扁茎黄芪 *Astragalus complanatus* R. Br. 的干燥成熟种子。秋末冬初果实成熟,未开裂时连茎割下,晒干,打下种子,去净杂质,再晒干。主产于陕西、山东等地。

种子呈圆肾形或肾形,两侧压扁,两端钝圆,长2~2.5mm,宽1.5~2mm,厚约1mm,表面光滑,灰褐色或绿褐色,腹面凹陷处有种脐,圆形。质坚硬,不易破碎,破开后可见黄色子叶2,淡黄色,胚根弯曲,长约1mm。气微弱,味淡,嚼之有豆腥味。

本品主含三萜糖苷,如紫云英苷(astragaloside)、大豆苷甲(soyasaponin)等;黄酮、异黄酮及其糖苷,如沙苑子苷(complanatuside),紫云英苷(astragalin)等;多种氨基酸、脂肪酸及微量元素等。有镇痛和抗疲劳作用,可调节机体生理机能,具有适应原样作用,水煎醇沉液有抗炎作用,对部分特异性免疫有促进作用,对细胞免疫有提高作用,总黄酮有降压和明显降低胆固醇、甘油酯及增加脑血流量的作用,煎剂有保肝作用。

味甘,性温。补肾、固精,缩尿,养肝明目。用于头晕目昏,腰膝酸软,遗尿尿频,余沥不尽,遗精早泄,白带过多。用量6~9g。

同属植物华黄芪 *A. chinensis* L. 的种子在部分地区也作沙苑子用。华黄芪主产于河北。种子呈较规则的肾形,饱满。长2~2.8mm,宽1.8~2mm,厚1mm。表面暗绿色或棕绿色。性味、功效同上。

补骨脂 Fructus Psoraleae

本品为豆科植物补骨脂 *Psoralea corylifolia* L. 的成熟果实。秋季果实成熟时采收果序,晒干,搓出果实,除去杂质。生用或盐炙用。主产于四川、河南、安徽、陕西等地。商品将主产于四川者称"川故子",主产于河南、安徽等地者称"怀故子"。

果实扁圆肾形,一端略尖,少数有宿萼。长3~5.5mm,宽2~4mm,厚约1.5mm。表面黑棕色或棕褐色,具微细网纹,在放大镜下可见众多点状凹凸纹理。质较硬脆,剖开后可见果皮与外种皮紧密贴生,厚不及0.5mm,除去果皮后,可见种脐小点状,位于种子凹侧的上端略下处,合点位于另一端,种脊不明显。外种皮质较硬,内种皮膜质,灰白色,无胚乳,子叶两枚,肥厚,淡黄白色至淡黄棕色。气芳香特异,味苦微辛。

主要含香豆精类化合物:如补骨脂素(psoralen)与异补骨脂素(isopsoralen)及其苷类。黄酮类化合物:如补骨酯查耳酮(bavachalcone)、异补骨脂查耳酮(isobavachalcone,即补骨脂乙素 corylifolinin)；双氢黄酮类化合物：补骨脂双氢黄酮(bavachin，即补骨脂甲素 coryfolin)；异黄酮类化合物：新补骨脂异黄酮(neobavaisoflavone)、补骨脂异黄酮(corylin)等。此外尚含豆甾醇(stigmasterol)、β-谷甾醇葡萄糖苷(β- sitosterol-D-glucoside)、三十烷(tracontane)、补骨脂醛(psoraldehyde)以及皂苷等。补骨脂有弱雌性激素样作用。补骨脂乙素有明显增加冠状动脉血流量作用，补骨脂甲素开环生成的查耳酮也有扩冠作用，补骨脂能较明显缩短出血时间，减少出血量，并有明显的收缩子宫作用。挥发油有抗癌作用，对革兰氏阳性菌有抑制作用。补骨脂已被证明具光敏感作用，其主要有效成分为补骨脂素与异补骨脂素等香豆精类化合物，能促进皮肤黑色素新生。

性温，味苦、辛。补肾壮阳，固精，缩尿，止泻。用于腰膝冷痛，阳痿滑精，遗尿，尿频，黎明泄泻，虚寒喘咳；外治白癜风。用量 3～10g；外用 20%～30%酊剂涂患处。

胡芦巴　Semen Trigonellae

本品为豆科植物胡芦巴 *Trigonella foenum-grecun* L. 的干燥成熟种子。8～9 月种子成熟时，割取全株，晒干、搓下种子、除去杂质。主产于安徽、四川、河南等省。

种子略呈斜方形，长 3～4mm，宽 2～3mm，厚约 2mm。表面淡黄色至淡黄棕色，两侧各有一深斜沟，两沟相接处有点状种脐。纵切面可见种皮薄，胚乳层遇水后有黏性，半透明，淡黄色子叶 2，胚根弯曲，肥大而长。质坚硬，不易破碎，气微，味微苦。

种子含胡芦巴碱(trigonelline)0.13%，胆碱 0.05%。又含薯蓣皂苷元葡萄糖苷(β-D-glucoside-diosgenin)、薯蓣皂苷元-葡萄糖-鼠李糖苷(α-L-rhamonsido-β-D-glucosido-diosgenin)。还含牡荆素(vitexin)、异牡荆素(saponaretin)、牡荆素-7-葡萄糖苷(vitexin-7-glucoside)、荭草素(orientin)或异荭草素(isoorientin)的阿拉伯糖苷、胡芦巴苷(vicenin)等，此外，尚含有槲皮素、β-谷甾醇和胆甾醇(cholesterol)、4-羟基异亮氨酸(4-hydroxyisoleucine)、半乳甘露聚糖(galactomannan)等。所含半乳甘露聚糖和皂苷有降低血糖、利尿、抗炎等活性。提取物有刺激毛发生长作用。

性温，味苦。温肾阳，逐寒湿，止痛。用于腹胁寒气胀痛，寒湿脚气，疝气，阳萎。用量：3～10g。

枳　壳　Fructus Aurantii

本品为芸香科植物酸橙 *Citrus aurantium* L.、代代花 *C. aurantium L. var. Amara* Engl.、香圆 *C. wilsonii* Tanaka(*C. grandist*(L.)Osbeck *var. shangyuan* Hu)的果实。7～8 月摘取未成熟的绿色果实，自中部横切为两半，晒干或烘干。酸橙枳壳主产于江西，四川，湖南，浙江等地。代代花枳壳主产于江苏和浙江。香圆枳壳主产于陕西。

酸橙枳壳　呈半球形，直径 3～5.5cm。外皮绿褐色或棕褐色，略粗糙，散有众多小油点(油室)，中央有明显的花柱基痕或圆形果柄痕。横剖面果皮厚 0.6～1.2cm，黄白色，较光滑，略向外翻，有维管束散布，边缘有棕黄色油点 1～2 列，质坚硬，不易折断。瓤囊 9～13 瓣，内藏种子。中轴坚实，宽 5～9mm，黄白色，维管束呈环状排列。气香，味苦、微酸。

代代花枳壳　外皮略粗糙，顶端微凸，基部有时带有残存宿萼和果柄残基。

香圆枳壳 外皮灰绿色或绿褐我，常有棕黄色斑块，粗糙。顶端突起或内陷，周围常有一圆圈状环纹。基部有时内陷。

酸橙果皮含橙皮苷(hesperidin)、新橙皮苷(neohesperidin)，川陈皮素(nobiletin)、5-邻-去甲基川陈皮素(5-O-desmethyl nobiletin)，喹诺啉(quinoline)、那可汀(narcotine)、去甲肾上腺素(noradrenaline)、色胺(tryptamine)、酪胺(tyramine)。代代花未熟果皮中含新橙皮苷、柚皮苷(naringin)、橙皮苷、野漆树苷(rholfolin)。又含挥发油，油中成分有柠檬烯(d-limonene)占90%以上。酸橙枳实水煎剂，能使血压升高、肾容积缩小，但其作用力量之强弱，随使用药剂量的大小而增减。

性微寒，味苦、酸。行气宽中，行滞消食，化痰。用于胸腹满闷胀痛，食积不化，痰饮，胃下垂，脱肛，子宫脱垂。用量 3～9g。

吴茱萸 Fructus Evodiae

本品为芸香科植物吴茱萸 *Evodia rutaecarpa* (Juss.)Benth. 及其变种石虎 *E. rutaecarpa* (Juss.) Benth *var. officinalis* (Dode) Huang 或疏毛吴茱萸 *E. rutaecarpa* (Juss) Benth. *var. bodinieri* (Dode) Huang 的干燥近成熟果实。9～11 月间，选晴天采收，剪下绿色或黄绿色未开裂的连枝果序，晒干，揉擦，使果粒脱落，筛选幼果，充分晒干，再簸去杂质。主产于贵州、广西、湖南、云南、四川、陕西南部及浙江等地。以贵州、广西产量较大，湖南常德产者质量最好。

果实类球形或略呈五角状扁球形；直径 2～5mm；表面暗黄绿色至污绿色，有许多点状突起；顶端稍有下凹，呈五角星状裂隙，有时裂隙中央有突起的柱头残基；基部有花萼及短小果柄。在扩大镜下观察，表面粗糙，有圆形而稍下凹的油腺，花萼及果柄上可见黄色茸毛。质硬而脆，具浓郁香气；味苦而微辛辣。

主含挥发油约 0.4%，油中成分为吴茱萸烯(evodene)、罗勒烯(ocimene)；生物碱：吴茱萸碱(evodiamine)、吴茱萸次碱(rutaecarpine)、羟基吴茱萸碱(hydroxyevodiamine)、吴茱萸喹酮碱(evocarpine)等；最近又分离出 N-甲基氨茴酰胺(N-methylanthranylamide)、N. N-二甲基-5甲氧基色胺(N. N-dimethyl-5-methoxytrptamine)及辛内弗林(synephrine)。还含两种中性不含氮物质：吴茱萸啶酮(evodinone)和吴茱萸精(evogin)。尚含吴茱萸苦素(evodine，limonin)。吴茱萸醇提取物或吴茱萸碱的盐酸盐、吴茱萸内酯、吴茱萸碱、吴茱萸次碱及异吴茱萸碱均有镇痛作用。对猪蛔虫有显著的驱虫作用。煎剂及水浸剂对霍乱弧菌、絮状表皮癣菌、奥杜盎氏小芽胞癣菌及致病皮肤真菌等有抑制作用。吴茱萸对中枢神经有兴奋作用，大剂量可引起视力障碍、错觉等。吴茱萸次碱的分解产物芸香碱(ratamine)对子宫有较强的收缩作用。

性热，味辛、有小毒。温中散寒，疏肝止痛。用于脘腹冷痛，呃逆吞酸，呕吐腹泻，疝痛，痛经。外用治口疮等。用量 1.5～6g。外用适量，研末醋调敷脚心。

鸦胆子 Fructus Bruceae

本品为苦木科植物鸦胆子 *Brucea javanica* (L.)Merr. 的干燥成熟果实，用时除去果皮，药用其种子。通常于 8～9 月果实成熟时采收果实，除去枝、叶等杂质，晒干。鸦胆子主产于广东、广西等地。以广东产量最大，产品质量最佳。

核果卵形或椭圆形，略扁，长 0.6～1cm，直径 4～7mm。表面黑色，未熟果实棕色或灰黄色，有隆起网状皱纹，顶端有鸟嘴状短尖的花柱残基，腹背两侧有较明显的棱线，基部钝圆，有凹点状果柄痕，果肉易剥落；果核坚硬，破开后内面灰棕色，平滑，内含种子 1 粒。种子卵形，长 4～7mm，直径 3～5mm，表面乳白色或黄白色，有稍隆起的网纹，顶端短尖呈鸟嘴状，其下有长圆形种脐，近基部有棕色圆形合点，种脐与合点间有稍隆起的种脊；种皮薄，胚乳和胚富油性。气微特异，味极苦。

种子中含有多种苦木苦味素类成分：鸦胆子苦素（bruceine）A、B、C、D、E、F、G 及鸦胆子苦醇（brusatol），鸦胆子苷（bruceoside）A、B、鸦胆子苷等。此外，含植物毒蛋白，即鸦胆子毒素（brutoxin）；生物碱：鸦胆子碱（brucamarin）等。鸦胆子种仁中含油酸、三油酸甘油酯、亚油酸、软脂酸、硬脂酸、二十六烷酸及鸦胆子酸（brucedic acid，为羟基脂肪酸）。另含挥发油及皂苷等。鸦胆子仁及其有效成分对阿米巴有杀灭效力。水浸液对鸡疟有一定疗效；据报道鸦胆子可驱除肠内寄生虫，如鞭虫、蛔虫、绦虫等。鸦胆子仁或油对正常皮肤或黏膜面有刺激作用，系一种细胞毒，临床上治疗疣或乳头状瘤有效。鸦胆子水剂对子宫颈癌有较好疗效。鸦胆子挥发油有刺激性。

性寒，味苦，有小毒。清热燥湿，杀虫截疟，解毒。用于阿米巴痢疾，疟疾。外用有腐蚀作用，可治疗赘疣，鸡眼等。用量 0.5～2g。

川楝子　Fructus Meliae Toosendan

本品为楝科植物川楝 *Melia toosendan* Sieb. et Zucc. 的干燥成熟果实。冬季果实成熟呈黄色时采收，晒干。主产于四川、云南。以四川产量最大，质量亦优。

果实呈类球形或椭圆形，长 1.5～3cm，直径 1.7～2.3cm，表面金黄色至棕黄色，有光泽，皱缩或略有凹陷，具多数深棕色小点，顶端有点状柱基残痕，基部凹陷处有果柄痕。外层果皮薄，革质，与果肉间常有空隙，果肉松软，黄白色或浅棕黄色。果核坚硬木质，球形或卵形，两端平截，有(5～7)6～8 条隆起的棱线。种子紫黑色，扁椭圆形，表面具细小突起，富油质。气特异，味酸、苦。

主要含川楝素（chuanlianse）、生物碱、山奈醇、树脂及鞣质。本品对金黄色葡萄球菌及实验真菌有抑制作用。临床曾治疗急性乳腺炎、头癣等，收到一定效果。本品有毒，中毒症状主要为呼吸困难、四肢麻木无力、阵发性抽搐、头痛、头昏、恶心。

性寒，味苦，有小毒。清热除湿，舒肝行气，止痛，杀虫。用于胸痛，胁痛，胃痛，疝痛，痛经，虫积腹痛。用量 5～10g。

巴　豆　Fructus Crotonis

本品为大戟科植物巴豆 *Croton tiglium* L. 的干燥成熟果实。秋季果实成熟时采收，堆置 2～3 天，摊开干燥。巴豆霜 将巴豆除去果壳及种皮，取净巴豆种仁捣碎如泥，用吸油纸包裹，于铁板上加热或压碎以除去大部分脂肪油。通常压榨法去油，每隔 2 天取出复研和换包裹纸 1 次，至渣松散成粉，不再黏结成饼为度，取出仁渣碾细即得。主产于四川、云南、广西、贵州、湖北诸省区，而以四川省产量最大。

果实卵圆形或椭圆形，具三棱，偶有 4 棱，长 1.8～2.2cm，直径 1.5～2cm。表面灰黄色至棕黄色，略粗糙，有纵线 6 条，凹入处常易开裂，顶端平截，常有柱头残基，基部有短小果梗或点状梗痕。3 室，每室有种子 1 粒。种子扁椭圆形，长 1.2～1.5cm，直径 0.7～1.0cm，厚 4～6mm，表面灰棕色至棕色，易擦落而露出黑色平滑内层，腹面一端有点状种脐和细小种阜或脱落的痕迹，另端有微凹的合点，合点与种阜间有纵直种脊；种皮薄，质硬而脆，剥去后可见一层薄膜状银白色的内种皮。胚乳黄白色至黄棕色，富油质；胚乳连合面紧贴两枚菲薄子叶；胚根细小，位于种阜一端。胚乳味辛辣如灼，不宜口尝。

种子含巴豆油 50%～60%，蛋白质约 18%。油中主要为油酸、亚油酸、肉豆蔻酸、花生酸、棕榈酸、硬脂酸、月桂酸、巴豆油酸(crotonic acid)及巴豆酸(tiglic acid)等的甘油脂；巴豆油的亲水性部分尚含巴豆醇(phorbol)的双酯化合物。又含多种疏水性的 4-去氧-4α-巴豆醇(4-deoxy-4α-phorbol)的三酯化合物，其刺激性和致癌活性很小。此外，尚含有巴豆苷(crotonoside)水解生成核糖，巴豆毒素(crotin)等。巴豆油乳剂可引起肠运动幅度加大，紧张性升高；口服巴豆油半滴至 1 滴，即能产生胃部的烧灼感及呕吐，巴豆油在肠内水解后释出巴豆酸，刺激肠黏膜，使之发炎，增加分泌，促进蠕动，于 0.5～3 小时内产生剧烈腹泻，伴有腹痛和里急后重。巴豆煎剂有一定的抗菌、抗病毒及抗滤过性病毒作用。人服巴豆油 20 滴可致死。

性热，味辛，有大毒。巴豆霜峻下积滞，逐水消肿。用于寒积停滞，胸腹胀痛，腹水肿胀，喉痹。外用蚀疮去腐，顽癣。用量：巴豆霜 0.1～0.3g，多入丸散分服；外用适量，研末涂或捣烂以绢包擦患处。不宜与牵牛子同用。

酸枣仁 Semen Ziziphi Spinosae

本品为鼠李科植物酸枣 *Ziziphus jujuba* Mill. *var. spinosa*(Bunge) Hu ex H. F. Chou 的干燥成熟种子。采收秋季成熟的果实，晒干后碾破，将压碎的果肉筛出供食用。果核用石磨碾磨，注意勿碾碎种子，筛除核皮后即得(磨碎果核后，切勿用水选酸枣仁，否则酸枣仁颜色发乌，不易保管)。主产于河北、陕西、辽宁、河南等地。其中以河北邢台产量最大。

种子圆形或椭圆形，略扁，长 0.5～1cm，宽 4～7mm，厚约 3mm。表面红棕色或紫红色，有光泽；一面较平坦，其中央有一条隆起的纵线或纵纹，另面微隆起。顶端有细小突起的合点，下端有略凹陷的种脐，种脊位于边缘一侧，不甚明显。种皮硬脆，有的已破碎或有裂纹，剥去种皮可见类白色的胚乳；子叶 2 片，黄白色，油润，基部有短小的胚根。种仁微有香气，味淡，带油性。

主含酸枣仁皂苷 A(jujuboside A)和酸枣仁皂苷 B(jujuboside B)，水解得酸枣仁皂苷元(jujubogenin)；皂苷元在酸性条件下能转变为伊比林内酯(ebelin lactone)。另含黄酮类、白桦脂酸(betulic acid)、白桦脂醇(betulin)、多量脂肪油、蛋白质、甾醇以及具强烈刺激性的挥发油等。酸枣仁煎剂有显著的镇静及催眠作用；炒酸枣仁有降压作用。

性平，味甘，酸。养肝，宁心，安神，敛汗。用于虚烦不眠，惊悸怔忡，津少口干，体虚多汗。用量 9～15g。

胖大海 Semen Sterculiae Lychnophorae

本品为梧桐科植物胖大海 *Sterculia lychnophore* Hance 的干燥成熟种子。4～6 月由蓇葖果上摘取成熟的种子，晒干。胖大海为进口商品，产于越南、泰国、印度尼西亚及马来西亚等国。以越南产者品质最佳，印度尼西亚产者次之。

种子纺锤形或椭圆形，状如橄榄，长 2～3cm，直径 1.1～1.8cm，两端稍尖。表面黄棕色或棕色，稍有光泽，具不规则的细皱纹。种皮外层极薄。内层黑棕色，在水中浸泡后迅速膨胀呈海绵状而使外层种皮破裂，其间散有很多维管束。向内为红棕色硬壳。胚乳肥厚，淡黄色，子叶 2 片，菲薄，黄色，紧贴于胚乳内方。气微，味微甘，嚼之有黏液性。

种皮含戊聚糖及黏液质，黏液质属于果胶酸类，主由半乳糖醛酸、阿拉伯糖、半乳糖乙酸、钙、镁组成；又谓具活性成分胖大海素（苹婆素 sterculin）。种皮含半乳糖（galactose）15.06%、戊糖（主要是阿拉伯糖）24.7%。外胚乳含绿色挥发油约 1.06%，西黄蓍胶黏素（bassorin）约 59.04%，收敛性物质约 1.6%；种仁中含脂肪物质约 2.98%、辣味或苦味的浸出物约 0.21% 等。水浸液具有促进肠蠕动的作用，并由于吸水性很大，可增加肠内容积（增加容积为琼脂的 8 倍）产生机械性刺激，反射地引起肠管蠕动而导泻。此作用可被阿托品所拮抗。胖大海仁除去脂肪后的干粉，制成 25%溶液肌肉注射均使血压明显下降，其降压作用原理可能与中枢有关。浸剂对甲型流感病毒 PR_6 株等有抑制作用。胖大海素对血管平滑肌有收缩作用，能改善黏膜炎症，减轻痉挛性疼痛。胖大海外皮、软壳、仁的水浸提取物皆有一定利尿和镇痛作用，以种仁作用最强；三者皆无局部刺激作用。

性寒，味甘、淡。清热润肺，利咽解毒，清肠通便。用于干咳无痰，咽痛音哑，慢性咽炎，热结便秘。用量 4.5～9g。

诃　子 Fructus Chebulae

本品为使君子科植物诃子 *Terminalia chebula* Retz. 或绒毛诃子 *Terminalia chebula* Retz. *var. tomentella* Krut. 的干燥成熟果实。冬秋季果实成熟时采摘，置沸水内烫 5 分钟，取出，晒干或烘干。诃子主产于云南。

果实长圆形或卵圆形，长 2～4cm，直径 2～2.5cm。表面黄棕色或暗棕色，略具光泽，有隆起的纵棱线 5～6 条及不规则皱纹，基部有圆形果梗痕。质坚实。果肉厚 2～4mm，黄棕色或黄褐色，不附着果核易剥离。果核长纺缍形，长 1.5～2.5cm，直径 1～1.5cm，浅黄色，粗糙，坚硬，核壳厚 3～4mm；击破后可见膜质的内种皮，子叶 2 片，白色，重叠卷旋。气无，味酸涩后甜。

果实含鞣质 21%～37.36%，其成分为诃子酸（chebulinic acid）、诃黎勒酸（chebulagic acid）、1，3，6-三没子食酰葡萄糖及 1，2，3，4，6-五没食子酰葡萄糖、鞣云实精（corilagin）、原诃子酸（terchebin）、并没食子酸（ellagic acid）及没食子酸。又含莽草酸（shikimic acid）、去氢莽草酸（dehydroshikimic acid）、奎宁酸（quinic acid）、阿拉伯糖、果糖、葡萄糖、蔗糖、鼠李糖和氨基酸、番泻苷 A（sennoside A）、诃子素（chebulin）、维生素 P、维生素 C、鞣酸酶（tannase）、多酚氧化酶（polyphenol oxidase）、过氧化物酶、抗坏血酸氧化酶等。诃子水煎剂（100%）除对痢疾杆菌有效外，且对绿脓杆菌、白喉杆菌作用较强，对金黄色葡萄球菌、大肠杆菌、肺炎球菌、溶血性链球菌、变形杆菌、鼠伤寒杆菌亦有作用。诃子提取物对流感病毒有灭活作用。临床曾用于治疗大叶性肺炎、细菌性痢疾等。从干果中用80%乙醇提得的诃子素，对平滑肌有罂粟碱样的解痉作用。除鞣质外还含有致泻成分番泻苷A，故与大黄相似，先致泻而后收敛。此外尚有驱虫作用。

性温，味苦、涩。涩肠敛肺，降火利咽。用于久泻，久痢，脱肛，便血，白带，久咳，慢性喉炎，音哑。用量2.5～4.5g。

使君子　Fructus Quisqualis

本品为使君子科植物使君子 *Quisqualia indica* L. 的干燥成熟果实。用时取种子，也有以种子出售者，称君子仁。秋季果实成熟未开裂时采收，晒干即为使君子，除去果皮后即为君子仁。主产于四川、福建、广东、广西、江西等地，以四川产量最大。

果实呈椭圆形或长卵形，先端渐尖，基部略钝圆，具5角棱，长2.5～4cm，直径1.5～1.8cm。表面紫棕至黑棕色，平滑，微有光泽。质硬而轻，横切断后果皮成五角形，棱角处较厚。种子一枚，长椭圆形，长1～2cm，直径0.6～0.9cm；表面暗棕色，皱缩，有纵沟，种皮薄易剥落而露出黄色子叶；子叶2，肥厚，边缘不整齐，胚根细小成点状。气微香，味微甜。

种子含使君子氨酸(quisqualic acid)约0.5%，胡芦巴碱(trigonelline)约0.18%，1-脯氨酸(1-proline)、1-天冬素(1-asparagine)，有机酸(苹果酸、枸橼酸、琥珀酸)，脂肪油约25%，吡啶约0.1%。使君子氨酸在种子中以使君子酸钾(potassium quisqualate)的形式存在。使君子水浸剂或乙醇浸剂，在体外对猪蛔虫有麻痹作用，使君子酸钾对猪蛔虫亦有抑制作用。水浸剂对某些皮肤真菌有抑制作用。临床上用于驱蛔虫，健脾胃。

性温，味甘。杀虫消积，健脾。用于虫积腹痛，小儿疳积等。用量4.5～9g。

蛇床子　Fructus Cnidii

本品为伞形科植物蛇床 *Cnidium monnieri*(L.)Cuss. 的干燥成熟果实。夏、秋二季果实成熟时采收。将全株拔起，晒干，打下果实，除去枝叶杂质，筛去灰屑。全国各地均产。主产于河北，山东，浙江，江苏，四川等地。

双悬果椭圆形，长1.5～4mm，宽1.2～2mm，表面灰黄色至黄褐色，光滑无毛，有时顶端有弯曲而叉开的花柱残基，基部常有细长果柄。分果广椭圆形，果棱5条，均显著突起成薄翅状，合生面平坦，中央略内凹，通常可见2分裂直达基部的丝状心皮柄。果皮松脆，揉搓后易脱落，露出灰棕色种子。气特异芳香，味微辣，嚼之有辛凉感。

果实含挥发油约1.3%，油的主要成分为1-蒎烯，1-莰烯及异缬草酸龙脑脂，甲氧基欧芹酚(osthol)。种子含佛手柑内酯、欧山芹素(oroselon)及食用白芷素(edultin)。流浸膏具抗滴虫作用。乙醇提取物有雌性激素样作用。还具有一定的抑菌和抗病毒作用。

性温，味辛、苦，有小毒。温肾壮阳，散寒，祛风，燥湿，杀虫，止痒。用于湿痹腰痛，阴痒，带下，阴道滴虫，湿疹，皮肤瘙痒，阳萎，宫冷不孕。用量3～9g。外用适量，煎汤洗或制成栓剂、浸膏，涂敷患处。

山茱萸 Fructus Corni

本品为山茱萸科植物山茱萸 *Cornus officinalis* Sieb. et Zucc. 的干燥成熟果肉。10～11月间果实变红时采收，经霜者质量好。用文火或置沸水中略烫后，稍凉，捏去核，将果肉晒干或烘干。烘干者，色泽紫红，肉厚，质量好。主产于浙江、河南、安徽等地。以浙江产量大、产品品质优。

果肉多破裂，压扁。呈不规则片状或囊状，长 1～1.7cm，厚约 1mm。表面紫红色或紫黑色(久放者)，皱缩而有光泽。顶端具圆形宿萼痕，基部有果柄或果柄痕，质软韧。气微，味酸、涩、微苦。

果实含莫罗忍冬苷(morroniside)、7-O-甲基莫罗忍冬苷(7-O-methyl morroniside)、獐牙菜苷(sweroside)、番木鳖苷(loganin)。此外尚含熊果酸(ursolic acid)、苹果酸、酒石酸、没食子酸(gallic acid)、维生素 A 以及皂苷。煎剂具有较强的抗菌作用；并有利尿、降压作用，山茱萸对因化疗及放疗引起的白细胞下降，有升高作用；体外试验能杀死腹水癌细胞。

性微温，味酸、涩。涩精固脱，敛汗，补益肝肾。用于腰漆酸痛，阳痿遗精，小便频数，月经过多，体虚多汗等症。用量 6～15g。

女贞子 Fructus Ligustri Lucidi

本品为木犀科植物女贞 *Ligustrum lucidum* Ait. 的干燥成熟果实。冬季摘取成熟果实，拣净杂质，洗净后晒干或蒸后晒干。主产于浙江、江苏、湖南、福建、广西、江西以及四川等地。

果实呈卵形、椭圆形或肾形，长径 4～8mm，短径 2.5～4mm。表面黑紫色或棕黑色，皱缩不平，基部有果梗痕或具宿萼及短梗。外果皮薄，中果皮稍厚而松软，内果皮木质，显黄棕色，表面有数个纵棱。破开后种子多一枚，肾形、椭圆形，一侧扁平或微弯曲。紫黑色，含油性。气无，味甘，微苦、涩。果实含臭蚂蚁醛：女贞子苷(nuzhenide)、齐墩果苷(oleuropein)、4-羟基-β-苯乙基-β-D-葡萄糖苷(4-hydroxy-β-phenylethyl-β-D-glucoside)、α-甘露醇及脂肪酸，果皮含齐墩果酸(oleanolic acid)、乙酰齐墩果酸、熊果酸(ursolic acid)。种子含脂肪油 14.9%，油中棕榈酸与硬脂酸为 19.5%、油酸、亚油酸等为 80.5%。齐墩果酸有强心、利尿作用，甘露醇有缓下作用，所含葡萄糖可能与其强壮作用有关，还有抑菌作用。

性平，味甘、苦。滋补肝肾，强腰膝，乌发明目。用于肝肾阴虚，头晕目眩，耳鸣，头发早白，腰膝酸软，老年习惯性便秘等。用量 6～12g。

牵牛子 Semen Pharbitidis

本品为旋花科植物裂叶牵牛 *Pharbitis nil*(L.)Choisy 或圆叶牵牛 *P. purpurea*(L.) Voigt 的干燥成熟种子。种子黑色者习称“黑丑”，淡黄白色者习称“白丑”，两种混合者习称“二丑”。秋末果实成熟，果壳还未裂开时采收，采收时割下地上部分，晒干后打下种子，除去杂质，将黑、白二丑分开后晒干。全国各地均产。

种子似橘瓣状，长 4～8mm，宽 3～5mm。表面灰黑色或淡黄白色，背面有一条浅纵沟，腹面棱线的近端处有 1 凹点状种脐，左右面平坦。质坚硬，横切面可见极皱缩折叠呈大脑状的子叶，黄色或淡黄色。用水浸润后，种皮呈龟裂状，且常自腹面棱线处胀裂，而显黏液性。无臭，味辛、苦，有麻舌感。

种子含牵牛苷(pharbitin)约2%，用碱水解后生成牵牛子酸(phrbitic acid)等。牵牛子酸为混合物，分离得牵牛子酸A、B、C、D，以后二者为主。此外尚含脂肪油11%及其他糖类。另含有生物碱以及蛋白质、甾醇类化合物、色素等。在未成熟的种子中，还含有多种赤霉素(gibberellin)。种子的乙醇或水浸出液有泻下作用，但煎剂失去致泻能力。对猪蛔虫尚有驱虫效果。牵牛子苷对人有毒性。

性寒，味苦，有小毒。泻水通便，消痰涤饮，杀虫攻积。用于水肿，喘满，痰饮，脚气，虫积，食滞，大便秘结等。用量3～6g。不宜与巴豆同用。

菟丝子 Semen Cuscutae

本品为旋花科植物菟丝子 *Cuscuta chinensis* Lam. 的干燥成熟种子。秋季种子成熟时与寄主一同割下，打下种子，除去杂质，洗净，晒干。菟丝子主产于山东、河北、山西、陕西、江苏、辽宁、黑龙江、吉林、内蒙古等省区。

种子类球形或卵圆形，膨大部分稍扁，直径1～1.5mm，一端略呈喙状突出偏向一侧，微凹处有浅色圆点，中央有条形的种脐。表面淡褐色或灰黄色，略粗糙，在放大镜下观察可见表面有密细小点。在解剖镜下观察其纵剖面，外面为种皮，中央为卷旋状的胚，胚乳膜质套状，位于胚之周围。种子用开水浸泡，表面有黏性，加热煮沸至种皮破裂，则露出黄白色细长卷旋状的胚。气无，味淡，甘、辛、平。

菟丝子含槲皮素(quercetin)，紫云英苷(astragalin)，槲皮素-3-O-β-半乳糖-7-O-β-葡萄糖苷(quercetin-3-O-β-galactosyl-7-O-β-glucoside)，金丝桃苷(hyperin)，胆甾醇(cholesterol)，菜油甾醇(campesterol)，β-谷甾醇(β-sitosterol)，豆甾醇(stigmasterol)，β-香树精(β-amyrin)，三萜酸类，树脂苷及糖类化合物，生物碱(alkaloids)，蒽醌类(an thraquinones)，香豆素类(coumarins)，皂苷类(saponins)，甾萜类(sterols and tepenes)，鞣质(tannins)，淀粉。浸剂、酊剂，能增强离体蟾蜍心脏的收缩力，对心率的影响是前者增加，后者则使之降低；使麻醉犬血压下降，脾容量缩小，肠道运动抑制；对离体子宫表现兴奋作用。煎剂在体外对金黄色葡萄球菌、福氏痢疾杆菌和伤寒杆菌有抑制作用。能提高免疫系统功能，抗衰老。

性平，味甘、辛。滋补肝肾，固精缩尿，明目，安胎。用于目昏，耳鸣，腰膝酸软，遗精，尿频余沥，先兆性流产，胎动不安。用量6～12g。

栀 子 Fructus Gardeniae

本品为茜草科植物栀子 *Gardenia jasminoides* Ellis 的成熟果实。秋季霜降后，当果实成熟饱满呈黄色带红时采收。将果实倒入沸水中略烫后直接晒干或烘干。主产于湖南、江西、福建、浙江、四川、湖北等省。以湖南产量大，浙江产者品质佳。

果实倒卵形、椭圆形或长椭圆形，长1.4～3.5cm，直径0.8～1.8cm。表面红棕色或红黄色，微有光泽，有翅状纵棱6条，棱间有纵脉1条，并有稀网脉纹分布，顶端有暗黄绿色残存宿萼，先端有6～8条长形裂片，裂片长1～2.5cm，宽0.2～0.3cm，多碎断，果实基部收缩成果柄状，末端有圆形果柄痕。果皮薄而脆，内表面鲜黄色或红黄色，有光泽，具隆起的假隔膜 2～3 条。折断面鲜黄色，种子多数，扁椭圆形或扁矩圆形，聚成球状团块，棕红色，表面有细而密的疣状突起。气微，味微酸苦。

栀子含多种环烯醚萜苷类成分：栀子苷（京尼平苷，geniposide）、羟异栀子苷（gardenoside）、京尼平-1-β-D-龙胆双糖苷（genipin-1-β-D-gentiobioside）、山栀苷（shanzhiside）、栀子新苷（gardoside）、鸡矢藤次苷甲酯（scandoside methyl ester）、去乙酰基车前草酸甲酯（deacetylasperulosidic acid methyl ester）及栀子苷酸（geniposidic acid）等。栀子煎剂或乙醇提取物有抑制血中胆红素升高和降压作用，并使心率减慢，减少胃液，pH 值上升。栀子苷及京尼平均能使胃蠕动和紧张度减弱及镇痛作用。栀子苷有致泻作用。熊果酸具有明显的安定与降温作用。栀子煎剂对白喉杆菌、金黄色葡萄球菌、伤寒杆菌有抑制作用，对多种皮肤真菌也有不同程度的抑制作用。

性寒，味苦。泻火除烦，清热利湿，凉血散瘀解毒。用于热病心烦，目赤，黄疸，热淋尿涩，衄血，吐血，尿血，热毒疮疡；外治扭伤肿痛。用量 4.5～9g；外用适量，研末调敷。

牛蒡子　Fructus Arctii

本品为菊科植物牛蒡 *Arctium lappa* L. 的干燥成熟果实。秋季果实成熟时，割取地上部分或剪取果序，晒干后打下果实，筛去泥土等杂质，再晒干。炒牛蒡子：取净牛蒡子，文火炒至微黄色，略鼓起而微有香气即得。主产于吉林、辽宁、黑龙江、浙江等地。以东北产量最大，浙江桐乡产者质佳。

瘦果呈长倒卵形，两端平截，略扁，微弯，长 5～7mm，直径 2～3mm。表面灰褐色或浅灰褐色，具多数细小黑斑，并有明显的纵棱线。顶端较宽，有一圆环，中心有点状凸起的花柱残迹；基部狭窄，有圆形果柄痕。果皮较硬，果实折断后可见子叶 2 片，淡黄白色，富油性。无臭，味苦后微辛而稍麻舌。

果实含牛蒡苷（arctiin），水解生成牛蒡苷元（arctigenin）。另含脂肪油（半干性油）25%～30%，为软脂酸、硬脂酸、油酸、亚麻油酸的甘油酯。近来从种子中分离出 7 种木脂素类化合物牛蒡酚（lappaol）A，B，C，D，E，F，H。尚含有少量生物碱、甾醇、维生素 A 样物质、维生素 B_1 等。煎剂有抑菌作用。牛蒡苷元有抗癌活性。提取物能显著而持久地降低大鼠血糖，毒性较小。牛蒡苷对运动神经及骨骼肌亦呈麻痹作用。有很轻度的利尿及泻下作用。

性寒，味辛、苦。疏散风热，宣肺透疹，消肿解毒，利咽。用于风热感冒，咳嗽，咽喉肿痛，麻疹，荨麻疹，腮腺炎，痈肿疮毒。用量 4.5～9g。脾胃虚寒、泄泻者忌用。

水飞蓟　Fructus Silybi

本品为菊科植物水飞蓟 *Silybum marianum*（L.）Gaertn. 的干燥成熟果实。江苏、陕西、北京等地有引种栽培。春季采收叶，夏季采收种子。

瘦果椭圆形，表面灰褐色、黑褐色或杂有灰黄色，有纵纹；顶端钝圆，稍宽，顶面有稍突起的白色圆环，中央有花柱残迹；基部略狭窄，冠毛白色；果皮较硬，种仁淡黄色，富油性；味淡。

全草含有黄酮类及延胡索酸；种子含水飞蓟宾（silybin）、异水飞蓟宾、脱氢水飞蓟宾、水飞蓟宁(silydianin)、水飞蓟亭(silychristin)、水飞蓟宾聚合物及肉桂酸、肉豆蔻酸、棕榈烯酸、花生酸等。

性寒,味苦。抗肝中毒,改善肝功能,利胆。全草用于肿疡及丹毒;果实及提取物用于肝脏病,脾脏病,胆结石,黄疸和慢性咳嗽。

苍耳子　Fructus Xanthii

本品为菊科植物苍耳 *Xanthium sibiricum* Patr. 的干燥成熟带总苞的果实。8～9 月间果实成熟时,割下全草晒干,打取果实,除去杂质。主产于全国各地。

果实包在总苞内,呈纺缍形,长 1～1.5cm,直径 4～7mm。表面黄棕色或黄绿色,全体有钩刺,顶端有较粗的刺 2 枚,分离或相连,基部有果柄痕。质硬而韧,横切面可见中间有一纵向隔膜,分为两室,内各有一瘦果。瘦果纺缍形,一面较平坦,顶端具突起的花柱基,果皮薄,灰黑色,具纵纹。种皮膜质,浅灰色,有纵纹。子叶有油性,气微、味苦。

果实含有苍耳苷(xanthos trumarin)1.27%、树脂、脂肪油、生物碱、维生素 C 和色素等。此外尚含 β-,γ-,和 ε-谷甾醇、豆甾醇及菜子甾醇。苍耳子水浸剂得到的苷类($C_{31}H_{48}O_{24}S_2$)成分,可使血糖下降,这种苷类不但不增加动物肝糖原的形成,反而促进肝糖原的减少,可见其降血糖的机制与胰岛素不同。苍耳子毒性成分为水溶性苷类。苍耳子油及苍耳子蛋白毒性甚小,苍耳子煎剂对溶血性金黄色葡萄球菌有抑制作用。

性温,味辛、苦,有小毒。散风湿,通鼻窍。用于鼻炎,鼻窦炎,头痛,过敏性鼻炎,皮肤瘙痒,风湿痹痛。用量 3～9g。

麦　芽　Fructus Hordei Germinatus

本品为禾本科植物大麦 *Hordeum vulgare* L. 经发芽干燥的颖果。全年均可加工,于春秋气候暖和时,将大麦洗净后,浸泡 4～6 小时(约 6～7 成透),捞出,置能排水的容器内平铺,盖好,使之生热,经常洒水,保持湿润,翻倒数次,待胚芽伸出约 0.5cm 时取出晒干或低温烘干。炒黄或炒焦用。全国产麦地区都有生产。

颖果略呈梭形,两端狭尖,长 8～15mm,直径 2.5～4.5mm。表面黄色,背面浑圆,为外稃包围,先端长芒已断落;腹面为内稃包围。除去内外稃后,果皮黄色,背面基部胚处长出胚芽及须根,胚芽紧贴颖果,长披针状线形,黄白色,长约 5mm,须根数条,纤细而卷曲;腹面有纵沟一条。质硬,断面粉性,白色。气无,味微甘。

麦芽含淀水解酶、蛋白分解酶、淀粉、蛋白质、麦芽糖、维生素 B、α-生育三烯酚(α- tocotrienol)等,并含碳葡萄糖基黄酮-皂草黄苷(saponarin)及大麦黄苷(lutonarin);尚含白花色苷、大麦胺(hordenine)。另有报道从麦芽中分离出大麦芽碱(hordatine)A、B 及其葡萄糖苷。麦芽煎剂对人体胃液分泌有轻微的增加作用,对蛋白酶分泌也有轻度的促进作用,但对淀粉酶的分泌无影响。另报道临床用麦芽根糖浆治疗急慢性肝炎有一定疗效。

性平,味甘。健脾开胃,行气消食,退乳消胀。用于食积不消,脘腹胀满,食欲不振。用量 9～15g。

薏苡仁　Semen Coicis

本品为禾本科植物薏苡 *Coix lacryma-jobi* L. *var. ma-yuen*(Roman.)Stap 的干燥成熟种仁。秋季果实呈褐色大部成熟后(80%粒子成熟变色时),选择晴天割取全株,晒干,并在场院放置 3～4 天后,用脱壳机或碾子除去外壳及种皮,去净杂质,收集种仁即得。主产于福建、江苏、河北、辽宁等省。

种仁呈广卵形或长椭圆形,长 4～8mm,宽 3～6mm,顶端钝圆,基部略宽而微凹,内有棕黑色半环状痕及淡棕色点状种脐。表面乳白色,平滑,偶有残留的淡棕色种皮;背面圆凸,腹面有一纵沟,宽约 2mm,沟内常留有浅棕色种皮。质坚硬,断面平坦,富粉质。气微,味淡、微甜。

种仁的丙酮提取物中含薏苡仁酯(coixenolide)约 0.25%。蛋白质 13.7%、脂肪 5.4%、碳水化物 65%及钙、磷、铁等;种仁中脂肪酸的含量为棕榈酸 14.6%～15.8%、硬脂酸 1.1%～1.7%、油酸 49.3%～59.0%、亚油酸 22.7%～23.7%、亚麻酸微量,并含少量二酰二醇的脂类。薏苡仁对癌细胞有抑制生长作用。石油醚浸出的薏苡仁油,对肠管、子宫、骨骼肌及运动神经末梢,低浓度呈兴奋作用,高浓度呈麻痹作用。

性微寒,味甘、淡。健脾利湿,清热排脓。用于脾虚泄泻,水肿脚气,白带,湿痹拘挛,关节疼痛,肠痈,肺痿等。尚用于胃癌,子宫颈癌,绒毛膜上皮癌等,以及多发性疣。用量 10～30g。

槟　榔　Semen Arecae

本品为棕榈科植物槟榔 *Areca catechu* L. 的干燥成熟种子。冬、春果实成熟时采收。摘下果实,将果皮剥下,取其种子,晒干。槟榔主产于广东、云南、台湾等省。国外以印度尼西亚、印度、斯里兰卡、菲律宾等地产量最大。

种子近圆锥形,高 1.5～3.5cm,底部直径 1.5～3cm。表面淡黄棕色或红棕色,有颜色较浅的网状沟纹,偶附有银白色内果皮斑片或中果皮纤维,底部中心有一圆形凹窝(珠孔),其旁有一新月形或三角形浅色瘢痕(种脐)。质极坚硬,不易破碎。剖面可见大理石样花纹,系红棕色种皮向内伸入与乳白色的胚乳交错而成;纵剖面珠孔部位内侧有空隙,藏有细小干缩的胚。气微,味涩、微苦。

种子含总生物碱 0.3%～0.6%,主要为槟榔碱(arecoline)及少量槟榔次碱(arecaidine)、去甲基槟榔碱(guvacoline)、去甲基槟榔次碱(guvacine)、异去甲基槟榔次碱(isoguvacine)、槟榔副碱(arecolidine)及高槟榔碱(homoarecoline)等,均与鞣酸结合形式存在。此外,尚含鞣质约 15%、脂肪约 14%、甘露糖、半乳糖、蔗糖、α-儿茶素、无色花青素(leuco-cyanidin)、红色素(槟榔红 areca red)及皂苷等。槟榔碱有麻痹猪绦虫、牛绦虫、短小绦虫的作用;槟榔碱为 M-胆碱反应系统兴奋药,能增强胃肠蠕动而产生腹泻。1%氢溴酸槟榔碱溶液可用为瞳孔收缩药及眼压降低药,用于白内障的治疗。水浸液具有对抗流感病毒的作用。

性温,味苦、辛。消积驱虫,降气行水。用于食积腹痛,泻痢后重,绦虫病,姜片虫病,蛔虫病,疟疾,水肿胀满,脚气肿痛。用量 3～9g;

【附注】 大腹皮为槟榔的果皮。略呈椭圆状或长卵形瓢状。外果皮深棕色至近黑色,内果皮凹陷,褐色或深棕色,光滑呈硬壳状。体轻质硬,纵向撕裂,裂面可见中果皮纤维。含鞣质。性微温，味辛。下气行水。

白豆蔻 Fructus Hordei Germinatus

本品主要为姜科植物白豆蔻 *Amomum kravanh* Pierre ex Gagnep. 和爪哇白豆蔻 *A. compactum* Soland ex Maton 的干燥成熟果实，用时去果皮。多于 7～8 月间果实即将黄熟但未开裂时采集果穗，去净残留的花被和果柄后晒干；或再用硫黄熏制漂白，使果皮呈黄白色。白豆蔻从柬埔寨及泰国进口。现我国海南岛和云南南部有少量栽培。爪哇白豆蔻从印度尼西亚进口。

白豆蔻 果实类球形，直径 1.2～1.7cm；表面乳白色至淡黄色，具浅纵槽纹 3 条及不显著的钝棱线 3 条，纵槽纹间有纵的隆起线(维管束)5 条，顶端有凸起的柱基，中央呈空洞状，基部有稍凸起的圆形果柄痕，柱基及果柄痕的周围均有棕色绒毛。种子呈不规则多面形，背面稍隆起，直径 3～4mm，外被类白色膜状假种皮。种皮灰棕色，表面有细致的波纹；种脐呈圆形的凹点，位于腹面的一端。气芳香，味辛凉，略似樟脑。

爪哇白豆蔻 果实类球形，具三钝棱，直径 0.8～1.2cm；每一棱上的隆起线(维管束)较白豆蔻明显；果皮木质，无光泽；种子形状同白豆蔻。

白豆蔻含挥发油 2.4%。其中主要化学成分有右旋龙脑，右旋樟脑，1,8－桉叶素，松油烯，石竹烯，月桂烯，桃金娘醛，葛缕酮，香桧烯等。能促进胃液分泌，增加肠管蠕动，驱除肠内积气，止呕的作用。

味辛，性温。理气宽中，开胃消食，化湿止呕。用于胃痛，腹胀，脘闷噫气，吐逆反胃，消化不良等症。用量 2～5g。

益 智 Fructus Alpiniat Oxyphyllae

本品为姜科植物益智 *Alpinia oxyphylla* Miq. 的干燥成熟果实，用时取种子。5～6 月间果实呈黄绿色时采摘，铺于水泥地或竹帘上晒干，或微火烘干。但以晒干者质佳。主产于广东海南岛等地。

蒴果纺缍形或类圆形，两端狭尖；长 1～1.5cm，直径 0.8～1.2cm；表面棕色或暗棕色，有纵行断续隆起的线纹。果实分 3 室，每室有种子 6～11 粒，种子呈多角形，略扁，直径 2～3mm；表面棕黑色，颗粒状，被黄色膜质假种皮；背面平坦而微凹，中央为合点；腹面中央凹陷即脐点，自脐点起有一条沟经侧面终于合点为种脊。种子具特异香气；味辛、微苦。

本品含二苯庚体类(yakuchinone A，yakuchinone B)，类倍半萜类，益智醇(nootkatol)，努特卡酮(nootkatone)及挥发油约 2%。油的主要成分有桉油素、姜烯和姜醇(zingiberol)等。益智仁的甲醇提取物对豚鼠左心房收缩力有明显增强作用，对兔主动脉有拮抗钙活性作用，其有效成分益智醇能明显抑制 KCl 引起的总主动脉收缩。水提物对移植于小鼠腹腔中的腹水型肉瘤细胞的增长有中等强度的抑制作用。水提物和乙醇提取物对组胺或氯化钡引起的离体豚鼠回肠收缩有明显抑制作用。甲醇提取物可抑制前列腺素合成酶的活性。

性温，味辛。暖胃，温脾止泻，摄唾涎，暖肾固精缩尿。用于脘腹冷痛，食少吐泻，唾液过多，遗尿，夜尿过多，尿有遗沥，遗精等症。用量 3～9g。

草豆蔻 Semen Alpiniae Katsumadai

本品为姜科植物草蔻 *Alpinia katsumadai* Hay. 和云南草蔻 *Alpinia blepharocalyx* K. Schum. 的干燥种子团。于7～8月果将熟时采收，晒至7～8成干，剥去果皮，再晒干至足干。或将鲜果用沸水煮一下，晒至半干，再剥去果皮晒至足干。草豆蔻主产于海南岛及广西南部地区。云南草蔻主产于云南。

草豆蔻 蒴果长圆形，两端稍尖，长1.5～2cm，直径1～1.5cm；表面棕红色，有纵向深沟纹，果皮易裂开。果实3室，每室种子25～90粒，密集成团。种子团呈长圆形或圆球形，顶端稍尖，全体呈三棱状，长1～1.8cm，直径1～1.4cm；表面黄棕色或红棕色。种子呈卵状多角形；长3～5mm，直径约3mm；表面灰棕色，被灰白色假种皮；背面隆起，合点约在中央，种脐为一凹点，在背侧面，种脊为一纵沟，经腹面而至合点。

云南草蔻 种子团呈圆球形或略扁，直径1.5～2cm；表面灰黄棕色；每室种子9～16枚，密集成团。种子呈锥状四面体，外侧背面稍隆起，长5～6mm，直径3～4mm。

草豆蔻含挥发油约4%，以及黄酮类和皂苷等成分。挥发油中含有1,8-桉油素、α-蛇麻烯(α-humulene)反-麝子油醇(trans-farnesol)、芳樟醇、樟脑、松油烯-4-醇(terpinen-4-ol)、莳罗艾菊酮(carvotanacetone)、乙酸龙脑脂(bornyl acetate)、乙酸牻牛儿苗酯(geranyl acetate)、肉桂酸甲酯(methyl cinnamate)、橙花叔醇(nerolidol)等和结晶性成分山姜素(alpinetin)和豆蔻素(cardamomin)。水煎剂对豚鼠离体肠管小剂量有兴奋作用，大剂量则抑制。其挥发油的饱和水溶液也呈抑制作用。其种子水浸出物能增加胃蛋白酶的活性。煎剂对金黄色葡萄球菌、痢疾杆菌及大肠杆菌有抑制作用。

性温，味辛。祛寒燥湿、暖胃止呕。用于治胃寒腹痛，脘腹胀满，冷痛，嗳气，呃逆，呕吐，食欲不振等症。用量3～6g。

第七节 全草类

一、全草类生药的基础知识

全草类生药大多为草本植物干燥的地上部分，主要是带叶的茎枝，有的带有花和果实；亦有少数带有根或根茎，如地丁、蒲公英等。还有的为小灌木的幼枝，如麻黄等。有的生药为植物的草质茎，如石斛等。

全草类生药的鉴定应对所包括的根、茎、叶、花、果实和种子分别进行观察。这些器官的内部构造，在前几节已分别叙述，这里就不再重复。本节仅就双子叶植物草质茎的内部构造特点作以介绍。

1. 双子叶植物草质茎的内部构造

双子叶植物草质茎与木质茎的内部构造主要有如下区别：

(1)表皮 大多数草质茎不形成木栓形成层，因而没有周皮，终生保留表皮结构。少数比较粗大的草本植物，在其茎的基部表皮细胞常木栓化加厚，样子很象木栓结构，应加以区别。表皮一般仅为一层细胞组成。其横切面观，细胞多为方形或长方形，细胞外壁角质化加厚或被有蜡被，并分布有气孔、毛茸等表皮衍生物。

(2)皮层 可分为外皮层、皮层基本组织和内皮层；外皮层和皮层基本组织近外方的几层细胞，常分化为厚角组织；在皮层基本组织中，细胞内含有叶绿体，能进行光合作用。有些植物在皮层内分布有分泌细胞、分泌腔、分泌道或乳管等分泌组织；也有些植物在皮层中分布有纤维、石细胞等机械组织。双子叶植物草质茎的内皮层多不明显。以上这些结构的有无、多少、分布规律等对药材鉴别都有重要的意义，应仔细观察。

(3)维管柱鞘 维管柱鞘也叫中柱鞘，草质茎中维管柱鞘一般不具有分生能力；有些植物的维管柱鞘细胞含有淀粉粒，称为淀粉鞘；也有的分化为纤维束或石细胞群，分化为纤维束的称维管柱鞘(中柱鞘)纤维。

(4)维管柱 多数双子叶植物草质茎中维管柱的结构与木质茎内部构造相似，为无限外韧维管束呈环状排列，但也有的为双韧维管束。还有的维管柱被较宽的射线(束间区)分割成若干个不连续的维管束；有些较高大的草本植物，上部的维管束分离而下部的维管束连续。在双子叶植物草质茎的维管柱内次生韧皮部和次生木质部均欠发达。

(5)髓部 双子叶植物草质茎内部构造的显著特点之一就是髓部极为发达，即髓部所占半径的比例较大。

(6)髓射线 髓射线也称射髓或初生射线。双子叶植物草质茎的髓射线特别发达；有的射线特宽，由几到十几列细胞组成；在特别宽的射线中，髓细胞径向延长不明显，这种射线一般称为束间区。一些生长时间较长或较为粗大的草质茎，其射线一般较狭窄，与木质茎区别不大。

2. 鉴别全草类药材应注意的问题

由于全草类药材包括根、茎、叶、花、果实和种子各个器官，所以在鉴别时，要充分运用以上各章节所讲到的知识和方法。对每一器官部位均需分别进行外观性状、组织结构和粉末特征观察。这是与其他单一器官药材在鉴别上的不同。但是，由于全草类药材所包括的器官多，鉴别特征明显，为正确鉴别此类药材提供了方便。

二、重点生药

麻 黄 Herba Ephedrae

(英)Ephedrae Herb

本品为常用中药，始载于神农本草经，列为中品，历代本草和药典均有记载。为我国特产的大宗出口药材。

【来源】 为麻黄科植物草麻黄 *Ephedra sinica* Stapf、中麻黄 *E. intermedia* Schrenk et C. A. Mey 或木贼麻黄 *E. equisetina* Bge. 的干燥草质茎。

【植物形态】

草麻黄 为草本状矮小灌木，高 20～40cm。木质茎匍匐；草质茎直立，小枝圆柱形，对生或轮生，节明显，叶膜质鞘状，下部约 1/2 合生，上部两裂，裂片三角状披针形，先端常向外反卷。雌雄异株，雄球花阔卵形，3～5 个聚成复穗状，顶生；雌球花卵圆形，常单生枝顶，苞片 4～5 对，革质，绿色，边缘膜质，成熟时呈红色浆果状。种子常两枚，卵形。花期 5～6 月，种子成熟期 7～8 月(图 7-61①)。

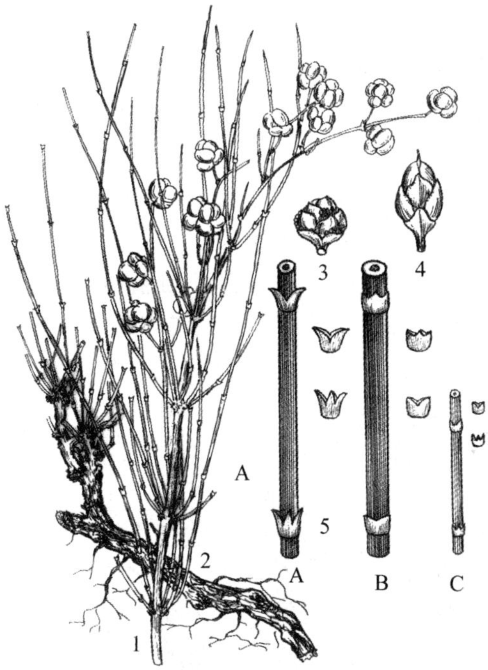

图 7-61①　麻黄原植物图

A. 草麻黄　B. 中麻黄　C. 木贼麻黄

1. 果枝　2. 根　3. 雄蕊　4. 雌蕊　5. 茎叶

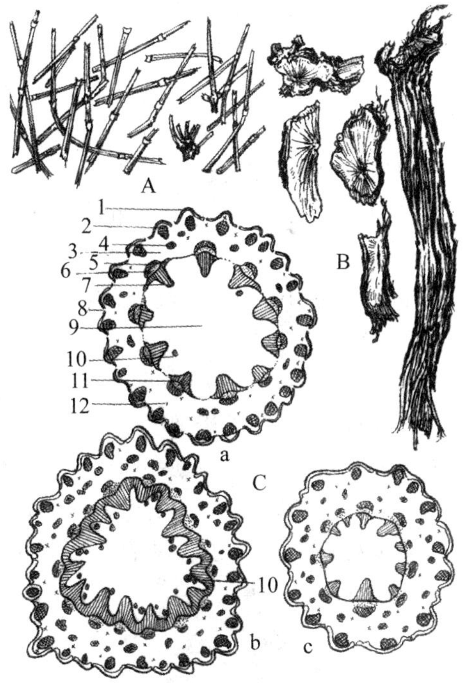

图 7-61②　麻黄药材(附麻黄根)和横切面组织简图

A. 麻黄 B. 麻黄根 C. 简图 a. 草麻黄 b. 中麻黄 c. 木贼麻黄　1. 角质层　2. 下皮纤维束　3. 下皮　4. 皮层纤维束　5. 中柱鞘纤维束　6. 韧皮部　7. 木质部　8. 气孔　9. 髓　10. 环髓纤维　11. 形成层　12. 草酸钙结晶

中麻黄　为小灌木，高 40～80cm。基部木质茎直立或斜生；草质茎灰绿色，小枝对生或轮生，常被白粉。鳞叶上部约 1/3 分裂，裂片 3(稀 2)，三角形或三角状披针形；雄球花簇生于节上，卵形，雄蕊 5～8 个，花丝合生或成两束；雌球花 3 个轮生或两个对生，长椭圆形，成熟时苞片红色肉质状，常被白粉。种子通常 3 粒(稀 2)。

木贼麻黄　为小灌木，高 70～100cm，木质茎直立或斜上生长，上部多分枝；草质茎蓝绿色或灰绿色，对生或轮生，常被白粉。鳞叶上部约 1/4 分裂，裂片 2，钝三角形，不反曲。雄球花多单生，雄蕊 6～8 个，花丝合生；雌球花狭椭圆形，单生，苞片 3，成熟时红色肉质。种子通常 1 粒(稀 2)。

【产地】　草麻黄和中麻黄主产于东北、华北和西北等省区，木贼麻黄主产于西北、河北及四川等省区。

【采制】　秋季割取绿色的草质茎，切段，阴干或晾至七至八成后晒干。曝晒颜色变黄，受冻颜色变红，均影响药效。

【性状】

草麻黄　呈细长圆柱形，少分枝，直径 1～2mm。有的带少量棕色木质茎。表面淡绿色至黄绿色，有细纵脊线，触之稍有粗糙感。节明显，节间长 2～6cm，节上有膜质鳞叶，长 3～

4mm;裂片2(稀3),锐三角形,先端灰白色,反曲,基部联合成筒状,红棕色。体轻、质脆,易折断,断面略呈纤维性,周边绿黄色,髓部红棕色,近圆形。气微香,味涩,微苦(图7-61②)。

中麻黄 多分枝,直径1.5～3mm,有粗糙感。节间长2～6cm,膜质鳞叶长2～3mm,裂片3(稀2),先端锐尖。断面髓部呈三角状圆形。

木贼麻黄 较多分枝,直径1～1.5mm,无粗糙感。节间长1.5～3cm。膜质鳞叶长1～2mm,裂片2(稀3),上部为短三角形,灰白色,先端多不反曲,基部棕红色至棕黑色。

【显微特征】

草麻黄茎横切面 表皮细胞外被厚的角质层;脊线较密,有蜡质疣状突起,两脊线间有下陷气孔;下皮纤维束位于脊线处,壁厚,非木化;皮层较宽,纤维成束散在;中柱鞘纤维束新月形。维管束外韧型,8～10个;形成层环类圆形,木质部呈三角状;髓部薄壁细胞含棕色块,偶有环髓纤维;表皮细胞外壁、皮层薄壁细胞及纤维均有多数微小草酸钙砂晶或方晶。

中麻黄茎横切面 维管束12～15个;形成层环类三角形;环髓纤维成束或单个散在。

木贼麻黄茎横切面 维管束8～10个;形成层环类圆形;无环髓纤维。

草麻黄粉末 淡棕色。①表皮细胞呈长方形,外壁布满草酸钙砂晶,角质层厚达18μm。

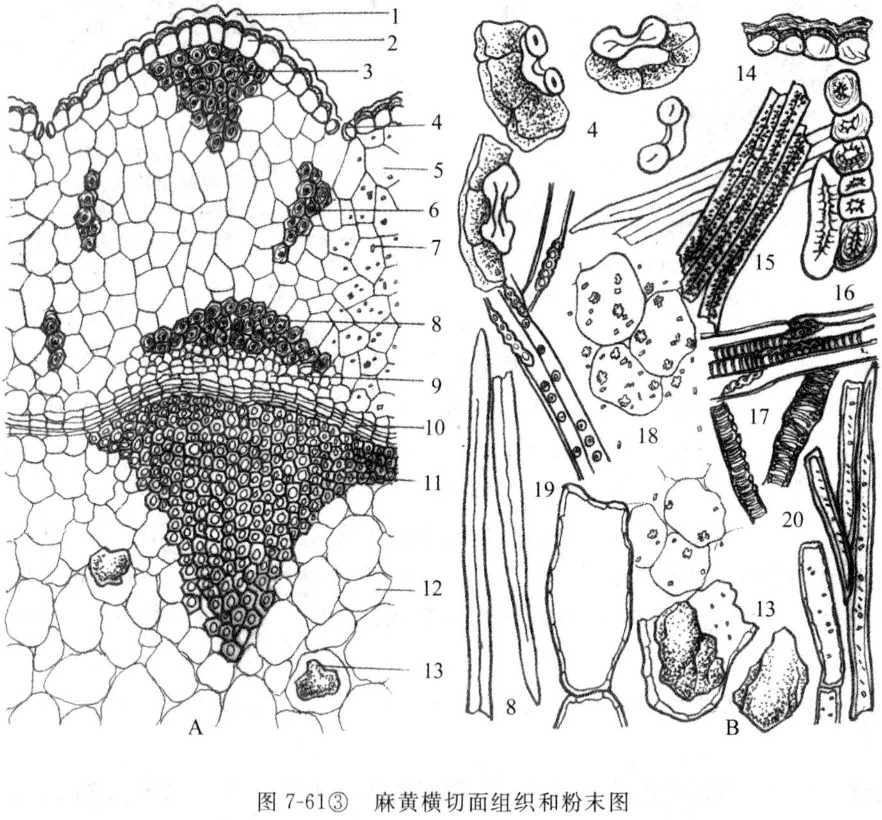

图7-61③ 麻黄横切面组织和粉末图

A. 详图 B. 粉末图 1. 角质层 2. 表皮 3. 下皮纤维 4. 气孔 5. 皮层 6. 皮层纤维 7. 方晶 8. 中柱鞘纤维 9. 韧皮部 10. 形成层 11. 木质部 12. 髓 13. 棕色块 14. 表皮碎块 15. 嵌晶纤维 16. 石细胞 17. 导管 18. 皮层薄壁细胞(内含小方晶和小簇晶) 19. 髓细胞 20. 纤维

②气孔特异，内陷，长圆形，保卫细胞侧面观似电话听筒状。③皮层纤维细长，直径 10～24μm，壁厚，有的木化，壁上布满砂晶，形成嵌晶纤维；④螺纹、具缘纹孔导管直径 10～15μm，导管分子端壁斜面相接，接触面具多数穿孔，形成特殊的麻黄式穿孔板。⑤薄壁细胞中可见细小簇晶，还可见色素块及少量石细胞(图 7-61③)。

【化学成分】 含多种有机胺类生物碱，草麻黄总生物碱含量约 1.3%，中麻黄约 1.1%，木贼麻黄约 1.7%。主要的活性成分为左旋麻黄碱(l-ephedrine)，在草麻黄和木贼麻黄中的含量约占总生物碱含量的 80%以上，中麻黄较少，约占 30%～40%；其次为右旋伪麻黄碱(d-pseudoephedrine)。此外还含有微量的左旋甲基麻黄碱(l-N-methylephedrine)、右旋甲基伪麻黄碱(d-N-methylpseudoephedrine)、左旋去甲基麻黄碱(l-norephedrine)、右旋去甲基伪麻黄碱(d-norpseudoephedrine)和麻黄次碱等。

	R_1	R_2		R_1	R_2
l-麻黄碱	CH_3	H	d-伪麻黄碱	CH_3	H
l-甲基麻黄碱	CH_3	CH_3	d-甲基伪麻黄碱	CH_3	CH_3
l-去甲基麻黄碱	H	H	d-去甲基伪麻黄碱	H	H

【理化鉴定】

1. 颜色反应　取本品粉末 0.2g，加 5mL 水与稀盐酸 1～2 滴，煮沸 2～3 分钟，滤过。滤液置分液漏斗中，加氨试液数滴使成碱性，再加氯仿 5mL，振摇提取。分取氯仿液，置两支试管中，一管加氨制氯化铜试液与二硫化碳各 5 滴，振摇，静置，氯仿层显深黄色；另一管为空白，以氯仿 5 滴代替二硫化碳 5 滴，振摇后氯仿层无色或显微黄色。

2. 薄层色谱　取本品粉末 1g，加浓氨试液数滴，再加氯仿 10mL，加热回流 1 小时，滤过，滤液蒸干，残渣加甲醇 2mL 充分振摇，滤过，滤液作为供试品溶液。另取盐酸麻黄碱对照品，加甲醇制成每 1mL 含 1mg 的溶液，作为对照品溶液。照薄层色谱法试验，吸取上述两种溶液各 5μL，分别点于同一硅胶 G 薄层板上，以氯仿-甲醇-浓氨试液(20∶5∶0.5)为展开剂，展开，取出，晾干，喷以茚三酮试液，在 105℃加热至斑点显清晰。供试品色谱中，在与对照品色谱相应的位置上，显相同的红色斑点。

【品质评价】 2010 年版药典规定：本品按干燥品计算，含盐酸麻黄碱和盐酸伪麻黄碱的总量不得少于 0.80%。

【药理作用】

1. 麻黄碱对支气管平滑肌有松弛作用，使外周血管收缩，可兴奋心脏及神经系统；甲基麻黄碱可使支气管舒张；伪麻黄碱对平滑肌的解痉作用与麻黄碱相似。

2. 麻黄次碱能降低血压，增加离体豚鼠子宫的收缩及离体兔肠的蠕动。

3. 麻黄挥发油和松油醇对正常的小鼠有降温作用，后者的作用更强。

【性味功效】 性温，味辛，微苦。归肺、膀胱经。属于辛温解表药。发汗散寒，宣肺平喘，利水消肿。用于风寒感冒，胸闷喘咳，风水浮肿；支气管哮喘。用量 2～9g。

【附注】

麻黄根　本品为草麻黄或中麻黄的干燥根及根茎。根多呈圆柱形，略弯曲，长 8～25cm，直径 0.5～1.5cm。表面红棕色或灰棕色，有纵皱纹和支根痕。外皮粗糙，易成片状脱落。根茎具节，节间长 0.7～2cm，表面有横长突起的皮孔。体轻，质硬而脆，断面皮部黄白色，木质部浅黄色或黄色，射线放射状，中部有髓。无臭，味微苦。麻黄根含生物碱，如麻根素（1-酪氨甜菜碱，1-tyrosinebetaine）和麻黄新碱（ephedradine）A、B、C、D 及黄酮类化合物，如麻黄宁等。本品性平，味甘。归心、肺经。功效与麻黄相反，有止汗作用，用于体虚自汗、盗汗。用量 3～9g。

紫花地丁　Herba Violae
（英）Purpleflower Violet

本品为少常用中药。首见于《千金方》，常用的还有甜地丁、苦地丁、广地丁等。其来源、鉴别特征等均不相同，应注意鉴别。

【来源】　为堇菜科植物紫花地丁 *Viola yedoensis* Makino 的干燥全草。

【植物形态】　多年生草本，无地上茎。根茎长约 1cm；主根粗长，黄白色。叶基生，叶片舌形、长圆形或圆状披针形，基部截形、圆钝或楔形，先端钝，边缘具平圆齿，两面绿色，被短毛，果期

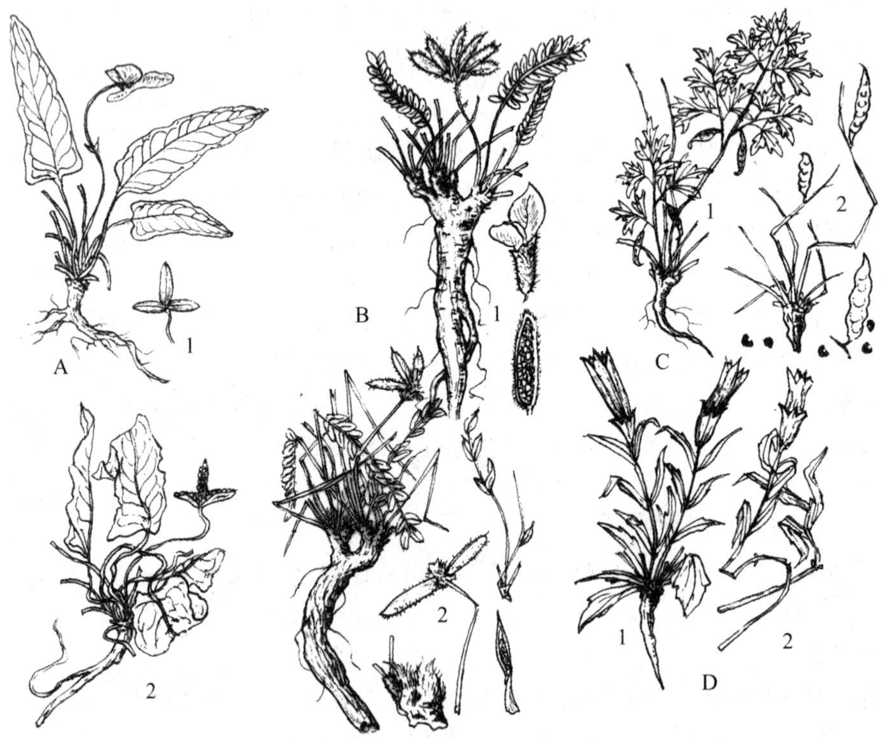

图 7-62①　地丁原植物和药材图

A. 紫花地丁　B. 甜地丁　C. 苦地丁　D. 广地丁　1. 原植物　2. 药材

叶片可达10cm，基部近心形；叶柄细长；托叶近一半与叶柄合生，分离部分呈披针形。花梗与叶近等长或稍长，被毛。花萼5，披针形或卵状披针形，边缘膜质，宿存；花瓣4枚，紫色或紫堇色，倒卵形或长圆形，侧瓣无须毛，下瓣具距，距长4～6mm，末端稍变化弯曲；雄蕊5，花丝宽短，下面两枚的基部具蜜腺，伸入花瓣距内，花药聚合；子房无毛。蒴果长圆形，长约1cm，无毛。种子多数，长圆形，棕黄色，光滑。花期3～4月，果期4～9月(图7-62①)。

【产地】 主产于江苏、安徽、浙江、陕西、上海等省区。

【采制】 春、秋两季采收，除去杂质，晒干。

【性状】 本品多皱缩成团。主根长圆锥形，直径1～3mm，淡黄棕色，有细纵皱纹。叶基生，灰绿色，展平后叶片呈披针形或卵状披针形，长1.5～6 cm，宽1～2cm；先端钝，基部截形或稍心形，边缘具钝圆齿，两面有毛；叶柄细，长2～6cm，上部具明显狭翅，花茎纤细；花瓣5，紫堇色或淡棕色，花距细管状。蒴果椭圆形或3裂，种子多数，淡棕色。气微，味微苦而稍黏。

【显微特征】

叶横切面 上表皮细胞较大，切向延长，外壁较厚，内壁黏液化，常膨胀呈半圆形。下表皮细胞较小，偶有黏液细胞。上下表皮有单细胞非腺毛，长32～240μm，直径24～32μm，具角质短线纹。栅栏细胞2～3列，海绵细胞类圆形，含草酸钙簇晶，直径11～44μm。主脉维管束外韧形。上、下表皮内方有厚角细胞1～2列(图7-62②)。

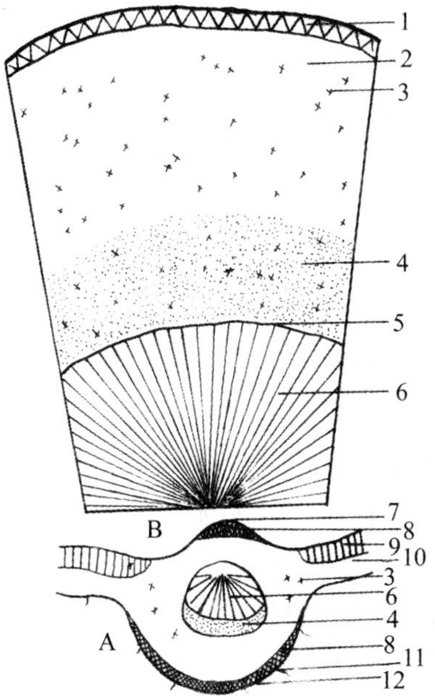

图7-62② 紫花地丁横切面简图

A. 叶脉 B. 根 1. 木栓层 2. 皮层 3. 草酸钙簇晶 4. 韧皮部 5. 形成层 6. 木质部 7. 上表皮 8. 厚角组织 9. 栅栏组织 10. 海绵组织 11. 非腺毛 12. 下表皮

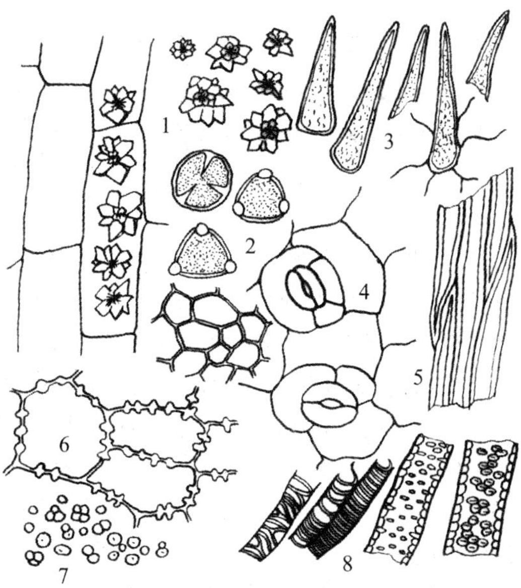

图7-62③ 紫花地丁粉末图

1. 草酸钙簇晶 2. 花粉粒 3. 非腺毛 4. 表皮细胞和气孔 5. 纤维 6. 木栓细胞 7. 淀粉粒 8. 导管

根横切面 木栓细胞4～6层，皮层宽，薄壁细胞类圆形，含大量淀粉粒和簇晶；淀粉粒多单粒，类球形，直径 2～8μm，簇晶直径 20～30μm；形成层环状，韧皮部宽广，木质部射线发达，导管多角形或类圆形，散在或 2～4 个成群。

粉末 灰绿色。①草酸钙簇晶多，散在或在薄壁细胞中呈纵行排列。②导管主要为螺纹导管和网纹导管，孔纹导管少见。③气孔多为不等式或不定式。④单细胞非腺毛具角质短线状纹理。⑤花冠碎片少见，其细胞壁念珠状加厚。⑥单粒及复粒淀粉均有。⑦可见类圆形的花粉粒，萌发沟 3 条(图 7-62③)。

【化学成分】 全草含对羟基桂皮酸、对羟基苯甲酸、丁二酸、山奈酚-3-O-鼠李吡喃葡萄糖苷和二十四酰对羟基苯乙胺(violayedoenamide)，另外从中还分离得到分子量 10000～15000 的磺化多聚糖(sulfonated carbohydrate polymer)，体外实验抗 I 型 HIV 具有高活性。

【理化鉴定】 取本品粉末约 2g，加甲醇 20mL，超声处理 20 分钟，滤过，滤液蒸干，残渣加热水 10mL，搅拌，使溶解，滤过，滤液蒸干，残渣加甲醇 1mL 溶解，作为供试品溶液。另取紫花地丁对照药材 2g，同法制成对照药材溶液。照薄层色谱法试验，吸取上述供试品溶液 5～10μL，对照药材溶液 5μL，分别点于同一硅胶 G 薄层板上，以甲苯-醋酸乙酯-甲酸(5∶3∶1)的上层溶液为展开剂，展开，取出，晾干，置紫外光灯(365nm)下检视。供试品色谱中，在与对照药材相应的位置上，显三个相同颜色的荧光主斑点。

【药理作用】

1. 本品煎剂有广谱抗菌作用，对绿脓杆菌、大肠杆菌、痢疾杆菌、伤寒杆菌、结核杆菌、金黄色葡萄球菌、肺炎球菌、甲型及乙型链球菌均有抑制作用，并能抑制钩端螺旋体。

2. 本品提取液体外对内毒素有拮抗作用。

【性味功效】 性寒，味辛，苦。归心、肝经。属于清热解毒药。清热解毒，凉血消肿。用于疔疮肿毒，痈疽发背，丹毒，毒蛇咬伤。用量 15～30g。

【开发应用】 用紫花地丁生产紫消膏，外用治疗各种痈疥疮、乳腺炎、淋巴结炎；复方紫花地丁注射液治疗扁桃体炎、支气管炎和外伤感染。

【附注】

1. 广地丁 为龙胆科植物华南龙胆 *Gentiana loureiri* (D. Don) Griseb. 的干燥全草。多收缩成团，质脆易碎，伸展后全株长 3～9cm。根细小，土黄色。茎丛生，常呈暗紫色。叶对生，无柄，椭圆形或倒卵状披针形，基部叶密集较大，长 1～2cm，宽 4～7mm，上部稀疏，较小，长 2～5mm，绿色，先端锐尖，基部下延连合成鞘状，全缘，有小睫毛，主脉明显，侧脉不明显。花单生枝顶；花萼筒状，先端 5 裂，边缘具小睫毛；花冠漏斗状，淡黄色或淡蓝色，长约 1.5cm，先端 5 裂；雄蕊 5，不外露；子房上位具柄。气微，味微苦。主产于广东和广西。春夏花开时采收带根全草，晒干。性寒，味苦辛。清热解毒，凉血消肿。用于流感、咽喉肿痛、阑尾炎、疔疮肿毒、痈疽发背、无名中毒。用量 6～15g(图 7-62①)。

2. 甜地丁 为豆科植物米口袋 *Gueldenstaedtia multiflora* Ege 的干燥全草。根呈长圆锥形或圆柱形，略扭曲，长 10～20cm，直径 3～13mm，茎短。基生奇数羽状复叶。叶柄细长，叶片多皱缩破碎，完整小叶片成椭圆形或长圆形，大小不一，灰绿色，被白色茸毛。花萼钟形，先端 5 裂，齿不等长；花冠蝶形，紫色或黄棕色；雄蕊 10，成二体；子房密被茸毛，花柱上端卷曲。荚果圆桶状，长 13～22mm，被白色茸毛。种子肾形，直径 1.5～1.8mm，多皱缩，黑绿色。气微，味淡而后微甜。主产于东北、华北、西北、华东及中南各省区。4～5 月挖取全草，晒干。

本品性寒，味甘、苦。清热解毒，凉血消肿。用于痈肿疔疮。用量6～30g(图7-62①)。

3. 苦地丁　为罂粟科植物布氏紫堇 *Cordalis bungeana* Turez. 的干燥带根全草。多皱缩成团。主根圆柱形，较细短，长3～5cm，直径1～3mm，常呈两股扭曲状。茎灰绿色或黄绿色，长5～20cm，于基部丛生，有5棱及纵纹，断面中空。叶多皱缩破碎，暗绿色或灰绿色，有长柄，2～3回羽状全裂，裂片纤细。蒴果灰绿色或黄绿色，扁长椭圆形，果皮常破碎或裂成两片，但留有两条棕黄色的种框。种子扁心形，表面有网状纹理，黑色，有光泽，种阜黄白色。气青草样，味苦而持久。主产于内蒙古、河北、辽宁、山东、山西等地。全草含多种生物碱，总量达0.6%，主要有紫堇灵(corynoline)、乙酰紫堇灵(acetylcorynoline)、四氢黄连素(tetrahydrocoptisine)和普罗托品(protopine)等。具抗病毒和抑菌等药理作用。性寒，味辛、苦。清热解毒，凉血消肿。用于痈肿疔疮，风热感冒，暴发火眼，支气管炎，肠炎，肝炎。用量15～30g。

金钱草　Herba Lysimachiae
(英)Christina Loosestrife Herb

本品为常用中药。因其叶近圆形而似钱，故名金钱草。以“神仙对座草”首见于《本草纲目拾遗》。赵学敏谓：蔓生，两叶相对，青圆似佛耳草，夏开小黄花，每节间有两朵，故名对座草。《植物名实图考》名为过路黄：铺地拖蔓；叶似豆叶，对生附茎。叶间春开五尖瓣黄花，绿附尖长，与叶并茁。各地作金钱草用的药材较多，其来源、药材性状、显微特征均不相同，有些功效也有差别，药典没有全部收入，应注意鉴别。

【来源】　本品为报春花科植物过路黄 *Lysimachia christinae* Hance 的干燥全草。

【植物形态】　多年生草本，茎细长，绿色或带紫红色，匍匐地面生长。单叶对生，叶柄与叶片近等长，叶片宽卵形或心形，仅主脉明显，全缘。花成对腋生，花梗长于叶柄；花萼5深裂，裂片线状披针形，宿存；花冠长约为萼片的两倍，黄色，5深裂，裂片椭圆形；雄蕊5，与花瓣对生，不等长，短于花冠，花丝基部愈合成筒；子房上位，卵圆形，特立中央胎座。蒴果球形，直径约2.5mm，种子多数，边缘稍具膜翅。叶、花萼、花冠及果实均有点状和条纹状的黑色腺体。花期4～5月，果期6～8月(图7-63①)。

【产地】　主产于四川省。长江流域及山西、陕西、云南、贵州等省亦产。

【采制】　夏、秋二季采收，除去杂质，晒干。

【性状】　本品常缠结成团，无毛或被疏柔毛。茎扭曲，表面棕色或暗棕红色，有纵纹，下部茎节上有时有须根，断面实心。叶对生，多褶皱，展平后呈宽卵形或心形，长1～4cm，宽1～5cm，基部微凹，全缘；上表面灰绿色或棕褐色，下表面色较浅，主脉明显突起，用水浸后，对光透视可见黑色或褐色条纹；叶柄长1～4cm。有时带花，花黄色，腋生，具长梗。蒴果球形。气微，味淡。以叶大，须根少者为佳(图7-63①)。

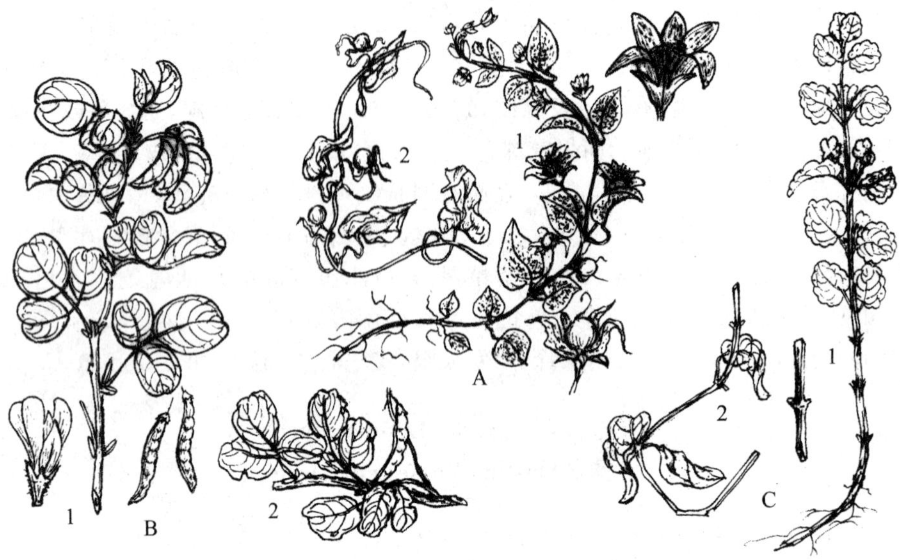

图 7-63① 金钱草原植物和药材图

A. 过路黄(金钱草) B. 广金钱草 C. 连钱草 1. 原植物 2. 药材

【显微特征】

茎横切面 表皮外被角质层,有时可见腺毛,头部单细胞,柄 1～2 细胞。皮层宽广,细胞中有的含红棕色分泌物;分泌道散在,周围分泌细胞 5～10 个,内含红棕色块状分泌物;内皮层明显。中柱鞘纤维断续排列成环,壁微木化;韧皮部狭窄,形成层不明显,木质部连接成环。髓常成空腔。薄壁细胞含淀粉粒(图 7-63②)。

叶横切面 上表皮为 1 列切向延长的薄壁细胞,腺毛红棕色,头部单细胞,类圆形,直径约 25μm,柄单细胞;无气孔。下表皮细胞形状与上表皮相似,气孔较多。被疏毛者叶表面可见非腺毛,1～17 细胞,平直或弯曲,有的细胞呈缢缩状,长 59～1070μm,基部直径 13～53μm。表面可见细条纹,胞腔内含黄棕色物。栅栏组织通常 1 列。海绵组织细胞 4～6 列。分泌道散在于叶肉组织内,直径约 45μm,含红棕色分泌物。主脉具中柱鞘纤维,木质部导管呈放射状排列,韧皮部筛管群明显(图 7-63②)。

粉末 灰黄色。①淀粉粒较多,单粒,圆形、半圆形或盔状,直径 4～22μm,层纹与脐点均不明显,偶有复粒,具 2～3 个分粒。②腺毛头部单细胞,类圆形,直径 18～42μm,柄单细胞,偶为 2 个细胞,常含红棕色分泌物,有的样品可见非腺毛或其碎片。③表皮细胞垂周壁弯曲,可见放射状角质纹理和腺毛自表皮脱落后而存留的圆形痕迹。④下表皮细胞垂周壁波状,气孔为不等式或不定式。薄壁细胞中有的含有红棕色色素块。⑤中柱鞘纤维呈长条形,长 120～200μm,直径 20～30μm,腔大而稍木化。⑥导管多为螺纹、网纹或孔纹,直径 15～28μm(图 7-63③)。

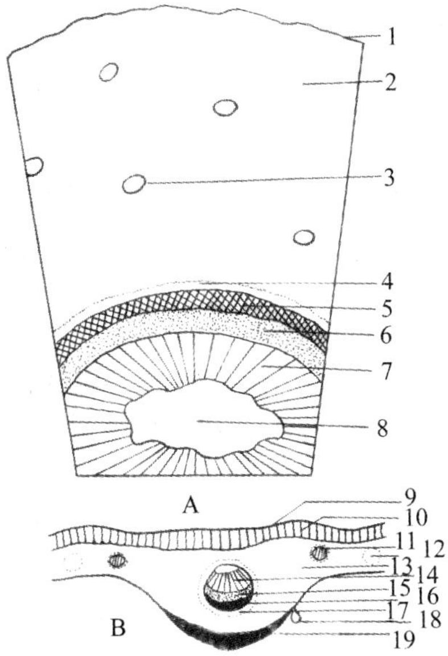

图 7-63② 金钱草茎和叶横切面简图

A. 茎 B. 叶 1. 表皮 2. 皮层 3. 分泌道 4. 内皮层 5. 中柱鞘纤维 6. 韧皮部 7. 木质部 8. 髓 9. 上表皮 10. 栅栏组织 11. 侧脉 12. 分泌道 13. 海绵组织 14. 木质部 15. 韧皮部 16. 厚壁组织 17. 主脉 18. 腺毛 19. 下表皮

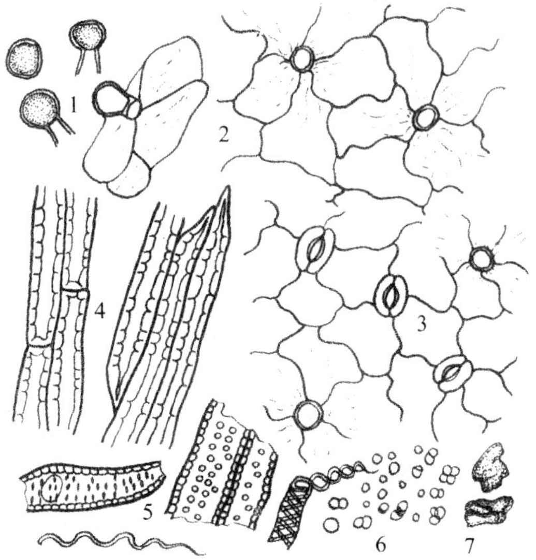

图 7-63③ 金钱草粉末图

1. 腺毛 2. 上表皮细胞 3. 下表皮细胞 4. 纤维 5. 导管 6. 淀粉粒 7. 色素块

【化学成分】 全草主要含黄酮类化合物，如山奈素(kaempferol)、山奈苷(kaempferitrin)、山奈素-3-O-半乳糖苷、山奈素-3-O-三糖苷、槲皮素(quercetin)、槲皮素-3-O-葡萄糖苷、3,2′, 4′, 6′-四羟基-4,3′-二甲基查耳酮等；此外，还含有其他酚性成分、鞣质、挥发油、氨基酸、甾醇、胆碱、氯化钾等成分。

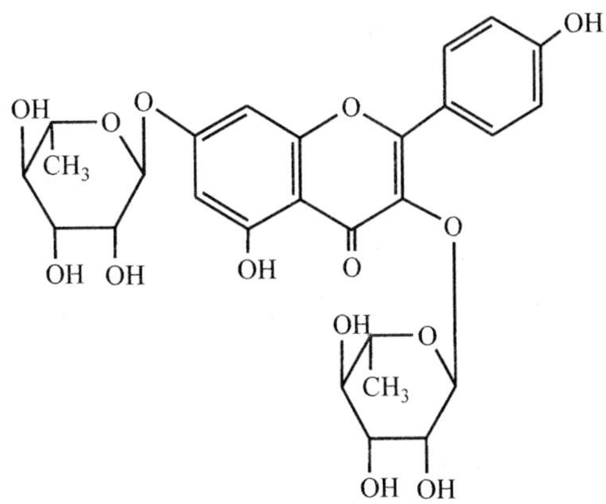

山奈苷

【理化鉴定】 取本品粉末 1g，加 5 倍量甲醇，振摇后室温放置，上层澄清液备用，吸取约 15～20μl 样品液，点于含 13%石膏为黏合剂的聚酰胺板上，用水-乙醇-乙酰丙酮(4:2:1)上行展开，干燥，以 2%三氯化铝乙醇液显色，110℃烘 3～5 分钟，紫外光灯下观察，可见 6～7 个鲜黄色荧光斑点。

【药理作用】

1. 煎剂用于十二指肠引流术实验，有利胆作用。
2. 对金黄色葡萄球菌、肺炎双球菌及乙型肝炎病毒有抑制作用。
3. 具有显著的抗炎作用，抗炎的有效成分为总黄酮和酚酸类。
4. 具有镇痛作用。

5. 动物实验显示山奈苷具有抗炎作用,降低毛细血管的渗透性。

【性味归经】 性微寒,味甘、咸。归肝、胆、肾、膀胱经。属于利湿退黄药。清利湿热,通淋,消肿。用于热淋、沙淋、尿涩作痛,黄疸尿赤,痈肿疔疮,毒蛇咬伤;肝胆结石,尿路结石。用量15~60g;鲜品加量。

【开发应用】 金钱草单味汤剂、膏剂或以金钱草为主的复方制剂用来治疗胆道结石,另外还开发出金钱草茶,对各种结石症有一定预防作用。

【附注】

商品金钱草异物同名品甚多,常见的有以下品种:

1. 广金钱草　本品为豆科植物广金钱草 *Desmodium styracifolium*(Osb.)Merr. 的干燥地上部分。茎呈圆柱形,长达1m,断面中央有髓,表面密被黄色短柔毛。羽状复叶互生,小叶1~3,先端微凹,基部浅心形或钝圆,全缘,下面密被灰白色绒毛。叶柄长1~2cm;基部具1对披针形托叶。荚果线状长圆形,被短柔毛和钩状毛。含生物碱和黄酮类化合物。性凉,味甘、淡。清热除湿,利尿通淋。用于淋病,小便涩痛,水肿尿少,黄疸,尿赤,尿路结石。用量15~30g。

2. 连钱草　为唇形科植物活血丹 *Glechoma longituba*(Nakai)Kupr. 的地上部分,药材称连钱草。习称江苏金钱草。茎方形,细长扭曲,长10~20cm,疏被细柔毛,节上生不定根;质脆易断,断面多中空。单叶对生,叶片肾形至近心形,长1~3cm,宽1.5~3cm,边缘有圆锯齿,两面有毛或近无毛,下面有腺点;叶柄纤细,长4~7cm。轮伞花序腋生,花冠2唇形,淡蓝色至紫色,长达2cm。小坚果长圆形,4枚。茎、叶含挥发油,主成分为松樟酮、薄荷酮、异薄荷酮、番薄荷酮等。性微寒,味辛、微苦。清热解毒,利尿排石,散淤消肿。用于尿路结石、肝胆结石、湿热黄疸、跌扑损伤。用量15~30g。江苏、浙江等地习用。

各地还见有报春花科同属植物点腺过路黄 *Lysimachia hemsleyana* Maxim. 和聚花过路黄 *Lysimachia congestiflora* Hemsl 入药,另外伞形科的天胡荽 *Hydrocotyle sibthorpioides* Lam 入药,习称小金钱草、江西金钱草。

广藿香　Herba Pogostemonis
(英)Cablin Patchouli

本品为常用中药,始载于《异物志》。《本草纲目》载:"藿香方茎有节中空,叶微似茄叶"。《药物出产辩》谓:"藿香产广东,以番禺、河南宝岗、喃唔庄、石牌为好"。2000年版药典只收载了广藿香,另有同科植物藿香在部分地区药用,应注意鉴别。

【来源】 为唇形科植物广藿香 *Pogostemon cablin*(Blanco)Benth. 的干燥地上部分。

【植物形态】 多年生芳香草本。茎高30~100cm,上部多分枝,密被黄色长柔毛。叶对生,卵形或卵状长圆形,两面均被短柔毛。轮伞花序密集成穗状,顶生或腋生,密被长柔毛。花萼筒状,5裂;花冠淡紫红色,唇形;雄蕊4,伸出花冠外,花丝有髯毛。子房上位,4室,花柱2浅裂。小坚果4枚,椭圆形。花期4月(图7-64①)。

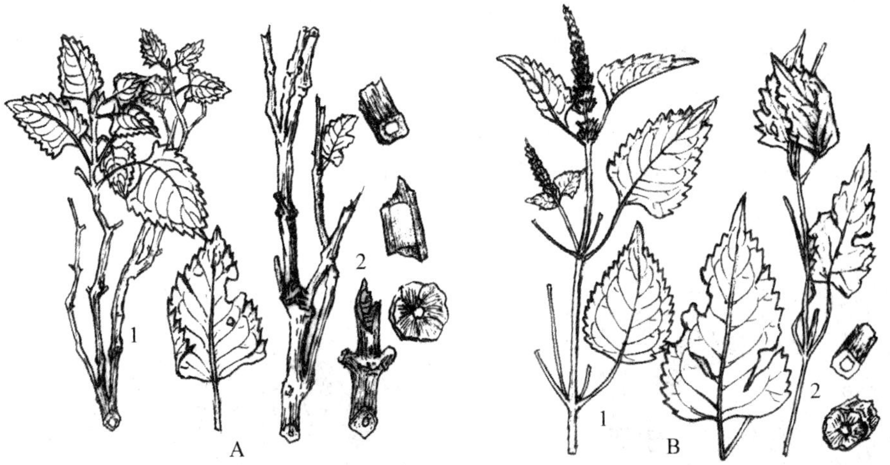

图 7-64①　藿香原植物和药材图

A. 广藿香　B. 藿香　1. 原植物　2. 药材个子和饮片

【产地】　主产于广东、海南和云南等省，按产地分石牌广藿香和海南广藿香及高要广藿香，以海南广藿香为大宗，销于全国；传统认为石牌广藿香和高要广藿香质优，但产量少，主销于广州地区。

【采制】　枝叶茂盛时采割，日晒夜闷，反复至干。

【性状】　茎略呈方柱形，多分枝，枝条稍弯曲，长 30～60cm，直径 0.2～0.7cm，表面被柔毛；质脆，易折断，断面中部有髓；老茎类圆柱形，直径 1～1.2cm，被灰褐色栓皮。叶对生，皱缩成团，展平后叶片呈卵形或椭圆形，长 4～9cm，宽 3～7cm；两面均被灰白色茸毛；先端短尖或钝圆，基部楔形或钝圆，边缘具大小不规则的钝齿；叶柄细，长 2～5cm，被柔毛。气香特异，味微苦。

石牌广藿香　枝条较细小，表面较皱缩，灰黄色或灰褐色，节间长 3～7cm，叶痕较大而凸出，中部以下被栓皮，纵皱较深，断面渐呈类圆形，髓部较小。叶片较小而厚，暗绿褐色或灰棕色。

海南广藿香　枝条较粗壮，表面较平坦，灰棕色至浅紫棕色，节间长 5～13cm，叶痕较小，不明显凸出，枝条近下部始有栓皮，纵皱较浅，断面呈钝方形。叶片较大而薄，浅棕褐色或浅黄棕色。

【显微特征】

茎横切面　表皮为一列细胞，排列不整齐，可见非腺毛。表皮下有木栓化细胞 3～5 列。皮层最外 4～10 列为厚角细胞，内层为薄壁细胞，细胞间隙大，内有间隙腺毛，腺毛头部单细胞，长圆形或类圆形，长 75～195μm。中柱鞘纤维成束，韧皮部狭窄，木质部由导管、木薄壁细胞及木纤维组成，均木质化（图 7-64②）。

叶片粉末 淡棕色。①叶表皮细胞不规则形，气孔直轴式。表皮上可见腺毛、非腺毛及直轴式气孔。②非腺毛 1～6 细胞，平直或先端弯曲，长约 590μm，壁具刺状突起，有的胞腔中含黄棕色物。③腺鳞头部单细胞状，顶面观常作窗形或缝状开裂，直径 37～70μm，柄单细胞，极短；间隙腺毛存在于栅栏组织或薄壁组织的细胞间隙中，头部单细胞，呈不规则的囊状，直径 13～50μm，长约 113μm，柄短，单细胞；小腺毛头 2 细胞，柄 1～3 细胞。④草酸钙针晶细小，散在于叶肉组织中，长约 27μm(图 7-64③)。

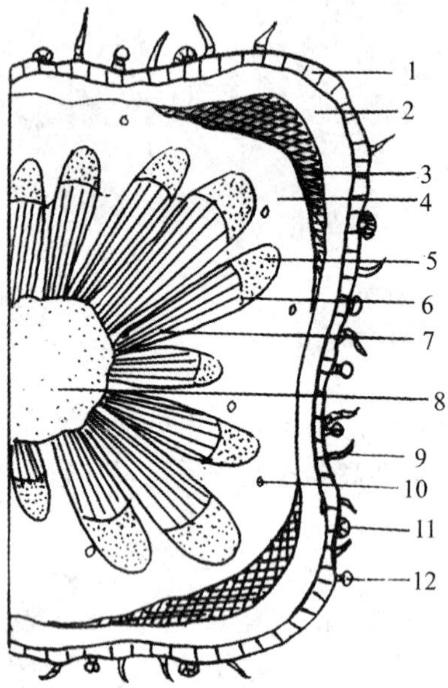

图 7-64② 广藿香茎横切面组织简图

1. 表皮 2. 外皮层 3. 厚角组织 4. 内皮层 5. 韧皮部 6. 形成层 7. 木质部 8. 髓 9. 非腺毛 10. 间隙腺毛 11. 腺鳞 12. 腺毛

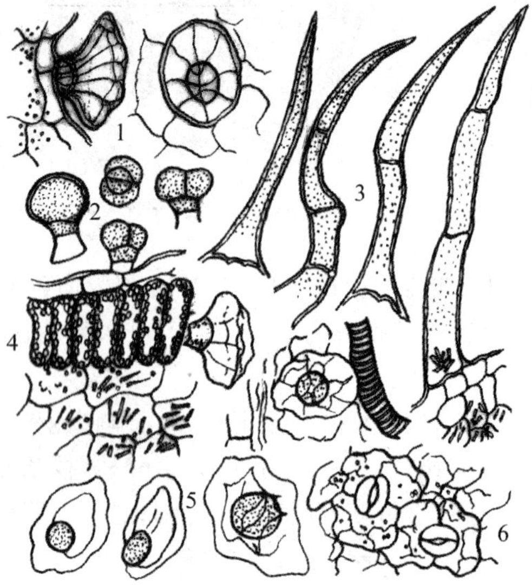

图 7-64③ 广藿香药材粉末图

1. 腺鳞 2. 腺毛 3. 非腺毛 4. 栅栏组织碎片 5. 间隙腺毛 6. 气孔

【化学成分】 本品含挥发油 2%～2.8%，油中主要成分为广藿香醇(patchoulic alcohol)，约占 52%～57%，并含广藿香酮(pogostone)、α-愈创木烯、δ-愈创木烯、α-广藿香烯、丁香烯、刺蕊草烯等。不同产地广藿香含油量和组成差别显著，海南广藿香含油 2%以上，主要为广藿香醇；石牌广藿香含油仅 0.2%～0.3%，主要是广藿香酮。此外，还含有黄酮类化合物如 5-羟基-3′,7,4′-三甲氧基二氢黄酮、5-羟基-7,4′-二甲氧基二氢黄酮、3,5-二羟基-7,4′-二甲氧基黄酮、5-羟基-7,3,4′-三甲氧基黄酮、5-羟基-3,7,3′,4′-四甲氧基黄酮、5,4′-二羟基-3,7,3′-三甲氧基黄酮、5,4′-二羟基-7-甲氧基黄酮和 3,5,7,3′,4′-五羟基黄酮。

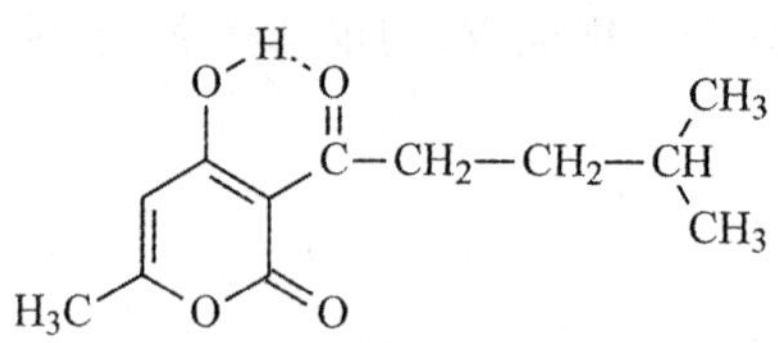

广藿香酮

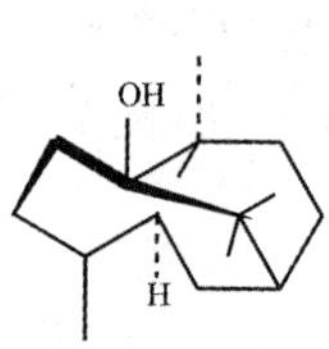

广藿香醇

【理化鉴定】 取本品粗粉适量，按 2000 年版药典附录中挥发油测定法提取挥发油。

1. 颜色反应 取挥发油 1 滴，加氯仿 0.5mL，滴加 5%溴的氯仿液数滴。石牌广藿香先褪色，继显绿色；海南广藿香先褪色，继显紫色。

2. 显微化学反应 另取挥发油 1 滴，加苯 0.5mL，再加 5%醋酸铜溶液少量，充分混合，放置分层，吸取上层苯液，点于载玻片上，待苯挥发后，于残渣上加乙醇 1～2 滴，放置后，置显微镜下观察，石牌广藿香可见众多灰蓝色针状结晶；海南广藿香可见少量灰蓝色结晶及绿色无定形物。

3. 薄层色谱 取挥发油 0.5mL，加醋酸乙酯稀释至 5mL，作为供试品溶液。另取百秋李醇对照品，加醋酸乙酯制成每 1mL 含 2mg 的溶液，作为对照品溶液。照薄层色谱法试验，吸取上述两种溶液各 1～2μL，分别点于同一硅胶 G 薄层板上，以石油醚(30℃～60℃)-醋酸乙酯-冰醋酸(95：5：0.2)为展开剂，展开，取出，晾干，喷以 5%三氯化铁乙醇溶液。供试品色谱中显一黄色斑点；加热至斑点显色清晰，供试品色谱中，在与对照品色谱相应的位置上，显相同的紫蓝色斑点。

【药理作用】

1. 挥发油能促进胃液分泌，增强消化力，对胃肠有解痉作用。

2. 广藿香油和某些黄酮类化合物具有一定的抑制真菌和细菌的作用。

【性味功效】 性微温，味辛。归脾、胃、肺经。属于芳香化湿药。能芳香化浊，开胃止呕，发表解暑。用于湿浊中阻，脘痞呕吐，暑湿倦怠，胸闷不舒，腹痛吐泻，鼻渊头痛。用量 3～9g。

【开发应用】 广藿香油用于制备抗皮肤细菌或真菌的药物和皮肤卫生用品，其对体臭及皮肤霉菌病具有良好的治疗效果。

【附注】 藿香 为同科植物藿香 *Agastache rugosus*(Fisch. et. Mey.)O. Ktze. 的干燥地上部分，入药称藿香或土藿香。茎方柱形，长 30～90cm，直径 0.3～1cm，四角有棱脊，略带紫色，稀有毛茸。节明显，节间长 3～10cm；质脆易折，断面白色，髓部中空。叶对生，叶片深绿色，较薄，多皱缩或破碎，完整叶片展平后呈卵形或三角状长卵形，上面近无毛，下面微具毛茸及点状腺体。叶柄长，轮伞花序成穗状，唇形花紫红色。气芳香，味淡而微凉。主产于四川，江苏、浙江及湖南等省。全草含挥发油 0.2%～0.5%，油中主要含有甲基胡椒酚(methyl chavicol)，约占 80%，此外，尚含藿香素和藿香苷等。性微温，味辛。祛暑解表，化湿和中，理气开胃。用量 6～12g(图 7-64①)。

益母草 Herba Leonuri
(英)Motherwort

本品为常用中药。原名茺蔚，始载于《神农本草经》，列为上品。《本草纲目》载："此草及子皆盛密蔚，故名茺蔚，其功宜于妇人及明目益精，故有益母之称"。

【来源】 为唇形科植物益母草 *Leonurus japonicus* Houtt. 的新鲜或干燥地上部分。

【植物形态】 一年或两年生草本，高 60～100cm。茎直立，方形，被微毛。叶对生，一年生基生叶有长柄，近圆形，5～9 浅裂，每裂片具 2～3 钝齿，基部心形；茎中部的叶有短柄，三全裂，裂片近披针形，近全缘或具粗齿，中央裂片常 1～2 裂；最上部的叶片近线形，不分裂，无柄。叶两面均被短茸毛。轮伞花序腋生，苞片针刺状；花萼钟状，具 5 长齿，下方 2 齿较长；花冠淡红色或紫红色，长 9～12mm，两唇形，上下唇几等长，上唇全缘，下唇三裂，中央裂片较大，倒心形；雄蕊 4，二强，贴生于花冠上；子房 4 裂，柱头 2 裂。小坚果三棱形，长约 2mm。花期 6～8 月，果期 7～9 月（图 7-65①）。

【产地】 全国各地均有野生或栽培。

【采制】 鲜品春季幼苗期至初夏花前期采割；干品夏季叶茂盛、花未开或初开时采割，晒干，或切段晒干。

【性状】

鲜益母草 幼苗期无茎，基生叶圆心形，边缘 5～9 浅裂，每裂片有 2～3 钝齿。茎呈方柱形，上部多分枝，四面凹下成纵沟，长 30～60cm，直径 0.2～0.5cm；表面青绿色；质鲜嫩，断面中部有髓。叶交互对生，有柄；叶片青绿色，质鲜嫩，揉之有汁；下部茎生叶掌状 3 裂，上部叶羽状深裂或浅裂成 3 片，裂片全缘或具少数锯齿。气微，味微苦（图 7-65②）。

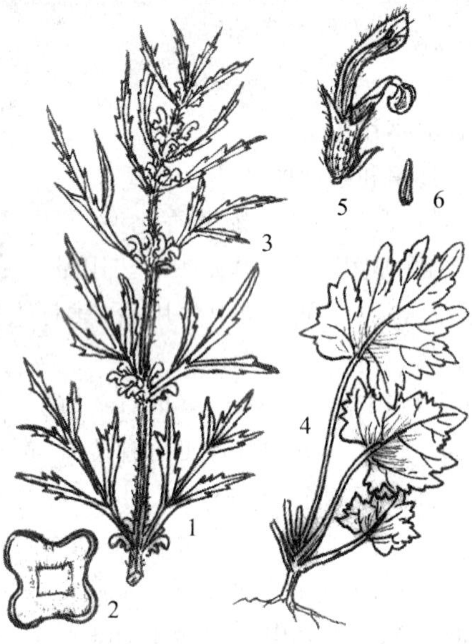

图 7-65① 益母草原植物图

1. 植株 2. 方茎横切面 3. 叶 4. 基生叶 5. 花 6. 果实（茺蔚子）

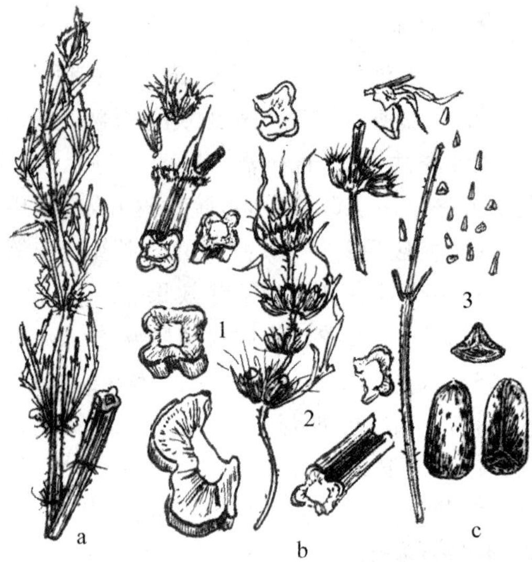

图 7-65② 益母草药材图（附茺蔚子）

a. 药材个子 b. 药材饮片（1. 茎枝切段 2. 花序碎段） c. 茺蔚子（放大）

干益母草 茎表面灰绿色或黄绿色；体轻，质韧。断面中部有髓。叶片灰绿色，多皱缩、破碎，易脱落，轮伞花序腋生，小花淡紫色，花萼筒状，花冠二唇形。

【显微特征】

茎横切面 表皮细胞外被角质层，有毛茸；腺鳞头部 4、6 或 8 个细胞，柄单细胞；非腺毛 1～4 个细胞。下皮厚角细胞在棱角处较多。皮层为数列薄壁细胞；内皮层明显。中柱鞘纤维束微木化；韧皮部较窄；形成层有时不明显；木质部在棱角处较发达。髓部薄壁细胞较大，薄壁细胞含细小草酸钙针晶及小方晶。

叶表面观 上表皮细胞垂周壁略波状弯曲，下表皮细胞较小，上下表皮中均含有与茎相同的腺毛和非腺毛。下表皮细胞可见小型气孔，多为直轴式，少为不定式。

粉末灰绿色。①含有大量非腺毛，腺鳞和腺毛少数。②叶肉细胞中含有极细小的针晶，另外可见草酸钙方晶和小簇晶。③内果皮厚壁细胞棕色，顶面观呈星状，胞腔内含草酸钙方晶。分枝状细胞多与下皮纤维相连。④导管以具缘纹孔导管为主。⑤木纤维长梭形，稍弯曲，直径 9～17μm，具纹孔（图 7-65③）。

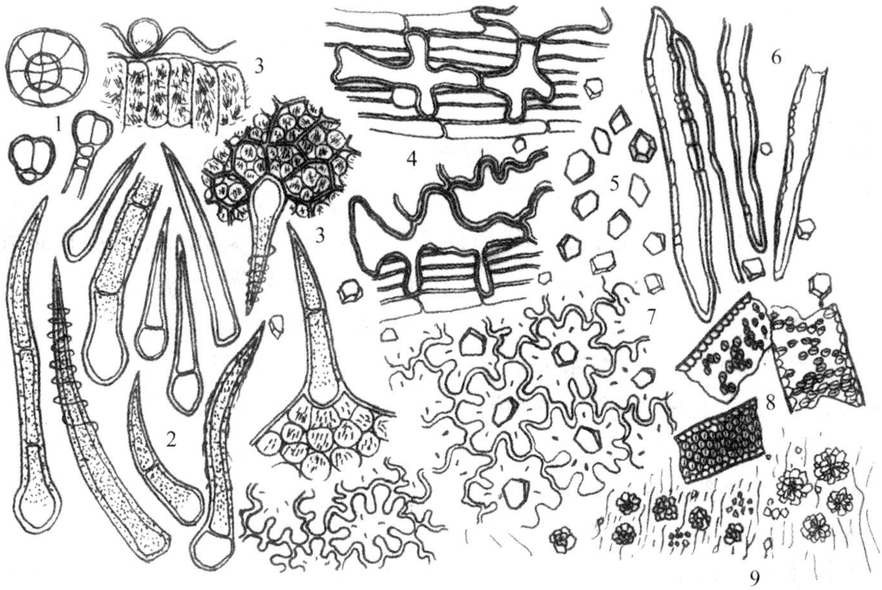

图 7-65③ 益母草粉末图

1. 腺鳞和腺毛 2. 非腺毛 3. 叶表皮细胞 4. 分枝状细胞 5. 草酸钙方晶 6. 木纤维 7. 果肉厚壁细胞 8. 导管 9. 草酸钙簇晶

【化学成分】 全草含生物碱 0.11%～2.09%，其中益母草碱（leonurine）约 0.02%～0.12%，水苏碱（stachydrine）0.59%～1.72% 和益母草啶（leonuridine）、益母草宁（leonurinine）。另外还含有槲皮素（quercetin）和芦丁等黄酮类化合物及半日花烷型双二环二萜类化合物如前益母草素（prehispanolone）、益母草素（hispanolone）和前益母草乙素（preleoheterin）等。

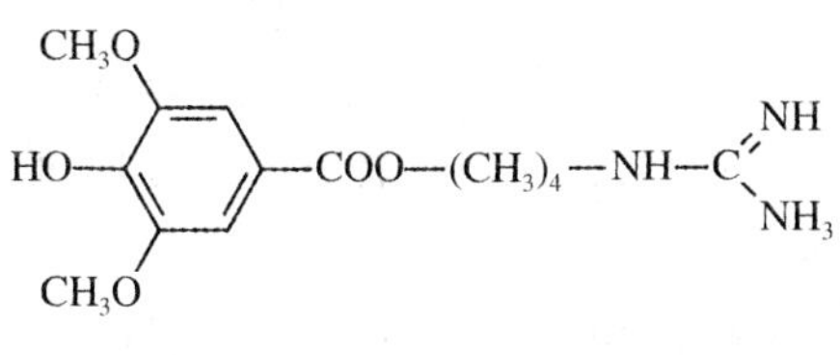

益母草碱

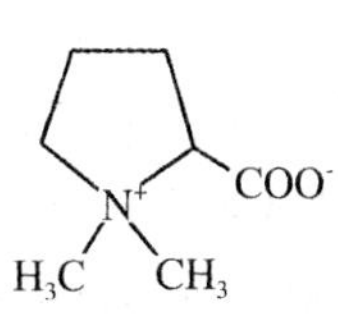

水苏碱

【理化鉴定】 取本品粉末（鲜品干燥后粉碎）3g，加乙醇 30mL，加热回流 1 小时，放冷，滤过，滤液浓缩至约 5mL，加于活性碳-氧化铝柱（活性碳 0.5g，氧化铝 100～120 目，2g；内径 10mm）上，用乙醇 30mL 洗脱，收集洗脱液，蒸干，残渣加乙醇 0.5mL 溶解，作为供试品溶液。另取盐酸水苏碱对照品，加乙醇制成每 1mL 含 5mg 的溶液，作为对照品溶液。照薄层色谱法试验，吸取上述两种溶液各 10μL，分别点于同一硅胶 G 薄层板上，以正丁醇-盐酸-水(4∶1∶0.5)为展开剂，展开，取出，晾干，喷以稀碘化铋钾试液。供试品色谱中，在与对照品色谱相应的位置上，显相同颜色的斑点。

【品质评价】 2010 年版药典规定：本品按干燥品计算，含盐酸水苏碱不得少于 0.50%，含盐酸益母草碱不得少于 0.050%。

【药理作用】

1. 对子宫的作用　益母草有较强的子宫兴奋作用，能增加子宫收缩幅度、频率及张力，其有效成分为益母草碱。

2. 对血液的影响　益母草可改善血液的浓、黏、凝、集状态，具有抗心肌缺血、抗心绞痛、抗血小板聚集以及降低血液黏度和抗血液凝固作用。

3. 对肾脏的作用　益母草能改善和增加肾脏血流量，使肾小球或肾小管细胞的病变得到修复和再生；使肾脏纤维化逆转，以消除炎性病变和尿中蛋白，恢复肾脏功能。

【性味功效】 性微寒，味苦、辛。归肝、心包经。属于活血化瘀药。活血调经，利尿消肿，用于月经不调，痛经，经闭，恶露不尽，水肿尿少，急性肾炎水肿。用量干品 9～30g，鲜品 12～40g。

【开发应用】 口服益母草膏及其冲剂治疗药物流产后出血；益母草注射液用来治疗冠心病心肌缺血和血淤高黏血症；复方益母口服液或冲剂(当归、益母草、川芎、乌药、延胡索)治疗痛经；临床单方应用益母草煎剂治疗肾小球肾炎。

【附注】

1. 白花益母草　*Leonurus pseudomacranthus* Kitag. 叶坚硬，裂片较宽，具缺刻或粗齿，花冠白色，具紫纹，长 1.5～2.1cm。产于辽宁、山东、河北、河南、山西、陕西、安徽、江苏等地。陕西部分地区用于治疗产后腹痛。

2. 茺蔚子　本品为益母草的干燥成熟果实。呈三棱形，长 2～3mm，宽 1.5mm。表面灰棕色至棕褐色，有深色斑点，一端较宽，平截状，另一端较窄而钝尖。果皮薄，子叶类白色，富油性。本品主含益母草宁及脂肪油(34%)，油中主要成分是油酸和亚油酸；另含维生素 A 类物质。性微寒，味苦、辛。具有活血调经，清肝明目之功效，用于月经不调，经闭，痛经，目赤翳障，头晕胀痛。用量 4.5～9g。

薄　荷　Herba Menthae
(英)Wild Mint

本品为常用中药。《本草纲目》记载：薄荷，人多栽莳，二月宿根生苗，清明前后分之。方茎赤色，其叶对生，初时形长而头圆，及长则尖，吴、越、川、湖人多以代茶。苏州所莳者，茎小而气芳，江西者稍粗，川蜀者更粗，入药以苏产者为胜。

【来源】 本品为唇形科植物薄荷 *Mentha haplocalyx* Briq. 的干燥地上部分。

【植物形态】 多年生芳香草本，高 10～80cm。茎方形，具分枝，具倒生的长柔毛及腺点，角隅及近节处毛较显著。单叶对生，叶片披针形或矩圆状披针形，长 2～7cm，宽 1～3cm，上面深绿色，下面淡绿色，两面具柔毛及黄色腺点，叶柄长 2～15mm。轮伞花序腋生，花萼钟形，外被白色柔毛及腺点，10 脉，5 齿；花冠淡紫色，4 裂，上裂片顶端 2 裂；雄蕊 4，前对较长，均伸出花冠外。小坚果卵圆形，黄褐色。花期 7～9 月，果期 10 月(图 7-66①)。

【采制】 夏秋两季茎叶茂盛或花开至三轮时，选晴天分次收割，晒干或晾干。

【产地】 主产于江苏、湖南、江西等省，全国各地都有栽培，江苏省为薄荷主要产区。

【性状】 茎呈方柱形，有对生分枝，长 15～40cm，直径 0.2～0.4cm；表面紫棕色或淡绿色，棱角处具茸毛，节间长 2～5cm。质脆，断面白色，髓部中空。叶对生，有短柄；叶片皱缩卷曲，完整者展平后呈宽披针形、长椭圆形或卵形，长 2～7cm，宽 1～3cm，上表面深绿色，下表面灰绿色，稀被茸毛，有凹点状腺鳞。轮伞花序腋生，花萼钟状，先端 5 齿裂，花冠淡紫色。揉搓后有特殊清凉香气，味辛凉（图 7-66②）。

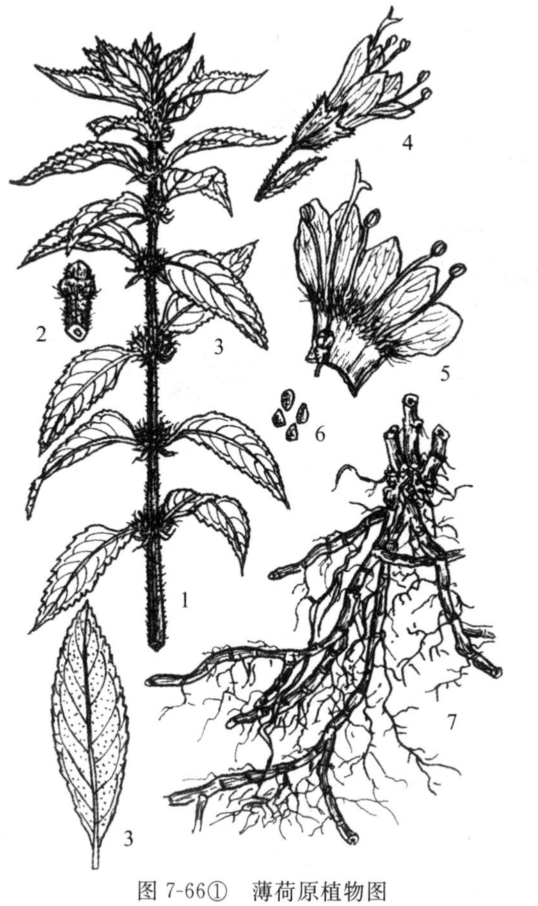

图 7-66①　薄荷原植物图

1. 植株　2. 茎　3. 叶　4. 花

5. 花展开（示花瓣、雄蕊和雌蕊）　6. 果实　7. 根

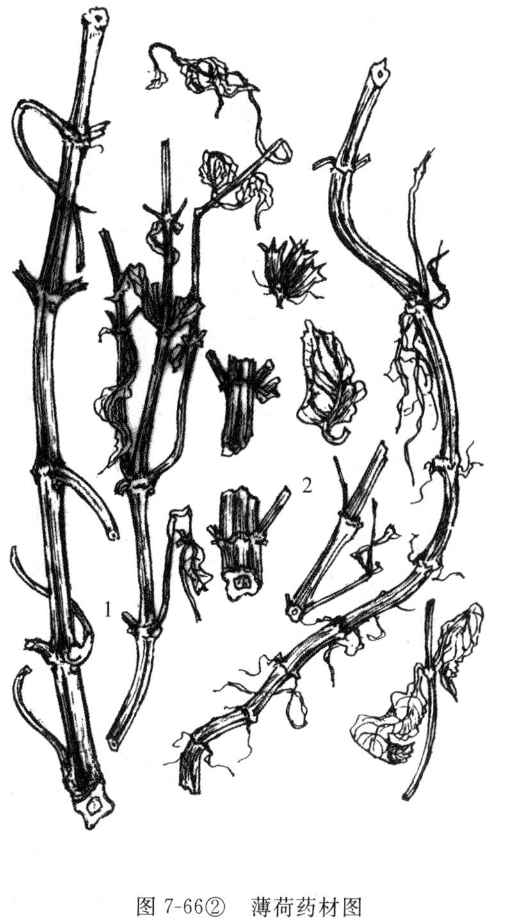

图 7-66②　薄荷药材图

1. 药材个子　2. 药材饮片

【显微特征】

茎横切面　呈四方形。表皮细胞 1 列，长方形，外被角质层，有单细胞头的腺毛，扁球形的腺鳞及非腺毛。皮层为数列薄壁细胞，排列疏松，四角棱脊处有数列厚角细胞，内皮层明显。韧皮部狭窄。形成层成环。木质部于四棱处较发达，由圆形导管及多角形木纤维等组成，射线宽窄不一。髓部由大型薄壁细胞组成。薄壁细胞中含有针簇状橙皮苷结晶（图 7-66③）。

叶横切面　上表皮细胞长方形，下表皮细胞细小扁平，具气孔；表皮有腺鳞和多细胞非腺毛。栅栏组织通常为1列薄壁细胞，海绵组织为4～5列不规则薄壁细胞。主脉上下表皮内方有厚角组织。主脉维管束外韧型，韧皮部较小，细胞多角形，木质部导管常2～4个排列成行。薄壁细胞及少数导管中含有橙皮苷结晶(图7-66③)。

叶粉末绿色。①腺鳞头部8细胞，直径约90μm，柄单细胞。②小腺毛头部与柄部均为单细胞。③非腺毛2～8细胞，常弯曲，壁厚，微具疣状突起。④下表皮气孔多见，直轴式(图7-66③)。

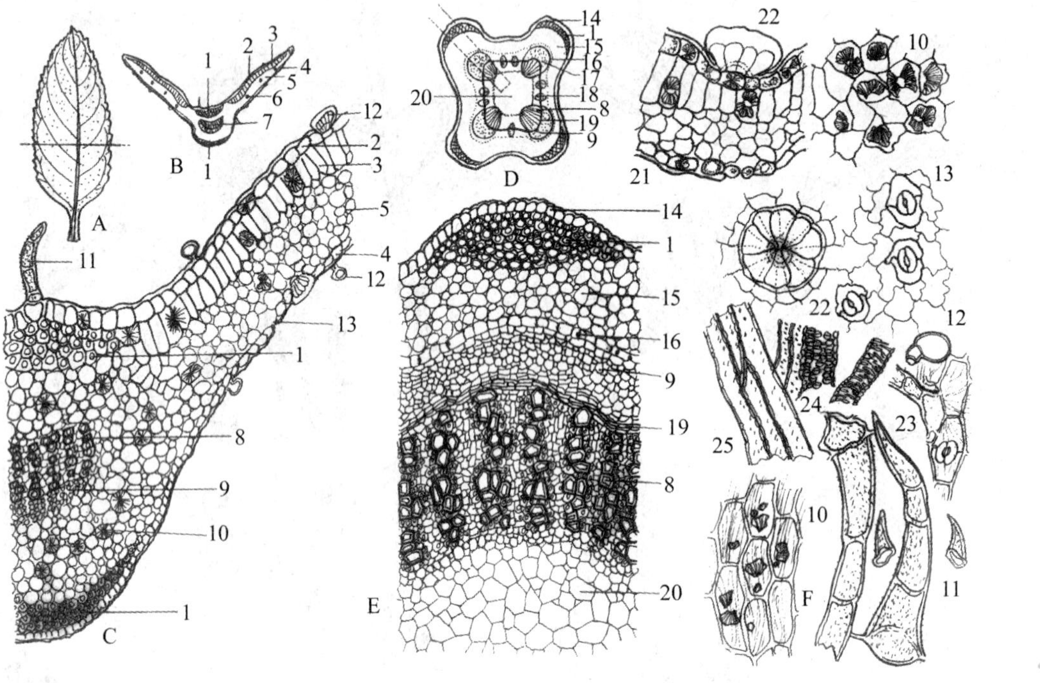

图7-66③　薄荷茎叶横切面和粉末图

A. 叶　B. 叶横切面简图　C. 叶横切面详图　D. 茎横切面简图　E. 茎横切面详图　F. 粉末图

1. 厚角组织　2. 上表皮　3. 栅栏组织　4. 下表皮　5. 海绵组织　6. 侧脉　7. 中脉　8. 木质部　9. 韧皮部　10. 橙皮苷结晶　11. 非腺毛　12. 腺毛　13. 气孔　14. 表皮　15. 皮层　16. 内皮层　17. 大维管束　18. 小维管束　19. 形成层　20. 髓　21. 叶碎片　22. 腺鳞　23. 茎表皮　24. 导管　25. 木纤维

【化学成分】　薄荷新鲜叶含挥发油0.8%～1%，干茎叶中含1.3%～2%，油中主要成分为l-薄荷脑(l-menthol)，含量为62%～87%，还含有l-薄荷酮(l-menthone)约10%及薄荷酯类3%～6%等，温度稍低时即析出大量无色薄荷脑结晶。此外，尚含有黄酮类化合物如薄荷异黄酮苷(menthoside)、异瑞福灵(isoraifolin)、木犀草素-7-葡萄糖苷(luteolin-7-glucoside)和刺槐素-7-O-新橙皮糖苷(acacetin-7-O-neohesperidose)等。

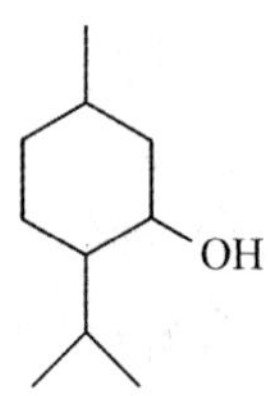

l-薄荷脑

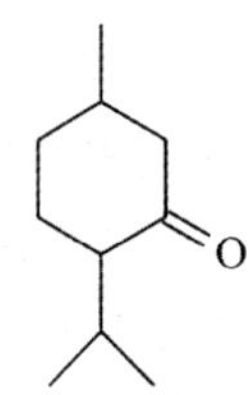

l-薄荷酮

【理化鉴定】

1. 颜色反应　取叶粉末少量，经微量升华得油状物，加硫酸 2 滴及香草醛结晶少量，初显黄色至橙黄色，再加水 1 滴，即变紫红色。

2. 薄层色谱　取本品粉末 0.5g，加石油醚（60℃～90℃）5mL，密塞，振摇数分钟，放置 30 分钟，滤过，滤液作为供试品溶液。另取薄荷脑对照品，加石油醚制成每 1mL 含 2mg 的溶液，作为对照品溶液。照薄层色谱法试验，吸取上述供试品溶液 10～20μl，对照品溶液 10μL，分别点于同一硅胶 G 薄层板上，以苯-醋酸乙酯（19：1）为展开剂，展开，取出，晾干，喷以香草醛硫酸试液-乙醇（2：8）的混合溶液，在 100℃ 加热至斑点显色清晰。供试品色谱中，在与对照品色谱相应的位置上，显相同颜色的斑点。

【品质评价】　传统认为：以叶多，色深绿气味浓者为佳。2010 年版药典规定：本品含叶不得少于 30%，挥发油不得少于 0.80%（mL/g）。

【药理作用】

1. 内服少量薄荷或薄荷油可通过兴奋中枢神经系统，扩张皮肤毛细血管，促进汗腺分泌，增加散热，有发汗解热作用。

2. 薄荷煎剂对金黄色葡萄球菌、肺炎链球菌、福氏痢疾杆菌、白喉杆菌、伤寒杆菌等均有抑制作用。

3. 薄荷提取物有抗炎镇痛作用，其有效成分为薄荷脑。

4. 薄荷脑能减少呼吸道的泡沫痰，使有效通气腔道增大，薄荷脑尚能促进分泌，使黏液稀释而表现祛痰作用。

5. 薄荷脑有显著促进一些药物的透皮吸收作用。

【性味功效】　性凉，味辛。归肺、肝经。属于解表药中的发散风热药。宣散风热，清头目，透疹。用于风热感冒，风温初起，头痛，目赤，喉痹，口疮，风疹，麻疹，胸胁胀闷。用量 3～6g。

【开发应用】　我国薄荷脑产量占世界首位，在国际市场上颇有声誉。2000 年版药典收载了薄荷素油（薄荷油）和薄荷脑，薄荷素油为薄荷的新鲜茎和叶经水蒸汽蒸馏，再冷冻，部分脱脑加工得到的挥发油，为芳香药、调味药及驱风药，可用于皮肤或黏膜产生清凉感以减轻不适及疼痛；薄荷脑多入片剂含服，或如酊剂、软膏剂，外用涂患处。薄荷油、薄荷脑为清凉油、人丹、十滴水等中药的重要组成部分，尚广泛用于食品工业及香料工业。

淫羊藿　Herba Epimedii
（英）Epimedii Herba

本品为常用中药。始载于《神农本草经》，列为中品。历代本草均有记载。

【来源】　本品为小檗科植物淫羊藿 *Epimedium brevicornum* Maxim.、箭叶淫羊藿 *E. sagittatum*（Sieb. et Zucc.）Maxim.、柔毛淫羊藿 *E. pubescens* Maxim.、巫山淫羊藿 *E. wushanense* T. S. Ying 或朝鲜淫羊藿 *E. koreanum* Nakai 的干燥地上部分。

【植物形态】　**淫羊藿**　多年生草本。茎直立。叶 2 枚，生于茎顶，二回三出复叶，小叶片宽卵形或卵圆形，先端渐尖，边缘有纤细小锯齿，近革质；顶生小叶基部心形，叶柄长可达 10cm，侧生 2 小叶基部不对称，叶柄长约 5cm。叶片上表面绿色，无毛，下表面色稍浅，疏生毛茸，叶脉处较多。聚伞状圆锥花序顶生，花白色，萼片 8，二轮排列；花瓣 4，有矩；雄蕊 4，雌蕊

1,子房上位。蓇葖果纺锤形,成熟时 2 裂,种子 1～2 枚,深棕色。花期 5～7 月,果期 8 月(图 7-67①)。

箭叶淫羊藿 基生叶 1～3,茎生叶 2,一回三出复叶,小叶片卵状披针形;顶生小叶基部深心形,侧生小叶基部显著不对称,外侧呈尖耳状。总状花序或下部呈圆锥花序,花瓣囊状,花距远较内轮萼片短。蓇葖果卵圆形。花期 3～6 月,果期 6 月。

柔毛淫羊藿 与箭叶淫羊藿相似,但根茎发达。叶背及叶柄密被白色长柔毛。花期 4～6 月,果期 6～7 月。

巫山淫羊藿 茎生叶 2,一回三出复叶,小叶片披针形,长 9～23cm,宽 1.8～4.5cm,叶背略呈灰绿色。花梗具腺毛,花大,直径达 3cm,淡黄色。花期 4～6 月,果期 6～7 月。

朝鲜淫羊藿 茎生叶 1,二回三出复叶,叶片卵状至宽卵形,长 4～10cm,宽 3～7cm。花序轴及花梗无毛。花大,直径 2～3cm,黄白色至淡黄色,花瓣有长距。花期 3～5 月,果期 5 月。

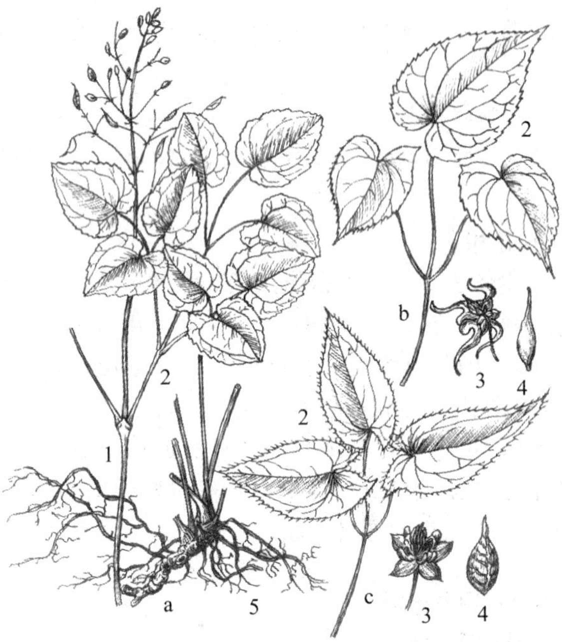

图 7-67① 淫羊藿原植物图

a. 淫羊藿 b. 箭叶淫羊藿 c. 朝鲜淫羊藿

1. 果枝 2. 复叶或小叶 3. 花 4. 果实 5. 根茎

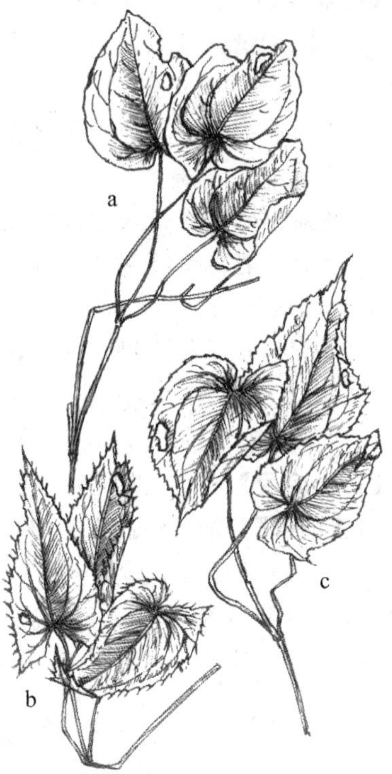

图 7-67② 淫羊藿药材图

a. 淫羊藿 b. 朝鲜淫羊藿 c. 箭叶淫羊藿

【采制】 夏、秋季割取地上部分,除去粗梗及杂质,晒至半干捆成小把,再晾干或晒干。

【产地】 淫羊藿主产于陕西、山西、安徽、河南、广西。箭叶淫羊藿主产于湖北、四川、浙江、湖南、陕西、江西。巫山淫羊藿主产于陕西、四川、贵州。朝鲜淫羊藿主产于辽宁、吉林。柔毛淫羊藿主产于四川。

【性状】

淫羊藿 茎细圆柱形,表面黄绿色或淡黄色,具光泽;茎生叶对生,二回三出复叶;小叶片卵圆形，长 3～8cm，宽 2～6cm；先端微尖，顶生小叶基部心形，两侧小叶较小，偏心形，外侧较大，呈耳状，边缘具黄色刺毛状细锯齿；上表面黄绿色，下表面灰绿色，主脉 7～9，基部有稀疏细长毛，细脉两面突起，网脉明显；叶片近革质。无臭，味微苦(图 7-67②)。

箭叶淫羊藿 一回三出复叶，小叶片长卵形至卵状披针形，长 4～12cm，宽 2.5～5cm；先端渐尖，两侧小叶基部明显偏斜，外侧呈箭形。下表面疏被粗短伏毛或近无毛。叶片革质。

柔毛淫羊藿 叶下表面及叶柄密被绒毛状柔毛。

巫山淫羊藿 小叶片披针形至狭披针形，长 9～23cm，宽 1.8～4.5cm，先端渐尖或长渐尖，边缘具刺齿，侧生小叶基部的裂片偏斜，内边裂片小，圆形，外边裂片大，三角形，渐尖。下表面被绵毛或秃净。

朝鲜淫羊藿 小叶较大，长 4～10cm，宽 3.5～7cm，先端长尖。叶片较薄。

【显微特征】

淫羊藿叶横切面 上、下表皮细胞一列，细胞类方形。上表皮外侧具角质层，下表皮有气孔，可见残留非腺毛。栅栏组织细胞 2～3 列，细胞短小，排列不甚整齐；海绵组织细胞排列较疏松。主脉部分的薄壁细胞木化，上下表皮内侧数列细胞壁厚，维管束 3，外韧性；支脉维管束周围异细胞中含草酸钙棱晶或柱晶，长 9～24μm(图 7-67③)。

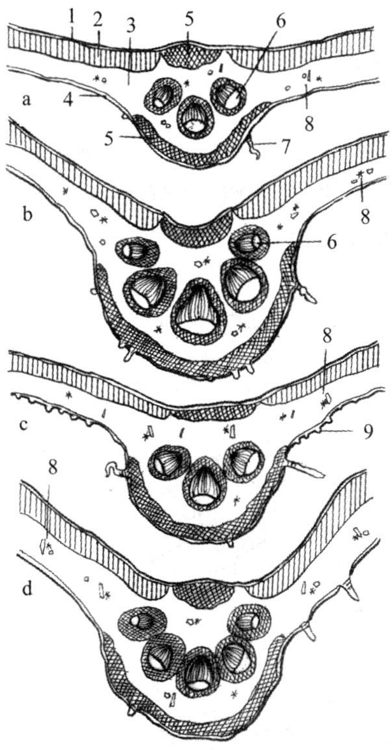

图 7-67③ 淫羊藿横切面组织简图

a. 淫羊藿 b. 朝鲜淫羊藿 c. 箭叶淫羊藿 d. 柔毛淫羊藿

1. 上表皮 2. 栅栏组织 3. 海绵组织 4. 下表皮 5. 厚角组织 6. 维管束 7. 非腺毛 8. 草酸钙结晶 9. 乳头状突起

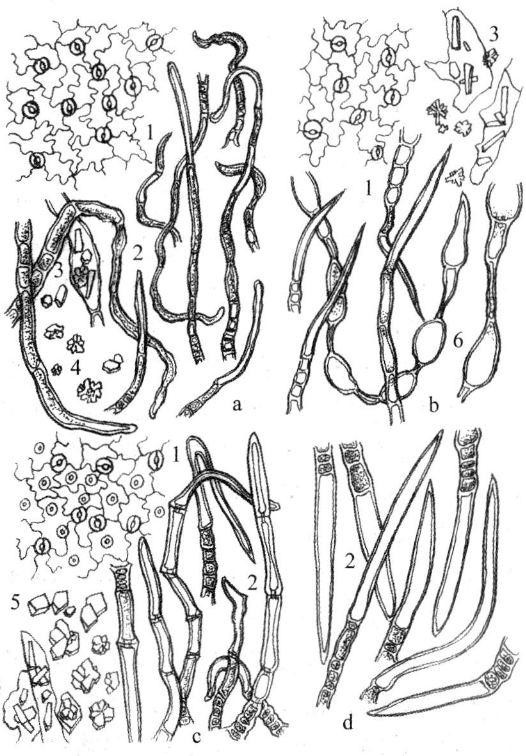

图 7-67④ 淫羊藿粉末图

a. 淫羊藿 b. 朝鲜淫羊藿 c. 箭叶淫羊藿

d. 柔毛淫羊藿 1. 气孔 2. 非腺毛 3. 异型细胞

4. 草酸钙簇晶 5. 草酸钙方晶 6. 非腺毛膨大

淫羊藿粉末　灰绿色或棕绿色。①上、下表皮细胞垂周壁深波状，不均匀增厚，下表皮有非腺毛和不定式气孔，副卫细胞 3～5 个。②非腺毛 3～6 个细胞组成，稀 10 个以上细胞，长 170～1000μm，直径 15～20μm，基部 2～4 个细胞短，向上渐长，平直或弯曲，细胞内常含黄棕色物质。③草酸钙柱晶或方晶多，存在于异细胞中或散在，长 10～35μm，直径 3～12μm；可见草酸钙簇晶，直径 15～40μm。④木纤维长达 450μm，直径 13～20μm，壁厚，木化。⑤可见环纹、螺纹、具缘纹孔导管（图 7-67④）。

箭叶淫羊藿叶横切面　主要特征为上表皮外侧角质层厚，主脉维管束 5，栅栏组织细胞 1 列，稀 2 列。

箭叶淫羊藿粉末　①气孔不定式。②非腺毛细胞 2～10 个，稀 10 个以上，长 280～690μm，直径 10～19μm，顶端细胞与下面相接细胞常成直角状排列，除顶端细胞外，其余细胞内常含黄色至棕色物。③草酸钙柱晶或方晶长 7～35μm，直径 5～10μm；簇晶直径 10～30μm。

柔毛淫羊藿叶横切面　主要特征为主脉维管束 5，栅栏组织细胞 1 列，稀 2 列，有较多的残留非腺毛。

柔毛淫羊藿粉末　①非腺毛多平直，由 2～8 个细胞组成，长 290～650μm，直径 16～30μm，除顶端细胞外，其余细胞含棕褐色物。②草酸钙柱晶或方晶长 8～32μm，直径 4～10μm；簇晶直径 12～34μm。

朝鲜淫羊藿叶横切面　主要特征为主脉维管束 3，栅栏组织细胞 1 列，稀 2 列。异细胞中多含草酸钙柱晶，长 10～48μm。

朝鲜淫羊藿叶粉末　①非腺毛细胞两种：a. 细胞 2～6 个，长 120～260μm，直径约 14μm，常有一个缢缩，顶端细胞长，其长度超过其余细胞总和，细胞内充满黄棕色物。b. 细胞 9～30 个或更多，长 650～2200μm，直径 30～40μm，细胞长度近相等，有的细胞缢缩或膨大，细胞壁薄，胞腔大，细胞常含黄棕色物。②草酸钙柱晶或方晶长 5～48μm，直径 5～10μm；簇晶直径 11～32μm。

【化学成分】　淫羊藿茎叶均含黄酮类化合物，从该属植物中分得 50 余种黄酮类成分，以淫羊藿苷（icariin）为主要成分，其次为淫羊藿新苷（epimedoside）A、B、C、D、E，以及去氢淫羊藿苷元-3-O-α-鼠李糖苷（anhydroicaritin-3-O-α-rhamnoside）、淫羊藿次苷（icarisoside）、箭叶淫羊藿苷（sagittatoside）、巫山淫羊藿苷（wushanicariin）、朝鲜淫羊藿苷（epimedokoreanoside）和宝藿苷（baohuoside）等。尚含蒽醌类化合物、多糖、花青素、挥发油、植物甾醇等。根茎及根除含黄酮类化合物外，尚含生物碱和木脂素类成分。几种淫羊藿叶中的总黄酮及淫羊藿苷的含量均高于茎，有的种可高达 10 倍以上。

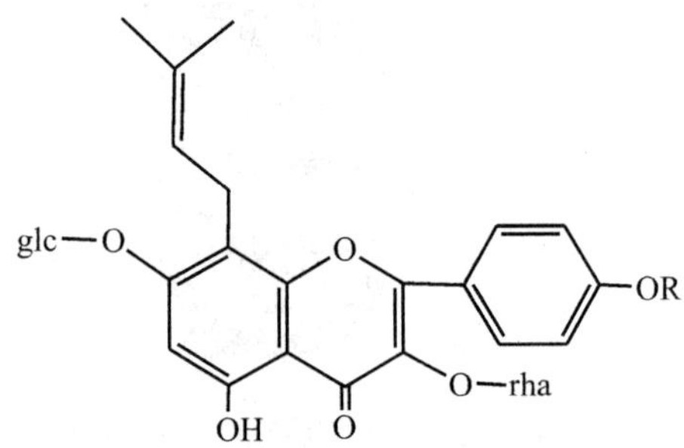

	R	
淫羊藿苷	CH_3	
淫羊藿新苷 A	H	rha＝鼠李糖

【理化鉴定】

1. 颜色反应　淫羊藿粉末 0.5g，加乙醇 10mL，温浸，滤过，加镁粉及浓盐酸数滴，显红色。

2. 薄层色谱　取粉末0.5g，加乙醇10mL，温浸30分钟，滤过，滤液蒸干，残留物加乙醇1mL溶解供试；另取淫羊藿苷配成每毫升含0.5mg作对照液。分别点于同一硅胶H-CMC(0.5%)板上，以醋酸乙酯-丁酮-甲酸-水(10∶1∶1∶1)展开，喷1%三氯化铝乙醇液，在紫外灯下(365nm)观察，供试品与对照品在相应的位置显橙红色斑点。

【品质评价】 传统认为：以色青绿、无枝梗、叶整齐不碎者为佳。2010年版药典规定：用分光光度法测定本品叶片含总黄酮以淫羊藿苷计不得少于5.0%，用高效液相色谱法测定，本品叶片淫羊藿苷不得少于0.50%。

【药理作用】

1. 对性功能的影响　本品促进性功能是由于精液分泌亢进，精囊充满后刺激感觉神经，间接兴奋性欲。以前列腺、精囊、提肛肌增加重量的方法(小鼠)证明淫羊藿提取液具有雄性激素样作用，其效力较蛇床子弱，但强于蛤蚧及海马，注射其提取液20～40mg，其效力相当于7.5mg睾丸素。

2. 抗衰老作用　淫羊藿黄酮灌胃能显著恢复D-半乳糖衰老模型小鼠T和B淋巴细胞增殖的功能，明显提高小鼠肝组织过氧化脂质的形成，减少心、肝等组织的脂褐素形成。

3. 抗病原微生物作用　淫羊藿煎剂于试管内对脊髓灰质炎病毒有显著的抑制作用，在药物与病毒接触1小时内，即表现灭活作用，对其他肠道病毒亦能抑制。对白色葡萄球菌、金黄色葡萄球菌有显著抑菌作用。

4. 对心血管的影响　有降压和增加冠状动脉血流量作用，对离体及在位兔心、麻醉开胸狗的冠状动脉流量及心肌耗氧量均有显著影响。

【性味功效】 性温，味辛、甘。归肾、肝经。属于补阳药。能补肾壮阳，强筋健骨，祛风除湿。主治阳痿遗精，虚冷不育，尿频失禁，肾虚喘咳，腰膝酸软，风湿痹痛，半身不遂，更年期高血压等。用量3～9g。

三、一般生药

石　韦　Folium Pyrrosiae

本品为水龙骨科植物庐山石韦 *Pyrrosia sheareri* (Bak.) Ching.、石韦 *P. lingua* (Thunb.) Farwell或有柄石韦 *P. petiolosa* (Christ) Ching的干燥叶。前者称“大叶石韦”，后两者称“小叶石韦”。主产于安徽、浙江、湖南、东北、陕西等省区。四季均可采收，除去根茎及根，阴干或晒干。

庐山石韦　叶片略皱缩，展平后呈披针形，长10～25cm，宽3～5cm。先端渐尖，基部耳状偏斜，全缘，边缘常向内卷曲，上表面黄绿色或灰绿色，散布有黑色圆形小凹点，下表面密生红棕色星状毛，有的侧脉间布满棕色圆点状的孢子囊群，叶片革质；叶柄具四棱，略扭曲，有纵槽；气微，味微涩苦。

石韦　叶片披针形或长圆披针形，长8～12cm，宽1～3cm。基部楔形，对称。孢子囊群在侧脉间，排列紧密而整齐。

有柄石韦　叶片多卷曲呈筒状，展平后呈长圆形或卵状长圆形，长3～8cm，宽1～2.5cm。基部楔形，对称。下表面侧脉不明显，布满孢子囊群。

本品主含芒果苷(mangiferin),异芒果苷(isomengiferin),此外,尚含绿原酸、香草酸、咖啡酸、原儿茶醛、圣草酚 7-O-β-D-吡喃葡糖醛酸苷等化合物。石韦煎剂有镇咳祛痰作用,其活性成分为芒果苷和异芒果苷;对因化学疗法及放射疗法引起的白细胞下降,有升高作用;有抗单纯疱疹病毒作用;圣草酚 7-O-β-D-吡喃葡糖醛酸苷对蛋白激酶 C 有一定抑制活性;绿原酸有抗菌、抗炎和抗病毒等活性。

性微寒,味苦、甘。利尿通淋,清热止血。用于热淋,血淋,石淋,小便不利,淋沥涩痛,吐血,尿血,衄血,崩漏,肺热咳嗽。用量 6～12g。

鱼腥草 Herba Houttuyniae

本品为三白草科植物蕺菜 *Houttuyniae cordata* Thunb. 的干燥地上部分。主产于江苏、浙江、江西、安徽、四川、云南、贵州、广东、广西等省区,夏季茎叶茂盛花穗多时采割,除去杂质,晒干。

茎呈扁圆柱形,扭曲,表面棕黄色,具纵棱数条,节明显,下部节上有残存须根;质脆,易折断;叶互生,叶片卷折皱缩,展开后呈心形,全缘,上表面暗黄绿色至暗棕色,下表面灰绿色至灰棕色;叶柄细长,基部与托叶合生成鞘状;穗状花序顶生,黄棕色;搓碎有鱼腥气,味微涩。以叶多,色绿,有花穗,鱼腥气浓者为佳。

鱼腥草含挥发油 0.05%,挥发油主要成分为癸酰乙醛(鱼腥草素,decanoylacetaldehyde),还含月桂烯、α-蒎烯、d-柠檬烯、甲基正壬酮、莰烯、乙酸龙脑酯、芳樟醇、石竹烯和月桂醛等,鱼腥气味是由癸酰乙醛所致。此外,尚含绿原酸、蕺菜碱和黄酮类化合物如槲皮苷、异槲皮苷、瑞诺苷、金丝桃苷、阿夫苷、芸香苷等。鱼腥草素对卡他球菌、金黄色葡萄球菌、流感杆菌、肺炎球菌有明显的抑制作用,对大肠杆菌、痢疾杆菌、变形杆菌、白喉杆菌、分枝杆菌有一定的抑制作用,对伤寒杆菌、钩端螺旋体也有较强的抑制作用;鱼腥草对多种病毒都有抑制作用;对小鼠 X 线照射引起的免疫功能损伤有一定的修复作用;鱼腥草尚有镇痛、止血、止咳、抑制浆液分泌、促进组织再生、伤口愈合等作用。

性微寒,味辛。归肺经。清热解毒,消痈排脓,利尿通淋。用于肺痈吐脓,痰热喘咳,热痢,热淋,痈肿疮毒。用量 15～25g,鲜者加倍。

细 辛 Herba Asari

本品为马兜铃科植物北细辛 *Asarum heterotropoides* Fr. Schmidt var. *mandshuricum* (Maxim.)kitag.、汉城细辛 *A. sieboldii* Miq. var. *seoulense* Nakai 或华细辛 *A. sieboldii* Miq. 的干燥全草。前二者习称“辽细辛”。主产于东北三省及陕西、四川、湖北等地。夏季果熟期或初秋采挖,除去泥土,阴干。

北细辛 常卷缩成团,根茎横生呈不规则圆柱形;具短分枝,表面灰棕色,粗糙,有环形的节,分枝顶端有碗状的茎痕。根细长,密生节上,表面灰黄色,平滑或具纵皱纹,有须根及须根痕;基生叶 1～3,具长柄,表面淡绿色,光滑;叶片多破碎,完整者心形至肾状心形,全缘,先端急尖,基部深心形;有的可见花,多皱缩,钟形,暗紫色,花被顶裂片由基部反卷与花被筒几全部相贴。果实半球形;气辛香,味辛辣、麻舌。以根多、色灰黄、叶绿、气味浓者为佳。

汉城细辛 基生叶多为2,叶柄有毛,叶片较厚,花被裂片开展,果实半球形。

华细辛 基生叶1～2,叶片较薄,心形,先端渐尖。花被裂片开展,果实近球形。气味较弱。

全草含挥发油1%～3%,油中主要成分为甲基丁香酚(methyleugenol)、黄樟醚(safrole)、优香芹酮(eucarvone)、细辛醚(asaricin)、β-蒎烯、α-蒎烯和榄香素等。北细辛尚含去甲基乌药碱(higenamine)、辛味物质派立托胺(pellitorine)。细辛挥发油有解热镇痛、镇静、抗炎、降压和局部麻醉作用;醇浸剂、挥发油等对革兰阳性菌、枯草杆菌及伤寒杆菌有抑制作用;细辛挥发油对黄曲霉菌、黑曲霉、白色念珠菌等16种真菌有抑菌作用,其中黄樟醚为广谱抗霉菌成分;甲基丁香酚对豚鼠离体气管有显著的松弛作用;去甲基乌药碱具有强心、扩张血管、松弛平滑肌、增强脂质代谢及升高血糖等作用。

本品性温,味辛。祛风散寒,通窍止痛,温肺化饮。用于风寒感冒,头痛,牙痛,鼻塞鼻渊,风湿痹痛、痰饮喘咳。用量1～3g。

萹蓄 Herba Polygoni Avicularis

本品为蓼科植物萹蓄 *Polygonum aviculare* L. 的干燥地上部分。全国各地均有分布。夏季叶茂盛时采收,除去根和杂质,晒干。

茎圆柱形而略扁,有分枝,表面灰绿色或棕红色。节部稍膨大,有浅棕色的膜质托叶鞘;质脆,易折断,断面髓部白色。叶互生,近无柄或具短柄,叶片多脱落或皱缩破碎,完整者展平后呈披针形,全缘,两面均呈棕绿色或灰绿色。无臭,味微苦。以色绿、叶多、质嫩、无杂质者为佳。

全草含萹蓄苷(avicularin)、槲皮苷、d-儿茶精、没食子酸、咖啡酸、草酸、硅酸、绿原酸、P-香豆酸、黏液质、葡萄糖、果糖和蔗糖等。有利尿、降压、止血、抗菌等作用。

本品性微寒,味苦。利尿通淋,杀虫,止痒。用于膀胱热淋,小便短赤,淋沥涩痛,皮肤湿疹,阴痒带下。用量9～15g。

马齿苋 Herba Portulacae

本品为马齿苋科植物马齿苋 *Portulaca oleracea* L. 的干燥地上部分。我国大部分地区都有分布。夏秋两季茎叶茂盛时采收,除去残根及杂质,洗净,略蒸或用沸水略烫后晒干。

药材多皱缩卷曲,常结成团;茎圆柱形,表面黄褐色,有明显纵沟纹;叶对生或互生,易破碎,完整叶片倒卵形,绿褐色,先端钝平或微缺,全缘。花小,3～5多生于枝端,花瓣5,黄色。蒴果圆锥形,长约5mm,内含多数细小种子。气微,味微酸。

本品主含L-去甲基肾上腺素、多巴胺和少量的多巴,以及甜菜碱、香豆素、黄酮类化合物、不饱和脂肪酸、有机酸和大量钾盐。具有抗菌,松弛骨骼肌,降血脂,抗动脉粥样硬化,抗氧化和抗衰老等作用。

性寒,味酸。清热解毒,凉血止血。用于热毒血痢,痈肿疔疮,湿疹,丹毒,蛇虫咬伤,便血,痔血,崩漏下血。用量9～15g,鲜品30～60g。

垂盆草 Herba Sedi

本品为景天科植物垂盆草 *Sedum sarmentosum* Bunge 的新鲜或干燥全草。主产于江苏、浙江、安徽。春秋二季采收，除去杂质，鲜用或晒干；以秋季采收者质量较佳。

药材稍卷缩，茎纤细，长可达 20cm，部分节上可见纤细的不定根。3 叶轮生，叶片倒披针形至矩圆形，绿色，肉质，先端近急尖，基部急狭，有距。气微，味微苦。

全草主要成分为氰苷类化合物垂盆草苷(sarmentosin)，生物碱类成分有消旋甲基异石榴碱(dl-methylisopelletierine)，二氢异石榴皮碱(dihydroisopelletierine)及 N-甲基-2-β-羟丙基哌啶(N-methy-2-β-hydroxy-propyl-piperidine)等，此外尚含甘露醇、葡萄糖、果糖、景天庚糖、氨基酸、黄酮、萜类及植物甾醇等。本品醇提液有降低四氯化碳中毒大鼠血清谷丙转氨酶的作用，垂盆草苷为降低血清谷丙转氨酶的有效成分，但其性质不稳定，遇稀碱即能转变为异垂盆草苷而失去药理活性。

本品性凉，味甘、淡。清热利湿，解毒。用于湿热黄疸，小便不利，痈肿疮疡，急、慢性肝炎。用量干品 15～30g，鲜品 250g。

仙鹤草 Herba Agrimoniae

本品为蔷薇科植物龙牙草 *Agrimonia pilosa* Ledeb. 的干燥地上部分。全国各地均产。夏秋二季枝叶茂盛时采收，除去杂质，晒干。

全体被白色柔毛。茎下部圆柱形，红棕色，上部方柱形，四面略凹陷，绿褐色，有纵沟及棱线，有节；体轻质硬，易折断，断面中空。单数羽状复叶互生，暗绿色，皱缩卷曲；质脆易碎；叶片有大小两种，相间生于叶轴上，顶端小叶较大，完整小叶展平后呈卵形或长椭圆形，先端尖，基部楔形，边缘有锯齿；托叶 2，抱茎，斜卵形。总状花序细长，花萼下部呈筒状，萼筒上部有钩刺，先端 5 裂，花瓣黄色。气微，味微苦。以质嫩、叶多者为佳。

全草含间苯三酚三缩合体的衍生物仙鹤草酚(agrimol)A、B、C、D、E，仙鹤草内酯(agrimonolide)、仙鹤草鞣酸(agrimonnin)、仙鹤草酚酸 A、B(agrimonicacids A、B)及花旗松素-3-葡萄糖苷等黄酮类化合物，此外，尚含三萜皂苷、有机酸和挥发油等。本品能促进血液凝聚，有止血作用；并具有抗菌、消炎、抗病毒作用。

性平，味苦、涩。收敛止血，截疟，止痢，解毒。用于咳血，吐血，崩漏下血，疟疾，血痢，脱力劳伤，痈肿疮毒，阴痒带下。用量 6～12g。根芽含鹤草酚，能驱除绦虫。

农吉利 Herba Crotalariae

本品为豆科植物野百合 *Crotalaria sessiliflora* L. 的干燥全草。主产于山东及长江以南各地。夏、秋季采收地上部分，鲜用或晒干。

全体密被粗毛；茎直立，单叶互生，叶片条状披针形，下面有丝光毛；总状花序顶生和腋生，荚果圆柱状，倒卵形，种子 10 余粒，肾状圆形。

全草及种子含有生物碱，主成分为野百合碱(monocrotaline)，在种子中约含 0.4%，全草中约含 0.02%。野百合碱具内酯状结构，水解产生野百合次碱(retronecine)，此外，尚含黄酮类、鞣质、树脂、油脂、黏液质及氨基酸等成分。腹腔注射野百合碱对小鼠肉瘤-180、腺癌755有一定抑制作用,但对肝、肺及肾等脏器均有损害;鲜草外用可治疗皮肤癌及宫颈癌。

本品性平,味淡。解毒、抗癌。用于疮疖,癌症。

锁 阳 Herba Cynomorii

本品为锁阳科植物锁阳 *Cynomorium songaricum* Rupr. 的干燥肉质茎。主产于甘肃、新疆、青海、内蒙古、宁夏。春季采挖,除去花序,切段,晒干。

药材呈扁圆柱形,微弯曲,表面棕色或棕褐色,粗糙,具明显纵沟及不规则凹陷,有的残存三角形的黑棕色鳞片。体重,质硬,难折断,断面浅棕色或棕褐色,有黄色三角状维管束。气微,味甘而涩。

含熊果酸、乙酰熊果酸、熊果酸丙二酸半酯、齐墩果酸丙二酸半酯等三萜类成分,黄酮类成分有异槲皮苷、木犀草素-7-O-葡萄糖苷和柑桔素-4′-O-吡喃葡萄糖苷等,此外,还含苯丙素类化合物、甾醇、有机酸、氨基酸、鞣质、多糖及挥发性成分。本品可清除自由基;增强免疫功能;锁阳总糖、总苷、总甾体具有耐缺氧,抗应激作用;所含无机离子可增强肠蠕动;锁阳(盐制)对正常和阳虚小鼠的睾丸、附睾和包皮腺的功能都有明显促进作用。

本品性温,味甘。补肾阳,益精血,润肠通便。用于腰膝痿软、阳痿滑精、肠燥便秘。用量5～9g。

矮地茶 Herba Ardisiae japonicae

本品为紫金牛科植物紫金牛 *Ardisia japonica*(Hornsted)BL. 的干燥全草。主产于长江以南各省区。夏秋季茎叶茂盛时采割,洗净,晒干。

茎略呈扁圆柱形,常纤细;表面红棕色,有细纵皱纹,节明显;叶椭圆形,边缘具细锯齿;核果球形;气微香,味微涩。以茎色红棕,叶色绿者为佳。

全草主含矮茶素(即岩白菜素 bergenin)、紫金牛酚 I(ardisinol I)、紫金牛酚 II(arisinol II)、2-甲基腰果酚(2-methylcardol)、信筒子醌(embelin)及紫金牛素(ardisin),此外还含有槲皮苷、槲皮素及挥发油。矮地茶煎剂和矮茶素有明显的止咳祛痰作用;矮地茶中挥发油和黄酮苷注射给药,对组织胺引起的豚鼠支气管痉挛有解痉作用;矮茶素能促进慢性气管炎病变组织恢复,减轻炎细胞浸润以及肺气肿及肺萎陷程度;紫金牛酚 I、紫金牛酚 II 及紫金牛素均能较强地抑制结核杆菌生长;苯醌类成分如信筒子醌和酸金牛醌为除绦虫的有效成分。

本品性平,味辛、微苦。止咳化痰,利湿,活血。用于慢性气管炎,肺热咳嗽,久咳咯血,湿热黄疸,跌打损伤,风湿筋骨酸痛,急慢性肾炎,肿毒等。用量15～30g。

长春花 Herba Catharanthis

本品为夹竹桃科植物长春花 *Catharanthus roseus*(L.)G. Don. 的干燥全草。我国南方各省区均有栽培。7～10月开花后采收,割取地上部分,去净杂质,晒干或鲜用。

茎呈圆柱形,表面棕绿色或棕褐色;叶对生,多卷曲或破碎,灰绿色,全缘,展平后长椭圆形或倒卵形;花萼黄绿色,被白色毛茸,蓇葖果成对,长圆柱形;味苦。

全草含 70 多种生物碱，多为吲哚类生物碱。其抗肿瘤活性成分主要为二聚吲哚类生物碱，最重要的如长春碱(vinblasline)和长春新碱(vinblastin)，用于治疗淋巴肉瘤、绒毛膜上皮细胞癌，长春新碱还用于急性淋巴细胞白血病、乳腺癌、支气管肺癌、软组织肉瘤及神经母细胞瘤等。此外，长春碱(catharanthamine)对肿瘤细胞也有较强的抑制作用。

马鞭草 Herba Verbenae

本品为马鞭草科植物马鞭草 *Verbena officinalis* L. 的干燥地上部分。全国大部分地区均有野生。6～8 月花开时采割，去净杂质，晒干。

茎方柱形，多分枝，四面有纵沟，表面绿褐色，粗糙；质硬而脆，断面有髓或中空；叶对生，皱缩，多破碎，完整叶片展平后呈 3 深裂，边缘有锯齿；穗状花序细长，有小花多数。无臭，味苦。以色青绿、带花穗、无杂质为佳。

主要含有环烯醚萜苷类化合物如马鞭草苷(verbenalin)、5-羟基马鞭草苷(5-hydroxyverbenalin)、3,4-二氢马鞭草苷，此外，尚含毛蕊花苷、羽扇豆醇、熊果酸、齐墩果酸和胡萝卜苷等成分。其水及醇煎剂具有消炎、止痛作用；水煎液对发情期大鼠子宫肌条及非妊娠和妊娠人体子宫肌条均有一定的兴奋作用：对白喉杆菌有较强的抑菌作用，对金黄色葡萄球菌、溶血性链球菌、枯草杆菌、大肠杆菌及痢疾杆菌也有一定的抗菌作用；对杀灭疟原虫有一定作用。

本品性凉，味苦。活血散淤，截疟，解毒，利水消肿。用于癥瘕积聚，经闭痛经，疟疾，喉痹，痈肿，水肿，热淋。用量 4.5～9g。

半枝莲 Herba Scutellariae Barbatae

本品为唇形科植物半枝莲 *Scutellaria barbata* D. Don 的干燥全草。主产于江苏、江西、福建、广东、广西等地。夏秋二季茎叶茂盛时采挖，洗净，晒干。

本品无毛或花轴上疏被毛。根纤细；茎丛生，较细，方柱形，表面暗紫色或棕绿色；叶对生，有短柄，叶片多皱缩，展平后呈三角状卵形或披针形，先端钝，基部宽楔形，全缘或有少数不明显的钝齿，上表面暗绿色，下表面灰绿色；花单生于茎枝上部叶腋，花萼裂片钝或较圆；花冠二唇形，棕黄色或浅蓝紫色，被毛。果实扁球形，浅棕色；气微，味微苦。以色绿味苦者为佳。

半枝莲含红花素(carthamidin)、异红花素(isocarthamidin)、野黄芩苷(scutellarein)等黄酮类化合物和半枝莲多糖、甾醇及生物碱等。红花素能较强的对抗由组织胺引起的平滑肌收缩且具有很好的祛痰作用，是治疗慢性支气管炎的有效成分；红花素对醛糖还原酶有较强的抑制作用；半枝莲多糖对机体的细胞免疫有促进作用，对 S-180 肉瘤及腹水肝癌细胞有一定的抑制作用；半枝莲可抑制急性粒细胞性白血病血细胞；抑制乙型肝炎病毒生长。

本品性寒，味辛、苦。清热解毒，化淤利尿。用于疔疮肿毒，咽喉肿痛，毒蛇咬伤，跌打伤痛，水肿，黄疸。用量干品 15～30g；鲜品 30～60g。

泽 兰 Herba Lycopi

本品为唇形科植物毛叶地瓜儿苗 *Lycopus lucidus* Turcz. var. *hirtus* Regel 的干燥地上部分。全国大部地区均产。夏、秋二季茎叶茂盛时采割，去净杂质，晒干。

茎呈方柱形，少分枝，四面均有浅纵沟，表面黄绿色或带紫色，节处紫色明显，有白色茸毛；质脆，断面黄白色，髓部中空；叶对生，有短柄；叶片多皱缩，展平后呈披针形或长圆形，叶上表面黑绿色，下表面灰绿色，密具腺点，两面均具短毛，先端尖，边缘有锯齿；花簇生叶腋成轮状，花冠多脱落，苞片及花萼宿存，黄褐色。无臭，味淡。以质嫩、叶多，色绿者为佳。

含挥发油和桦木酸、熊果酸、乙酰熊果酸、2α-羟基熊果酸、胆甾酸、齐墩果酸等三萜酸类成分及原儿茶酸、咖啡酸和迷迭香酸等酚酸类成分，此外尚含地瓜儿苗糖、葡萄糖、蔗糖、棉子糖及水苏糖等。本品制剂有强心作用。

性微温，味苦、辛。活血化瘀，行水消肿。用于月经不调，经闭，痛经，产后淤血腹疼，浮肿。用量 6～12g。

香　薷　Herba Moslae

本品为唇形科植物石香薷 *Mosla chinensis* Maxim. 的干燥地上部分。主产于广西、湖南、湖北等地。夏秋二季茎叶茂盛，果实成熟时采割，除去杂质，晒干。

茎基部紫红色，上部黄绿色或淡黄色，全体密被白色茸毛；茎方柱形，节明显；叶对生，多皱缩或脱落，展平后呈长卵形或披针形，暗绿色或黄绿色，边缘有疏锯齿；穗状花序顶生及腋生，苞片宽卵形，残存或脱落；花萼宿存，钟状，先端 5 裂，密被茸毛。小坚果 4，近圆球形，具网纹，网间隙下凹呈浅凹状。气清香而浓，味凉而微辛。以枝嫩，穗多，香气浓者为佳。

石香薷全草含挥发油 2%，主要成分为百里香酚、香荆芥酚、对聚伞花素和芳樟醇等，不同地区石香薷其油中主要成分的含量有所不同；此外还含有多种黄酮类化合物。本品挥发油有较强的广谱抗菌、解热、镇痛作用，其抗菌有效成分为百里香酚、香荆芥酚和对聚伞花素等；并对小鼠、豚鼠和兔的离体回肠的自发性收缩有显著抑制作用。

性微温，味辛。发汗解表，和中利湿。用于暑湿感冒，恶寒发热，头痛无汗，腹痛吐泻，小便不利。用量 3～9g。

荆　芥　Herba Schizonepetae

本品为唇形科植物荆芥 *Schizonepeta tenuifolia* Briq. 的干燥地上部分。全国大部分地区有栽培。夏秋二季花开到顶、穗绿时采割，除去杂质，晒干。北方将穗与梗分开，称“荆芥穗”和“荆芥梗”。

茎呈方柱形，上部有分枝，表面淡黄绿色或淡紫红色，被短柔毛；体轻，质脆，断面类白色；叶对生，多已脱落，叶片 3～5 羽状分裂，裂片细长；穗状轮伞花序顶生，花冠多脱落，宿萼钟状，先端 5 齿裂，淡棕色或黄绿色，被短柔毛；小坚果棕黑色。气芳香，味辛凉而微涩。以色淡黄绿、穗密而长、香气浓者为佳。

全草含挥发油 1%～2%，穗含挥发油约 4.11%，油中主成分为右旋薄荷酮(d-menthone)、左旋胡薄荷酮(l-pulegone)、消旋薄荷酮及少量右旋柠檬烯(d-limonene)。本品有微弱的解热作用；对结核杆菌有抑制作用；荆芥油中右旋薄荷酮具止痛作用；左旋胡薄荷酮具抗炎作用。

性微温，味辛。解表散风，透疹；用于感冒发热，头痛，麻疹，风疹，疮疡初起。炒炭止血，用于便血，崩漏，产后血晕。用量 4.5～9g。

肉苁蓉 Herba Cistanches

本品为列当科植物肉苁蓉 *Cistanche deserticola* Y. C. Ma. 的干燥带鳞叶的肉质茎。主产于内蒙古、新疆、陕西、甘肃和青海等地。多于春季苗未出土或刚出土时采挖,除去花序,切段,晒干。

呈扁圆柱形,稍弯曲,表面棕褐色或灰棕色,密被覆瓦状排列的肉质鳞叶,通常鳞叶先端已断;体重,质硬,微有柔性,不易折断,断面棕褐色,有淡棕色点状维管束,排列成波状环纹。气微,味甜,微苦。

含麦角甾苷、N,N-二甲基甘氨酸甲酯、甜菜碱、6-甲基吲哚及肉苁蓉苷 C～H(cistanoside C～H)等苯丙素苷类化合物。其煎剂能显著增加小鼠脾脏和胸腺的重量,增强腹腔巨噬细胞的吞噬能力,并有调节内分泌、促进代谢及强壮、抗衰老与降压的作用;肉苁蓉苷 C 对小鼠的性行为和学习行为低下具有明显改善作用,肉苁蓉苷 D 具有抗氧化活性和抗肿瘤作用;肉苁蓉苷 E～H 具呈抗应激活性。

本品性温,味甘、咸。补肾阳,益精血,润肠通便。用于阳痿,不孕,腰膝酸软,筋骨无力,肠燥便秘。用量 6～9g。

穿心莲 Herba Andrographis

本品为爵床科植物穿心莲 *Andrographis paniculata* (Burm. f.) Nees 的干燥地上部分。主产于广东、福建等地,江西、湖南、广西、四川及上海亦有栽培。初秋茎叶茂盛时采割,晒干。

茎方柱形,多分枝,节稍膨大;单叶对生,叶柄短或近无柄,叶片皱缩,易碎,完整者展开后呈披针形或卵状披针形,先端渐尖,基部楔形下延,全缘或波状;上表面绿色,下表面灰绿色,两面光滑。气微,味极苦。

全草主含二萜内酯类化合物,以叶中含量最高,达 2%～5%,主要成分为穿心莲内酯(andrographolide)、新穿心莲内酯(neoandrographolide)、14-去氧-11-氧化穿心莲内酯、穿心莲内酯苷等;此外尚含黄酮类化合物如穿心莲黄酮(andrographin),汉黄芩素(wogonin),千层纸黄素 A(oroxylin A)等。本品具有广谱抗菌作用;其内酯具有解热抗炎作用;穿心莲注射液和穿心莲内酯对心肌缺血具有改善作用;对血小板聚集有明显抑制作用;穿心莲内酯是一种具有调节机体非特异免疫功能的免疫刺激剂。

本品性寒,味苦。清热解毒,凉血,消肿。用于感冒发热,咽喉肿痛,口舌生疮,顿咳劳嗽,泻泄痢疾,热淋涩痛,痈肿疮疡,毒蛇咬伤。用量 6～9g。外用适量。

车前草 Herba Plantaginis

本品为车前科植物车前 *Plantago asiatica* L. 或平车前 *P. depressa* Willd. 的干燥全草。车前产于全国各地;平车前主产于黑龙江、吉林、辽宁、河北、山东、山西、陕西、甘肃、内蒙古、青海等地。夏季采收,去尽泥土,晒干。

车前 根丛生,须状;叶基生,具长柄,叶片皱缩,展平后呈卵状椭圆形或宽卵形,表面灰绿色或污绿色,具明显弧形脉 5～7 条,先端钝或短尖,基部宽楔形,全缘或有不规则波状浅齿;穗状花序数条,花茎长;蒴果盖裂。气微香,味微苦。

平车前 主根直而长。叶片较狭,长椭圆形或椭圆状披针形。

主含车前苷(planlaginin)、高车前苷(homoplanlaginin)和桃叶珊瑚苷(aucubin),并含熊果酸、棕榈酸、β-谷甾醇等。车前草煎剂可使呼吸道黏液分泌明显增加,车前苷可促进支气管的分泌,使呼吸深而慢,有镇咳祛痰作用;全草对多种杆菌和金黄色葡萄球菌有抑制作用。

性寒,味甘。清热利尿,祛痰,凉血,解毒。用于水肿尿少,热淋涩痛,暑湿泻痢,痰热咳嗽,吐血,衄血,痈肿疮毒。用量干品 9~30g;鲜品 30~60g。

附:车前子 本品为车前或平车前的干燥成熟种子。呈椭圆形或不规则长圆形,略扁;表面黄棕色至黑褐色,有细皱纹,一面有灰白色凹点状种脐。气微,味淡,嚼之黏液性。主含大量黏液质及车前子酸。性微寒,味甘。清热利尿,明目,祛痰。

颠茄草 Herba Belladonnae

本品为茄科植物颠茄 *Atropa belladonna* L. 的干燥全草。原产于欧洲中南部,我国上海、山东、浙江等地栽培。花期至果期采挖,除去粗茎及泥沙,切段干燥。

根呈圆柱形或为割开的半圆柱形,稍扭曲;表面淡灰棕色,有纵向细皱纹和枝根痕,栓皮脱落处黄白色;质脆。茎呈圆柱形,表面黄绿色,有细纵皱纹和皮孔,皮孔点状;质脆,断面中空;幼茎表面被毛茸。叶片多皱缩破碎,平展后呈卵形或卵状椭圆形,黄绿色至深绿色,全缘,两面可见少量毛茸。花萼钟状,5 裂,花冠钟形,棕色或暗黄色。浆果类球形,内含多数细小扁肾形种子。气微,味微苦,辛。

叶主含莨菪烷类生物碱,总碱含量 0.1%~1.3%,其中 L-莨菪碱占总碱的 75%~90%,另含少量的东莨菪碱、颠茄碱、阿朴阿托品、去甲基莨菪碱以及东莨菪内酯等,此外尚含芸香苷和 δ-N-甲基-鸟氨酸。

本品为抗胆碱药,可镇痛,解除平滑肌痉挛,抑制腺体分泌,扩大瞳孔,用于胃肠及十二指肠溃疡、胃肠道、肾、胆绞痛等症。

败酱草 Herba Patriniae

本品为败酱科植物黄花败酱 *Patrinia scabiosaefolia* Fisch. 或白花败酱 *P. villosa* Juss. 的干燥带根全草。全国大部分地区有产,主产于四川、河北、河南、东北三省等地。春、秋两季采挖,洗净,阴干或晒干。

黄花败酱 根茎圆柱形,直径 2~5mm,节间短,不超过 2cm,带有细根;茎圆柱形,黄绿色至黄棕色,节明显,常有倒生粗毛,断面有髓或呈小空洞;叶片羽状深裂至全裂,裂片边缘有粗锯齿;枝端带有伞房状聚伞圆锥花序。气特异,味微苦。以根长、叶多、完整、色绿、气味浓者为佳。

白花败酱 根茎细长,直径 2~4mm,节间长 3~6cm。

黄花败酱含挥发油约 8%,油中主要成分为败酱烯(patrinene)和异败酱烯(isopatrinene),此外尚含肌醇、鞣质、糖类及微量生物碱;根茎及根含多量三萜皂苷如黄花败酱苷(scabioside)A、B、C、D、E、F、G 等。白花败酱中含挥发油,根及根茎含白花败酱苷(villoside)、番木鳖苷

(loganin)和莫诺苷(morroniside)等。本品对金黄色葡萄球菌、福氏痢疾杆菌、宋氏痢疾杆菌、伤寒杆菌、绿脓杆菌、大肠杆菌均有抑制作用;有明显的镇静作用;促进肝细胞再生,改善肝功能。

性凉,味辛、苦。清热解毒,祛痰排脓。用于阑尾炎,燥热便秘,痢疾,肠炎,肝炎,结膜炎,疔疮肿毒。用量6～15g。

半边莲 Herba Lobeliae Chinensis

本品为桔梗科植物半边莲 *Lobelia chinenses* Lour. 的干燥全草。产于华东、华南、西南、中南各省区。夏季采挖,去净泥沙,晒干。

药材常缠结成团。根茎表面淡棕黄色,平滑或有细纵纹。根细小,黄色,侧生纤细须根。茎细长,有分枝,灰绿色,节明显,有的可见附生的细根。叶互生,无柄,叶片多皱缩,绿褐色,展平后呈狭披针形,边缘具疏而浅的齿;花梗细长,花小,单生于叶腋,花冠基部筒状,上部5裂,偏向一边,浅紫红色,花冠筒内有白色茸毛;气微特异,味微甘而辛。以叶绿、根黄、无泥杂者为佳。

全草主含生物碱,主要成分为山梗菜碱(lobeline)、山梗菜酮碱(lobelanine)、山梗菜醇碱(lobelanidine)和异山梗菜酮碱等。根茎含山梗菜果聚糖(lobelinin)。全草有利尿作用;小鼠腹腔注射煎剂,可缩短出血时间;对某些致病真菌有抑制作用。

性平,味辛。清热解毒,利尿消肿。用于大腹水肿,面足浮肿,疮疖痈肿,蛇虫咬伤,晚期血吸虫病腹水。用量9～15g。

大 蓟 Herba Cirsii Japonici, Radix Cirsii Japonici

本品为菊科植物蓟 *Cirsium japonicum* DC. 的干燥地上部分或根。主产于安徽、山东、河北、江苏等省。夏、秋二季花开时采割地上部分;或秋季挖根,晒干。

根呈长纺锤形,常簇生而扭曲;表面暗褐色,有不规则纵皱纹,断面粗糙,灰白色;茎呈圆柱形,表面绿褐色或棕褐色,有数条纵棱,被丝状毛,断面灰白色,髓部疏松或中空;叶皱缩,完整叶片展平后呈倒披针形或倒卵状椭圆形,羽状深裂,边缘具不等长的针刺,上表面灰绿色或黄棕色,下表面颜色较浅,两面均具有灰白色丝状毛;头状花序顶生,球形或椭圆形,总苞黄褐色,羽状冠毛灰白色。气微,味淡。

叶含柳穿鱼苷(pectolinarin)约2.1%,此外尚含芦丁和绿原酸。根含香豆素类化合物。本品煎剂对甲型链球菌、福氏痢疾杆菌和人型结核杆菌有抑制作用;有降压作用。

性凉,味甘、苦。凉血止血,祛淤消肿。用于衄血,吐血,便血,尿血,崩漏下血,外伤出血,痈肿疮毒。用量9～15g,外用鲜品适量。

小 蓟 Herba Cirsii

本品为菊科植物刺儿菜 *Cirsium setosum*(Willd.)MB. 的干燥地上部分,全国各地均有分布。夏秋二季花开时采割,除去杂质,晒干。

茎圆柱形,有的上部分枝,表面灰绿色或带紫色,具纵棱及白色茸毛,质脆,断面中空;叶互生，叶片皱缩或破碎，完整者展平后呈长椭圆形或长圆状披针形，全缘或微齿裂至羽状深裂，齿尖具针刺，上表面绿褐色，下表面灰绿色，两面均具白色茸毛；头状花序单个或数个顶生，总苞钟状，苞片5～8层，黄绿色，花紫红色。气微，味微苦。以色绿、叶多者为佳。

全草含刺槐素-7-鼠李糖葡萄糖苷(acacetin-7-rhamnoglucoside)、芦丁(rutin)，原儿茶酸、咖啡酸及绿原酸，尚含少量生物碱和皂苷。水煎液及醚提部分能缩短小鼠凝血时间；煎剂对溶血性链球菌、肺炎双球菌及白喉杆菌有一定抑制作用；煎剂对毁脊髓大鼠有升压作用。

本品性凉，味甘、苦。凉血止血，祛淤消肿。用于吐血，衄血，尿血，便血，崩漏下血，外伤出血，痈肿疮毒。用量4.5～9g；外用鲜品适量。

青蒿 Herba Artemisiae Annuae

本品为菊科植物黄花蒿 *Artemisia annua* L. 的干燥地上部分。全国各地均有分布。秋季花盛开时采割，除去老茎，阴干。

茎圆柱形，上部多分枝，表面黄绿色或棕黄色，具纵棱线，质略硬，折断面粗糙，中央有白色的髓。叶互生，暗绿色或棕绿色，卷缩易碎，叶完整者展平后为三回羽状深裂，裂片及小裂片矩圆形或长椭圆形，两面被短毛。香气特异，味微苦。

含多种倍半萜内酯如青蒿素(arteannuine)，青蒿甲素、乙素、丙素、丁素、戊素(qinghaosu I- V)，青蒿酸、青蒿酸甲酯、青蒿醇等，此外尚含香豆素、黄酮类成分及挥发油。青蒿素有显著抗疟疾活性，与目前的抗疟药比较，具速效低毒特点，特别在救治脑型疟和抗氯喹恶性疟方面具突出优越性；青蒿素可提高淋巴细胞的转化率，促进体细胞免疫作用；青蒿酸对金黄色葡萄球菌、宋氏痢疾杆菌有抑制作用；青蒿素挥发油有镇咳、祛痰、平喘作用，对慢性支气管炎有效。

本品性寒，味苦、辛。清热解暑，除蒸，截疟。用于暑邪发热，阴虚发热，夜热早凉，骨蒸劳热，疟疾寒热，湿热黄疸。用量6～12g。

佩兰 Herba Eupatorii

本品为菊科植物佩兰 *Eupatorium fortunei* Turcz. 的干燥地上部分。主产于河北、江苏、安徽、山东等地，以江苏产量较大。夏、秋二季分两次采割，除净杂质，晒干。

茎圆柱形，表面黄棕色或黄绿色，有的带紫色，有明显的节及纵棱线，质脆，断面纤维状，髓部白色或中空；叶对生，有柄，叶片多皱缩，绿褐色，完整叶片3裂或不分裂，分裂者中间裂片较大，展平后呈披针形或长圆状披针形，基部狭窄，边缘有锯齿；不分裂者展平呈卵圆形，卵状披针形或椭圆形。气芳香，味微苦。以质嫩、叶多，色绿、香气浓者为佳。

全草含挥发油0.5%～2%，油中含对-聚伞花素(p-cymene)、乙酸橙花酯(neryl acetate)和5-甲基麝香草醚(5-methy thymol ether)等；此外尚含延胡索酸、琥珀酸、甘露醇、麝香草氢醌、蒲公英甾醇乙酸酯及蒲公英甾醇(taraxasterol)等化合物。其挥发油及油中所含对-聚伞花素及乙酸橙花酯对流感病毒有直接抑制作用；并有明显的祛痰作用。

本品性平，味辛。芳香化湿，醒脾开胃，发表解暑。用于湿浊中阻，脘痞呕恶，口中甜腻，口臭，多涎，暑湿表症，头胀胸闷。用量3～9g。

蒲公英 Herba Taraxaci

本品为菊科植物蒲公英 *Taraxacum mongolicum* Hand.-MaZZ.、碱地蒲公英 *T. sinicum* Kitag. 或同属多种植物的干燥全草。全国各地均有野生。夏至秋季花初开时采挖,除去杂质,洗净,晒干。

呈皱缩卷曲的团块;根呈圆锥状,多弯曲,表面棕褐色,根头部有棕褐色或黄白色的茸毛,有的已脱落;叶基生,绿褐色或暗灰色,多皱缩破碎,完整叶片倒披针形,边缘浅裂或羽状分裂,基部渐狭,下延成柄状,下表面主脉明显;花茎1至数条,每条顶生头状花序,总苞片数层,黄冠黄褐色或淡黄白色,有的可见多数具白色冠毛的长椭圆形瘦果。气微,味微苦。以叶多、色绿、根长者为佳。

全草含蒲公英甾醇(taraxasterol)、蒲公英甾醇乙酸酯等三萜类成分和咖啡酸、绿原酸等有机酸,此外,尚含黄酮、香豆精、倍半萜内酯类化合物、色素、挥发油和菊糖等。本品具有广谱抗菌作用,对革兰氏阳性菌、革兰氏阴性菌、真菌、螺旋体和病毒均有不同程度的抑制作用;有利胆保肝作用。

性寒,味苦、甘。清热解毒,消肿散结,利尿通淋。用于疔疮肿毒,乳痈,瘰疬,目赤,咽痛,肺痈,肠痈,湿热黄疸,热淋涩痛。用量9～15g,外用鲜品适量,捣敷或煎汤熏洗患处。

淡竹叶 Herba Lophatheri

本品为禾本科植物淡竹叶 *Lophatherum gracile* Brongn. 的干燥茎叶。主产于浙江、安徽、湖南、四川、湖北、广东、江西等地。以浙江产量较大,品质亦佳。夏季未抽花穗前采割,晒干。

茎圆柱形,有节,表面淡黄绿色,断面中空;叶鞘开裂,叶片披针形,有的皱缩卷曲,长5～20cm,宽1～2.5cm;浅绿色或黄绿色,叶脉平行,具横形小脉,形成长方形的网络状,下表面尤为明显;气微,味淡。以叶大、质轻、色绿、不带根及花穗者为佳。

本品茎叶含三萜类和甾类物质芦竹素(arundoin)、白茅素(cylindrin)、无羁萜(friedelin)以及β-谷甾醇、菜油甾醇、蒲公英甾醇等。其煎剂具有解热作用;有一定利尿作用,能明显增加尿中氯化物的含量;对金黄色葡萄球菌有一定的抑菌作用。

性寒,味甘、淡。清热除烦,利尿。用于热病烦渴,小便赤涩淋痛,口舌生疮。用量6～9g。

石 斛 Herba Dendrobii

本品为兰科植物环草石斛 *Dendrobium loddigesii* Rolfe.、金钗石斛 *D. nobile* Lindl.、马鞭石斛 *D. fimbriatum Hook*. var. *oculatum* Hook.、黄草石斛 *D. chrysanthum* Wall. 和铁皮石斛 *D. candidum* Wall. ex Lindl. 的新鲜或干燥茎。主产于广西、贵州、云南、安徽、四川等省区。全年均可采收,鲜用者以春末夏初和秋季采者为佳,除去根和泥沙。干用者采收后,除去杂质,用开水略烫或烘软,再边搓边烘晒,至叶鞘搓净,干燥。铁皮石斛剪去部分须根后,边炒边扭成螺旋形或弹簧状,烘干,习称"耳环石斛"。

环草石斛 细长圆柱形,常弯曲或盘绕成团,表面金黄色,有光泽,具细纵纹,质柔韧而实,断面较平坦，无臭，味淡。

马鞭石斛　表面黄色至暗黄色，质疏松，断面纤维性，味微苦。

黄草石斛　表面金黄色至淡黄褐色，体轻质实，断面略呈纤维性，嚼之有黏性。

耳环石斛　呈螺旋状或弹簧状，表面黄绿色，质坚实，易折断，断面平坦，嚼之有黏性。

金钗石斛　表面金黄色或绿黄色，具深纵沟，质硬而脆，断面较平坦；味苦。干品均以色金黄、有光泽、质柔韧者为佳。

石斛含总生物碱 0.3%～0.8%，主要为石斛碱（dendrobine）、石斛次碱（nobilonine），另有6-羟基石斛碱、石斛醚碱、6-羟基石斛醚碱、4-羟基石斛醚碱、石斛酯碱及五种季铵生物碱；此外尚含蒽醌类成分石斛醌（denbinobin）及倍半萜类成分次甲基石斛素（nobilomethylene）等。石斛煎剂能促进胃液分泌，助消化；对阿托品诱导的"津伤"动物有明显的抗津伤作用；对 Na^+、K^+-ATP 酶有抑制作用，有解热功能；石斛碱有升高血糖，降低血压，减弱心肌收缩力，抑制呼吸以及弱的退热止痛作用。

本品性微寒，味甘。滋阴清热，养胃生津。用于热病伤津，口干烦渴，食少干呕，病后虚热，目暗不明。用量，鲜品 15～30g；干品 6～12g。

第八节　藻菌类

一、藻菌类生药的基础知识

藻菌类生药包括藻类植物的干燥植物体；菌类植物的干燥子实体或菌核；或为寄生与某些昆虫上的菌类与昆虫的复合体；也有藻菌共生体。鉴别此类生药需要掌握藻类植物和菌类植物的有关基础知识。

藻类和菌类植物同属于低等植物，它们的共同特点是：植物体结构简单，没有根、茎、叶和组织的分化；生殖"器官"一般由单细胞构成；在有性生殖过程中，由同型配子、异型配子或精子和卵子结合成的合子或受精卵直接发育成植物体或先产生孢子，再由孢子萌发成新的植物体；整个有性生殖过程不经过胚的阶段。

1. 藻类植物　藻类植物为自养型低等植物，通常含有光合色素，能进行光合作用，利用太阳能将无机物转化为有机物，供自身生长和新陈代谢所需的营养物质而营独立生活方式。

藻类植物的植物体通常称藻体，藻体有单细胞的、多细胞群体或多细胞植物体，小的藻体要在显微镜下方可看见，大者可达数十米或上百米（如巨藻）。我们常见的海带，属褐藻门植物，是一种较大的藻类。藻类植物根据所含光合色素种类、贮存营养物质的不同、细胞壁的组成成分不同以及鞭毛的着生位置、数量和类型、生殖方式不同等，分为裸藻、绿藻、轮藻、金藻、甲藻、褐藻、红藻和蓝藻八个门。藻类药材主要来源于褐藻门和红藻门植物的干燥藻体。少数蓝藻和绿藻也有药用价值。这些藻类一般为多细胞植物体，藻体一般较大，基部有附着器（外形似根，也称假根）固着在基质上，中间有短柄与叶状体相连。这些藻类大多生活在海水中，具有海水中选择吸收碘的能力，因而含碘量较高。常见药材有海藻、昆布等。

2. 菌类植物　菌类植物不含叶绿素和其他光合色素，没有利用太阳能将无机物合成有机物的能力，主要营寄生和腐生生活，因此，为异养型植物。菌类植物共分为细菌门、真菌门和黏菌门三个门，它们之间在形态结构和繁殖方式上有很大差别，彼此之间并没有多少亲缘关系，把它们放在一起，只是为了叙述的方便。在药材上主要应用真菌门植物。

真菌是一类有细胞核结构、无质体、不含光合色素的异养型植物。真菌的营养体除典型的单细胞真菌外，均由菌丝组成，多数菌丝组成的菌体称菌丝体。菌丝有分枝的和不分枝的两种情况。真菌的细胞壁有的纯由纤维素所组成（低等真菌）或由纤维素与几丁质共同组成（高等真菌）。在不良环境下，菌丝互相密结形成菌丝组织体，常见的有根状菌索、子座和菌核，根状菌索是菌丝密结而成的绳索状物；子座是容纳子实体的褥垫；菌核是由拟薄壁组织和疏丝组织组成，质地紧密而坚硬，能抵抗不良环境，待环境良好时又可萌发成菌丝体或子实体。

高等真菌在进行有性繁殖过程中，因种类不同，可形成不同类型、不同形状和大小不等的子实体。子囊菌纲的子实体称为子囊果；担子菌纲的子实体称为担子果。如药用的冬虫夏草就是带寄主的子囊果；灵芝、银耳和各类食用蘑菇均为担子果。

3. 地衣类　地衣是一类特殊的植物，它是藻类和真菌的共生体。因而在形态、结构、繁殖方式等方面均具有特殊性。组成地衣的藻类主要为蓝藻和绿藻；共生真菌大多为子囊菌纲和少数担子菌纲的某些种类。地衣中的藻类进行光合作用，制造养料供给整个植物体；而菌类则吸收水分和无机盐为藻类的光合作用提供原料，并使植物体保持一定的湿度。

地衣类植物的形态、结构常随植物种类而异。壳状地衣一般呈壳状；由髓层菌丝牢固地紧贴于基物上，有一定的颜色和花纹，很难由基物上剥离。叶状地衣呈片状，四周有瓣状裂片，下面有根状菌丝或脐附着于基物上，常易于与基物分离。如生长在岩石上或树上的梅花衣属植物。枝状地衣呈树枝状，直立或下垂，仅以其基部附着于基物上。

地衣类植物的内部构造可分为上皮层、藻胞层、髓层和下皮层。上下皮层由横向分裂的菌丝紧密交织而成，特称为假皮层。假皮层有的由假薄壁组织组成，有的由长轴组织或疏丝组织组成，也有的由纤维状组织组成。地衣所呈现的颜色主要是上皮层细胞中含有大量的色素。藻胞层位于上皮层下，此层分布着藻细胞，若藻细胞和菌丝细胞成层排列者则称为异层地衣，如藻细胞和菌丝细胞混生成散乱分布则称为同层地衣。髓层位于藻胞层下，下皮层之上，由菌丝细胞构成。菌丝间有很大的间隙。同层地衣则无藻胞层和髓层的区别。壳装地衣无皮层或仅有上皮层；叶状地衣一般都具有上下皮层。枝装地衣的内部构造成辐射状，有致密的外皮层，藻胞层及中轴髓，如松萝等。常见的地衣药材有石花、松萝等。

二、重点生药

冬虫夏草　Cordyceps

（英）Chinese Caterpillar Fungus

本品为较常用名贵中药。始载于《本草从新》：“冬虫夏草，四川嘉定府所产者最佳，云南、贵州所产者次之。冬在土中，身活如老蚕，有毛能动，至夏则毛出土上，连身俱化为草。”

【来源】 本品为麦角菌科真菌冬虫夏草菌 *Cordyceps sinensis*（Burk.）Sacc. 寄生在蝙蝠蛾科昆虫蝙蝠蛾幼虫上的子座及幼虫尸体的复合体。

【植物形态】 子囊菌的子实体从寄主幼虫的头部生出，通常单一，偶有 2～3 个，呈细长棒球棍状，长 4～11cm，下面不育柄部分长 3～8cm，上面膨大部分为子座，近圆筒形，表面灰棕色，长 1.5～3.5cm，直径 2～4mm，幼虫内部中间充塞，成熟后中空(图 7-68①)。

【采制】 夏初子座出土，孢子未散发时挖取，晒至六七成干。除去似纤维状的附着物及杂质，晒干或低温干燥。出口品再喷黄酒软化，整理平直，7～8 条扎成小把，再用微火烘干。

【产地】 主产于四川西北部、青海、西藏东南部。此外，甘肃东南部、贵州、云南也产。

【性状】 本品由虫体和从虫头部长出的真菌子座相连而成。虫体似蚕，长 3～5cm，直径 0.3～0.8cm；表面深黄色至黄棕色，有环纹 20～30 个，近头部的环纹较细，头部红棕色；足 8 对，中部 4 对较明显；质脆，易折断，断面略平坦，淡黄白色。子座细长圆柱形，长 4～7cm，直径约 0.3cm；表面深棕色至棕褐色，有细纵皱纹，上部稍膨大；质柔软，断面类白色。气微腥，味微苦(图 7-68①)。

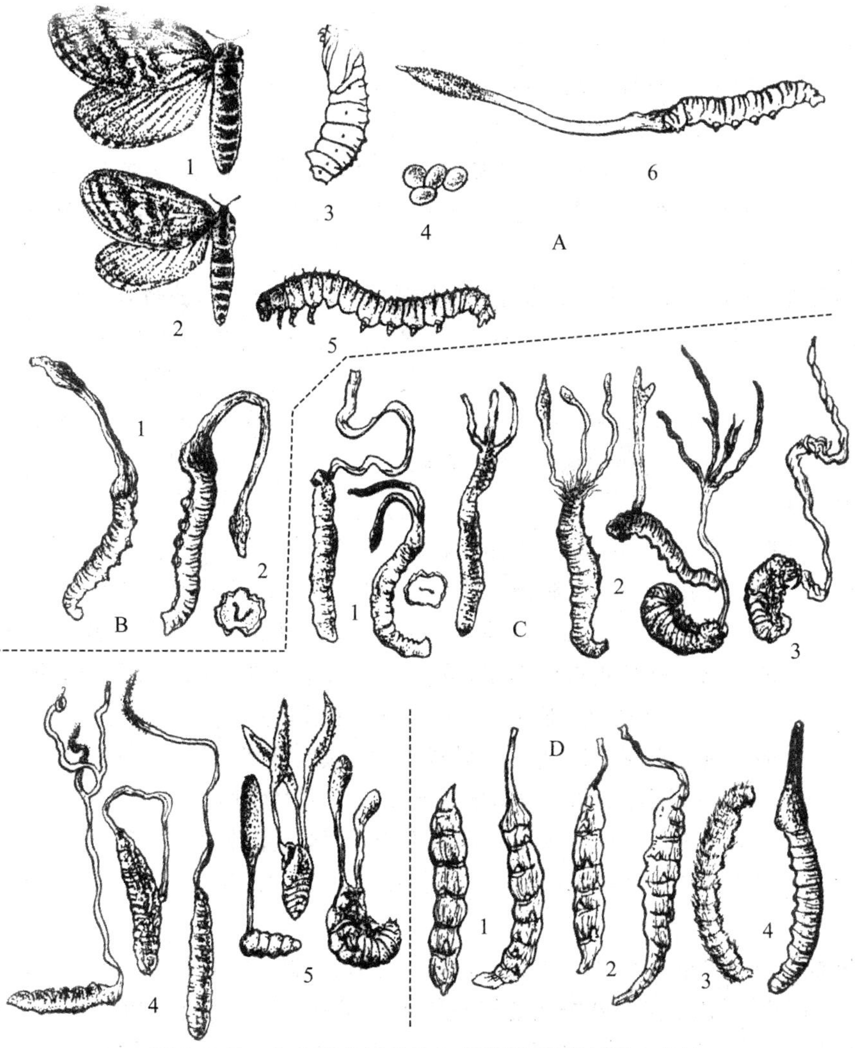

图 7-68①　冬虫夏草原植物和药材图(附类似品和伪品)

A. 原植物图(1. 蝙蝠蛾雌体 2. 雄体 3. 蛹 4. 卵　5. 成虫　6. 冬虫夏草鲜品)　B. 冬虫夏草药材(1. 药材个子　2. 横切面)　C. 冬虫夏草类似品(1. 亚香奉虫草　2. 凉山虫草　3. 蛹虫草　4. 分枝虫草　5. 秦巴蛹虫草)　D. 伪品(1. 地蚕　2. 地笋　3. 僵蚕　4. 人工模制品)

【显微特征】

虫体横切面　表皮上单细胞刚毛多见，足部表皮刚毛先端圆钝，其内菌丝交织，中部可见有内脏器官残迹，周围有肌肉层。

子座横切面　周围由卵形至椭圆形子囊壳组成，常一列，下半部埋于凹陷的子座内。子囊壳内有多数线形子囊，每个子囊内又有2～8条线形的子囊孢子。中央充满菌丝，其间有裂隙(图7-68②)。

【化学成分】　主要有核苷类化合物，如腺苷(adenosine)、腺嘌呤、次黄嘌呤核苷、尿嘧啶、胸腺嘧啶、尿嘧啶脱氧核苷等；甾醇类化合物如麦角甾醇、麦角甾醇过氧化物；另含D-甘露醇(D-mannitol)(7%～9%)；水溶性多糖为半乳甘露聚糖，系由D-半乳糖与D-甘露糖以分子比1∶1所组成。此外还含粗蛋白(25%)、氨基酸及环肽类化合物如L-甘氨酰基-L-脯氨酰基环二肽。近年由于天然资源日益稀少，已大力开展人工虫草菌丝的培养，培养菌丝体的化学成分与天然虫草基本相似。

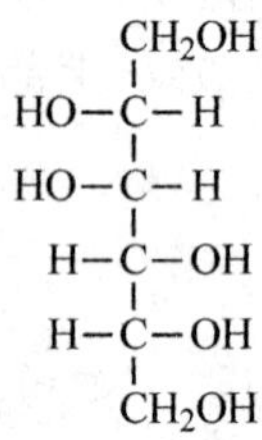

D-甘露醇

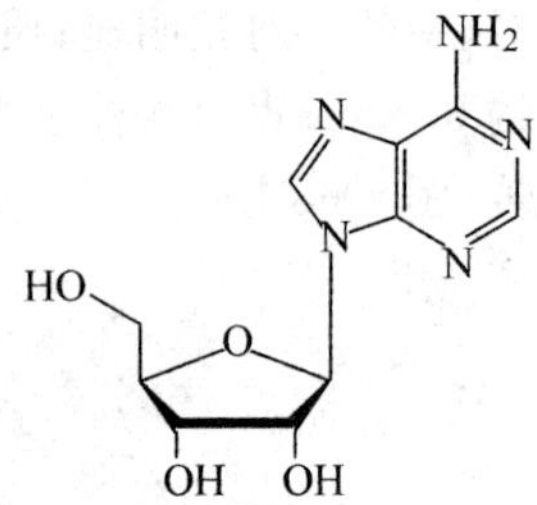

腺苷

【理化鉴定】　取样品粉末1g，用乙醚溶出杂质后，用氯仿提取，滤过，滤液挥去氯仿，滴加冰醋酸2滴，再加乙酸酐2滴，最后加浓硫酸1～2滴。冬虫夏草显棕黄色→红紫色→黑绿色。(检查甾醇类)

【品质评价】　传统认为：完整，虫体丰满肥大，外色黄亮、内色玉白，子座全者为佳。2010年版药典规定：用高效液相色谱法测定，本品含腺苷($C_{10}H_{13}N_5O_4$)不得少于0.010%。

【药理作用】

1. 对呼吸系统的作用　水提液对离体豚鼠肺支气管平滑肌有明显扩张作用。

2. 对心血管系统的作用　虫草制剂可使离体豚鼠和兔心心率减慢，心输出量和冠状动脉流量增加；对抗乌头碱引起的大鼠心律失常；可明显降低血清胆固醇含量及血浆β-脂蛋白。

3. 对内分泌的影响　有雄激素样作用，可使去势幼年雄性大鼠精囊增加，使雄性小鼠血浆皮质醇含量增高；还可增高肾上腺胆固醇含量，使肾上腺增重。

4. 对肾功能的影响　虫草菌制剂可降低肾炎蛋白尿，提高血清锌含量，降低铜/锌比值，使血尿明显好转，并促进肾小管功能改善，加快肾功能恢复之作用。

5. 对免疫系统的作用　对体液免疫有调节作用，可提高氢化可的松所致免疫抑制状态小鼠的血清溶血素及脾细胞免疫溶血活性。在细胞免疫方面，虫草醇提物可使小鼠脾脏T淋巴细胞增殖。

6. 抗肿瘤作用　虫草制剂可抑制小鼠S-180肉瘤、小鼠Lewies肺癌、小鼠MA-737乳腺癌等肿瘤生长；同时还能增强环磷酰胺的抗癌作用。其中的环肽类化合物L-甘氨酰基-L-脯氨酰基环二肽具有抗癌和增强免疫的生理活性；麦角甾醇过氧化物5α,8α-双氧化-24(R)-甲基胆甾-6,22-间-3β-D-吡喃葡萄糖苷和5,6-环氧-24(R)-甲基胆甾-7,22-间-3β-醇能有效地抑制多种肿瘤细胞的传代增殖。

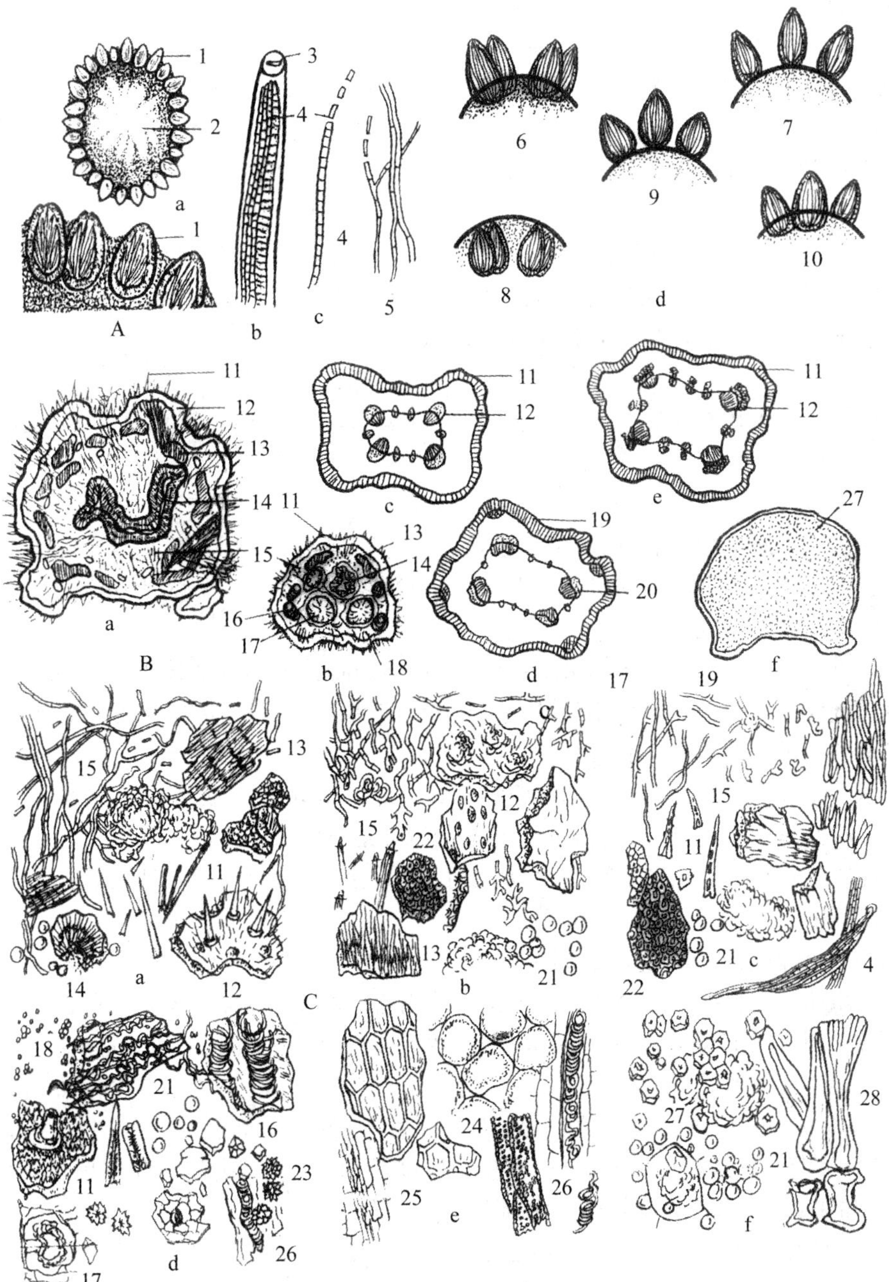

图 7-68② 冬虫夏草及其类似品及伪品组织和粉末图

A. 冬虫夏草座横切面简图(a. 子座的结构 b. 子囊壳形状和着生方式 c. 子囊孢子) B. 冬虫夏草和伪品的横切面简图(a. 冬虫夏草 b. 僵蚕 c. 地蚕 d. 草食蚕 e. 地笋 f. 人工模制品 b-f. 为伪品) C. 冬虫夏草和其类似品及伪品粉末图(a. 冬虫夏草 b. 亚香棒虫草 c. 凉山虫草 d. 僵蚕 e. 地蚕 f. 人工制品)(b～c 为类似品 ,d～f 为伪品) 1. 子囊壳 2. 子座 3. 子囊壳孔 4. 子囊孢子 5. 冬虫夏草菌丝 6. 冬虫夏草子子囊壳 7. 亚香棒虫草子囊壳 8. 凉山虫草子囊壳 9. 蛹草子囊壳 10. 秦巴蛹草子囊壳 11. 刚毛 12. 体壁 13. 肌肉层 14. 内脏(消化道) 15. 菌丝 16. 气管 17. 丝腺体 18. 白僵蚕分生孢子 19. 表皮 20. 纤维束 21. 油滴 22. 子囊壳碎片 23. 丝腺环内草酸钙结晶 24. 薄壁细胞 25. 后生表皮 26. 导管 27. 淀粉粒 28. 黄豆粒状细胞

【性味功效】 性平，味甘。归肺、肾经。属于补阳药。补肺益肾，止血化痰。用于久咳虚喘，劳嗽咯血，阳痿遗精，腰膝酸痛。用量 3～9g。

【开发应用】 利用冬虫夏草及其人工培养菌丝体已开发出多种药品和保健食品。如"金水宝"胶囊用于治疗慢性支气管炎、高脂血症，以及阳痿、早泄、月经不调、性功能低下等病症；"宁心宝"胶囊用于治疗慢性心律失常患者；"至灵"胶囊治疗支气管炎、哮喘；"虫草"胶囊主治原发性血小板减少症和慢性阻塞性肺病；"虫草菌"胶囊治疗甲状腺机能减退症、心绞痛、变态反应性鼻炎、慢性支气管炎及用于抗肿瘤的辅助用药；"心肝宝"胶囊治疗肝炎。用冬虫夏草菌丝体干粉（百令胶囊）用于慢性肾炎患者的辅助治疗；日本学者从冬虫夏草培养液中提取的抗生素成分经化学修饰合成新型免疫抑制剂 FTR-720。

【附注】

冬虫夏草是名贵稀有中药，由于需求量大，市场上出现多种同属虫草和其伪品，应注意鉴别。

1. 亚香棒虫草 *C. hawkesii* Cray 虫体较细，长 5～8cm，多弯曲，黑色，足大小较一致，多萎缩，分节不明显；子座单生或有分枝，茶褐色，较细长、弯曲，先端多不膨大。子囊壳烧瓶状，伸出子座表层。所含成分和功效与冬虫夏草相似，但普遍出现头昏、恶心、呕吐等不良反应。湖南、安徽、广西等省地有混用。

2. 凉山虫草 *C. liangshanensis* Zong liu et Hu Sp nov. 虫体较细长或粗短，外表棕黑色或黑褐色，被绣色绒毛，分节和足均不明显；子座细长，弯曲，多单生，偶有分枝。子囊壳椭圆形，常双层埋于子座内。四川地区有混用。

3. 分枝虫草 *C. ramose* Teng. 虫体较短粗，皱缩，外表黄褐色或黑褐色。子座分枝，常在颈部伸出。断面外层黑色，中央黄白色。子囊壳环层完全埋于子座内。气清香，微腥，味微苦。

还发现有蛹虫草、秦巴蛹虫草、蝇虫草、蛾虫草、蜂虫草、蚁虫草等多种虫草。

目前市场上发现的伪品有以下几种：

1. 唇形科植物地蚕 *Stachys geobombycis* C. Y. Wu、草石蚕 *Stachys sieboldii* Miq. 及地笋 *Lycopus lucidus* Turez. 的块茎充当冬虫夏草出售。主要区别：块茎上虽分节，但节上有三角的膜质鳞片和点状芽痕。横切面：外有表皮，内有皮层和中柱维管束和髓管植物块茎的组织结构。荧光灯下可见有暗蓝紫色荧光。

2. 僵蚕 *Bombyx batryticatus* 和多种昆虫的蛹，和冬虫夏草的主要区别：头部无子座伸出，外表多为灰白色或灰黑色，表面具白粉霜。尾部呈两分歧状，断面中间棕黑色，有光泽，有 4 个亮圈。粉末镜检，僵蚕有丝腺体和白僵菌的分生孢子。

3. 人工模制品 为玉米、黄豆粉等加工染色模压而成。"虫体"和"子座"虽有些相似，但形态和分节多很呆板不自然；胸腹部足多对，大小一致。断面粉白色，无角质内脏；显微粉末观察全是淀粉粒和豆类柱状细胞及油滴等。

茯 苓 Poria

（英）Indian Bread

本品为常用中药。始载于《神农本草经》，列为上品。李时珍曰："茯苓又名茯灵，因为松元神灵之气伏结而成"。本品不同部位，可做多种药材用，名称和功效不同，应注意识别。

【来源】 为多孔菌科真菌茯苓 *Poria cocos*(Schw.)Wolf 的干燥菌核。

【植物形态】 为多年生寄生或腐寄生真菌。多寄生于松科植物赤松或马尾松等树根上，伸入地下 20～30cm，菌核呈球形，椭圆形或长圆形，小者如拳，大者直径 20～30cm 或更大。表面黑褐色，断面近外皮带粉红色，内部白色。子实体伞形，直径 0.5～2mm，附生与菌核表面，薄层状，初生白色，久则变浅褐色，菌管单层，多数，孔为多角形，孔缘渐变为菌齿(图 7-69①)。

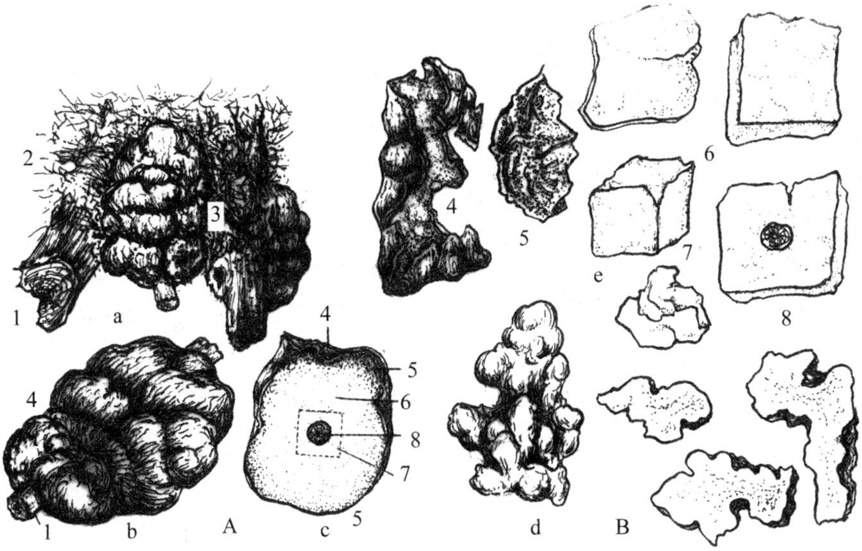

图 7-69① 茯苓原植物和药材图(附猪苓)

A. 茯苓 B. 猪苓 a. 茯苓生境 b. 茯苓药材个子 c. 茯苓横切面 d. 猪苓药材个子 e. 茯苓饮片 f. 猪苓饮片

1. 松木 2. 茯苓菌丝 3. 茯苓 4. 茯苓皮 5. 赤茯苓 6. 白茯苓(或茯苓片) 7. 茯苓块 8. 茯神

【产地】 主产于云南、安徽、湖北、河南、陕西等省区，以云南产品质最佳，称“云苓”，以安徽产量最大，称“安苓”。

【采制】 多于 7～9 月采挖，挖出后除去泥沙，堆置“发汗”后，摊开晾至表面干燥，再“发汗”，反复数次至现皱纹，内部水分大部分散失后，阴干，称为“茯苓个”。若将鲜茯苓按不同部位切制，阴干，分别称为“茯苓皮”和“茯苓块”。

【性状】

茯苓个 呈类球形、椭圆形、扁球形或不规则团块，大小不一。外皮薄而粗糙，棕褐色至黑褐色，有明显的皱缩纹理。体重，质坚实，断面颗粒性，有的具裂隙，外层淡棕色，内部白色，少数淡红色，有的中间抱有松根。无臭，味淡，嚼之黏牙(图 7-69①)。

茯苓皮 为削下的茯苓外皮，形状大小不一。外面棕褐色或黑褐色，内面白色或淡棕色。质较松软，略具弹性。

茯苓块 为去皮后切制的茯苓，呈块片状，大小不一。白色、淡红色或淡棕色。

【品质评价】 传统认为:茯苓个以体重坚实，外皮黑褐色，有光泽无裂隙、断面白色细腻、黏牙力强者为好。

【显微特征】

粉末 灰白色。①不规则颗粒状团块及分枝状团块，无色，遇水合氯醛液渐溶化。②菌丝无色或淡棕色，细长，稍弯曲，有分枝，直径 3～8μm，少数至 16μm（图 7-69②）。

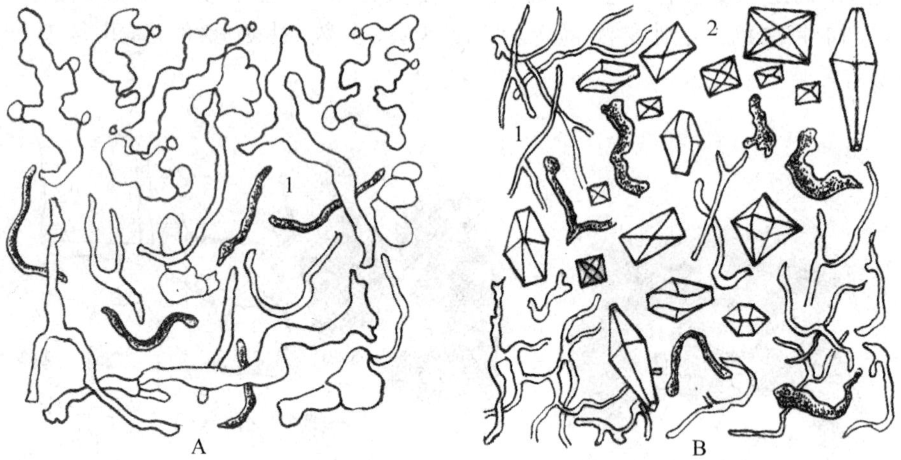

图 7-69② 茯苓和猪苓粉末图

A. 茯苓 B. 猪苓 1. 菌丝 2. 草酸钙结晶

【化学成分】 菌核主要含 β-茯苓聚糖，含量高达 93%，为具有 β-(1→6)吡喃葡聚糖支链的 β-(1→3)吡喃葡聚糖，切断支链成 β-(1→3)葡聚糖，称茯苓次聚糖（常称茯苓多糖），具抗肿瘤活性。茯苓三萜类成分有三种类型：羊毛甾-8-烯型三萜、羊毛甾-7,9(11)二烯型三萜和 3、4-开环-羊毛甾-7,9(11)二烯型三萜，如茯苓酸（pachymic acid）、土莫酸（tumulosic acid）、齿孔酸（eburicoic acid）、松苓酸（pinicolic acid）、松苓新酸等，此外尚含树胶、甲壳质、蛋白质、脂肪、麦角甾醇、卵磷脂、葡萄糖、腺嘌呤、组氨酸、胆碱、β-茯苓聚糖酶、蛋白酶等。

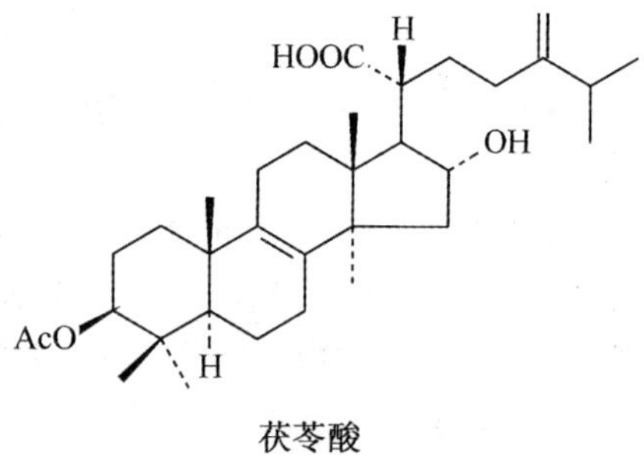

茯苓酸

【理化鉴定】

1. 取本品粉末 1g，加丙酮 10mL，加热回流 10 分钟，滤过，滤液蒸干，残渣加冰醋酸 1mL 使溶解，再加硫酸 1 滴，显淡红色，后变为淡褐色。

2. 取茯苓片或粉末少量，加碘化钾碘试液 1 滴，显深红色。

【药理作用】

1. 茯苓煎剂对金黄色葡萄球菌、变形杆菌、大肠杆菌均有抑制作用，醇提物在体外能杀死钩端螺旋体。

2. 茯神煎剂有镇静作用。

3. 茯苓次聚糖溶液给小鼠腹腔注射，对小鼠肉瘤 S 180，子宫颈癌均有不同程度的抑制作用。对环磷酰胺所致的大白鼠白细胞减少有回升作用。

4. 茯苓多糖能增强动物体内巨噬细胞的吞噬能力，能激活 T 淋巴细胞和 B 淋巴细胞，具有一定的增强免疫功能的作用。

5. 茯苓三萜类成分具有抗肿瘤、抗炎和免疫作用。

【性味功效】 性平，味甘、淡。归心、肺、脾、肾经。属于利水渗湿药，利水渗湿，健脾宁心。用于水肿尿少，痰饮眩悸，脾虚食少，便溏泄泻，心神不宁，惊悸失眠。用量 9～15g。

【开发应用】 茯苓多糖制剂用于抗肿瘤，羧甲基茯苓多糖（钠）治疗癌症和肝炎；茯苓的复方制剂用以治疗失眠。

猪　苓　Polyporus

本品为常用中药。始载于《神农本草经》，列为中品。陶弘景谓："其块黑似猪屎，故以名之。"

【来源】 为多孔菌科真菌猪苓 *Polyporus umbellatus*（Pers.）Fries 的干燥菌核。

【植物形态】 多年生真菌。常寄生于壳斗科植物桦树和椴树等树根上。菌核体呈不规则的块状或球状，表面凹凸不平，具瘤状突起及皱纹，棕黑色或黑褐色，断面白色至淡褐色，半木质化，较轻。子实体从地下菌核内生出，常多数合生；菌柄基部相连或多分枝，形成一丛菌盖，伞形或伞状半圆形。菌盖圆形，肉质，中部凹陷成脐状，表面灰白色或浅褐色，无环纹，边缘薄而锐，内卷；菌管与菌肉白色。担孢子卵圆形。子实体在夏季形成（图 7-69①）。

【采制】 春、秋二季采挖，除去泥土，晒干。

【产地】 主产于陕西、云南，河南、山西、河北、四川等省亦产。以陕西产者质量最佳。

【性状】 本品呈条形、类圆形或扁块状，有的有分枝，长 5～25cm，直径 2～6cm。表面黑色、灰黑色或棕黑色，皱缩或有瘤状突起。体轻，质硬。断面类白色或黄色，略呈颗粒状。气微，味淡（图 7-69①）。

以个大、皮黑、肉白、体较重者为佳。

【显微特征】

切面：①全体为菌丝紧密交织而成。②外层厚 27～54μm，菌丝棕色，不易分离；内部菌丝无色，弯曲，直径 2～10μm，有的可见横隔，有分枝或呈结节状膨大。③菌丝间有众多草酸钙方晶，大多呈正方八面体形，规则的双锥八面体形或不规则多面体，直径 3～60μm，长至 68μm，有时数个结晶集合（图 7-69②）。

【化学成分】 含麦角甾醇（ergosterol）、α-羟基-二十四碳酸，水溶性多聚糖为葡聚糖（glucan），名为猪苓多糖，此外还含有维生素 H 和粗蛋白等。

【理化鉴定】 取本品粉末 1g，加稀盐酸 10mL，置水浴上煮沸 15 分钟，搅拌，成黏胶状。另取本品粉末少量，加氢氧化钠溶液（1→5）适量，搅拌，呈悬浮状，

【药理作用】

1. 猪苓煎剂有利尿作用。

2. 猪苓的醇提取物对金黄色葡萄球菌、大肠杆菌有抑菌作用。

3. 猪苓多糖可使高龄细胞的 DNA 含量增多，可能有延缓衰老作用。

4. 猪苓多糖是一种非特异性免疫刺激剂，能显著加强网状内皮系统吞噬细胞的功能，抑制癌细胞生长，猪苓多糖对 Lewis 肺癌细胞及 HAC 肝癌细胞的杀伤作用明显，具有调节免疫功能。

5. 猪苓多糖能减轻四氯化碳和D-半乳糖胺引起的肝组织的病理损伤，促进肝损伤的恢复和肝脏的再生能力。

【性味功效】 性平，味甘，淡。归肾、膀胱经。属于利水渗湿药。用于小便不利，水肿，泄泻，淋浊，带下。用量6～12g。

【开发应用】 目前已开发出猪苓多糖注射液用于治疗病毒性肝炎和肿瘤，另外还有猪苓多糖胶囊、粉针剂等增强机体免疫功能类药物。

三、一般生药

昆 布 Thallus Laminariae, Thallus Eckloniae

本品为海带科植物海带 *Laminaria japonica* Aresch. 或翅藻科植物昆布 *Ecklonia kurome* Okam. 的干燥叶状体。沿海各省均产。夏、秋二季采捞，晒干。

海带卷曲折叠成团状或缠结成把；全体黑褐色或绿褐色，表面被白霜；用水浸软后膨胀成扁平长带状，中部较厚，边缘较薄而呈波状，类革质，残存柄部扁圆柱状；气腥，味咸。昆布卷曲成不规则团状；全体呈黑色，较薄；用水浸软则膨胀呈扁平的叶状，两侧呈羽状深裂，裂片长舌状，边缘有小齿或全缘；质柔滑。

含藻胶酸(alginic acid)、昆布素(laminarin)、甘露醇、碘、多种维生素及多种氨基酸以及脂肪、蛋白质、粗纤维等。本品能纠正因缺碘引起的甲状腺机能不足；海带氨酸及其单草酸盐、二草酸盐及单盐酸盐具降压作用；藻胶酸硫酸酯可降低家兔血清胆固醇水平及减轻动脉粥样硬化；海带聚糖的硫酸酯有抗凝血作用；藻胶酸钠有止血作用。

性寒，味咸。软坚散结，消痰利水。用于瘿瘤瘰疬，睾丸肿痛，痰饮水肿等症。用量6～12g。

海 藻 Sargassum

本品为马尾藻科植物海蒿子 *Sargassum pallidum*(Turn.)C. Ag. 或羊栖菜 *S. fusiforme* (Harv.)Setch. 的干燥藻体，前者习称“大叶海藻”，后者习称“小叶海藻”。分布于辽宁、山东、福建、浙江、广东等沿海地区。夏、秋二季采捞，除去杂质，洗净，晒干。

大叶海藻 皱缩卷曲，黑褐色，有的被白霜，长30～60cm。主干呈圆柱状，具圆锥状突起，主枝自主干两侧生出，侧枝自主枝叶腋生出，具短小的刺状突起；初生叶披针形或倒卵形，全缘或具粗锯齿；次生叶条形或披针形；叶腋间有着生条状叶的小枝；气囊黑褐色，球形或卵圆形，有的有柄，顶端钝圆，有的具细短尖。质脆，潮润时柔软；水浸后膨胀，肉质，黏滑；气腥，味微咸。

小叶海藻 较小，长15～40cm。分枝互生，无刺状突起。叶条形或细匙形，先端稍膨大，中空。气囊腋生，纺锤形或球形，囊柄较长。质较硬。

主要成分为藻胶酸(alginic acid)、甘露醇，此外，尚含多糖、粗蛋白和碘等多种矿物质。本品可以预防和纠正人类由缺碘所引起的甲状腺功能不足；并具有抗癌、提高机体免疫力、降血脂、降血压等作用。

性寒，味苦，咸。软坚散结，利水，消痰。用于瘿瘤、瘰疬、睾丸肿痛，痰饮水肿。用量 6～12g。

麦 角 Secale Cornutum

本品为麦角菌科真菌麦角菌 *Claviceps purpurea*（Fr.）Tul. 寄生在禾本科植物黑麦 *Secale cereale* L. 等子房上形成的菌核。主产于东欧国家，我国华北和华东地区亦产。夏秋二季麦成熟时采收，阴干。

呈长纺锤形，具 3 条纵向钝棱，表面灰紫棕色至黑棕色，有显著纵沟及细小横裂纹；断面钝三角形，边缘暗紫色，中心灰白色或粉红色，可见星状皱纹；气特异，味微辛。

含生物碱约 0.4%，主要为吲哚类生物碱，如麦角新碱（ergometrine）、麦角胺（ergotamine）、麦角生碱、麦角高碱、麦角开碱、麦角克碱等，并含有麦角色素、麦角甾醇、乙酰胆碱等。麦角新碱有速效持续的收缩平滑肌作用，但对肾上腺素无拮抗作用；麦角胺碱有强有力而持续的收缩平滑肌和血管的作用，并对肾上腺素有很强的拮抗作用和交感神经阻断作用。

本品性平，味微苦。收缩子宫和血管。用于分娩后子宫出血，子宫收缩不全。

灵 芝 Ganoderma

本品为多孔菌科植物灵芝 *Ganoderma lucidum*（Leyss. ex Fr.）Karst 或紫芝 *G. sinense* Zhao，Xu et Zhang 的干燥子实体。常生于高山栎树及多种阔叶树桩或倒木上；现已人工栽培。全年采收，除去杂质，除去附有朽木、泥沙或培养基质的下端菌柄，阴干或在 40℃～50℃烘干。

子实体由菌柄和菌盖组成；菌柄侧生或偏生于菌盖一侧，近圆柱形；菌盖木栓质，肾形或半圆形，皮壳坚硬，有同心环状棱纹或辐射状皱纹，有光泽，边缘薄而平截，常稍内卷；孢子卵形，褐色。灵芝菌盖上表面为黄色至红褐色；紫芝菌盖上表面为紫褐色或黑褐色

灵芝的主要化学成分有多糖类、核苷类、有机酸、氨基酸、多肽等，并从中分离到一百多种三萜类成分，多数为高度氧化的羊毛甾类衍生物，如灵芝酸、灵芝孢子酸、赤芝孢子内脂、灵芝醇、丹芝醇、灵芝甾酮、麦角甾酮和麦角甾醇等。灵芝具有提高免疫力、抗肿瘤、改善心肌缺血缺氧及降压、降血脂作用。

本品性平，味甘。补气安神，止咳平喘。用于神经衰弱，头晕失眠，消化不良，慢性支气管炎，冠心病，心绞痛，高血脂症，高血压和肝炎等。用量 6～12g。

雷 丸 Omphalia

本品为白磨科真菌雷丸 *Omphalia lapidescens* Schroet. 的干燥菌核。主产于四川、云南、广西、贵州、陕西等地。秋季采挖，洗净，晒干。

呈类球形或不规则团块，表面灰褐色或黑褐色，有稍隆起的网状纹理；质坚实，不易破裂，断面白色或浅灰黄色，似粉状或颗粒状，常有黄棕色大理石样纹理；无臭，味微苦，嚼之有颗粒感，微带黏性，久嚼无渣。以个大、饱满、质坚重、断面色白者为佳，断面色褐呈角质样者，不可供药用。

主要成分雷丸素是一种蛋白酶，含量约3%，为驱绦虫的有效成分。

性寒，味微苦。杀虫消积。用于绦虫、钩虫、蛔虫病，虫积腹痛，小儿疳积。用量15～21g。

马 勃 Lasiosphaera Seu Calvatia

本品为灰包科真菌脱皮马勃 *Lasiosphaera fenzlii* Reich.、大马勃 *Calvatia gigantea* (Batsch ex Pres.) Lloyd 或紫色马勃 *Calvatia lilacina* (Mont. et Berk.) Lloyd 的干燥子实体。分布于河北、新疆、青海、四川、湖北、安徽、江苏、广西、福建等地。夏、秋二季子实体成熟时及时采收，除去泥沙，晒干。

脱皮马勃 呈扁球形或类球形，无不孕基部；包被灰棕色至黄褐色，纸质，常破碎成块片状或已全部脱落；孢体灰褐色或浅褐色，紧密，有弹性，用手撕之，内有灰褐色棉絮状丝状物；触之则孢子呈尘土样飞扬，手捻有细腻感；臭似尘土，无味。

大马勃 不孕基部小或无，残留的包被由黄棕色的膜状外包被和较厚的灰黄色的内包被所组成，光滑，质硬而脆，成块脱落；孢体浅青褐色，手捻有润滑感。

紫色马勃 呈陀螺形，或已压扁呈扁圆形，不孕基部发达，包被薄，两层，紫褐色，粗皱，有圆形凹陷，外翻，上部常裂成小块或已部分脱落；孢体紫色。以个大饱满、松泡、有弹性者为佳。

含马勃素(gemmatein)、马勃酸(calvatia acid)、磷酸钠、亮氨酸、酪氨酸、尿素和麦角甾醇等。本品有机械性止血作用；对奥杜盎氏小芽胞癣菌和铁锈色小芽胞镁菌、金黄色葡萄球菌、肺炎球菌、绿脓杆菌、变形杆菌等有抑制作用。

性平，味辛。清热利咽，止血。用于风热郁肺咽痛，咳嗽，音哑；外治鼻衄，创伤出血。用量1.5～6g。外用适量，研末敷患处。

第九节 其他类

一、其他类生药的基础知识

其他植物类生药包括树脂类、蕨类植物的孢子、直接或间接由植物体某一或某些部分或某些制品为原料经加工处理所得的产品、某些昆虫寄生于某些植物体上所形成的虫瘿。由于此类生药来源复杂，性状各异，构造不同，因此要分别叙述。

1. 树脂类生药 树脂是一类复杂的混合物，均来源于植物体，为天然产物。目前，一般认为树脂是植物体内的挥发油经过复杂的化学变化(氧化、聚合、缩合等)所形成的，因此，树脂和挥发油常并存于植物的某些分泌细胞的细胞间隙内、木本植物心材的导管内、树脂道或树脂腔中。树脂在植物体内，被认为是植物组织的正常代谢产物或分泌产物。有些植物本来没有分泌组织，受伤后，在产生新的木质部和韧皮部时，会同时产生分泌组织，分泌树脂。

树脂一般为非晶形固体，表面多具光泽，质硬而脆；加热时先软化，再溶为黏性液体，少数为半固体。一般无气味，但少数具有特殊气味。燃烧时产生浓烟。将树脂的乙醇溶液蒸干，可得漆样薄膜。树脂的密度比水大且不溶于水，在水中也不膨胀，能部分或完全溶于碱性溶液，但加酸后又可沉淀出来；树脂多半能溶于醇中，在醚、氯仿、丙酮、挥发油等溶剂中也能溶解。

商品树脂类药材中常混有杂质和树皮、木片、泥土、砂石等无机物以及色素等。因此，除了依靠树脂的性状和定性反应鉴别其真实性外，还需要对其品质优良度作物理的、化学的测定；如在一定溶剂中的溶解度、浸出物、灰分以及树脂的酸价、皂化价、碘价、醇不溶物和香树脂含量等。其中酸价对树脂的真伪和掺假具有一定的鉴别意义。但同一种树脂，其理化常数也可因样品的纯度不同而有差异。

2. 蕨类植物的成熟孢子 蕨类植物的成熟孢子一般都很小，除了对其做常规的性状鉴别外，主要是用显微镜鉴别。在利用显微镜观察孢子时，首先应注意孢子的大小，因为有些蕨类植物的孢子有大小孢子之分，称为异形孢子。其次是观察孢子的形状，孢子的形状一般有两种类型，一类是肾形，单裂缝，两个对称面的两面型孢子；一类是圆形或钝三角形，三裂缝，辐射对称的四面型孢子。在孢子的壁上通常有不同的突起和饰纹；有的孢壁上还具有弹丝。

3. 直接由植物体的某一或某些部分或间接用植物体的某些制品为原料加工而成的加工品 这些加工品在鉴定时除应注意外形、颜色等性状特征外，主要采用理化鉴别方法进行鉴别。

4. 某些昆虫寄生于某些植物体上所形成的虫瘿 对这些虫瘿除用性状鉴别、理化鉴别外，也需要用显微鉴别。现对五倍子的显微特征简要叙述如下：

五倍子的最外层为表皮细胞层，其外面有 1～6 个细胞的毛茸；表皮细胞内侧为薄壁组织，薄壁组织中有的含有淀粉粒等细胞后含物。在其内侧的薄壁组织中分布有外韧型维管束，维管束外侧有大型树脂腔。

二、重点生药

乳 香 Olibanum

本品为常用中药，始载于《名医别录》，列为上品，原名为薰陆香，也称滴乳香、阿拉伯乳香。

【来源】 本品为橄榄科植物卡氏乳香树 *Boswellia carterii* Birdw. 及其同属植物树干切伤后渗出的油胶树脂。

【植物形态】 大型灌木或呈乔木状，高 4～5m。树干粗壮，淡棕黄色，干皮光滑，粗枝外皮鳞片状，逐渐剥落。叶互生，密集或于上部疏生，奇数羽状复叶，长 15～25cm，叶柄被白色毛茸，小叶对生，7～10 对，无柄，小叶片长卵形，先端钝，基部圆形、近心形或截形，边缘有不规则的圆齿或近全缘，两面均被白毛或上面近无毛。总状花序，小花黄色。核果倒卵形，长约 1cm，具三棱，先端钝，果皮肥厚，每室具种子 1 枚。

【产地】 主产于索马里、埃塞俄比亚以及阿拉伯半岛南部地区。

【采制】 春季采收为主。将树皮由下而上顺序切伤，并开一小沟，使树脂渗出并聚集在沟中，凝结后，即可采收。

【性状】 本品呈乳头状、泪滴状或黏结成团块状，长 0.5～2cm，半透明，淡黄色，常带绿、蓝或棕红色，由于相互摩擦，表面常带有一层白粉。质坚易碎，断面蜡质，无光泽，或少数呈玻璃样光泽。气微弱，芳香，味微苦。遇热变软，嚼之即破碎成小块，迅即软化成胶状，黏附牙齿，乳化唾液，并有辛香感。点燃微有香气，冒黑烟并残留黑色残渣。与少量水共研，呈白色或黄白色乳状液（图 7-70）。

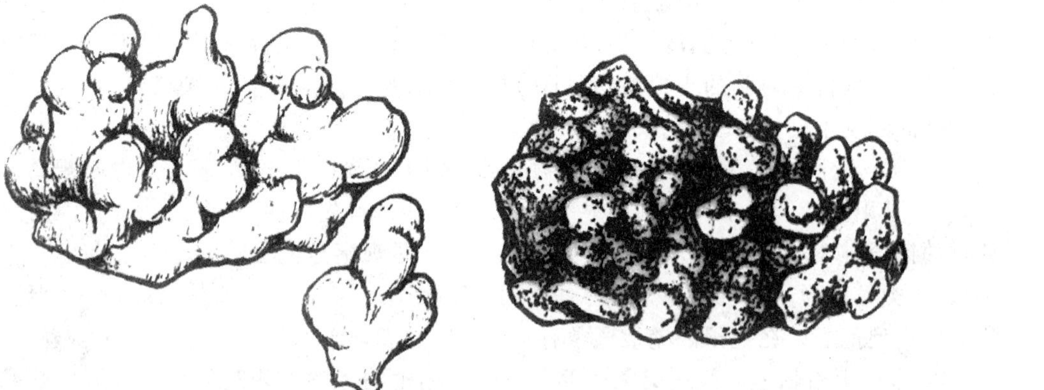

A B

图 7-70 乳香和没药药材图

A. 乳香 B. 没药

【显微特征】 本品粉末中可见两类结构，其一为大小不等的晶形块片，半透明，微显淡黄色，有光泽。呈块状者，具立体感，边缘不整齐，棱角分明；呈片状者，边缘常呈缺刻状。其二为颗粒状或类球形小团块，直径数微米，常聚集成团或黏覆在大块颗粒上。

【化学成分】 含树脂 60%～70%，树胶 27%～35%，挥发油 3%～8%。树脂中含有 α-、β-乳香酸（α-，β-boswellic acid），乳香树脂烃（Olibanoresene），结合乳香脂酸，α-香树脂酮（α-amyrone）等。树胶中主要为多聚糖，以及阿拉伯胶酸（arabic acid）的钙或镁盐、西黄芪胶黏素（bassorin）等。挥发油为主要有效成分，包括 α-，β-水芹烯（α-，β-phellandrene），蒎烯，二戊烯，d-马鞭草烯醇（d-verbanol）、马鞭草烯酮（verbanone）等。

【性味功效】 性温，味苦、辛。行气活血，舒筋止痛，消肿排脓。用于跌打损伤，心腹诸痛和痈肿疮肿等。用量 3～6g。

没 药 Myrrha

本品为常用中药，始载于唐《药性论》，“主打揰损，心腹血淤，伤折踒跌，筋骨淤痛，金刃所损。”《本草纲目》又名末药，曰：“没、末，皆梵言”。

【来源】 为橄榄科植物没药树 *Commiphora myrrha* Engl. 或爱伦堡没药树 *Balsamodendren ehrenbergianum* Berg. 的树皮部渗出的油胶树脂，前者习称天然没药，后者习称胶质没药。

【植物形态】 具刺低矮灌木或小乔木，高约 3m，树干粗。枝刺多数。树皮薄，呈小片状剥落。叶散生或丛生，三出复叶或单叶，小叶倒长卵形或倒披针形，全缘或末端稍具锯齿，中央小叶较大，两侧小叶甚小。花丛生短枝上，或呈总状腋生，雌性、雄性或两性，花萼杯状，宿存，花瓣 4，白色，雄蕊 8，子房 3 室。核果卵状，先端尖，光滑，棕色，外果皮革质或肉质。种子 1～3 枚，但仅 1 枚成熟，其余均萎缩。

【产地】 主产于索马里、埃塞俄比亚以及印度等地。为野生或栽培。

【采制】 于 11 月至翌年 2 月，油胶树脂从树皮裂缝渗出，初为淡黄色液体，待在空气中变成红棕色硬块时采集，拣去杂质。打成碎块供生用，内服需清炒或加醋炙后使用，分别称炒没药和醋没药。

【性状】 大小不一的颗粒或团块，通常直径约2.5cm，有的可达10cm。表面红棕色或黄棕色，凹凸不平，被有粉尘，有的黏有树皮等杂质。质坚脆，断裂面呈颗粒状，具棕色油样光泽，常现白色斑点或纹理。气香而特异，味苦而辛。与水共研成黄棕色乳状液(图7-70)。

【化学成分】 含挥发油3%～9%，主成分为丁香油酚(eugenol)、枯茗醛(cuminaldehyde)、α-，γ-没药烯(α-，γ-bisabolene)、β-，γ-，δ-榄香烯(β-，γ-，δ-elemene)、桂皮醛、甲酸酯、乙酸酯等。

含树脂25%～45%，水解可生成阿拉伯糖、半乳糖和木糖，其中可溶于乙醚的成分有α-，β-，γ-没药脂酸(α-，β-，γ-commiphoric acid)、次没药脂酸(commiphorinic acid)、α-，β-罕没药脂酚(α-、β- heerabomyrrol)等；不溶于乙醚的部分主要为α-、β-罕没药脂酸(Heerabomyrrholic acid)。

此外还含树胶57%～61%，以及蛋白质、糖类、苦味质、氧化酶等。

【理化鉴别】

1. 取本品粉末0.1g，加乙醚3mL振摇提取，醚浸出液置于蒸发皿中，待醚自然挥发后，用少量溴气或发烟硝酸接触蒸发皿底部的残渣，可见明显的紫色反应。用于检测没药中的挥发油。

2、取本品颗粒少许，加香草醛盐酸试液数滴，颗粒迅即染成红色，并进而变成紫红色。

【品质评价】 以块大、棕红色、断裂面微透明而油润、味苦、气香浓而杂质少者为佳。天然没药挥发油含量不得少于4 mL/100g；胶质没药不得少于2 mL/100g。

【药理作用】

1. 对离体子宫呈短时间的兴奋，使子宫张力提高，收缩频率增加，然后呈抑制作用。
2. 水浸液对同心性毛癣菌、堇色毛癣菌、许兰氏黄癣菌等具有一定的抑制作用。
3. 能扩张外周血管，降低胆固醇含量。对局部有刺激作用。

【性味功效】 性辛、平，味苦。属于活血化瘀药。活血行气、止痛、消肿生肌，并具兴奋、收敛、防腐功效。用于外伤科疮疡痛肿，跌打损伤，淤滞心腹诸痛，妇人经闭，癥瘕及风湿痹痛。煎服3～10g。常用于膏药。

海金沙 Spora Lygodii

本品始载于《嘉佑本草》。李时珍记载："生山林下。茎细如线，引于竹木上，高尺许。其叶细如圆荽叶而甚薄，背面皆青，上多皱纹，皱处有沙子，状如蒲黄粉，黄赤色。不开花，细根坚强，其沙及草皆可入药"。

【来源】 为海金沙科植物海金沙 *Lygodium japonicum*(Thunb.)Sw. 的干燥成熟孢子。

【植物形态】 多年生攀援草本，根状茎细长而横走。叶多数，对生于茎上的短枝两侧，二型；不育叶尖三角形，二回羽状复叶，小羽片三角形，小叶阔线形，或基部分裂成不规则的小羽片，边缘有不整齐的浅钝齿。能育叶一至二回羽状复叶，羽片卵状三角形，边缘有锯齿或不规则分裂，上部小叶几无柄，羽状或戟状，下部小叶有柄，其背面边缘有成穗状排列的孢子囊群2列，孢子囊盖鳞片状，卵形。孢子囊多在夏秋两季产生，9～11月成熟(图7-71)。

【产地】 全国大部分地区均有，主产于湖北、湖南、广东、浙江、江苏等省。

【采制】 秋季孢子未脱落时采割藤叶，晒干，搓揉或打下孢子，除去藤叶即可。

【性状】 呈黄棕色或淡棕色颗粒状粉末，质轻，润滑，置手中易从指缝滑落。气微，味淡(图7-71)。

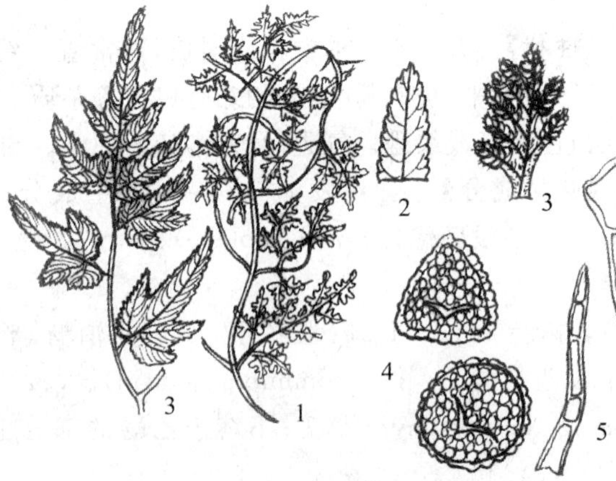

图7-71 海金砂原植物和显微图
1. 植株(地上部分) 2. 不育叶 3. 孢子囊叶
4. 孢子 5. 非腺毛

【显微特征】 孢子呈四面体形，三角状圆锥形。极面观呈钝三角形，可见三叉状裂隙。侧面观呈类三角形。极轴长58～72(～97)μm，直径60～85μm。孢子外壁具类圆形或呈多角形的瘤状纹理，边缘呈波状弯曲。有时可见有非腺毛混入。

【化学成份】 孢子含脂肪油、黄酮类化合物、海金沙素(lygodin)等。

【理化鉴定】

1. 撒在水中则浮于水面，加热可使其逐渐下沉。

2. 置火中易燃烧，发生爆鸣声且有闪光，无灰渣残留。

【品质评价】 传统认为以身干、色棕黄、质轻、无杂质、有光滑感者佳。2000年版药典规定：酸不溶性灰分不得过15%。

【药理作用】 体外实验证明其对绿脓杆菌、金黄色葡萄球菌、福氏痢疾杆菌、伤寒杆菌有抑制作用。

【性味功效】 性寒，味甘。清热利湿，通淋止痛。用于热淋，石淋和小便不利涩痛。用量6～12g，用布包煎。

【附注】 有的地区以海金沙全草入药，称之为“金沙藤”，其功效与海金沙相同。其煎剂对金黄色葡萄球菌、绿脓杆菌、伤寒杆菌、大肠杆菌有抑制作用。用于上呼吸道感染、流行性腮腺炎、尿路感染等。

三、一般生药

儿 茶 Catechu

为豆科植物儿茶 *Acacia catechu*(L. f.)Willd. 的去皮枝和树干的干燥煎膏，习称“儿茶膏”(黑儿茶)。冬季采收枝干、除去外皮，砍成大块，加水煎煮，浓缩干燥。产于云南西双版纳地区。

本品呈不规则块状或方块状，大小不一。表面黑色或棕黑色，平滑而具光泽。质硬，易碎，断面具光泽，不整齐，有细孔。无臭，味涩、苦，略回甜。

含儿茶鞣质20%～50%、儿茶素(d-catechin)2%～20%以及表儿茶素(epicatechin)、儿茶鞣红、槲皮素、黏液质、脂肪油、树胶及蜡等，但不含儿茶荧光素(gambir fluorescein)。儿茶水浸剂对多种致癣真菌有抑制作用，儿茶素能降低毛细血管的通透性；表儿茶素对癌细胞具有抑制作用。

性微寒，味苦、涩。内服清热，生津，化痰；外用可收涩，敛疮，止血。用于溃疡不敛，外伤出血，跌打损伤。用量1～3g。多入丸散服，外用适量。

附注：茜草科植物钩藤儿茶 Uncaria gambier Roxb. 的带叶嫩枝也可制作儿茶，习称"方儿茶或棕儿茶"，主产于马来西亚、印尼。呈方块状，边长约2cm，各边均凹缩，棱角多偏斜或破碎，表面暗桃色至黑褐色，多平坦无光泽，稀见裂纹，质坚实或较松脆，断面浅棕色至浅棕红色。无臭，味苦而涩。含儿茶鞣质约24%、儿茶素30%～35%以及槲皮素、儿茶荧光素及棕儿茶碱(gambirine)。

五倍子 Galla Chinensis

为五倍子蚜 *Melaphis chinensis* (Bell.) Baker.、倍蛋蚜 *M. peitan* Tsai et Tang 或蛋铁倍蚜 *Kaburagia ovogallis* Tsai et Tang 寄生于漆树科植物盐肤木 *Rhus chinensis* Mill.、青麸杨 *R. potaninii* Maxim. 或红麸杨 *R. punjabensis* Stew. var. sinica (Diels) Rehd. et Wils. 的叶片上所形成的虫瘿。于立秋至白露前待其由青转成黄时采摘。将摘下的虫瘿置沸水中略煮或蒸至外表面变灰，杀死内部蚜虫后晒干。按外形不同，分为"肚倍"和"角倍"。主产于四川、贵州、云南、湖北、福建和陕西等省区。

肚倍 呈长圆形或纺锤形囊状，长2.5～9cm，直径1.5～4cm。外表面灰褐色或淡棕色，被有淡黄色滑软的柔毛。质硬而脆，易破碎，断面角质状，具光泽，壁厚2～3mm，内壁平滑，有黑褐色死蚜及灰色粉末状排泄物。气特异，味涩。

角倍 呈菱形，具不规则角状分枝，表面柔毛灰白色，壁薄，其他特征同肚倍。

含五倍子鞣质(gallotannin)，医药上称五倍子鞣酸(gallotannin acid)，角倍约含50%，肚倍约70%，有的可达78%；另含没食子酸2%～4%，以及脂肪、树脂和蜡质等。五倍子鞣质遇酸可分解出没食子酸。煎剂对多种致病杆菌、肺炎球菌、金黄色葡萄球菌等有抑制作用。

性平，味酸。收敛止血，敛肺止咳，涩肠止泻，解毒。用于久咳，久泻，便血，外伤出血，盗汗，消渴以及疮痈等。用量3～6g，外用适量。

天竺黄 Concretio Silicea Bambusae

为禾本科的青皮竹 *Bambusa textilis* McClure 或华思劳竹 *Schizostachyum chinense* Rendle 等杆内的分泌液干后的块状物。秋冬二季采收。主产于云南、广东、广西等省区。此外尚有人工合成竹黄。

本品为大小不一的不规则片块或颗粒，外表灰蓝色，灰黄色或灰白色，偶有洁白半透明或象牙色而略带光泽。质坚脆，易折断，断面灰白色。无臭，味淡，舔之黏舌，嚼之似砂。以味甘有凉感，舔之黏舌，块大、质干、光亮、吸湿性强者为佳。

主含二氧化硅，约90%，以及少量的氧化铝、氧化铅、氧化铁、氧化钙、氧化钾等。另含多种酶，如核酸酶、糖化酶、尿囊酶、解阮酶、乳化酶等。此外还有微量胆碱、甜菜碱、氰苷、竹红菌甲素、竹红菌乙素等，以及甘露醇、硬脂酸、多种氨基酸和有机酸。竹红菌甲素有明显镇痛抗炎作用。

性寒，味甘。清热豁痰，凉心定惊。用于小儿惊风，中风痰壅，癫痫以及热病神昏谵语。用量 3～6g，或研粉冲服，或入丸散。

血　竭　Sanguis Draxonis

本品为棕榈科植物麒麟竭 *Daemonorops draco* Blume 果实中渗出的树脂加工而成。主产于马来西亚、印度和伊朗等地。

略呈扁圆四方形，直径 6～8cm，厚约 4cm，重 250～280g。表面暗红色或黑红色，有光泽，常因摩擦而被有一层红色粉末。底部平圆，顶端有包扎成型时留下的布纹。质硬而脆，断面呈红色，研细的粉末则为砖红色。无臭，味淡。放入沸水中不溶而黏结成团；放在纸上，下面用火烤，则熔化，色鲜红而透明，无残渣。以火燃之，则冒黑烟而呛鼻。

含红色树脂约 57%，其中含有黄酮类化合物，如血竭素（dracorhodin）、血竭红素（dracorubin）、去甲血竭素（nordracorhodin）、去甲血竭红素（nordracorubin）等。此外，还有血竭白素（dracoalban）、血竭树脂烃（dracoresene）、苯甲酸及其酯类等。

性平，味甘、咸。祛淤止痛，敛疮生肌，止血。用于跌打损伤，内伤淤痛，疮疡溃久不敛，创伤出血，瘰疬等。研末内服 0.3～0.9g；或入丸剂。外用研末撒敷或入膏药贴敷。

冰　片　Borneolum Syntheticum

本品主要由樟脑、松节油等经化学方法合成的。天然冰片可从龙脑香科植物龙脑香 *Dryobalanops aromatica* Gaertn. f. 的树干中蒸馏提取，习称“龙脑冰片”，主产于印度尼西亚。菊科植物艾纳香 *Blumea balsamifera* DC. 的叶片也是提取天然冰片的原料，习称“艾片”，主产于广东、广西、台湾、云南等省区。

本品为无色透明或白色半透明的片状松脆结晶，直径 5～15mm，厚约 2～3 mm。质松脆有层，可剥离成薄片，手捻即粉碎。气清香，味辛凉，浓烈，具挥发性，燃之有浓黑烟，并有带光的火焰。以片大而薄、洁白、松脆、清香气浓者为佳。

合成龙脑主要成分为消旋龙脑，含量在 55%以上。龙脑冰片主含右旋龙脑。艾片主含左旋龙脑，并含少量桉油精、左旋樟脑、倍半萜醇等。有抑菌、抗炎，延长小鼠耐缺氧时间和抗生育等作用。

性微寒，味辛，苦。芳香开窍，消肿止痛，去翳明目。用于热痛神昏，惊厥，中风痰厥，咽喉肿痛，目赤，口疮等症。用量 0.15～0.3g。入丸散，外用可碾粉敷患处。

安息香　Benzoinum

为安息香科植物白花树 *Styrax tonkinensis*（Pierre）Craib ex Hart. 的干燥树脂。通常于夏秋季采收，选生长 5～10 年的树，在离地面 40cm 处割数个倒三角形伤口，一周后，始有黄色液汁流出，除去后开始流出白色香树脂，稍干后采收。分布于越南、老挝、泰国以及我国广西、云南等地，产品称泰国安息香或国产安息香。

呈不规则稍扁平的小块，或黏结成团块状。表面黄棕色，内部乳白色。国产品自然出脂者，表面橙黄色，具蜡样光泽，人工割脂者，质脆易碎，断面平坦而色白，放置后逐渐变为淡黄棕色至红棕色。气芳香，味微辛，嚼之有砂粒感。

含树脂 70%～80%，主含泰国树脂酸(siaresinolic acid)、松柏醇的苯甲酸酯、游离苯甲酸、香荚醛等。乙醇渗出物含总香酯酸约 39%，其中大部分为苯甲酸。国产安息香含三萜树脂类、苯甲酸、桂皮酸、苯甲酸松柏酯等。总香酯酸中苯甲酸含量在 98%以上。

性平，味辛、苦。开窍清神，行气活血，止痛。用于中风痰厥，气郁暴厥，中恶昏迷，心腹疼痛，产后血晕，小儿惊风。用量 0.6～1.5g，多入丸散。

阿　片　Opium

本品为罂粟科植物罂粟 *Papaver somniferum* L. 的未成熟果实经切割后，从果皮渗出的乳汁凝固干燥而成。待罂粟蒴果由绿转黄而呈现蜡被时，选晴天傍晚浅割果皮，切断散布于果皮部的乳管，白色乳汁从切口处渗出，暴露于空气中逐惭由白变棕而凝固成滴状，次晨刮取渗出物，置暗处阴干。原产于欧洲南部及亚洲。我国贵州、云南、四川和东北地区有栽培。

形状各异，棕色或黑色，带蜡质。外部往往附有罂粟叶或纸片。新品软，陈品硬。具特异气味，麻醉性，味极苦。

含生物碱总量约 20%，主要与罂粟酸成盐而存在。罂粟酸(meconic acid)为本品所特有的一种二元酸。阿片所含生物碱多达 20 余种，但以吗啡(morphine)、可待因(codeine)、罂粟碱(papaverine)、那可汀(narcotine)为主。

敛肺，止咳，涩肠，止痛。用于久咳，久痢，久泻，脱肛，心腹筋骨诸痛，镇静，镇痛，催眠。也是提取吗啡、可待因、阿片全碱的原料。用量 0.003～0.01g，入丸、散、酊。本品具成瘾性，不宜长期持续应用。肝功能有严重损伤者、肺源性心脏病者、支气管哮喘婴儿、哺乳期妇女均应忌服。本品应按麻醉药品有关规定保管与使用。

阿　魏　Resina Ferulae

本品为伞形科植物新疆阿魏 *Ferula sinkiangensis* K. M. Shen 或阜康阿魏 *F. fukanensis* K. M. Shen 树脂。在夏季开花前，将根头切断，乳液渗出，在断面上盖上枝叶，数日后收集凝结的油胶树脂，以后再切一次，乳液继续渗出，如此反复采收至枯竭为止。主产于新疆。

为不规则的块状、泪滴状、蜡膏状。表面蜡黄色至棕黄色，日久颜色加深。块状者硬度似白蜡，质轻，断面可见孔隙，新鲜切面乳白色或略呈浅黄色，放置后变深。具强烈葱蒜样臭气，嚼之黏牙。味辛辣，对舌有较强的灼烧样刺激。加水研磨，呈白色或淡黄色乳状物，并发散强烈臭气。

国产阿魏含挥发油 18%，含硫量约 16.37%，醇溶物约 51.4%，树脂约 24.4%，树胶约 29.9%，不含游离的伞形花内酯。

性温，味苦、辛。消积，散痞，杀虫。用于肉食积滞，淤血癥瘕，腹中痞块，虫积腹痛。用量 1～1.5g，多入丸散或外用膏药。孕妇禁用。

芦 荟 Aloe

为百合科植物库拉索芦荟 *Aloe barbadensis* Miller 和好望角芦荟 *A. ferox* Miller 或同属植物叶汁的干燥物。全年皆可割取。收集割下叶片的流出液汁，放入铜锅中加热蒸发呈稠膏状，待其冷却凝固。前者叶汁干燥物习称"老芦荟"，产于南美洲的库拉索等地；后者习称"新芦荟"，主产于南非。目前我国南方各省如广东、云南、江西、福建、台湾等省有栽培。

老库拉索芦荟 呈不规则团块状或为多角形，大小不等，表面暗红褐色至深褐色，无光泽。体轻质硬，不易破碎，断面粗糙或具麻纹，具吸湿性，有特殊臭气，味苦。

好望角芦荟 表面暗褐色，略显墨绿色，有光泽，体轻质松，易破碎，断面呈玻璃样，具层纹。以色墨绿、质脆，有光泽、气味浓者为佳。

主含芦荟苷(barbaloin)、异芦荟苷(isobarbaloin)、芦荟大黄素(aloe-emodin)、高塔尔芦荟素(homonataloin)、芦荟苦素(aloesin)、蒽酚(anthranol)、大黄酚、大黄酚葡萄糖苷、槲皮素、芦丁等，以及氨基酸、糖和维生素等类成分。现代研究发现其具泻下、保肝、抗多种病原微生物的作用，对 X 射线造成的皮肤损害有保护作用，可促进创伤愈合，其醇提取物具抗肿瘤作用。

性寒，味苦。泻热导积、凉肝。用于便秘，小儿疳积和惊风；外用治疗湿癣。用量 1.5～4.5g，外用适量。

第八章　动物类生药

第一节　概　论

我国对动物药的应用有着悠久的历史，远在4千年前甲骨文就记载麝、犀、牛、蛇等40余种药用动物。3千多年前我国就开始了对蜜蜂的利用。2千多年前就有对珍珠、牡蛎的养殖。从本草著作的记载来看，《神农本草经》收载动物药65种。其中如鹿茸、麝香、牛黄等至今为常用中药品种。唐代《新修本草》载有128种。明代《本草纲目》收载461种（占全书1892种药物的24.4%）。清代《本草纲目拾遗》又收载160种。就世界范围而言，已研究和使用的动物药超过3000种。1977年出版的《中药大辞典》收载动物药740种。1979～1982年出版的《中国药用动物志》一、二集收载药用动物共832种。《中华人民共和国药典》（2000年版）收载动物生药42种。据近年报道，我国动物药有900余种，涉及药用动物1564种。

随着生产的发展和科技的进步，我国已使不少药用动物由野生变为人工养殖，据不完全统计，现已人工养殖的动物药材有30余种，如人工养麝，活体取香；人工养熊引流胆汁；还有鹿茸、蛤蚧、龟、鳖、金钱白花蛇、蕲蛇、全蝎、地鳖、刺猬、复齿鼯鼠等的养殖。近年来又成功地开展人工培植牛黄工作，并由手术育黄发展到人造胆囊体外循环模拟体内培育牛黄。目前在一般动物饲养成功的基础上，开展了加温饲养，人工饲料配比，疾病防治，麝的杂交及人工受精等新技术、新方法的研究。如1988年经人工受精繁殖的林麝获得成功。这些工作不仅扩大了药用动物资源，而且也有力地保护和繁盛了多种濒危动物的品种。

我国海洋药物资源也极为丰富，具统计约有1600种，其中海洋动物1430余种，如常用的传统中药海龙、海马、海狗肾、海螵蛸等。近年海洋动物中发现了很多有药用价值的新药材或新成分，丰富的海洋药用资源，值得进一步研究和开发利用。

通过品种鉴定、理化分析和临床研究，在扩大新药源、寻找类同品、代用品方面也取得了一定的成绩。例如人工合成牛黄、人工合成麝香。现又出现新阿胶（猪皮胶），水牛角、黄牛角、山羊角等类似品或代用品，已逐步为临床采用。

第二节 动物的基本知识

一、动物和植物的区别

动物和植物渊源于共同的祖先，均由单细胞真核生物进化而来。动物和植物最本质的区别，在于营养方式的不同。植物具有叶绿素，通过光合作用，制造有机养料，除供给自身利用外，还被贮存在植物体中，供动物食用，为自养性营养。而动物自己不能制造营养，必须从植物、动物中得到食物，为异养性营养。细胞结构上，动物细胞质中无质体和液泡，细胞表面有细胞膜，无细胞壁。植物细胞质中有质体和液泡，细胞表面有细胞壁。胚胎发育方面动物胚胎发育过程中，各器官已基本形成，胚后发育则为体积的增加及器官的进一步成熟，无产生新器官的能力。植物整个生长过程中，不断地生长发育，产生新器官。如种子植物，生长到一定时期产生繁殖器官。

二、动物体的基本结构

1. 动物体的基本组织

动物体是由细胞组成，动物体内由于细胞群之间的生理分工，引起了细胞在形态结构上的分化，构成了不同的组织。组织是由形态、结构和机能相同的细胞群，加上没有细胞结构的无定形基质（间质）互相连接共同构成的。动物是由各种不同的组织组成，概括起来按机能可分四类：

(1)上皮组织　在动物体中存在最普遍，大部分为膜状结构，呈层状排列。覆盖在体表和分布于体内各器官、管状结构、囊、腔的内外表面。具有保护、感觉、呼吸、吸收、分泌和排泄等机能。细胞的形状通常可分为鳞状、立方状和柱状，立体观都呈多角形。细胞排列紧密，细胞间质少是上皮组织的特点。

(2)结缔组织　由排列疏松的多种细胞和细胞间质（包括各种纤维和基质）构成。分布于动物体的各部分，具有连接、营养、贮存、保护、运输和支持等作用。根据功能、性质等特征，结缔组织又可分：①液态结缔组织：包括血液和淋巴。②胶态结缔组织：包括疏松结缔组织、致密结缔组织、网状结缔组织和脂肪组织。③固态结缔组织或称支持结缔组织：包括软骨与硬骨。

(3)肌肉组织　由高度特化的收缩力很强的肌细胞组成，一般呈纤维状，故又称肌纤维。具有收缩和运动功能。根据形态和机能不同，可分为平滑肌、横纹肌和心肌三种类型。平滑肌一般由长梭形肌细胞构成，分布于内脏各种器官的管壁。受植物神经支配，不受意志指挥。横纹肌细胞呈圆柱状，大多附着在骨骼上，能随意志而收缩，故又称骨骼肌。心肌是分布于心脏和心脏附近的腔静脉及主动脉上的肌肉层。

(4)神经组织　由神经细胞（神经元）和神经胶质细胞组成。细胞形状多为分支状有多个突起，彼此相接成神经网。各神经细胞并有长轴相连成传导信息的神经纤维。其功能在于接受外界环境的各种刺激和传导冲动。在较高等动物中有血管或气管通过，形成神经组织，有利于加强营养和氧气供应。

2. 动物体的器官和器官系统

器官是由几种不同类型的组织组合形成的结构，具有一定的形态特征和生理功能。动物体有很多器官（如心脏、肝、胃、肺、脾、肾等），各器官结合在一起，构成系统，专门执行某种共同的生理功能。越是高等的动物，器官系统分化越完善。高等脊椎动物的器官系统一般分十大类。

（1）皮肤系统 皮肤是被覆于动物全身表面的结构，具有保护、感觉、呼吸、分泌、排泄等作用。脊椎动物的皮肤系统包括皮肤及皮肤衍生的毛发、指甲、羽毛、鳞片及腺体等器官。

（2）骨骼系统 脊椎动物的骨胳可分软骨和硬骨。具有支持、保护和运动机能。包括头骨、脊柱和四肢骨等。

（3）肌肉系统 包括体肌和脏肌两类，体肌附着于骨骼上，受运动神经的支配，如骨骼肌是构成机体的主要肌肉，它们和骨骼系统一同构成运动装置，完成全身或局部的运动。脏肌（平滑肌）存在内脏器官内（如心脏、胃肠、子宫、膀胱等）由植物神经控制。

（4）消化系统 主要包括消化道和消化腺两部分，消化道如口腔、咽头、食管、胃、肠肛门。消化腺主要有肝、胆和胰。具有消化和吸收等作用。

（5）呼吸系统 包括鼻、咽、喉头、气管、支气管和肺。具有动物体与外界气体交换的功能，吸入氧并排出二氧化碳。水生动物用皮肤或鳃进行呼吸，陆生动物用气管或肺完成呼吸功能。

（6）循环系统 包括心脏、动脉、静脉、微血管、淋巴管等器官。具有输送养料、氧气及废物等功能。

（7）排泄系统 包括肾脏、膀胱、输尿管和尿道等器官。具有排除体内代谢废物的作用，如二氧化碳、尿酸、尿素和剩余的水分等。

（8）生殖系统 具有产生动物新个体的作用。包括生殖器官和附属器官。主要的生殖器官为卵巢和精巢，分别产生卵细胞和精子。附属器官有卵黄腺、受精囊、输卵管、子宫、阴道和雄性的副睾、输精管、贮精囊、前列腺等。

（9）神经系统 不仅起机体内的调节控制作用，而且能使动物体适应于经常不断地变化着的周围环境，使动物体进行正常的生命活动。包括中枢神经系统如脑、脊髓等；周围神经系统如脑神经、脊神经及交感神经等。

（10）内分泌系统 机体内腺体分泌物直接进入血液或淋巴液，随体液环流全身，像这类腺体称为内分泌腺，所产生的分泌物通常称为激素。激素对机体的代谢、生长、发育、生殖等重要生理机能具有调节作用。内分泌腺的种类很多，包括脑下垂体、脑上腺、甲状腺、副甲状腺、胰腺、肾上腺、性腺等。

三、动物的命名和分类

1. 动物的命名 动物的每一个物种，必须有一个科学的名称，即学名，通用于全世界。动物的命名与植物命名基本相同，也采用了瑞典人林柰首创的双名法，即由属名和“种加词”组成，其后附命名人姓氏。属名和命名人姓氏的第一个字母大写。如林麝 *Moschus berezovskii* Flerov 等。动物与植物命名的不同之处：

（1）动物种以下的分类等级只用亚种，如果种内有不同的亚种时，则采用三名法。亚种紧接在种名的后面。如中华大蟾蜍 *Bufo bufo gargarizans* Cantor 此学名中第一个词 Bufo 为属名，第二个词 bufo 为“种加词”，第三个词 gargarizans 为“亚种加词”，Cantor 为亚种定名人姓氏。

(2)如有亚属，则亚属名放在属名和“种加词”之间，并外加括号，亚属名第一个字母需大写。如乌龟 *Chinemys*(*Geoclcmxs*)*reevesii*(Gray)第一个词为属名，第二个词为亚属名，第三个词为“种加词”，最后为原学名定名人，外有括号示这一学名是重新组合而来的。

(3)如属名改变，则在定名人氏外加括号，如似海龙 *Syngathoides biaculeatus*(Bloch)。

(4)动物命名一般不用变种、变型。

2. 动物分类的意义和等级

动物分类的基本单位与植物分类的基本单位相同，种(species)是分类上的基本单位。这个基本单位不是动物个体，而是动物群体，称物种。

动物界现存动物全世界约 150 万种，如果加上亚种大约在 200 万种以上，因此，动物分类的工作十分重要。早期对动物的分类仅根据动物表面特征或习性上的特点进行，人为因素较多，故称为人为分类法，古代本草文献多采用此法。目前常用自然分类系统，因为自然分类系统以动物的基本构造及其发育为分类的依据，能反映出动物之间在进化上彼此的亲缘关系。如鲸和鱼，在外观上相似，如果用人为分类法可能同属于鱼类，但鲸的基本构造、生理和发育与哺乳类相同，用自然分类法归属于哺乳类。动物自然分类法的分类等级与植物界相同，分为界、门、纲、目、科、属、种。这些等级之间也有亚门、亚纲、亚目、亚科、亚属和亚种。

目前国内外的学者对于动物界分门的数目及各门动物在进化系统上的位置意见尚未统一，所以动物界的分门仍有多种说法，有的分为 19 门，有的分为 28 门，还有的分为 33 门。其理论在不同版本的动物学专著中均有介绍。现就与药用动物有关的几个门的基本特征介绍如下：

(1)腔肠动物门　体形辐射对称，身体呈囊状，具有内外两胚层，外层在体表，内层细胞围成身体内腔，称腔肠。有口与外界相通，食物由口送入腔肠内消化，无肛门，残渣仍由口排出。有骨骼时为钙质或角质，全为水生，营固着或漂浮生活。如生活在海中的海哲、珊瑚等。

(2)软体动物门　体一般为左右对称，不分节而具次生体腔。体柔软，由头、足及内脏团组成，且被体壁延伸而成的外套膜覆盖，并由它分泌出贝壳一个或两个保护体部。口中有角质齿舌。如石决明、珍珠贝、牡蛎、乌贼、蚌等。

(3)环节动物门　体圆柱形或扁平形，有若干相似的环节(体节)组成。具三胚层。多具运动器官刚毛或疣足，消化道完全，有口和肛门。神经系统发达。多为自由生活。如蚯蚓、水蛭等。

(4)节肢动物门　体两侧对称，多有头、胸、腹部的区分，附肢常分节，体外被有几丁质外骨骼，消化系统完整，口器适于咀嚼或吸吮，形式多样。眼的构造特殊，有单眼和复眼两种。水生或陆生。节肢动物门为动物界最大的一门，又分三个亚门、七个纲。纲中以昆虫纲最多。如蜈蚣、中华蜜蜂、地鳖虫、家蚕等。

(5)棘皮动物门　全为海产动物，幼体两侧对称，成体为辐射对称。形状多呈星形、圆形、圆柱形或树状分枝；既无体节，又无头部。具有由中胚层形成的内骨骼，内骨骼主要起支持作用，这些骨骼也形成棘刺伸向体表，故体表有许多棘状突起。具有特殊的水管系统，为体腔的一部分演变而成，是体腔通往各腕的空腔，主要的功能是运动。体腔发达。常见的如海参、海胆、海星等。

(6)脊索动物门　在动物界是身体结构最复杂，进化最高等的一门，人类本身也属此门。分布广泛，种类繁多。有脊索(或脊椎)。为位于背部的一条支持身体纵轴的棒状结构。高等脊索动物只在胚胎期间有脊索，成长时即由分节的脊柱取代。中枢神经系统呈管状，位于脊索的背面，高等种类中神经管分化为脑和脊髓两部分。

脊索动物门又可分为三个亚门，即尾索动物亚门、头索动物亚门和脊椎动物亚门。其中以脊椎动物亚门最高级，最重要的特点是具有高度发达和集中的神经系统，出现了明显的头部。与药用关系最密切。此亚门又分鱼纲(如海马、海龙)、两栖纲(蟾蜍、林蛙)、爬行纲(龟、鳖、银环蛇、蛤蚧)、鸟纲(鸡)和哺乳纲(熊、麝、梅花鹿、牛等)。

第三节　动物类生药的分类

动物类生药可按动物分类系统、药用部位、化学成分、药理及功能主治等进行分类。如按药用部位分，常将动物类生药分类如下：

1. 全动物类生药：水蛭、地龙、全蝎、蜈蚣、土鳖虫、斑蝥、红娘子、青娘子、海龙、海马、金钱白花蛇、蕲蛇、乌梢蛇、蛤蚧等。

2. 角骨类：鹿茸、鹿角、羚羊角、水牛角、龟甲、鳖甲、虎骨、豹骨、穿山甲等。

3. 贝壳类：牡蛎、石决明、蛤壳、珍珠母、瓦楞子、海螵蛸等。

4. 脏器类：哈蟆油、熊胆、鸡内金、紫河车、桑螵蛸、海狗肾、凤凰衣、鹿鞭、鹿胎等。

5. 生理病理产物：珍珠、蟾酥、牛黄、麝香、僵蚕、五灵脂、夜明砂、望月砂、白丁香、蝉蜕、蛇蜕、蜂房、蜂蜜、马宝、狗宝等。

6. 加工品：阿胶、鹿角胶、鹿角霜、鳖甲胶、龟甲胶、水牛角浓缩粉、血余炭、人工牛黄等。

本书收载 32 种动物药，基本上以自然分类系统排列。

第四节　动物类生药的活性成分

一、氨基酸、多肽、蛋白质类

1. 氨基酸　分子中同时含有氨基和羧基的化合物称为氨基酸，通式为 R-CH(NH_2)，已发现的氨基酸有 400 余种。动物生药普遍含有各种不同的氨基酸，有的氨基酸有直接医疗作用，如牛黄中的牛磺酸(taurine)，有刺激胆汁分泌和降低眼压作用；地龙的解热作用与其游离氨基酸含量成正比；紫河车的氨基酸提取物对白细胞减少症有效果。氨基酸除药用外，其他用途也很广，如食品工业用作添加剂、调味品、香料及抗氧剂等。化妆品的添加剂。饲料工业的强化营养剂。农业上用的除莠剂，杀菌剂，表面活性剂等。我国氨基酸的生产始于 1960 年，现已能生产近 20 种。

所有氨基酸可与茚三酮反应显蓝紫色或紫色，此反应很灵敏，是经典的最常用的定性反应方法。此反应应避免氨蒸气的干扰。并与吲哚醌试剂反应，显各种不同颜色。原理如下：

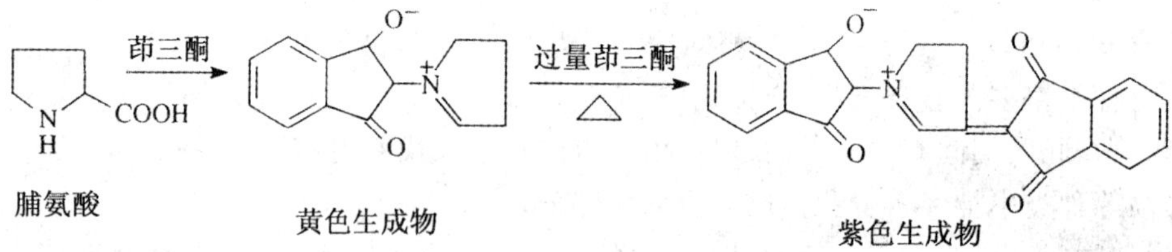

2. 多肽　一般由 2～20 个氨基酸组成的物质，具直链或环状结构。20 个以上氨基酸组成的多肽与蛋白质无明显界限。动物多肽多具有生物活性，如水蛭多肽有抗凝血作用；蛙皮多肽能舒张血管；海兔抑制素有抗肿瘤作用；眼镜蛇肽毒可用于晚期癌痛、神经痛、风湿性关节痛、带状疱疹等顽固性疼痛。动物骨如虎骨、豹骨、狗骨、鸡骨、鲸等，治疗骨质增生、风湿及类风湿关节炎，有效成分为多肽类。麝香的水溶性肽类具有显著的抗炎作用。

多肽一般可溶于水。在热水中不凝固，也不被硫酸铵沉淀。与氨基酸相似，可与茚三酮、吲哚醌试剂显色。因结构中具有两个相邻的肽键，可产生双缩脲反应，即在碱性溶液中与硫酸铜反应，产生紫红色、红色或紫色。

3. 蛋白质类　是由 20 个以上的氨基酸通过肽键结合而成的大分子化合物。其水解产物为 α-氨基酸。一般认为是无效成分，近年来已发现不少具有生物活性，如促进体内化学反应的生物催化剂（如酶），调节生理功能的肽类激素。蛇毒中提制的精制蝮蛇抗栓酶注射剂属于蛋白质酶类，用于脑血栓及血栓闭塞性脉管炎。蝎毒仅次于蛇毒，蝎毒中主要成分是神经毒素，其次是细胞毒素，又称直接溶血因子，具有很强的溶血活性。蜘蛛毒主含蛋白毒素和酶，在国外早已用于临床，主要治疗关节痛和神经痛。蜜蜂蜂毒具有抗炎、抗辐射、抗癌、抗凝血等多种作用。多种动物的糖蛋白如鲍鱼、牡蛎、枪乌贼、风螺有较强抗菌抗病毒作用。峨螺、圆蛤中的蛤素有抗肿瘤，抗病毒活性。人尿中的糖蛋白能治疗白血病，促进骨髓内的细胞增殖。

蛋白质的性质与它们的分子大小、结构和作为它们基本成分氨基酸的性质密切相关。蛋白质的较多化学性质与氨基酸类似。大多数蛋白质可溶于水，其水溶液中加入乙醇或硫酸铵或氯化钠的浓溶液可使蛋白质析出，此性质是可逆的。蛋白质水溶液加热煮沸或加入强酸、强碱时产生不可逆的沉淀反应，可与重金属盐类如汞、铜、银等作用生成沉淀。用生物碱试剂（如磷钼酸、苦味酸、鞣质等）也可沉淀蛋白质。蛋白质的鉴别反应同多肽。

二、甾体类

甾类化合物几乎存在于所有生物体中。具有生物活性的甾体类，主要有蟾毒、胆汁酸、甾体激素、脱皮激素等。

1. 蟾蜍毒素类　两栖纲无尾目蟾蜍属（*Bufo*）动物广布于全世界。蟾蜍及其耳后腺分泌物（蟾酥）为我国重要的传统中药。早在 1902 年就分离出强心性甾类化合物，命名为蟾毒它灵（bufotalin）。1911 年分出纯晶，命名为蟾毒精（bufagin）。至今已分离出多种蟾毒配基。蟾毒配基类（bufogenins）为结构类似强心甾类而有毒性的化合物。结构明确的蟾毒配基约有 20 余种，中药蟾酥中的蟾毒配基有 15 种以上。其他种类主要蟾毒配基也基本类似。除蟾蜍属外，其他动物中也发现有蟾毒内酯类存在，如 *Rfabdophis tigrinus* 的颈腺毒，精制后得到几种蟾毒内酯，其结构为：

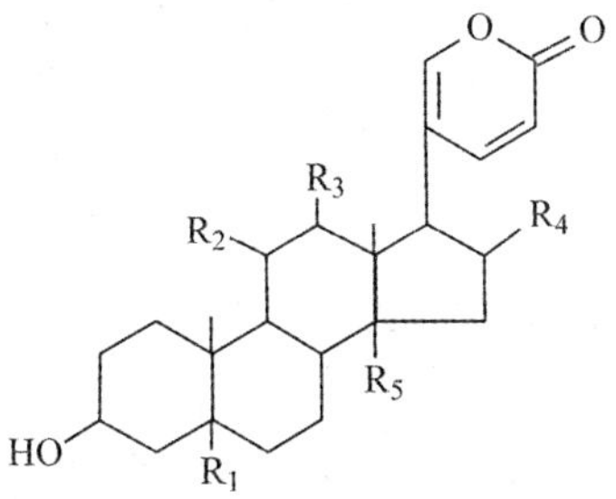

	R_1	R_2	R_3	R_4	R_5
A	OH	α—OH	H	H	OH
B	OH	α—OH	=0	H	OH
C	OH	β—OH	H	H	OH
D	OH	H	H	OH	OH
E	OH	H	H	OH	14—O—15
G	H	α—OH	H	H	OH

蟾毒配基类具有明显的强心作用，主要表现在增强心肌收缩力，增加心搏出量，减低心率，消除水肿与呼吸困难。此外还有抗菌消炎、抗肿瘤、利尿等作用。脂蟾毒配基兼有兴奋呼吸、强心和升高动脉血压等多种药理作用，已用于临床，商品名“蟾力苏”。

2. 胆汁酸类　胆汁是脊椎动物特有的从肝脏分泌出来的分泌液。胆汁酸是结合的各种胆酸类物质的总称，是胆汁的主要成分，也是特征性成分。胆汁酸经水解释出各种游离胆酸类，称为胆甾酸，已发现的胆甾酸有 100 多种，其中最常见的如胆酸（cholic acid）、去氧胆酸（deoxycholic acid）、鹅去氧胆酸（chenodeoxycholic acid）、熊去氧胆酸（urodeoxycholic acid）、猪去氧胆酸（hyodeoxycholic acid）等。存在于鱼、蛇、鸡、鹅、猪、狗、羊、牛、熊等动物的胆汁中。结构式如下：

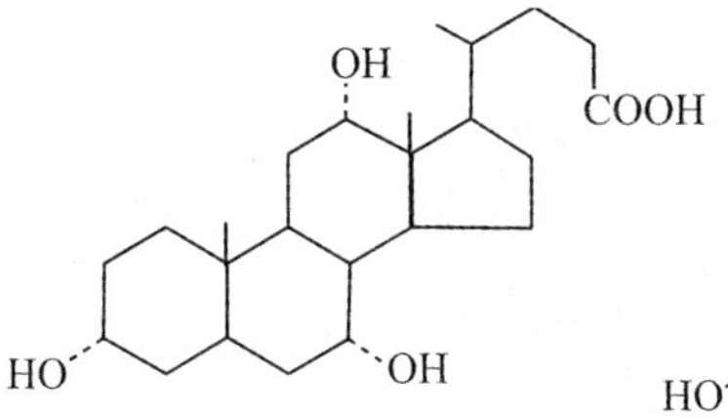

胆酸

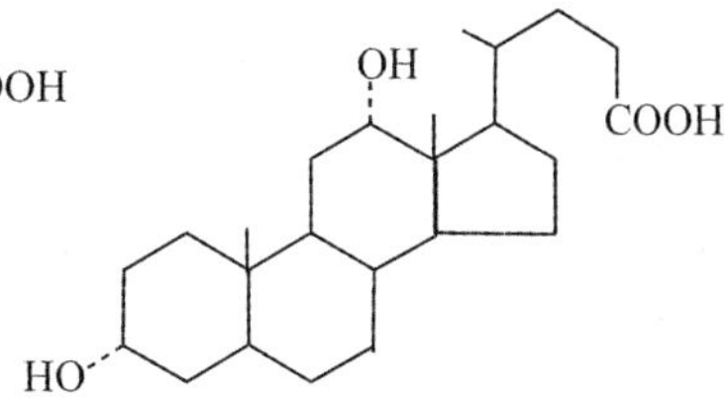

去氧胆酸

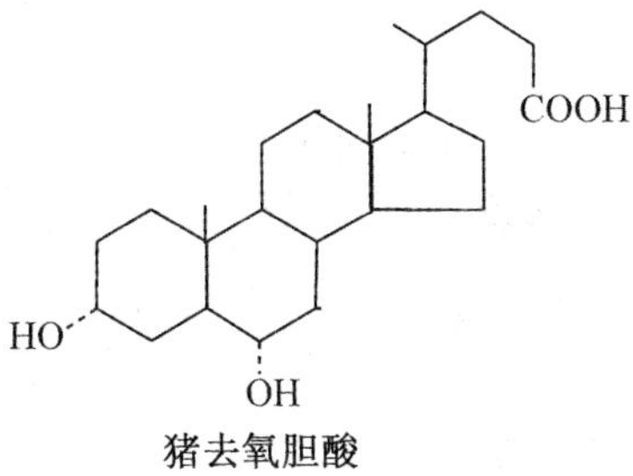

猪去氧胆酸

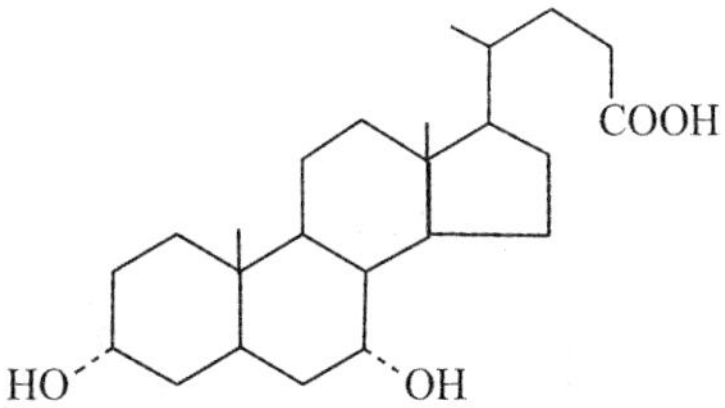

鹅去氧胆酸

胆甾酸在胆汁中是与甘氨酸或牛磺酸借酰胺键连接构成的结合物。胆甾酸难溶于水，易溶于醇、酮等有机溶剂，胆汁酸易溶于醇，但较胆甾酸极性大，故一般水溶性较大。胆甾酸易与碱作用形成易溶于水的盐类。遇强酸又析出沉淀（游离酸）。

胆汁酸能促进脂酸、胆固醇、脂溶性维生素、胡萝卜素及 Ca^{2+} 等吸收，有利胆作用，对神经系统有镇静、镇痛及解痉作用。实验表明还有镇咳、解热、抑菌、抗炎等作用。去氢胆酸有强心作用。

3. 甾体激素类　甾体激素广泛存在于生物体中，是一类重要的内因性生理活性物质。天然存在和人工合成有生物活性的甾体激素有上千种，按它们的生理作用可分为糖皮质甾类激素、盐皮质甾类激素、雄激素、雌激素、孕激素五种类型。它是机体生长发育、代谢和生殖不可缺少的物质。各类动物药材中已知含有该成分的品种很多，重要的如紫河车中的黄体酮(progesterone)，鹿茸中的雌酮(oesterone)，麝香中的甾类激素等。

4. 脱皮激素　如昆虫类变态激素蜕皮素(ecdysone)和甲壳类动物变态激素蜕皮甾酮(ecdysterone)等。脱皮激素在昆虫及甲壳类动物中分布较广泛。分布的种类和量因动物的种属而异。如蚕类脱皮激素以α-脱皮酮为主，β-脱皮酮含量极微；蝗虫则β-脱皮酮占优势。

脱皮激素对昆虫类及甲壳动物可促进细胞生长，刺激真皮细胞分裂，产生表皮并使其脱皮。经小鼠和大鼠实验证明，脱皮激素能促进蛋白质合成，排除体内胆甾醇，抑制血糖，维持幼嫩组织高度活性。蜕皮素和蜕皮甾酮有促进人体蛋白质的合成，降血脂和抑制血糖升高等作用。

目前脱皮激素主要用于使家蚕增丝，缩短龄期，节省桑叶。虾、蟹类周期性脱皮是甲壳动物的生理特性之一，研究证明，脱皮是由β-脱皮激素来启动和调节的，因此，近来有人已将脱皮激素用于在人工高密度养殖环境下的虾蟹脱壳促生长。

5. 海洋甾体类　是近年来从海绵动物、腔肠动物、扁形动物、环节动物、节肢动物、棘皮动物等分离出来的结构新颖的甾类化合物。主要为结构独特的甾醇类。有的具有重要的活性，如异岩藻甾醇(isofucosterol)具有抗菌、抗癌活性。虾夷扇贝甾醇有降低血液胆甾醇作用。

三、生物碱类毒素

此类成分归为非肽含氮化合物更为确切，在动物中分布较广，多数具有类似生物碱的性质，分子中多数具有复杂的氮环结构，但直链含氮化合物也不少。现仅以几类较重要而且常见的成分介绍如下。

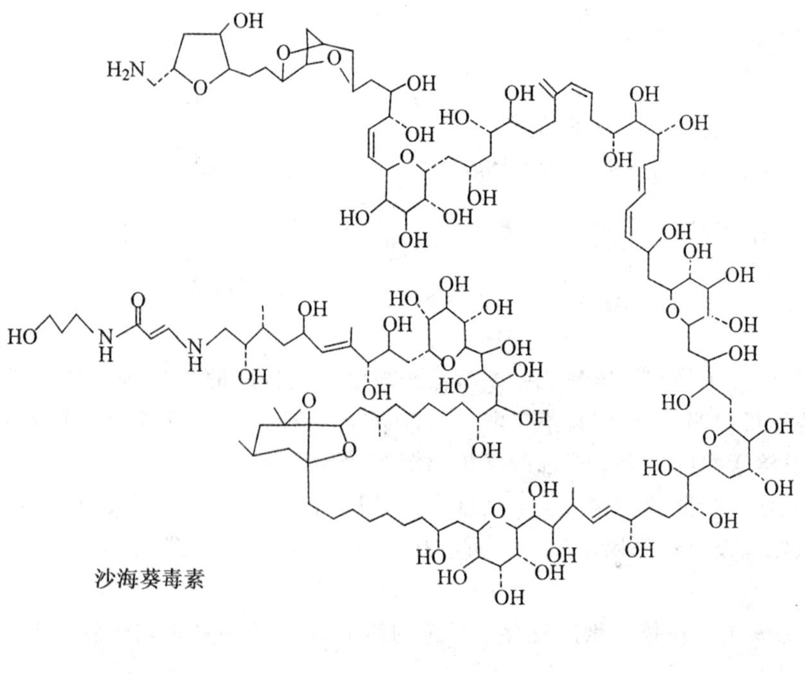

沙海葵毒素

1. 环外含氮类 如沙群海葵毒素(palytoxin,PTX),最早是从腔肠动物皮沙海葵科沙群海葵属毒沙群海葵 *Palythoa toxica* 中分离出来的毒性极强的化合物,分子式 $C_{129}H_{223}N_3O_{54}$,LD_{50} 0.15μg/kg(小鼠,ip),其卵的毒性最大,1g 卵所含毒素足以杀死 10 万只 20g 体重的小白鼠,所以它是迄今为止在非蛋白毒素中毒性最强的化合物,具有抗癌、溶血等多种生物活性。

另外存在于动物脑、肝、肾、心脏与神经组织中的胆碱,水产动物肌肉中的甜菜碱(betaine)类等均属于此类化合物。

2. 胍类衍生物 胍可看作是脲分子中的氧被亚氨基(=N-H)取代所成的化合物,故又称亚氨基脲。胍分子中除去一个氢原子后的基团叫胍基。河豚毒素(tetrodotoxin TTX)是从海洋河豚类 Fugu sp. 的卵巢及肝脏中分离出来的具有强烈毒性的化合物,结构中含一胍基,分子式为 $C_{11}H_{17}N_3O_8$,有镇痛和局部麻醉作用,麻醉强度为可卡因的 1600 倍,现多作为药理试剂应用。石房蛤毒素(saxitoxin,STX)最早是从海洋贝类大石房蛤 *Saxidomus giganteus* 中分离出来的毒性化合物,也存在于一些蟹类中,分子中有一对胍基,又有 4 个氮原子在环中,也属一种神经毒素,其毒性为番木鳖碱的 50 倍,氰化钾的 1000 倍。有望成为麻醉药和抗癌药。

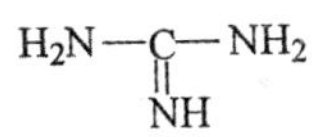

胍

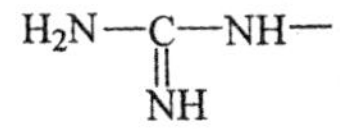

胍基

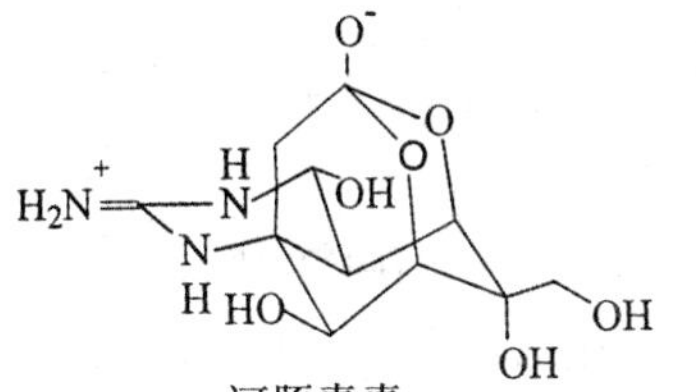

河豚毒素

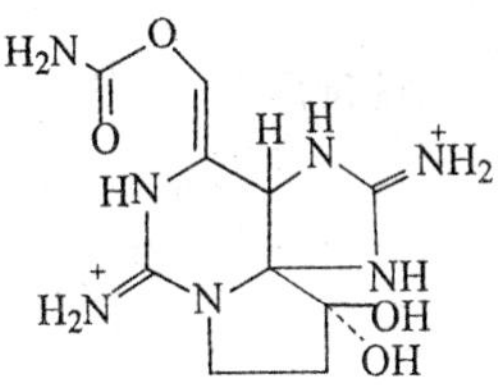

石房蛤毒素

3. 吡咯衍生物 此类化合物分子中存在有共轭体系,因此具有特殊的吸光能力,能够呈现各种颜色。如脊椎动物的血红素,胆汁中的胆红素及氧化产物胆绿素等,具有促进红细胞生成、解热、抗病毒、抗癌、抗衰老等作用。最近报道胆红素在清除自由基及超氧离子上起着重要作用。

4. 吲哚类 如从蟾蜍皮肤分泌腺中分离出的活性碱,其中主要是 5-羟色胺(serotonine)及其衍生物。蟾蜍色胺(bufotenine,cinobufotenine)为基本骨架。有 O-甲基蟾蜍色胺、脱氢蟾蜍色胺(dehydrobufotenine),蟾蜍色胺内盐(bufotenidine)、蟾蜍绿啶(bufoviridin)等。这些成分对肠管、血管等平滑肌有收缩作用,可引起血压上升,呼吸兴奋,并有抗利尿作用。

四、萜 类

动物中萜类活性成分较多。尤其以从海洋无脊椎动物中分离出的萜类为主,也陆续在陆地动物发现了一些活性物质。如从斑蝥中提取的斑蝥素,是一种单萜类物质,为细胞毒,具有抗癌、抗病毒及抗真菌作用。海绵动物含有丰富的倍半萜,腔肠动物中倍半萜主要来源于柳珊瑚和软珊瑚中,从软体动物海兔中提取的海兔萜也具有抗肿瘤活性,昆虫来源的倍半萜如信息素等。从海绵动物(*Luffariella variabilis*)中分离出二倍半萜内酯(manoalide),具有抗癌作用。广布于哺乳动物皮肤中的角鲨烯(squalene),主要来源于鲨鱼肝油及其他鱼类的鱼肝油;棘皮动物中某些皂苷元等均属于三萜类。如海参纲中的海参、刺参、瓜参、阿氏幅肛参、荡皮海参等。另外鱼油中富含二十碳五烯酸(EPA)和二十二碳六烯酸(DHA),具有增强免疫、改变血液参数、改善血小板膜和脉管壁性能,抑制血小板聚集等功能,已开始用于冠心病和糖尿病的防治。类胡萝卜素是一类由浅黄到深红色的脂溶性色素，分子中含有 4 个异戊二烯单位，在动物体内通常形成酯类或苷，少数以游离形式存在；多位于分歧状的结缔组织细胞内。如鸟的羽毛、蛋黄、脊椎动物的黄体、视网膜及脂肪体等。海产动物中类胡萝卜素分布较广，两栖动物的蛙类，哺乳动物肝脏中类胡萝卜素含量很高。类胡萝卜素具有抗光敏、延缓癌的转移作用。

总之，动物体内还含有大量未被开发利用的活性成分，多数都具有强烈的药效作用，很值得进一步研究和开发利用。

第五节　动物类生药

一、重点品种

全　蝎　Scorpio
(英)scorpion

本品为常用中药。始载于《开宝本草》，原名“蝎”，以后诸家本草均有记载。别名全虫、蝎子。商品多为盐蝎子，入药多用盐制。

【来源】 为钳蝎科动物东亚钳蝎 *Buthus martensii Karsch* 的干燥体。

【动物形态】 全体长约 6cm，躯干（头胸部及前腹部）绿褐色，尾（后腹部）土黄色。头胸部背甲梯形。有中眼 1 对，为复眼，侧眼 3 对，系单眼；附肢 6 对，第一附肢呈钳状称螯肢，螯肢的钳状上肢有 2 齿。第二对附肢为触肢，钳状，上下肢内侧有 12 行颗粒斜列。胸部有 4 对步足，均 7 节，第 4 对的 1、2 跗节具刺；前腹部具 7 节，第 1 腹板有一生殖厣，第 2 节有 1 对栉状器，内缘有 16～25 个栉齿，第 3～6 节各具气孔 1 对。后腹部具 6 节，狭长如尾，活动而易弯曲，前 4 节各有由颗粒排列成的隆脊线 10 条，第 5 节仅有 5 条。末节称尾刺或尾剑，尖端为毒腺的开孔（图 8-1）。

【产地】 主产于山东、河南等地。

【采制】 春、夏、秋均可捕捉。以清明至谷雨前后所产者为佳。捕捉后，放入清水或含少量盐（约 100～200g/kg）的水中淹死，然后捞出置沸水或沸盐水（200g/kg）中煮 3～4 小时至身挺腹硬，脊背抽沟，腹瘪时捞出，通风处阴干、晾干或微火炕干。不可日晒，避免外表结盐霜。

【性状】 头胸部与前腹部呈扁平长椭圆形，后腹部呈尾状，皱缩弯曲，完整者体长约 6cm。头胸部呈绿褐色，前面有 1 对短小的螯肢及 1 对较长大的钳状脚须，形似蟹螯，背面覆有梯形背甲，腹面有足 4 对，均为 7 节，末端各具 2 爪钩；前腹部由 7 节组成，第 7 节色深，背甲上有 5 条隆脊线。背面绿褐色，后腹部棕黄色，6 节，节上均有纵沟，末节有锐钩状毒刺，毒刺下方无距。气微腥，味咸（图 8-1）。

【显微特征】

粉末 黄棕色。①体壁碎片外表皮表面观呈多角形网格样纹理，密布细小颗粒，可见凸起的毛窝，细小圆孔口及瘤状突起，刚毛常于基部断离或脱落。②横纹肌纤维较多，侧面观边缘较平整或呈微波状，明带较宽，中有一暗线，暗带有致密的短纵纹理。③刚毛黄棕色，先端锐尖或钝圆，基部稍窄，体壁平直，髓腔细窄。④脂肪油滴极多，无色或淡黄色（图 8-1）。

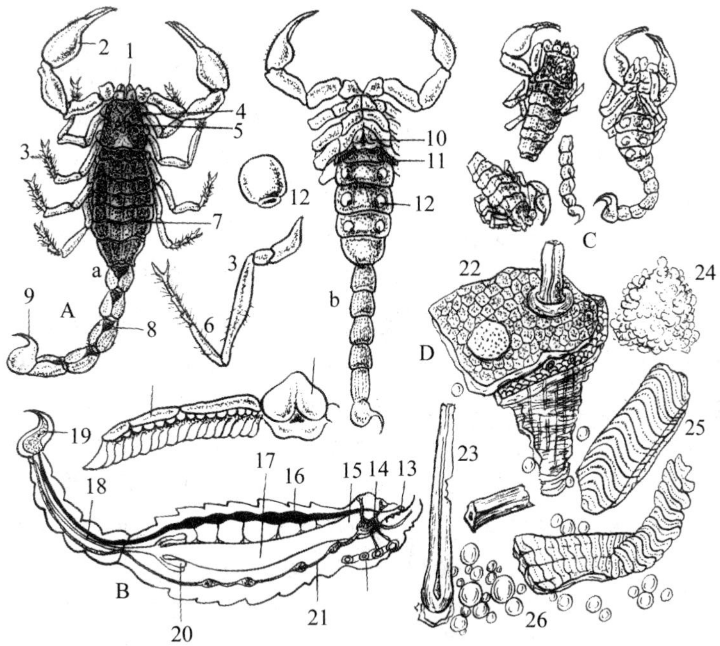

图 8-1　全蝎原动物、药材及粉末图

A. 原动物(a. 背面观　b. 腹面观)　B. 剖面观　C. 药材　D. 粉末图　1. 螯肢(钳角)　2. 触肢　3. 足　4. 单眼(群)　5. 复眼　6. 足　7. 前腹部　8. 后腹部　9. 尾刺　10. 生殖厣(内在生殖器)　11. 节板　12. 气孔　13. 口　14. 脑　15. 咽　16. 心脏　17. 中肠　18. 后肠　19. 毒腺　20. 马氏管　21. 腹神经索　22. 体壁碎片　23. 残留刚毛碎片　24. 未骨化外表皮　25. 横纹肌纤维　26. 脂肪滴

【化学成分】　主含蝎毒(katsutoxin),是一类毒性仅次于蛇毒神经毒的蛋白质,蝎毒中含多种蝎毒素,包括昆虫类神经毒素,甲壳类神经毒素,哺乳动物神经毒素,抗癫痫活性的多肽(AEP),镇痛活性多肽如蝎毒素(tityustoxin)Ⅲ,透明质酸酶(hyaluronidase),磷脂酶 A_2(又称溶血素)。全蝎水解液含多种氨基酸(为人体必须氨基酸)。并含 29 种无机元素,尤其以镁、钙、锌的含量为多。此外尚含牛磺酸(taurine)、软脂酸(palmitic acid)、硬脂酸(stearic acid)、胆甾醇(cholesterol)、卵磷脂(lecithine)、蝎酸(katsu acid)、三甲胺(trimethylamine)、甜菜碱(betaine)等成分。

【理化鉴定】　纸层析　取粉末 1g,加水 10mL 冷浸过夜,滤液点于色谱用滤纸上,以正丁醇-冰醋酸-乙醇-水(4∶1∶1∶2)展开,展距 22cm,用 0.5%茚三酮丙酮溶液显色,斑点呈紫色。

【品质评价】　传统认为:以完整、色黄褐、盐霜少者为佳。2010 年版药典规定:照醇溶性浸出物测定法项下的热浸法(附录 XA)测定,用稀乙醇作溶剂,不得少于 20.0%。

【药理作用】

1. 对中枢神经系统的作用　①抗惊厥　全蝎粉末或提取物对小鼠有抗惊厥作用,小鼠静脉注射由蝎毒分离出的纯品多肽-抗癫痫肽 0.28mg/kg 对咖啡因引起的惊厥有明显的抑制作用。②抗癫痫　蝎毒和抗癫痫肽均使头孢菌素引起癫痫的潜伏期比对照组延长,发作程度减轻,持续时间缩短;抗癫痫肽的作用强、用量小、毒性低。③镇痛 蝎尾的镇痛作用比蝎身强约5倍;蝎毒对各类疼痛均有很强的镇痛作用。

2. 对心血管系统的作用 灌注蝎毒 50μg/0.1mL 后可使离体豚鼠心脏心肌收缩力明显增强,同时引起心率减慢。蝎毒能增加兔乳头肌收缩力和引起主动脉条收缩,与其激活细胞 Ca^{2+} 通道、增加膜对 Ca^{2+} 的通透性有关。

3. 全蝎具有抗血栓、抗肿瘤作用。

4. 蝎蛋白可以双向调节人体免疫系统,维护人体免疫系统的平衡。

【性味功效】 辛,平;有毒。归肝经。属于平肝息风药。息风镇痉,攻毒散结,通络止痛。用于小儿惊风,抽搐痉挛,中风口㖞,半身不遂,破伤风,风湿顽痹,偏正头痛,疮疡,瘰疬。现代临床研究,能治疗癫痫、各种痛证、腮腺炎、化脓性中耳炎等疾病。用量 3~6g。

【开发利用】 全蝎是一种名贵而又常用的药用动物,从海外发展来看,蝎毒的开发利用已进入新的阶段,提取蝎毒用于农药、用量极微、杀伤力极强,且不污染环境。国内研究发现蝎子的药用价值主要体现于蝎子体内的活性蛋白和蝎毒蛋白。这两种蛋白都含有一些特殊功能的细胞因子、神经元、酶以及人体必需的氨基酸、微量元素等。所不同的是,蝎毒蛋白还含有神经毒素,它有治疗作用。而活性蛋白不含神经毒素,是安全无毒的蛋白,在调节血脂、调节血压、治疗风湿方面具有巨大的开发潜力,目前东亚钳蝎已开发出口服液、蝎毒酒、蝎罐头等产品。

斑 蝥 Mylabris

(英)Blister Beetle

本品为少常用中药。始载于《神农本草经》,列为下品,原名"斑猫"。李时珍谓:"斑言其色,蝥刺言其毒如矛刺也,俗讹为斑猫,又讹斑虫毛,为斑尾也。"别名有称龙尾,花壳虫,放屁虫。

【来源】 为芫青科昆虫南方大斑蝥 *Mylabris phalerata* Pallas 或黄黑小斑蝥 *M. Cichorii* Linnaeus 的干燥虫体。

【动物形态】

南方大斑蝥 体长 15~30mm,底色黑色,被黑绒毛。头部圆三角形,额中央有一条光滑纵纹。复眼大。略呈肾脏形。触角 1 对。线形,末端数节膨大呈棒状,末节基部狭于前节。前胸长稍大于阔,前胸背部密被刻点,鞘翅端部阔于基部,黑色,每翅基部各有 2 个大黄斑,翅中央前后各有一黄色波纹状横带。鞘翅下为 1 对透明的膜质翅,带褐色。足 3 对,有黑长绒毛,足关节处能分泌黄色毒液,皮肤接触能发红、刺痛起水泡。腹面亦具黑色长绒毛。

黄黑小斑蝥 与上种的区别为体小。长 10~15mm,触角末节基部与前节等阔。

【产地】 全国各地均有生产。

【采制】 7~8 月间在早晨露水未干时捕捉,注意带手套及口罩。以免毒素刺激皮肤、黏膜。捕捉后放容器内,闷死、蒸死或沸水烫死,然后取出晒干即可。

【性状】

南方大斑蝥 呈长圆形,长 1.5~2.5cm,宽 0.5~1cm。头及口器向下垂,有较大的复眼及触角各 1 对,触角多已脱落。背部具革质鞘翅 1 对,黑色,有 3 条黄色或棕黄色的圆斑和横纹;鞘翅下面有棕褐色薄膜状透明的内翅 2 片。胸腹部乌黑色,胸部有足 3 对。有特殊的臭气。

黄黑小斑蝥　体型较小，长1～1.5cm(图8-2①)。

【显微特征】

南方大斑蝥粉末　棕褐色。①体表碎片棕色，表面平或具小瘤突，可见短小的刺和刚毛脱落的凹下毛窝。②刚毛细刺状，长50～450μm或更长，中段直径5～8μm。③肌纤维易见，块状或条状，黄白色，可见顺直纹理。④气管壁组织条状增厚，壁白色。⑤翅碎块可见黄白色及黑褐色相间的斑纹，黑色部分具交错排列的微突起的纽扣状圆环，直径30～50μm，表面具刚毛(图8-2②)。

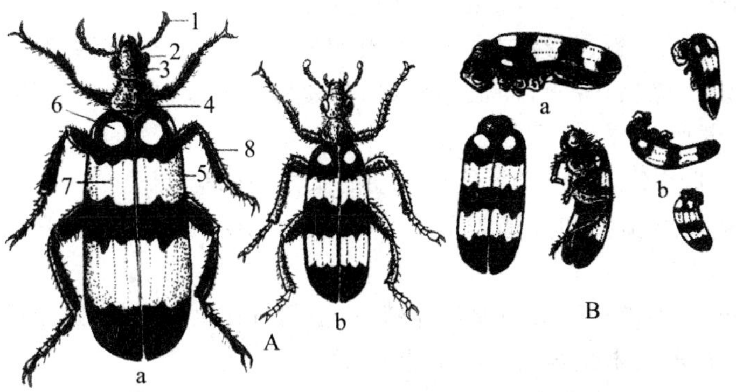

图8-2①　斑蝥原动物和药材图

A. 原动物(a. 南方大斑蝥　b. 黄黑小斑蝥)　B. 药材图(a. 大斑蝥　b. 小斑蝥)

1. 触角　2. 复眼　3. 头部　4. 前胸　5. 鞘翅　6. 斑纹　7. 横带　8. 足

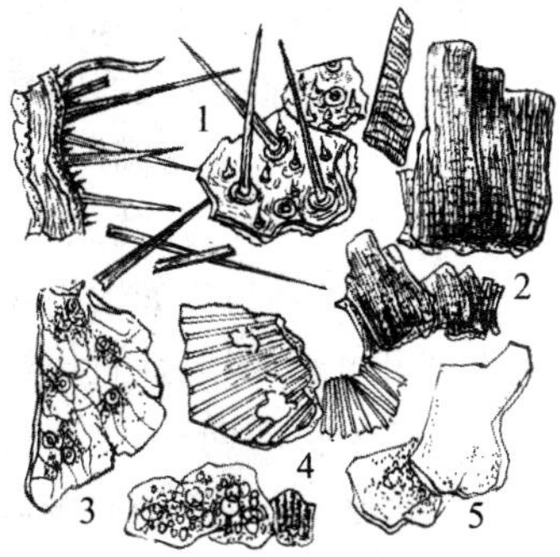

图8-2②　斑蝥粉末图

1. 体表刚毛 2. 板状肌纤维 3. 翅碎片

4. 气管碎片　5. 体表外层角质膜

黄黑小斑蝥粉末　与上种的主要区别为肌纤维边缘不整齐，表面具细密的网状小方格，或仅见密集的整齐的顺纹。体表刚毛少见。

【化学成分】　主含斑蝥素(cantharidin)、脂肪、树脂(resin)、蚁酸(formic acid)及色素等。

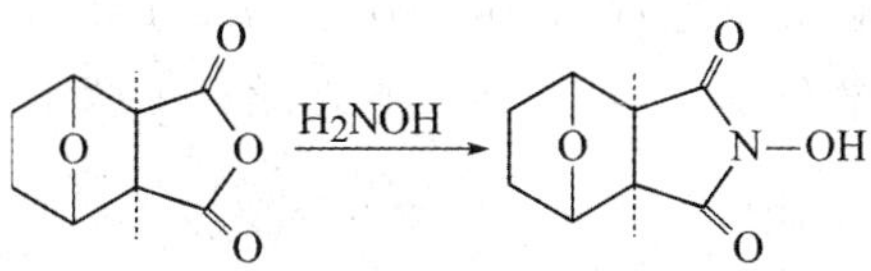

斑蝥素　　羟基斑蝥素

【理化鉴定】　取粉末少许，进行微量升华，所得白色升华物在显微镜下为柱形或棱形结晶。取升华物作下面试验：

1. 将升华物用石油醚洗2～3次，加硫酸2～3滴。微热，溶解后转入试管内，再继续加热至发生气泡。立即离火，稍冷，加二甲氨苯甲醛硫酸溶液1滴，显樱红色或紫红色。

2. 将升华物加硫酸2～3滴，微热溶解，转入试管内加间苯二酚粉末少许，加热至沸，溶液显红色，紫外灯下显绿色荧光。

3. 将升华物滴加氢氧化钡水溶液封藏后镜检，可见斑蝥酸钡盐的针晶束。

【品质评价】　传统认为：以身干、个大完整、颜色鲜明、无败油气味者为佳。2010年版药典规定：本品含斑蝥素($C_{10}H_{12}O_4$)不得少于0.35%。

【药理作用】

1. 抗癌作用　对多种实验动物移植性肿瘤有明显抑制作用，机制是斑蝥素可以各种方式作用于癌细胞，干扰细胞中蛋白质和核酸的合成。去甲斑蝥酸钠对细胞有丝分裂有干扰作用，引起肿瘤细胞骨架结构变化，导致有丝分裂紊乱。斑蝥能刺激骨髓引起白细胞升高。去甲斑蝥素升白细胞的机理系刺激骨髓细胞 DNA 合成所致。

2. 抗病毒、抗菌作用　填喂脂溶性斑蝥素 0.6～1.0mg 可以治疗"急性型"新城疫鸡瘟病。斑蝥素水浸剂(1∶4)体外可抑制堇色毛癣菌等 12 种致病皮肤真菌。

3. 局部刺激作用　斑蝥素有强烈的刺激性，可使动物和人的皮肤发红起泡，但对组织的穿透力较小，故刺激皮肤生成的泡很快痊愈并不留瘢痕；口服可引起胃肠炎和肾炎。

【性味功效】 辛，热；有大毒。归肝、胃、肾经。属于活血化瘀药。破血消癥，攻毒蚀疮，引赤发泡。用于癥瘕癌肿块，积年顽癣，瘰疬，赘疣，痈疽不溃，恶疮死肌。内服慎用，孕妇禁用，用量 0.03～0.06g，炮制后多入丸散用。

【开发利用】 斑蝥属剧毒药，应用不当会中毒。经过长期的研究和试验，已合成了斑蝥素的衍生物或类似物，如去甲斑蝥素、斑蝥酸钠和羟基斑蝥胺等抗癌药物来替代斑蝥素，它们的药理作用相似，但毒性较斑蝥素小的多。

斑蝥生长周期长，生活史复杂，目前尚未形成规模化养殖，斑蝥用量在急剧增加，斑蝥的规模化养殖已成趋势，研究斑蝥人工饲养技术是今后工作的重点。

芫青科昆虫在我国据文献记载有 29 种，许多含斑蝥素，并且有的含量超过药典规定的标准，说明寻找含斑蝥素的新资源有着广阔的前景。

【附注】

1. 红娘子　为蝉科昆虫黑翅红娘子 *Huechys sanguinea* De Geer 或褐翅红娘子 *H. philaemata* Fabricius 的干燥体。全形如蝉而瘦小，长 1.5～2.5cm，宽 5～7mm，头及胸部大多黑色，额、口器基部及胸背面两侧有朱红色斑，腹部朱红色；翅 2 对，黑棕色膜质。主产于湖南、河南等地，功效与斑蝥相似。

2. 青娘子　为芫青科昆虫绿芫青 *Lytta caraganae* Pallas 的干燥体。长圆形，长 1～2cm，宽 4～5mm，亮绿色，蓝紫色或红紫色，具美丽光泽。主产于江苏、浙江。含斑蝥素，功效与斑蝥相似。

蟾　酥　Venenum Bufonis
(英)Toad Venom

为较常用中药。载于《药性本草》，名"蟾蜍眉脂"。蟾酥之名始见于《本草衍义》。别名哈蟆浆、癞哈蟆浆、哈蟆酥。

【来源】 为蟾蜍科动物中华大蟾蜍 *Bufo bufo gargarizans* Cantor 或黑眶蟾蜍 *Bufo melanostictus* Schneider 的干燥分泌物。

【动物形态】

中华大蟾蜍　躯体短而宽，体壮，长 10cm 以上，雄性略小。全身皮肤粗糙，布满大小不等的圆形瘰粒，腹部有小疣。头宽大，口阔，吻端圆，吻棱明显，上下颌均无齿，近吻端有小形鼻孔 1 对。眼大凸出，鼓膜明显，头顶两侧各有一大而长的耳后腺。生殖季节雄性背面黑绿色，雌性背面色浅，瘰粒乳黄色；腹面乳黄色，有棕色或黑色细花斑。前肢指趾略扁，后肢粗壮，趾侧有缘膜，蹼发达（图 8-3①A）。

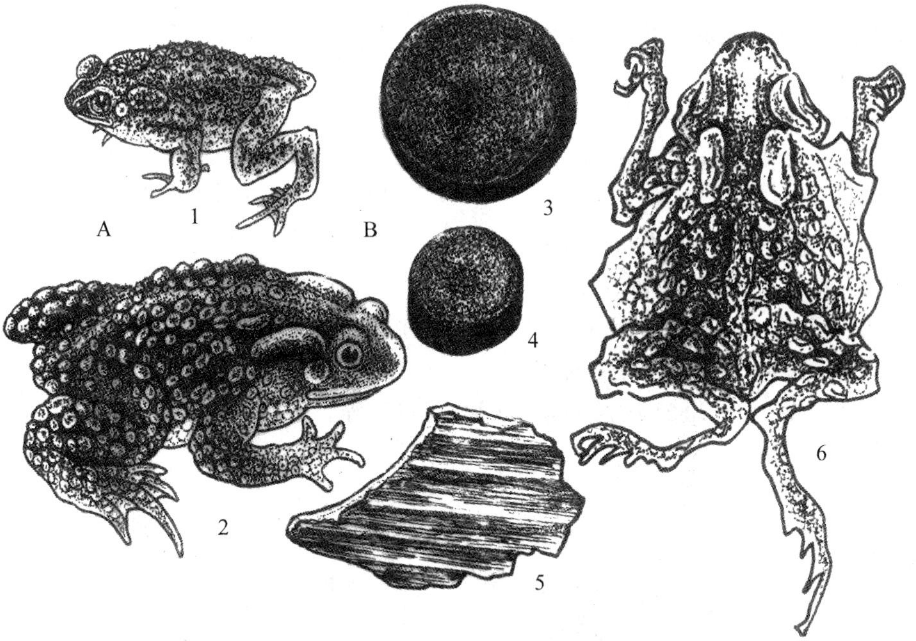

图 8-3① 蟾酥原动物和药材图

A. 原动物 B. 药材 1. 黑眶蟾蜍 2. 中华大蟾蜍 3. 团蟾酥 4. 棋子酥 5. 片蟾酥 6. 蟾干

黑眶蟾蜍 体形较小，长 7～10cm。头部沿吻棱、眼眶上缘、鼓膜前缘及上下颌缘有十分明显的黑色角质棱或黑色线；身体满布大小不等的圆形疣粒，疣粒上有黑点或刺。体色变异也较大，一般背部有黄棕色略带棕红色的斑纹，腹部色浅；胸腹部具有不规则灰色斑纹。

【产地】 主产于辽宁、山东、江苏、河北、广东、安徽等地。

【采制】 多于夏、秋二季捕捉蟾蜍，洗净，挤取耳后腺及皮肤腺的白色浆液盛于瓷器内，忌与铁器接触，否则易变黑，然后刮入圆形的模型中，晒干，称"团蟾酥"，亦有将滤净的浆汁涂在玻璃板或磁盆上，干燥后呈薄片状。

【性状】 本品呈扁圆形团块状或片状。棕褐色或红棕色。团块状者质坚，不易折断，断面棕褐色，角质状，微有光泽；片状者质脆，易碎，断面红棕色，半透明。气微腥，味初甜而后有持久的麻辣感，粉末嗅之作嚏（图 8-3①B）。

【显微特征】

粉末 淡棕色。用不同试剂装片，镜下观察显微结构：用水合氯醛液加热装片，碎片透明并渐溶化；用浓硫酸装片，则显橙黄色或橙红色，碎块四周逐渐溶解缩小，呈透明类圆形小块，显龟裂样斑纹，放置稍久渐溶解消失。用甘油水装片，呈半透明不规则形碎块（图 8-3②）。

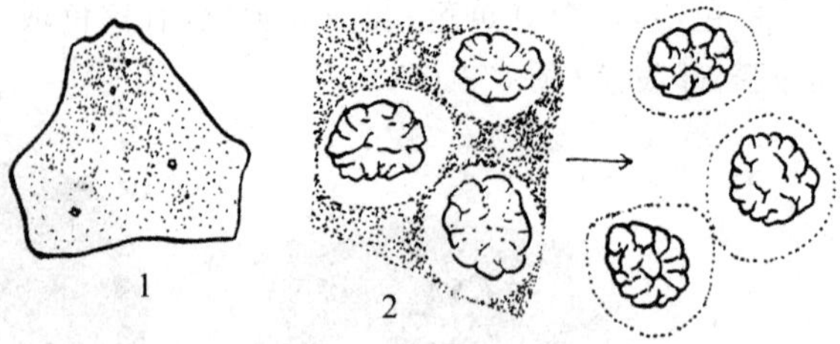

图 8-3② 蟾酥粉末及显微化学图

1. 用水合氯醛装片显微图 2. 用浓硫酸装片显微图

【化学成分】 从已确定的化合物看,主要分蟾蜍毒素类、蟾毒配基类、蟾毒色胺类及其他类。

1. 蟾蜍毒素类 主要有蟾毒它灵 3-辛二酰精氨酸酯(bufotalin 3-suberoylarginine ester),蟾毒它灵 3-丁二酰精氨酸酯(bufotalin 3-succinoylarginine ester)(Ⅰ、Ⅱ、Ⅲ、Ⅳ)。

2. 蟾毒配基类 如蟾毒灵(bufalin)、远华蟾毒精(telocinobufagin)等。

3. 蟾毒色胺类 该类成分因含吲哚环,亦可称为吲哚碱类,已分离出 5-羟色胺、蟾蜍色胺、蟾蜍季胺、蟾蜍噻咛和脱氢蟾蜍色胺。

4. 其他类 如吗啡、甾醇类、多糖类、肽类、有机酸等。

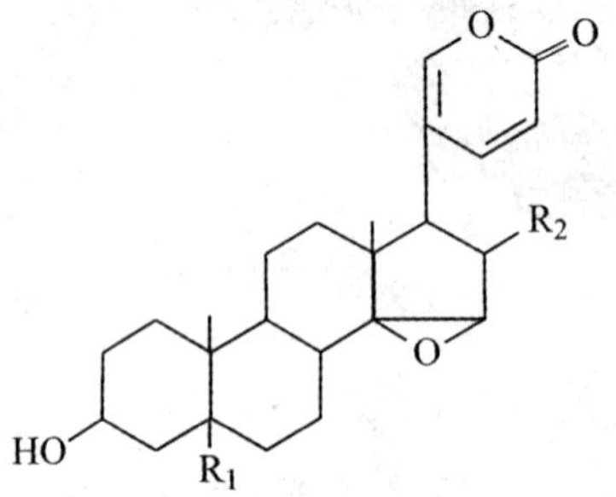

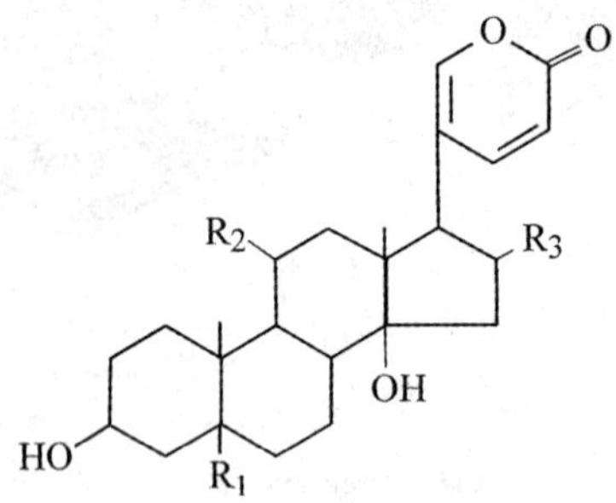

	R_1	R_2		R_1	R_2	R_3
华蟾毒配基	H	OAc	蟾毒灵	H	H	H
脂蟾毒配基	H	H	蟾毒配基	H	H	OAc
羟基华蟾毒基	OH	OAc	远华蟾毒基	OH	H	H
海蟾蜍精	OH	H	加蟾毒配基	H	OH	H

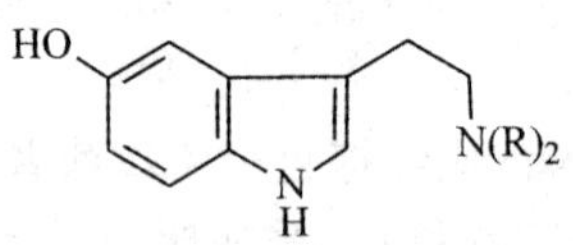

5-羟色胺 R=H

蟾酥碱 R=CH3

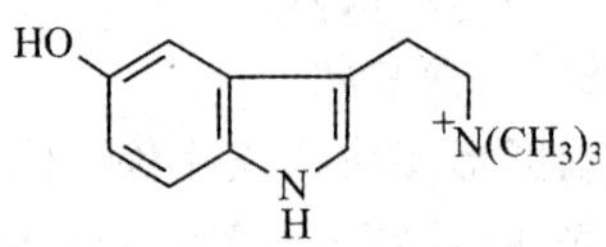

蟾酥甲碱

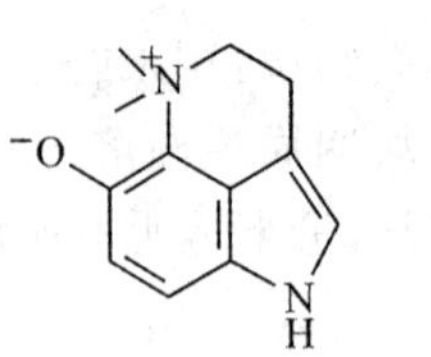

去氢蟾酥碱

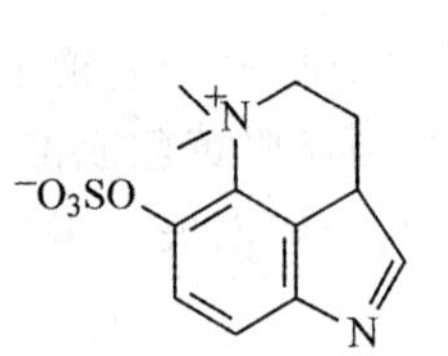

蟾酥硫碱

【理化鉴定】

1. 取本品粉末 0.1g，加甲醇 5mL，浸泡 1 小时，滤过，滤液加对二甲氨基苯甲醛固体少量，滴加硫酸数滴，即显蓝紫色(检查吲哚类衍生物)。

2. 取本品粉末 0.1g，加氯仿 5mL，浸泡 1 小时，滤过，滤液蒸干，残渣加醋酐少量使溶解，滴加硫酸，初显蓝紫色，渐变为蓝绿色(检查蟾毒配基)。

【品质评价】 2010 年版药典规定：本品水分不得过 13.0%，总灰分不得过 5.0%，酸不溶性灰分不得过 2.0%。含华蟾酥毒基($C_{26}H_{30}O_6$)和脂蟾毒配基($C_{24}H_{32}O_4$)的总量不得少于 6.0%。

【药理作用】

1. 强心作用　蟾毒配基类和蟾蜍毒素类均有强心作用，其作用主要表现在增强心肌收缩力，增加心搏出量，减低心率，消除水肿与呼吸道困难。蟾酥对血栓形成导致的冠状血管狭窄而引起的心肌梗塞等缺血性心脏障碍，能增加心肌营养性血流量，改善微循环，增加心肌供氧，表明有抗心肌缺血作用。蟾毒配基有升高血压作用。

2. 呼吸兴奋作用　动物实验表明，静注脂蟾毒配基引起的呼吸兴奋作用是直接兴奋皮层下中枢延髓呼吸中枢的结果。也有人认为主要作用在脑干，对大脑也有兴奋作用。

3. 抑菌抗炎作用　蟾酥制剂能激活小鼠腹腔游走巨噬细胞，提高其吞噬能力，又能直接杀伤细菌和抑制细菌生长，对大鼠甲醛-滤纸球肉芽肿具有抗炎作用。

4. 抗肿瘤与抗辐射作用　蟾毒配基对小鼠肉瘤$_{180}$、兔 BP 瘤、子宫颈癌$_{14}$、腹水型肝癌等均有抑制作用。蟾酥能不同程度地防止化疗和放疗引起的血细胞下降，对已下降者可回升，且不再下降。蟾酥制剂具有类似肾上腺素作用，能增强机体对放疗和化疗的耐受力，对 X 线局部照射有保护作用。

【性味功效】 性温，味辛，有毒。归心经。解毒，止痛，开窍醒神。用于痈疽疔疮，咽喉肿痛，中暑神昏，腹痛吐泻。用量 0.015～0.03g，多入丸散用。外用适量。

【开发利用】

近年来，把蟾酥制成多种制剂临床用于治疗肿瘤，有确切疗效。如治疗晚期肝癌、肺癌，用蟾酥注射液每次 2～4mL，每日 2 次，7 日为 1 疗程。有用蟾酥 0.15～0.3g 装胶囊内，每晚睡前服，治疗急性粒细胞性白血病。蟾酥复方制剂护心丹(蟾酥、麝香、人参、三七等)、心宝(蟾酥、人参皂甙、鹿茸等)治疗慢性心功能不全、病态窦房结综合征，均有很好疗效。据报道，以蟾酥每次 4～8mg 装胶囊，日服 2～3 次，治疗 2～3 级心力衰竭。蟾酥用于治疗呼吸与循环衰竭，对催眠药和麻醉药中毒，手术失血引起的低血压肺心病，中毒性肺炎，一氧化碳中毒蟾酥均有效，呼吸兴奋显著，升压作用确切、迅速而平稳，维持时间较长，且能使肾、脑、冠状动脉流量增加，优于肾上腺素类缩血管药。应用蟾立苏治疗各种休克，其效果优于洛贝林或可拉明。

近年来对蟾蜍的基原动物做了大量的成分研究，从国产中华大蟾蜍(*Bufo bufo gargarizans*)皮中分离出华蟾毒精、蟾毒灵、日蟾毒它灵、脂蟾毒配基、蟾毒它灵、远华蟾毒精等，与其耳后腺分泌物中的蟾毒配基成分种类基本一致。

哈蟆油　Oviductus Ranae

(英)Dried oviduct fat of Chinese Forest Frog

为较常用中药。始载于《神农本草经》，列为上品。原名“虾蟆”，别名哈士蟆油，田鸡油。

近年来发现大量伪品流入市场，用时应注意鉴别。

【来源】 为蛙科动物中国林蛙 *Rana temporaria chensinensis* David 或黑龙江林蛙 *R. amurensis* Boulenger 的干燥输卵管。

【动物形态】

中国林蛙　外形似青蛙而体形较大，较重。雌蛙体长 7.1～9.0cm，头长宽相近，吻端钝圆，吻棱明显。体色较深。秋季背面多为黑褐色或棕褐色，夏季多为黄褐色。雌蛙腹面红黄色，稍带灰白色斑块，雄蛙腹面乳白色或黄白色，稍带灰色斑块。背肩部有排成"∧"形的黑色条纹。两侧各有一条不平直的皮褶线，自鼓膜上方斜向外侧再折向近中线延至胯部。四肢背面有明显的黑色横纹。雄蛙在鼓膜后有一对咽侧内声囊。生殖季节会鸣叫。前肢拇指内侧有黑色婚垫。雌蛙无声囊和婚垫。后肢较长，胫跗关节前达或超过眼部。胫长超过体长之半（图 8-4①）。

黑龙江林蛙　形状与上种相似。体平扁而稍小，吻端尖圆，皮肤粗糙，咽、喉及腹部有鲜艳的朱红色与深灰色花斑。雄蛙无声囊。胫跗关节不达眼部（图 8-4①）。

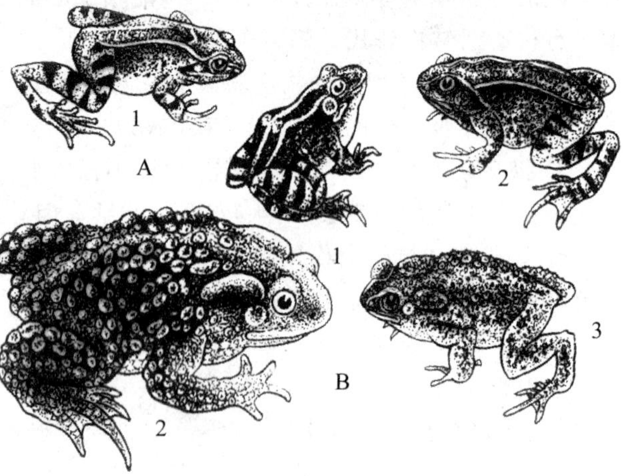

图 8-4①　哈蟆油原动物图（附伪品）

A. 原动物　1. 中国林蛙　2. 黑龙江林蛙　B. 类似动物

1. 青蛙（黑斑蛙）　2. 中华大蟾蜍　3. 黑眶蟾蜍

【产地】 主产于黑龙江、吉林、辽宁等省。

【采制】 以霜降期捕捉最好，选肥大的雌蛙，用绳从口部穿过，悬挂风干。干燥后剥油前用热水（70℃）慢浸烫 1～2 分钟，立即捞出装入麻袋中闷润过夜，次日用刀剖开腹部，轻轻取出输卵管，去尽卵子及其内脏，置通风处阴干。

【生药性状】 呈不规则块状，弯曲而重叠，长 1.5～2cm，厚 1.5～5mm。表面黄白色，呈脂肪样光泽，可见明显红色毛细血管，偶带灰白色薄膜状干皮，手摸有滑腻感。质硬易折断。用温水浸泡体积可膨胀 10～20 倍。气腥，味微甘，嚼之有黏滑感。以色黄白、有光泽、片大肥厚、无皮膜者为佳（图 8-4②）。

【显微特征】 哈蟆油加碘酒染色后，在显微镜下呈金黄色，腺体细胞肥大，长椭圆形，排列整齐，细胞壁明显，靠腺体内腔一端较窄，细胞核椭圆形；腺体开口呈心脏形内凹，腺体内脏较宽，整个腺体布满细小纹理。

【化学成分】 主含蛋白质和多种氨基酸、脂肪和糖，含钾、钙、钠、镁、铁、硒、磷等元素及维生素 A、E 和多种性激素如雌二醇（estradiol）、睾酮（testosterone）、孕酮（progesterone）等。

【理化鉴定】

1. 颜色反应　取样品 1g，于 45℃烘干磨碎，过 60 目筛。加 15mL 蒸馏水浸泡 12 小时后过滤，取滤液 25mL，双缩脲反应为深紫红色，茚三酮反应为深蓝紫色。

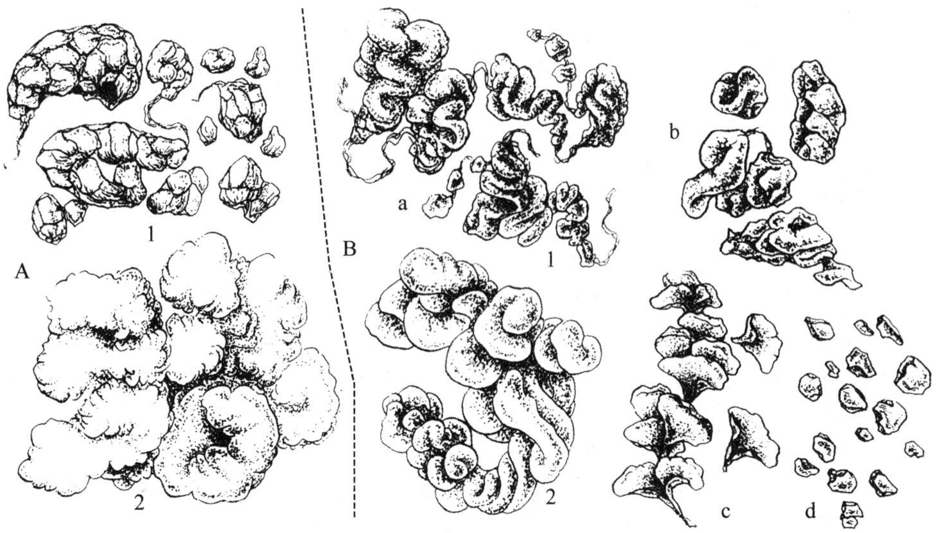

图 8-4②　哈蟆油药材图(附伪品)

A. 哈蟆油　B. 伪品　a. 蟾蜍输卵管　b. 泽蛙输卵管　c. 明太鱼精巢　d. 马铃薯加工品

1. 干药材　2. 水浸泡后膨胀药材

2. 膨胀度的检查　取本品破碎成直径约 3mm 的碎块，于 80℃干燥 4 小时，称取 0.2g，照药典 2010 年版(附录Ⅸ O)膨胀度测定，开始 6 小时每 1 小时振摇一次，然后静置 18 小时，倾去水液，读取样品膨胀后的体积，计算，即得。膨胀度不得低于 55(mL/g)。

【药理作用】

1. 强壮作用　哈蟆油具有显著的强壮作用，每日给小鼠喂哈蟆油干粉，连续 5 周，可显著延长小鼠的游泳时间及提高耐高温能力。对小鼠发育有良好影响，并能延长雌性小鼠的兴奋期，显示了抗疲劳、抗应激作用。

2. 抑制血小板和降血脂作用　哈蟆油有较强的抑制血小板聚集活性及降低血脂作用。

3. 镇咳作用　甲醇提取物镇咳作用明显，而石油醚提取物的祛痰作用明显。

【性味功效】　味甘、咸，性平。归肺、肾经。属于补益药中的补阳药。补肾益精，养阴润肺。用于阴虚体弱，神疲乏力，心悸失眠，盗汗不止，痨嗽咳血。用量 5～15g。

【开发利用】

哈蟆油临床主要用于病后虚弱，肺热咳嗽诸症，民间作为补药广为应用。药理研究也证实了哈蟆油具有较强的抗应激作用，提高正常动物的耐力，更能提高“肾虚”动物的耐力。既能耐高温，又能耐低温，并能抗衰老。说明哈蟆油的作用是多方面的，其确切的作用机制有待进一步探讨。

为寻找有效成分，有人对其甲醇提取物和石油醚提取物进行了药效学研究，研究结果表明石油醚组抗应激、抗疲劳、祛痰作用较好，甲醇提取物对肾虚动物基本无效，但有镇咳作用。目前已知石油醚提取物含甾类化合物，脂溶性维生素 A、D、E 等，这可与其抗应激、抗疲劳、促进生长发育等扶正固本作用有关。其作用机制可能是通过神经内分泌起着某种调节作用。甲醇提取物中还没有分离出镇咳的有效成分。所有这些有待今后深入研究。

【附注】

近年来发现的伪品主要为：

1. 中华大蟾蜍 *Bufo bufo gargarizans* Cantor 的干燥输卵管。主要特征为鸡肠形或弯曲盘卷成团，由白色纤维状结缔组织相连。表面淡黄色或褐色，平滑干燥。质硬难折断，摸之无滑腻感。温水浸后体积只能膨胀 3～5 倍。

2. 青蛙 *Rana nigromaculata* hallowell 的干燥输卵管，性状特征同上，唯较细小。鲜黄色或淡黄白色。

3. 鳕鱼科明太鱼 *Theragra chalcogrmma*（Pallas）的精巢干制品，似卷扇状连接成串（图 8-4②）。

另外还有琼脂蛋白胨加工品、马铃薯、甘薯块根经蒸制的加工品等。其性状与正品差别较大，应注意鉴别。

蛤 蚧 Gecko

（英）Tokay

本品为较常用中药，始载于《开宝本草》李时珍谓：蛤蚧因声而名。商品中发现有用壁虎、蜡皮蜥、鬣蜥等多种动物伪充蛤蚧入药，应注意鉴别。

【来源】 为壁虎科动物蛤蚧 *Gekko gecko* Linnaeus 的干燥体。

【动物形态】 陆栖爬行动物，为壁虎科中最大的一种，形似大壁虎，全长 30cm 左右，体尾近等长。头呈扁三角形，吻端凸圆，眼大而突出，鼻孔近吻端，耳孔椭圆形。胸腹部鳞片较大，覆瓦状排列。体背部为紫灰色，有砖红色及蓝灰色斑点。指、趾间具蹼；指趾膨大，第一指趾无爪，余者末端均具爪（图 8-5①）。

【产地】 主产于广西龙津、大新县，云南、广东、贵州亦产。

【采制】 全年均可捕捉，破开腹部，取出内脏，用布抹净血液（不可水洗）再用竹片撑开使全体扁平，四肢顺直，以微火焙干，将两只合成 1 对，用麻绳将尾部扎好。

【性状】 呈扁片状，头颈部及躯干部长 9～18cm，头颈部约占 1/3，腹背部宽 6～11cm，尾长 6～12cm。头略呈扁三角形，两眼凹陷成窟窿，口内有细齿，生于颚的边缘。吻部半圆形，吻鳞不切鼻孔，与鼻鳞相连。背部呈灰黑色或银灰色，有黄白色或绿色斑点散在或密集成不显著的斑纹，脊椎骨及两侧肋骨突起。四足均具 5 趾；趾间仅具蹼迹，足趾底有吸盘。尾细而坚实，有 6～7 个明显的银灰色环带。全身密被圆形或多角形微有光泽的细鳞，气腥，味微咸（图 8-5①）。

【显微特征】

粉末 淡黄色或淡灰黄色。鳞片近无色，表面可见类圆形隆起，略作覆瓦状排列，直径 9～32μm，布有极细小的粒状物，有的可见圆形孔洞，直径 25～45μm。皮肤碎片淡黄色，布有棕色或棕黑色色素颗粒。横纹肌纤维较多，多碎裂。侧面观细密横纹呈平行的波峰状，有的纹理不清晰。骨碎片呈不规则碎块，表面有细小裂缝状或针孔状孔隙；骨陷窝呈裂缝状，长条形，多为同方向排列（图 8-5②）。

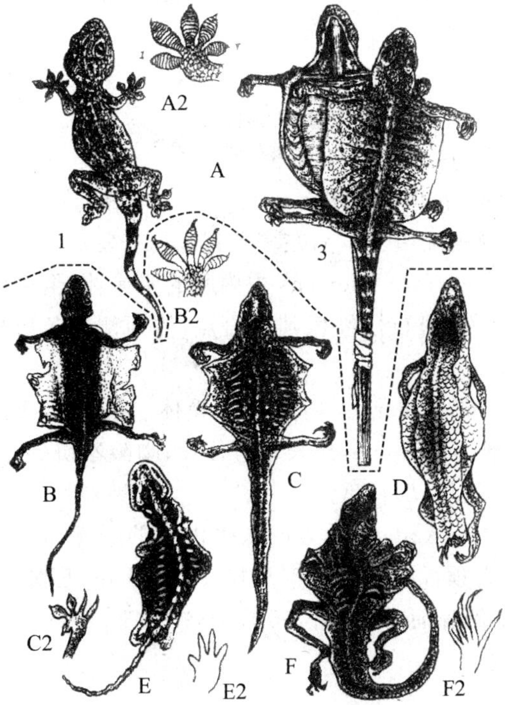

图 8-5①　蛤蚧原动物和药材图(附伪品)

A. 蛤蚧　1. 原动物　2. 吸盘　3. 药材　B. 壁虎

C. 蜡皮蜥 D. 石龙子 E. 蝾螈 F. 喜山鬣蜥(B～F 为伪品)

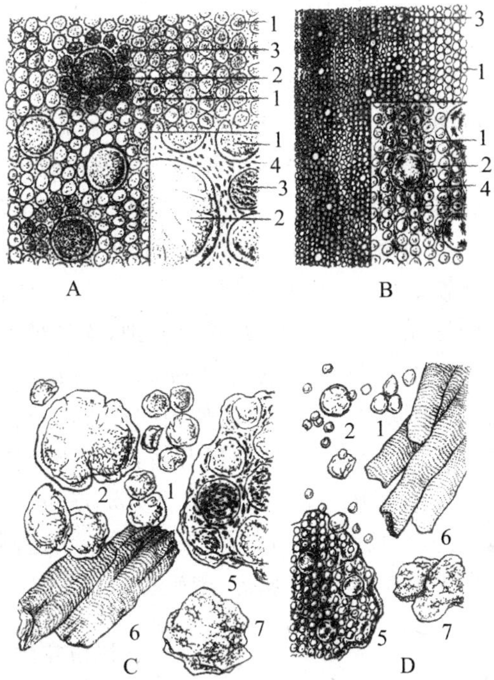

图 8-5②　蛤蚧及伪品体表组织和药材图

A. 蛤蚧体表　B. 壁虎体表　C. 蛤蚧粉末　D. 壁虎粉末

1. 鳞片　2. 疣鳞　3. 疣鳞旁鳞片　4. 色素

5. 皮肤碎片　6. 肌肉纤维　7. 骨碎片

【化学成分】 含肌肽(carnoside)、胆碱(choline)、肉毒碱(carnitine)、鸟嘌呤(guanine)、蛋白质、胆甾醇(cholesterol);甘氨酸(glycine)等 14 种氨基酸;钙、磷、镁、铁等 18 种无机元素,5 种磷脂和 21 种脂肪酸。

【理化鉴定】

1. 沉淀反应　粉末的乙醇提取液或酸水提取液,加生物碱试剂(硅钨酸、碘化铋钾、碘化汞钾等)均有沉淀反应。

2. 薄层色谱　取粉末 5g,用石油醚 50mL 分 2 次浸提,每次 18 小时,过滤,合并滤液,减压回收至干,残留物用少量石油醚溶解后,点于硅胶 G 薄层板上,以甲苯-乙酸乙酯-冰醋酸(12∶4∶0.5)为展开剂,展开后,用 25%磷钼酸乙醇显色,斑点呈蓝褐色。

【药理作用】 蛤蚧提取物有抗炎、平喘、抗应激、免疫增强、抗衰老、性激素样作用,动物实验表明,在促进生长发育、降低血糖方面也显示一定作用。

1. 抗炎作用　蛤蚧乙醇提取物的水溶性部分和脂溶性部分对甲醛所致大鼠踝关节肿胀和二甲苯所致小鼠耳部的炎症肿胀有明显的抑制作用。

2. 抗应激作用　每日给小鼠按 20g/kg 灌服蛤蚧提取物(GEH)5d,可使小鼠耐高温能力增强;按 10g/kg 腹腔注射 30 分钟后,能显著延长小鼠的缺氧存活时间。

3. 其他　蛤蚧提取物有促肾上腺皮质激素样作用。

【性味功效】 咸,平。归肺、肾经。属于补益药。补肺益肾,纳气定喘,助阳益精。用于虚喘气促,劳嗽咳血,阳痿遗精。用量 3～6g,多入丸散或酒剂。

【附注】 商品中发现的伪品及鉴别要点。

1. 壁虎科动物壁虎 *Gekko chinensis* Grag 的干燥体,形似蛤蚧但体小,头及驱干长 7～9cm,尾长 5～8cm。吻鳞切鼻孔。背部褐色,粒鳞微小,散有细小疣鳞。

2. 壁虎科动物多疣壁虎 *Gekko japonicus* Dumerill et Bibrom 去内脏的干燥体,全长 20cm 以下,吻鳞切鼻孔,鳞片细小,体背具多数不规则疣鳞。本品在多数省区均有发现。

3. 鬣蜥科动物蜡皮蜥 *Leiolepis belliana rubritaeniata* Mertens 去内脏的干燥体,俗称红点蛤蚧。全长约 40cm,尾长近体长两倍,体背灰黑色,密布桔红色圆形斑点,体两侧有条形横向的桔红色斑纹。指、趾狭长而细,均具爪。

4. 鬣蜥科喜山鬣蜥 *Agama himalayana*(Steindachner)去内脏的干燥体。俗称西藏蛤蚧。是西藏和新疆自治区使用的地方性药材。全长 34～36cm,尾长超过体长,吻鳞不切鼻孔,脊背有几行大鳞,四肢及尾背鳞具棱,指趾狭长,圆柱形,均具爪。

5. 蝾螈科动物红瘰疣螈 *Tylotoriton Vorrucosus* Anderson 去或未去内脏的干燥体。全体呈条形,长 13～19cm,尾长达 7cm,头近圆形。头顶部有倒“U”字形棱,中间陷下,无吻鳞。体表无鳞片,体侧有瘰疣,密生疣粒。足具 5 趾,尾侧扁而弯曲(图 8-5①)。

金钱白花蛇 Bungarus Parvus

(英)Bungarus Parvus

为较常用中药。金钱白花蛇始载于《饮片新参》,又名小白花蛇。历代本草多以蕲蛇为白花蛇。1963 和 1966 年版药典将蕲蛇分出另列蕲蛇一味药,将银环蛇的成蛇和幼蛇统称为白花蛇。1977 年版以后的药典将白花蛇改为金钱白花蛇。由于难以采集,属珍稀贵重药材。因此历来伪品较多,应注意鉴别。

【来源】 为眼镜蛇科动物银环蛇 *Bungarus multicinctus multicictus* Blyth 的幼蛇干燥体。

【动物形态】 头稍大于颈,眼小。鼻鳞 2 片,鼻孔椭圆形。体鳞光滑,全身概为 15 列,背部中央 1 行鳞片特别大,呈六角形。尾下鳞单行。尾细长而尖。体黑色,每隔 3 个半鳞片有宽约 1～2 鳞的白色横斑,体部有 35～45 个鳞片,尾部有 9～16 个鳞片。腹部白色,略有灰黑色小斑点(图 8-6①)。

【产地】 主产于广东、广西。广东、江西等省有养殖。

【采制】 夏、秋二季捕捉,剖腹除去内脏,擦净血迹,用乙醇浸泡处理后,以头为中心绕成圆盘状,用竹签横穿固定,晒干或烘干。盘径 6～15cm 的成体被加工为白花蛇;盘径 3～6cm 的加工成金钱白花蛇。

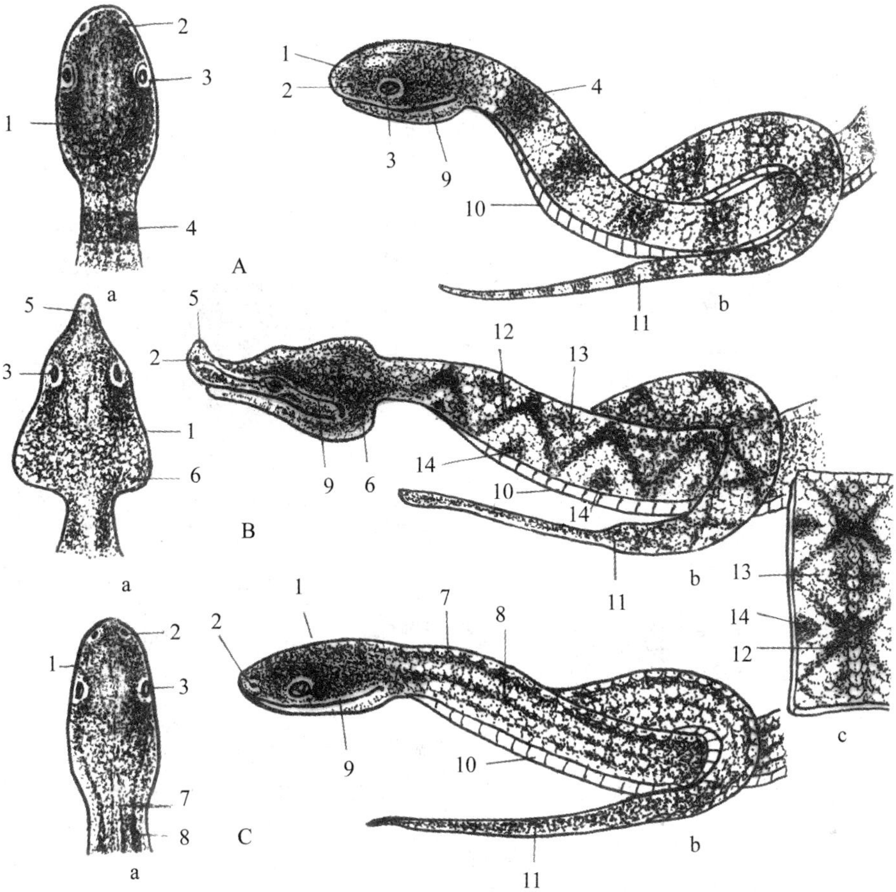

图 8-6①　三种蛇鉴别特征图

A. 金钱白花蛇　B. 蕲蛇　C. 乌梢蛇　a. 头部背面观　b. 体部侧面观　c. 体部背面观　1. 头部形状　2. 鼻孔　3. 眼　4. 黑色横纹　5. 翘鼻头　6. 内有毒囊　7. 背嵴　8. 纵纹　9. 嘴　10. 腹部　11. 尾　12. 倒 V 字形纹　13. 方胜纹　14. 连珠斑

【性状】　呈圆盘状，盘径 2～6cm，蛇体直径 0.2～0.4cm，头盘在中央，尾细，常纳口内。背部黑色或灰黑色，微有光泽，有白色环纹 45～48 个，黑白相间，白环纹在背部宽 1～2 鳞片，向腹面渐增宽，黑环纹宽 3～5 行鳞片，背正中有 1 条显著突起的脊棱。脊鳞片较大，呈六角形；背鳞细密，通身 15 行，尾部鳞片单行。气微腥，味微咸(图 8-6①)。

【显微特征】

背鳞外表面　鳞片呈黄白色，圆菱形，游离端有宽边缘。中央有一条隆起的脊棱。两侧或前端有 2～8 个散在的小圆孔。鳞片中部有众多细密的纵直条纹，间距 1.1～1.7μm，沿鳞片基部至先端呈纵向排列。这是银环蛇和其他蛇类显微鉴别的主要特征(图 8-6③)。

背鳞横切面　内外表皮均较平直，真皮不向外方突出，真皮中色素较少。

【化学成分】　主含蛋白质、脂肪及鸟嘌呤核苷(guanoside)。头部毒腺中含强烈的神经性毒，为小分子蛋白质或多肽类；并含溶血成分及血细胞凝集成分。

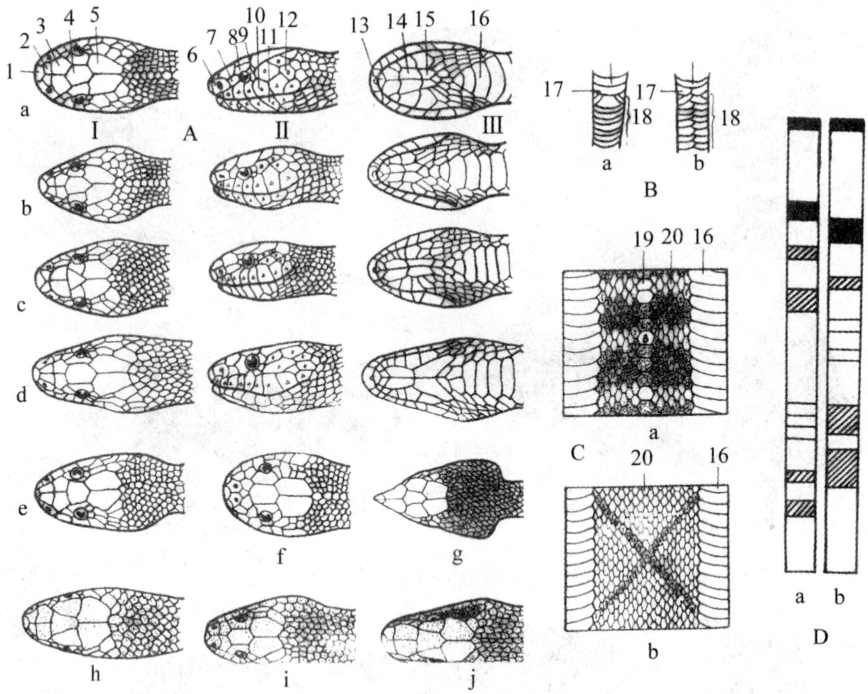

图 8-6② 三种蛇及其伪品鳞片图(附蛋白电泳图)

A. 头部鳞片图(Ⅰ背面观 Ⅱ侧面观 Ⅲ腹面观) a. 金钱白花蛇 b. 金环蛇 c. 赤链蛇 d. 水赤链蛇 e. 中国水蛇 f. 铅色水蛇 g. 蕲蛇 h. 乌梢蛇 i. 乌游蛇 j. 黑眉锦蛇 B. 尾部鳞片(a. 金钱白花蛇和金环蛇 b. 赤链蛇和水赤链蛇) C. 背部鳞片(a. 金钱白花蛇和金环蛇 b. 中国水蛇)

1. 吻鳞 2. 鼻间鳞 3. 前额鳞 4. 额鳞 5. 顶鳞 6. 鼻鳞 7. 眼前鳞 8. 眼上鳞 9. 眼后鳞 10. 上唇鳞 11. 下唇鳞 12. 颞鳞 13. 颌鳞 14. 前颌鳞 15. 后颌鳞 16. 腹鳞 17. 肛鳞 18. 尾下鳞 19. 脊鳞 20. 背鳞 D. 蛋白电泳图 (a. 金钱白花蛇 b. 蕲蛇)

【理化鉴定】 聚丙烯酰胺凝胶电泳鉴别。图谱色带:金钱白花蛇Ⅰ级带 2 条、Ⅱ级带 4 条和Ⅲ级带 2 条。电泳图见(图 8-6②D)。

【性味功效】 甘、咸,温;有毒。归肝经。祛风,通络,止痉。用于风湿顽痹,麻木拘挛,中风口歪,半身不遂,抽搐痉挛,破伤风,麻风疥癣,瘰疬恶疮。用量 3～4.5g。研粉吞服 1～1.5g。

【附注】

1. 在广东、广西以游蛇科白花锦蛇 *Elaphe moellendorffi*(Boettger)作白花蛇用,已有百年历史。主要鉴别特征为头背呈赭红色,似梨形,体背灰绿色,具 30 余个排成三行略呈六角形的红褐色斑块,尾部有黑红相间的环纹。

2. 以游蛇科动物中国水蛇 *Enhydris chinensis*(Gray)、黑背白环蛇 *Lycodonruhstrati*(Fischer)等动物幼蛇加工而成的伪品,不少省区均有发现。主要特征为背鳞不扩大,尾下鳞双行,不具毒牙。

3. 眼镜蛇科动物金环蛇 *Bungarus fasciatus*(Schneider),主要特征是有黄色环纹 23～33

个，黑黄纹相间近等宽，横纹环绕腹部（图 8-6②）。

4. 用正品银环蛇成体剖割成若干条，盘成圆盘状，再装上其他蛇的蛇头，冒充金钱白花蛇，其特征为：盘径一般较大，蛇体较粗，头尾粗细较一致，鳞片显得特大，与细小的蛇身不相衬，水浸后蛇头可拔下。

5. 以其他蛇的幼体用退色药水或油漆等将蛇身涂成白色环纹，此类伪品主要特点为白环纹的宽窄、间距不规则，背鳞不扩大呈六角形。

蕲　蛇　Agkistrodon
（英）Long-noded Pit Viper

为常用中药。始载于《开宝本草》，名“白花蛇”。寇宗 谓：“诸蛇鼻向下，独此蛇鼻向上，背有方胜纹，……”，以湖北蕲州所产者著称，故名蕲蛇。别名翘鼻蛇、五步蛇。

【来源】 为蝰科动物五步蛇 *Agkistrodon acutus*（Guenther）的干燥体。

【动物形态】 体长 1.2～1.5m。大者可达 2m 以上。头大扁平，呈三角形，吻端由鼻间鳞与吻鳞尖出形成一上翘的突起。鼻孔大，开口于两鼻鳞之间。体背灰褐色，有灰白色菱方形斑纹；两侧有“∧”形暗褐色大斑纹，其顶端有背中线相接。腹面黄白色。两侧有黑色圆斑。尾末端鳞片角质化程度较高，形成一尖出硬物，称“佛指甲”（图 8-6①）。

【产地】 主产于浙江、江西、福建、湖北等处。

【采制】 多于夏、秋二季捕捉，剖开蛇腹，除去内脏，用竹片撑开腹部后盘成圆形，以炭火烘干。

【性状】 圆盘状，盘径 17～34cm。头在中间稍向上，呈三角形而扁平，吻端向上，习称“翘鼻头”。上腭有管状毒牙，中空尖锐。背部两侧各有黑褐色与浅棕色组成的“V”形斑纹 17～25 个，其“V”形的两上端在背中线上相接，习称“方胜纹”。腹部灰白色，鳞片较大，有黑色类圆形的斑点，习称“连珠斑”。内面黄白色，可见脊椎骨及肋骨。尾部骤细，末端有三角形深灰色的角质鳞片 1 枚。气腥，味微咸（图 8-6②）。

以头尾齐全、条大、花纹明显、内壁洁净者为佳。

【显微特征】

背鳞表面　深棕色或黄棕色，圆棱形，两个端窝在游离端稍内侧，中央有 1 个背脊，两侧密被乳头状突起，乳突类圆形或不规则形，内含颗粒状色素（图 8-6③）。

背鳞横切面　部分真皮和表皮向外乳头状突出，使外表面呈波浪形，突起部的真皮含较多色素。内表面较平直，无乳头状突起。

粉末　淡黄色。①角质鳞片近无色，侧面观具半圆形或乳头状突起；表面观呈覆瓦状排列，布有淡灰色或淡棕色颗粒状物。②表皮表面观细胞界限不清楚，多集成不规则网状。③横纹肌纤维较多，有细密横纹，横断面有裂隙和小孔。④骨碎片不规则形，骨陷窝类圆形或梭形，骨小管较细，有的表面可见细密的斜行交错纹理。

【化学成分】 头部毒腺中含多量出血液毒，少量神经毒，微量的溶血成分及促进血液凝固成分。蛇体主含蛋白质、脂肪、氨基酸。

蛇毒为乳白色半透明的黏稠液体。主含凝血酶样物质、酯酶及三种抗凝血活酶。

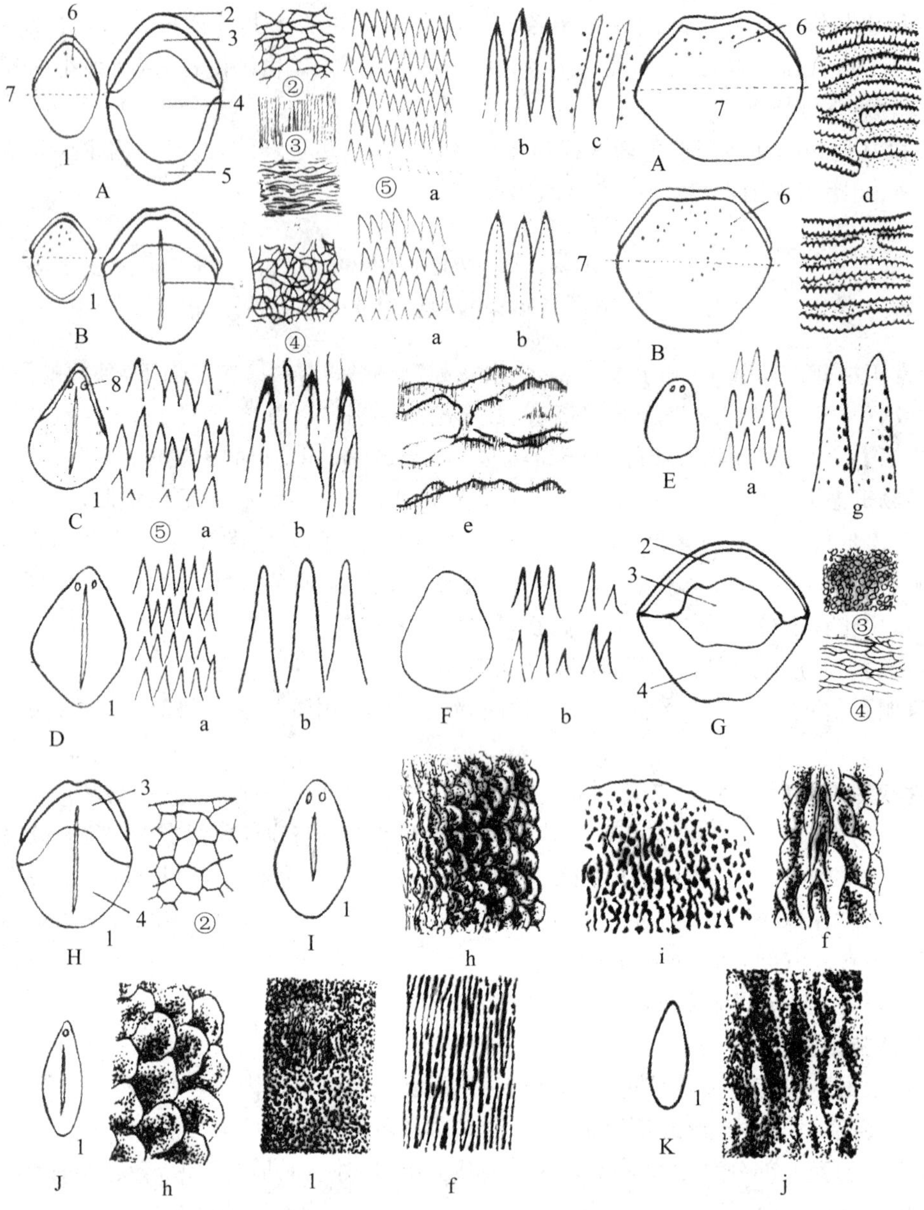

图 8-6③　金钱白花蛇及其伪品背鳞和脊鳞的显微与电镜扫描图

A. 金钱白花蛇　B. 金环蛇　C. 白花锦蛇　D. 白环蛇　E. 水蛇　F. 眼镜蛇　G. 赤链蛇　H. 水赤链蛇　I. 蕲蛇　J. 烙铁头　K. 竹叶青　1. 背鳞　2. 游离端　3. 网纹区　4. 纵纹区　5. 基部波纹区　6. 圆孔　7. 对角线　8. 端窝　9. 脊棱　10. 背棱　①显微结构　②网状纹理　③纵向纹理　④波状条纹　⑤电镜扫描结构　a. 刺状突起(3500-3800X)　b. 刺状突起表面三条纵沟(10000X)　c. 刺间网眼(10000X)　d. 波状棱纹(1500X)　e. 端窝块状纹理(1500X)　f. 脊棱上人字形纹理　g. 刺状突表面凹陷纹理　h. 乳突状突起　i. 突表现蜂窝状或短线状纹理　j. 钉头状突起

【理化鉴定】

1. 聚丙烯酰胺凝胶电泳鉴别　图谱色带共七条。其中Ⅰ级带 2 条，Ⅱ级带 3 条，Ⅲ级带 2

条(图谱 8-6②)。

2. 紫外光谱 取粉末 1g,分别用石油醚和无水乙醇各 10mL 浸泡 36 小时,前 6 小时每隔 1 小时振摇 1 次,滤过。滤液稀释成一定浓度,置 1cm 比色池中,UV-265FW 紫外分光光度计上测定吸收曲线,扫描范围 200～300nm,扫描速度 600nm/min。结果醚浸液在 202.8nm,醇浸液在 216.2、234.8、240.8、251.4、258.4nm 处有吸收峰。其特征能区别于其他常见蛇类。

【药理作用】

1. 提取物有镇静、镇痛作用;并能直接扩张血管而降压。

2. 蕲蛇酶具有防止血栓形成及溶栓作用。能抑制由凝血酶、胶原和肾上腺素等诱导的血小板聚集。

3. 从蛇毒中提纯的精氨酸酯酶,动物实验证明具有去纤、降低血脂、降低血液黏度作用,并对血小板数量与血小板黏附性,聚集功能均有降低作用。

【性味功效】 性温;味甘、咸。有毒。归肝经。属于祛风湿药。祛风,通络,止痉。用于风湿顽痹,麻木拘挛,中风口眼歪斜,半身不遂,抽搐痉挛,破伤风症,麻风疥癣。用量 3～9g,研末吞服,一次 1～1.5g,一日 2～3 次。

【附注】

1. 蝮蛇　为同属动物蝮蛇 *Agikistrodon halys*(Palls)的蛇体。圆盘状,头略呈三角形,无眼下鳞。头背部有大形对称的鳞片,背鳞起棱,背部有呈交互排列的褐色圆形、类方形或呈波状的横斑纹。腹面灰黑色,有许多不规则黑白色斑。

2. 烙铁头　为同科动物烙铁头 *Trimeresurus mucrosquamatus*(Cantor)的蛇体。主要特征为头长,呈三角形,吻端较窄,头顶部有"∧"形褐色斑纹,背鳞具棱,瓜子形。背部棕褐色。背中线二侧有并列的褐色斑纹,左右相连而成链状,腹面灰褐色,有许多斑点(图 8-6③)。

3. 山烙铁头　为同科动物山烙铁头 *Trimeresurus monticola* Guenther 的蛇体。主要特征为吻端较圆钝,头背部均为小鳞片。浅褐色或灰白色,有两行略呈方形的黑褐色斑块,左右交错排列,腹面浅褐色,散有深褐色斑点。

4. 颈棱蛇　为游蛇科动物颈棱蛇 *Macropisthodon rudis* Boulenger 的蛇体。主要特征为吻端圆钝,头背部有大型对称的鳞片,鳞片均强烈起棱,躯干背面有方形及椭圆形黑褐色斑纹,斑纹之间为褐灰色的窄横纹。腹面黑褐色,具有散在黑点。

鹿　茸　Cornu Cervi Pantotrichum
(英)Hariy Antler

为我国传统名贵中药之一。始载于《神农本草经》,列为中品。《本草纲目》谓:"鹿,处处山林中有之。马身羊尾,头侧而长,高脚而行速。牡者有角,夏至则解。大如小马,黄质白斑"。即为今之梅花鹿。

【来源】 为鹿科动物梅花鹿 *Cervus nippon* Temminck 或马鹿 *Cervus elaphus* Linnaeus 的雄鹿未骨化密生茸毛的幼角。前者习称"花鹿茸",后者习称"马鹿茸"。

【动物形态】

梅花鹿　体长约 1.5m。耳大直立,颈及四肢细长,臀部有明显的白色臀斑,尾短。雄鹿有分叉的角,一般第二年开始生角,不分叉,密被黄色或白色细茸毛,以后每年早春脱换新角,增生1叉，长全时共有4～5叉。眉叉斜向前伸，第二枝与眉叉较远，主干末端再分小枝。雌鹿无角。冬毛厚密，呈棕灰色或棕黄色，四季均有白色斑点，夏毛稀少，红棕色，白斑显著(图8-7①)。

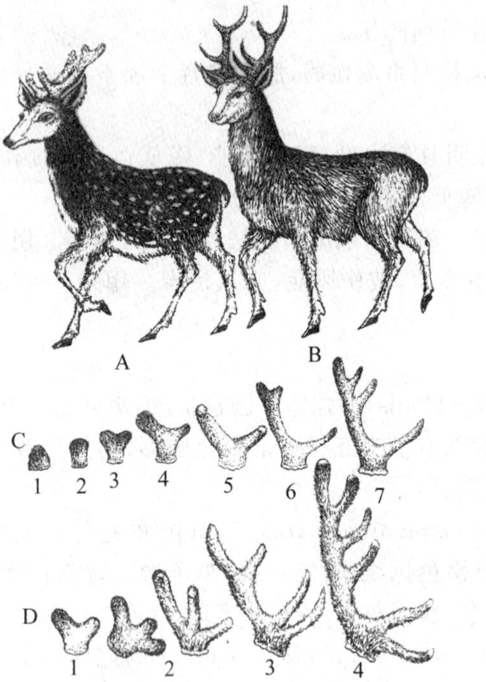

图8-7①　鹿茸原动物图

A. 梅花鹿　B. 马鹿　C. 梅花鹿茸(1. 磨脐　2. 钻天锥　3、4. 鞍子、茄包)　5. 二杠　6. 三岔　7. 四岔)　D. 马鹿茸(1. 单门　2. 莲花　3. 三岔　4. 五岔)

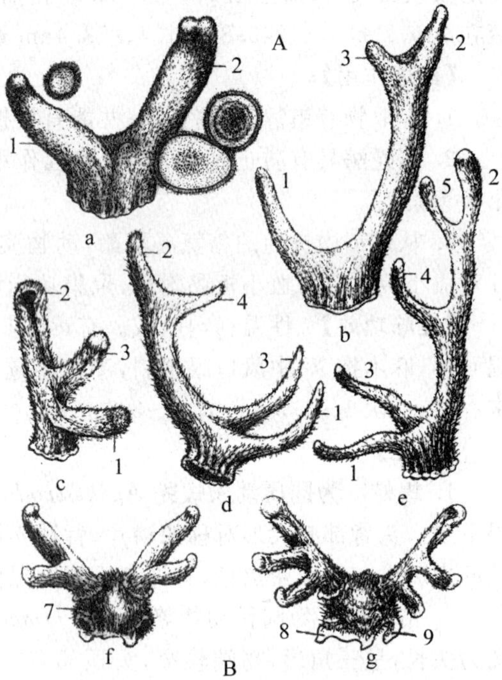

图8-7②　鹿茸药材图

A. 锯茸　B. 砍茸　a. 花鹿茸二杠　b. 花鹿茸三岔　c. 马鹿茸莲花　d. 马鹿茸三岔　e. 马鹿茸五岔　f. 梅花鹿砍茸　g. 马鹿砍茸　1. 主枝(大挺)　2. 第一侧枝(门庄)　3. 第二侧枝　4. 第三侧枝　5. 第四侧枝　7. 脑盖骨　8. 眉棱骨　9. 脑后骨(虎牙)

马鹿　体形较大。身长2m多，冬毛灰褐色，臀部有黄赭色斑。夏毛较短，呈赤褐色，无白色斑点。角叉多至6叉以上(图8-7①)。

【产地】　梅花鹿为国家一级保护动物，目前野生较少。花鹿茸主产于吉林、辽宁、河北等省，品质优。马鹿为国家二级保护动物，野生者日渐减少。马鹿茸主产于黑龙江、吉林、内蒙古等省区，现多为人工饲养。

【采制】　目前我国分锯茸和砍茸两种方法。主要是经“水煮、烘烤、风干”方法加工而成。

锯茸：一般从第三年的鹿开始锯茸，二杠茸每年采收两次，第一次多在清明后45～50天，习称“头茬茸”，立秋前后锯第二次(二茬茸)，三岔茸只收一次，约在7月下旬。锯下的鹿茸进行排血、清洗消毒、用线在茬口处缝合数针，防止外皮滑动，然后固定于架上，置沸水中反复烫3～4次，每次20～30秒钟，使茸内血液排出，至锯口处冒白沫，说明茸的血已经流净，嗅之有蛋黄气味为止。然后晾干，次日再烫数次，然后挂在烘炉中40℃～50℃烘干，最高不能超过

60℃。最后一步是将烘好的鹿茸取出后，应迅速冷却风凉，重要的是要凉透。马鹿茸加工方法不同处是煮烫时不要排血，煮烫和干燥时间比花鹿茸要长。

砍茸：将死鹿或老鹿头砍下，再将茸连脑盖骨锯下，刮净残肉，绷紧脑皮，固定架上，反复用沸水烫，至脑骨蜂窝眼涌出白泡沫为止，放通风处晾干至室内风干。

【性状】

花鹿茸　呈圆柱状分枝，具一个分枝者习称"二杠"，主枝习称"大挺"，长 17～20cm，锯口直径 4～5cm，离锯口约 1cm 处分出侧枝，习称"门庄"，长 9～15cm，直径较大挺略细。外皮红棕色或棕色，多光润，表面密生红黄色或棕黄色细茸毛，上端较密，下端较疏；分岔间具 1 条灰黑色筋脉。皮茸紧贴。锯口黄白色，外围无骨质，中部密布细孔。体轻，气微腥，味微咸。具二个分枝者习称"三岔"，大挺长 23～33cm，直径较二杠细，略呈弓形，微扁，枝端略尖，下部多有纵棱筋及突起疙瘩；皮红黄色，茸毛较稀而粗(图 8-7②)。

二茬茸的特征是挺长而不圆，下部有纵棱筋。皮灰黄色，茸毛较粗糙，锯口外围多已骨化。体较重。无腥气。质较次。

马鹿茸　较花鹿茸粗大，分枝较多，侧枝一个者习称"单门"，二个者习称"莲花"，三个者习称"三岔"，四个者习称"四岔"或更多。最多可分至"九岔"。

均以茸形粗壮、饱满、皮毛完整、质嫩油润、无骨棱、无钉者为佳。

砍茸　为带头盖骨的鹿茸。茸形与锯茸相同，二茸相距约 7cm，呈 60°以上角向后上方伸出。脑盖骨壁较薄，前端较平齐，后端有一对弧形的头骨，习称"虎牙"。脑盖骨白色，外附头皮，皮上密生黄棕色茸毛。气微，味微咸。

【显微特征】

鹿茸横切面　外有外表层，由角质层、透明层、颗粒层和生发层组成。下为真皮层，由乳头层、毛干、皮脂腺、动静脉小血管等组成。其下为原胶纤维层，由网状纤维组成。再下为骨质层，由骨小梁、骨陷窝等组成。鹿茸纵切面：茸体自外向内由茸毛、外皮、骨密质、骨松质组成。基部为角柄(图 8-7④)。

鹿茸粉末　淡黄色。①表皮角质层表面颗粒状，茸毛脱落后的毛窝呈圆洞状。②毛干中部直径 13～50μm，表面由扁平鳞片状细胞呈覆瓦状排列的毛小皮包围，细胞的游离缘指向毛尖，皮质有棕色色素，髓质断续或无。③毛根常与毛囊相连，基部膨大作撕裂状。④骨碎片表面有纵纹及点状孔隙；骨陷窝呈类圆形或类梭形，边缘骨小管呈放射状沟纹；

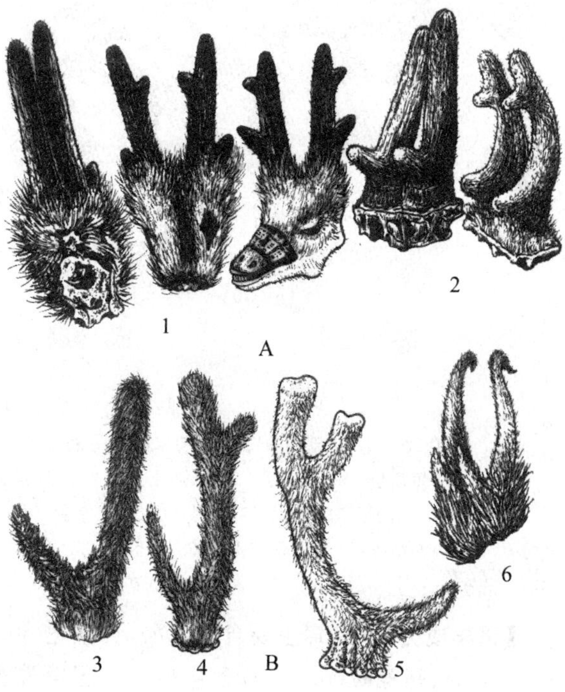

图 8-7③　鹿茸伪品图

A. 砍茸　B. 锯茸　1. 兽角伪制品　2. 塑料制品　3. 草鹿茸　4. 水鹿茸　5. 白唇鹿茸　6. 赤鹿茸

横断面可见大的圆孔洞，边缘凹凸不平。⑤未骨化组织表面具多数不规则的块状突起物。⑥角化梭形细胞多散在(图 8-7④)。

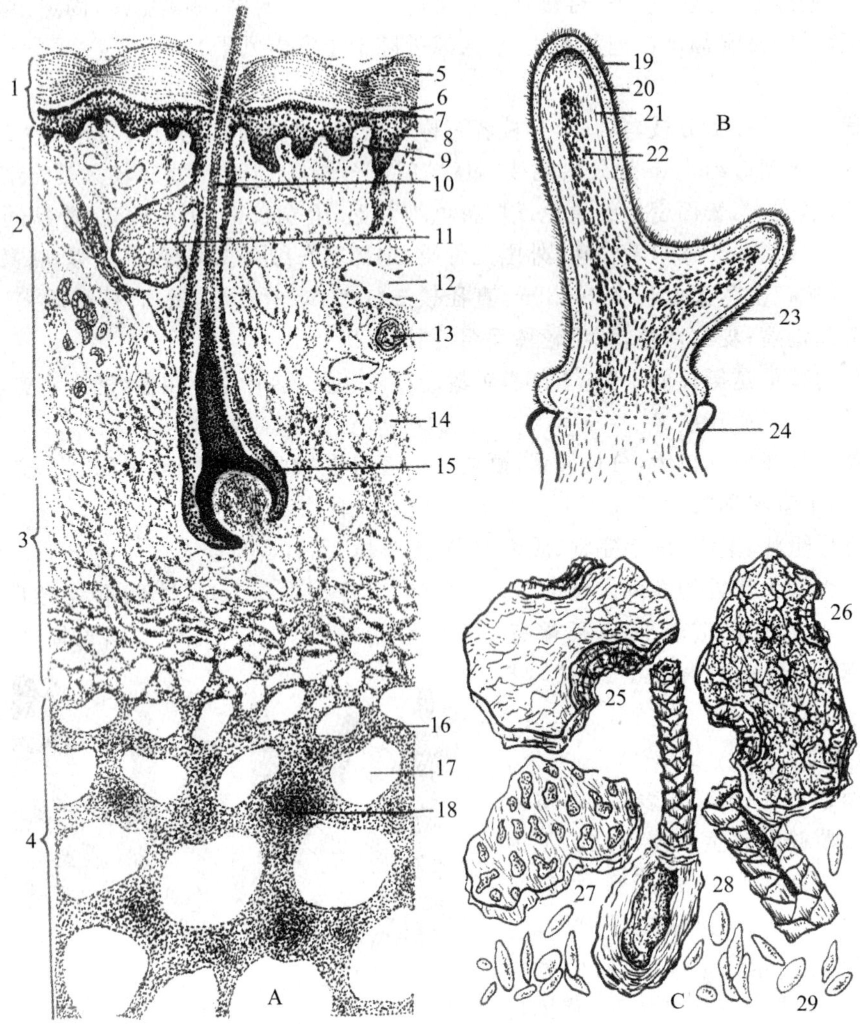

图 8-7④ 鹿茸组织和粉末图

A. 横切面图 B. 纵剖面简图 C. 粉末图 1. 表皮层 2. 真皮层 3. 原角纤维层 4. 骨质层(骨小梁层) 5. 角质层 6. 透明层 7. 颗粒层 8. 生发层(棘层、基层) 9. 乳头层 10. 毛干 11. 皮脂腺 12. 静脉 13. 动脉 14. 网状层 15. 毛囊 16. 骨小梁 17. 网眼 18. 骨陷窝 19. 茸毛 20. 外皮 21. 骨密质 22. 骨松质 23. 鹿茸 24. 角柄 25. 表皮角质层 26. 骨碎片 27. 未骨化组织碎片 28. 毛茸碎片 29. 角化梭形细胞

【化学成分】 鹿茸主要含氨基酸，含量达 50.13%，其中以甘氨酸(glycine)、谷氨酸(glutamic acid)、脯氨酸(proline)含量最高。胆甾醇类，如胆甾醇肉豆蔻酸酯(cholesteryl myristate)、胆甾醇油酸酯(cholesteryl oleate)等。脂肪酸类，如月桂酸(lauric acid)、肉豆蔻酸(myristic acid)、棕榈酸(palmitic acid)等。多胺类，如精脒(spermidine)、精胺(spermine)、腐胺(putrescine)。此外尚含硫酸软骨素 A 等酸性多糖类，脑素(ceramide)约 1.25%，雌酮(estrone)，雌二醇(estradiol)，PGE_1、PGE_2等多种前列腺素及 26 种微量元素。

鹿茸的不同部位所含成分有较大的差异，一般认为顶部浸出液的生物活性较高，基底部生物活性较低，而中间部位的成分和含量基本上可以代表整个鹿茸的平均值。

【理化鉴定】

1. 颜色反应　取粉末约 0.1g，加水 4mL，置水浴上加热 15 分钟，放冷滤过。取滤液 1mL，加茚三酮试液 3 滴，摇匀，加热煮沸数分钟，显蓝紫色；另取滤液 1mL，加 10%氢氧化钠液 2 滴，摇匀，滴加 0.5%硫酸铜溶液，显蓝紫色。

2. 薄层色谱　取粉末 0.4g，加 70%乙醇 5mL，超声处理 15 分钟，滤过，滤液作为供试品溶液。另取鹿茸对照药材 0.4g，同法制成对照药材溶液。再取甘氨酸对照品，加 70%乙醇制成每 1mL 含 2mg 的溶液，作为对照品溶液。照薄层色谱法(药典附录)试验，吸取供试品溶液及对照药材溶液各 8μL、对照品溶液 1μL，分别点于同一以羧甲基纤维素钠为黏合剂的硅胶 G 薄层板上，以正丁醇-冰醋酸-水(3∶1∶1)为展开剂，展开，取出，晾干，喷以 2%茚三酮丙酮溶液，在 105℃加热至斑点显色清晰。供试品色谱中，在与对照药材色谱相应的位置上显相同颜色的主斑点；在与对照品色谱相应的位置上，显相同颜色的斑点。

【药理作用】

1. 强壮作用　经临床观察证实，鹿茸能提高机体的活力，减轻疲劳，改善睡眠，促进食欲。

2. 对神经系统的作用　鹿茸提取物能明显延长小鼠戊巴比妥钠睡眠时间，呈现镇静作用；给小鼠灌服鹿茸磷脂，可使小鼠学习记忆障碍得到明显的改善，有益智作用。

3. 对心血管系统的作用　大剂量鹿茸精可使心肌收缩力减弱，心率减慢，外周血管扩张，血压下降；中等剂量则加强心肌收缩力，心率加快，增加心输出量，对疲劳的心脏作用更明显；

4. 其他　还有抗脂质过氧化、延缓衰老、增强免疫力、促进生长发育、促进创伤愈合等作用。

【性味功效】　甘、咸，温。归肾、肝经。属于补益药。壮肾阳，益精血，强筋骨，调冲任，托疮毒。用于阳痿滑精，宫冷不孕，羸瘦，神疲，畏寒，眩晕耳鸣耳聋，腰脊冷痛，筋骨痿软，崩漏带下，阴疽不敛。用量 1～2g，研末冲服。

【附注】

1. 鹿角　为马鹿或梅花鹿已骨化的角或锯茸后翌年春季脱落的角基。

2. 鹿角胶　为鹿角加水煎熬，浓缩制成的固体胶。呈黄棕色或红棕色，半透明，上部常有黄白色泡沫层。质脆、易碎，断面光亮。功能补血益精。

3. 鹿角霜　为鹿角去胶质的角块。大小不一，表面灰白色，显粉性，常具纵棱，偶见灰色或棕色斑点。体轻，质酥，有吸湿性。嚼之有黏牙感。多含钙质，具有温肾助阳，收敛止血作用。

4. 鹿血、鹿心、鹿皮、鹿筋、鹿鞭、鹿胎等均可入药。

5. 鹿茸混淆品　市上销售的混淆品有驼鹿茸、驯鹿茸、狍茸、草鹿茸、水鹿茸、白唇鹿茸及赤鹿茸等。驼鹿茸为鹿科动物驼鹿 *Alces alces* Linnaeus 的幼角。主要特征是整枝较粗大，分叉较粗壮，且后叉扁宽。驯鹿茸为鹿科动物驯鹿 *Rangifer tarandus* L. 的幼角。分枝上分叉较多，断面外皮棕色或灰黑色，中央淡棕红色。狍茸为鹿科狍 *Capreolus capreolus* L. 的幼角。多见带头盖骨的双茸，分叉简单，通常 3 叉，全长 20cm 左右。角干部用手触之有纵棱筋及明显的瘤状突起。草鹿茸、水鹿茸、白唇鹿茸和赤鹿茸的分枝角度均较少，茸毛较粗长，茸形与鹿茸有明显差别（图 8-7③）。

6. 伪品　多见砍茸伪品。有用某种兽头装上两支类似砍茸的伪造品。

麝　香　Moschus

（英）Musk

为较常用贵重中药。始载于《神农本草经》，列为上品。李时珍谓：麝之香气远射，故谓之麝。因药用其香囊分泌物，故名麝香。

【来源】　为偶蹄目鹿科动物林麝 *Moschus berezovskii* Flerov、马麝 *M. sifanicus* Przewalski 或原麝 *M. moschiferus* Linnaeus 成熟雄体香囊中的干燥分泌物。

【动物形态】

林麝　体长 70～80cm，体重约 10kg。头部较小，雌雄均无角；耳长直立，耳缘、耳端多为黑褐色或棕褐色，耳内白色；眼圆大，吻端裸露，雄性上颌犬齿特别发达，长而尖，露出唇外。四肢细长，后肢比前肢长。全身橄榄褐色，并有橘红色泽，幼麝背面有斑点，成体背面无斑点。雄麝腹部在脐和阴茎之间有麝香腺呈囊状，略隆起，习称“香囊”。内存麝香（图 8-8①）。

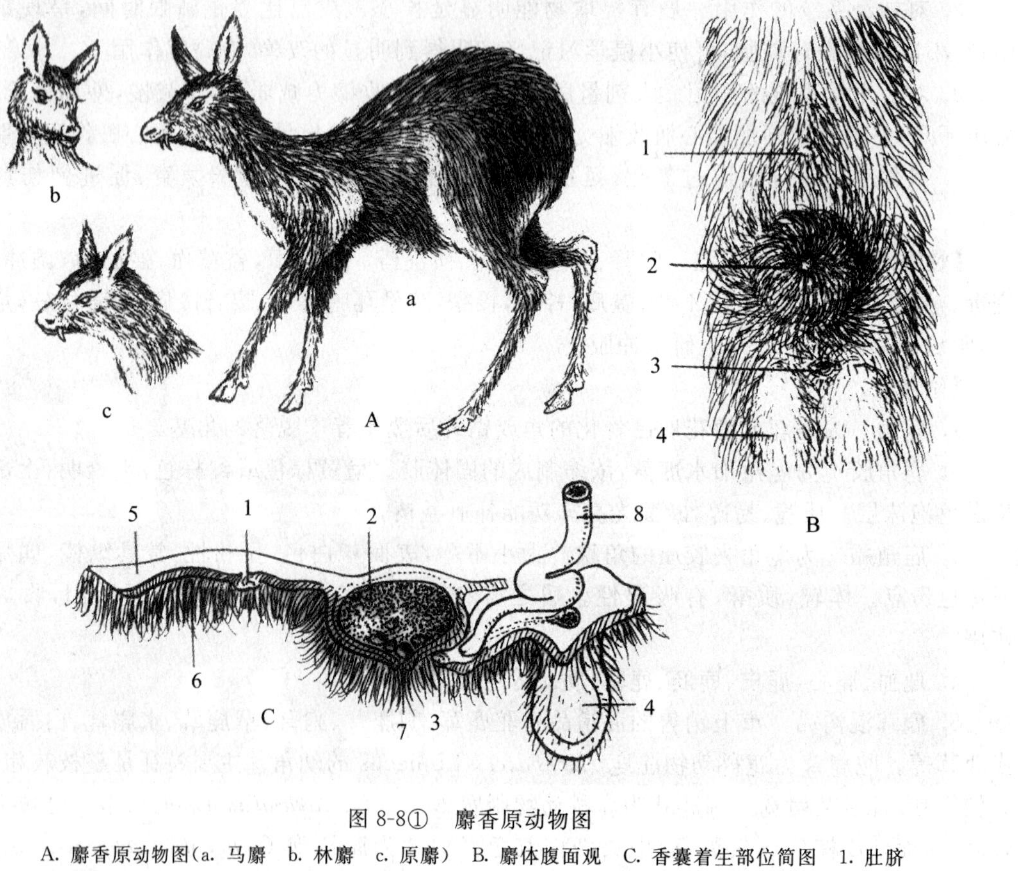

图 8-8①　麝香原动物图

A. 麝香原动物图（a. 马麝　b. 林麝　c. 原麝）　B. 麝体腹面观　C. 香囊着生部位简图　1. 肚脐　2. 香囊　3. 尿道口　4. 阴囊（睾丸）　5. 腹壁内侧面皮膜　6. 腹皮外侧麝毛　7. 香囊开口　8. 阴茎

马麝　体形较大，体长 85～90cm，体重约 15kg。成体全身沙黄褐色或灰褐色，颈背部栗色斑块，上有土黄色毛丛形成 4～6 个斑点排成两行(图 8-8①)。

原麝　体形较大，体长 85～90cm，体重约 12kg。通体棕黄褐色或黑褐色，从颈下两侧各有白毛延至腋下成两条白色宽带纹，颈背、体背上有土黄色斑点，排成 4～6 纵行。

【产地】　主产于四川、西藏、贵州、甘肃等省。四川省马尔康、都江堰市，陕西省镇平，安徽省佛子岭等养麝场均已进行家养繁殖。

林麝、马麝、原麝均为国家二级保护动物，数量日渐减少，禁止滥捕。

【采制】　麝在 3 岁以后产香最多，每年 8～9 月为泌香盛期。分猎麝取香和活体取香两种。野麝捕获后将腺囊连皮割下，将毛剪短，阴干，习称"毛壳麝香"；除去囊壳，取囊中分泌物，习称"麝香仁"。

家养麝可直接活体取香，目前多采用快速取香法，即将麝固定在操作者的腿上，略剪去覆盖着香囊口的毛，酒精消毒，用挖勺伸入囊内徐徐转动，挖出麝香。取香后除去杂质，放干燥器内，干后置棕色密闭玻璃器内保存。活体取香后不影响麝的饲养繁殖，并能再生麝香仁，且产量比野生的为高。

【性状】

毛壳麝香　为扁圆形或类椭圆形的囊状体，直径 3～7cm，厚 2～4cm。开口面的皮革质，棕褐色，略平，密生白色或灰棕色短毛，从两侧围绕中心排列，中间有 1 小囊孔。另一面为棕褐色略带紫的皮膜，微皱缩，偶显肌肉纤维，略有弹性，剖开后可见中层皮膜呈棕褐色或灰褐色，半透明，内层皮膜呈棕色，内含颗粒状、粉末状的麝香仁和少量细毛及脱落的内层皮膜(习称"银皮")(图 8-8②)。

麝香仁　野生者质软，油润，疏松；其中颗粒状者习称"当门子"，呈不规则圆球形或颗粒状，表面多呈紫黑色，油润光亮，微有麻纹，断面深棕色或黄棕色；粉末状者习称"散香"，棕褐色或黄棕色，并有少量脱落的银皮和细毛。饲养麝的麝香仁多呈颗粒状、短条状或呈不规则的团块；表面不平，紫黑色或深棕色，显油性，微有光泽，并有少量银皮和毛。气香浓烈而特异，味微辣、微苦带咸。

传统的经验鉴别方法有以下几种：

1. 取毛壳麝香用特制槽针从囊孔插入，转动槽针，迅速抽出，立即检视，槽内的麝香仁应有逐渐膨胀高出槽面的现象，习称"冒槽"。麝香仁油润，颗粒疏松，无锐角，香气浓烈。不应有纤维等异物或异常气味。

2. 取麝香仁粉末少量，置手掌中，加水润湿，用手搓之能成团，再用手指轻揉即散，不应黏手、染手、顶指或结块。

3. 取麝香仁少量，撒于炽热的坩埚中灼烧，初则迸裂，随即融化膨胀起泡似珠，香气浓烈四溢。应无毛、肉焦臭，无火焰或火星出现。灰化后，残渣呈白色或灰白色。

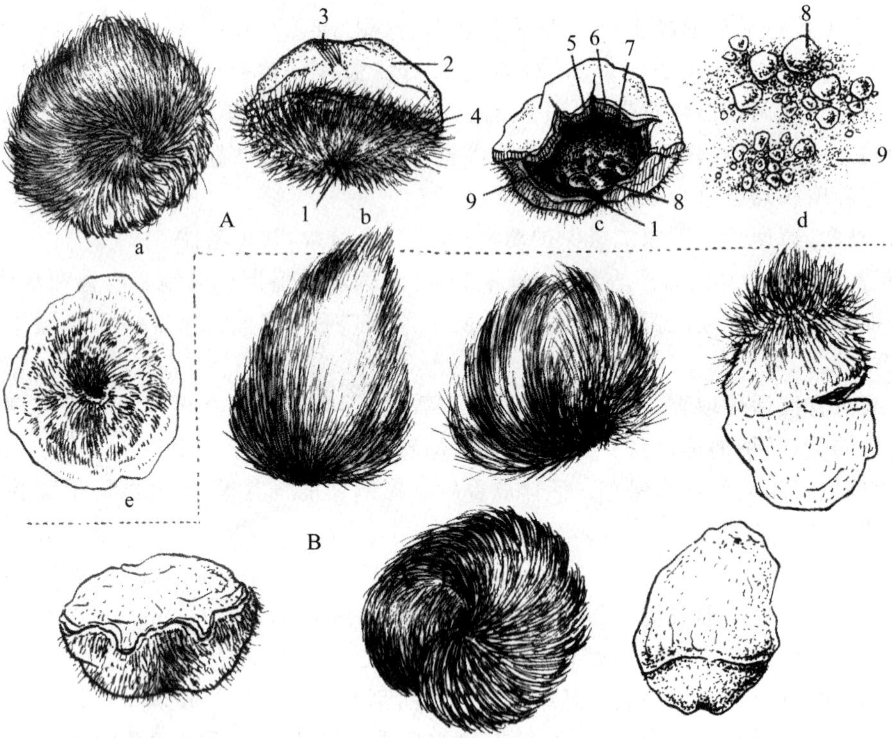

图 8-8② 麝香药材图

A. 麝香(a. 香囊正面观 b. 香囊侧面观 c. 香囊剖面观 d. 麝香仁 e. 剪去长毛的香囊)
B. 伪品(麝、鹿等动物皮毛的伪制品) 1. 香囊腹面开口 2. 香囊背面皮膜 3. 皮膜上残留的肌纤维
4. 香囊和腹皮的切割痕迹 5. 香囊外层 6. 香囊中层(银皮) 7. 囊壳内层(油皮) 8. 当门子 9. 散香

【显微特征】

粉末 棕褐色或黄棕色。为无数不定形颗粒状物集成的半透明或透明团块，淡黄色或淡棕色；团块中包埋或散在有方形、柱状、八面体或不规则的晶体；并可见圆形油滴，偶见毛及内皮层膜组织(图 8-8③)。

【化学成分】 主含麝香酮(muscone)0.9%～3%(香气成分)，麝香吡啶(muscopyridine)，羟基麝香吡啶(hydroxymuscopyridine)A、B 等大分子环酮。另含 5α-雄甾烷-3，17-二酮(5α-androstane-3，17-dione)，5β-雄甾烷-3，17-二酮(5-β-androstane-3，17-dione)等 10 余种雄甾烷衍生物；多肽，多种氨基酸；胆甾醇(cholesterol)，胆酸(cholic acid)，胆甾醇酯等。还含有(2R，5S)-musclide A_1、(2R，5R)-musclide A_2、(4S)-musclide A_2及(2R，5S)-musclide B 等庚二醇亚

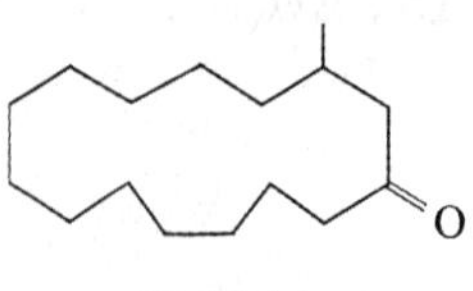

麝香酮

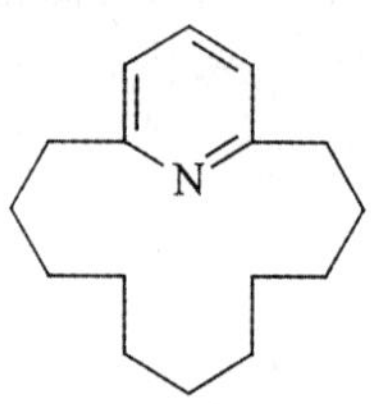

麝香吡啶

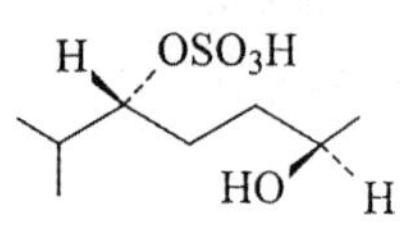

(2R,5S)-musclide B

硫酸酯类化合物(强心成分)。

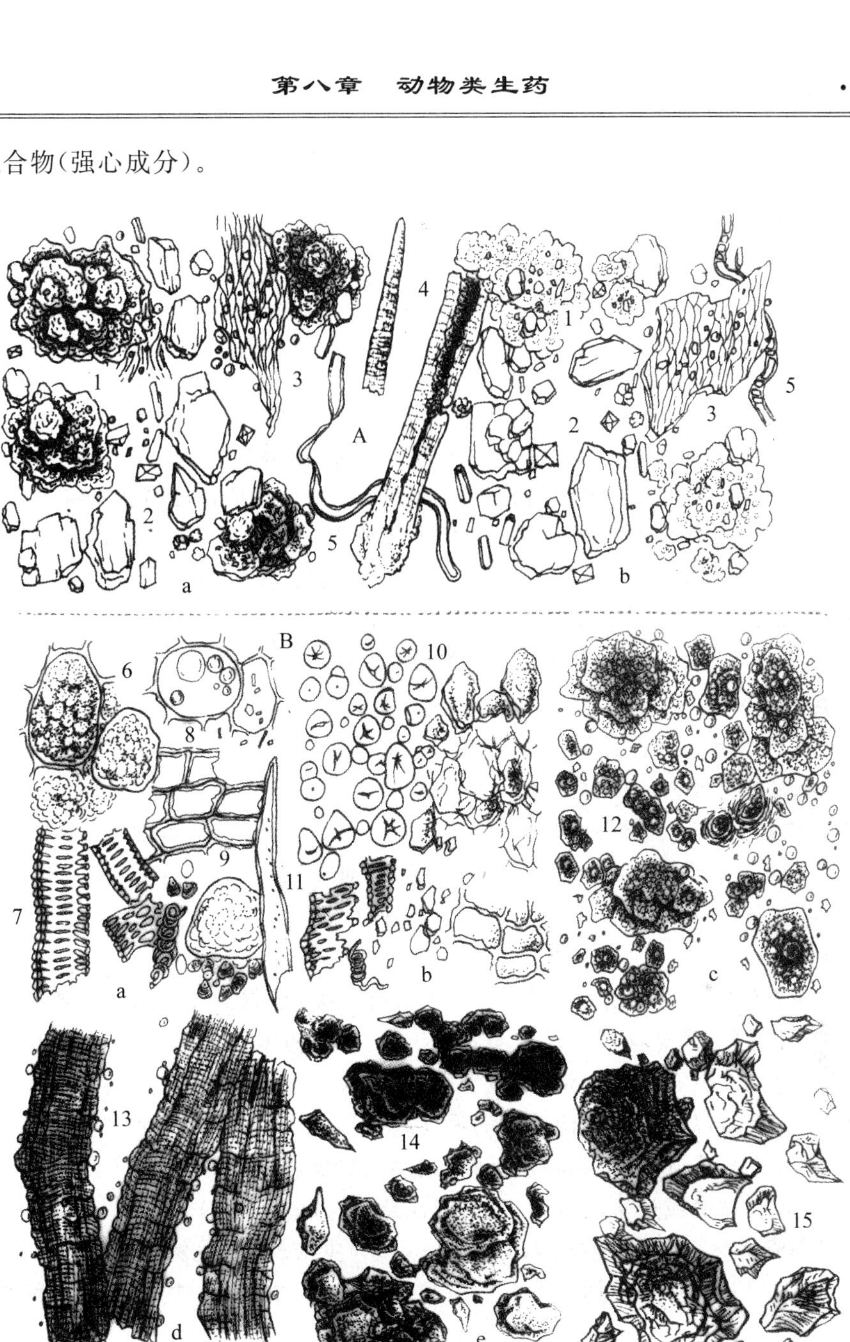

图 8-8③　麝香仁粉末图(附伪品)

A. 麝香仁粉末(a. 稀甘油装片图　b. 水合氯醛装片图)　B. 伪品(a. 桂枝粉末　b. 锁阳粉末　c. 鸡肝粉末　d. 肉松粉末　e. 铁砂粉末　f. 沥青粉末)　1. 散香团块　2. 结晶物　3. 脱落的银皮　4. 脱落残毛　5. 感染菌丝　6. 植物薄壁细胞　7. 导管　8. 油滴细胞　9. 木栓细胞　10. 淀粉粒　11. 植物纤维　12. 肝细胞　13. 肌肉纤维　14. 铁碎片　15. 沥青碎块

【理化鉴定】

1. 香气试验　取细粉加五氯化锑共研,香气消失,再加氨水少许共研,香气恢复。

2. 颜色反应　取狭长滤纸条,悬入本品乙醇提取液中,1h 后取出,干燥,在紫外光灯

(365nm)下观察，上部呈亮黄色，中间显青紫色，有时均呈亮黄色带绿黄色。加 1%氢氧化钠液变为黄色。

【品质评价】 传统认为以当门子多、质柔润、香气浓烈者为佳；香囊以饱满、皮薄、捏之有弹性、香气浓烈者为佳。用气相色谱法测定，含麝香酮($C_{16}H_{30}O$)不得少于 2.0%。总灰分不得过 6.5%。

【药理作用】

1. 对中枢神经系统的作用 麝香对中枢神经系统表现为兴奋与抑制的双重作用。小剂量兴奋中枢，大剂量则抑制；对中枢能增强缺氧的耐受力，麝香既治中风昏迷，又治惊痫，这可能与其增强中枢耐缺氧能力有关。麝香开窍的实质可能与其具有抗脑缺血缺氧有关。

2. 抗炎作用 麝香水提取物对不同原因导致的小鼠耳部炎症、关节炎均有非常显著的抑制作用；对由分枝杆菌抗原注射液引起的大鼠关节炎，其抗炎作用强于布他酮。多肽是麝香抗炎作用的活性成分。

3. 对心血管系统的作用 能使大多数蟾蜍心脏收缩增强，表现有强心作用。麝香有显著增加冠状动脉流量的作用。

4. 对子宫的影响 麝香对于家兔、大鼠、以及豚鼠的离体子宫，均呈现明显的兴奋作用，妊娠的较非妊娠的更敏感，晚期妊娠的子宫对麝香的敏感更为突出。

【性味功效】 辛，温。归心、脾经。属于开窍药。开窍醒神，活血通经，消肿止痛。用于热病神昏，中风痰厥，气郁暴厥，中恶昏迷，经闭，癥瘕，难产死胎，心腹暴痛，痈肿瘰疬，咽喉肿痛，跌扑伤痛，痹痛麻木。用量 0.03～0.1g，多入丸散用。外用适量。

【附注】

1. 商品麝香仁中常发现伪品掺入，其掺入物有三类：植物类常有生地、锁阳、树脂、儿茶、淀粉、大豆粉、丁香粉、海金沙等。动物类常有肉松、肝脏粉末、血块、蛋黄粉、奶粉、奶渣等。矿物类常有铁末、砂石、磁石、朱砂、铅粒、玻璃渣等。利用显微鉴定和理化鉴定可鉴别。

毛壳麝香伪品常以麝皮或其他动物的毛皮或者膀胱包缝而成，其鉴别要点为全囊有毛或一面剃去毛但有毛根痕迹，或一面将皮反转，或用动物膀胱与一面毛皮缝合而成，均有缝合痕迹。发现香囊过大过满或过于沉重者，尤其要注意检查(图 8-8③)。

2. 人工合成麝香，以合成麝香酮(dl-muscone)为主，按规定比例配制而成。经药理试验、理化分析、临床试用证明，与天然麝香的性质和作用近似，并对心绞痛有显著缓解作用。

羚羊角 Cornu Saigae Tataricae

(英)Antelope's Horn

本品为常用贵重中药。始载于《神农本草经》，列为中品，原名麢羊，俗称羚羊。目前发现其伪品种类较多，也有新的代用品，应注意鉴别。

【来源】 为牛科动物赛加羚羊 *Saiga tatarica* Linnaeus 的角。

【动物形态】 身长 100～140cm，头大，鼻吻膨大，有“高鼻羚羊”之称。额前部分隆起，眼大，耳短。四肢细小，蹄低而长。尾短细，夏毛短而密，紧贴皮肤，棕黄色，冬毛粗长而厚，色较淡，为沙黄色。雄兽具角，长于眼眶之上，向后微倾。雌兽无角，仅有短的突起(图 8-9①)。

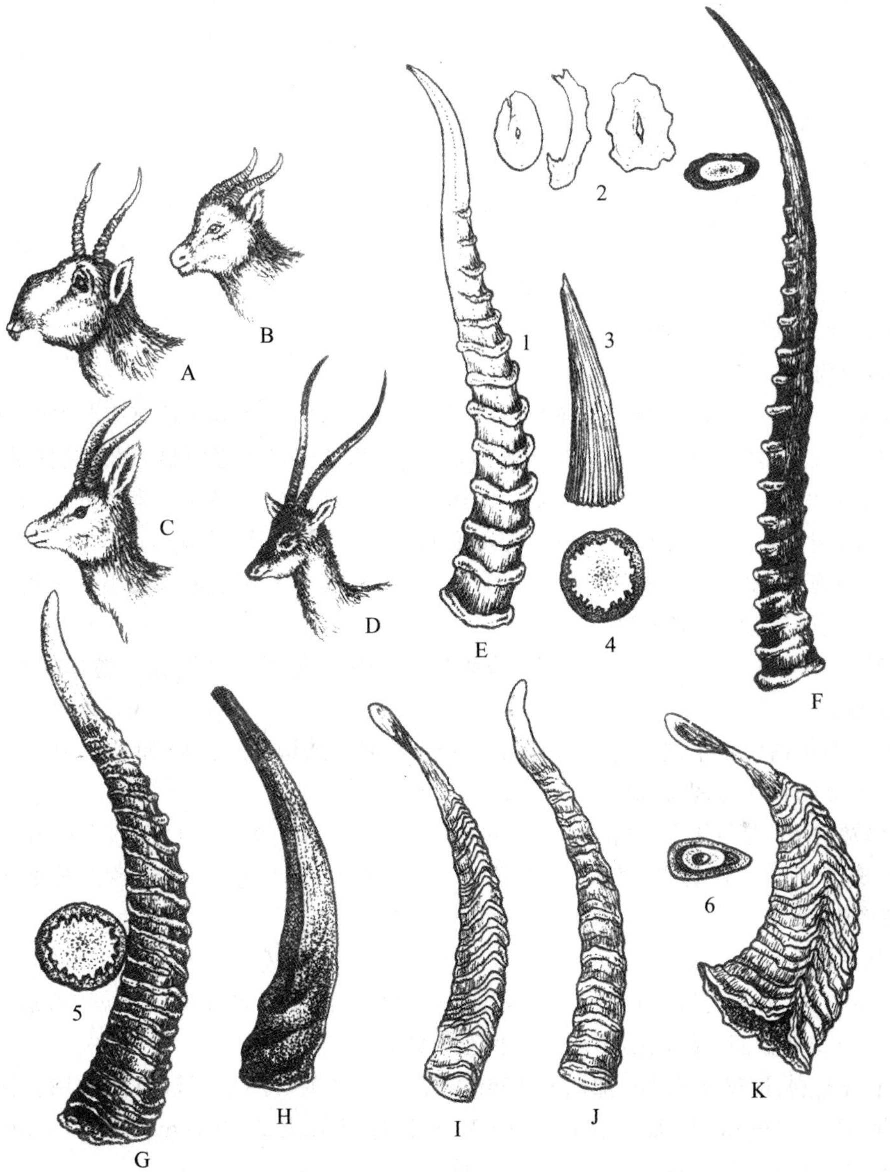

图 8-9①　羚羊角原动物和药材图

A. 赛加羚羊　B. 黄羊　C. 鹅喉羚羊　D. 藏羚羊　E. 羚羊角　F. 藏羚羊角　G. 黄羊角　H. 鹅喉羚羊角　I. 山羊角　J. 羊角刻制品　K. 绵羊(F～K 为伪品)　1. 药材个子　2. 药材饮片　3. 骨塞　4. 羚羊角基部横断面　5. 黄羊角基部横断面　6. 绵羊角基部横断面

【产地】 主产于苏联，我国新疆边境地区亦产。

【采制】 全年均可捕捉，以 8～10 月捕捉，将其角从基部锯下，洗净，晒干。

【性状】 呈长圆锥形，略呈弓形弯曲，长 15～33cm，类白色或黄白色，基部稍呈青灰色。嫩枝透视有"血丝"或紫黑色斑纹，"光润如玉"，无裂纹，老枝则有细纵裂纹。除尖端外，有 10～16 个隆起环脊，间距约 2cm，用手握之，四指正好嵌入凹处，握之舒适，俗称"合把"。角的基部横截面圆形，直径 3～4cm，内有圆锥形坚硬质重的角柱，习称“骨塞”，角柱长约为全长的 1/2 或 1/3，表面有突起的纵棱与其外面角鞘内的凹沟紧密嵌合，从横断面观，其结合部呈锯齿状，俗称“锯齿状嵌合”。角鞘呈半透明状，除去骨塞后，角的下半段成空洞，对光透视内有一个小孔，习称“通天眼”。上半段中央成一条隐约可辨的细孔道直通角尖。质坚硬。气无，味淡(图 8-9①)。

以质嫩，色白，光润，内含红色斑纹，无裂纹者为佳。

羚羊角镑片 为羚羊角刨成横向类圆形或纵向长方形菲薄片，稍弯曲或卷成刨花状，白色，半透明，质硬。用热水浸泡后可变软伸直，并有角质浓香气。

羚羊角粉　淡灰白色，粉状。

【显微特征】

横切面　组织呈波浪状起伏。角顶部波浪起伏最明显，在峰部往往有束状结构存在，束呈三角形；角中段稍呈波浪状，束多呈双凸透镜形；角基部波浪形不很明显，束状结构呈椭圆形至类圆形。髓腔的大小不一，长径 10～50～80μm，以角基部的髓腔最大。束的外层由 3～5 层皮层细胞组成，扁梭形。束间距离较宽广，充满着近等径性多边形、长菱形或狭长形的基本角质细胞(间质细胞)。皮层细胞或间质细胞均显无色透明，其中不含或稍含细小浅灰色色素颗粒。髓腔中央往往可见有 1～多个髓细胞(图 8-9②)。

纵切面　髓呈长管形，内有疏松排列或阶梯状排列的类圆形髓细胞。髓管间有大量长梭形的间质细胞。

粉末　淡灰白色。不规则碎片内常有类圆形的束状结构(横切面)和管状束状结构(纵切面)，并有大量的长梭形间质细胞(图 8-9②)。

【化学成分】　含角蛋白，经酸水解后可得异白氨酸、白氨酸、苯丙氨酸、酪氨酸、丙氨酸等多种氨基酸。尚含多种磷脂、磷酸钙、胆固醇、维生素 A 等。此外，尚含多种微量元素如锌、铝、锰、铁、铜等。

【理化鉴别】

1. 取羚羊角粗粉的氯仿提取液，水浴蒸去溶剂，残渣以少量冰醋酸溶解，再加入醋酐-浓硫酸(19：1)试液数滴，显红色，渐变为蓝色至墨绿色。

2. 光谱鉴别：取粉末 0.2g，加乙醇 10mL，放置 12 小时，滤过，滤液供测试用。测定条件：扫描范围 340～230nm，吸收度量程 0～1A，波长标尺放大 20nm/cm，在 260±2nm、254±2nm、248±2nm 及 220±2nm 波长处有最大吸收。

【药理作用】

1. 镇静与抗惊厥作用　煎剂、醇提取液、水解液均能使小鼠的自主活动减少，并可显著延长硫喷妥钠、水合氯醛引起的小鼠睡眠时间，对戊巴比妥钠阈下催眠量也有明显的协同效果。煎剂能降低咖啡因所致蟾蜍和小鼠的惊厥率，腹腔注射可对抗士的宁所致的惊厥作用。

2. 解热作用　煎剂对伤寒、副伤寒疫苗所致人工发热家兔有解热作用。

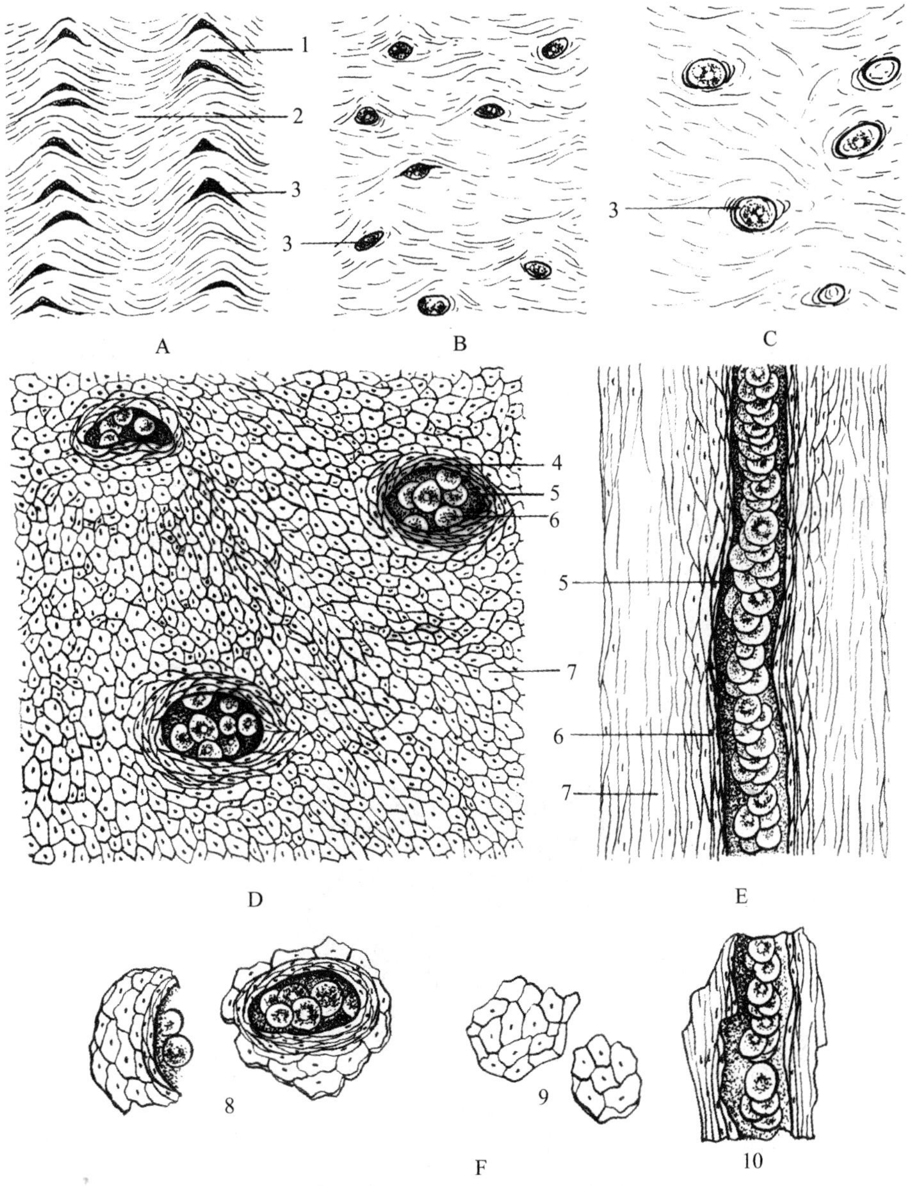

图 8-9②　羚羊角磨片组织和粉末图

A. 羚羊角尖端横磨片　B. 羚羊角中段横磨片　C. 羚羊角基部横磨片　D. 羚羊角横切面　E. 羚羊角纵切面　F. 羚羊角粉末图　1. 波峰　2. 波谷　3. 束状结构　4. 束状结构的皮层　5. 髓　6. 髓细胞　7. 间质细胞　8. 束状结构碎片　9. 间质细胞碎片　10. 髓管

3. 镇痛作用　羚羊角外皮浸出液、注射液或醇浸液均有镇痛作用。

4. 抗菌作用　注射液对多种革兰阳性和阴性细菌均有抑制作用。

羚羊角与骨塞比较，镇静作用角质优于骨塞，镇惊作用则骨塞优于角质，解热作用二者相同。

【性味功效】 性寒，味咸。归肝、心经。属于平肝息风药。平肝息风，清肝明目，散血解毒。用于高热惊痫，神昏痉厥，子痫抽搐，癫痫发狂，头痛眩晕，目赤翳障，温毒发斑，痈肿疮毒。用量 1～3g，宜单煎 2 小时以上；磨汁或研粉服，每次 0.3～0.6g。

【附注】 羚羊角一直依靠进口，价格昂贵，而且还远远不能满足临床需要，因而常有伪品出现。经研究，卫生部(87)卫药字第 33 号文件通知，鹅喉羚羊角、黄羊角和山羊角具有相似功效，可正式作为药材生产、供应。可作饮片、配方和配制中成药及单方等使用，并可在全国推广使用。但市场上还发现有藏羚羊角、绵羊角等伪品。

1. 鹅喉羚羊角　为牛科动物长尾黄羊 *Gazella subgutturosa* Guldenstaedt 雄兽的角。分布于内蒙古、甘肃、新疆、青海、西藏等地。角稍弯曲，角尖显著向内弯转。表面黑色，粗糙，多纵裂纹，不透明。中下部有不明显的斜向环脊约 4～8 个，间距约 1.5cm。基部无锯齿状骨塞。粉末镜检，细胞内含有较多黑色或棕黑色色素颗粒，排列成不规则条纹状(图 8-9③)。

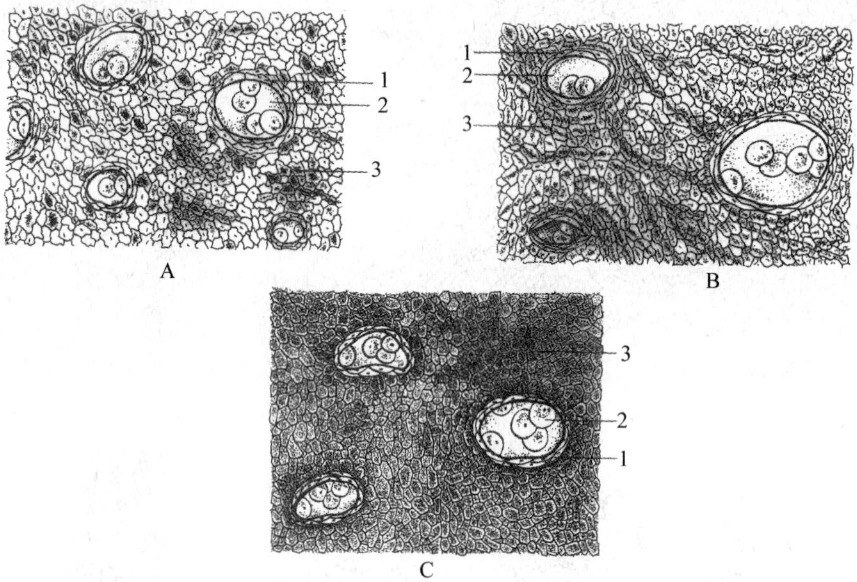

图 8-9③　羚羊角伪品组织图

A. 黄羊角横切面　B. 鹅喉羚羊角横切面　C. 藏羚羊横切面

1. 束状结构的皮层　2. 髓　3. 间质细胞色素粒

2. 黄羊角　为牛科动物黄羊 *Procapra gutturosa* Pallas 的角。表面淡棕色，不透明，自基部向上有密集、斜向、弯曲的环脊 17～20 个，环脊间距约 0.5cm，基部无锯齿状骨塞。粉末镜检细胞内含有较少棕色色素颗粒，颗粒常排列成不规则条纹(图 8-9③)。

3. 山羊角　为牛科动物山羊 *Capra hircus* L. 的角。稍扁，背侧呈纵沟状，黄色，不透明，有多个不规则隆起的环脊，间距 0.5cm～1cm，基部骨塞多圆形，无锯齿状嵌合。

4. 藏羚羊角　为牛科动物藏羚羊 *Pantholops hodgsoni* Abel 的角。侧扁而较细长，长 50～70cm，中下部较直，表面深棕色，不透明，一侧有明显隆起的半环脊约 16 个，间距约 2cm。

基部无锯齿状骨塞。粉末镜检细胞内含多数浓密的棕色色素颗粒。(图 8-9③)

5. 绵羊角 为牛科动物绵羊 *Ovis aries* L. 的角。宽扁形呈镰刀状弯曲,角尖明显呈扁状扭曲,中下部呈扁三角形,背侧有较密集的似山峰状的环脊,基部常呈空洞,角鞘壁较薄(图 8-9③)。

6. 进口的羚羊角曾发现角内灌有铅粒,以增加重量,可检查骨塞是否松动,或用 X 光仪检查。

7. 羚羊角传统用药均须去掉骨塞后入药。天津卫生局经专家论证后上报卫生部,要求不去骨塞作全羚羊角入药。卫生部卫药政发(91)第 193 号和(92)第 57 号文件通知,同意天津地区中成药生产暂用全羚羊角入药。但只限于在天津地区销售适用。为慎重起见,卫生部委托药典委员会两次组织临床、药理、化学、质量标准等方面的有关专家进行了评审,同意天津地区生产适用,并希望作进一步的疗效观察,继续完善质量标准,不断总结经验,为药典采用全羚羊角入药提供更全面的资料。

牛 黄 Calculus Bovis
(英)cow-bezoar

为常用名贵中药。始载于《神农本草经》,列为上品。《名医别录》记载:药中之贵,莫复过此。牛黄为牛的胆囊结石,色金黄或棕黄,故名牛黄。由于牛黄产量稀少。近年来,已成功地在活牛体内培植牛黄,药材称“人工培植牛黄”。此外尚有人工合成牛黄,目前已大量应用于临床。今市售品主要为天然牛黄和人工牛黄两类。

【来源】 为牛科动物牛 *Bos taurus domesticus* Gmelin 干燥的胆结石。习称“天然牛黄”。

【产地】 主产于华北、东北、西北等地,分别称京牛黄、东牛黄、西牛黄。河北等省已生产“人工培植牛黄”。销于全国并出口。

【采制】 全年均可收集,牛黄多见于瘦弱的病牛,屠宰时仔细检查胆囊、胆管,如发现有硬块即滤去胆汁(胆囊不能用手挤压)小心取出结石,去净附着的薄膜,用草纸或卫生纸包好,放入通草丝或灯心草等吸湿物中吸去胆汁,阴干。切忌风吹日晒,以防碎裂或变色。取自胆囊的牛黄习称“胆黄”,取自胆管或肝管的牛黄习称“管黄”或“肝黄”。

【性状】 天然牛黄 本品多呈卵形、类球形、三角形或四方形,大小不一,直径 0.6～3(4.5)cm,少数呈管状或碎片。表面黄红色至棕黄色,有的表面挂有一层黑色光亮的薄膜,习称“乌金衣”,有的粗糙,具疣状突起,有的具龟裂纹。体轻。质酥脆。易分层剥落。断面金黄色,可见细密的同心层纹,有的夹有白心。气清香,味苦而后甜,有清凉感,嚼之易碎,不黏牙(图 8-10①)。

管黄 多呈短管状,表面不平或有横曲纹,或为破碎的小片,长约 3cm,直径 0.5～1.5cm。表面红棕或黄棕色,有的呈棕褐色,较粗糙,有裂纹及小突起。断面有较少的层纹,有的中空(图 8-10①)。

经验鉴别法:

1. 取本品少量,加清水调和,涂于指甲上,能将指甲染成黄色,习称“挂甲”。

2. 用无色透明的杯子装半杯清水,投入牛黄少许,可见吸水变湿而不变形,水煮沸后,水质色黄清亮为正品。若入水后迅速膨胀而崩解者或水质混浊或有沉淀或漂浮物出现者则为伪品。

3. 用舌尖舔之，味先苦而后转甜，有清凉感直达舌根及喉部，同时无杂味及臭味。若入口纯苦而不转甜，无清凉感，且有它味或腥臭者为伪品。

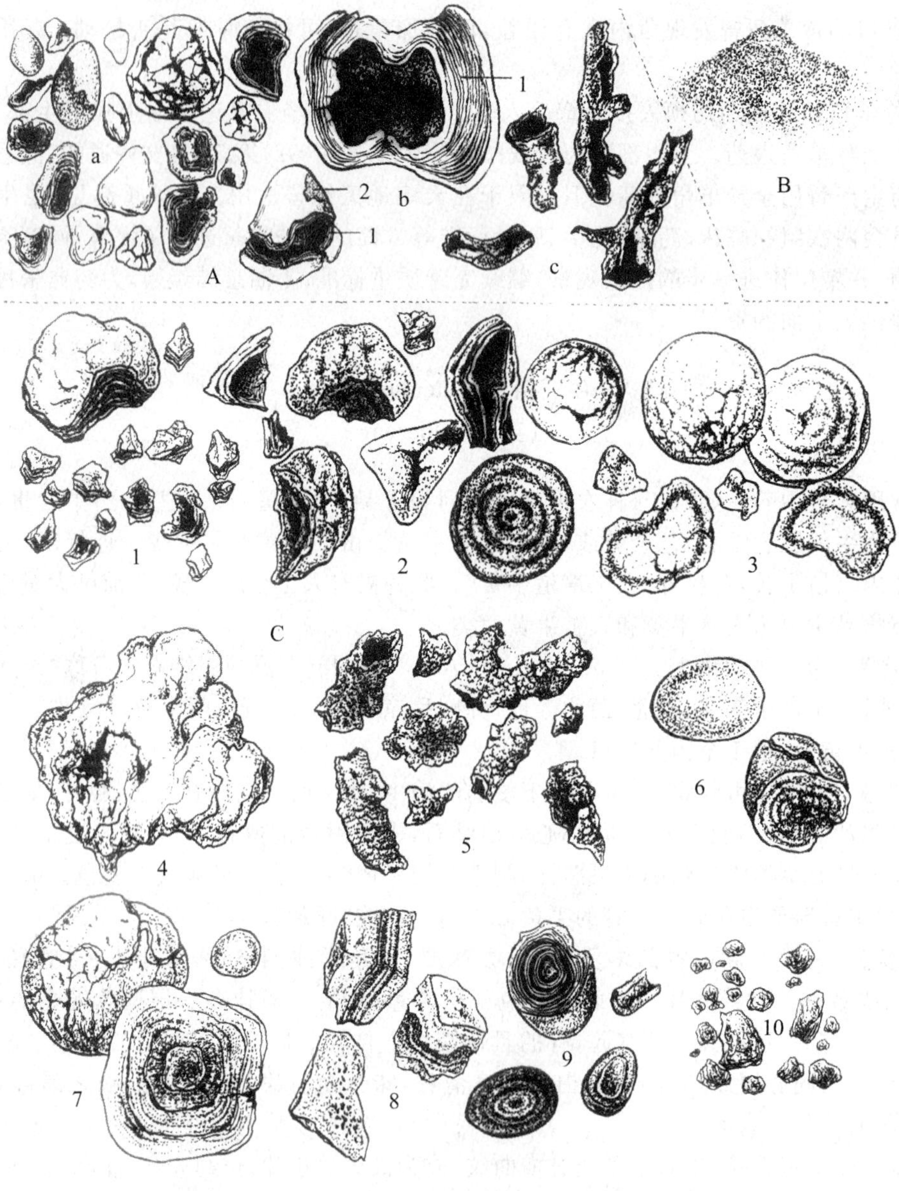

图 8-10① 牛黄药材图(附伪品图)

A. 天然牛黄(a. 胆黄 b. 胆黄放大示层纹 c. 管黄) 1. 牛黄分层 2. 乌金衣 B. 人工合成牛黄 C. 伪品(1. 淀粉粒制品 2. 黄连、大黄、姜黄粉末制品) 3. 栀子粉末制品 4. 牛胆沉积物 5. 牛肠结石 6. 狗宝 7. 马宝 8. 猪胆结石 9. 猴枣 10. 人胆结石)

【显微特征】 用水合氯醛试液装片，不加热，镜下观察可见不规则团块由多数黄棕色或红棕色小颗粒集成，遇水合氯醛液色素迅速溶解，并显鲜明金黄色，久置后变成绿色。在醋酸甘油装片内还见有不规则的片状物。伪品牛黄，在显微粉末中掺入物的显微特征(图 8-10②)。

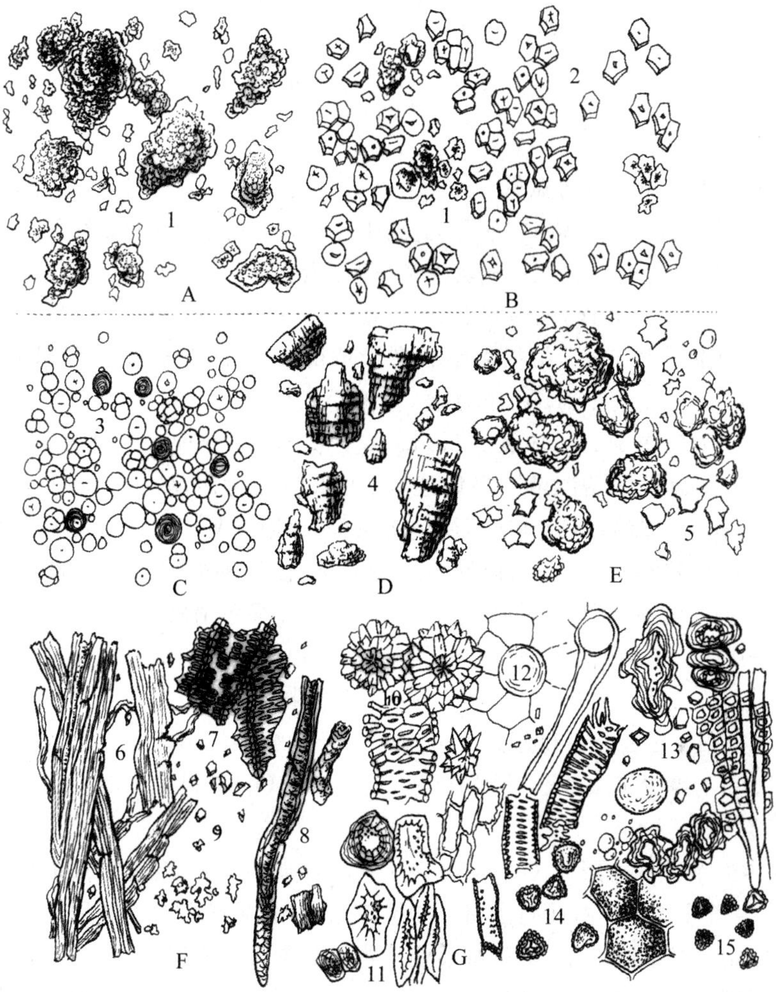

图 8-10②　牛黄粉末图(附伪品粉末图)

A. 天然牛黄(胆黄)　B. 人工合成牛黄　C. 淀粉伪制品　D. 猴枣　E. 人胆结石　F. 牛肠结石　G. 掺入品(C～G)　1. 牛黄结晶　2. 玉米淀粉粒　3. 淀粉粒　4. 猴枣结晶体　5. 人胆结石胆酸盐结晶　6. 纤维　7. 导管　8. 毛茸　9. 砂粒　10. 大黄簇晶　11. 黄连石细胞　12. 姜黄油细胞　13. 黄柏石细胞和晶鞘纤维　14. 海金砂孢子　15. 石松子孢子

【化学成分】　天然牛黄中含胆色素，以胆红素(bilirubin)为主；胆甾酸与胆汁酸(bile acids)，如胆酸(cholic acid)，去氧胆酸(deoxycholic acid)，鹅去氧胆酸等，胆甾酸及胆汁酸盐类，胆甾醇(cholesterol)，麦角甾醇(ergosterol)，脂肪酸，卵磷脂，维生素 D，无机元素钙、钠、铁、钾、磷等。尚含类胡萝卜素及丙氨酸(alanine)，甘氨酸(glycine)，牛磺酸(taurine)等多种氨基酸及酸性肽类成分。

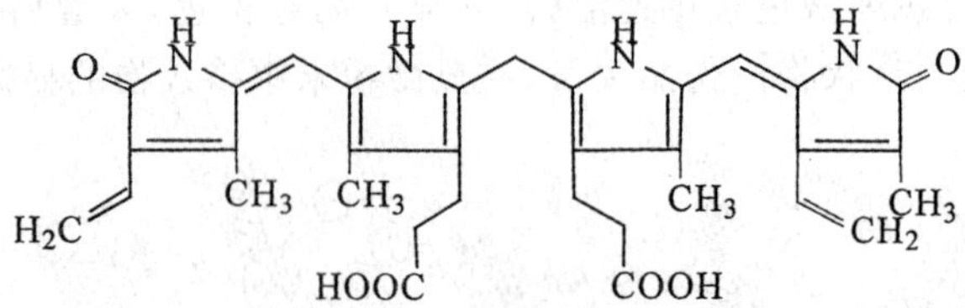

胆红素

【理化鉴定】

1. 颜色反应 取粉末少许置试管中,分别加下列试剂 3mL,微热,有显色反应:加冰醋酸显绿色,冷后小心滴加等容积的硫酸,下层无色,上层绿色,两层相接处显红色环。(甾类反应)加硫酸显绿色;加硝酸显红色;加氨水显黄褐色(胆红素)。

2. 沉淀反应 取粉末 0.1g,加盐酸 1mL 及氯仿 10mL,振摇混合,氯仿层呈黄褐色。分取氯仿层,加入氢氧化钡试液 5mL,振摇后生成带绿黄褐色沉淀,分离除去水和沉淀,取氯仿层约 1mL,加醋酐 1mL 与硫酸 2 滴,摇匀,放置,溶液呈绿色(结合型胆红素)。

3. 薄层色谱 取粉末 10mg,加氯仿 20mL,超声处理 30 分钟。滤过。滤液蒸干,残渣加乙醇 1mL 使溶解,作为供试品溶液。另取胆酸、去氧胆酸对照品,加乙醇制成每 1mL 各含 2mg 的混合溶液,作为对照品溶液。照薄层色谱法(药典附录Ⅵ B)试验,吸取上述两种溶液各 2μL,分别点于同一硅胶 G 薄层板上,以异辛烷-醋酸乙酯-冰醋酸(15:7:5)为展开剂,展开,取出,晾干,喷以 10%硫酸乙醇溶液,在 105℃加热至斑点显色清晰,置紫外光灯(365nm)下检视。供试品色谱中,在与对照品色谱相应的位置上,显相同颜色的两个荧光斑点。

【品质评价】 传统认为:以完整、色黄、断面层纹清晰而细腻者为佳。

2010 年药典规定:含水分不得超过 9.0%。总灰分不得过 10.0%。本品按干燥品计算,含胆酸($C_{24}H_{40}O_5$)不得少于 4.0%。含胆红素($C_{33}H_{36}N_4O_6$)不得少于 35.0%。

【药理作用】

1. 对中枢神经系统的作用 ①镇静作用:牛黄对某些药物引起的小鼠中枢神经兴奋症状有拮抗作用;牛磺酸具有中枢抑制作用。②抗惊厥作用:牛磺酸对多种因素诱发狒狒产生的惊厥均有抑制作用。③解热作用:牛黄对某些药物引起的发热有降低作用,牛磺酸有明显的解热作用,牛、羊、猪胆酸及其盐类、胆红素对实验性发热动物体温均有一定的解热效应。④镇痛作用:小鼠口服牛黄,无明显镇痛作用,但口服或注射牛磺酸,均有显著的镇痛作用。

2. 对心血管系统的作用 牛磺酸具有改善心脏功能,可显著对抗异丙肾上腺素注射后诱发的心肌缺血和损伤,抗心律失常,降血压,降低血胆固醇,增加高密度脂蛋白,防止动脉粥样硬化等作用。

3. 利胆保肝作用 牛磺酸有促进肝细胞康复和预防脂肪肝的作用。胆酸尤其是脱氧胆酸均能松弛胆道括约肌,因而具利胆作用。

4. 其他 还具有抗炎、抗病毒、抗菌、抗肿瘤、镇咳祛痰等作用。对免疫功能也有影响,能显著提高小鼠腹腔巨噬细胞吞噬功能。

【性味功效】 甘,凉。归心、肝经。属于息风止痉药。清心,豁痰,开窍,凉肝,息风,解毒。用于热病神昏,中风痰迷,惊痫抽搐,癫痫发狂,咽喉肿痛,口舌生疮,痈肿疔疮。用量 0.15～0.35g,多入丸散用。外用适量,研末敷患处。

【附注】

1. 人工合成牛黄　是参考天然牛黄的已知成分，采用猪、牛的胆红素和胆酸，加无机盐和淀粉等配制而成。配方的含量：胆红素 0.7%，牛羊胆酸 12.5%，猪胆酸 15%，胆甾醇 2%，无机盐(包括硫酸镁、硫酸亚铁、磷酸三钙)5%，淀粉加至 100%。本品多为土黄色疏松粉末，质轻，块状者断面无层纹；气微清香，略有腥气，味微甘而苦，入口无清凉感。水溶液也能"挂甲"。可作天然牛黄的代用品。已大量应用于临床。显微粉末除有少量的棕色或红棕色小颗粒团块之外，并含大量的玉米淀粉粒(图 8-10②)。

2. 人工培植牛黄　系在牛体胆囊内放入异物(砂石、贝壳碎片、塑料碎片等)，再注入易感菌(大肠杆菌液 2mL)促使胆囊发炎，造成病理变化而促使胆结石形成。培植牛黄多棕黄色或黄褐色，质较疏松，间有少量灰白色疏松状物和乌黑硬块。主要成分、药理作用和功能主治与牛黄基本相同。现又用注射法和用人工模拟胆囊和体外循环等新技术在牛体内进行培育牛黄的研究，克服了手术育黄的弊端，提高了技术水平。人工培植牛黄由卫生部卫药字(90)第 9 号文件通知可供药用。为保证临床疗效特规定：培植牛黄中胆红素含量为 35%和 35%以上，可与天然牛黄同等药用；胆红素含量在 18%～35%，只能供急救成药配方用；胆红素含量在 18%以下的不可供药用，还必须按新药审批办法上报，经卫生部审批后才能生产、加工和销售。

3. 关于人的结石、狗、马、猪及牛肠结石等的成分、药理及药用价值还在研究之中。

4. 牛黄商品中发现伪品不少，如用黄连、大黄、黄柏、姜黄、鸡蛋黄的粉末、马铃薯或染色淀粉伪造而成，使用显微镜和理化方法均易鉴别。

二、一般品种

地　龙　Pheretima

本品为环节动物门巨蚓科动物参环毛蚓 *Pheretima aspergillum*(*E. Perrier*)、通俗环毛蚓 *P. vulgaris* Chen、威廉环毛蚓 *P. guillelmi*(Michaelsen)或栉盲环毛蚓 *P. Pectinifera* Michaelsen 的干燥体。前一种习称"广地龙"，后三种习称"沪地龙"。广地龙春季至秋季捕捉，沪地龙夏季捕捉，及时剖开腹部，除去内脏及泥沙，洗净，晒干或低温干燥。主产于广东、广西、福建。

广地龙　呈长条状薄片，弯曲，边缘略卷，长 15～20cm，宽 1～2cm。全体具明显环节，背部棕褐色至紫灰色，腹部淡黄棕色；第 14～16 环节为生殖带，习称"白颈"，较光亮。体前端稍尖，尾端钝圆，刚毛圈粗糙而硬，色稍浅。雄生殖孔在第 18 环节腹侧刚毛圈一小孔突上，外缘有数环绕的浅皮褶，内侧刚毛圈隆起，前面两边有横排小乳突，每边 10～20 个不等。受精囊孔 2 对，位于 7/8 至 8/9 环节间一椭圆形突起上。体轻，略呈革质，不易折断。气腥，味微咸。沪地龙 略小，全体具环节，背部棕褐色至黄褐色，腹部浅黄棕色；受精囊孔 3 对，在 6/7 至 8/9 环之间。较光亮。通俗环毛蚓的雄交配腔能全部翻出，呈花菜状或阴茎状；威廉环毛蚓的雄交配腔孔呈纵向裂缝状；栉盲环毛蚓的雄生殖孔内侧有 1 或多个小乳突。

主含溶血成分：蚯蚓素(iumbritin)，解热成分：蚯蚓解热碱(iumbrofebin)，有毒成分：蚯蚓毒素(terrestro- Iumbrilysin)等，还含 6-羟基嘌呤(hypoxan-thine)，黄嘌呤(xanthine)，腺嘌呤(adenine)等。地龙具有溶栓和抗凝、抗心律失常、降血压、抗惊厥和镇静、解热、平喘、抗癌等药理作用。

性寒，味咸。能清热定惊，通络，平喘，利尿。用于高热神昏，惊痫抽搐，关节痹痛，肢体麻木，半身不遂，肺热喘咳，尿少水肿，高血压。用量4.5～9g。

水 蛭 Hirudo

本品为水蛭科动物蚂蟥 *Whitmania pigra* Whitman.、水蛭 *Hirudo nipponica* Whitman. 或柳叶蚂蟥 *Whitmania acranulata* Whitman. 的干燥体。夏、秋二季捕捉，用沸水烫死，晒干或低温干燥。全国大部分地区均有出产。

蚂蟥 呈扁平纺锤形，有多数环节，长4～10cm，宽0.5～2cm。背部黑褐色或黑棕色，稍隆起，用水浸后，可见黑色斑点排成5条纵纹；腹面平坦，棕黄色。两侧棕黄色，前端略尖，后端钝圆，两端各具1吸盘，前吸盘不显著，后吸盘较大。质脆，易折断，断面胶质状；气微腥。

水蛭 扁长圆柱形，体多弯曲扭转，长2～5cm，宽0.2～0.3cm。

柳叶蚂蟥 狭长而扁，长5～12cm，宽0.1～0.5cm。

主含蛋白质，肝素(heparin)，抗凝血酶(antithrombin)，17种氨基酸，还含铁、锰、锌、硅、铝等28种微量元素，新鲜水蛭唾液中含抗凝血物质名为水蛭素(hirudin)。药材具有抗凝、抗血栓、抗炎、降低比黏度、抑制血小板聚集、改善血流量、降血脂等药理作用。

性平，味咸、苦，有小毒。能破血、逐瘀、通经。用于癥瘕痞块，血瘀经闭，跌扑损伤。用量内服3～9g。

蜈 蚣 Scolopendra

本品为蜈蚣科动物少棘巨蜈蚣 *Scolopendra subspinipes mutilans* L. Koch 的干燥体。春、夏二季捕捉，用竹片插入头尾，绷直晒干。主产于湖北、江苏、河南、陕西。

本品呈扁平长条形，长9～15cm，宽0.5～1cm。全体由22个环节组成，最后一节细小，称尾脚。头部红褐色或棕红色，有触角及毒钩各一对，商品多脱落。背部棕黑绿色或墨绿色，有光泽，并有两条纵棱；环节之间相连处有黑绿及浅棕两个横纹。腹部棕黄色，皱缩。每节两侧有步足一对，黄色或红褐色，弯作钩形。质脆，气微腥，有刺鼻的臭气，味辛而微咸。

含两种类似蜂毒的有毒成分，即组织胺样物质及溶血性蛋白质，尚含脂肪油、胆甾醇、蚁酸、多种氨基酸及微量元素等。具有抗肿瘤、抗惊厥、抗菌、加强心肌收缩力等作用。水溶性蛋白提取液明显扩张血管。

性温，味辛；有毒。祛风定惊，攻毒散结，通络止痛。用于惊痫抽搐，中风口歪，半身不遂，破伤风，疮疡肿毒，瘰疬，风湿痹痛，毒蛇咬伤。用量1～5g。

土鳖虫 Eupolyphaga seu Steleophaga

本品为鳖蠊科昆虫地鳖 *Eupolyphaga sinensis* Walker 或冀地鳖 *Steleophaga plancyi* (Boleny)的雌虫干燥体。5～8月捕捉，后放入沸水烫死，晒干或烘干。地鳖主产于江苏、安徽、河南、湖北、湖南、四川等地。冀地鳖主产于河北、北京、山东、浙江等地。

地鳖　呈扁平卵形。头部较窄，尾部较宽，长1.3～3cm，宽1.2～2.4cm。棕黑色，背部黑褐色，甲壳状，腹背板9节，覆瓦状排列，腹面红棕色，有光泽。胸部足3对，弯曲。后腹部隆起，有横环节，后部节较宽而略尖。质松脆，易破碎。腹内有灰黑色内含物。气腥臭。

冀地鳖　虫体阔椭圆形而扁平，背面黑棕色，边缘棕黄色，背面腹部每横节两侧各有一小黑点。腹面黑色。

含挥发油，蛋白质，谷氨酸、丙氨酸等17种氨基酸，糖类，甾体、油脂等。具有抗血栓作用，并有相当的抗突变能力。

味咸，性寒；有毒。破淤血，续筋骨，消癥瘕，通经闭。用于血淤经闭，癥瘕痞块，筋骨折伤，瘀血肿痛等症。用量6～10g。

蝉　蜕　Periostracum Cicadae

本品为蝉科昆虫黑蚱 *Cryptotympana pustulata* Fabricius 的若虫羽化时脱落的皮壳。夏、秋二季收集，除去泥沙，晒干。全国均产有，以山东、河北为主。

本品形似蝉而中空，长2～4cm，宽1.5～2cm，表面棕褐色，半透明，有光泽，被黄棕色细毛，额部先端突比，口吻发达，上唇宽短，下唇延长成管状。胸部背面呈十字形纵横裂开，裂口向内卷曲，中胸和后胸背面具小翅2对，前翅较长，后翅较短，腹面有足3对。腹部扁圆，共9节，尾端呈三角状钝尖。体轻、膜质，中空易碎，无臭，味淡。

含大量甲壳质，系含氮的多糖物质。还含灰分，粗蛋白等。蝉蜕粗粉末经水解后含多种氨基酸。具有抗惊厥、镇静、镇痛、抗癌等多种药理作用。

性寒，味甘、咸。散风除热，利咽，透疹，退翳，解痉。用于风热感冒头痛，咽喉肿痛。声音嘶哑，小儿惊痫抽搐，夜啼不安，破伤风，麻疹不易透发，风疹瘙痒，目赤肿痛，云翳障目。用量5～10g。

僵　蚕　Bomby Batryticatus

本品为蚕蛾科昆虫家蚕 *Bombyx mori* Linnaeus 4～5龄的幼虫感染（或人工接种）白僵菌 *Beauveria bassiana*（Bals.）Vuillant 而致死的干燥体。多于春、秋季生产，将感染白僵菌病死的蚕干燥。主产于浙江、江苏。

本品略呈圆柱形，多弯曲皱缩。长2～5cm，直径0.5～0.7cm。表面灰黄色，被有白色粉霜状的气生菌丝和分生孢子。头部较圆，足8对，体节明显，尾部略呈二分歧状。质硬而脆，易折断，断面平坦，外层白色，中间有亮棕色或亮黑色的丝腺环4个。气微腥，味微咸。

主含氨基酸、蛋白质、脂肪、脱皮甾酮（ecdysterone）和白僵菌素（beauvercin）。僵蚕水浸剂给小鼠灌胃，可抗士的宁引起的惊厥。白僵菌素对革兰阴性菌和孑孓有抑制作用，对松毛虫，黏虫有致死作用。

性平，味咸、辛。能祛风定惊，化痰散结。用于惊风抽搐，咽喉肿痛，皮肤瘙痒；颌下淋巴结炎，面神经麻痹。用量3～10g。

蜂 房 Nidus Vespae

本品为胡蜂科昆虫果马蜂 *Polistes chinensis* Sauss、日本长脚蜂 *P. japonicus* Saussure 或异腹胡蜂 *Parapolybia varia* Fabricius 的巢。秋、冬二季采收，晒干，或略蒸，除去死蜂死蛹，晒干。主产于河北、内蒙古、河南、湖北等地。

呈圆盘状或不规则的扁块状，有的似莲蓬状，直径 3.5～20cm。表面灰白色或灰褐色，有1或数个灰棕色凸出的短柄，具漆状光泽。腹面有多数整齐的六角形房孔，孔径 3～4(或 6～8)mm，有时孔口有残破的白色膜。体轻，质韧，略有弹性，捏之不碎。气微，味辛辣，有毒。

主含蜂蜡、树脂、挥发油、肽类及氨基酸，微量元素铬、锰、铁、铜、锌、砷、锶等。具有抗炎、镇痛等作用。

性平，味甘。有毒。能祛风、攻毒，杀虫，止痛。用于龋齿牙痛，痈疽，瘰疬，皮肤癣疮，风湿痹痛，隐疹瘙痒。用量 3～6g。研末 1.5～3g。外用适量。

牡 蛎 Concha Ostreae

本品为牡蛎科动物长牡蛎 *Ostrea gigas* Thunberg、大连湾牡蛎 *O. talienwhanensis* Crosse 或近江牡蛎 *O. rivularis* Gould 的贝壳。全年皆可采收，去肉，洗净，晒干。主产于江苏、福建、广东、浙江、河北、山东等省。

近江牡蛎 呈圆形、卵圆形或三角形等。右壳外面稍不平，有灰、紫、棕、黄等色，环生同心鳞片，幼体者薄而脆，多年生者则片层层相叠，内面白色，边缘有淡紫色。

大连湾牡蛎 呈类三角形，背腹缘呈八字形。右壳外面淡黄色，具疏松的同心鳞片坚厚，自壳顶部放射肋数个，明显，内面凹下呈盒状。咬合面小。

长牡蛎 呈长片状，背腹缘几平行，长 10～50cm，高 4～15cm。右壳较小，鳞片坚厚，层状或层纹状排列。壳外面平坦或具数个凹陷，浅紫色、灰白色或黄褐色，内面瓷白色，壳顶二侧无小齿。左壳凹下很深，鳞片较右壳粗大。壳顶附着而小。质硬，断面层状，洁白。气无，味微咸。

主含碳酸钙、磷酸钙及硫酸钙，并含钠、镁、铝、硅、钾、钛、锶、锰等微量元素。其酸性提取物在活体中对脊髓灰质炎病毒有抑制作用，使感染的大、小鼠死亡率降低。

性微寒，味咸。重镇安神，潜阳补阴，软坚散结。用于阴虚阳亢，烦躁心悸，失眠，眩晕耳鸣，瘰疬痰咳，癥瘕痞块。煅牡蛎收敛固涩。用于自汗盗汗，遗精，崩漏带下，胃痛吞酸。用量 9～30g，先煎。

石决明 Concha Haliotidis

本品为鲍科动物杂色鲍 *Haliotis diversicolor* Reeve、皱纹盘鲍 *H. discus hannai* Ino、羊鲍 *H. ovina* Gmelin、澳洲鲍 *H. rubber*(Leach)、耳鲍 *H. asinine* Linnaeus 或白鲍 *H. laevigata* (Donovan)的贝壳。夏秋二季捕捉。将肉剥除，洗净，干燥。主产于广东、福建、台湾、辽宁、山东等省，并有部分进口，如澳洲鲍、耳鲍。

杂色鲍 呈椭圆形，内面观略呈耳形，长 3～9cm，宽 2.5～6cm，高约 2cm，表面暗红色或灰棕色，有多数不规则的螺肋和细密生长线，由螺顶向下自第二螺层开始至边缘有20～30余个逐渐增大的疣状突起，末端6～9个开孔，孔口与壳面平。内面光滑，具珍珠样彩色光泽。质坚实，不易破碎，无臭，味微咸。

皱纹盘鲍　呈长椭圆形，略大，常有苔藓附着，故部分呈绿色或棕色，凹凸不平，极粗糙，生长线明显，螺旋部边缘有20余个类圆形突起，末端4～5个开孔，孔口突出壳面，壳较薄。

羊鲍　近圆形或椭圆形，壳外表灰绿或灰棕色，壳顶位于近中部而高于壳面，从第二螺层开始至边缘有30多个突起，末端4～5个开孔。

澳洲鲍　呈扁平卵圆形，长13～17cm，宽11～14cm。表面砖红色，螺旋部约为壳面的1/2，螺肋和生长线呈波状隆起，疣状突起30余个，末端7～9个开孔，孔口突出壳面。壳内表面因受表面粗糙隆起纹的影响而显凹凸不平。珍珠样光泽略带银白色。

耳鲍　贝壳狭长，略呈耳状，表面光滑，具翠绿色、紫色、淡褐绿色及褐色等多种颜色形成的斑纹，螺旋部小，体螺部大，疣状突起末端5～7个开孔，孔口与壳平，多为椭圆形。壳薄，质较脆。

白鲍　呈卵圆形，表面较平滑，具桔红色或红白相间的纹理，壳顶高于壳面，生长线颇为明显，螺旋部约为壳面的1/3。疣状突起30余个，末端7～9个开孔，孔口与壳平。内面银白色光泽。

主含碳酸钙约90%以上，有机物约3.67%，尚含少量镁、铁、磷酸盐、硅酸盐、硫酸盐、氯化物等。

性寒，味咸。平肝潜阳，清热明目。用于头痛眩晕，惊风抽搐，目赤翳障，视物模糊，青盲、雀目。用量15～30g。

珍　珠　Margarita

本品为珍珠贝科动物马氏珍珠贝 *Pteria martensii*(Dunker)、蚌科动物三角帆蚌 *Hyriopsis cumingii*(Lea)或褶纹冠蚌 *Cristaria plicata*(Leach)等双壳类动物受刺激形成的珍珠。自动物体内取出，洗净，干燥。海水珍珠主产于广东、广西、台湾等地，淡水养殖珍珠主产于黑龙江、江苏、安徽及上海等地。

本品呈类球形、长圆形、卵圆形或棒形，直径1.5～8mm。表面类白色、浅粉红色、浅黄绿色或浅蓝色，半透明，光滑或微有凹凸，具特有的彩色光泽，质坚硬，破碎面显层纹。无臭，无味。用火烧有爆裂声。养珠粒小，表面光泽较差。紫外光下天然珍珠呈淡蓝紫色荧光，养殖珍珠呈亮黄绿色荧光，通常环周部分较明显。

珍珠含16种无机元素，以碳酸钙为主，次为硅、钠、镁的化合物；含17种氨基酸，牛磺酸(taurine)，类胡萝卜素等。具有延缓衰老、抗肿瘤、促进创面肉芽增生等药理作用。

性寒，味甘、咸。能安神定惊，明目消翳，解毒生肌。用于惊悸失眠，惊风癫痫，目生云翳，疮疡不敛。用量0.1～0.3g。

海螵蛸　Endoconcha Sepiae

本品为乌贼科动物无针乌贼 *Sepiella maindroni* de Rochebrune 或金乌贼 *Sepia esculen-*

ta Hoyle 的干燥内壳。收集乌贼鱼的骨状内壳，洗净，干燥。主产于浙江、福建、辽宁、山东等地。

无针乌贼　呈扁长椭圆形，中间厚，边缘薄，长 9～14cm，宽 2.5～3.5cm，厚约 1.3cm。背面有瓷白色脊状隆起，两侧略显微红色，有不甚明显的细小疣点；腹面白色，自尾端到中部有细密波状横层纹；角质缘半透明，尾部较宽平，无骨针。体轻，质松，易折断，断面粉质，显疏松层纹。气微腥，味微咸。金乌贼　长 13～23cm，宽约至 6.5cm。背面疣点明显，略呈层状排列；腹面的细密波状横层纹占全体大部分，中间有纵向浅槽；尾部角质缘渐宽，向腹面翘起，末端有 1 骨针，多已断落。

主含碳酸钙(80%～85%)，黏液质，含少量磷酸钙，氯化钠，10 多种无机元素及 17 种氨基酸。具有明显的促进骨缺损修复作用，促进骨折愈合，促进纤维细胞和成骨细胞增生与骨化。并有抗辐射、抗肿瘤、抗溃疡等作用。

性温，味咸、涩。能收敛止血，涩精止带，制酸，敛疮。用于胃痛吞酸，吐血衄血，崩漏便血，遗精滑精，赤白带下；溃疡病。外治损伤出血，疮多脓汁。用量 4.5～9g。外用适量，研末敷患处。

桑螵蛸　Ootheca Mantidis

本品为螳螂科昆虫大刀螂 *Tenodera sinensis* Saussure、小刀螂 *Statilia maculata*（Thunberg)或巨斧螳螂 *Hierodula patellifera*（Serville)的干燥卵鞘。以上三种分别习称“团螵蛸”、“长螵蛸”及“黑螵蛸”。深秋至次春采收，除去杂质，蒸至虫卵死后，干燥。分别主产于广西、云南、湖北；浙江、江苏、安徽；河北、山东、河南等省。

团螵蛸　略呈圆柱形或半圆形，由多层膜状薄片叠成，长 2.5～4cm，宽 2～3cm。表面浅黄褐色，上面带状隆起不明显，底面平坦或有凹沟。体轻，质松而韧，横断面可见外层为海绵状，内层为许多放射状排列的小室，室内各有一细小椭圆形卵，深棕色，有光泽。气微腥，味淡或微咸。

长螵蛸　略呈长条形，一端较细，长 2.5～5cm，宽 1～1.5cm。表面灰黄色，上面带状隆起明显，带的两侧各有一条暗棕色浅沟及斜向纹理。质硬而脆。

黑螵蛸　略呈平行四边形，长 2～4cm，宽 1.5～2cm。表面灰褐色，上面带状隆起明显，两侧有斜向纹理，近尾端微向上翘。质硬而韧。

含蛋白质、脂肪、枸橼酸钙；卵黄球含糖蛋白(glycoprotein)及脂蛋白(lipoprotein)。还含粗纤维、胡萝卜素样色素。具有促进消化液分泌，降低血糖、血脂和抗癌等药理作用。

甘、咸，平。能益肾固精，缩尿，止浊。用于遗精滑精，遗尿尿频，小便白浊。现代临床研究治疗小儿遗尿。用量 5～9g。

海　龙　Syngnathus

本品为海龙科动物刁海龙 *Solenognathus hardwickii*（Gray)、拟海龙 *Syngnathoides biaculeatus*（Bloch)或尖海龙 *Syngnathus acus* Linnaeus 的干燥体。多于夏、秋二季捕捞，刁海龙、拟海龙除去皮膜及内脏，洗净，晒干；尖海龙直接洗净，晒干。主产于广东、福建、山东等沿海地区。

刁海龙　体狭长侧扁，长30～50cm，表面黄白色或灰褐色。头部前方具管状长吻，两眼圆而深陷；头部与体轴略呈钝角。躯干部五棱形，尾部前方六棱形，后方渐细，四棱形，尾端卷曲，背棱两侧各有一列灰褐色斑点状的色带；全体被以具花纹的骨环及细横纹；各骨环内有突起的粒状棘。骨质，坚硬，气微腥，味微咸。拟海龙　体长平扁，长约20cm，表面灰黄色。头与体轴成一直线。

尖海龙　体细长，呈鞭状，背部黄褐色，腹面灰黄色，躯干部七棱形，全体骨环不甚明显，尾长约为躯干的2倍，尾鳍长。较脆弱，易撕裂。

含蛋白质、脂肪、多种氨基酸、甾体化合物及无机微量元素。海龙对不同性周期的大小鼠及家兔子宫均有兴奋作用。尖海龙各种提取液均有雌激素样作用。

性温，味甘。温肾壮阳，散结消肿，舒筋活络，止血及催产。用于瘰疬痰核，阳痿遗精，哮喘，跌打损伤，癥瘕痞块，乳腺癌及外伤出血等症。用量3～9g。

海　马　Hippocampus

本品为海龙科动物线纹海马 *Hippocampus kelloggi* Jordan et Snyder、刺海马 *H. histrix* Kaup、大海马 *H. kuda* Bleeker、三斑海马 *H. trimaculatus* Leach 或小海马 H. japonica Kaup 的干燥体。夏、秋二季捕捞，洗净，晒干；或除去皮膜及内脏，晒干。主产于广东、福建、海南、辽宁、河北、山东等沿海地区。

线纹海马　体呈扁长形而弯曲，长约30cm。黄白色，头略似马头，有冠状突起，具管状长吻，口小，无牙，两眼深陷。驱干部七棱形，尾部四棱形，渐细卷曲，体上有瓦楞形的节纹，并具短棘。习称“马头、蛇尾、瓦楞身”。骨质坚硬；气微腥，味微咸。

大海马　体呈扁长条形。长约20～30cm，黑褐色，头部及体侧有细小暗黑色斑点。

三斑海马　体长同上。黄褐色或黑褐色，体侧背部1、4、7节的短棘基部各有一黑色圆斑。

刺海马　黄白色，头部及体上节纹的棘细尖而长。

小海马　体长约10cm，灰褐色，头部、体侧背部有不规则斑纹。

含蛋白质、脂肪及多种氨基酸、甾体化合物、无机微量元素。海马的乙醇提取液，可延长正常雌小鼠的发情期，并使子宫及卵巢重量增加。有人研究以小鼠前列腺、精囊、提肛肌的重量作指标，海马提取液表现雄性激素样作用。

性温，味甘。温肾壮阳，安神镇静，消肿散结，舒筋活络，止咳平喘。用于阳痿，遗尿，腰腿酸软，失眠哮喘，跌打损伤，外伤出血，淤滞腹痛等。用量3～9g。

乌梢蛇　Zaocys

本品为游蛇科动物乌梢蛇 *Zaocys. dhumnades*(Cantor)的干燥全体。多于夏、秋二季捕捉，用刀剖开腹部，除去内脏，卷成圆盘形，干燥。主产于浙江、江苏、安徽、江西、福建，湖北。

呈圆盘状，表面黑褐色或绿黑色，密被菱形鳞片，背鳞行数成双，背中央2～4行鳞片强烈起棱，形成两条纵贯全体的黑线；头扁圆形，眼大而有光泽，脊部高耸成屋脊状；尾部渐细而长；气腥，味淡。

肉主含蛋白质,脂肪。新鲜蛇肉中含有蛇肌果糖 1,6-二磷酸酯酶(Fru-pzase)、蛇肌醛缩酶(A1do1ase)、蛇肌甘油醛-3-磷酸脱氢酶(GAPDH)。

性平,味甘。祛风,通络,止痉。用于风湿顽痹、麻木拘挛、中风口眼斜、半身不遂、抽搐痉挛、小儿惊风抽搐、破伤风症、麻风疥癣、瘰疬恶疮等症。用量 9～12g。

龟 甲 Carapax et Plastrum Testudinis

本品为龟科动物乌龟 *Chinemys reevesii* (Gray)的背甲及腹甲。全年均可捕捉,以秋、冬二季为多,捕捉后杀死,或用沸水烫死,剥取背甲及腹甲,除去残肉,晒干。主产于江苏、浙江、安徽、湖北、湖南等地。

背甲呈长椭圆形拱状,长 7.5～22cm,宽 6～18cm;外表面棕褐色或黑褐色,背棱 3 条;颈盾 1 块,前窄后宽;椎盾 5 块,第 1 椎盾长大于宽或近相等,第 2～4 椎盾宽大于长;肋盾两侧对称,各 4 块;缘盾每侧 11 块;臀盾 2 块。腹甲呈板片状,近长方椭圆形;外表面淡黄棕色至棕黑色,盾片 12 块,每块常具紫褐色放射状纹理;内表面黄白色至灰白色,有的略带血迹或残肉,除净后可见骨板 9 块,呈锯齿状嵌接;前端钝圆或平截,后端具三角形缺刻,两侧残存呈翼状向斜上方弯曲的甲桥。质坚硬。气微腥,味微咸。

含天冬氨酸(aspartic acid)、苏氨酸(threonine)等 18 种氨基酸。另含锶、铬、锌、铜等 10 多种无机元素,二氧化硅、氧化钙、氧化镁等含氧化合物。又含骨胶原(collagen)、角蛋白等。龟甲能有效地降低甲亢型大鼠的甲状腺、肾上腺皮质功能,有提高免疫力,延缓衰老等作用。

味咸、甘,性微寒。能滋阴潜阳,益肾强骨,养血补心。用于阴虚潮热,骨蒸盗汗,头晕目眩,虚风内动,筋骨痿软,心虚健忘。用量 9～24g,先煎。

附:鳖甲 来源于鳖科动物鳖 *Trionyx sinensis* Wiegmann 的背甲。呈椭圆形,背面隆起,长 10～15cm,宽 9～14cm。外表黑褐色或墨绿色。略有光泽,具细网状皱纹及灰黄色或灰白色斑点,中间有一条纵棱,两侧各有左右对称的横凹纹 8 条,可见锯齿状嵌接缝。内表面类白色,中部有突起的脊椎骨,颈骨向内卷曲,两侧各有肋骨 8 条,伸出边缘。质坚硬。气微腥,味淡。成分功效与龟甲类似。多用于阴虚发热,劳热骨蒸,虚风内动,经闭,癥瘕,久疟。

穿山甲 Squama Manis

本品为鲮鲤科动物穿山甲 *Manis pentadactyla* Linnaeus 的鳞甲。全年均可捕捉。捕获后收集鳞甲,洗净,晒干。主产于广西、云南、贵州等省。

本品呈扇面形、三角形、菱形、盾形的扁平片块或半折合状。中央较厚,边缘较薄,大小不一,长、宽各为 0.7～5cm。背面黑褐色或黄褐色,有光泽,较宽的一端有数十条排列整齐的纵生长线及数条横线纹;较窄的一端光滑。腹面色较浅,较滑润,中部有一条明显突起的弓形横向棱线,其下方有数条与棱线相平行的细纹。角质,微透明,坚韧而有弹性;难折断。气微腥,味咸。

生甲片含粗蛋白,天冬氨酸、苏氨酸、丝氨酸等多种氨基酸。还含有甾体皂苷元,铁、镁、铜、锰、铝等微量元素。有升高白细胞和止血作用,对血尿有一定治疗效果。

味咸，性微寒。搜风通络，通经下乳，消肿排脓。用于风湿痹病，肢体拘挛，淤血经闭，癥瘕痞块，乳汁不下，痈肿疮毒。用量3～9g。

五灵脂　Faeces Trogoteri

本品为鼯鼠科动物复齿鼯鼠 *Trogopterus xanthipes*(MiLne-Edwards)的粪便。主产于河北、山西。干燥粪粒称灵脂米，粪粒经尿液黏连凝结的块状物称灵脂块。所以商品分灵脂米及灵脂块两种。

灵脂米为长椭圆柱形颗粒，长0.5～1.5cm，直径3～6mm。表面黑棕色、红棕色或灰棕色，略粗糙，可见淡黄色的纤维残痕，体轻，质松，易折断，断面黄绿色或黄褐色，纤维性。气微，味苦。灵脂块呈不规则的块状，大小不一。表面黑棕色、红棕色或灰棕色，凹凸不平，有油润性光泽。质硬，断面黄棕色或棕褐色，不平坦，隐约可见颗粒，或有黄棕色树脂样物质。气腥臭，味苦辛。

主含五灵脂酸(wulingzhic actd)、邻苯二酚、苯甲酸、间羟基苯甲酸、尿嘧啶、原儿茶酚、次黄嘌呤、尿囊素等成分。具有抗菌、缓解平滑肌痉挛等作用，可治疗毒蛇咬伤。

味苦，性温。有活血、散淤、止痛功能。用于胸痛、脘腹疼痛、痛经、经闭、产后血淤疼痛、跌打损伤。外治蛇虫咬伤。用量4.5～9g，外用适量，研末涂。

熊　胆　Fel Ursi

本品为熊科动物黑熊 *Selenarctos thibetanus* Cuvier 和棕熊 *Ursus arctos* Linnaeus 等的胆囊。多于冬季猎取，捕获后，立即剖腹取胆，将胆口扎紧，以防胆汁流失，吊在通风处阴干或置于石灰缸中干燥。主产于云南、黑龙江、吉林。

呈扁卵圆形，上部狭细，下部膨大成囊状，大小不一，长10～20cm，下部宽5～10cm，表面灰褐色、灰黑色或棕黄色，有皱褶。囊内含有干燥的胆汁习称“胆仁”，呈不定形块状、颗粒、粉或硬膏状，不易吸潮。色泽深浅不一，呈金黄色，有光泽，质松脆、透明如琥珀者习称“金胆”或“铜胆”；黑色或黑绿色，质坚脆或呈绿膏状者，习称“铁胆”或“墨胆”；黄绿色，质脆者，习称“菜花胆”。气清香，腥，味苦回甜，有钻舌感。常用的经验鉴别：①取熊胆粉末少许，投于盛水杯中，即在水面旋转并呈黄线下沉而不扩散(猪、牛、羊胆看不到黄线下沉)。②取熊胆少许，以火烧之，起泡而无腥气(牛、羊胆有明显腥气)。

主含熊去氧胆酸(Ursodeoxycholic acid)，鹅去氧胆酸(Chen odeoxycholic acid)，去氧胆酸(Deoxycholic acid)和胆酸(Cholic acid)。它们大多与牛磺酸(Taurine)或甘氨酸(Glycine)形成结合胆汁酸而存在。此外，还有胆色素、胆固醇、脂肪、磷脂、无机盐和微量元素。熊去氧胆酸有很强的脂酶促进作用，各种胆酸盐均具有镇痉，兴奋心脏，降压，利胆等作用。

性寒，味苦。清热解毒，镇痉明目。用于小儿惊风，癫痫抽搐，目赤肿痛，目翳，咽喉肿痛，痈肿疮毒。用量1.0～2.0g，入丸散用；外用适量。

阿 胶 Colla Corii Asini

本品为马科动物驴 *Equus asinus* Linnaeus 的皮经煎煮、浓缩制成的固体胶。主产于山东、河南、江苏、浙江等地。制法是将驴皮漂泡，去毛，切成小块，洗净后分次水煎，滤过，合并滤液，用文火浓缩至稠膏状，冷凝，切块，阴干即可。

药材呈长方形或方形块，黑褐色，有光泽。质硬而脆，断面光亮，碎片对光照视呈棕色半透明状。气微，味微甘。

含多种氨基酸，钾、钠、钙、镁、铁等 20 种金属元素。药典规定，本品含水分不得过 15%，总灰分不得过 1.0%。含重金属不得过百万分之三十。含砷量不得过百万分之三。阿胶具有提高血红细胞数和血红蛋白，促进造血功能，抗辐射、提高免疫、止血、抗休克等药理作用。

性平，味甘。能补血滋阴，润燥，止血。用于血虚萎黄，眩晕心悸，肌痿无力，心烦不眠，虚风内动，肺燥咳嗽，劳嗽咯血，吐血尿血，便血崩漏，妊娠胎漏。用量 5～15g。

紫河车 Placenta Hominis

本品为健康人的干燥胎盘。将新鲜胎盘除去羊膜及脐带，用水反复冲洗至去净血液，蒸或置沸水中略煮后，干燥。

呈圆状或碟状椭圆形，直径 9～15cm，厚薄不一。黄色或黄棕色，一面凹凸不平，有很多不规则沟纹，为绒毛叶，另一面较平滑，常附有残余的脐带，其四周有细血管。质硬脆，有腥气。

含蛋白质、多肽、磷脂等。胎盘中含多种激素，主要是绒毛膜促性腺激素（HCG）、胎盘催乳素（HPL）、绒毛膜促肾上腺皮质激素（CCT）、绒毛膜促甲状腺激素（CT）以及多肽类释放素等蛋白类激素。含雄激素、孕激素等多种甾体激素。多种酶及各种氨基酸。乳糖，甘露糖等。胎盘中还含有凝血因子。具有激素样药理作用，胎盘中的丙种球蛋白含有麻疹、流感等多种抗体，可以提高血液中丙种球蛋白过低患者的体液免疫功能。增强抗感染能力。

性温，味甘、咸。温肾补精，益气养血。用于体虚，气喘，头晕耳鸣、阳痿遗精，不孕少乳等症。用量 1.5～3g，研末服。

第九章　矿物类生药

第一节　矿物类生药概述

矿物类生药主要包括可供药用的天然矿石，如朱砂、炉甘石、自然铜等；以矿物为原料的加工品，如轻粉、芒硝等；以及动、植物的化石，如石燕、琥珀、龙骨、龙齿等。其主要成分都是无机化合物。

矿物类生药与植物类和动物类生药一样，也有着悠久的应用历史。公元前二世纪，我们的祖先已能从丹砂中炼制水银；北宋年间（十一世纪），在生产过程中采用了皂苷沉淀甾体苷元等特异的化学反应；以及过滤、升华等多种制法一直延续至今。我国最早的本草著作《神农本草经》就记载了玉石类生药 46 种。《名医别录》中又增加矿物类药物 32 种，并将“玉石”类药物单独立卷，放在首位；《新修本草》又增加矿物药 14 种；《本草拾遗》增加矿物药 17 种，到唐代矿物药种类已达 104 种。至宋代的《证类本草》等书中，矿物药已达 139 种。明代李时珍的《本草纲目》共记载矿物药 161 种，分别记述在土部、金石部，在金石部又分金、玉、石、卤四类。《本草纲目拾遗》增加矿物药 38 种。矿物类生药在数量上虽较植物类、动物类为少，但在临床上特殊的医疗作用是不可替代的。如镁、钾、钠等盐类矿物药作为泻下、利尿药；用硫、砷、汞化合物治疗梅毒及疥癣等；用含铜、铁、钙、磷、锰等成分的矿物药作为滋养性和兴奋性强化药；用铝、铅、锌作为收敛药。治疗流行性乙型脑炎的白虎汤中，石膏就起着重要的退烧作用；芒硝有泻下通便作用；朱砂有镇静安神作用等。

有些无机盐类具有重要的生理功能，如 Ca^{2+}、Mg^{2+}、Na^{+}、PO_4^{3-}、CO_3^{2-} 等构成骨骼、牙齿；K^{+}、Na^{+}、Cl^{-}、HPO_3^{2-} 等调节组织与体液间的正常渗透压和酸碱平衡；维持神经肌肉的正常的应激性（离子浓度增高时，神经肌肉的应激性增高，反之则降低）；维持和影响酶的活性（磷酸化酶和各种磷酸激酶需要 Mg^{2+}，碳酸酐酶需要 Zn^{2+}，细胞色素氧化酶需要 Fe^{2+} 和 Cu^{2+}，凝血酶需要 Ca^{2+} 等）；构成体内有特殊功能的化合物，如血红蛋白和细胞中的铁、维生素 B_{12} 中的钴、甲状腺中的碘、磷脂和核酸中的磷等；用砒霜治疗白血病、晚期肝癌研究取得新的突破，具有抑制肿瘤生长和延长生命作用。

第二节 矿物类生药的分类

矿物学上的分类，通常是根据其阴离子或阳离子的种类进行分类的；也有以矿物中所含最多的某种化合物为分类依据。

根据阳离子分类的理由，通常是该阳离子对药物疗效起主导作用。该方法可将矿物类生药分为：汞化合物类如朱砂、轻粉等；铁化合物类如自然铜、赭石等；铅化合物类如密陀僧、铅丹等；铜化合物类如胆矾、铜绿等；铝化合物类如白矾、赤石脂等；砷化合物类如雄黄、信石等；硅化合物类如白石英、云母等；镁化合物类如滑石、阳起石等；钙化合物类如石膏、寒水石等；钠化合物类如芒硝、硼砂等；其他类如白硇砂、炉甘石等。

2000 版药典对矿物类生药的分类是按阴离子分类的方法，此法可将矿物类生药分为硫化物如雄黄、朱砂等；氧化物类如磁石、赭石等；氯化物类如轻粉等；碳酸盐类如炉甘石、钟乳石等；硫酸盐类如石膏、芒硝等；硅酸盐类如滑石、赤石脂等。氟化物如紫石英等；自然元素如硫磺等。

第三节 矿物类生药鉴定的基础知识

矿物类生药除少数是自然元素外，绝大多数是自然化合物，大部分是固体，也有少数是液体如水银(汞)。每一种固体矿物均具有一定的物理和化学性质，这些性质取决于它们的结晶构造和化学成分。利用这些性质的不同，可鉴别不同种类的矿物类生药。

一、矿物类生药的性质

1. 结晶形状　自然界绝大多数矿物是由晶体组成的。晶体(结晶质)和非晶体(非结晶质)本质上的区别在于组成物质的质点是否作有规律的排列。凡是质点呈规律排列者就为晶体；反之为非晶体。经 X 射线研究证明，晶体外表的几何形态和绝大部分物理化学性质都与它内部质点的排列规律有关。这种排列规律表现为空间格子，它好象无数个相等而细小的平行六面体在三维空间内毫无间隙地堆砌而成。组成空格子的最小单位——平行六面体称为晶胞。晶胞的形状和大小，在各个晶体中可以不同，是由其晶胞的棱长 a、b、c，棱间夹角 α、β、γ 所决定的。一般把 a、b、c 和 α、β、γ 称为晶体常数(图 9-1)。

根据晶体常数特点可将晶体分为七大晶系，由于不同晶系的晶体内部质点排列不同，故它们所表现出的几何形状及外形特征也不同(见表 9-1)。

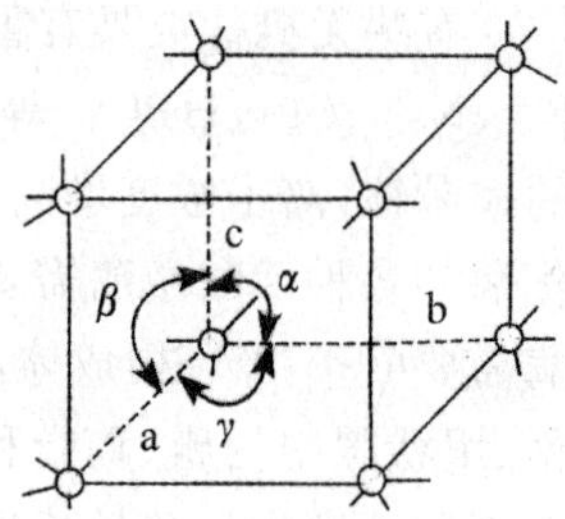

图 9-1　晶体常数

a、b、c 为棱长　α、β、γ 为棱间夹角

表 9-1　各晶系晶体特征

晶系	晶体常数	晶形举例
等轴晶系	a＝b＝c $\alpha=\beta=\gamma=90°$	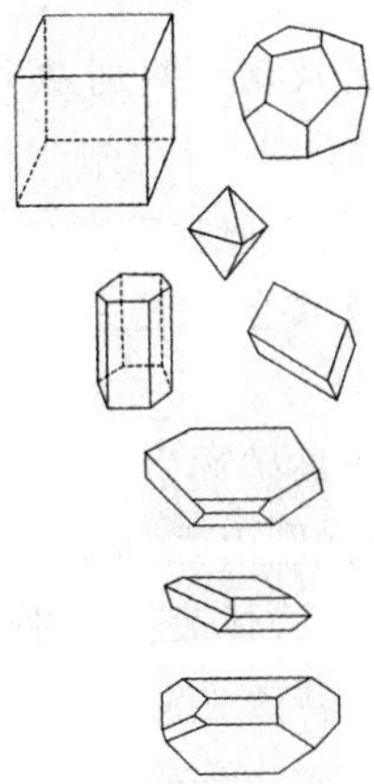
四方晶系	a＝b≠c $\alpha=\beta=\gamma=90°$	
三方晶系	a＝b≠c	
六方晶系	a≠b≠c $\alpha=\beta=\gamma=90°$	
斜方晶系	$\alpha=\beta=90°$　$\gamma=120°$	
单斜晶系	a≠b≠c $\alpha=\gamma=90°$ $\beta\neq90°$	
三斜晶系	a≠b≠c $\alpha\neq\beta\neq\gamma\neq90°$	

从上表看出，除等轴晶系的晶体为立方形或近于圆形外其他六个晶系的晶体都是伸长成柱状、针状或压扁成板状。矿物除了单体的形状外，常常是以许多单体集聚而出现，这种集聚的整体就称为集合体。集合体的形态多样，常见的有粒状、晶簇状、放射状、结核状等。

2. 结晶习性　多数固体矿物为晶体，其形状各不相同。其中有些为含水矿物，有一系列特征，如密度小，硬度低，大半为外生成因。水在矿物中的存在形式直接影响到矿物的性质，按其存在形式，矿物中的水可分为两大类：一是不加入晶格的吸附水或自由水；一是加入晶格的结合水，包括以水分子形式存在的结晶水。

3. 透明度　透明度指矿物透光能力的大小。把矿物磨至 0.03mm（30μm）标准厚度时，比较其透明度，可分为三类。

（1）透明矿物　能允许大部分光线通过，隔着它可以清晰地透视另一物体，如无色水晶、云母等。

（2）半透明矿物　能通过一部分光线，隔着它不能看清另一物体。如辰砂、雄黄等。

（3）不透明矿物　光线几乎完全不能通过，即使是在边缘部分或薄片也不透光。如代赭石、滑石等。透明度是鉴定矿物生药的特征之一。在显微鉴定时，通常透明矿物药材利用偏光显微镜鉴定，不透明矿物生药要利用反光显微镜进行鉴定。

（4）颜色　矿物的颜色，主要是矿物对光线中不同波长的光波均匀吸收或选择吸收所表现出的性质，一般分为四类。

1）本色　是矿物的分子结构中含有有色金属离子，如朱红色的朱砂。

2）外色　由混入的带色杂质形成的、与矿物的分子结构无关的颜色。外色的深浅，除与带色杂质的数量有关外，还与分散程度有关。

3）假色　某些矿物生药，有时可见变彩现象，这是由于投射光受晶体内部裂隙面、解理面及表面的氧化膜的反射所引起光波的干涉作用而产生的颜色，如云母。这种假色现象在某些动物类生药中也可见到，如石决明的内面。

矿物生药在白色毛瓷板上划过后留下的粉末痕迹称为条痕，粉末的颜色称为条痕色。条痕色比矿物表面的颜色更为固定，因而具有鉴别意义。有的粉末颜色与矿物本身颜色相同，如朱砂；有的具不同的颜色，如自然铜，本身为铜黄色而粉末则为黑色。大多数透明或浅色半透明矿物，条痕都很浅，甚至为白色；而不透明或深色半透明矿物，其条痕色则具有较深的色彩，对后者来说，条痕尤其具有鉴别意义。如生药磁石的条痕为黑色，赭石的条痕为樱桃红色，可以区别。

描述矿物的颜色一般用二色法表示。用二色法描述矿物生药的颜色时，要把主要的、基本的颜色放在后面，次要的颜色作为形容词放在前面。有时也可用红中带黄，绿中略带蓝色来形容。

(5)光泽　光泽是矿物生药表面对投射光反射能力的强弱，也就是光泽的强度。矿物单体的光滑平面的光泽强度由强到弱可分为金属光泽、半金属光泽、金刚光泽、玻璃光泽等。如果矿物生药的断口或集合体表面不平滑，并有细微的裂隙、小孔等，使一部分反射光发生散射或干扰，则可形成一些特殊光泽，常见的有油脂光泽、绢丝光泽、珍珠光泽、土状光泽。

(6)比重　是指矿物生药在与4°C时同体积水的重量之比，也是鉴别矿物生药的重要物理常数。各种矿物生药的比重在一定条件下是不变的。如石膏为2.3；朱砂为8.09～8.20等。

(7)密度　密度是单位体积的重量，一般用 g/cm^3 表示；也可用 kg/m^3 表示。

(8)硬度　是指矿物生药抵抗外来机械作用(如刻划、压力、研磨等)的能力，不同种类的矿物有不同的硬度。在观察硬度时，一般采用摩氏硬度计确定矿物的相对硬度，它是以一种矿物与另一种矿物相互刻划，比较矿物硬度相对高低的方法。摩氏硬度计是由十种不同矿物组成的。按其硬度由小到大分为十级，前面的矿物可被后面的矿物刻划，但它们之间的等级是极不均衡的，不是成倍或成比例关系。这十种矿物的硬度级数以及以压入法测得这十种矿物的绝对硬度(kg/mm^2)(见表9-2)。

表9-2　矿物硬度表

	滑石	石膏	方解石	萤石（氟石）	磷灰石	正长石	石英	黄玉	钢玉	金刚石
硬度(级)	1	2	3	4	5	6	7	8	9	10
绝对硬度	2.4	36	109	189	536	759	1120	1427	2060	10060

鉴定矿物硬度时，可取样品与上述标准矿物相划，如样品与滑石相划刻，滑石受损而样品不受损，与石膏相刻划双方均受损，与方解石相刻划，方解石不受损，即可确定样品的硬度为2级。

实际工作中还常用四级法来代替摩氏硬度计。其内容为：指甲(相当于2.5)、铜钥匙(3左右)、小刀(5.5左右)、石英或钢锉(7左右)，用它们与矿物生药相互刻划，以求出矿物生药的硬度。矿物生药一般不大于7。

如果需要精密测定硬度时，可用硬度测定仪或显微硬度计等。测定时，必需在单体矿物或新解理面上试验。

9. 解理和断面　矿物受压力沿一定的结晶方向裂开成光滑平面的特征称为解理，所裂成的平面称解理面。解理是结晶物质特有的性质，其形成与构造的类型有关，所以是矿物药材的重要鉴别依据。矿物受力后不沿一定的结晶方向断裂，断裂面是不规则和不平滑的，这种断裂面称为断口。非结晶矿物也可产生断口，断口面的形态有以下几种：平坦状断口、贝壳状断口、参差状断口、锯齿状断口等。

解理的发育程度与断口的发育程度互为消长关系，具完全解理的矿物在解理方向上常不发生断口，具不完全解理或无解理矿物的碎块上常可见到断口。利用断口的发育程度可以帮助划分解理等级。

10. 矿物的力学性质　矿物生药受压轧、锤击、弯曲或拉引等力的作用时所呈现的力学性质，主要有：

(1)脆性　指矿物容易被击碎或压碎的性质。

(2)延展性　指矿物能被压成薄片或拉成细丝的性质。

(3)绕性　指矿物在外力的作用下趋于弯曲而不发生折断，除去外力后不能恢复原状的性质。

(4)弹性　指矿物在外力的作用下而变形，外力消除后(在弹性限度内)能恢复原状的性质。

(5)柔性　指矿物易受外力切割并不发生碎裂的性质。

11. 磁性　指矿物生药可以被磁铁或电磁铁吸引或自身能够吸引物体的性质，有极少数矿物生药具有显著的磁性。如磁石等。

12. 气味　有些矿物生药具有特殊的气味，尤其是受锤击、加热或湿润时较为明显。如雄黄灼烧时放出砷的蒜臭气；胆矾具有涩味等。另外，少数矿物生药具有吸水能力，因此，它可以黏舌或湿润双唇，有助于鉴别。

二、矿物类生药鉴别时应注意的问题

1. 性状鉴别　外形明显的矿物生药，首先应根据矿物生药的一般性质进行性状鉴定，除了对形状、颜色、质地、气味等检查外，还应注意其硬度、解理、断口、光泽、条痕及磁性有无等方面的检查。

2. 显微鉴定　对外形无明显特征或颗粒细小成粉末状的矿物生药，可以利用显微镜进行鉴定，观察形状、透明度和颜色等，如朱砂的粉末。透明的矿物生药可利用透射偏光显微镜观察其晶形、解理和化学性质，如折射率、双折射率等。对不透明的矿物生药可利用反射偏光显微镜观察其形态、光学性质和必需的物理常数。运用这两种显微镜观察都要将矿物生药磨成薄片后方可观察，也可用粉末制片进行观察。磨片一般要求厚度在 0.03mm(30μm)左右。

3. 理化鉴别　对外形及粉末特征无区别或剧毒的矿物生药采用理化方法鉴别尤为重要。

随着现代科学技术的发展，国内外对矿物生药的鉴定已采用了许多新技术，如 X 射线衍射法分析龙骨的成分；用热分析和 X 射线荧光分析，研究滑石的成分；用固体荧光法和比色法测定龙骨中放射元素铀的含量；用原子发射光谱分析测定矿物生药的元素等。光谱分析和 X 射线光谱分析用于矿物生药的鉴定研究，能快速、准确的定性和定量。对很细小和胶态矿物生药还可用电子显微镜进行观察。还常应用极谱分析、火焰光度法、物相分析法等来研究物质成分及其化学性质，达到定性鉴别矿物药、矿物药组分中的元素种类和含量测定之目的。这些先进技术的应用，不但使矿物生药的成分含量很快测定，而且对含有的其他微量元素，特别是有害元素也能进行检测。这对保证临床用药的安全有效是十分重要的。

第四节　矿物类生药

一、重点品种

石　膏　Gypsum Fibrosum

本品为常用中药材，始载于《神农本草经》，列为中品。李时珍谓“石膏有软、硬二种，软石膏大块生于石中作层，如压扁米糕形，每层厚数寸，有红白二色，红者不可服，白者洁净，细文短密如束针，正如凝成白蜡状，松软易碎，烧之即白烂如粉”。

【来源】 为单斜晶系硫酸盐类矿物石膏。主要由化学沉积作用形成，常产生于海湾盐湖和内陆湖泊的沉积岩中，多与石灰岩、黏土、岩盐伴生。

【产地】 石膏矿分布很广，甘肃、湖北、四川、安徽和山西等地均有大型石膏矿床，以湖北应城及安徽凤阳产者最有名。

【采制】 全年可采，挖出后去净泥土杂石，打成小块，供生用；或将石膏煅至红透，放冷，拣去杂石，研细，过 100 目筛作熟石膏用。

【性状】 为纤维状的集合体，呈长块状、板块状或不规则块状，大小不一；全体白色、灰白色或淡黄色，有的附有青灰色或灰黄色片状杂质，半透明。质较松软，硬度 1.5～2，比重 2.3，指甲能刻划，条痕白色。易裂成菱形薄块，纵断面具纤维状纹理，具绢丝样光泽。有土腥气，嚼之显粉性，味淡。加热至 108℃时失去部分结晶水变成熟石膏，呈白色不透明块状或粉末，与水相遇，复变成生石膏。（图 9-2）

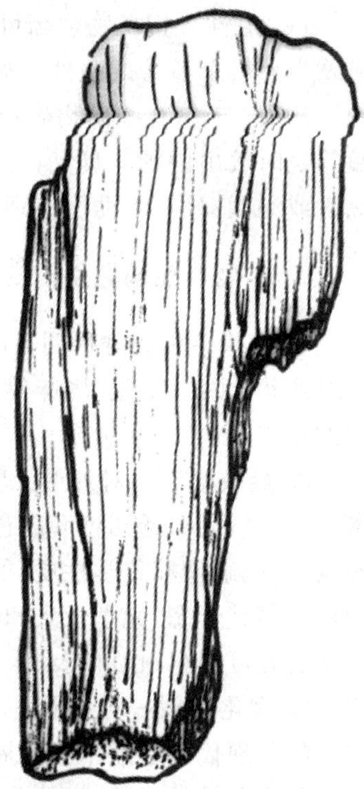

图 9-2　石膏药材图

【显微鉴定】 薄片无色透明，晶形柱状或纤维状，负突起低，糙面不显著。一组解理明显。正交偏光间干涉色为一级灰白色。负延性符号。锥光镜下二轴晶，正光性。折射率：Np＝1.521，Nm＝1.523，Ng＝1.530。

【化学成分】 主含含水硫酸钙（$CaSO_4 2H_2O$）；常夹有有机物、硫化物等，市售品除硫酸钙外，常夹杂有微量的铁、镁等离子。

【理化鉴别】

1. 以铂丝沾取少许粉末，用盐酸湿润，燃烧时显砖红色火焰。

2. 取本品粉末约 2g，于 140℃烘 20 分钟，加水 1.5mL，搅拌，放置 5 分钟，复呈黏结固体。

【品质评价】 以色白、半透明、纵断面如丝者为佳。药典规定本品含含水硫酸钙（$CaSO_4$

· $2H_2O$)不得少于 95.0%。

【药理作用】

1. 生石膏水煎剂注射于人工发热动物,有解热作用。

2. 在体外培养试验中能明显增强兔肺泡巨噬细饱的吞噬能力。

3. 对离体蟾蜍心及兔心,小剂量兴奋,大剂量抑制。

4. 煅石膏外用,能收敛黏膜,减少分泌。

【性味功效】 性大寒,味甘、辛。归肺、胃经。生用能清热泻火,生津除烦;煅用能生肌敛疮。用于高热烦渴、肺热喘咳、牙龈肿痛、溃疡不敛、湿疹瘙痒、流行性感冒以及乙型脑炎等。生石膏用量 15～60g,内服先煎;外用煅石膏,研末撒敷患处,大多制成石膏绷带。

【附注】 过去有用方解石、寒水石代作石膏,据临床验证其性能与石膏不同,不可代用。

龙　骨　Fossilia Ossis Mastodi

本品为常用中药,始载于《神农本草经》,列为上品。陶弘景记载:今多出梁、益、巴中……。作白地锦文,舐之着舌者良。吴普曰:色青白者良。苏恭称:生硬者不好,五色具者良。

【来源】 为三趾马、象类、犀类、牛类、鹿类等古代哺乳动物的骨骼化石,习称"龙骨";或象类门齿的化石,习称"五花龙骨"。

【产地】 主产于内蒙古、山西、陕西、甘肃、河北等省区。

【采制】 全年可采,挖出后,除净泥土和杂质。五花龙骨见风后极易破裂,故常用毛边纸黏贴,只露出花色较好的部位供鉴别。

【性状】

龙骨 多呈骨骼状或已破碎呈不规则的块状,大小不一。外表面白色、灰白色或浅棕色,较平滑,有的具纹理或裂隙,或具棕色条纹和斑点。质硬,断面不平坦,色白,细腻呈粉质,端部常具蜂窝状小孔。吸湿性强,以舌舔之有吸力。无臭,无味(图 9-3)。

五花龙骨 呈大小不一的不规则块状,亦可见圆柱状,长短不一,一般直径 6～25cm。全体呈淡灰白色、淡黄白色或淡黄棕色,夹有蓝灰色及红棕色深浅粗细不同的花纹,稀有不具花纹者。表面平滑或略有光泽,有时具小裂隙。质硬而酥脆,易片状剥落。吸湿性强,以舌舐之有吸力。无臭,无味。

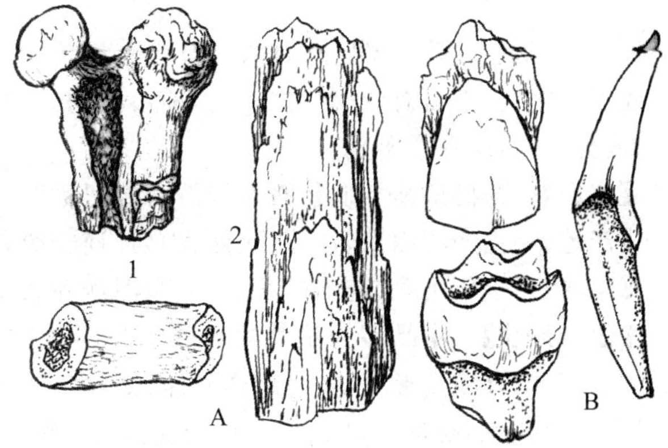

图 9-3　龙骨和龙齿药材图

A. 龙骨　1. 土龙骨　2. 五花龙骨　B. 龙齿

【显微鉴定】 取龙骨和五花龙骨磨制横向薄片,显微镜下观察,龙骨可见到骨管、骨板及骨细胞等骨组织构造;五花龙骨则呈致密的层状构造。

【化学成分】 主含碳酸钙和磷酸钙,以及多种微量元素,如锶、锰、钛、钡、铀、铝、钾、钠、砷、铬等。山西榆社县所产龙骨及五花龙骨含 CaO、P_2O_5、Fe_2O_3、MgO 的含量分别为 52.00%、17.69%、0.81%、0.58%和 51.92%、33.50%、2.15%、1.22%。

【理化鉴定】

1. 本品在无色火焰中灼烧，应不发烟，不变黑，无异臭。

2. 取本品粉末约 0.5g，滴加稀盐酸，即可产生二氧化碳气泡。

【品质评价】 龙骨以质硬、色白、吸湿性强者为佳。五花龙骨以体轻质脆，有蓝灰、红、棕等色的花纹，易分层且吸湿性强者为佳。习惯认为五花龙骨优于龙骨。如果断面无吸湿性，烧之发烟而有异臭者，不可供药用。

【药理作用】

1. 能促进血液凝固，降低血管通透性。

2. 减轻骨骼肌的兴奋性，具有抗惊厥作用。

【性味功效】 性平，味甘、涩。归心、肝、肾经。镇惊安神，收敛涩精，生肌敛疮。用于心悸易惊、失眠多梦、遗精、自汗、盗汗、崩漏带下、疮口不敛、阴囊湿痒等。用量 15～30g，外用研末敷患处。

【附录】

龙齿 本品为龙骨原动物的牙齿化石。外形呈较完整的齿状或破碎的块状，分为犬齿和臼齿。犬齿呈圆锥状，先端较细或略弯曲，直径 0.5～3.5cm，近尖端处中空；臼齿呈圆柱形或方柱状，略弯曲，一端较细，长 2～20cm，直径 1～9cm。多有深浅不同的棱。其中呈青灰色或暗棕色者，习称“青龙齿”；呈黄白者，习称“白龙齿”，质地较硬。有的表面尚有光亮的珐琅质。断面粗糙，凹凸不平或有不规则的凸起棱线，有吸湿性。无臭，无味。成分与龙骨相似。性凉，味甘、涩。具有镇惊安神，清心除烦的功效。

滑 石 Talcum

本品为常用中药，始载于《神农本草经》，列为上品。李时珍曰：“滑石性滑利窍，其质又滑腻，故以名之”。滑石有软、硬之分。目前市场销售和药典收载均为硬滑石。两种滑石来源、性状和成分不同，应注意鉴别。

【来源】 为硅酸盐类矿物滑石族滑石。习称“硬滑石”。

【产地】 主产于山东、江苏、陕西、山西、辽宁等省。

【采收】 全年可采，挖出矿石后，去净泥沙和杂质。

【生药形状】 本品多为块状集合体。呈不规则的块状，大小不一。白色，黄色或淡蓝灰色。晶体为六方或菱形板状，有蜡样光泽，薄片半透明或微透明。质软细腻，手摸有润滑感，无吸湿性，置水中不崩解。硬度约为 1，密度为 2.7～2.8，条痕白色，用指甲可以刮下白粉。无臭无味。

【化学成分】 本品主要成分为含水硅酸镁{$Mg_3[Si_4O_{10}(OH)_2]$}或($3MgO \cdot 4SiO_2 \cdot H_2O$)，其中 MgO 31.7%，$SiO_2$ 63.5%，H_2O 4.8%；并常含有氧化铁、氧化铝等杂质。

【理化鉴别】

1. 取本品粉末 0.2g，置铂坩埚中加等量氟化钙或氟化钠粉末，搅拌加硫酸 5mL，微热，立即将悬有 1 滴水的铂坩埚盖盖上，稍等片刻，取下坩埚盖，水滴出现白色浑浊。

2. 取本品0.5g置烧杯中，加15%盐酸溶液10mL，盖上表面皿，加热至沸腾，不时摇动烧杯，并保持微沸40分钟，取下，用快速滤纸滤过，用水洗涤残渣4～5次。取残渣约0.1g，置铂坩埚中，加入50%硫酸10滴和氢氟酸5mL，加热至冒白烟（三氧化硫）时，取下冷却后，加水10mL使溶解，取溶液2滴。加镁试剂（取对硝基偶氮间苯二酚0.01g溶入4%氢氧化钠溶液1000mL中）1滴，滴加40%氢氧化钠溶液使成碱性，生成天蓝色沉淀。

【品质评价】 以整洁、色白、滑润、无杂石者为佳。习惯以江西产品为最优，习称“西滑石”。

【药理作用】

1. 滑石粉由于颗粒小，总面积大，能吸着大量化学刺激物或毒物，撒于发炎或破损组织表面，可有保护作用；内服时除保护发炎的胃肠黏膜而发挥镇吐、止泻作用外，还能阻止毒物在胃肠道中的吸收。但在腹部、直肠或阴道等可引起肉芽肿。

2. 用平板法使培养基含10%的滑石粉，对伤寒杆菌与副伤寒杆菌有抑制作用。

【性味功效】 性寒，味甘、淡。利尿通淋，清热解毒，去湿敛疮。可用于热结膀胱，淋证涩痛；暑热烦渴，湿温初起。外治湿疹、湿疮、痱子等。用量9～24g，布包入煎。外用适量。

【附注】 软滑石来源于天然的硅酸盐类黏土矿物高岭石（Kaolinitum）。主产于江西、四川。呈不规则土块状，大小不一。白色或杂有浅红色、棕浅色、灰色，无光泽或稍有光泽。质较松软，手捻即可粉碎成白色粉末。硬度1，比重2.58～2.60，手摸有滑腻感。微有泥土样气，无味而有黏舌感。主含水合硅酸铝$Al_4(Si_4O_{10})(OH)_8$，有时含少量的铁。功效与滑石类同。

芒硝 Natrii Sulfas

本品为常用中药，原名“朴硝”。始载于《神农本草经》，列为上品。《本草纲目》将《名医别录》上列的“芒硝”及宋代《嘉佑本草》上列的“马牙硝”均并入朴硝项下。李时珍曰生于盐卤之地，状似末盐……煎炼入盆，凝结在下粗朴者为朴硝，在上有芒者为芒硝，有牙者为马牙硝，又谓：以芒硝、朴硝等同甘草煎过，鼎罐升煅，则为玄明粉。以上均为不同纯度的芒硝。但药典只收载芒硝和玄明粉。应注意区别。

【来源】 为硫酸盐类芒硝族矿物芒硝，经加工精制而成的结晶体。

【产地】 全国大部分地区均有生产。多产于海边碱土地，矿泉，盐场附近及潮湿的山洞中。

【采收】 取天然的不纯芒硝（俗称“土硝””或“皮硝”），加水溶解，放置，使杂质沉淀，滤过，滤液加热浓缩，放冷后析出结晶，即为芒硝。

【生药形状】 本品为棱柱状、长方形或不规则块状；两端不整齐，大小不一。无色透明或类白色半透明。暴露在空气中的则表面渐风化而覆盖一层白色粉末。通常呈致密状集合体，具玻璃样光泽。质脆易碎，硬度1.5～2，密度1.48，条痕白色。断口贝壳状。无臭、味咸。

【化学成分】 主含含水硫酸钠（$Na_2SO_4 \cdot 10H_2O$）。干燥市售品约含Na_2SO_4 97.8%；另含氯化钠0.1%左右；此外常夹杂食盐、硫酸钙、硫酸镁等。芒硝在空气中容易失去水分，故表面呈白粉状；此种风化的芒硝，其硫酸钠含量可超过44.1%。

【理化鉴别】

1. 取本品少许，在火焰中燃烧，火焰呈黄色。

2. 取本品溶液，加醋酸试液，生成白色沉淀；沉淀在醋酸铵试液或氢氧化钠试液中溶解。

【品质评价】 以无色、透明、呈结晶块状者为佳。

【药理作用】

1. 泻下作用　芒硝为含杂质的硫酸钠（Na_2SO_4）口服后 Na_2SO_4 不易被肠黏膜吸收，在肠腔内形成高渗状态，吸收肠壁内水分，从而起到容积性泻泄作用。服药后 4～6h 产生泻下作用，排出流体粪便。

2. 抗炎作用　给实验性阑尾炎和阑尾炎穿孔的家兔腹部外敷大黄、芒硝，可明显刺激阑尾及脾脏的网状内皮系统，使增生和吞噬功能均明显增强，炎症较对照组明显减轻。正常家兔右下腹部外敷大蒜芒硝糊剂，可使小肠、阑尾及袋状结肠运动增强，蠕动增加，提高机体抗病能力。1%普鲁卡因局部环封后，上述作用消失，认为增强肠运动的作用是通过神经反射完成的。另外，感染性创伤用 10%～25% Na_2SO_4 液外敷，可加快淋巴生成，有消肿、止痛作用。

3. 利尿及组织脱水作用　将 4.3% Na_2SO_4 无菌液经静脉注射可作为利尿剂治疗无尿及尿毒症。口服 Na_2SO_4 浓溶液，可引起幽门痉挛，延迟全部药物从胃中排空，并将组织中水分吸入肠管，使组织脱水，用于治疗组织水肿。

【性味功效】 性寒，味咸、苦。泻热通便，润燥软坚，清火消肿。用于实热积滞，大便燥结；咽痛，目赤，口疮及痈疮肿痛。用量：6～18g。

【附注】

1. 玄明粉（Natrii Sulfas Exsiccatus）　本品为芒硝溶于水中，加萝卜（5%～20%）同煮，过滤，放冷结晶，再将结晶风化而成的无水硫酸钠。呈白色颗粒状结晶性粉末。无臭、味咸、苦。功效与芒硝同；外用治目赤、咽肿、口疮等。用量：3～9g。

2. 朴硝　又名土硝、皮硝等，为不纯的硫酸钠结晶。过去有作药用，具有润燥软坚、泻积热等功效。现今多作为供制芒硝用。皮硝为极不纯的硫酸钠，不可入药。

朱　砂　Cinnabaris
（英）Cinnabar

朱砂又名丹砂、辰砂。丹砂始载于《神农本草经》，列为上品。陶弘景称朱砂。苏颂称朱砂：今出辰州、宜州、阶州（今湖南沅陵、广西宜山和甘肃武都一带），而辰砂者最胜，谓之辰砂……。李时珍称：丹砂以辰、锦（锦江，位于今贵州省东部）者为最。根据以上历代文献记载，药用朱砂即为天然辰砂，朱砂为汞化物，有一定的毒性，受热后变为游离汞，毒性更大，所以应特别注意朱砂的用法和用量。

【来源】 本品为硫化物类天然矿物辰砂，亦有人工合成品。

【产地】 主产于贵州、湖南，广西、四川、云南亦产。

【采制】 天然朱砂自辰砂矿中采出后，用水淘去杂石和泥沙，再磁铁吸净含铁的杂质即可。

朱砂粉一般采用水飞法制取：取原药材，除去杂质，用磁铁吸去铁屑，加水适量，共研至细粉，再加多量水搅拌，待粗粉粒下沉后，取上层混悬液。下沉部分再如上法，反复研细，合并混悬液。静置后，分取沉淀，滤去水，晾干，再研散。水飞朱砂可降低游离汞和可溶性汞的含量，可降低毒性。

【性状】 本品为颗粒状、块状或粉末状 集合体。鲜红色或暗红色，具金刚石光泽，半透明。体重质脆，硬度 2～2.5，比重 8.09～8.20，条痕红色至褐红色，无臭，无味。其中呈细小颗粒或粉末状，色红明亮，可见闪烁的光泽，触之不染手者，习称“朱宝砂”；呈不规则板片状、斜方形或长条形，大小厚薄不一，边缘不整齐，色红而鲜艳，光亮如镜面而微透明，质较松脆者，习称“镜面砂”；块较大，方圆形或多角形，色发暗或呈灰褐色，质重而坚，不易碎者，习称“豆瓣砂（图 9-4）。

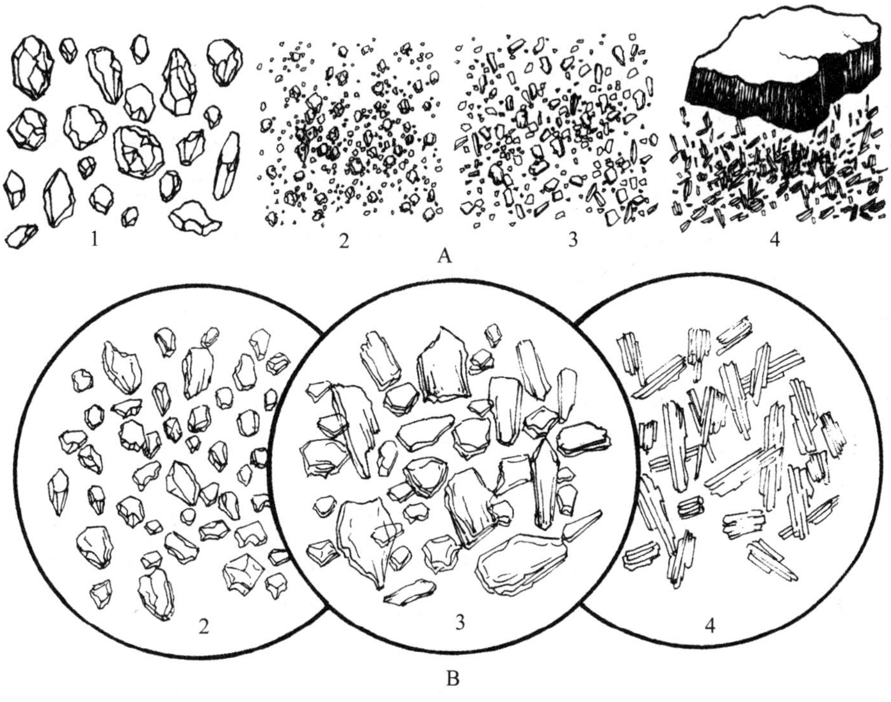

图 9-4　朱砂药材和粉末放大图

A. 朱砂药材　B. 解剖镜放大　1. 豆瓣砂　2. 朱宝砂　3. 镜面砂　4. 灵砂（人工合成）

【显微鉴定】

薄片　红色，在反射偏光镜下，反射光为蓝灰色，内反射为鲜红色，偏光性显著，偏光色常被内反射掩盖，反射率 27%（伏黄）。在透射偏光镜下为红色，透明，平行消光，干涉色鲜红色，一轴晶，正光性。折射率：No＝2.913，Ne＝3.272；双折射率较高，Ne－No＝0.359。

粉末　朱红色。在普通显微镜下观察，呈不规则颗粒状，大小不一。较大颗粒红棕色，边缘常不透明而显暗黑色，且不平整，微小颗粒几呈黑色。

【化学成份】 天然朱砂主要成分为硫化汞（HgS），尚含少量锌、锑、镁、铁、磷、硅等元素；以及微量的砷及硒等。人工制品 HgS 含量可达 99.9%以上。

【理化鉴定】

1. 粉末用盐酸湿润后，在光洁的铜片上摩擦，铜片表面显银白色光泽，加热烘烤后，银白色消失。

2. 将粉末与少许铁粉混合，置潘菲试管中，于酒精喷灯上加热，可见管壁上有汞珠或汞镜生成。

3. 将粉末置闭口管中加热，变成黑色的硫化汞，加碳酸钠共煮后，可见金属汞球生成。

【品质评价】 传统认为：以色红，鲜艳，有光泽，透明，质脆，无细粉，不染手，无杂石者为佳。2010 年版药典规定：含硫化汞不得少于 96.0%。

【药理作用】

1. 有镇静、催眠和抗惊厥作用。

2. 具抑制生育作用。

3. 外用能杀灭皮肤细菌及寄生虫。

4. 毒性：小鼠静脉注射朱砂煎剂的 LD_{50} 为 12.10g/kg。水飞朱砂毒性低于合成硫化汞。实验表明，胃肠道对汞的吸收较明显，口服后在动物心、肾、肝、脾、大脑、小脑等组织中均有不同程度的分布，且随服药次数增加，组织含汞量不断增加，尤以肾肝含量最高。

【性味功效】 性微寒，味甘。有毒。归心经。清心镇静，安神解毒。用于心悸易惊，失眠多梦，癫痫发狂，小儿惊风，视物昏花，口疮，喉痹，疮痈肿毒。用量 0.1～0.5g，多入丸散服，不宜入煎剂。因有毒，不宜大量久服。

【附录】

古代只用天然朱砂，认为湖南辰州（今沅陵）产的较好，故又有“辰砂”之称。实际上朱砂主产于贵州铜仁及湖南新晃、凤凰等县，辰州只不过是朱砂的集散地，目前沅陵和株洲等地仍是朱砂的集散地

目前商品上称为辰砂的，系指人工合成品。又称“平口砂”或“灵砂”。是以水银、硫黄为原料，经加热升华而成。本品含硫化汞在 99%以上。目前贵阳、哈尔滨、广州、重庆等地均有生产。本品商品多为大小不等的碎块，暗红色，断面呈纤维柱状（习称“马牙柱”），具宝石样或金属样光泽，质松脆易碎，无臭味淡。

商品银朱与灵砂在相同的条件下生成，只是结晶部位不同，微量成分有一定差别。本品吸湿易结块，捻之易碎而染指。应用上并无严格区别。通常认为灵砂的质量较银朱为好。

毒性实验表明，人工合成硫化汞的毒性远远大于天然朱砂，水飞后仍不能减低其毒性，不可内服。而天然朱砂则为微毒药物，经水飞炮制后，汞的吸收和蓄积明显减少，说明中医用水飞后的天然朱砂是有科学道理的。

二、一般品种

白　矾（明矾）　Alumen

本品为硫酸盐类矿物经加工提炼制成的结晶体。主产于甘肃、安徽、山西、湖北、浙江等地。

呈不规则块状或粒状，无色透明或白色半透明，有玻璃样光泽，表面具细密的纵棱，常附有白色细粉；质硬而脆，易砸碎。气微，味极涩。以色白、透明、质硬而脆、无杂质者为佳。

白矾主含硫酸铝钾[$KAl(SO_4)_2 \cdot 12H_2O$]。枯矾为脱水的硫酸铝钾。明矾为碱性硫酸铝钾。具有凝固蛋白，抗阴道滴虫，抗菌，利胆，降脂，催吐等药理作用。

性寒，味酸、涩，有毒。内服止血止泻，驱除风痰。治癫痫，喉痹，痰涎壅盛，肝炎，黄疸，黄肿，胃、十二指肠溃疡，子宫脱垂，白带，泻痢，衄血；外用解毒杀虫，燥湿止痒。用于口舌生疮，痔疮疥癣，水、火、虫伤。经火煅烧后即成枯矾，收湿敛疮、止血去腐，用于阴痒带下，鼻衄齿衄，鼻息肉。外用适量，研末服或化水洗患处。内服 0.6～1.5g。

自然铜　Pyritum

为等轴晶系硫化物类矿物黄铁矿族黄铁矿。主产于四川、广东、江苏、云南等省区。全年可采。拣取矿石，去净杂石、砂土以及黑锈后，敲成小块即可。

多呈方块形，直径 0.2～2.5cm。表面亮黄色，有金属光泽，有的表面由于氧化成氧化铁而呈棕褐色，具棕黑色或墨绿色细条纹及砂眼，立方体相邻晶面上的条纹相互垂直，是其重要特征。条痕棕黑色或黑绿色，断口呈条差状，有的呈贝壳状。体重，质硬脆，易砸碎，硬度 6～6.5，比重 4.9～5.2。断面黄白色或棕褐色，有金属光泽，可见银白色亮星。无臭，无味。以块整齐，色黄而光亮，断面有金属光泽者为佳。

主含二硫化铁(FeS_2)，常含镍、砷、锑、铜、钴等杂质。

性平、味辛。散淤止痛，续筋接骨。用于跌扑肿痛，筋骨折伤。用量 3～9g，入煎剂需先煎，多入丸散。外用适量。

花蕊石　Ophicalcitum

本品为变质岩类岩石蛇纹大理岩石。主要由方解石颗粒组成，并含有蛇纹石，为较常见的一种大理石。采挖后，除去杂质及泥沙。主产于陕西、河南、河北、江苏、浙江、湖南、山西、四川等地。

呈粒状和致密块状的集合体，具棱角，而不锋利。白色或浅灰色，其中杂有点状或条状的蛇纹石，呈浅绿色或淡黄色，习称“晕彩”，对光观察有闪星状光泽。体重，质硬，不易破碎。无臭，味淡。

含大量的碳酸钙和碳酸镁，并混有少量铁盐、铝盐及酸不溶物。有止血作用，能增强血中钙离子浓度，使血管致密，有防止血浆渗出和促进血浆凝固的作用。

性平，味酸、涩。化淤止血。煅用则味涩，收敛止血。临床治疗吐血、衄血、便血、崩漏，产妇血晕，死胎，胞衣不下，痔疮出血。内服入汤剂 10～15g，研末吞服，每次 1～1.5g。外用适量，研末外擦或调服。凡无淤滞及孕妇忌用。

炉甘石　Calamina

本品为碳酸盐类矿物方解石族菱锌矿。采挖后洗净，晒干，除去杂石。主产于广西、四川、云南、湖南等地。

呈不规则的块状，灰白色或淡红色；表面粉性，无光泽，凹凸不平，多孔，似蜂窝状。体轻，易碎。无臭，味微涩。

主含碳酸锌($ZnCO_3$)，尚含铁、钙、镁、锰、钴等碳酸盐。有的炉甘石品种尚含有少量铜、铅和微量的锗等。青岛和济南的炉甘石，主要成分为碳酸锌，并含少量铁、钙、镁等杂质及极微量的钠。煅炉甘石主含氧化锌。广用于皮肤科，作为中度的防腐、收敛、保护剂，治疗皮肤炎症和表面创伤。一般用5%～10%水混悬液，亦有用油膏者。有一定抑菌作用

性平味甘，解毒明目退翳，收湿生肌敛疮。用于目赤肿痛，眼缘赤烂，翳膜胬肉，溃疡不敛，脓水淋漓，湿疮，皮肤瘙痒。宜炮制后使用，不作内服，专作外用，外用适量，研末撒或油调敷。

信　石(砒霜)　Arsenicum

本品为氧化物类矿物砷化矿石或由毒砂雄黄、雌黄加工升华制成。采集天然的砷化矿石，除去杂质，研细粉或砸碎，装入砂罐内，用泥将口封住，置炉火中煅烧，取出放凉，研细粉用。或与绿豆同煮以减其毒。目前多以雄黄或毒砂烧炼升华而成。主产于江西、湖南、广东、贵州等地。

本品有红信石、白信石两种，药用以红信石为主。为不规则的块状，大小不一。白色为主，杂有黄色和红色彩晕，略透明或不透明，具有玻璃状、绢丝状光泽或无光泽。质脆，易砸碎。稍加热有蒜臭气和硫磺臭气；白信石无色或白色，毒性较红信石剧。

主含三氧化二砷(As_2O_3)，尚含硫、铁等杂质。有抗组织胺、平喘、杀菌等作用，对皮肤黏膜有强烈的腐蚀作用。

性大热，味辛，有大毒。外用蚀疮去腐、杀虫；内服祛痰平喘，截疟。治寒痰哮喘，疟疾，休息痢，痔疮，瘰疬，走马牙疳，癣疮，溃疡腐肉不脱。外用适量。研末撒敷或入药膏中贴之。入丸、散服每次0.002～0.004g。不可持续服用，不能做酒剂服。孕妇忌服。外用也不宜过量，以防局部吸收中毒。

砒霜：三氧化二砷经过高热升华而成。红砒则含少量硫化砷等。

铅　丹　Minium

本品为纯铅经加工制造而成的四氧化三铅。主产于河南、广东、福建、云南、湖南等地。

本品为橙红色或橙黄色粉末，光泽暗淡，不透明，质重，用手指搓揉，先有沙性触及，后觉细腻，能使手指染成橙黄色。以色橙红，细腻光滑，无粗粒，见水不成疙瘩状为佳。

主含四氧化三铅。能直接杀灭细菌、寄生虫，并有抑制黏液分泌的作用

性寒，味辛、咸，有毒。解毒生肌，坠痰镇心。主治痈疽，溃疡，金疮出血，口疮，目翳，汤火灼伤，惊痫癫狂，疟疾，痢疾，吐逆反胃。外用：研末撒、调敷或熬膏。内服入丸、散。脏腑虚寒者及孕妇忌用。

海浮石　Pumex

本品为火山喷出的岩浆凝固形成的多孔状石块(称“浮石”)或胞孔科动物脊突苔虫、瘤苔虫等的骨骼(称“石花”)。主产于广东、福建、山东、辽宁、浙江等地。

本品呈不规则块状，表面灰白色或灰黄色，粗糙，具多数细孔，形成多孔性海绵状结构；体轻，质硬而脆，投入水中浮而不沉，断面疏松，具小孔，有绢丝光泽；气微，味淡或味咸。以体轻、

灰白色、浮水者为佳。

一般是由铝、钾、钠的硅酸盐所组成。因多采自海水，则常含有氯、镁等海水中存在的物质。

性寒，味咸。清肺化痰，软坚通淋。治痰热喘咳，老痰积块，瘿瘤，瘰疬，淋病，疝气，疮肿，目翳。内服用量 1～1.5g；或入丸、散。外用研末撒或水飞点眼。虚寒咳嗽忌服。

轻 粉(甘汞) Calomelas

本品为汞(水银)与胆矾、食盐等，用升华法制成的氯化亚汞。主产于湖北、河北、湖南、云南等地。

呈片状结晶，状似雪花。色白，有银色光泽。体轻，手捻易碎成白色粉末。遇光颜色缓缓变暗。无臭，无味。以色白、片大、明亮、呈针状结晶、质轻、无水银珠者为佳。

主含氯化亚汞(HgCl)。化学上又名甘汞(Calomel)，其干燥品含(HgCl)不得少于99.6%。本品毒性虽小，但与水共煮，则分解而生成氯化汞及金属汞，后两者都有剧毒。外用有杀虫作用，内服适量能抑制肠内异常发酵，并能通利大便。水浸剂在试管内对皮肤真菌有抑制作用；口服后在肠中遇碱及胆汁，小部分变成易溶的二价汞离子，二价汞离子能抑制肠壁细胞代谢与机能活动，阻碍肠中电解质与水分吸收而导致泻下；且可抑制肠中细菌将胆绿素变为胆红素，又因肠内容物迅速排出，影响了胆绿素的转变，故服药后大便可成绿色。

性寒，味辛，有毒。外用攻毒杀虫，内服利水通便。治疥癣，瘰疬，梅毒，下疳，皮肤溃疡，水肿，臌胀，大小便闭。外用适量，研末调涂或外擦，或制膏外贴。内服多入丸剂或装入胶囊，每次 0.1～0.2g，一日不得超过 2 次。忌入汤剂。孕妇忌服。

禹余粮 Limonitum

本品为氧化物类矿物褐铁矿的一种矿石。采挖后去净杂石即可。主产于河南、江苏、浙江、四川等地。

为块状集合体，呈不规则的斜方块状，长 5～10cm，厚 1～3cm。表面红棕色、灰棕色或浅棕色，多凹凸不平或附有黄色粉末。断面多显深棕色或浅黄色相间的层纹，各层硬度不同，质松部分指甲可划动。体重，质硬。无臭，无味，嚼之无砂粒感。以整齐不碎、赭褐色、断面显层纹无杂石者为佳。

主要由铝、钾、钠的硅酸盐所组成，亦可含有氯、镁等物质。

性平，味甘、涩。涩肠止泻，收敛止血，止带。用于久泻久痢，妇人崩漏带下，痔漏。煎服，打碎先煎，用量 10～15g。虚寒咳嗽忌用。

硇 砂 Sal-Ammoniac

本品为卤化物类矿物硇砂的晶体。采得后，除去杂质泥沙石等。或由人工合成。主产于青海、甘肃、新疆等地。

为白色结晶体，呈不规则的块状或粒状，大小不一。全体白色，有的稍带淡黄色。质较脆，易碎，用指甲即可刮下白色粉末，断面显束针状纹理，有光泽。微臭，用舌舔之，微咸苦而刺舌。以块整、色白、有光泽、无杂质者为佳。市场上尚有一种使用较久的硇砂，又称紫硇砂，为含有少量硫和锂的石盐晶体。多呈立方形，有棱角或凸凹不平，表面暗红色或紫红色，质重。臭气浓，味咸。热之不挥散而残留。

白硇砂主要含氯化铵，纯氯化铵为无色结晶。现代所用硇砂，多为用人工制成，纯度极高。

性温，味咸、苦、辛，有毒。消积软坚，化痰，散淤消肿。用于痰饮，喉痹，积痢，经闭，目翳，息肉，疣赘，疔疮，瘰疬，痈肿。内服多入丸、散，用量0.3～1g。外用研末点、撒或调敷，或入膏药中贴。体虚无实邪积聚及孕妇忌服。

密陀僧 Lithargyrum

本品为粗制氧化铅。主产于广东、湖南、湖北、福建等地。

本品为不规则的块状，大小不一。橙红色，镶嵌着具有金属光泽的小块，对光照之闪闪发光。表面粗糙，有时一面呈橙黄色而略平滑。质硬体重，易砸碎。断面红褐色。气无。粉末黄色。

主含氧化铅；尚含金属铅及二氧化铅等少量夹杂物。对多种皮肤真菌有不同程度的抑制作用。作为外用药可减轻炎症。

性平，味咸、辛。消肿杀虫，收敛防腐，坠痰镇惊。用于痔疮，肿毒，溃疡，湿疹，狐臭，创伤，久痢，惊痫。外用研末撒或调涂。内服研末或入丸、散，用量0.3～1g。体虚者忌服。

硫　黄 Sulfur

本品为自然硫类矿物。采挖后，加热熔化，除去杂质；或用含硫矿物经加工制得。主产于内蒙古、陕西、四川、河南及江苏、山西、湖南、广东等地。

呈不规则块状。黄色或略呈绿黄色。表面不平坦，呈脂肪光泽，常有多数小孔。用手握紧置于耳旁，可闻轻微的爆炸声。体轻，质松，易碎，断面常呈针状结晶形。有特异的臭气。

主要含有硫(S)，尚含碲与砷，商品中常有杂质。有抗菌、杀霉菌作用，对皮肤有溶解角质、软化表皮及脱毛等作用；能刺激肠管，促进蠕动，软化粪便和祛痰发汗等。

性温，味酸，有毒。外用解毒杀虫，疗疮；内服补火助阳，通便。外治用于疥癣，秃疮，阴疽恶疮；内服用于阳痿足冷，虚喘冷哮，虚寒便秘。外用适量。内服1.5～3g，炮制后入丸散剂。孕妇慎用。

雄　黄(雌黄) Realgar

本品为硫化物类矿物雄黄族雄黄的矿石。采挖后，除去杂质。主产于湖南、湖北、云南、四川、贵州等地。

呈不规则的块状或粉末，大小不一。深红色或橘红色，块状者表面常被有橙黄色粉末，以手触之易被染成橙黄色。条痕淡橘红色，晶面有金刚石样光泽。质脆，易碎，断面具树脂样光泽。微有特异的臭气，味淡。精矿粉为粉末状集合体，质松脆，手捏即成粉，橙黄色，无光泽。以色红、块大、质松、无石性者为佳。

主含二硫化二砷，并夹杂少量砒霜及其他重金属盐。有抗菌、抗血吸虫等作用。药典规定硫化砷（As_2S_2）含量不得少于 90%。

性温，味辛、苦，有毒。燥湿祛痰，解毒杀虫。治疥癣，秃疮，痈疽，走马牙疳，缠腰蛇丹，破伤风，蛇虫螫伤，腋臭，臁疮，哮喘，喉痹，惊痫，痔瘘等。入丸散服，用量 0.05～0.1g。外用适量，研末服，调服或烧烟熏。阴虚血亏者及孕妇忌用；忌火煅。

附注：雌黄与雄黄共生，性状比较相似，显柠檬黄色，条痕鲜黄色，主含三硫化二砷（As_2S_3）。

琥　珀　Succinum

本品为古代松科松属植物的树脂埋藏地下经年久而成的化石样物质。主产于广西、云南、河南、辽宁等地。除去沙石、泥土等杂质，用时捣碎，研成细粉。以色红、质脆、断面光亮者为佳。

本品呈不规则块状、颗粒状或多角形，大小不一，表面黄棕色、红褐色及黑褐色（煤珀），透明至微透明；质硬，断面有玻璃样光泽；手捻有涩感，嚼之无沙砾感。气无，味淡。以火燃之易熔，爆炸有声，冒白烟，微有松香气。以色红、质脆断面光亮者为佳。

主含树脂、挥发油，还含树脂氧松香酸、琥珀松香酸、琥珀银松酸、琥珀松香醇及琥珀酸等。具有中枢抑制作用。

性平、味甘。镇静安神，散淤止血，利尿通淋。治惊风癫痫，惊悸失眠，血淋血尿，小便不通，妇女闭经，产后停淤腹痛，痈疽疮毒，跌打创伤。研末冲服，或入丸剂，每次 1.5～3g。外用适量。不入煎剂，忌火煅。

硼　砂　Borax

本品为天然矿物硼砂的矿石，经提炼而成的结晶体。主产于青海、西藏等地，此外，云南、新疆、四川、陕西、甘肃等地亦产。须置于密闭容器中防止风化。

呈菱形、柱形或粒状结晶组成的不整齐块状，大小不一，无色透明或白色半透明，有玻璃样光泽。日久则风化成白色粉末，不透明，微有脂肪样光泽。体轻，质易碎。气无，味苦咸。以无色透明洁净的结晶为佳。

主要成分为四硼酸钠。对多种杆菌、球菌、溶血性链球菌等有一定的抑菌作用。煅硼砂对羊毛小孢子癣菌有较强的抑制作用。硼砂对皮肤有保护作用。

性凉，味甘、咸。外用清热解毒，解毒消肿；内服清肺化痰。常用于咽喉肿痛，口舌生疮，目赤翳障，骨哽，咳嗽痰稠。化痰可生用，外敷宜煅用。入丸散剂，每次 1.5～3g。

磁　石　Magnetitum

本品为氧化物类矿物磁铁矿的矿石。开采后，除去杂石，选择吸铁能力强者（称“活磁石”或“灵磁石”）入药。主产于山东、江苏、辽宁、广东、安徽、河北等地。

呈不规则块状，或略带方形，多具棱角。灰黑色或棕褐色，条痕黑色具金属光泽。体重，质坚硬，断面不整齐。具磁性。有土腥气，无味。

主含四氧化三铁（Fe_3O_4），其中含氧化亚铁（FeO）31%，三氧化二铁（Fe_2O_3）69%。尚含有砷、锰、铬、镉、钴、铜、镍、铅、锌、钛、钡等微量元素。可抑制中枢神经系统，有镇静、抗惊厥作用，炮制后作用明显增强；对缺铁性贫血有补血作用。

性平，味辛、咸，镇静安神，平肝潜阳，聪耳明目，纳气平喘，治头目眩晕，耳鸣耳聋，虚喘，惊痫。煎服，15～30g，宜打碎先煎。入丸剂，每次1～3g。外用适量。

图注索引

图书在版编目(CIP)数据

生药学/赵华英主编.—2版.—济南:山东大学出版社,2014.8(2015.6重印)

ISBN 978-7-5607-2951-7

Ⅰ.生…
Ⅱ.赵…
Ⅲ.生理学-医学院校-教材
Ⅳ.R93

中国版本图书馆CIP数据核字(2005)第022347号

山东大学出版社出版发行
(山东省济南市山大南路27号　邮政编码:250100)
山东省新华书店经销
泰安金彩印务有限公司印刷
787×1092毫米　1/16　31.5印张　802千字
2014年8月第2版　2015年6月第6次印刷
定价:48.00元